衷中笃西内科病证治疗学

主　编　姚希贤

副主编　杨　倩　孙玉风　崔东来　苏春芝
　　　　姚冬梅

编　委　(以姓氏笔画为序)
　　　　白文元　冯玉彦　冯志杰　张　辉
　　　　赵丽梅　姜慧卿　姚冬奇　姚洪森

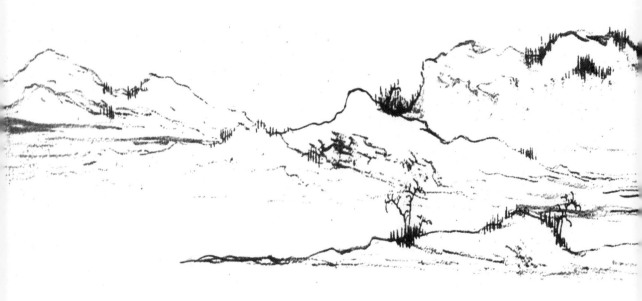

全国百佳图书出版单位
中国中医药出版社
·北京·

图书在版编目（CIP）数据

衷中笃西内科病证治疗学/姚希贤主编 . --北京：
中国中医药出版社，2021. 3
ISBN 978-7-5132-6750-2

Ⅰ. ①衷…　Ⅱ. ①姚…　Ⅲ. ①消化系统疾病-中西医
结合-诊疗　Ⅳ. ①R57

中国版本图书馆 CIP 数据核字（2021）第 017879 号

中国中医药出版社出版

北京经济技术开发区科创十三街 31 号院二区 8 号楼
邮政编码　100176
传真　010-64405721
三河市同力彩印有限公司印刷
各地新华书店经销

开本 787×1092　1/16　印张 38　彩插 1　字数 891 千字
2021 年 3 月第 1 版　2021 年 3 月第 1 次印刷
书号　ISBN 978-7-5132-6750-2

定价　238.00 元
网址　www.cptcm.com

社 长 热 线　010-64405720
购 书 热 线　010-89535836
维 权 打 假　010-64405753

微信服务号　zgzyycbs
微商城网址　https：//kdt. im/LIdUGr
官 方 微 博　http：//e. weibo. com/cptcm
天猫旗舰店网址　https：//zgzyycbs. tmall. com

如有印装质量问题请与本社出版部调换（010-64405510）
版权专有　侵权必究

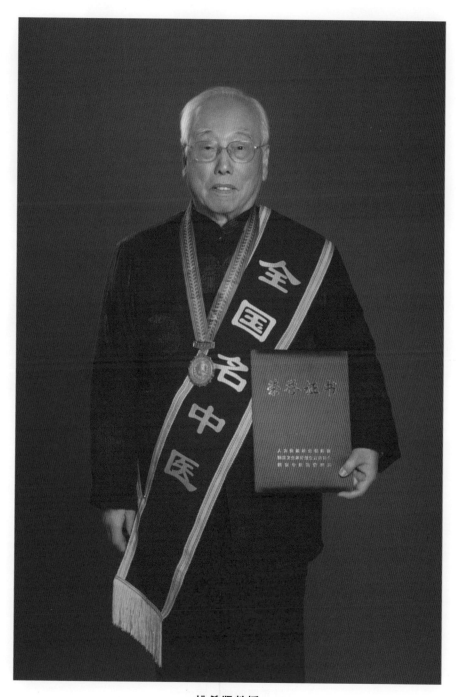

姚希贤教授

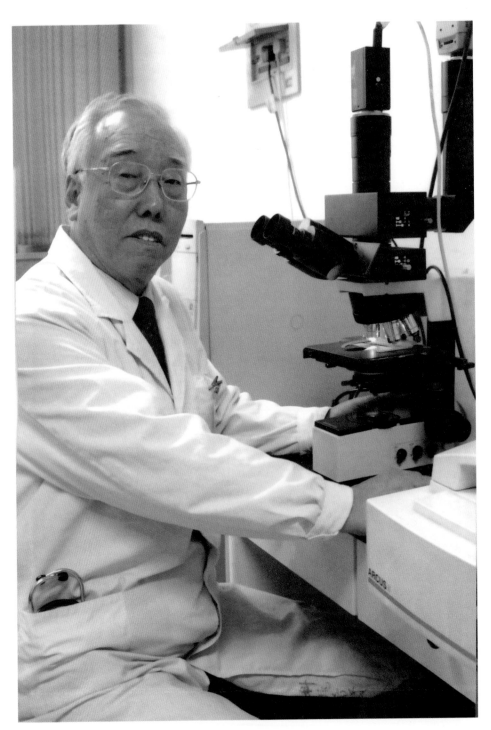

姚希贤教授在实验室

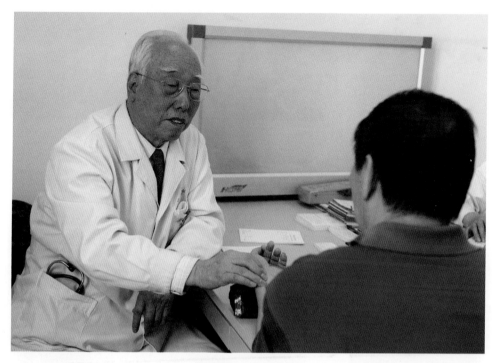

姚希贤教授在门诊

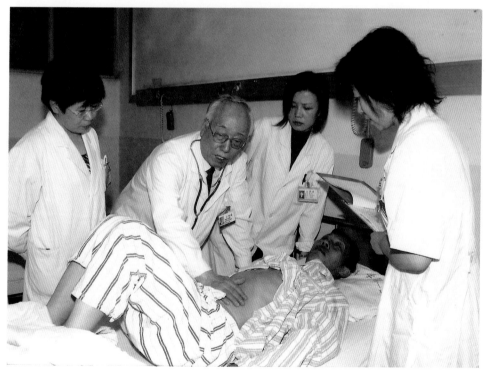

姚希贤教授在查房

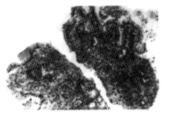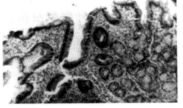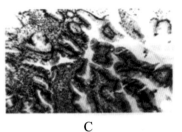

A   B   C

图 1　胃再生黏膜情况

A. 安慰剂（对照组）：再生黏膜上皮不完整，腺体明显减少，血管少，大量炎性细胞浸润

B. 胃忧康（治疗组）：再生黏膜上皮完整，腺体多，结构好，血管较多，中量炎性细胞浸润

C. 新三联（对照组）：黏膜上皮欠完整，腺体扩张，排列紊乱，血管少，窦性细胞浸润多

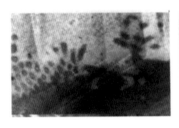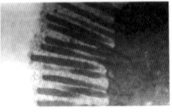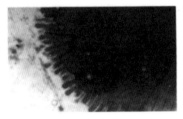

A   B   C

图 2　胃再生黏膜的超微结构

A. 安慰剂（对照组）：再生黏膜上皮游离面不规则，上皮微绒毛少、短小，微绒毛表面糖链短小，糖衣薄

B. 胃忧康（治疗组）：再生黏膜上皮微绒毛整齐规则，微绒毛糖链长，糖衣厚

C. 新三联（对照组）：再生黏膜上皮微绒毛短，排列欠规则，微绒毛糖链短，糖衣较薄

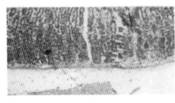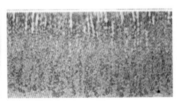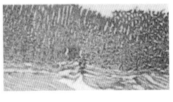

A   B   C

图 3　胃黏膜固有层情况

A. 病变自然恢复（对照组）：胃黏膜固有层变薄，腺体疏松，腺管扩张

B. 胃忧康（治疗组）：胃黏膜固有层恢复正常，腺体排列紧密，无炎性细胞浸润

C. 三九胃泰（对照组）：胃黏膜固有层仍变薄，腺体减少

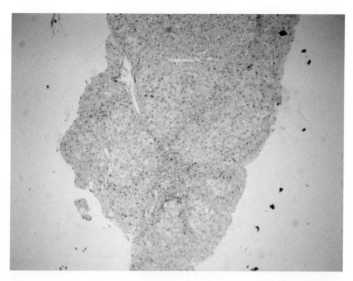

图 4　治疗前，第一次肝穿刺组织学检查（HE 染色，100 倍）

肝细胞轻度肿胀，可见胞浆疏松化，气球样变。汇管区扩大，界板轻度破坏，汇管区轻度纤维组织增生，可见星芒状纤维组织增生，并见纤维连接半包绕肝细胞，形成不完整肝细胞结节，炎细胞浸润明显。病理诊断：慢性肝炎 $G_2/S_{2\sim3}$

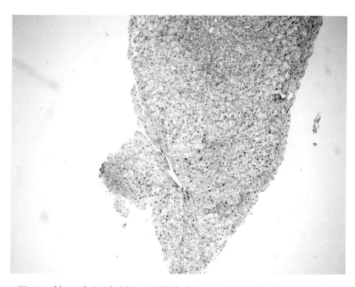

图 5　第一次肝穿刺组织学检查（Masson 染色，100 倍）

汇管区轻度纤维组织增生，可见星芒状纤维组织增生，并见纤维连接半包绕肝细胞，形成不完整肝细胞结节。病理诊断：慢性肝炎 $G_2/S_{2\sim3}$

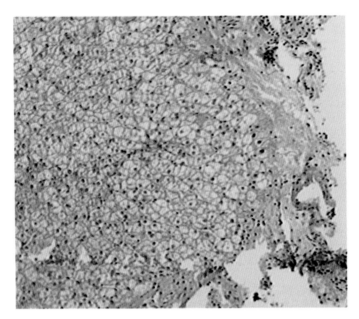

图 6　治疗 8 个月后，第二次肝穿刺组织学检查（HE 染色，200 倍）

肝细胞轻度肿胀，胞浆疏松化，气球样变。汇管区轻度扩大，界板轻度破坏，有炎细胞浸润。病理诊断：慢性肝炎 $G_1/S_{1\sim2}$

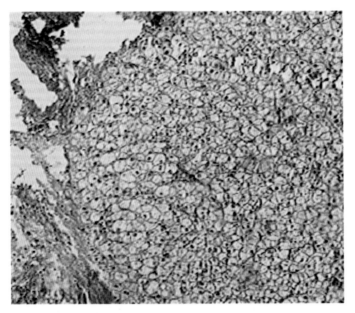

图 7　第二次肝穿刺组织学检查（Masson 染色，200 倍）

汇管区纤维组织增生，可见星芒状纤维组织形成，并见纤维连接半包绕肝细胞

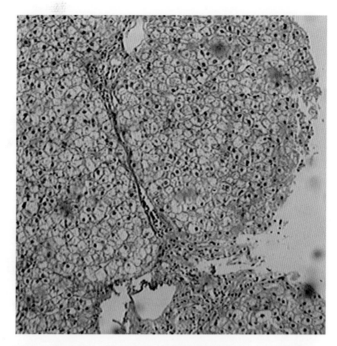

图 8　治疗 1 年半后，第三次肝穿刺组织学检查（HE 染色，200 倍）

　　肝细胞轻度颗粒样变性，未见肝细胞坏死灶。汇管区无扩大，少量炎性细胞浸润。界板完整，与上次肝组织活检比较，肝组织炎症、坏死与纤维组织增生均明显减轻。病理诊断：慢性肝炎 $G_{0\sim1}/S_{0\sim1}$

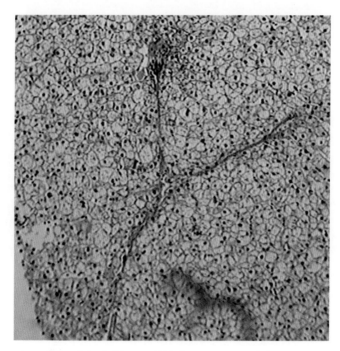

图 9　第三次肝穿刺组织学检查（Masson 染色，200 倍）

　　肝小叶内及汇管区可见纤维条索。界板完整，病理诊断：慢性肝炎 $G_{0\sim1}/S_{0\sim1}$

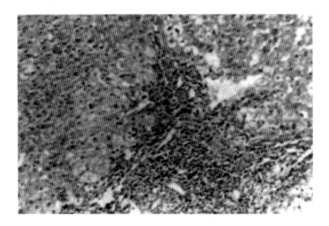

图 10　治疗前肝组织结构（HE 染色，100 倍）

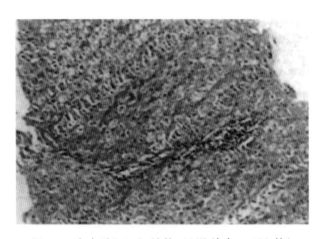

图 11　治疗后肝组织结构（HE 染色，100 倍）

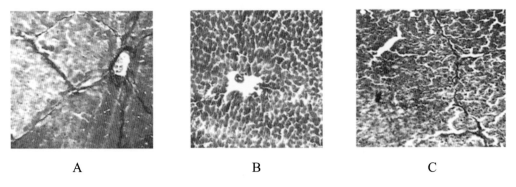

| A | B | C |

图 12　肝纤维化免疫模型各组比较（Masson 染色，100 倍）

分别为对照组（A）、预防组（B）和治疗组（C）造模第 20 周时的情况。A：仍有明显的纤维间隔，肝小叶结构紊乱，假小叶多见；B：肝小叶结构完整，肝细胞排列整齐，无纤维间隔形成；C：肝小叶被纤维条索分隔，但较对照组明显减少，无假小叶形成

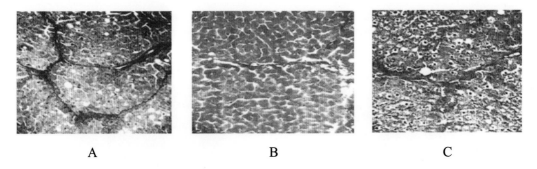

图 13　肝纤维化四氯化碳模型各组比较（Masson 染色，100 倍）

分别为对照组（A）、预防组（B）和治疗组（C）造模 20 周时的情况。A：肝组织结构紊乱，有大量纤维间隔，假小叶多见，肝细胞仍可见明显变性；B：肝组织少量纤维间隔形成，肝细胞轻度变性；C：肝组织仍有纤维间隔存在，但较对照组明显减少，肝细胞轻度变性

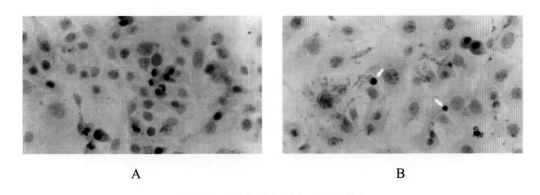

图 14　HSC 凋亡形态（200 倍）

A：正常形态 HSC 对照；B：凋亡 HSC 核染色体压缩、浓集，细胞质凝集示 DNA 碎裂浓集

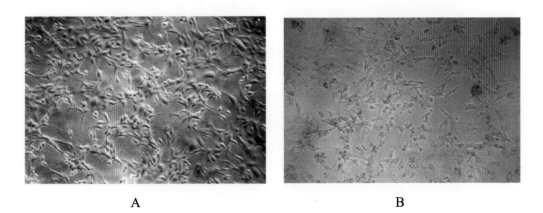

图 15　"益肝康"培育前后 HSC 形态

A：未经"益肝康"培育，正常 HSC 形态（200 倍）；B：经"益肝康"培育 48 小时（100 倍）后，HSC 发生凋亡，HSC 变为圆形，彼此分离并漂浮于培养基上层

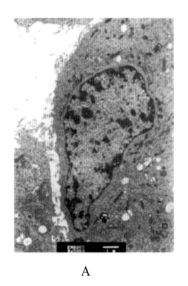
A

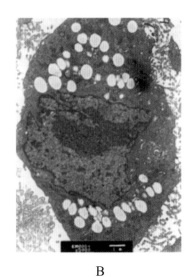
B

图16 "益肝康"干预（治疗）前后HSC形态

A："益肝康"干预（治疗）前正常HSC形态；B："益肝康"干预（治疗）48小时后，HSC发生凋亡，表现为内质网扩张，细胞核呈不规则状，核染色体浓集，沿核膜内排列的异染色质

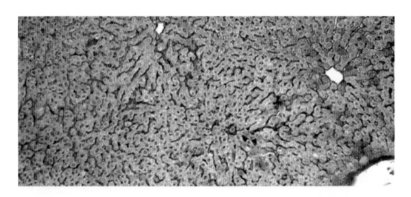

图17 正常组（Lillie染色，100倍）Ⅳ型胶原呈细网状结构

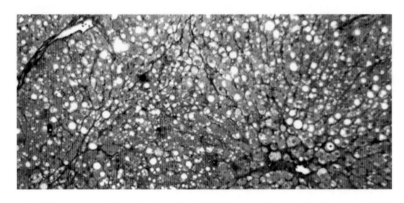

图18 模型组（Lillie染色，100倍）Ⅳ型胶原正常网状结构破坏，脂滴大量

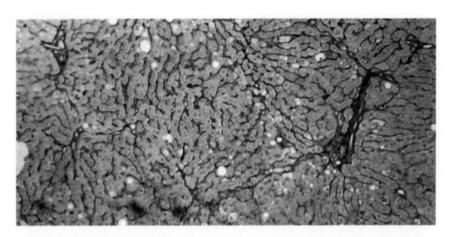

图 19　强肝胶囊预防组（Lillie 染色，100 倍）恢复Ⅳ型胶原网状结构

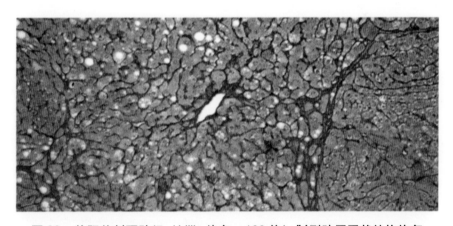

图 20　益肝煎剂预防组（Lillie 染色，100 倍）Ⅳ型胶原网状结构恢复

主 编 简 介

　　姚希贤，男，1929 年生，自幼家传中医，1955 年毕业于河北医学院。河北医科大学教授、主任医师、博士研究生导师，为全国著名消化病学专家，河北省消化病研究所所长、重点实验室主任。首届全国名中医，中医高徒指导老师，享受国务院特殊津贴专家，任河北省政协第六、七届常委，为优秀委员，为第九届全国人大代表。姚教授中西医兼长，为首届全国名中医，河北省首届十二大名中医，国医大师提名人，中国中西医结合消化学会常务理事、顾问，院士候选人。曾任中华医学会消化学会常委，河北省医学会消化学会主任委员，世界胃肠病学会委员，国际肝病研究协作中心学术委员，《胃肠病和肝病学杂志》名誉主编，《世界华人消化杂志》副主编，《中国中西医结合消化杂志》《中国中西医结合肝病杂志》《中国中西医结合脾胃病杂志》高级顾问，《中华消化杂志》《临床肝胆病杂志》编委。曾荣获"全国百名优秀医生"荣誉称号、中国"中西医结合事业突出贡献"创业奖、消化学会突出贡献奖、中华医学会消化学会"消化鸿儒奖"、河北省"最美医生"称号。

　　姚教授在学术思想上主张"中西医并重"，长期差异并存。他在学术发展和疾病诊治上主张辨病与辨证相结合；在慢性肝病治疗上主张从血瘀证立论。中西医结合工作者，是"中国医学"的创造者和希望，要立足于这个高起点，深入学习中西医经典、前沿知识，注重实践，研究总结、继承发扬中西医诊疗疾病经验，两手都要"硬"。

　　姚教授具有中西医两套"过硬"本领，致力于中医、西医兼中西医结合临床、科研及教学工作六十多年，在消化病尤其在慢性肝病、胃病诊疗研究等方面造诣颇深，经验丰富，疗效显著，硕果累累。他是全国老中医药专家学术经验继承工作优秀指导老师，带出中医高徒及博士、硕士研究生 48 人，承担"十五"国家科技攻关课题（2004BA721AOIZ25），组建名中医国家传承工作室。应用所研制的"益肝康"辨证加减，治疗大量患者，在消除肝细胞炎症、坏死，降低肝纤维化指标，恢复肝细胞器等方面具有确切疗效。研制出"胃忧康"中药，创用"灭幽门螺杆菌四联疗法"，提高了幽门螺杆菌根除率，对慢性胃炎、胃萎缩性病变具有良好治疗作用。获国家省部级科技进步二、三等奖 16 项。出版《病毒性肝炎》《肝纤维化基础与临床》《衷中笃西消化病治疗学》3 部专著；主编《临床消化病学》等著作 4 部；副主编《中西医结合消化病学》《临床药物实用大全》等著作 8 部。发表论文 230 余篇。

他多次应邀参加并主持国内外学术会议，多次做关于肝、胃等疾病诊疗及中西医结合完善"中国医学"体系等学术报告。为了提高临床、科研和教学水平，领导全科创建了内科学重点学科，成为国家临床博士研究生授予点（河北省首个），创建省级消化病研究所、重点实验室。

　　姚教授从不居功自傲、故步自封，持续拼搏进取。"德者业之本，业者德之著"是他的座右铭，他淡泊名利，济人危难的道德品质为人典范。

樊　序

　　整合是时代发展的特征，是解决划时代难题的法宝。西医学的诞生和发展为人类的健康事业做出了巨大贡献，这是不可否定的，也是不可替代的。但西医学发展到了今天也遇到了自身难以解决的难题。为此，一个又一个医学模式粉墨登场，循证医学不够来转化医学，转化医学不够来精准医学，为何后者不断出现，就是前者不够用啊！

　　其实，在人类发展长河中，曾经出现过一百多种医学模式，包括我国的中医学、藏医学、维医学、回医学、壮医学等，他们从不同角度，用不同方法研究人体，呵护健康，各自都有发展的道理，各自都有发展的价值，各自都为人类健康做过贡献，然而为何都逐渐衰退，甚至销声匿迹了呢？有政治压迫、经济剥削、武力掠夺因素，当然也有自己不争气的因素。比如中医药学，如果没有新中国，没有毛泽东主席，恐怕就很难有今天。

　　中医药学源于中华民族悠久灿烂的历史文化，是历经数千年探索、实践和经验总结的瑰宝，有其独特的理论体系和防治疾病的功效，为中华民族的繁衍昌盛做出了重要贡献，也是世界医学乃至世界文明的重要组成部分。众所周知，用任何一种医学模式来诊治任何一种临床疾病都难达到百分之百有效，有时不能奏效的百分比还十分高。如何借其优势、扬长避短、取长补短、各尽所能？你治不了的我治，我治不了的你治，都治不了的一起来治，而且在这个过程中将发现的数据和证据还原成事实，将获得的认识和共识提升为经验，将发明的技术和艺术凝练成医术，然后在事实、经验和医术这个层面来回反复实践，从而整合成新的医学知识体系，即整合医学（Holistic Integrative Medicine，HIM）。

　　姚希贤教授是我的老师，他不仅在国内消化界享有盛名，还是首届全国名中医，是既懂中医又精西医的内科消化病学家。在他几十年的从医生涯中，一直在将中西医理论相整合，一直在将中西医实践相结合。不断提高，在提高中整合；不断整合，在整合中提高。他现已九十多岁高龄，继出版《衷中笃西消化病治疗学》后，又写成了这本《衷中笃西内科病证治疗学》，真可谓古为今用、洋为中用、他为我用的结晶。

西医师遇到难题时，你可以从这本书中找到启发；中医师遇到难题时，你可以从这本书中找到答案。这是一本真正的经验之谈，也是一本难得的整合医学专著，我有幸先睹为快，特推荐给同道。

是为序。

中国工程院原副院长、院士
美国医学科学院外籍院士　樊代明
西京消化病医院院长
2020 年 6 月 19 日

吴 序

传统中医学源于中华民族悠久灿烂的历史文化，历经数千年的实践与探索，形成了独特理论体系和防治疾病的宝贵经验，为中华民族的繁衍昌盛做出了重大贡献。喜见"中西医并存"与"中西医结合"的方针得到贯彻，多年来培养了一大批西学中人才。他们学习与掌握了中西医的基础知识，也在实践中积累了中西医结合实践经验，他们将和中医一道为完善"中国医学"而贡献力量。

河北医科大学内科学教授、博士生导师姚希贤先生，曾任中华医学会消化病学会常委，是全国老中医药专家学术经验继承工作指导老师，国医大师提名人，首届全国名中医，也是难得的、中西医兼长的内科消化系疾病专家。曾发表论文二百余篇，获科研成果多项。1999 年主编出版《临床消化病学》巨著，闻名全国。他据中医学基础理论和自己丰富的临床经验，运用中医和中西医结合方法治疗梅核气、口味异常，以及当前现代医学尚乏良好治疗方法的慢性胃炎萎缩性病变、慢性肝炎、肝纤维化、肝硬化以及急性出血坏死性胰腺炎等病证，获得可喜成果。他据临床经验和研究成果继编写《衷中笃西消化病治疗学》之后，又编写了这本新著名为《衷中笃西内科病证治疗学》。本人有幸先睹书稿，纵观全书，具有鲜明的"中西医并重""辨病与辨证相结合"的学术特点，主张引用中西医结合进一步完善"中国医学"体系。创造性地运用了中西医结合方法治疗心、肺、脾胃、肝胆、胰等疾病，详细地介绍了每种病证的病因病机、诊断要点、辨证论治、方剂、用药，并对有关重点做了按语、点评，写入了经验、研究。内容丰富，是从事中医、西医及中西医结合内科消化系等疾病临床、科研和教学工作者需要的一本好书。为此，我愿为本书作序，以真诚的心情推荐给广大医学同道。

中国工程院资深院士
国医大师 吴咸中
2020 年 7 月 2 日

前 言

PREFACE

岁月流逝，弹指间予逾九旬，实有壮志未酬、孜孜忘老之感。作为首届全国名中医、全国老中医药专家学术经验继承工作指导老师、博士研究生导师，作为一名从事中医、西医、中西医结合临床诊疗和科研、教学工作六十多年的实践者，有责任将学术思想和毕生的一些浅薄临床经验传承下去。于是克服了年迈精力不足，勤求古训，博采众方，集六十余年临床诊疗、平脉辨证之经验，倾毕生所学、所研、所感、所悟，继编著《衷中笃西消化病治疗学》之后又编写了这部《衷中笃西内科病证治疗学》，旨在古为今用，西为中用，将六十多年临床实践经验奉献给社会，展现予为之奋斗终生的中西医结合良好发展前景，完善"中医医学"体系。

辨证论治是中医学的哲学智慧。辨病与辨证相结合是中西医结合实践的精髓。本书以中医学为本，博采中西医之长，衷中笃西，力图反映本人六十多年中医、中西医结合诊断治疗内科学病证之全貌。全书分为基础、临床两篇。基础篇主要阐述中医学对内科病证的认识和现代诊断方法，从中西医结合角度反映对病因病机、阴阳五行、气血津液的认知。以"四诊与舌诊、脉象论粹撷英，中医学对心、肺、肝（胆）、脾（胃）、肾疾病的认识与治疗法则"为题，对"脏腑"进行阐述，并附"加强对肝主疏泄本质的研究"及"加强对中医脾肾的研究"进行更为深入的探讨。临床篇以中医学传统理论为基础，突出脏腑辨证论治及予对心、肺、肝（胆）、脾（胃）、肾等内科病证的治疗经验和研究成果。严格考究每种内科病的证候、病名，并按中医学"异病同治"原则，对"痢疾"与"溃疡性结肠炎"等虽疾病不同，但中医学属证候类同病，阐述其辨证治疗。在章、节的证候与疾病辨证论治后附有予经治医案和点评、按语、临证经验、研究。对作用于内科疾病的常用方药使用经验、体会等做了介绍。

本书旨在为弘扬、继承、发展中医学这一国粹做出努力，为创建、完善具有中国特色的"中国医学"体系做出增砖添瓦、抛砖引玉的奠基工作。

本书适合于从事内科病诊治的中医、西医和中西医结合等专业医师，中医、中西医结合专业研究生，以及医学院校及科研单位的教师和研究人员等阅读、参考。限于水平，本书编写可能存在不少瑕疵、缺点，诚望指正，以便再版时修订完善。

姚希贤

2020 年 7 月 10 日

目　录

C O N T E N T S

第二篇 临床篇

绪言　中西医结合完善中国医学体系

经过多年中医废存口水战，虽今喜见中西医并重大政方针已定，也出台了不少扶持、促进中医药发展的政策措施，但从实际情况看，仍有些阻碍中医、中西医结合继承与发展的不协调声音，例如中医无真正理论基础，只是"阴阳五行""中医拉了西医的后腿"，认为中西医结合是"中不中、西不西"和"不务正业"等，为此，笔者就六十余年从事西医、"西学中"刻苦学习、潜心研究中西医结合临床经验，专就以下三个问题谈一些意见。

一、中医的理论基础与辨证医疗体系

多少年来围绕着中医废存问题有着许多争论，核心问题是中医科学性和能不能治病问题。要理清这个问题首先要解决对中医的认识和中医在诊疗工作中的作用问题：①中医药学历经数千年的探索、实践和经验积累，名医辈出，保证了中华民族的繁衍昌盛，至今仍在临床医疗和预防保健工作中发挥着重要作用。②认识和理解中医，须把握中医的独特思维，如阴阳五行是中医辨证医疗体系的理论基础。阴阳对立、统一、相互依存的平衡关系，维系着身体健康，即所谓"阴平阳秘，精神乃治"。阴阳的消长、转化、偏盛、偏衰等变化以及五行相生、相克、相乘、相侮及传变等，是用以说明机体组织结构、生理功能、病理变化以及并发症的诊断、治疗的医学思想，体现了唯物辩证法。③在诊断、治疗上具有明确、良好的措施方案。根据四诊、八纲诊断疾病，并据五行生克乘侮规律及气血津液、脏腑、六经、卫气营血与三焦辨证对脏腑疾病等病情做出进一步推断。辨证论治是中医的精髓。调节阴阳平衡（虚则补之，实者泻之；寒者热之，热者寒之）是中医治疗的基础。在治疗方法上有医门八法，在辨证治疗法则上有培土生金法、滋水涵木法、扶土抑木法等系统治疗方案，科学性毋庸置疑。简单的一看到阴阳五行就将之污为落后、糟粕并试图用西医的理论、方法来规范中医，是极端浅薄、不当的。

二、中医能治病，有着不可替代的作用

临床实践表明，非但中医能治病，而且对不少西医治疗乏效的疾病，中医、中西医结合也能起到良好治疗作用。

1. 对一些病毒性疾病，例如流感、新冠肺炎（COVID-19）、麻疹、腺病毒性肺炎、流行性腮腺炎（疟腮）、传染性单核细胞增多症、乙脑以及肝炎等，西医并无良好治疗方

法，中医却治之有效。值得注意的是，面对乙脑等病的垂危患者，采取中西医结合治疗，应用西医的支持疗法会为中医治疗赢得时间。乙脑属于中医的"暑温"，辨证为邪在气分，阳明实热者以白虎汤（生石膏、知母、粳米、甘草）加减，病邪入营血者，以清营汤、清瘟败毒饮或安宫牛黄丸、白虎汤加减，都有良好疗效。

2. 嗜盐菌属感染致胃肠型食物中毒，病情多危重，笔者在六十余年医疗工作中曾遇到十多例高烧、腹痛、血水样便，有的有意识障碍，诊断为本病危重患者。中医认为，本病系湿热疫毒所致，属热毒深陷，气阴俱损，辨证给予芍药汤、白头翁汤、犀角地黄汤，结合参附汤，清热解毒，凉血化湿，回阳固脱，多获满意疗效。

3. 对一些细菌感染性疾病，例如败血病，对邪入营血高热者给予羚羊角粉清心（血）热，解热毒，只需0.5~1g冲服，就有良好退热作用。辨证应用清瘟败毒饮（为清热生津的白虎汤，清热解毒、凉血化瘀的犀角地黄汤和治疗"三焦"大热的黄连解毒汤三方组成）加减清热凉血，泻火解毒，对防治中毒性休克，挽救重症患者，有时会起到单用三代头孢菌素起不到的作用。

4. 对一些亚健康状态、功能性疾病，例如中医所谓的梅核气或瘰球、呃逆、五心烦热、自汗等症，西医无从下手，面对患者痛苦，找不到器质性损害，西医对之乏术，但应用中医药调理效果却很好。就梅核气来说，本病属中医的气机郁结，痰涎凝聚，痰气相搏，逆于咽喉，若"炙脔"梗阻，咯之不出，咽之不下，治以半夏厚朴汤，随症加减。方中用半夏化痰开结，和胃降逆；厚朴行气开郁，下气除满，生姜散逆气，可助厚朴降逆；咽喉为肺之门户，用苏叶芳香宣肺，顺气宽胸。诸药同用，共奏行气开郁、降逆化痰获效。呃逆有时找不到明确病因，有时仅为一般慢性胃炎，却呃逆频频，医治乏效。中药丁香柿蒂汤（主治胃寒呃逆）辨证应用具有良好疗效。其他如当归六黄汤、清骨散、麦味地黄丸、知柏地黄丸加减滋阴降火敛汗治疗阴虚内热、五心烦热及盗汗，使用玉屏风散（黄芪、白术、防风）治疗表虚自汗等证，均可收到满意疗效。

5. 中医博大精深，须加强经典著作学习，努力发掘，深入钻研。予在临床工作中曾遇"寒疝"二十余例，兹将病情严重的一例附下：患者为女性，34岁。胃脘胀满，隐痛作冷，若巨型冰块堵塞于内，呕恶不食8个月，体重仅35kg，极度瘦弱，患者神疲乏力，少气懒言，肢冷，舌薄小，苔白垢，脉沉弱无力，胃镜检查仅为慢性胃炎，诊为功能性消化不良，肝、胆、胰及内分泌均无异常，中西医药久治不愈。初诊认为脾肾阳虚，脾胃虚寒，阴寒极盛。因患者体弱，未敢贸用下法，试予温补法治疗。给香砂六君子汤、理中汤加减，处方：党参30g，黄芪30g，炒白术8g，云苓8g，清夏6g，厚朴8g，干姜8g，肉桂6g，木香6g，白芍12g，炙甘草6g。服药3剂，胃脘凉感似减，疗效不著。据《金匮要略·腹满寒疝宿食病脉证》，腹满不减、阴寒（凉）结块、有隐痛及轻压痛者应为"寒疝"之"寒积"实证，遂改温补法为温下法治疗，用温脾汤（大黄、附子、人参、干姜、甘草）加减，以肉桂易附子，并重用肉桂补火助阳、温经止痛，加荜茇，处方：党参30g，炒白术8g，黄芪30g，大黄12g，肉桂10g，荜茇6g，干姜6g，厚朴8g，白芍12g，木香6g，炙甘草4g。服药2剂，腹泻粥样便2次，胃脘冰块堵塞感显消，腹胀好转，但仍有胃脘作凉。原方去大黄、荜茇，增大肉桂量（12g）改干姜为高良姜加强祛胃寒作用，辨证治疗，又经二十多天治疗，病情逐渐好转。

三、中西医结合是创造"中国医学"重要力量

辨证论治是中医的精髓，中西医结合的特点是辨病与辨证相结合。中西医结合工作者是"中国医学"的重要创造者，担负着未来使命。"医命之道，贵在专深。"要立足于高起点，深入系统学习中西医经典和精尖端知识，还要注重实践和总结，继承发扬中西医学之长，两手都要硬。

1. 西医有西医的长处，但也有不少短板。拿慢性乙型肝炎、肝纤维化来说，当前西医能对导致本病的病毒（HBV）有效控制从而阻止本病的恶化发展，但对本病导致的肝炎、肝纤维化（"癥积"），西医尚乏有效治疗方法。为此，笔者应用西药干扰素、核苷（酸）类药物抗病毒，同时使用笔者研制的中药"益肝康"对肝炎、肝纤维化进行治疗，获 88.3% 疗效（82.6% 的炎症、坏死改善，肝纤维化逆转总有效率 92.8%），并获国家发明专利。

2. 拿急腹症来说，中西医结合治疗，对急性阑尾炎（肠痈，毒热壅结，血瘀肠中）辨证应用大黄牡丹皮汤加减，对急性胰腺炎（结胸证，肝气郁滞，湿热蕴结于肝胆）辨证应用清胰汤，可提高治愈率，减少手术治疗，提高手术成功率。

3. 其他，如慢性胃肠病、胆系疾病、流感乃至癌肿的辅助治疗等。

中西医结合临床应用价值不胜枚举，中西医各有所长。我国医学体系由中医、西医和隶属于中医的中西医结合组成，"三驾马车"齐奔共跑，各自发展，相互借鉴，相互学习，取长补短，共生发展，共同提高。中医、西医和中西医结合工作者在临床诊疗工作中要"适中则中，宜西则西，需结合用药者则中西医结合治疗"，因病制宜，选择应用，这是中国医学的特点和优势。应该更多地涌现出一些中西医结合高手，这是促进我国医学发展、造福人类的大事。

为此，我认为，应对中西医结合工作给予更多的爱护和支持。

1. 中医药学博大精深，要呵护、扶持、继承、发展。老一代知识渊博、具有丰富临床经验的名老中医相继离世，尚存者多已届耄耋之年，亟须抢救性继承，使之代有传人。

2. 加强名老中医经验传承工作，改善工作条件，配备跟师助手。作为高徒或研究生，要认真学习中医基础理论、经典著作，结合临床实践，对有关疑难病证进行研究、总结，开展学术交流。尽快落实好"传承工作室建设"各项规划和措施。

3. 继续开办脱产高级"西学中"班，开办中医经典著作脱产学习班，组织中西医工作者深入学习、研究、继承、开发《伤寒论》《金匮要略》等经典著作。

第 一 篇
基础篇

第一章　中医理论基础

第一节　内科病证的病因病机

中医学通过长期医疗实践，对疾病的认识积累了丰富的知识、经验，在脏腑经络基础上，从整体出发，运用阴阳五行理论解释、分析疾病的发生、发展的变化规律，形成了独特的病因、病机学说。认为人体各脏腑组织间及人体与外界环境间，是对立统一的，不断地解决着产生的矛盾，保持着相对的动态平衡，保持着人体"阴平阳秘，精神乃治"的健康状态。这种动态平衡遭到某种致病因子的破坏，又不能及时自行调节恢复时，就会发生疾病。

一、病因

临床引起疾病发生的原因多种多样，包括外感六淫、疫疠、内伤七情、饮食失常、劳逸、跌打损伤等。

（一）六淫

风、寒、暑、湿、燥、火六种气候在自然界中有规律地变化，称为"六气"。当气候发生异常变化或人体抵抗力下降时，"六气"可能成为致病因素，侵袭人体，引发疾病，此时的"六气"称为"六淫"，因而六淫即风、寒、暑、湿、燥、火六病邪的总称，属于外感病的病因。临床表现以表证为多，可见于内科病的感染性疾病。

1. 风

风属阳邪，以开泄、善行（主动）、数变为特点。风为外感病的先导（"百病之长"），常与寒、热、湿等外邪结合致病，如风寒、风热、风湿、风寒湿、风湿热等。临床可见发热、恶风、汗出或周身痛以及皮痒、抽搐等表现。

2. 寒

寒为阴邪，"阴盛则寒"，易伤阳气。阳虚则水液不易蒸化，会出现分泌物或排泄物质稀清冷，如呕吐清水、下利清谷、痰稀涕清等。寒邪直中脾胃，脾胃阳气受损，会出现脘腹冷痛、吐泻等症。《素问·至真要大论》云："诸病水液，澄澈清冷，皆属于寒。"

3. 暑

酷暑伤人致病成为暑邪。暑乃火热所化，属阳邪，以炎热为特点，易耗气伤津，常夹湿，可兼寒。夏日中暑常呈身热、烦渴、多汗、脉大等症；夹湿则见发热、胸闷、呕恶、便秘、苔黄腻。

4. 湿

湿属阴邪，具有重浊、黏滞、易阻遏气机、常妨碍脾的运化等特征。症见头重如裹，肢体沉重，四肢酸软等。湿邪常妨碍脾的运化，脾失健运，津液不行，聚而成湿，甚而积留为水。《素问·至真要大论》云："诸湿肿满，皆属于脾。"症见食欲不振，口腻不渴，胸闷呕吐，脘腹痞满，头身困重，便溏等。

5. 燥

燥属阳邪，易伤津液。常见燥证有内外之分。①外燥证：温燥因初秋感受燥邪发病，常见发热，微恶风寒，头痛，少汗，口渴心烦，鼻干咽燥，干咳少痰等。凉燥因深秋感受燥、寒之气而致，症见恶寒发热，头痛无汗，干咳少痰等。②内燥证：因体内精血亏虚，津液耗损致病，症见口燥咽干，皮毛干燥不荣，便秘等。

6. 火

火为热之极，与暑同为阳邪。火性炎上，耗伤阴津，生风动血。常见火热证为 2 大类。①外感火热证：症见发热，头痛，咽喉肿痛，口干渴，喜冷饮，舌红苔黄等证，甚者热极生风、动血，则见高热、抽搐、神昏，或热迫血行，症见吐血、便血等。②内生火热证：实火有心、肝、胃等火热病变。心火则见口舌生疮；肝火则见头痛目眩，面红目赤，口苦咽燥，易怒胁痛等；胃火则见口臭，牙龈肿痛，出血等。虚火多因肝、脾、肾、肺等脏阴虚而致。症见头晕耳鸣，颧红咽干，目涩，干咳少痰，潮热盗汗，五心烦热，舌红少苔，脉细数。

（二）疫疠

疫疠是一种具有强烈传染性的致病邪气。中医学将之称为"瘟疫""疫气""戾气""异气""毒气"等，具有发病急、传染性强等特点，有的还有季节性。

（三）七情

七情即喜、怒、忧、思、悲、恐、惊等人的情志，是人的意识对外界事物的反应。情绪过于强烈、持久或失调就可能引发脏腑气血的功能紊乱而致病。如"怒则气上，喜则气缓，悲则气消，恐则气下，惊则气乱，思则气结""怒则伤肝""思虑伤脾""恐则伤肾"等。

1. 怒则伤肝

肝气升发太过，血随气涌而上逆，可出现头晕、头痛、目赤、耳鸣、突然晕厥情况；怒气伤肝，肝失条达而郁滞，疏泄功能受阻，横逆犯脾（胃），出现脘胁闷胀、呕吐纳呆、胁痛等症。

2. 忧则伤肺

肺气失宣，气郁致脾气受阻，脾运失司，会出现胸脘痞满、纳差食少等症。

3. 思虑伤脾

思虑过度则气结，气机郁结失畅而影响脾胃的升降功能。脾失健运，胃失和降，气滞胃脘，中焦受阻，而出现脘腹痞满、饮食减少等症。

4. 恐则气下（伤肾）

恐为肾志，过度恐惧而伤肾气。肾虚而失于固摄，可出现二便失禁、下肢瘫软，故言"恐则气下"。

（四）饮食劳逸

消化病与饮食因素关系密切。脾主运化，胃为水谷之海，主受纳腐熟水谷，因此，饮食所伤主要累及脾胃。脾胃运化失司则出现食积、湿聚、生痰、化热等病变，也可累及其他脏腑发生病变。①饮食不节或食物粗糙，尤其咀嚼不细，可使脾胃直接受损而病。②进食不洁或腐烂霉变食物，饮水不洁等均能损伤脾胃。③饮食偏嗜：饮食品种缺乏适当调配会引起营养物质缺乏，使阴阳失衡，发生疾病。如过食生冷瓜果易损伤脾胃，恣食辛辣而致胃热偏盛，过食肥甘厚味或嗜酒过度等均可引起脾胃病。

劳逸失调也会致病。劳力过度能消耗精气，劳心过度会耗费阴血，使心神失养，房劳过度则耗伤肾精，但不参加适当体力劳动、不做体育锻炼则易致气血运行不畅而影响脾胃运化功能，症见脘腹痞闷、饮食减少等。

（五）其他

包括创伤、金刃所伤、烧烫伤、虫蛇兽咬伤以及药物（鸦胆子、白芥子、阿司匹林、激素等）、毒物（毒蘑菇、农药污染等）伤害等。

痰饮、瘀血为脏腑发病过程中的产物，同时又可作用于某些脏腑组织，引起各种病证，因此，也是致病因素之一。

1. 痰饮

痰饮是水液代谢障碍引起水液停聚于某部位而成病邪。稠浊者为痰，清稀者为饮。狭义的痰饮指咳喘病咳出的秽浊物；广义者是指水液停聚的病证。①痰饮的形成与肺、脾、肾、三焦脏腑功能失常有关。肺失宣降，水液输布、通调障碍；脾失健运，水湿内停；肾阳不足，水液不得化气；三焦失调，水停气聚，均可形成痰饮。②痰饮病可引起多种病证。痰饮停于脾胃可出现胃脘痞闷不舒、恶心呕吐；痰气凝结于咽喉，可致咽中梗阻、有异物感，即所谓的"梅核气"；痰停经络筋骨而致肢体麻木、半身不遂等症。

2. 瘀血

瘀血指血液瘀滞于体内，包括溢出经脉外而积存于组织中及因血液运行不畅滞留于经脉内及器官内者。瘀血的形成多因气虚、气滞、寒热偏盛或外伤引起。瘀血多有疼痛、出血及爪甲青紫、皮肤瘀斑、舌紫暗等表现。如瘀阻于胃肠，可有脘腹刺痛、拒按、呕吐血水血块，便黑或下血；瘀阻于肝则见胁肋刺痛或痞块等症。

中医学认为，内科疾病的发生，虽然主病在某一系统，但发病与机体其他方面息息相关。在正不胜邪、阴阳失调及脏腑盛衰失调情况下，易于发病。

二、病机

病机是疾病发生、发展和变化的机制，内科消化等病的发生、发展和变化均系正气与邪气相争的结果。由于正气与邪气强弱的差异，内科各种病证各有其特有病机与共有病机。

（一）邪正盛衰

1. 邪正相争与虚实变化

在疾病过程中，因邪正力量对比盛衰不同，出现虚实不同的病理变化。①邪气盛则实：在疾病发生、发展过程中，如邪气亢盛，则出现一系列邪气有余的实证表现，如体强声亮、呼吸粗大、发热、腹部胀痛拒按、烦躁、脉弦滑实大等。②精气夺则虚：在疾病发生、发展过程中，如正气虚损，则出现一系列正气不足的虚证表现，如体倦神疲、语言低微、形体衰弱、呼吸少气、脉细无力等。③虚实错杂：在疾病过程中，还可因病邪久留，损伤正气，或正气本虚，无力驱邪，引起痰、食、水饮等停留、阻滞，形成实中夹虚、以实为主，虚中夹实、以虚为主，或虚实并重的虚实错杂证。④虚实真假：在疾病过程中可因实邪结聚、阻滞经络以致气血不得外达，或由脏腑气血不足，运化无力，形成真实假虚病证。

2. 邪正相争与疾病转归

正盛邪退，疾病趋向好转、痊愈；邪盛正衰，疾病会向恶化发展。

（二）阴阳失调

1. 阴阳偏盛

在致病因素作用下，机体阴精与阳气有余，出现"阳盛则热，阴盛则寒"的病理变化。此外，随着疾病的发展，阳热偏盛，必会消耗阴液而致阴虚，即所谓"阳盛则阴病"，临床除热证表现外，还兼有口干舌燥、便秘等阴津亏损表现；反之阴寒偏盛必会损伤阳气而导致阳虚，即所谓"阴盛则阳病"，除寒证表现外，还兼有畏寒肢冷、神疲、脉弱等。

2. 阴阳偏衰

为机体阴精或阳气亏虚病证。阳气亏虚，阳不制阴，则阴寒相对偏盛，阴精亏虚，阴不制阳，则阳热相对偏盛，而表现出阳虚则寒、阴虚则热，以及阳损及阴、阴损及阳的病证。

此外，在疾病发展过程中，阴阳偏盛还可出现阴寒过盛、拒阳于外，阳热内结、格阴于外的阴阳格拒状态；阴阳偏衰至极，可出现阴竭阳脱与阴阳不能维系的亡阴、亡阳证。①阴盛格阳：体内阴寒过盛，逼阳于外，形成阴阳不济，寒热格拒，阴盛于内，格阳于外的状态，症见面红、身热、口渴、脉数貌似热证的表现，但面红多为两颧红，身热反欲盖被，口渴但喜热饮，脉大而数，按之乏力（虚数），并见肢冷、便溏、舌淡苔白等寒象（真寒假热证）。②阳盛格阴：体内阳热偏盛，不能外达，形成阴阳不济，寒热格拒，阳盛于内，拒阴于外的状态，症见手足厥冷、脉沉貌似寒证的表现，但四肢虽冷反不欲盖被，喜冷饮，脉虽沉但按之有力，并见咽干、口臭、便结、舌红、苔黄等内热表现（真热假寒证）。③亡阴：机体精血津液大量耗损、丢失，发展为阴液耗竭状态，症见汗出热黏，口渴喜冷饮，唇舌干红，烦躁，脉细或虚数。④亡阳：机体阳气突然脱失，发展为机体严重衰竭状态，症见大汗淋漓，畏寒喜暖，面色苍白，呼吸微弱，四肢厥逆，精神萎靡，舌青紫，脉微欲绝。

（三）气机升降失常

气机升降运行，肾与脾（胃）起着关键作用。肾阳（命火）系机体阳气之本，推动脏腑气血津液升降运行。脾胃为后天之本，气血生化之源，脾（脾气主升）胃（胃气以下降为顺）是清阳上升、浊阴下降的枢纽。而肝的升发、肺之肃降、肾水上升、心火下降、肺之呼吸、肾之纳气等生理活动，均配合脾胃完成升降活动。

气机升降升常是致病因素引起脏腑气机升降功能紊乱的病理表现：①肺失宣降，气机不利，则胸闷、咳喘、尿少。②脾不升清，运化失司，则腹胀、便溏；胃浊不降，则嗳腐、恶呕、不欲食。③肝气上逆则有头晕、易怒、烦躁。④肾不纳气则气短喘促。⑤大肠传导不利，可致便秘；膀胱气化障碍，会致尿少、尿闭等。

病因指导致疾病发生的因素，而病机反映了疾病的病因、病位、病性及正邪相争及进退的关系。临床上以病因、病机为纲对内科疾病加以分类，更能完整准确地把握疾病的发生发展变化规律。

以病因为纲，可将内科疾病分为外感疾病和内伤疾病两大类。外感疾病，是由外感六淫等邪气所致；内伤疾病是由情志刺激、饮食劳倦、起居失常以及脏腑功能失调所引发。两类疾病在发展过程中是可以互相转化的，一些外感疾病可进展转化为内伤疾病，而内伤疾病因正气亏虚也更易感受外邪，在病程的某一阶段可以表现为外感疾病。以病机及病理变化为纲，可将内科疾病分为热病与杂病两大类。热病包括一切有热证而以六经、三焦、卫气营血为主要病理改变的病证；杂病包括以脏腑功能失调为主而产生的病证。

病因分类，突出了病因的特殊性，便于临床辨证求因、审因论治。病机分类反映了疾病病理变化的内在联系，有助于掌握疾病发生发展的规律。因为病机主要反映脏腑功能失调，故可以进一步按五脏六腑进行分类。

病机分类法是在病因分类法的基础上进行的，是对病因分类的补充。因此，临床上可把这两种分类法结合起来，称之为外感热病与内伤杂病。

外感热病，根据感受邪气的不同可分为伤寒与温病，温病又可分为温热病与湿热病。温热病包括了风温、春温、秋燥、暑温、冬温、温毒、温疫等；湿热病包括了暑湿、湿温、伏暑等。按发病特点，温病又可分为新感温病与伏气温病两类，如风温、冬温、暑温、秋燥属新感温病，春温、伏暑则属伏气温病。

内伤杂病分类的理论基础是藏象学说。人体是一个以脏腑为中心的有机整体，外联四肢百骸、五官九窍，以气血津液为物质基础，以经络为通路。因此，内伤杂病虽多，但其病理变化始终不离脏腑功能紊乱、经络通路障碍、气血津液生成运行输布失常。故内伤杂病的分类，则按照不同脏腑生理病理变化而分为肺系病证、心系病证、脑系病证、脾胃系病证、肝胆系病证、肾系病证、肢体经络病证、气血津液病证等。

由于中医对疾病有独特的认识方法，对疾病的命名也自有其特点，大部分是以临床症状和体征来命名。中医内科病证的命名原则主要是以病因、病机、病理产物、病位、主症、体征为依据，如以病因命名的中风、中暑、虫证等；以病机命名的郁证、痹证、厥证等；以病理产物命名的痰饮等；以病位命名的胸痹、肝郁、肾虚、肺痿等；以主症命名的咳嗽、喘证、呕吐、泄泻、眩晕等；以主要体征命名的黄疸、积聚、水肿、鼓胀等。在中医内科学术理论的指导下，逐步形成了与病名相应的病因病机、临床特点、理法方药、类证鉴别、转归预后、预防调护等一系列完整的理论体系。

第二节　中医学对心、肺、肝（胆）、脾（胃）、肾疾病的认识与治疗法则

脏腑是藏象学说的基础，藏象学说是中医基础理论的核心。脏腑是对机体内脏的总称，即是形态学概念，也是功能学概念。脏腑包括五脏（心、肝、脾、肺、肾）、六腑（胆、胃、小肠、大肠、膀胱及三焦）和奇恒之腑。内科病与中医心、肺、肝、脾、肾以及六腑关系最为密切。

从生理功能看，五脏具有生化和储藏功能，气血津液和精神以滋养机体。精气储藏越充足，体质就越壮。反之，精气过度耗散，体质就会日趋下降，甚而会发病。因此，五脏须保持其"藏而不泻"与"满而不实"的功能特点。六腑的功能是受纳和腐熟水谷并传化输布经过消化、吸收的精华滋养机体，即所谓"泻而不藏"，而将糟粕和多余水分排出体外，即所谓的"实而不能满"。水谷在六腑的作用下，持续不停地运动和有节制地排泄，一直处于虚实更替的动态平衡状态，如果六腑功能静而不动，失于传输，则会发生水谷停滞郁积而生病。奇恒之腑是指胆、脉、骨、髓、脑、女子胞，不同于六腑名之为"腑"，但其功能兼藏精气而似脏。除胆外，与脏腑又无表里配合关系，故名为"奇恒之腑"。关于胆，其中空如腑，并与肝有表里关系，能分泌排泄胆汁，参与消化功能，又能贮存胆汁并主"决断"，与精神情志活动有关，具有脏腑双重功能，故将胆列入"奇恒之腑"。

脏腑间生理功能不同，而且脏腑与五官、九窍和气血间存在着相互关系，因此，脏腑的生理与病机变化相当复杂。所以在辨证论治时，要抓主要矛盾，要从错综复杂的临床表现上，抓住主症，分析病变的实质，为正确治疗提供有力依据。

一、心、肺、肝（胆）、脾（胃）、肾功能失调

中医学所谓的心、肺、肝、胆、脾、胃和肾，并非完全指现代解剖学上具体的心、

肺、肝脏、胆囊、脾脏、胃和肾脏而言。据记载"心者君主之官，神明出焉"，主血脉、藏神，"其华在面""开窍于舌"。"肺主一身之气"，司呼吸，主宣发、肃降，"开窍于鼻"。"肝者将军之官，谋虑出焉""肝主筋""肝风内动则抽""肝主疏泄""其华在爪""开窍于目"。"胆者，中正之官，决断出焉"，胆司勇怯，而主决断。脾为后天之本，脾主运化、主统血、主肌肉、主四肢，"其华在唇""开窍于口"。胃主受纳、腐熟水谷，主降。肾为先天之本，肾主藏精、主水、主纳气，主骨，生髓，通于脑，"其华在发""开窍于耳及二阴"，与膀胱相表里。中医学的心脏主血脉，肺司呼吸，二者除共同维护呼吸、循环外，心脏还与脑神经功能，肺还与泌尿、水盐代谢功能有关；肝胆，除具有肝脏、胆囊功能外，还有脑及神经方面的功能；脾具有消化功能外，还有生血、造血功能；肾的功能很重要，除藏精、主骨、体液调节和呼吸功能外，还具有"精"和"神"的脑神经及内分泌功能。诚然，脏腑间的功能关系十分密切，例如肝胆在解剖、生理、病理学上，有互为影响的关系。上述分析，有助于对中医学所说心、肺、肝胆、脾胃和肾的理解。

（一）心功能失调

心为五脏之一，居于胸中，心包围护其外。其经脉起始于人体心脏之中，自心脏出来后归属于心系，即心脏周围的组织，向下通过膈肌，联络小肠。心经的分支从心系向上，夹着食管连于眼睛；其直行主干，又从心系上至肺部，向下斜出于腋下，并沿着上肢内侧后边，至手肘中，再沿前臂内侧后边，到手掌后豌豆骨突起处进入掌后，并沿小指桡侧到达其末端。脉气由此与手太阳小肠经相连。

心主血脉，为气血运行的原动力，为生命活动的中心；心主神明，为五脏六腑之大主。与小肠经脉互相络属，构成脏腑表里关系。心在体合脉，在液为汗，在志为喜，通于夏气。心其华在面，心血不足，反映于面部出现面色苍白。心开窍于舌，心经别络上行于舌，因而心的气血上通于舌。所以心若有病，容易在舌体上反映出来，例如心血不足，则舌质淡白；心火上炎，则舌尖红或舌体糜烂；心血瘀阻，则舌体紫暗或见瘀点、瘀斑。心不受邪，外邪入侵，多为心包所受；心之本脏病多起于内伤，如禀赋不足，脏气虚弱，或病后失调以及思虑过度伤及心脾，均可导致心阴虚或心阳虚。若思虑太过，气机郁结，津液凝聚，生痰化火，痰火上扰或气滞脉中，瘀血阻络，或饮邪阻遏心阳，可出现心之热证和实证。临床常见血脉运行障碍和情志思维活动异常表现。心系病证常见心悸、胸痹、心力衰竭、不寐等。临床表现为惊悸怔忡、失眠健忘、胸闷短气、心痛，或癫狂昏迷，或口舌生疮等。

1. 心气虚

心气虚是以心气虚损，功能减退，致运血无力，心动失常为主的病理变化。多与禀赋不足、年迈体衰、过劳、久病不愈等有关，常见于冠心病、心律失常、心力衰竭、贫血等疾病。表现为心悸、气短、自汗，胸闷不适，神疲体倦，面色淡白，脉细无力或结或代。

心气不足，鼓动无力，故见心悸气短，脉细无力或结或代；神疲体倦，心气不足，卫阳不固则自汗出；心气不足，气血不得上荣，故面色淡白；心气虚，中气不足，胸中气机不畅，故胸闷不适。

2. 心阳虚

心阳虚是指心阳虚衰，温运失司，虚寒内生以致心悸怔忡、心胸闷痛为机制的病理变化。常见于心悸、胸痹、虚劳等疾病中。心阳虚常由心气虚进一步发展而来，或由其他脏腑病证损伤心阳而成。以心悸怔忡，气短胸闷，或心胸疼痛，自汗，畏寒肢冷，神疲乏力，面色㿠白，或面唇青紫，舌质淡胖或紫暗，苔白滑，脉弱或结或代为主要表现。

心阳虚衰，推动、温运无力，心动失常，轻则心悸，重则怔忡；心阳虚衰，宗气衰少，胸阳不展，气滞胸中，故见胸闷气短；心脉痹阻，故见心胸疼痛；虚寒内生，温煦失职，故见畏寒肢冷；阳虚卫外不固，故见自汗；温运乏力，面部血脉失充，寒凝而血行不畅，故见面色㿠白或面唇青紫，舌质紫暗，脉弱或结或代；阳虚水湿不化，故舌淡胖嫩，苔白滑。

3. 心血虚

心血虚，是以血液亏虚，心失濡养引起心悸、失眠、多梦为特征的病理变化。常见于虚劳。多因劳神过度，或失血过多，或久病伤及营血引起；也可因脾失健运或肾精亏损，生化之源不足所致。多表现为心悸，失眠，多梦，健忘，头晕眼花，面色淡白或萎黄，唇舌色淡，脉细无力。

血液不足，心失濡养，心动失常，故见心悸；心神失养，神不守舍，则为失眠、多梦；血虚不能上荣头面，故见头晕眼花、健忘、面色淡白或萎黄，唇、舌色淡；血少脉道失充，故脉细无力。

4. 心阴虚

心阴虚，是以阴液亏损，心失滋润，虚热内扰引起心悸、心烦、失眠为特征的病理变化。常见于心悸、怔忡、虚劳、不寐等疾病。

心阴虚多因思虑劳神过度，暗耗心阴；或因温热火邪，灼伤心阴；或因肝肾阴亏，不能上养，累及心阴所致。表现为心悸，心烦，失眠，多梦，口燥咽干，形体消瘦，或手足心热，潮热盗汗，两颧潮红，舌红少苔乏津，脉多细数。

阴液亏少，心失濡养，心动失常，故见心悸；阴虚阳亢，虚热扰心，神不守舍，则见心烦、失眠、多梦；阴虚失润，故口燥咽干，形体消瘦；阴不制阳，虚热内生，故手足心热，潮热盗汗，颧红，舌红少苔乏津，脉细数。

5. 心火上亢

心火上亢，是以心火炽盛，循经上炎为机制的病理变化。常见于口疮。多因六淫传里化火，或情志郁极火自内发，或过食辛辣之品，或温补过度所致。表现为舌上、舌边溃疡，色赤疼痛，饮食困难，心烦不安，口干欲饮，小便短黄，舌尖红，苔薄黄，脉数。

本证病位在心，证候属实，循经上炎，发为口疮，舌尖红绛，苔黄，脉数有力，为实热之象。亦常移热于小肠形成小肠实热，亦可波及到脾、肝形成心脾积热和心肝火旺等症，表现为发热，口渴，心烦，失眠，便秘，尿黄，面红，或见小便短赤、灼热涩痛；或见吐血、衄血；或见狂躁谵语、神识不清。

6. 心脉痹阻

心脉痹阻，是以瘀血、痰浊、阴寒、气滞等阻痹心脉引起心悸怔忡、胸闷心痛为特征的病理变化。多因正气先虚，心阳不振，运血无力，逐渐发展而成。常因气滞、血瘀、痰阻、寒凝等诱发，故其性质为本虚标实。主要表现为心胸疼痛，如刺如绞，痛有定处，入夜为甚，甚则心痛彻背，背痛彻心，或痛引肩背，伴有胸闷，日久不愈，可因暴怒、劳累而加重，舌质暗红，或紫暗，有瘀斑，脉多弦涩。

心阳不振，失于温养，心脉失养，心动不安，故见心悸怔忡；阳气不运，心脉阻滞不通，故见心胸憋闷疼痛；手少阴心经之脉横出腋下，循肩背、内臂后缘，故痛引肩背内臂，时作时止。瘀阻心脉的疼痛：以刺痛为特点，伴见舌质晦暗，或有青紫色瘀斑、瘀点，脉细涩或结或代等瘀血内阻的症状。痰阻心脉的疼痛：以憋闷为特点，多伴体胖痰多，身重困倦，苔白腻，脉沉滑或沉涩等痰浊内盛的症状。寒凝心脉的疼痛：以痛势剧烈，突然发作，遇寒加剧，得温痛减为特点，伴见畏寒肢冷、舌淡苔白、脉沉迟或沉紧等寒邪内盛的症状。气滞心脉的疼痛：以胀痛为特点，其发作多与精神因素有关，常伴见胁胀，善太息，脉弦等气机郁滞的症状。

7. 心阳虚脱

本证是心气虚的重症。多见于久病体弱，暴病伤阳耗气，年老脏气衰弱，禀赋不足等情况。除有心气虚的症状外，还出现畏寒肢冷，面色滞暗，心胸憋闷或作痛，舌质紫暗而胖嫩，脉弱。或兼见大汗淋漓，四肢厥冷，口唇青紫，呼吸微弱，脉微欲绝，神志模糊，甚至昏迷，为心阳虚脱的危候。多见于心力衰竭或休克等病证。心阳虚脱的原因同心气虚，并多由心气虚进一步发展而来。心气不足，胸中宗气运转无力则胸闷气短。劳累耗气，故稍事活动后症状加重。气虚卫外不固则自汗。气虚血运无力不能上荣则面色淡白或㿠白，舌淡苔白；血行失其鼓动则脉虚无力。若病情进一步发展，气虚及阳，阳虚不能温煦肢体，故兼见畏寒肢冷；心阳不振，胸中阳气痹阻，故心胸憋闷或作痛，舌质紫暗，口唇青紫；阳虚无力推动血行，脉道失充，则脉象微细。若心阳衰败而暴脱，宗气大泄，则四肢厥冷，大汗淋漓，息短气微，神志模糊，甚至昏迷，脉微欲绝。

8. 痰蒙心窍

本证多因湿浊酿痰，阻遏气机；或情志不遂，气郁生痰；或痰浊内盛，夹肝风内扰，痰浊蒙蔽心窍所致。表现为神志痴呆，朦胧昏昧，或精神抑郁，举止失常，或昏不知人，喉中痰鸣，胸闷痰多，面色晦暗，苔腻，脉滑。

痰浊上蒙心窍，神明失司，故见神情痴呆，意识模糊，甚则昏不知人。情志不遂，肝失疏泄，气郁痰凝，痰气互结，蒙蔽神明，则见神情抑郁，淡漠痴呆，或神志错乱，喃喃独语，举止失常。若痰浊内盛，引动肝风，肝风夹痰，闭阻心神，则可表现为突然昏仆，不省人事，口吐涎沫，喉中痰鸣。痰浊内阻，清阳不升，浊气上泛，气血不畅，故面色晦暗。痰阻胸阳，胃失和降，则胸闷，恶心呕吐。舌苔白腻，脉滑，均为痰浊内盛之征。

9. 痰火扰心

痰火扰心，是以肝气郁结，肝失条达，气郁生痰，或心脾气结，郁而生痰，痰气互结导致蒙蔽神窍为机制的病理变化。临床表现为性情急躁易怒，或发作时昏仆抽搐，心烦失眠，舌红，苔黄腻，脉弦滑。本病证见于狂证、痫病。

五志化火，痰随火升，痰热上扰清窍，神明昏乱，故突发狂乱无知或发作时昏仆抽搐，性情急躁易怒，心烦失眠。舌质红，苔黄腻，脉弦滑均为痰火扰心之象。

10. 小肠实热

小肠实热，是以小肠里热炽盛为主的病理变化。多由心热下移所致。表现为心烦口渴，口舌生疮，小便赤涩，尿道灼痛，尿血，舌红苔黄，脉数。

本证以心火热炽及小便赤涩灼痛为辨证要点。心与小肠相表里，小肠有分清泌浊的功能，使水液入于膀胱。心热下移小肠，故小便赤涩，尿道灼痛；热甚灼伤阴络则可见尿血；心火内炽，热扰心神，则心烦；津为热灼则口渴；心火上炎则口舌生疮；舌红苔黄，脉数为里热之征。

（二）肺功能失调

肺居胸腔，左右各一，其位最高，又称五脏之"华盖"。其经脉起始于中焦胃部，向下络于大肠，回过来沿着胃上口，穿过膈肌，属于肺脏。从肺系（气管、喉咙部）横出腋下（中府、云门），下循上臂内侧，走手少阴，手厥阴经之前（天府、侠白），下向肘中（尺泽），沿前臂内侧桡骨边缘（孔最），进入寸口——桡动脉搏动处（经渠、太渊），上向大鱼际部，沿边际（鱼际），出大指的末端（少商），它的支脉从腕后（列缺）走向食指内（桡）侧，出其末端，接手阳明大肠经。肺与大肠经脉互相络属，构成脏腑的表里关系。

肺主气、司呼吸，主宣发肃降，通调水道，朝百脉而主治节。肺在体合皮，其华在毛，开窍于鼻，在液为涕，在志为忧，通于秋气。因肺叶娇嫩，不耐寒热，又为呼吸之通道，故外感病邪，常先犯肺。肺朝百脉而通他脏，故他脏有病或内伤为病，也常累及于肺。肺之病证，有邪实和正虚两端。邪实者，多为外邪所致，或寒闭，或热壅，或痰阻；若病久不愈，正气日虚，或为肺气亏虚，或为肺阴耗伤。

1. 肺气虚

肺气虚是以肺气虚损不足为主的病理变化。多为劳伤、久咳、暑热及重病之后，损伤肺气，或脾虚不能上升清气于肺，而致肺气亏少，功能活动减弱。临床以咳喘无力、痰液清稀、畏风自汗等为主要表现。多见于咳嗽、哮喘、自汗，以及西医的慢性支气管炎、支气管扩张、肺气肿、肺心病等疾病。肺气虚临床表现为咳喘气短，声音低怯，自汗畏风，易感外邪，乏力，声怯懒言，面白神疲，舌淡苔白，脉弱等。

由于肺主气而司呼吸，有输布精微至全身，通调水道的作用，因而在病理上，肺气不足将导致胸中宗气亏少，呼吸失司，故见咳喘无力，声怯懒言；卫气不足，卫外不固，易被外邪所袭，则畏风自汗，易感外邪；肺气虚少不能通调水道、布散精气而致水液失调，脏腑及周身失养；舌质淡，苔薄白，脉虚或细弱，为气虚之象。

2. 肺阴虚

肺阴虚，是以肺阴不足，虚热内生为机制的病理变化。多因劳损或久咳伤阴或误用温燥药燥热伤阴而致。常见于咳嗽、失音、咳血、肺痨、肺痿、热病后期等，以及西医的支气管炎、支气管扩张、肺炎、肺结核等疾病。临床表现为干咳无痰或痰少而黏，消瘦，五心烦热，盗汗，颧红，口咽干燥，或痰中带血，声音嘶哑，舌红少津，脉细数。

肺脏喜润恶燥，肺阴不足，虚热内生，灼液成痰，胶固难出，故干咳无痰或痰少而黏；肺阴亏虚，不能濡养肌肉故消瘦；津不上承则口咽干燥；虚热内炽故五心烦热；虚火上炎则颧红；热扰阴营故盗汗；热灼肺络，络伤血溢则痰中带血；喉失阴津濡润故声音嘶哑。舌红少津，脉细数为阴虚内热之象。

3. 风寒犯肺

本证多因风寒外邪，侵袭肺卫，致使肺卫失宣而成。临床表现为咳嗽，咳少量稀白痰，气喘，微有恶寒发热，鼻塞，流清涕，喉痒，或见身痛无汗，舌苔薄白，脉浮紧。

肺司呼吸，外合皮毛，风寒外感，最易袭表犯肺，肺气被束，失于宣降而上逆，则为咳嗽、气喘；肺津不布，聚成痰饮，随肺气逆于上，故咳痰色白质稀；鼻为肺窍，肺气失宣，鼻咽不利，则鼻塞、流清涕、喉痒；风寒袭表，卫阳被遏，不能温煦肌表，故见微恶风寒；卫阳抗邪，阳气浮郁在表，故见发热；风寒犯表，凝滞经络，经气不利，故头身疼痛；寒性收引，腠理闭塞，故见无汗；舌苔薄白，脉浮紧，为感受风寒之征。

4. 风热犯肺

风热犯肺是以外感风热之邪，侵犯肺卫，肺失宣清为特征的病理变化。临床表现为咳嗽，痰稠色黄，鼻塞，流黄浊涕，身热，微恶风寒，口干咽痛，舌尖红苔薄黄，脉浮数。

本证以咳嗽与风热表证共见为辨证要点。风热袭肺，肺失清肃则咳嗽。热邪煎灼津液，故痰稠色黄。肺气失宣，鼻窍津液为风热所熏，故鼻塞不通，流黄浊涕。肺卫受邪，卫气抗邪则发热。卫气遇郁故恶风寒。风热上扰，津液被耗则口干咽痛。舌尖候上焦病变，肺为风热侵袭，所以舌尖发红；苔薄黄，脉浮数皆为风热之征。

5. 燥邪犯肺

燥邪犯肺主要是以外感燥邪或温热之邪犯肺化燥伤阴为特征的病理变化。主要临床表现为干咳无痰，或痰中带血，咽喉疼痛，口鼻干燥，胸痛，舌红苔薄黄而干，脉细数等。

燥邪易伤肺津，故病位大多在肺。燥邪侵袭，肺失清肃，以微有寒热，干咳无痰，或痰中带血丝，胸痛，唇鼻咽喉干燥，口渴，舌燥少津，脉浮等为常见症候。因风燥伤肺，耗液伤津，肺失清润，故干咳无痰，痰稠不易咳出；燥热伤肺，肺络受损，可见痰中带血丝；温热之邪犯肺，肺脏气阴受伤，津液不足，鼻窍失润，则口鼻干燥；舌红苔薄黄而干，脉细数为阴津不足虚热之象。

6. 肺热炽盛

肺热炽盛是以邪热内盛于肺，肺失清肃而引起肺经实热为机制的病理变化。多因风热之邪入里，或风寒之邪入里化热，蕴结于肺所致。本证在卫气营血辨证中属气分证；在三焦辨证中属上焦证。临床表现为发热，口渴，咳嗽，气喘，鼻煽气灼，胸痛，咽喉红肿疼痛，小便短赤，大便秘结，舌红苔黄，脉数。

本证主要以咳喘胸痛及里实热证为要点。肺热炽盛，清肃失司，气逆于上，则咳喘，气喘。肺窍不利而有热，则鼻煽气灼。热邪上熏咽喉，则咽喉肿痛，里热蒸腾，津液受损，则口渴，便秘尿赤。热邪犯肺，肺失清肃，气逆于上，故见咳嗽，气喘；肺热上熏咽喉，气血壅滞，故喉咙红肿疼痛。舌红苔黄，脉数为里实热之象。

7. 痰热蕴肺

痰热蕴肺，是以邪犯气道、肺失宣肃而致痰热蕴肺为机制的病理变化。表现为咳嗽，痰色黄稠而难排出，甚或痰中带血，烦躁不安，胸闷，口干，口苦，咽痛，舌苔黄腻或黄白相兼，脉滑数。

痰热犯肺，肺失宣肃，则见咳嗽痰多，色黄黏稠难咳；热扰心神，故烦躁不安；痰热化火，灼肺伤络故见痰血咽痛；痰热壅盛，气机不利，故胸闷；口干而苦为热甚伤津；热邪伤津，则发热口渴，小便量少色黄，大便干结；舌红，苔黄腻，脉滑数为痰热之征。

8. 寒痰阻肺

寒痰阻肺是以寒邪与痰交并壅阻气道引起肺失宣降、寒痰扰肺为机制的病理变化。多由外感风寒失治；或胖人痰盛之体，罹感寒邪；或中阳不足，气不化津，寒痰内生所致。又名寒饮停肺、痰浊阻肺。内因与脾有关，如饮食不节，劳倦伤脾，或七情过度，都可使脾虚失运，不能升清降浊，以致津液停聚，变为痰浊，上泛于肺，故有"脾为生痰之源，肺为贮痰之器"之说；或外感风寒之邪，引动痰饮内发，成为寒痰阻肺。常见于咳嗽、喘、哮、肺胀、肺痿，以及西医的支气管炎、肺炎等疾病。临床表现为咳嗽，痰多、色白、质稠或清稀、易咳，气喘，或喉间有哮鸣声，恶寒，肢冷，舌质淡，苔白腻或白滑，脉弦或滑。

寒饮或痰浊停聚于肺，肺失宣降，则咳喘、痰白量多易咯；壅阻气道，则胸闷、痰多痰鸣；寒痰壅肺，肺气不宣，失于温煦，则恶寒肢冷；舌质淡，苔白腻或白滑，脉弦或滑，为痰盛有寒之象。

9. 饮停胸胁（悬饮）

饮停胸胁以痰饮停于胁下为主的病理变化。主要见于西医学中结核病、癌症、肺炎引起的渗出性胸腔积液，左心衰竭、低蛋白血症引起的漏出性胸腔积液以及脓胸、血胸等。临床表现为胸胁疼痛，咳唾引痛，痛势较前减轻，而呼吸困难加重，咳逆喘促不能平卧，或仅能偏卧于停饮的一侧，病侧肋间胀满，甚则可见患侧胸廓隆起，苔白，脉沉弦。

发病机理主要责之中阳素虚，复加外感寒湿，饮食、劳欲所伤，三焦气化失宣，肺、脾、肾对津液的通调、传输、蒸化失职，阳虚阴盛，水饮内停，留于胸胁，络道被阻，气机升降不利，则胸胁胀痛，咳唾、转侧、呼吸时疼痛加重，气短息促。苔白，脉沉弦为水湿内停、气机阻滞之象。

10. 风水相搏（支饮）

风水相搏，是以风邪外袭，肺卫失宣，水湿泛溢肌肤引起头面浮肿及卫表症状为主的病理变化。常见于水肿。多由外感风邪，肺卫受病，宣降失常，通调失职，以致风遏水阻，风水相搏，泛溢肌肤而成。表现为眼睑头面先肿，继而遍及全身，上半身肿甚，来势迅速，皮肤薄而发亮，小便短少，或见恶寒重发热轻，无汗，舌苔薄白，脉浮紧。或见发热重恶寒轻，咽喉肿痛，舌苔薄黄，脉浮数。

风为阳邪，上先受之，风水相搏，故水肿起于眼睑头面，继而遍及全身。上焦不宣，气化失司，则小便短少。若伴见恶寒发热，无汗，苔薄白，脉浮紧，为风水偏寒之征；若兼有咽喉肿痛，舌红，脉浮数，为风水偏热之象。本证以骤起眼睑头面先肿，并兼表卫症状为辨证要点。

（姚冬奇、姚希贤）

（三）肝胆功能失调

肝为五脏之一，位居于右胁下，但行气于左，其经脉循行于头颠顶、喉咙、胁肋、少腹、阴器等处。胆为六腑之一，附着于肝，内藏胆汁，属奇恒之腑，其经脉循行于眼外角、耳前后、颈侧、额部、缺盆、腋窝、胁肋、腹、膝、小腿外侧等处。肝与胆经脉互相络属，构成脏腑的表里关系。

肝脏的生理功能主要是疏泄和藏血。肝主疏泄，是指肝具有升发、条达、舒畅、疏通等功能，主要包括保持全身气机的疏通畅达，调节精神情志，协调脾胃气机升降以促进消化吸收，分泌排泄胆汁，维持气血运行，协助水液代谢，调理冲、任二脉等。肝藏血是指肝脏具有贮藏血液和调节血量的功能，维持着血液的正常输布，运行而濡养周身。此外，肝主筋，主持全身筋骨关节的伸屈，由于"爪为筋之余"，故爪甲的荣枯反映着肝血的盈亏。肝开窍于目，目受肝血滋养而视明。胆的主要功能是贮藏和排泄胆汁，促进食物的消化，并防御不良精神刺激对情志的影响，司人勇怯而"主决断"，与精神情志活动有一定关系。

总之，肝的生理功能以疏泄为主，关系到胆腑、目窍、筋膜等器官生理功能的正常发挥，也关系到气血津液等基础物质的生化和流通。前人谓肝为刚脏，体阴而用阳，即指出了肝以阴血为体、以疏通为用的生理特点。由于肝性刚强，喜条达而恶抑郁，疏泄太过、不及均易呈现属实属热的病理，所以前人又有"肝多实证"之说。在肝的虚证方面，肝阴、肝血常呈不足为历代医家的共识，而对肝阳虚则论述较少，但验诸临床，确有其证。因肝胆互为表里，所以在病理上也常常互相影响，或同时为病。

1. 肝气郁结

肝气郁结最为常见，多见于慢性肝病及部分胃病患者，又称肝郁、肝气郁滞、肝气不舒等，以肝失疏泄导致气机失调为主要病理变化，以气郁、气滞为主要表现。多因情志长期抑郁或突遇强烈的精神刺激而发病，或罹患某种疾病，影响及肝，或受其他病邪侵袭。阴血不足，肝失濡养等也可致病。

肝气郁结表现为精神抑郁或急躁易怒，胸闷不舒，善太息，胸胁、少腹胀痛或窜痛，饮食减少，女子痛经或月经不调，乳房胀痛或乳中结块，脉弦；或咽部有异物感，自觉梗阻，吞之不下，吐之不出（称为"梅核气"）；或见颈部瘿瘤；或见腹部积聚。以上各症，均可因情绪变化有所增减。

本证病机变化是由精神刺激或其他原因而引起的肝失疏泄，气失条达，因此其主要表现为抑郁、沉闷、太息频频或急躁易怒等情志变化，并因情志改变而加重或减轻各种症情。胸胁与少腹是肝经所过，肝气郁滞则出现胸胁、少腹胀闷、疼痛或窜痛。肝气不舒，影响脾胃气机升降，运化失常，则饮食减少。肝经与冲、任二脉密切相关，肝郁气滞，气病及血，则致冲任失调而见妇女月经失调或痛经，乳房肿痛，或乳房有肿块凝结。如果肝气久郁不解，或气滞津停，或累及于脾，水湿不化而生痰，痰随气逆，循经上行，结于咽则成梅核气，结于颈项则为瘿瘤。如果气滞日久，致血行不畅，脉络受阻，则可酿成腹部肿块。脉弦为肝经郁滞之征象。

2. 气滞血瘀

气滞血瘀最多见于慢性肝炎、肝硬化等慢性肝病。病毒性肝炎越趋于慢性，血瘀现象也越突出。本证是以胀闷、胁痛、胁下癥积（肝脾肿大）、脘腹饱胀、食后加重、皮肤有瘀斑或蜘蛛痣、舌质青或有瘀点、苔白或腻、脉弦或脉涩等为主要表现。

气滞血瘀，留着不行，故结成积块，固着不移。气滞血瘀但以气滞为甚，故胀多于痛。邪实而正未虚，故脉实有力。气滞血瘀，壅塞血络，则腹部脉络怒张，两颊血缕，头颈、胸背、手部出现血痣，鱼际红赤。瘀阻肝脾，则胁下癥积，胀闷疼痛。气血瘀滞，升降升常，故脘腹饱胀。食不得消，填塞胃脘，故食后饱胀加重。舌青为血瘀之象，苔腻为有湿之征。气血瘀滞，脉道不利，故脉弦涩。

3. 肝火上炎

肝火上炎，是以肝经火热随经上逆为机制的病理变化。多由于肝气郁久化热而致。过嗜烟酒、偏食辛热厚味等，积热化火，犯及肝经，也可致病。

肝火上炎表现为头痛，眩晕，耳鸣，面红，目赤肿痛，口苦，咽干，口干，口渴，便秘，尿赤，急躁易怒，心烦不眠，多梦易惊，胁肋疼痛而有热感，吐血，衄血，妇女月经超前量多而色鲜，重者可发癫狂，舌红，苔黄燥，脉弦数。

病机变化，以肝经实火为特点。肝性升发，火性炎上，故以气升发太过而夹血上行为主要表现，加之火为阳邪，主动与热，更有躁动不宁与热象。因而升、热、动为肝火上炎的病机特征。肝开窍于目，其经脉与督脉会于巅顶，肝火上炎，上冲头目，则见头痛眩晕，面红，目赤肿痛。胆附于肝，且互为表里，肝热移胆，胆汁随火上逆则口苦，又胆经径脉布于耳，故见耳鸣。肝火熏灼肝经，则两胁疼痛而有灼热感，火伤津液则咽干、口渴、便秘。火扰心神可见心烦，失眠，多梦，易惊，甚则癫狂。肝火内炽，灼伤血络，迫血妄行，故见吐血、衄血。肝血受热失藏，冲任失调，则月经超前、量多、色红，甚至崩漏不止。舌红，苔黄燥，脉弦数，均为肝火炽盛之象。

4. 肝血虚

肝血虚，又称血不养肝，见于部分慢性肝病，是以肝脏血液亏损，濡养功能不足为机制的病理变化，往往是全身性血虚在肝脏的反映。多因脾肾亏虚，生化之源不足，或慢性疾病耗伤肝血，或各种原因失血过多而引起。

肝血虚表现为眩晕，耳鸣，面色淡白无华或萎黄，唇、龈色淡而不荣，失眠，多梦，两胁隐痛，两目昏花、干涩，视力下降或夜盲，爪甲干枯且薄，脆而色淡，月经量少色淡，或闭经，舌淡，苔薄，脉细。

因肝开窍于目，其华在爪，故本病机变化，以两目、爪甲等属肝部位失其濡养并见全身血虚征象为特征。肝血虚不能上达头面，故面白无华或萎黄，唇、舌、龈淡白。头目失养则眩晕。肝血不足，无以供奉心神，神不守舍，故失眠多梦。经脉空虚，无以濡养则两胁疼痛。血不濡目，则两眼昏花、干涩，视力下降，或见夜盲如雀目。爪甲失荣，则干枯、薄脆而色淡。妇女肝血亏虚，冲任两脉失充，故月经量少色淡甚或闭经不行。舌淡、苔薄、脉细为肝血虚亏不能充养之象。

肝血虚除上述表现外，如兼见肢体麻木、震颤，筋脉拘急，屈伸不利，手足蠕动，肌肉眴动等，是肝血虚引动肝风，详见"肝风内动"中"血虚生风"。

5. 肝阴虚

肝阴虚，又称肝阴不足，见于部分慢性肝病，往往同时伴有肝肾阴虚。本证是以肝脏阴液亏虚，滋养、濡润功能不足而内生虚热为机制的病理变化。情志不遂，肝郁化火，火盛伤阴，或温热病后期，阴被热劫，或久病失治，肾水虚乏，不能滋养肝阴等，均可致病。

肝阴虚表现为眩晕，耳鸣，两目干涩，视力模糊，胁肋隐痛，时有热感，面部烘热，五心烦热，潮热盗汗，口咽干燥，舌红少津，无苔或苔薄黄，脉弦细数。

肝阴虚失于滋润，且无力制约阳热，而出现热象与燥象。肝阴不足，头目失其滋养，则见头晕，耳鸣。虚火内生，则面部烘热，五心烦热，潮热，盗汗，口干咽燥。肝开窍于目，肝阴不足，则两目失濡而干涩、昏花。肝经失于濡养，则胁肋疼痛而有热感。舌红少津、无苔或苔薄黄、脉弦细数均属肝阴亏虚、虚火内炽的征象。

如果除上述表现外，兼见筋脉拘急，手足蠕动，肌肉眴动等，属肝阴虚引动肝风，详见"肝风内动"中"阴虚风动"。

由于在生理上肝肾同源，肝肾之阴互相滋生，所以在病理上，肾阴不足常可导致肝阴不足，肝阴亏虚也每易导致肾阴亏虚。故临床上往往以肝肾阴虚为多见，除上述症状外，尚可有腰膝酸软、健忘、失眠、多梦、遗精，女子经少或崩漏等。

6. 肝阳上亢

肝阳上亢，是以肝阴虚不能制阳而肝阳亢逆为主的病理变化。多因情志刺激，郁怒伤肝，气郁化火，内耗阴血，阴不制阳，或因房劳过度，暗耗肾阴，水不涵木，肝阳偏亢所致。

肝阳上亢表现为眩晕耳鸣，头胀痛，头重足轻，行走如飘，面红目赤，口苦、急躁易怒，失眠多梦，腰膝酸软，五心烦热，面部烘热，盗汗等，舌红，脉弦有力，尺部弦细或弦细数。

本证病机变化，在于阴不涵阳，阳热之气亢逆生风，上扰清空，而形成上盛下虚之势，故其症状表现集中反映在气血随阳气升腾、冲逆于上，与阴血亏损于下两个方面。肝脉经目系上交于颠，肾开窍于耳，肝肾阴亏，阴不制阳，肝阳上扰，故眩晕耳鸣、头胀痛，面红目赤，口苦。肝阳冲逆，肝失条达，则急躁易怒。心藏神，肝藏魂，肝阳浮越，神魂荡乱，则失眠多梦。肝主筋，肾主骨，腰为肾之府，肝肾阴亏，筋骨失于濡养，故腰膝酸软无力。上盛下虚，故头重足轻，行走如飘。肝肾阴虚，虚火内生，则五心烦热，面部烘热，盗汗。舌红，脉弦有力，尺部弦细或弦细数，均为肝肾阴亏、阳热亢逆之征象。

7. 肝风内动

肝风内动，是以肝肾阴液亏损引起动摇、眩晕、抽搐等为特征的病理变化，属内风范畴。能导致肝肾阴液亏耗的各种病因均可引发。因为造成肝肾阴亏的原因不同，临床表现也不同，常见的有肝阳化风、热极生风、阴虚动风、血虚生风四种病机类型。

（1）肝阳化风：肝阳化风是由肝阳上亢发展而来，由于肝肾阴亏，阳亢无制，亢而生风。其病因与肝阳上亢相同，且与过食甘肥、嗜酒生痰等有关。

肝阳化风表现为眩晕欲仆，步履不正，自觉头重脚轻，头痛如掣，肢麻震颤，手足抖动，或舌体抖动歪斜，语言謇涩，舌红少苔或苔腻，脉细弦或弦而有力，甚者则突然昏仆，不省人事，舌强不语，喉中痰鸣，口眼㖞斜，牙关紧闭，肢体强直，或半身不遂。

本证病机变化，以阳亢风动为特征。风火相扇，冲逆而上，故眩晕，头痛如掣。阴亏动风，而筋失所养，则肢麻震颤，手足抖动。阳亢于上，阴亏于下，上盛下虚，故自觉头重脚轻，步履飘浮，如欲仆倒。阳盛灼津成痰，风痰上扰，阻于廉泉，则言语不利，舌体抖动或歪斜。风痰蒙蔽心窍，则突然昏仆，不省人事，舌强不语，喉中痰鸣。肝风夹痰流窜经隧脉络，患侧气血运行不利，则半身不遂。患侧弛缓不用，受健侧牵拉，则口眼㖞斜，偏向健侧。风动至极，则牙关紧闭，口噤不开，肢体强直。舌红少苔为阴虚之征，苔腻为痰浊内盛之象，脉弦细为肝肾阴亏之征，弦而有力则为动风之候。

（2）热极生风：热极生风，是以热邪亢盛，燔灼肝经，津液亏耗，筋脉失养为机制的病理变化，往往出现在实热证的极期，由各种高热证演化而来。

热极生风表现为高热昏迷，两眼窜动或上翻，牙关紧闭，项背强直，手足躁扰或抽搐，口渴唇干，舌红苔黄或舌绛苔黑而干，脉弦数。

本证病机变化，以热盛津亏、肝经风动为特征。暑温、风温、疫疠等邪，化热化火，则高热不退。热陷心包，则神识昏迷。热伤津液，则口渴唇干。肝开窍于目，热循肝经上犯，故两目窜动或上翻。肝主筋，主风，热灼肝经引动肝风，则牙关紧闭，项背强直，手足躁扰或抽搐。热则舌红、苔黄、脉数，热极则舌黑而干，热入心营故舌绛，肝风内动则脉弦。

（3）阴虚动风：阴虚动风，是以阴虚筋脉失养，引动肝风为机制的病理变化。多见于热病后期，大病渐愈，但阴液耗伤，筋脉失养。也可见于内伤久病等导致阴液亏虚者。

阴虚动风表现为午后潮热，盗汗，五心烦热，口干咽燥，形体消瘦，时有手足蠕动，或筋肉蠕动，甚或肢体震颤，舌红少苔，脉弦数。

本证病机变化，以阴虚内热和肝经风动为特征。阴液亏损失于濡养，且不能制约阳热，则见午后潮热，盗汗，五心烦热，口干咽燥，形体消瘦等，为虚火内生之象。阴虚不能濡润，筋脉失养而动肝风，则见手足蠕动，筋肉眴动，肢体震颤。舌红少苔，脉弦数，为阴虚内热，引动肝风之征象。

（4）血虚生风：血虚生风，是以肝血虚不能滋养筋脉而引动肝风为机制的病理变化。由肝血虚演变而来，是肝血虚的表现之一。凡可导致肝血虚的原因，均可成为本证的病因。

血虚生风表现为眩晕，两目模糊，干涩，面色萎黄，肢体麻木，筋脉拘急痉挛，手足蠕动、震颤，肌肉眴动，舌淡，脉弦细。

本证病机变化，以血虚失养和肝经风动为特征。肝藏血，肝血对全身组织器官起营养濡润作用。肝血虚头目失养，则眩晕，两目模糊、干涩。血虚不能上荣于面，则面色萎黄。筋脉失去肝血充养，则肢体麻木、拘急，手足蠕动、震颤，肌肉眴动，舌淡，脉弦细，为肝经血虚之征象。

8. 肝阳虚

肝阳虚，是以肝脏阳气虚衰，经脉失于温煦为机制的病理变化。其病因可为水湿久留伤阳；或气虚发展为阳虚；或由心、脾、肾阳气不足转化而来；或因久病体虚或年老，真阳渐耗；或过食生冷及误用寒凉药物，使阳气被削。

肝阳虚表现为抑郁不乐，目视慌慌，胁满或痛，或胁下挛急，筋急或痿，脚弱或不得伸，或头顶痛，干呕，吐清涎，或疝痛牵引少腹而喜按，女子可见月经不畅，少腹冷痛，面色㿠白，畏寒肢冷，舌淡苔白，脉沉细弦迟或紧。

本证病机变化，以肝阳的升、动、温功能不足为特征。肝阳虚，升动无力，疏泄失职，则气失条达，抑郁不乐。经脉失于温煦，则目视慌慌，胁满或胁痛，或胁下挛急。阳虚于上则头顶痛，干呕，吐清涎，阳虚于下则少腹冷痛，或疝痛喜按，或女子月经不畅。肝主筋，肝阳虚动展无力，则肢体挛急或痿，脚弱或不得伸。面色㿠白，畏寒肢冷，为全身虚寒之象。舌淡苔白，脉沉细弦迟，为肝经虚寒之征。

9. 寒滞肝脉

寒滞肝脉，又称寒凝肝脉，是以寒邪凝滞，肝经气血运行不利为机制的病理变化，属实寒证范畴。多因风寒或寒湿之邪入里凝滞肝经所致。

寒滞肝脉表现为少腹、睾丸坠胀冷痛，牵及阴囊及股侧，亦可见颠顶疼痛，牵及两胁，遇寒则甚，得温稍缓，兼见形寒肢冷，面白唇青，呕吐清涎，舌淡苔白滑，脉沉弦或沉迟而弦。

肝经绕阴器，抵少腹，且上至颠顶，旁达两胁。寒邪客于肝经，阳气受阻，气血运行不利，气滞血瘀，脉络凝滞，不通则痛，故痛在少腹，牵及睾丸、阴囊，亦可累及颠顶和两胁。肝气郁滞，失其升发、条达，故疼痛而伴有坠胀感。痛由寒凝所致，得温则气血流通而疼痛稍缓，遇寒则加重凝滞而疼痛更甚。阴寒内盛，气血不荣，则面白唇青。阳为寒遏，失于温煦，则形寒肢冷。津液不得温化，则口吐清涎，舌苔白滑。脉沉弦或沉迟而弦，为肝经寒实之征。

10. 肝经湿热

肝经湿热，是以湿热之邪侵袭肝经并循经下注为机制的病理变化。多因感受湿热之邪，或寒湿之邪入里化热，或嗜好烟酒、偏食甘肥而聚湿酿热而致。

肝经湿热表现为阴部潮湿瘙痒，甚或滋水，或发丘疹如粟，蔓延成片，男子睾丸肿胀热痛，女子带下稠黏臭秽，或白或黄或赤，尿赤，舌红，苔黄腻，脉弦滑数。

肝经绕阴器，湿热沿经下注，浸淫阴部，形成湿疹而瘙痒难耐。湿热郁蒸睾丸，络脉气血壅滞，则睾丸肿胀疼痛。湿热熏蒸，故带下绵绵，初起其色可白，热重则黄，脉络受损，可成赤带。热邪煎熬津液则尿赤。湿浊下注则带下稠黏、臭秽。舌红，苔黄腻，脉弦数，为肝经湿热之征象。

11. 肝胆湿热

肝胆湿热，多见于急性黄疸型肝炎等患者，本证是以湿热之邪蕴结肝胆为机制的病理变化。多由外感湿热之邪，或脾虚水湿不运，郁而化热，或过嗜肥甘厚味，化湿生热，湿热之邪侵袭肝胆所致。

肝胆湿热表现为胁肋灼痛，或胀痛不适，或右胁下痞块，按之疼痛或不舒，口苦，纳呆，呕恶，腹胀，大便溏结不调，小便短赤，或见面目一身尽黄，色鲜明如橘皮，舌苔黄腻，脉弦滑数。

本证病机变化以湿热之邪阻于肝胆，肝胆疏泄功能失司为特征。湿热蕴结肝胆，气机郁滞，气滞血瘀，故胁痛且有痞块，气滞则胀痛，热郁则灼痛。湿热熏蒸，胆气上溢则口苦。胆汁不循常道而外溢则为黄疸，面目一身尽黄而色鲜。肝胆失于疏泄，脾胃气机不运，则纳呆、厌食。胃失和降，则恶心欲吐。湿热内蕴，湿重则便溏，热重则便结。湿热下注膀胱，则小便短赤。舌红、苔黄腻，脉弦滑数，为肝胆湿热蕴结之征象。

12. 胆热壅滞

胆热壅滞，是以热邪结于胆腑为机制的病理变化，多由外邪入里化热，犯于胆经，或情志不舒，郁而化火所致。

胆热壅滞表现为发热或往来寒热，口苦，呕不止，胁下拘急疼痛，甚则剧烈难忍，大便干结，小便黄赤，舌红苔黄，脉弦数。

本证病机变化，以胆热气阻，胆腑清虚通降之职失司为特征。胆经热结，故见发热。胆属少阳，居半表半里，正邪交争，则可见寒热往来。胆气上逆则口苦，呕不止。胆居胁下，胆热气阻，则胁下拘急疼痛。胆热煎熬胆汁，凝结成石，阻于胆道，则疼痛剧烈难忍。热伤津液，则大便干结，小便黄赤。舌红苔黄，脉弦数，为胆热壅滞之征象。

13. 胆郁痰扰

胆郁痰扰，是以胆失疏泄、痰热内扰为机制的病理变化，属实热证范畴。多因精神刺激，或情志不遂，胆失疏泄，气机郁滞，生痰化火而致。

胆郁痰扰表现为惊悸，烦躁不宁，胆怯，失眠，头晕，目眩，耳鸣，口苦，呕恶，胸闷，胁胀，叹息，舌红，苔黄腻，脉弦滑数。

胆为中精之府，具疏泄功能，排泌胆汁，主决断。痰火内扰，胆气不宁，决断不行，则心悸、烦躁、胆怯、失眠；胆经络头目，痰热上扰，故头晕，目眩，耳鸣。胆气上溢则口苦。痰浊犯胃，胃失和降，故呕恶。胆居胁内，痰热内郁，则胸胁满闷。胆气不舒，则胁胀而善叹息。舌红苔黄腻，脉滑数，为痰热内蕴之征象。

（四）脾胃功能失调

脾为五脏之一，其经脉循行于足大趾、下肢内侧、腹里、舌根等处。胃为六腑之一，居于膈下，为中空性器官，上口称贲门，下口称幽门，上接食管，下接小肠。胃的经脉循行于前额、鼻、口唇、上齿、喉咙、脘腹、下肢外侧、足背、足次趾等处。脾与胃经脉互相络属，构成脏腑的表里关系。

脾脏的生理功能主要是运化、生血和统血。脾主运化，包括运化水谷和运化水湿两个方面。运化水谷，就是对饮食物的消化吸收。脾不仅在饮食物转为水谷精微的过程中有磨谷消食作用，而且可将水谷精微上输于肺，布散到全身组织器官，起滋润濡养作用。脾运化水谷精微的功能被称为脾主升清。运化水湿，是指脾对水液代谢的调节作用，即在运输水谷精微的同时，还把人体所需的水液运送到全身各组织中去又把各组织器官利用后的多余水液，及时地转输到肾，化为尿液。脾主生血，是由于脾运化的水谷精微经过气化作用生成血液。脾主统血，是由于脾为气血生化之源，气为血帅，血随气行，故脾气能够统摄周身血液，使之正常运行而不致溢于血脉之外。此外，脾主肌肉、四肢，其华在唇，开窍于口，也都是脾的气血生化作用的表现，这些部位，可以反映脾的功能状态。

胃的主要生理功能是主受纳、腐熟水谷和主通降。受纳、腐熟水谷即指胃接受和容纳饮食物并加以消化的功能。胃主通降，即指胃不断地将食物消化后的残渣下输于肠的功能，这个功能被称为"降浊"。

脾胃同居中焦，脾为阴，主升清，喜燥恶湿，胃为阳，主降浊，喜湿恶燥，二者共同完成水谷的受纳、运化、输布的全过程，故同为"后天之本"。升清与降浊之间，既是对立的，又是统一的。所以，在病理条件下，往往脾不升清则胃不降浊，胃不降浊则脾不升清，二者常相因为病。

1. 脾胃气虚

脾胃气虚，又称为脾胃虚弱，或称为脾气虚弱，是以脾胃运化功能减弱，气血生化不足为机制的病理变化。多因饮食不节，或劳倦过度，或剧烈吐泻，或失血伤气等损伤脾胃所致，也可因其他病变影响脾胃功能引起，如肝病及脾等。

脾胃气虚表现为食少纳呆，食后脘腹胀满，大便稀溏，面色萎黄，气短懒言，倦怠乏力，常自汗出，形体消瘦，舌淡苔白，脉弱无力。

本证病机变化，以饮食功能降低和气血生化不足为特征。胃主纳，脾主运，脾胃气虚，纳运失常，故食少纳呆，食后脘腹胀满。脾失健运，水湿不化，故大便稀溏。脾胃为后天之本，主四肢、肌肉，食少则生化之源匮乏，气血不达周身，故面色萎黄，气短懒言，倦怠乏力，形体消瘦。气虚不能收敛津液，故常自汗出。舌淡苔白，脉弱无力，均为气血不足之征象。

2. 脾阳虚

脾阳虚，又称脾胃虚寒，是以脾阳不振，运化和温煦功能不足为机制的病理变化。常由多食生冷或过用寒凉药物所致，或由脾气虚弱发展而来。

脾阳虚表现为面色㿠白，形寒肢冷，纳呆食少，食后腹胀，尿清便溏，脘腹冷痛，喜温喜按，或见浮肿，尿少，或白带清稀，舌淡胖，苔白滑，脉沉细迟弱。

本证病机变化，以脾阳失于温煦，运化不健为特征。脾阳不足，则不能温煦肌肤，充达四肢，故面色㿠白，形寒肢冷。脾胃失于温运，腐熟传导之职失常，则纳呆食少，食后腹胀，尿清便溏。阳虚生寒，寒性凝滞，故脘腹冷痛，腹部得温则内寒减轻，得按则脾阳得运，故喜温喜按。脾阳不振，水湿不化，则小便不利而尿少。若水湿泛溢于肌肤，则见肢体浮肿。水湿下注，则白带清稀量多。舌淡胖，苔白滑，脉沉细迟弱，为脾阳虚而生内寒之征象。

3. 脾阴虚

脾阴虚，是以脾脏气阴两虚，营养、滋润、运化功能不足为机制的病理变化。其成因与脾气虚弱相似，或为饮食不节，伤及脾气，过食煎炒炙煿，化热伤阴，或为思虑过度，气机阻滞，脾运受阻，郁久化热，或脾胃久病不愈，伤阴化热。

脾阴虚证表现为大便秘结或溏而不爽，或便秘与腹泻交替出现，口燥唇干，口渴而饮水不易解渴，有食欲，或偏食，但不能多食，多食即脘腹作胀，消瘦乏力，舌红少津，脉细数或涩。

本证病机变化，以脾气弱兼有虚热为特征，实质上是脾的气阴两虚证。虽为阴虚，但虚象不重，虽有热而非火旺。脾气虚弱则食少，食后作胀，或见腹泻，疲乏无力。阴虚日久则消瘦。气阴两虚，气不化津，阴液不足，故口燥唇干，饮水不易解渴。阴虚重则大便秘结，气虚重则便溏不爽。舌红少津，脉细数，为阴虚内热之征象。肠燥便秘而脉涩，则为脾约证，因脾不为胃行其津液而致。

若兼有两眼干涩，视物模糊，为肝脾阴虚。若兼有干呕呃逆，渴而能饮，为脾胃阴虚。

4. 脾不统血

脾不统血，是以脾气虚弱，不能摄血，而使血溢脉外为机制的病理变化。其病因，或为饮食不节，劳倦伤中，思虑郁结，伤及脾胃，脾虚气弱，或为湿热，寒湿等病邪日久损伤脾气，或为全身性气虚病证而主要表现在脾气虚弱，使脾统血功能不足，表现为程度不同的出血。

脾不统血表现为面白无华或萎黄，口唇指甲淡白，眩晕心悸，神疲乏力，纳呆腹胀，崩漏、便血、尿血、紫癜，舌淡，脉细弱。

本证病机变化，以全身气血不足和出血为特征。脾气虚弱，不能摄血，故见崩漏、便血、尿血、紫癜等出血症状。因脾气主升，脾虚易出现气陷，故出血以人体下部为多见。失血则血少不荣，故见面白无华或萎黄，口唇、指甲色淡。头目、心神失养，则眩晕、心悸。血为气母，血失气亦耗，故少气倦怠，神疲乏力。脾气虚运化无权，则纳呆腹胀。舌淡，脉细弱，为气血不足之征象。

5. 脾气下陷

脾气下陷，又称中气下陷，是以脾气虚弱，升提无力为机制的病理变化。多由脾气虚日久发展而来，凡是导致脾气虚的原因，均可为本病因。

脾气下陷表现为少气懒言，倦怠乏力，食少便溏，头晕目眩，脘腹重坠作胀，食后更甚，常有便意，或久泻脱肛，或子宫下垂，舌质淡嫩或有齿痕，苔白，脉虚。

本证病机变化，以脾气虚和内脏下垂为特征。脾气不足，则少气懒言，倦怠乏力，食少便溏。脾气下陷，则清阳之气不能上运于头目，故头晕目眩。脾虚升提无力，轻者脘腹重坠，常有便意，重则导致内脏脱垂。舌淡嫩或有齿痕，苔白，脉虚，均为脾气虚弱之征象。

6. 寒湿困脾

寒湿困脾，是以脾阳不振、寒湿内阻为机制的病理变化。多因饮食不节，嗜食生冷，致寒湿内停中焦；或水中作业，冒雨涉水，居处潮湿等，感受寒湿，内侵困脾；或因脾阳不足，寒湿内侵而困脾。

寒湿困脾表现为头重如裹，口淡不渴而腻，恶心欲呕，纳呆食少，脘腹胀满隐痛，喜温暖，小便不利，大便溏泻，或女子白带过多，肢体困重或浮肿，或皮肤萎黄不泽，舌淡胖，苔白腻，脉濡缓。

本证病机变化，以脾失健运、寒湿阻滞为特征。寒湿滞于经脉则气机阻塞，故见头重如裹。津液不伤，且湿浊上泛，故口淡不渴而腻。脾阳不振，浊邪上逆，则恶心欲呕，纳呆食少。寒湿困脾，运化无力，气机不畅，则脘腹胀满隐痛。寒为阴邪，得温则易散，故腹痛而喜温暖。寒湿下注，则大便溏泻，女子白带量多。水湿不化，则小便不利，外溢肌肤则肢困浮肿，皮肤萎黄不泽。舌淡胖，苔白腻，脉濡缓，为脾阳为寒湿所困之征象。

7. 脾虚食积

脾虚食积，是以脾胃气阴亏虚，饮食积滞为机制的病理变化。多因反复伤食，或长期多食难以消化的食物，损伤脾胃运化功能而导致。

脾虚食积表现为面色萎黄，形体消瘦，腹胀隐痛，甚者可见腹部胀大，癥积形成，大便时溏时干，完谷不化，食欲异常，厌食、挑食，甚至有异嗜，低热，心烦，夜眠不宁，舌色偏红，苔腻，脉细。

本证病机变化以形体失养、消化不良、阴虚内热为特征。脾胃气虚，气血生化不足，则面色萎黄，形体消瘦。食积不化，气机受阻，则腹大胀痛，日久则见癥积。脾失健运，则大便时溏，完谷不化，食欲异常。脾胃之阴受累，虚热内生，故大便时干，低热不退。气阴不足，心神不宁，故心烦，夜眠不安。舌偏红为虚热之象，苔腻为食积之候，脉细为血不足之征。

8. 肝脾不调

肝脾不调，是以肝失疏泄、脾失健运为机制的病理变化。多因郁怒伤肝，肝气郁结，横逆犯脾，或饮食劳倦，损伤脾气，进而影响肝之疏泄而导致。

肝脾不调表现为胸胁胀满或疼痛，精神抑郁，善叹息，或烦躁易怒，饮食不振，腹胀便溏，腹痛与腹泻同时出现，大便往往夹有大量黏液，或肠鸣矢气，舌淡苔薄白，脉弦。饮食不慎、气候变化、情绪变化均可诱发，尤与情绪波动关系最为密切。

本证病机变化以脾虚运化不及和与情志不调相关为特征。肝脉布胸胁，肝失疏泄，经气郁滞，故胸胁胀满或疼痛。肝喜条达而恶抑郁，肝气郁结，故精神抑郁，善叹息，或烦躁易怒。脾失健运，则食欲不振，腹胀便溏，大便夹有黏液。肝逆克脾，则腹痛腹泻，或肠鸣矢气。情绪波动影响肝之疏泄，气候变化、饮食不慎可使脾运不健加重，故往往引起发作。舌淡苔薄白为脾虚之象，脉弦为肝病之候。

9. 脾湿肝郁

脾湿肝郁，是以湿困脾胃、肝失疏泄为机制的病理变化，多因感受湿邪或脾虚不能运化水湿导致湿邪困脾，阻滞气机，引发肝郁，或肝郁日久，乘犯脾土，引发脾湿而致病。

脾湿肝郁表现为胸胁脘腹胀满或隐痛，胀痛部位有时固定，有时变移不定，且时轻时重，食少，便溏不爽，小便短少，甚则浮肿，神疲乏力，四肢困倦，情绪抑郁或烦躁易怒，面色萎黄甚则出现黄疸，舌苔腻，脉弦细濡。

本证病机变化是以肝气不舒、脾不化湿为特征。湿邪困脾，水湿失于运化，则食少、恶心、便溏、尿少。水湿横溢肌肤，则浮肿，肢体困重。脾失健运，气血生化不足，则神疲、乏力、倦怠。肝失疏泄，经气郁滞，则胸胁胀满隐痛，时轻时重。肝气不舒，则精神抑郁或烦躁易怒。湿浊外走肌肤，则面色萎黄。肝失疏泄，胆汁不循常道，则见黄疸。舌苔腻为湿浊困脾之象，脉弦细濡是脾虚湿滞肝郁之候。

10. 脾虚生风

脾虚生风，是以脾虚化源不足，不能涵养肝木为机制的病理变化。多因小儿禀赋不足或后天失调，以致脾胃亏虚，或病后失调或吐泻日久损伤脾胃，脾虚肝旺而引起。

脾虚生风表现为面黄神萎，形体消瘦，嗜睡，露睛，便溏或泄泻，头痛呕吐，项强，抽搐或瘛疭，两眼斜视或上视，甚则昏迷、沉睡，四肢逆冷，舌红，苔白少津，脉沉弱细数。

本证病机变化以脾虚失养、肝风内动为特点。脾虚失运，则腹泻便溏。气血生化不足，则面黄神萎，形体消瘦，嗜睡，露睛。脾属土，肝属木，脾土虚则肝木独旺，肝旺生风，风动则头痛、呕吐、项强、抽搐或瘛疭，两眼斜视或上视。动极闭窍，则昏迷、沉睡、肢冷。气虚日久，损及脾阳、脾阴，阴血虚少，故舌红少津。气虚则脉沉弱，阴虚则脉细数。

11. 胃阳虚

胃阳虚，又称胃气虚寒，是以胃阳虚寒、消化功能失常为机制的病理变化。饮食不调、饥饱失节、多食生冷、过于劳倦、情绪忧郁以及外寒多次犯胃等，日久损伤胃阳，均可引发。

胃阳虚表现为面色淡白，形体瘦削，畏寒怯冷，肢末欠温，胃脘痛常在空腹时发生，得食、得温、得按则减，但又不能多食，遇寒冷、劳累、情绪变动、饮食不慎往往发作，常伴嗳气或呕吐，泛酸或泛吐清水，舌质淡胖，苔薄白，脉弦细而缓。

本证病机变化以胃消化不良、营养不足兼寒象为特征。胃阳虚损，失于温煦，在内则泛吐清水或泛酸，在外则畏寒怯冷，肢末欠温。胃络失于温煦，寒性收引，故胃脘疼痛。得温、得按、得食使胃络舒缓，故疼痛减轻，遇劳累、寒冷、饮食不节、情绪变动，使胃气或胃阳益虚，则易诱发疼痛或使疼痛加重。胃失和降，则嗳气或呕吐。胃受纳、消化功能失常，影响气血生化，则面白色淡，形体消瘦。舌淡胖、脉细缓为胃气虚寒之征象，弦脉为疼痛之候。

12. 胃阴虚

胃阴虚，又称胃阴不足，是以胃的阴液不足，内生燥热，以致降纳失职为机制的病理变化。多因热病耗伤胃阴，或情志不舒，郁而化火伤阴所致。

胃阴虚表现为嘈杂易饥，饥而不欲食，食后胃脘痞闷不适，甚至胃痛，口干欲饮而饮水不易解渴，小便短赤，大便干结，干呕呃逆，甚至呕吐，形体消瘦，面色不华，舌红少苔少津，脉细弦数。

本证病机变化以胃阴虚内热以致消化功能失常为特征。胃阴不足，虚热内生，扰于胃中，故嘈杂易饥。胃腑失于濡润，受纳功能减退，则不欲饮食。阴不制阳，热郁气滞，则食后痞闷，甚至疼痛。胃阴液不足，津亏失润，则小便短赤，大便干结，口干欲饮而饮水不易解渴。胃失和降则干呕呃逆，甚至呕吐。病久或病重，气血生化不足，则面色不华，形体消瘦。舌红少苔少津，脉细数，为阴虚有热之征象，胃痛时可见弦脉。

13. 胃火炽盛

胃火炽盛，又称胃热壅盛，是以胃腑热炽、循经上炎为机制的病理变化，多因外感热邪，或嗜食辛辣之物，或情志不舒，肝郁化火所致。

胃火炽盛表现为胃脘灼痛拒按，消谷善饥，嘈杂吞酸，口干唇烂，口苦口臭，恶心呕吐，咽干龈肿，齿缝出血，大便秘结，舌红苔黄，脉弦数。

本证病机变化以胃热气逆、火炎于上为特征。火郁胃中，故胃脘灼痛拒按。胃热化谷，机能亢进，故消谷善饥，嘈杂吞酸。胃火循经上冲，则口干唇烂，口苦口臭，咽干龈肿。灼伤血络，则齿缝出血。胃火伤津，肠燥失润，则便秘。胃失和降，则恶心呕吐。舌红苔黄、脉数为热盛之征象，胃痛则见弦脉。

14. 寒邪犯胃

寒邪犯胃，是以胃腑寒凝、和降失常为机制的病理变化。多因外寒直接侵犯胃腑或过食生冷所致。

寒邪犯胃表现为遇冷特别是局部受凉之后，或过食生冷之后，突然出现胃痛，喜温喜按；由于食生冷所致者，重按有压痛。伴有恶心呕吐，吐出饮食物，得吐则舒，不思饮食，欲少量热饮，便秘或腹泻清稀，畏寒怯冷，面色苍白，舌淡苔白腻，脉弦紧或沉紧。

本证病机变化以胃腑寒凝、胃失和降为特征。外邪侵犯或过食生冷则突然发病。胃寒气滞则胃痛，得温得按，阳气略通则较舒。过食生冷者必兼食积，故不喜重按。胃的受纳通降失常，则恶心呕吐，不思饮食，便秘或腹泻清稀。寒邪遏阳，失于温煦，则畏寒怯冷，面色苍白。舌淡苔腻、脉弦紧或沉紧为寒邪在里、胃失温化之征象。

15. 食滞胃脘

食滞胃脘，又称伤食，是以食积阻滞、和降失常为机制的病理变化。多因饮食不节或暴饮暴食引发。

食滞胃脘表现为食后突然脘腹胀痛，局部拒按，得矢气胀痛减轻，厌食拒食，嗳腐吞酸，或呕吐酸腐物或伴有腹鸣腹泻，泻后痛轻，舌苔厚腻，脉滑。

本证病机变化以饮食积滞、胃肠气机紊乱为特征食滞胃脘，脘腹气机不畅，故胀满疼痛，不思饮食。得矢气则气机略通，故腹胀减轻。食积变腐，随胃气上逆，则嗳腐吞酸，呕吐酸腐物。腐败食物壅郁于肠，大肠传化失常，则肠鸣腹泻。泻后浊滞下泻，则疼痛减轻。舌苔厚腻、脉滑是胃有积滞之征象。

16. 脾胃湿热

脾胃湿热，是以湿热蕴结脾胃，纳运失常为机制的病理变化。多因湿困脾胃，郁而化热，或多食油腻醇酒炙煿，聚湿酿热，或外感湿热之邪，留滞脾胃而致。

脾胃湿热表现为脘腹痞胀隐痛，或按之作痛，纳呆，恶心，甚则呕吐，吐物酸苦，或见黄疸，便溏不爽，或大便干结，其味臭秽，小便短赤，口苦口腻，口渴不欲饮，或饮下不适，欲进冷凉食物，但食后不适，苔黄腻，脉濡细滑弦。

本证病机变化为湿邪、热邪、脾胃虚弱相交织为特征。湿热结聚，阻碍气机，故脘腹痞胀或隐痛，或按之作痛。纳运失常，则纳呆食少。湿热阻滞，胃气不降，则恶心、呕吐，吐物酸苦。湿热郁结则发黄疸，热则口苦，湿则口腻。湿阻中焦，水湿不化，则口渴而不欲饮，饮下不适。内有郁热则欲进冷凉之物，脾虚有湿则食后不适。湿热阻滞气机，则见便溏不爽，热邪较重时可见大便干结，其味臭秽。湿与热均可导致尿少，热重则小便黄赤。苔黄腻为湿热之征。湿多或虚多则脉濡细，热多则脉滑，疼痛则脉弦。

17. 脾胃停饮

脾胃停饮，是以脾胃阳虚、痰饮停滞为机制的病理变化。多由寒温不适、饮食不节、过食生冷等原因，损伤脾胃阳气，影响水液代谢聚饮生痰而致。

脾胃停饮表现为脘痞或腹胀，气冲上逆，呕吐清水或痰涎，渴不欲饮，饮水不适，肠鸣辘辘，大便溏泻，食少纳呆，形体消瘦，头晕目眩，甚则脘腹悸动，舌淡苔白腻，脉弦。

本证病机变化以阳气失于宣通、痰饮留滞、阻碍脾胃气机以致升降失司为特征。痰饮滞于胃脘，气机不畅，则脘痞腹胀。胃有停饮，故渴不欲饮食，饮水不适。胃气不降，脾气不升，气机逆乱，则自觉有气向上冲逆，呕吐清水和痰涎，肠鸣腹泻，甚则脘腹动悸。痰饮中阻，清阳不升，则头晕目眩。纳运失常，则饮食减少。日久肌体失养，则形体消瘦。舌淡苔腻为饮停之象，脉弦为气机逆乱之征。

18. 肝胃不和

肝胃不和，是以肝失疏泄、胃失和降为机制的病理变化。多因情志不舒，肝郁气滞，影响胃之和降，或暴怒伤肝，肝气横逆犯胃所致。

肝胃不和表现为胸胁及胃脘胀满或疼痛，善叹息，烦躁易怒，呃逆或嗳气，吞酸，甚或呕吐，舌苔薄白或薄黄，脉弦。

本证病机变化以肝气郁滞犯胃、胃气上逆为特征。肝失疏泄，经气不利，故胸胁胀满或疼痛。肝气横逆，气滞于胃腑，故胃脘胀满疼痛。肝郁气滞，故善太息，烦躁易怒。胃失和降，胃气上逆，故呃逆或嗳气，甚或呕吐。肝属木，通酸味，肝木克犯胃土则吞酸。舌苔薄白为胃纳化失常之象，气郁化热则可见苔薄黄，脉弦为肝郁之征。

（赵玉庸、姚希贤）

（五）肾功能失调

肾位于腰部，所谓"腰者，肾之府"。左右各一，左者为肾，右者为命门。其经脉起于足小趾，斜向足心（涌泉穴），出于舟骨粗隆下，沿内踝之后，分支进入足跟，再向上行于腿肚内侧，出腘窝的内侧，上股部内后缘，通向脊柱（长强穴），属于肾，络于膀胱。直行经脉向上循行于肝、横膈、肺中，与心包经和任、督二脉相连。

中医学所谓的"肾"，并非西医所说专司泌尿功能的具体解剖学的肾脏。它除了主水，通调水道，泌尿排尿外，还具有神经、内分泌、生殖及免疫等多种功能，"主纳气""主藏精""主骨，生髓，通于脑，其华在发"，开窍于二阴。

肾所藏之精，是构成和促进人体生长发育、生殖繁衍的根本物质，是生命活动的根源。肾精所化生之气为"肾气"。"肾气"是肾精的功能体现，肾精属阴称肾阴，属水，肾气属阳称肾阳，属火，二者互为体用，合称之为"肾之精气"。故肾之精气包含肾阴与肾阳。肾阴又称"元阴""真阴""真水"，对各脏腑起着濡润、滋养作用。肾阳是生命活动的原动力，故肾阳又称"元阳""真阳""真火"，为人体阳气的根本。肾阴、肾阳相互依存，相互制约。肾阴亏虚，不足以制阳，则会出现五心烦热、潮热盗汗、遗精等阴虚火旺表现。"肾为先天之本"，肾的功能很多，因而诸多疾病与肾功能失调有关（久病及肾），兹不赘述。现将肾功能失调、治法与脾胃（消化）疾病有关者分述如下。

1. 肾阳虚

肾阳虚又称命门火衰，很常见，多见于慢性胃肠炎（病）、慢性肝炎、肝硬化等疾病。肾阳虚衰则温煦失职，气化失司，因而出现畏寒肢冷、神疲、便溏及水邪泛滥等表现。

（1）肾阳不足：多因慢性肝胆、胃肠等病，久病耗伤阳气，进而伤及肾阳而致。肾阳不足（虚），表现为面色㿠白，畏寒肢冷，精神萎靡，腰膝酸冷无力，便溏肢肿，舌淡苔白，脉沉细。

本证一般以全身及消化、生殖功能衰退同时伴有寒象为辨证要点。肾阳不足，不能温煦形体，故面色㿠白，畏寒肢冷；不能资助心阳，振奋心神，故精神萎靡。肾主骨，腰为肾之府，肾阳虚弱，故腰膝酸冷无力。肾主生殖，命门火衰，生殖功能减退，故阳痿。舌淡苔白，脉沉细，为肾阳不足之象。

（2）肾虚水泛：多因慢性胃肠疾病，病久营养障碍，以及慢性肝炎、肝硬化等慢性肝病，病久伤肾，肾阳虚衰，不能蒸化水液，水邪泛滥而致。表现为尿少身肿，腰以下肿甚，按之凹陷不起，腹胀或腹水，腰膝酸软无力，或心悸气短，咳喘痰鸣，舌淡胖嫩，有齿痕，苔多白滑，脉沉弦。

本证一般以水肿、腹水与肾阳虚证共见为辨证要点。阳主温煦，肾阳虚衰不能温暖肢体，故畏寒肢冷。肾与膀胱相表里，肾阳不足，膀胱气化失常，故尿少而不利。水液排泄不畅，泛滥于肌肤，故有身肿、腹水。水液不能蒸发，势必趋于下，故腰以下水肿更为明显。腰为肾之府，肾虚则腰膝酸软。肾阳不振，则脾阳不振，可有腹胀。如水湿上泛，犯心侵肺，则心悸气短，咳喘痰鸣。舌淡胖嫩，有齿痕，苔白滑，脉沉弦，为肾阳不足，水邪泛滥的表现。

2. 肾阴虚

肾阴虚又称肾水（肾阴又称元阴或真阴）不足，常见于慢性肝炎（病）、肝硬化。肾阴、肾阳相互依存，相互制约，维持着人体生理动态平衡，一旦肾阴亏损，可使精血骨髓不足，脏腑组织失于濡养，并可使肾阳（命门火）失制而亢逆为害。临床表现为头晕目眩，耳鸣，视力减退，口燥咽干，五心欲热，潮热盗汗，两颧泛红，失眠健忘，腰膝酸痛，牙齿松动，足跟痛，舌红少苔，脉细数等。

肾阴虚一般以肾虚证及阴虚内热证共见为辨证要点。肾阴不足，脑髓空虚，故头晕目眩，耳鸣。肾阴不足，不能上注濡目润舌，故视力减退，口燥咽干。阴虚生内热，而见潮热，五心烦热。阳热蒸津，则见盗汗。肾阴虚，阴不敛阳，虚阳上越，则见颧红。肾阴虚，髓海不足，则脑力减退而健忘。失眠为阴虚火旺，心肾不交表现。腰为肾之府，肾阴虚则腰膝酸软作痛。肾主骨，齿为骨之余，肾脉经涌泉穴至足内踝后，分支进入足跟，故肾阴虚则牙齿松动，足跟疼痛。舌红少苔，脉细数，为肾阴虚表现。

3. 脾肾阳虚

脾肾阳虚为慢性消化性疾病长期不愈，脾阳虚衰累及肾阳，或肾阳亏虚不能温煦脾阳而致。临床表现为面色㿠白，形寒肢冷，纳呆厌食，体倦乏力，腰膝少腹冷痛，下利清谷或五更（黎明）泄泻，排尿不利或少，肢肿腹水，腹胀，舌多淡嫩，苔白滑，脉沉细。

肾、脾分别为先、后天之本，相互资生互助。脾之运化功能须借助于肾阳温煦，有"脾阳根于肾阳"之说。肾之藏精又须赖于脾所化生之精的不断充养。正常情况下脏腑的消化水谷、水液气化均须脾肾之阳的共同温煦，脾肾阳虚则有阳气虚弱、气化失常和水液停留表现，是为辨证要点。

脾肾阳虚不能温养肢体，故见面色㿠白，形寒肢冷。脾失健运则见食少纳呆。脾虚则精微不足，形体失养，而体倦乏力。脾阳虚衰，失却温化，而腰膝少腹冷痛。脾肾阳衰，水谷腐熟运化失司，而现下利五谷，五更（黎明）泄泻。阳虚水湿不化而滞留，则排尿不利，面浮肢肿，甚而胀满水臌（腹水）。舌质嫩，苔白而滑，脉多沉细而弱，为阳虚水停之象。

二、常用治法

内科各系统疾病在中医学往往表现为心、肺、肝胆、脾胃及肾功能失调。肺炎、冠心病、慢性肝炎、消化性溃疡、慢性胃炎、慢性肠炎以及肝硬化腹水等病，常见证候多为肺气虚弱、阴虚肺热、燥邪犯肺、心脉痹阻、肝郁气滞、肝阳上亢、肝胆湿热、脾胃虚寒、肝脾或肝胃不和、气滞血瘀、阳虚水停等，因此，治法则有补益肺气、滋阴降火、润肺止咳、温通心阳、化瘀通脉、疏肝理气、滋阴潜阳、利湿退黄、温中健胃、疏肝扶脾、理气疏肝活血及温阳利水等法。中西医结合，灵活运用这些治法，对有关疾病往往能取得良好疗效或辅助治疗效果。

(一) 心功能失调治法

1. 补心安神

适用于心气不足见心悸，气短，自汗，胸闷不适，神疲体倦，面色淡白，脉细无力或结或代。多用养心汤（黄芪、人参、当归、茯神、茯苓、酸枣仁、柏子仁、远志、五味子、半夏曲、肉桂、川芎、生姜、大枣、炙甘草）加减。①兼心烦口渴，手足心热者，可加生地黄、麦冬、枸杞子等滋阴养血。②善悲欲哭，忧愁抑郁者，可加合欢皮、白芍、郁金等柔肝解郁。

2. 温通心阳

适用于心阳虚见怔忡惊悸，心胸憋闷而痛，气短，自汗，畏寒肢冷，神疲乏力，面色㿠白，或面色青紫，舌淡胖或紫暗，苔白滑，脉弱或结或代。常用保元汤（人参、黄芪、肉桂、甘草）加减。①若兼见心悸气短，头昏乏力，胸闷隐痛，口燥咽干，心烦失眠，舌红或有齿痕者，为气阴两虚，可加用补心气药，常用党参、大枣、太子参等。②如气虚显著，肉桂可补少火而生气。亦可加用麦冬、玉竹、黄精等益气养阴之品。

3. 补益心脾

适于心血虚见心悸，失眠，多梦，健忘，头晕眼花，面色淡白或萎黄，唇舌色淡，脉细无力。临床常用归脾汤（白术、人参、黄芪、当归、甘草、茯苓、远志、酸枣仁、木香、龙眼肉、生姜、大枣）加减。方中以人参、黄芪、白术、甘草等甘温之品补脾益气以生血，使气旺而血生；当归、龙眼肉甘温，补血养心；茯苓（多用茯神）、酸枣仁、远志以宁心安神；木香辛香而散，理气醒脾，与大量益气健脾药配伍，既复中焦运化之功，又防大量益气补血药滋腻碍胃，使补而不滞，滋而不腻；用姜、枣调和脾胃，以资化源。本方心脾同治，重点在脾，使脾旺则气血生化有源，故名归脾；气血并补，但重在补气，气为血之母，气旺血自生，血足则心有所养；以及补气养血药中佐以木香理气醒脾，则补而不滞。

4. 滋阴养心

适用于心阴虚见心悸，心烦，失眠，多梦，口燥咽干，形体消瘦，或手足心热，潮热盗汗，两颧潮红，舌红少苔乏津，脉细。多用天王补心丹（生地黄、玄参、麦冬、天冬、人参、茯苓、五味子、当归、丹参、柏子仁、酸枣仁、远志）加减，将药共为细末，炼蜜为小丸，用朱砂（9~15g）水飞为衣，每服6~9g，温开水送下，或用桂圆肉煎汤送服；亦可改为汤剂，用量按原方比例酌减。①失眠重者，可酌加龙骨、磁石以重镇安神。②心悸怔忡甚者，可酌加龙眼肉、首乌藤以增强养心安神之功。③遗精者，可酌加金樱子、煅牡蛎以固肾涩精。

5. 清心泻火

适用于心火上亢见发热，口渴，心烦，失眠，便秘，尿黄，面红，甚或口舌生疮、溃烂疼痛；或见小便短赤、灼热涩痛；或见吐血、衄血；或见狂躁谵语、神识不清。舌尖红绛，苔黄，脉数有力。多用泻心汤（大黄、黄连、黄芩）加减。①吐血者，酌加柏叶、生地黄、丹皮。②便血者，酌加地榆、赤芍，或合赤小豆当归散。③尿血者，可白茅根、旱莲草、小蓟。④湿热黄疸者，加栀子、茵陈。⑤目赤者，加栀子、菊花、龙胆草。⑥口舌生疮者，加生地黄、川木通①、甘草、竹叶、莲子心。⑦疮疡者，酌加银花、地丁、公英、连翘、甘草等。

6. 化瘀通脉

适用于心脉痹阻见心胸疼痛，如刺如绞，痛有定处，入夜为甚，甚则心痛彻背，背痛彻心，或痛引肩背，伴有胸闷，日久不愈，可因暴怒、劳累而加重，舌质暗红，或紫暗，有瘀斑，脉弦涩。多用血府逐瘀汤（桃仁、红花、当归、生地黄、牛膝、川芎、桔梗、赤芍、枳壳、甘草、柴胡）加减。①若瘀痛入络者，可加全蝎、地龙等破血通络止痛。②气机郁滞，心胸疼痛者，加延胡索、川楝子、香附、青皮等疏肝理气止痛。③血瘀致经闭、痛经者，可用本方去桔梗，加香附、益母草、泽兰等活血调经止痛。④胁下有痞块，属血瘀者，可酌加丹参、郁金、水蛭等活血破瘀，消癥化滞。

7. 回阳固脱

适用于心阳虚脱见面色苍白，四肢厥冷，冷汗淋漓，气息微弱，精神恍惚，舌淡，脉微或浮数无根。多用参附汤（人参、制附子）。方中制附子须先煎 1 小时再与方药同煎。方中人参甘温大补元气；附子大辛大热，温壮元阳。二药相配，共奏回阳固脱之功。参附汤有回阳、益气、固脱之功，常用于元气大亏、阳气暴脱的危急重症。

8. 豁痰开窍

适用于痰蒙心神见神志痴呆，朦胧昏昧，或精神抑郁，举止失常，或昏不知人，喉中痰鸣，胸闷痰多，面色晦暗，苔腻，脉滑。常用菖蒲郁金汤（石菖蒲、炒栀子、鲜竹叶、牡丹皮、郁金、连翘、灯心草、木通、淡竹沥、紫金片）加减。①若见胸闷、纳呆，苔腻等夹湿者，可加薏米、六一散、蔻仁、佩兰等。②若见烦躁不安、神昏谵语等热扰神明者，加天竺黄、龙胆草、莲子心，远志等。③若胸腹灼热，四肢厥冷等热厥者，加黄芩、黄连、黄柏、柴胡等。

9. 豁痰开窍

适用于痰火扰神见性情急躁易怒，或发作时昏仆抽搐，心烦失眠，舌红，苔黄腻，脉弦滑。常用礞石滚痰丸〔金礞石（煅）、沉香、黄芩、熟大黄〕加减。方中大黄苦寒直降，荡涤积滞，祛热下行为君药；黄芩苦寒清肺为臣；礞石攻逐顽痰为佐；沉香疏畅气机，为诸药开导，引痰火易于下行，故为使药。诸药合用，共奏降火逐痰之功。

---

① 研究表明，大剂量（60g）煎服，可引起急性肾功能衰竭。

10. 清心泄热

适用于小肠实热见发热，口渴，心烦，口舌生疮、赤烂疼痛，面红，小便黄赤、淋沥涩痛，甚则尿血，舌尖红，苔黄，脉数。多用导赤散（木通、生地黄、生甘草梢、竹叶）加减。①若心火较盛者，可加黄连以清心泻火。②心热移于小肠，小便不通者，可加车前子、赤茯苓以增强清热利水之功。③阴虚较甚者，加麦冬增强清心养阴之力。④小便淋涩明显者，加瞿麦、滑石之属，增强利尿通淋之效。⑤出现血淋者，可加白茅根、小蓟、旱莲草以凉血止血。

（二）肺功能失调治法

1. 补益肺气，敛汗固表

适用于咳喘气短，声音低怯，自汗畏风，易感外邪，乏力，声怯懒言，面白神疲，舌淡苔白，脉弱等。常用玉屏风散（黄芪、白术、防风）加减。若恶风明显，加用桂枝汤。①阳虚甚者，加肉桂或制附子。②痰多者，加前胡、杏仁。③若气阴两虚者，见呛咳，痰少质黏，口咽干，舌质红，可用生脉散加沙参、玉竹、黄芪。

2. 滋阴降火，润肺止咳

适用于干咳无痰或痰少而黏，消瘦，五心烦热，盗汗，颧红，口咽干燥，或痰中带血，声音嘶哑，舌红少津，脉细数。常用沙参麦冬汤（沙参、麦冬、天花粉、玉竹、桑叶、白扁豆、甘草）加减。①若咳而气促明显者，加五味子、诃子。②若痰中带血者，加牡丹皮、白茅根、仙鹤草。③若潮热明显者，加功劳叶、银柴胡、青蒿、胡黄连。④若盗汗明显者，加乌梅、牡蛎、浮小麦。⑤若咳吐黄痰者，加海蛤壳、黄芩、知母。⑥若手足心热，腰膝酸软者，加黄柏、女贞子、旱莲草。⑦若倦怠无力，少气懒言者，加党参、五味子。

3. 宣肺散寒

适用于咳嗽，咳少量稀白痰，气喘，微有恶寒发热，鼻塞，流清涕，喉痒，或见身痛无汗，舌苔薄白，脉浮紧。常用三拗汤（麻黄、杏仁、甘草、生姜）合止嗽散（桔梗、荆芥、紫菀、百部、白前、陈皮、甘草）加减。前方以宣肺散寒为主；后方以疏风润肺为主。①若咽痒咳嗽较甚者，加金沸草、细辛、五味子。②若鼻塞声重较甚者，加辛夷、苍耳子。③若咳痰黏腻，胸闷，苔腻者，加法半夏、厚朴、茯苓。④若素有寒饮伏肺，兼见咳嗽上气、痰液清稀、胸闷气急、舌淡红、苔白而滑、脉浮紧或弦滑者，治以疏风散寒，温化寒饮，可改投小青龙汤。

4. 疏风清热，宣肺止咳

适用于干咳无痰，或痰中带血，咽喉疼痛，口鼻干燥，胸痛，舌红苔薄黄而干，脉细数等。多用桑菊饮（桑叶、菊花、苦杏仁、连翘、薄荷、桔梗、芦根、甘草）加减。①若咳甚者，加浙贝母、枇杷叶。②若肺热甚者，加黄芩、鱼腥草。③咽痛者，加牛蒡子、射干。④若热伤肺津，咽燥口干，舌质红者，加南沙参、天花粉、芦根。⑤若痰中带血者，加白茅根、藕节。⑥若夏令兼夹暑湿者，症见咳嗽胸闷，心烦口渴，尿赤，舌红苔腻，脉濡数者，加滑石、鲜荷叶。

5. 清热肃肺，润燥止咳

适用于干咳无痰，或痰中带血，咽喉疼痛，口鼻干燥，胸痛，舌红苔薄黄而干，脉细数等。多用桑杏汤（桑叶、苦杏仁、北沙参、浙贝母、淡豆豉、栀子、梨皮）加减。①若津伤较甚，舌干红苔少者，加麦冬、南沙参。②若痰中带血者，加白茅根、侧柏叶。③若痰黏难出者，加紫菀、瓜蒌子。④若咽痛明显者，加玄参、马勃。⑤若属温燥伤肺重证者，症见身热头痛，干咳无痰，气逆而喘，咽干鼻燥，心烦口渴，可改投清燥救肺汤。⑥若痰质清稀，恶寒无汗，苔薄白而干，脉浮弦者，为凉燥犯肺，可改投杏苏散。

6. 清泄肺热，止咳平喘

适用于发热，口渴，咳嗽，气喘，鼻煽气灼，咽喉红肿疼痛，小便短赤，大便秘结，舌红苔黄，脉数。多用麻杏石甘汤加减。①表寒重者，加桂枝。②痰热互结，胸中痛热，痰黄黏稠量多者，加小陷胸汤（黄连、清半夏、瓜蒌）、贝母。③痰鸣息涌者，加葶苈子、射干。

7. 清热肃肺，豁痰止咳

适用于咳嗽，痰色黄稠而难排出，甚或痰中带血，烦躁不安，胸闷，口干，口苦，咽痛，舌苔黄腻或黄白相兼，脉滑数。多用清金化痰汤（桑白皮、黄芩、栀子、知母、浙贝母、瓜蒌子、桔梗、橘红、茯苓、麦冬、甘草）加减。①若痰热较甚，咳黄脓痰或痰有热腥味者，可加鱼腥草、鲜竹沥、薏苡仁、冬瓜子。②若胸满咳逆，痰多，便秘者，加葶苈子、大黄、芒硝。③若口干明显，舌红少津者，加北沙参、麦冬、天花粉。

8. 燥湿化痰

适用于咳嗽，痰多、色白、质稠或清稀、易咳，胸闷，气喘，或喉间有哮鸣声，恶寒，肢冷，舌质淡，苔白腻或白滑，脉弦或滑。多用二陈汤（陈皮、半夏、茯苓、甘草、生姜、乌梅）合三子养亲汤（紫苏子、白芥子、莱菔子）加减。①如痰多胸满，气喘难平者，加葶苈子。②兼见面唇晦暗，舌质紫黯，舌下青筋显露，舌苔浊腻者，可用涤痰汤加丹参、地龙、红花、水蛭。③痰壅气喘减轻，倦怠乏力，纳差，便溏者，加党参、黄芪、砂仁、木香等。④兼怕风、易汗者，合用玉屏风散。

9. 泻肺逐饮

适用于胸胁疼痛，咳唾引痛，痛势较前减轻，而呼吸困难加重，咳逆喘促不能平卧，或仅能偏卧于停饮的一侧，病侧肋间胀满，甚则可见偏侧胸廓隆起，苔白，脉沉弦。多用葶苈大枣泻肺汤（葶苈子、大枣）加减。①饮邪壅实，咳逆喘急、胸痛烦闷者，可用等量甘遂、芫花、大戟为末入胶囊，每次 1~3g，用大枣 10 枚煎汤（十枣汤）服用，每日或隔日 1 次，连服 2~4 次。②邪实正虚，若饮郁化热，喘满胸闷，心下痞坚，烦渴，面色黧黑，苔黄而腻，脉沉紧，或经吐下而不愈者，用木防己汤。③水邪结实者，去石膏，加茯苓、芒硝。④若痰饮久郁化为痰热，伤及阴津，咳喘，咳痰稠厚，口干咽燥，舌红少津，脉细滑数，用麦冬汤加瓜蒌、川贝母、木防己、海蛤粉。

10. 疏风解表，宣肺利水

适用于眼睑、头面先肿，继而遍及全身，上半身肿甚，来势迅速，皮肤薄而发亮，小便短少，或见恶寒重发热轻，无汗，舌苔薄白，脉浮紧。或见发热重恶寒轻，咽喉肿痛，舌苔薄黄，脉浮数。多用越婢加术汤（麻黄、石膏、生姜、甘草、白术、大枣）加减。①风热偏盛者，可加连翘、桔梗、板蓝根、鲜芦根。②风寒偏盛者，去石膏，加苏叶、桂枝、防风。③一身悉肿，小便不利者，加茯苓、泽泻、大腹皮。④若咳喘较甚者，可加杏仁、前胡。

（孙玉凤）

（三）肝胆功能失调治法

1. 疏肝理气

适用于肝郁气滞，胁肋胀痛，痛无定处，精神抑郁，情绪不宁，烦躁易怒，脘腹胀满，饮食减少，嗳气呃逆或呕吐，大便不调，女子月经不调，乳房胀痛，苔白，脉弦。多用柴胡疏肝散（陈皮、柴胡、香附、枳壳、川芎、芍药、炙甘草）加减。①胁痛较重者，加青皮、郁金以及金铃子散（川楝子、延胡索）。②气郁化火，烦躁易怒，口苦，溺黄便秘，舌红苔黄，脉弦数者，加丹皮、栀子、黄连。③肝气横逆，脾运失常，腹泻肠鸣，大便溏薄者，加白术、茯苓。④肝气犯胃，胃失和降，恶心呕吐者，加半夏、生姜、砂仁。⑤肝气郁滞，兼有湿郁、血郁、火郁、食郁者，多用越鞠丸（香附、苍术、川芎、栀子、神曲）行气解郁。⑥若肝经气血郁滞，寒湿内侵者，见小肠疝气，睾丸肿胀，偏坠冷痛，痛引脐腹，应行气止痛，温经散寒，软坚散结，多用橘核丸（橘核、海藻、昆布、川楝子、桃仁、厚朴、枳实、木香、延胡索、木通、桂心）、天台乌药散（小茴香、天台乌药、木香、青皮、高良姜、槟榔、巴豆炒川楝子）、导气汤（川楝子、木香、茴香、吴茱萸）、暖肝煎（小茴香、当归、枸杞、肉桂、乌药、沉香、茯苓）。

2. 清肝泻火

适用肝胆实火上扰，胁肋疼痛较剧，口苦，头痛目赤，或目黄，身黄，烦躁易怒，胸闷纳呆，耳鸣、耳聋或耳肿，小便黄赤短少，舌红苔黄，脉弦数。多用龙胆泻肝汤（酒炒龙胆草、黄芩、酒炒栀子、泽泻、木通、车前子、酒洗当归、酒炒生地黄、柴胡、生甘草）加减。①胁痛显著者，加川楝子、延胡索、郁金、青皮。②目黄，身黄者，加茵陈蒿、黄柏。③腹部胀满，大便不通者，加大黄、厚朴。④若肝经郁火者，见目赤肿痛，烦躁易怒，不能安卧，尿赤便秘，宜用泻青丸（当归、龙脑、川芎、栀子、煨川大黄、羌活、防风）。⑤若肝胆实火者，见头晕目眩，神志不宁，谵语妄言或发狂，小便黄赤短少，大便秘结，宜用当归龙荟丸（当归、龙胆草、栀子、黄连、黄柏、黄芩、芦荟、川大黄、木香、麝香）。⑥若肝火犯胃者，见胁肋胀痛，嘈杂吞酸，口苦，脘痞，呕逆，嗳气，宜用左金丸（黄连、吴茱萸）清肝泻火，降逆止呕。⑦若肝脾不和者，见胃痛吞酸，腹痛腹泻，宜用戊己丸（黄连、吴茱萸、白芍）疏肝和脾。

3. 利湿退黄

（1）阳黄

1）热重于湿：一身面目俱黄，黄色鲜明，如橘子色，发热口渴，心中懊侬，腹部胀满，恶心呕吐，口中苦黏，食欲不振，大便不畅，似白陶土色，小便黄褐短少，舌苔黄腻，脉弦数，宜清热利湿退黄，用茵陈蒿汤（茵陈、栀子、大黄）加减。①胁痛者，加柴胡、郁金、川楝子。②小便短少者，加滑石粉、通草、竹叶。③恶心呕吐者，加陈皮、竹茹。④口中黏苦，心烦不安者，加黄连、龙胆草。⑤脘腹胀满者，加砂仁、厚朴。

阳黄初起见有表证者，宜先用麻黄连翘赤小豆汤（麻黄、杏仁、生梓白皮、连翘、赤小豆、甘草、生姜、大枣）；若热留未退，可用栀子柏皮汤（栀子、黄柏、甘草）；若热盛伤津，积滞成实，大便不通，宜用大黄硝石汤（大黄、黄柏、栀子、硝石）。

2）湿重于热：身目俱黄，但不如热重于湿者鲜明，头部昏沉，身体困倦，脘腹痞满，恶心呕吐，食欲不振，大便溏垢，小便不利，舌苔黄厚腻，脉濡缓，宜利湿清热退黄，用茵陈五苓散（茵陈蒿、白术、茯苓、泽泻、桂枝）加减。①脘腹胀满者，加草豆蔻、砂仁、厚朴。②小便不利者，加薏苡仁、车前子。③恶心呕吐较甚者，加陈皮、半夏。④头晕、头重者，加藿香。

3）急黄：发病急骤，身目黄疸迅速加深，其色金黄，高热烦渴，胁痛腹满，烦躁不安，谵语妄言，神志昏迷，或衄血、便血，肌肤出现紫斑，舌质红绛，舌苔黄燥，脉弦滑疾数，应清热解毒，凉营开窍，用犀角散〔犀角（用10倍于犀角剂量的水牛角作代用品）、黄连、升麻、山栀、茵陈蒿〕加减。①神昏谵语者，配服安宫牛黄丸或至宝丹。②衄血，便血，有瘀斑者，加生地黄、丹皮、玄参、赤芍、地榆。③小便短少不利者，加木通、白茅根、车前草。④大便不通者，加大黄。

（2）阴黄：身目俱黄，色晦暗如烟熏，腹胀脘闷，食欲不振，口淡不渴，大便溏薄，精神不振，畏寒肢冷，舌淡苔腻，脉濡缓或沉迟，应温化寒湿，健脾利湿退黄，用茵陈术附汤（茵陈蒿、白术、附子、干姜、肉桂、炙甘草）加减。①脘腹胀满，食欲不振者，加砂仁、厚朴。②小便不利，大便溏薄者，加茯苓、泽泻。

4. 疏肝活血

适用于气滞血瘀，瘀在膈下，形成积块，或肝脾肿大，胁肋疼痛，痛如针刺，痛有定处，疼痛拒按，脘腹饱胀，食后加重，头颈、胸背、手臂出现赤缕血丝（蜘蛛痣），鱼际色赤（肝掌），舌质紫黯，或有紫点、紫斑、紫条，脉弦涩，宜用膈下逐瘀汤（五灵脂、当归、川芎、桃仁、丹皮、赤芍、乌药、延胡索、香附、枳壳、红花、甘草）加减，或桃红四物汤加味（桃红、红花、归尾、赤芍、柴胡、香附、郁金）。①胁痛显著者，加三棱、莪术、川楝子。②胁下癥块硬痛者，加穿山甲、制鳖甲、土鳖虫。③脘腹胀满者，加川厚朴、砂仁。亦可用顺气散瘀汤（当归、川芎、白芍、生地黄、桃仁、红花、莪术、延胡索、青皮）。

5. 软坚消癥

适用于胁下癥块硬痛，日久不愈，推之不移，面暗唇紫，形体消瘦，舌质紫黯，脉沉涩，多用鳖甲煎丸（制鳖甲、炮乌扇、黄芩、鼠妇、干姜、大黄、桂枝、石韦、厚朴、瞿麦、紫葳、阿胶、柴胡、蜣螂、蜂窠、芍药、丹皮、䗪虫、赤硝、桃仁、人参、半夏、葶苈）加减。癥块日久，脾胃虚弱，气血不足，多用八珍汤（人参、白术、茯苓、当归、白芍、熟地黄、川芎、炙甘草）合化积丸（三棱、莪术、海浮石、阿魏、香附、雄黄、瓦楞子、槟榔、苏木、五灵脂）。癥块较硬较大，局部可贴敷阿魏化痞膏、水红花膏。

气滞血瘀证，在消化病中，多见于慢性肝病、慢性肝炎或肝硬化。这些疾病除有肝细胞变性、坏死、再生等病变外，多有不同程度的纤维组织增生，胆系病变（感染或淤胆）及肝血液循环障碍，故在临床上出现皮肤瘀斑、蜘蛛痣、舌质青或有瘀点及肝脾肿大等瘀血现象。随着肝脾肿大，质地逐渐变硬，瘀血征象越来越突出。因此，在本病治疗上应从活血化瘀入手，宜重用丹参（现代研究表明，本药具有抗纤维化、改善微循环作用），还要辨证应用一些活血化瘀药物，如归尾、丹皮、生桃仁、红花、血竭、赤芍等。在重用丹参活血化瘀情况下，加三棱可软化肝脏，用鳖甲对软缩脾脏具有帮助。

6. 消胀利水

（1）气滞湿阻：腹部胀满，按之不坚，胁肋胀痛，饮食减少，食后腹胀加重，呕恶嗳气，小便短少，矢气减少，舌苔白腻，脉弦，宜行气利湿，消胀除满，多用四逆散（柴胡、白芍、枳实、炙甘草）合胃苓汤（苍术、厚朴、陈皮、炙甘草、桂枝、白术、茯苓、猪苓、泽泻）加减。①胁肋胀痛显著者，加川楝子、郁金、延胡索。②小便短少者，加茵陈蒿、车前子。③食欲不振，食后腹胀显著，矢气减少者，加砂仁、木香、槟榔、莱菔子。④胁下癥块者，加制鳖甲、穿山甲、川芎、赤芍。

（2）寒湿困脾：腹大胀满，按之如囊裹水，甚则颜面、下肢浮肿，脘腹痞胀，得热腹胀减轻，精神困倦，恶寒肢冷，小便短少，大便溏薄，舌苔白腻，脉缓，应温中健脾，行气利水，多用实脾饮（附子、干姜、白术、茯苓、厚朴、木瓜、大腹子、草果仁、木香、炙甘草）加减。①胁肋脘腹显著胀满者，加青皮、郁金、砂仁、木香。②小便显著短少者，加肉桂、猪苓、泽泻、车前子。③心悸气短者，加党参、黄芪。

（3）湿热蕴结：腹大胀满，脘腹撑急，烦热口苦，口渴不欲饮，小便赤涩，大便秘结或溏垢，舌苔黄腻，或兼灰黑，脉弦数，或面目皮肤发黄，宜清热利湿，行气除满，多用中满分消丸（厚朴、枳实、黄连、黄芩、知母、半夏、陈皮、茯苓、猪苓、泽泻、炙甘草、砂仁、姜黄、干姜、人参、白术）加减。①小便赤涩不利者，加木通、滑石、竹叶、蟋蟀粉。②面色身黄显著者，减少人参、干姜用量，加茵陈蒿、栀子。③大便不通者，加大黄。

（4）肝脾血瘀：腹部胀大坚满，脉络怒张，胁肋刺痛，面色黑暗，面颈胸背有多量血痣，呈丝状，手掌红赤，唇舌紫黯，口渴不欲饮水，或大便色黑，小便短少不利，舌质紫黯或有瘀斑，脉细涩，宜活血化瘀，行气利水，多用调营饮（莪术、川芎、当归、延胡索、赤芍、瞿麦、大黄、槟榔、陈皮、大腹皮、葶苈、赤茯苓、桑白皮、细辛、官桂、白芷、生姜、炙甘草、大枣）加减。①胁肋刺痛显著者，加三棱、香附、郁金。②小便显著不利者，加泽泻、车前子。③大便色黑者，加三七、侧柏叶。④血痣较多，手掌发红较甚者，加丹参、地骨皮。

7. 攻逐水饮

适用于肝硬化腹水患者。腹部胀满如鼓，大便不通，小便不利，苔白，脉弦，形质属实，行气利水，健脾利湿无效，宜用峻泻法，可用十枣汤（芫花、大戟、甘遂、大枣），或舟车丸（大戟、芫花、甘遂、牵牛子、大黄、青皮、陈皮、木香、槟榔、轻粉）等。作者体会，峻泻法对消除鼓胀（肝硬化腹水）具有临床实用价值。非但对中等量以上腹水患者疗效较非峻泻组为高（73.68% VS 45.16%），并对部分（44.4%）顽固性腹水有效，远非硫酸镁能相比，后者虽然用药后出现水样便，但腹水并不随之减少，值得注意。攻逐水饮应掌握用药剂量，讲究服药方法，严密观察病情，加强护理，时时顾护脾胃，不宜攻伐太过，一般应用3~4次，腹水消失大半时，即可停药。

8. 疏肝健脾

适用于肝郁脾虚，胁肋胀痛，头晕目眩，口燥咽干，身倦乏力，食欲不振，饮食减少，大便溏薄，两下肢浮肿，妇女月经不调，乳房胀痛，苔白，脉弦，多用逍遥散（柴胡、当归、白芍、白术、茯苓、炙甘草、生姜、薄荷）加减。①胁肋胀痛显著者，加香附、郁金。②食欲不振，加神曲、麦芽。③胁肋下癥块疼痛者，加赤芍、丹参、延胡索。④若肝郁化火生热者，则见烦躁易怒，颊赤口干，头痛目涩，可用丹栀逍遥散（逍遥散加丹皮、栀子），疏肝健脾，凉血清热。若月经不调者，宜疏肝健脾，养血调经，宜用黑逍遥散（逍遥散加生地黄或熟地黄）。

9. 滋阴疏肝

适用于肝肾阴虚，肝气郁结，胁肋隐痛，遇劳加重，口干咽燥，心中烦热，头晕目眩，吞酸口苦，舌红少苔，脉细弦数者，宜用一贯煎（北沙参、麦冬、当归、生地黄、枸杞子、川楝子）加减。①心中烦热者，加炒栀子、地骨皮。②头目眩晕者，加黄精、女贞子。③失眠者，加炒枣仁、首乌藤。④大便秘结者，加瓜蒌仁。⑤胁下癥块硬痛者，加制鳖甲。⑥舌红而干，阴亏较甚者，加石斛。⑦腹痛者，加白芍、甘草。⑧口苦者，加黄连。⑨烦热而渴者，加知母、石膏。

10. 和解少阳

适用于少阳病半表半里证，往来寒热，胸胁苦满，嘿嘿不欲饮食，心烦喜呕，口苦，咽干，目眩，舌苔白，脉弦，宜用小柴胡汤（柴胡、黄芩、半夏、生姜、人参、炙甘草、大枣）加减。①胸中烦而不呕者，去半夏、人参，加瓜蒌实。②口渴者，去半夏，加瓜蒌根。③腹痛者，去黄芩，加白芍。④胁下痞硬者，去大枣，加牡蛎。⑤心下悸，小便不利者，去黄芩，加茯苓。⑥微热，口不渴者，去人参，加桂枝。⑦若少阳阳明合病者，则见往来寒热，胸胁苦满，呕吐不止，郁郁微烦，心下满痛，或心下痞硬，大便不通，舌苔黄，脉弦数，则宜和解少阳，泻下阳明热结，多用大柴胡汤（柴胡、黄芩、半夏、生姜、大枣、白芍、枳实、大黄）。

11. 清泄胆热

适用于胆腑湿热，胸胁胀痛，右胁肋下疼痛显著，恶心呕吐，口苦吐酸，或呕黄涎黏稠，食欲不振，厌油腻食物，脘腹胀满，大便不畅，小便黄褐，舌红，苔黄而腻，脉弦数，多用蒿芩清胆汤（青蒿、黄芩、竹茹、半夏、赤茯苓、枳壳、碧玉散、陈皮）加减。若胆腑湿热蕴结成石，则宜利胆排石，多用利胆排石汤（金钱草、茵陈、黄芩、木香、郁金、大黄、槟榔、枳实、厚朴、芒硝），亦可用利胆汤（柴胡、茵陈、郁金、黄芩、大黄、大青叶、银花、白芍、木香、芒硝），或利胆丸（茵陈、龙胆草、郁金、木香、枳壳、鲜猪胆汁或羊胆汁）。

12. 温脏安蛔

适用于蛔厥证，肠寒胃热，蛔虫上扰，窜入胆道，右上腹部剧烈疼痛时，面色苍白，四肢厥冷，脉伏不出，右上腹部疼痛缓解时，面色转红，四肢转温，脉搏复出，时作时止，心中疼热，恶心呕吐，常有蛔虫吐出史，宜用乌梅丸（乌梅、细辛、干姜、黄连、当归、附子、蜀椒、桂枝、人参、黄柏）加减。若中阳不振，脾胃虚寒者，则见腹痛肠鸣，便溏尿清，四肢不温，苔白脉缓，多用理中安蛔汤（乌梅、川椒、干姜、人参、白术、茯苓）。若热势较盛，虫积腹痛者，则见不思饮食，食则吐蛔，烦躁，面赤，口燥，舌红，脉数，身热，应清热安蛔，多用黄连安蛔汤（胡黄连、川椒、白雷丸、乌梅、生川柏、槟榔）。

（四）脾胃功能失调治法

1. 燥湿和胃

适用于湿滞脾胃证，脘腹胀满，食欲不振，口中黏腻，恶心呕吐，嗳气吞酸，肢体沉重，怠惰嗜卧，腹泻，舌苔白腻而厚，脉缓，常用平胃散（苍术、厚朴、陈皮、甘草、生姜、大枣）加减。若吐泻明显，应行气化湿、和胃止呕，宜用不换金正气散（厚朴、藿香、甘草、半夏、苍术、陈皮、生姜、大枣）。若为外感风寒，内伤湿滞，上吐下泻，发热，恶寒，无汗，头痛，胸膈满闷，脘腹疼痛，舌苔白腻，脉缓，应解表化湿，理气和中，宜用藿香正气散（大腹皮、白芷、紫苏、茯苓、半夏、白术、陈皮、厚朴、桔梗、藿香、甘草、生姜、大枣）。若夏月饮食不调，湿伤脾胃，吐泻明显，宜健脾化湿、升清降浊，多用六合汤（砂仁、半夏、杏仁、人参、白术、藿香、扁豆、赤茯苓、木瓜、厚朴、甘草）。

2. 清热祛湿

适用于湿热阻滞中焦，上吐下泻，胸脘痞闷，小便短赤，舌苔黄腻，脉濡数，宜用连朴饮（制厚朴、黄连姜汁炒、石菖蒲、制半夏、炒香豉、焦山栀、芦根）。若湿热阻滞，吐泻，腹痛转筋，宜清热利湿、升清降浊，多用蚕矢汤（晚蚕砂、生薏苡仁、大豆黄卷、陈木瓜、川黄连、制半夏、黄芩、通草、焦山栀、陈吴萸）。若湿热邪在气分，湿重于热，头痛头晕，恶寒，身热不扬，胸部憋闷，呕恶不饥，食欲不振，便溏不爽，小便黄褐，舌苔白腻，脉濡缓，宜清利湿热、宣畅气机，用三仁汤（杏仁、白蔻仁、飞滑石、白通草、竹叶、厚朴、生薏苡仁、半夏），或用藿朴夏苓汤（藿香、半夏、赤苓、生薏仁、白蔻仁、猪苓、淡豆豉、泽泻、厚朴）。若湿热阻滞肠道，身热，下利黏腻臭秽，肛门灼热，口干作渴，汗出，苔黄脉数，宜用葛根黄芩黄连汤（葛根、黄芩、黄连、炙甘草）。

3. 清热止痢

适用于湿热痢疾，下利赤白，里急后重，腹痛便脓血，肛门灼热，小便短赤，舌苔黄腻，脉滑数，多用芍药汤（芍药、当归、黄连、槟榔、木香、甘草、大黄、黄芩、官桂），清大肠湿热，调和气血，推荡积滞，通因通用。也可用黄芩汤（黄芩、芍药、甘草、大枣），香连丸（黄连、木香），白头翁汤（白头翁、黄连、黄柏、秦皮）。若下痢日久，阴血不足，应清热解毒、滋养阴血，选用白头翁加甘草阿胶汤（白头翁、黄连、黄柏、秦皮、甘草、阿胶）。

4. 消食导滞

适用于饮食停滞，消化不良，脘腹痞闷胀满，嗳腐吞酸，恶食呕逆，或大便泄泻，舌苔白腻，脉滑，应消食和胃，用保和丸（山楂、神曲、半夏、茯苓、陈皮、连翘、莱菔子）。若饮食停滞，湿热内阻肠胃，脘腹胀痛，便溏不爽，小便短赤，舌苔黄腻，脉数，宜消导化积、清热祛湿，多用枳实导滞丸（大黄、枳实、神曲、茯苓、黄芩、黄连、白术、泽泻）。若积滞内停，湿热内蕴，脘腹痞闷胀满，大便不通，则宜行气导滞泄热，用木香槟榔丸（木香、槟榔、青皮、陈皮、莪术、香附、枳壳、黄连、黄柏、大黄、牵牛）。若饮食停滞，脾虚气滞，胸脘痞闷，不思饮食，宜健脾行气，多用枳术丸（枳实、白术、荷叶），或用曲蘖枳术丸（枳术丸加炒神曲、炒麦蘖），橘半枳术丸（枳术丸加橘皮、半夏），香砂枳术丸（枳术丸加木香、砂仁），以健脾行气、消食化积。若饮食内停，脾胃虚弱，则应健脾益气、和胃消食，多用健脾丸（白术、木香、黄连、甘草、白茯苓、人参、神曲、陈皮、砂仁、麦芽、山楂、山药、肉豆蔻），或资生丸（白术、人参、薏苡仁、茯苓、桔梗、藿香叶、甘草、白扁豆、莲子肉、怀山药、芡实、炒麦芽）。

5. 益气健脾

适用于脾胃气虚，面色苍白，语声低微，四肢无力，食少便溏，舌质淡，苔白，脉细弱，多用四君子汤（人参、白术、茯苓、炙甘草）加减。兼有胸脘痞闷不舒，应用异功散（四君子汤加陈皮）以益气健脾、行气和胃。兼有痰湿，咳嗽，痰多稀白，恶心呕吐，应用六君子汤（四君子汤加陈皮、半夏）以益气健脾、化痰止呕。兼有中焦气机阻滞，脘腹胀满，纳呆嗳气，宜用香砂六君子汤（四君子汤加陈皮、半夏、木香、砂仁）以益气健脾、理气和胃。若脾胃虚弱，饮食减少，便溏泄泻日久，或恶心呕吐，面色萎黄，形体消瘦，脘腹痞闷，舌淡苔白，脉沉细虚弱，应益气健脾、渗湿止泻，多用参苓白术散（人参、白术、茯苓、炙甘草、莲子肉、砂仁、白扁豆、薏苡仁、山药、桔梗），或七味白术散（人参、白术、茯苓、炙甘草、木香、藿香叶、葛根）。若脾胃气虚，清阳下陷，面色苍白，自汗，渴喜温饮，少气懒言，倦怠乏力，肢体软弱，大便稀溏，或发热，或脱肛，子宫脱垂，或泄泻日久，舌淡苔薄白，脉沉细虚弱，或脉洪而虚，应补中益气、升阳举陷，宜用补中益气汤（黄芪、人参、白术、炙甘草、橘皮、当归、升麻、柴胡），或举元煎（人参、炙黄芪、白术、炙甘草、升麻），升陷汤（生黄芪、知母、桔梗、升麻、柴胡）。

6. 温中祛寒

适用于中焦虚寒，面色苍白，恶心呕吐，食欲不振，脘腹冷痛，喜温喜按，腹泻便溏，四肢不温，舌淡，苔白滑，脉沉细或沉迟无力，宜用理中丸（干姜、人参、白术、炙甘草）。若中焦虚寒，四肢厥冷，应温阳祛寒、益气健脾，宜用附子理中丸（炮干姜、黑附子、人参、白术、茯苓、炙甘草）。若脾胃虚寒（多见于慢性胃炎及部分消化性溃疡患者），可用香砂六君子汤（广木香、砂仁、党参、白术、云苓、炙甘草、制半夏、陈皮）

以温中健脾。兼有痰湿内停，应益气健脾、温化痰湿，宜用理中化痰丸（干姜、人参、白术、炙甘草、姜半夏）。

7. 涩肠止泻

适用于久泻久痢，脾肾虚寒，五更泄泻，不思饮食，腹痛，腰酸肢冷，神疲乏力，面色苍白，或久泻不愈，舌淡苔白，脉沉迟。应温补脾肾、涩肠止泻，多用四神丸（肉豆蔻、补骨脂、五味子、吴茱萸、生姜、大枣）。若久泻久痢，大便滑脱不禁，腹痛喜温喜按，或下痢赤白，或便脓血，日夜无度，里急后重，脐腹疼痛，倦怠少食，舌淡苔白，脉沉细虚弱，属脾肾虚寒，宜温补脾肾、涩肠固脱，多用真人养脏汤（人参、当归、白术、煨肉豆蔻、肉桂、炙甘草、白芍、木香、炙罂粟壳、诃子）。若久痢不愈，便脓血，色暗不鲜，小便不利，腹痛喜温喜按，属中焦虚寒，宜温中涩肠，应用桃花汤（赤石脂、干姜、粳米）。若滑泄不禁，可用赤石脂禹余粮汤（赤石脂、禹余粮）涩肠止泻。

8. 温阳止血

适用于脾阳不足，中焦虚寒，大便下血，或吐血，血色暗黑，面色萎黄，四肢不温，舌淡苔白，脉沉细无力，宜用黄土汤（灶心黄土、炮附子、干地黄、白术、阿胶、黄芩、甘草）。

9. 扶脾抑肝

适用于脾虚肝乘，腹痛，肠鸣泄泻，每在精神抑郁或情绪紧张时发生腹痛泄泻，泻后仍腹痛，苔白脉弦，宜用痛泻要方（白术、白芍、陈皮、防风）。若久泻，可加炒升麻。

10. 健脾杀虫

适用于小儿虫疳，脾胃气虚，面黄肌瘦，肚腹胀大，四肢枯细，发焦目暗，多用布袋丸（人参、白术、茯苓、炙甘草、夜明砂、芜荑、使君子、芦荟）。

11. 泻脾胃伏火

适用于脾胃伏火，口疮口臭，烦渴易饥，口燥唇干，或弄舌，舌红脉数，宜用泻黄散（藿香叶、山栀仁、石膏、甘草、防风）。

12. 泻下热结

适用于阳明腑实，大便秘结数日不下，脘腹痞满，腹痛拒按，潮热谵语，手足心汗出，舌苔黄燥，或焦黄起刺，或焦黑燥烈，脉沉实，或热结旁流，或热厥，或发痉，或发狂，或喘满或神昏，痞、满、燥、实俱全，宜峻下热结，用大承气汤（大黄、芒硝、厚朴、枳实）。阳明腑实证，痞满显著，燥结不甚，宜轻下行气，用小承气汤（大黄、厚朴、枳实）。阳明腑实证，燥实显著而无痞满，宜缓下燥结，用调胃承气汤（大黄、芒硝、炙甘草）。若上中二焦邪郁生热，胸膈烦热，身热口渴，面赤唇焦，口舌生疮，或咽痛吐血，大便秘结，小便短赤，舌红苔黄，脉滑数，应泻火通便、清上泻下，用凉膈散（川大黄、栀子、芒硝、甘草、黄芩、连翘、薄荷、竹叶）。若阳明燥结，阴液大伤，应滋阴泻下，用增液承气汤（玄参、麦冬、生地黄、大黄、芒硝）。若热结里实，气阴不足，大便秘结，腹中胀满而硬，神疲少气，口干咽燥，唇裂舌焦，舌苔焦黄或焦黑燥裂，脉细，宜泻下热结、益气滋阴，用新加黄龙汤（生大黄、芒硝、生甘草、人参、当归、生地黄、玄参、麦冬、沙参、姜汁）。

13. 温下寒结

适用于肠道寒结，冷积便秘，腹痛，面色苍白，四肢不温或冷凉，舌苔白滑，脉沉弦，宜用大黄附子汤（大黄、附子、细辛）。若脾阳不足，寒自内生，冷积内停，可用温脾汤（大黄、附子、干姜、人参、甘草）。若寒实冷积，心腹胀痛，痛如锥刺，气急口噤，大便不通，宜攻逐寒积，用三物备急丸（大黄、干姜、巴豆）。

14. 润肠通便

适用于肠燥便秘，大便艰难，老年人、产后血虚便秘，宜用五仁丸（桃仁、杏仁、柏子仁、郁李仁、松子仁、陈皮）或润肠丸（大黄、当归、羌活、桃仁、麻仁）。若肠胃燥热，津液不足，大便干结，小便频数，苔黄脉数，宜用麻子仁丸（麻子仁、白芍、杏仁、枳实、厚朴、大黄、蜂蜜）。若老年肾虚，大便秘结，小便清长，头目眩晕，腰膝酸软，面色苍白，腹中冷痛，喜热怕冷，四肢不温，舌淡苔白，脉沉迟，应温肾通便，用济川煎（当归、牛膝、肉苁蓉、泽泻、升麻、枳壳），亦可用半硫丸（半夏、硫黄）。若大便秘结因肠道津液不足，无水舟停，口干咽燥，宜用增液汤（玄参、麦冬、生地黄），以增水行舟，润燥通便。

15. 清心泻火

适用于心火旺盛，迫血妄行，吐血衄血，心胸烦热，大便干结，面红目赤，苔黄脉数，常用泻心汤（大黄、黄连、黄芩），亦可用大黄黄连泻心汤（大黄、黄连）。若胃有积热，吐衄鲜红，牙宣出血，牙痛头痛，牙龈溃烂，口气热臭，唇舌颊腮肿痛，恶热喜冷，口干舌燥，舌红苔黄，脉滑数，宜用清胃散（生地黄、当归、丹皮、黄连、升麻）清胃凉血。

16. 清肠止血

适用于肠风脏毒下血，便前或便后下血，或粪中带血，或痔疮下血，血色鲜红或晦暗，宜用槐花散（槐花、柏叶、枳壳、荆芥穗），或用槐角丸（槐角、地榆、当归、防风、黄芩、枳壳）。

17. 温胃散寒

适用于寒邪客胃，胃痛暴作，恶寒喜暖，脘腹得温则疼痛减轻，遇寒则疼痛增剧，口和不渴，喜热饮，苔白脉弦，常用良附丸（高良姜、香附）。若胃脘冷痛，吞酸嘈杂，呕吐头痛，手足厥冷，宜用吴茱萸汤（吴茱萸、人参、生姜、大枣）温中补虚，降逆止呕。若中阳衰弱，阴寒内盛，脘腹剧烈冷痛，呕不能食，腹中辘辘有声，四肢厥冷，脉伏不出，宜用大建中汤（蜀椒、干姜、人参、饴糖）。若腹部时痛，温按痛减，舌淡苔白，脉细弦，宜用小建中汤（白芍、桂枝、炙甘草、生姜、大枣、饴糖）温中补虚，和里缓急。若腹部时痛，兼有气虚，则用黄芪建中汤（小建中汤加黄芪）。若腹部时时疼痛，兼有血虚，宜用当归建中汤（小建中汤加当归）。

18. 滋养胃阴

适用于胃阴不足，胃脘隐隐作痛，或呕吐，或呃逆，口燥咽干，食饮不振，大便干结，舌红少津，脉细数，宜用益胃汤（沙参、麦冬、生地黄、玉竹、冰糖）。若气逆呕吐，口渴思饮，宜用麦门冬汤（麦门冬、半夏、人参、甘草、粳米、大枣）。

19. 益气降逆

适用于胃气虚弱，胃失和降，虚气上逆，噫气不除，呃逆呕吐，多用旋覆代赭汤（旋覆花、代赭石、半夏、生姜、人参、炙甘草、大枣）。呃逆、呕吐因于胃虚有热，气逆不降，宜用橘皮竹茹汤（橘皮、竹茹、生姜、人参、甘草、大枣）。因于胃气虚寒，宜用丁香柿蒂汤（丁香、柿蒂、生姜、人参）。

20. 消痞除满

适用于心下痞满，寒热互结，脾虚气滞，心下痞满，不欲饮食，倦怠乏力，大便不调，可用枳实消痞丸（干生姜、枳实、厚朴、黄连、人参、白术、茯苓、炙甘草、半夏曲、麦芽曲）清热散寒，益气健脾，消痞除满。水热互结，心下痞硬，干噫食臭，腹中雷鸣下利，应和胃消痞，散热除水，用生姜泻心汤（半夏、黄连、黄芩、生姜、人参、炙甘草、大枣）。胃气虚弱，心下痞硬而满，干呕心烦，腹中雷鸣下利，水谷不化，宜益气和胃、消痞止呕，用甘草泻心汤（半夏、干姜、黄连、黄芩、人参、炙甘草、大枣）。寒湿阻滞脾胃，脘腹胀满疼痛，不思饮食，四肢倦怠，应温化寒湿、行气除满，宜用厚朴温中汤（厚朴、陈皮、炙甘草、茯苓、草豆蔻、木香、干姜）。

21. 调和胃肠

适用于胃肠不和，心下痞满不痛，呕吐或干呕，肠鸣下利，食欲不振，宜用半夏泻心汤（半夏、干姜、黄连、黄芩、人参、炙甘草、大枣）。若胸中有热，胃中有寒，胸中烦闷，欲呕吐，腹中痛，或肠鸣泄泻，则应清热散寒、和胃降逆，用黄连汤（黄连、炙甘草、干姜、桂枝、人参、半夏、大枣）。

22. 辟秽化浊

适用于霍乱吐泻。寒湿秽浊，壅滞中焦，清浊不分，升降悖逆，属于寒霍乱，突然上吐下泻，初起所下带有稀粪，继则下利清稀，或如米泔水，不甚臭秽腹痛，胸膈痞闷，四肢清冷，舌苔白腻，脉濡缓，治宜散寒燥湿、芳香化浊，多用纯阳正气丸（陈皮、丁香、茯苓、苍术、白术、姜半夏、藿香、肉桂、青木香、花椒叶、红灵丹），或辟瘟丹、来复丹。暑湿秽浊，郁遏中焦，清浊相混，属于热霍乱，吐泻骤作，呕吐如喷，泻下如米泔水，臭秽难闻，发热头痛，口渴，脘闷心烦，小便短赤，腹中绞痛，甚至转筋拘挛，舌苔黄腻，脉濡数，治宜清热化湿、辟秽泄浊，多用燃照汤（滑石、豆豉、焦山栀、酒黄芩、省头草、制厚朴、制半夏、白蔻仁）。秽浊疫疠，壅遏中焦，气机窒塞，升降格拒，上下不通，属于干霍乱，突然腹中绞痛，欲吐不得吐，欲泻不得泻，烦躁闷乱，甚至面色青惨，四肢厥冷，脉沉伏，应辟秽解浊，利气宣壅，多用玉枢丹或行军散、红灵丹，通闭开窍、辟秽解毒以救急。

23. 启膈通幽

适用于噎膈，痰气交阻，吞咽不利，食管梗阻，胸膈痞闷，情志舒畅时可稍减轻，口干咽燥，舌质偏红，苔薄腻，脉弦滑，治宜开郁化痰润燥，常用启膈散（郁金、砂仁壳、川贝、茯苓、丹参、沙参、荷叶蒂、杵头糠）。瘀血内结，胸膈疼痛，食不得下而吐出，甚至水饮难下，大便坚硬如羊屎，或吐出物如赤豆汁，面色晦滞，形体消瘦，肌肤枯燥，舌红少津，或青紫，脉细涩，治宜滋阴养血、破结行瘀，多用通幽汤（生地黄、熟地黄、桃仁泥、红花、当归、炙甘草、升麻）。

24. 杀虫消积

适用于肠道寄生虫病。蛔虫病，脐周腹痛，时作时止，胃脘嘈杂，或吐虫、便虫，或腹中有虫瘕，不思饮食，面黄肌瘦，鼻孔作痒，睡中龂齿流涎，多用化虫丸（槟榔、苦楝根、鹤虱、枯矾、炒胡粉、使君子、芜荑）。绦虫病，上腹部或全腹隐隐作痛，腹胀，或腹泻，大便内或衬裤上有时发现白色节片，肛门作痒，身倦乏力，形体消瘦，多用槟榔南瓜子联合法（槟榔、南瓜子）。钩虫病，面色萎黄或面黄虚浮，善食易饥，食后腹胀，或嗜食生米、茶叶、木炭之类异物，神疲肢软，舌淡苔薄白，脉濡，多用黄病绛矾丸（厚朴、苍术、陈皮、甘草、绛矾、红枣）。蛲虫病，肛门发痒，夜间明显，睡眠不安，晚间肛门发痒时可在肛门周围见到细小蠕动的白色小虫，久病则出现纳呆，腹泻，多用追虫丸（槟榔、雷丸、南木香、苦楝根、皂荚、牵牛子、茵陈）内服，亦可用百部煎剂灌肠。姜片虫病，轻度腹泻、腹痛，或恶心呕吐，腹胀；精神倦怠，多用槟榔、牵牛子研粉内服。

（薛 芳、姚希贤）

（五）肾功能失调治法

1. 温肾助阳

包括温补肾阳、温阳利水和温阳止泻法。

（1）温补肾阳：适用于肾阳或脾肾阳气虚衰，畏寒肢冷，神疲便溏，舌淡胖嫩，脉沉细无力，常用金匮肾气丸（炮附子、桂枝、干地黄、茯苓、丹皮、山药、山萸肉、泽泻）加减。方中地黄滋阴补肾；山茱萸、山药补益肝肾精血；附子、桂枝温阳暖肾；茯苓、泽泻配桂枝（或肉桂）通阳补肾，化气利水；丹皮配桂枝活血散瘀，畅通血运，促进肾功能恢复。"阴无阳无以生，阳无阴无以化"，本方补阴、补阳药并用，为善补肾阳良方。若水肿、鼓胀，加牛膝、车前子，即济生肾气丸，化气利水。①若阳虚水停，去熟地黄，加白术、陈皮、干姜、川椒目。②附子为纯阳药物，肾恶燥，久服辛燥反会伤肾，可去附子，加润肾强阴的五味子、肉苁蓉。③若腹胀，加木香、厚朴理气除胀。④若胸胁胀痛，加青皮、延胡索理气止痛。⑤若脘腹胀闷，加郁金、砂仁、枳实理气宽中。

（2）温阳利水：适用于肾阳衰微，阳虚水停，小便不利，肢肿腹胀，苔白不渴，脉沉，常用真武汤（附子、生姜、白术、茯苓、芍药）加减。方中附子温肾阳，化气利水；用茯苓、白术健脾利尿；芍药能敛阴（护阴），既能养阴，又能缓附子辛燥；生姜可助附子温阳化气，又能助茯苓、白术温中健脾。①兼脾虚肢肿者，加腹皮，助白术、茯苓健脾利尿。②如为肝硬化腹水，宜以血瘀立论，重用丹参，加黄芪、姜黄及一组活血化瘀药（归尾、赤芍、丹皮、桃仁），再加泽泻、猪苓、车前子，提高利尿效果。③脘腹胀满者，加枳实、木香。④食欲差，脘腹胀满者，加鸡内金。⑤脾胃气滞，寒湿腹泻者，加砂仁、白蔻。

（3）温阳止泻：适用于肾阳虚衰，黎明腹泻，腹鸣腹痛，形寒肢冷，舌淡苔白，脉沉细，常用四神丸（肉豆蔻、补骨脂、五味子、吴茱萸）加减。方中补骨脂补命中之火，温养脾阳；吴茱萸温中散寒；肉豆蔻温脾暖肾，涩肠止泻；五味子酸敛固涩。①肾阳虚甚，腹泻无度，腰酸肢冷者，加附子、肉桂、炮姜温肾暖脾。②滑脱不禁者，加赤石脂、诃子肉收敛止泻。③年老体衰，久泻不止，兼中气下陷者，加黄芪、党参、白术、升麻益气健脾。

2. 滋阴补肾

适用于肾阴不足，头晕目眩，耳鸣，口燥咽干，或五心烦热，盗汗，失眠，腰膝酸痛，舌红少苔，脉细数，常用六味地黄丸（熟地黄、茯苓、丹皮、山药、山萸肉、泽泻）加减。阴虚内热者，用青蒿鳖甲汤（青蒿、鳖甲、生地黄、知母、丹皮）加减。六味地黄方中熟地黄滋阴补肾；山药补益脾肾；山萸肉养肝肾而涩精；泽泻清泻肾火，并防熟地黄之滋腻；丹皮清泻肝火，并制山萸肉之温性；茯苓渗湿，助山药益脾。本方滋补肾阴而不滞邪，降泄而不伤正。青蒿鳖甲汤中青蒿芳香透络，解清热邪；鳖甲滋阴退热；知母滋阴降火，助鳖甲养阴退热；丹皮助青蒿泻阴分伏火，退无汗之骨蒸发热。①如内热口干，舌绛少津，加玄参、麦冬、石斛清热生津。②潮热烦躁者，加银柴胡、地骨皮。③尿少腹胀者，加猪苓、泽泻。

（姚洪森）

附1　加强对肝主疏泄本质的研究

中医所谓之肝位于胁肋部，与胆互为表里，在体合筋，在液为泪，在志为怒，在五行属木，其华在爪，开窍于目。肝为"刚脏"，主升、主动，性喜条达而恶抑郁，与春季升发之气相应。肝主疏泄是指肝具有疏通、宣泄和升发的生理功能，主要体现在调畅情志、调畅气机、促进脾胃消化和津血的运行代谢、促进调节生殖机能等方面。如果疏泄失常则气机紊乱，脏腑功能失调，诸病丛生。肝主疏泄的理论对临床病证的认识及治疗具有重要的指导意义。

一、肝主疏泄的生理作用

1. 调节情志

情志是人被外界客观事物刺激所产生的喜、怒、忧、思、悲、恐、惊等情感的活动变化，中医学认为"心主神志""肝者，将军之官谋虑出焉""肝者……魂之居也"，由此可见情志活动不仅与心的关系密切，与肝疏泄功能亦密切相关。人的情志活动以气血为物质基础，进而肝主疏泄，可调畅气机、促进气血的运行故能调畅情志。只有肝疏泄功能正常，气血调畅，人的精神情志才正常。

2. 调畅气机

气机泛指气的升降出入运动。人体的各种生理活动都依赖于气的推动且受肝疏泄功能的调节，包括呼吸，食物的消化，水液的代谢，血液的运行以及生殖机能等。肝的疏泄功能正常，则气机调畅，津血运行通利，与之相关的各种生理功能也正常，所以肝主疏泄而调畅气机对全身的生理功能均有重要的影响。

3. 调畅气血

血是生命活动的物质基础，人体依赖气血的温煦和滋养。气血能够运行周身，除心肺之气的推动、脾气的统摄外，还有赖于肝气的调畅。中医学认为"气为血之帅，血为气之母""气行则血流"。唐容川讲："肝属木，木气冲和调达，不致郁遏，则血脉得畅。"脉为血之府，肝主疏泄能使脉道通利无阻，血流畅通。肝主疏泄且调节血量，"人动血行于诸经""人卧血归于肝"，从而保持血液正常的循行于脉道。肝主疏泄亦能助心气推动血液运行。

4. 促进津液的运行和代谢

水液在体内的运行依赖于肺、脾、肾、三焦等脏腑的调节，而肝主疏泄可通利三焦，促进肺、脾、肾等脏的气化，有利于水液的正常代谢。《素问·灵兰秘典论》曰："三焦者，决渎之官，水道出焉。"指出了三焦为水液运行之通路，而肝脏可调畅三焦之气机，疏利上下之水道，使津液运行流畅。肺主肃降，可通调水道；脾司运化，可传输水谷精微；肾主水，合膀胱，有气化开阖之权。肝气疏泄正常，则肺、脾、肾之气化有权，水液得以正常运化和输布。

5. 促进脾胃的运化

脾胃是人体主要的消化器官，盖胃气主降，受纳腐熟水谷，以输送于脾，脾气主升，运化水谷精微以灌溉四旁。水饮、食物的消化吸收主要依赖于脾胃的运化功能，而脾升胃降的气机运动则受到肝气疏泄功能的调节。只有肝疏泄功能正常，人体气机调畅，脾胃才能升清降浊有序，水饮、食物方能得以正常的消化吸收及输布。肝与胆互为表里，肝之余气化为"精汁"，溢入于胆，胆汁排泄到肠腔内，可以帮助食物的消化和吸收。胆汁为肝之余气积聚而成，胆汁的分泌与排泄，也依赖于肝疏泄功能的正常。

6. 调节生殖机能

冲为血海，任主胞胎，生殖系统的正常取决于冲任二脉功能的正常，而冲、任二脉与肝经相通。人体气血通过冲、任二脉注入胞中，使女子发生月经并能孕养胞胎。肝气疏泄有常，气血运行通畅，则任脉通，冲脉盛，月经按时而至，所谓"任脉通，太冲脉盛，月事以时下，故有子"。在男子，则正是朱丹溪所表述的"司疏泄者，肝也"的原义，即调畅气机，排泄精液。男子精气溢泻离不开肝的疏泄，《灵枢经脉》曰："肝者，筋之合也；筋者，聚于阴器。"肝对精液的疏泄正是以宗筋的振奋为基础，宗筋的振奋需肝阳的温照和肝血的滋养，肝疏泄有常则肾精疏泄有度。

二、肝主疏泄的病理变化

肝主疏泄功能的异常表现为疏泄不及或太过。疏泄不及乃肝脏生发、舒展之性不足，呈现功能低下的病理状态。病变特点为"郁"，表现为抑郁、委顿，形成的主要原因有情志不舒、气血阴阳不足等。肝郁不舒，郁而化火，可形成肝火；久之肝火内耗肝阴，肝阴不能制约肝阳而致肝阳上亢；肝阳升动无制，风气内动，则为肝风（肝阳化风）。

疏泄太过，为肝脏功能亢进，表现为刚强、暴烈的病理状态。病变特点为"逆"，逆者，为乱、悖理违序之意。主要由情志刺激、肝阳亢盛等所致。根据不同原因病势表现不同，如肝阳上亢，扰动清窍，表现为面红目赤、颠顶疼痛、头晕、耳鸣、甚至吐血、呕血等症。肝气逆乱，乘脾犯胃，可致胃痛、呕吐、腹泻等症，旁及四肢，可表现为肢体的震颤、麻木等症。

朱丹溪在《格致余论·阳有余阴不足论》中指出："主闭藏者肾也，司疏泄者肝也。"朱丹溪将封藏与疏泄对举，其更深刻的含义在于阐明肾之封藏与肝之疏泄之间对立互制、互根互用，共同构成了一个矛盾统一体，这个矛盾统一体依靠自身的对立互制关系，不仅维持着肾肝各自功能的正常发挥，还调节和控制着全身各脏腑与藏泄有关的功能。肝之疏泄过程中需要消耗肾精，疏泄功能亢进，久之耗伤肾精，肾水亏虚、水不涵木，病情继续发展则肾元亏虚。

三、肝本质的探讨

近年来，对于肝主疏泄的本质有了较为深入的研究，从中医学以及现代医学角度都取得了一定进展。

1. 肝主疏泄与神经-内分泌-免疫网络

结合中医整体观和平衡观以及现代心理应激理论，以心理应激反应为切入点，通过建立慢性心理应激反应模型模拟"肝失疏泄、情志异常"的综合病理变化过程。发现中医学肝主疏泄、调畅情志的功能存在着一定具体的中枢神经生物学机制。肝之"疏泄"，与中枢神经在整体上调节下丘脑-垂体-肾上腺轴、下丘脑-垂体-甲状腺轴、下丘脑-垂体-性腺轴，且与调节慢性心理应激反应（情志活动异常）过程中的中枢多种神经递质（5-羟色胺、去甲肾上腺素、多巴胺等单胺类递质谷氨酸、γ-氨基丁酸等其他递质）及其合成酶、神经肽、激素、环核苷酸系统有关，具有多层次、多靶点以及多环节的作用特点，作用的脑区涉及下丘脑（包括不同核团），海马体，杏仁核等。应激急性期反应主要以肾上腺素分泌增多为主，如心跳加快、动作敏捷、力量增强、血压血糖升高。慢性期反应主要以糖皮质激素水平升高为主，糖皮质激素能动员机体的能量、维持内环境的稳定，但长期的慢性应激可引起持续高糖皮质激素水平，继而出现高糖、高脂等代谢紊乱情况，此过程中出现的衰竭相当于肾精亏虚，也主要是因为肝之疏泄作用太过，肾精被肝疏泄作用调用过度所致。因此治疗糖尿病、高脂血症、高血压等疾病时，可考虑应用补肾精、敛肝气法。

柴胡疏肝散是临床常用的一种调肝药物，对抑郁症疗效确切，研究发现其与中缝核内色氨酸羟化酶-2的含量增加，5-羟色胺合成以及胆酸代谢、色胺酸代谢、磷脂代谢等代谢途径有关。刘爱平等发现抑郁症和肝失疏泄证共同的病理学基础可能是神经-内分泌功能失调。还有研究发现"肝主疏泄"的作用，相当于中枢神经、运动神经和植物系统的功能集合。

2. 肝主疏泄与自主神经功能紊乱

肝主疏泄功能与脑皮层的兴奋、抑制以及自主神经的功能，特别是交感神经等有很密切的关系。从心理学来分析，人都有不同层次的本能性需求，若本能性需求适度，心理调整及时，则为肝主疏泄正常；若需求太过，则疏泄太过，出现易怒烦躁，甚至侵犯性行为等；若需求受挫，则为疏泄不及，在情绪、饮食、生殖系统等方面会出现相应病理反应。肝失疏泄患者在精神症状基础上伴发自主神经功能亢进的症状，如心悸、气短、胸闷、口干、出汗、肌紧张性震颤、颤抖或颜面潮红、苍白等，此即为所谓的自主神经功能紊乱。

3. 肝主疏泄与脑肠肽

脑肠肽是存在于胃肠道内分泌细胞、神经系统及中枢神经系统的肽类激素，它们作为神经肽或神经内分泌或神经旁分泌物质，调节着胃肠运动、分泌、吸收等复杂功能。有人认为中医学肝主疏泄理论与西医学脑肠肽理论有着异曲同工之处。

4. 肝主疏泄与消化功能

从实验指标上观察肝失疏泄对小肠吸收功能的影响，得出肝主疏泄对脾主运化具有促进作用，当肝失疏泄时可致脾失健运。胃肠动力障碍性疾病是一组由高级神经活动障碍导致自主神经系统功能失常的胃肠综合征，主要指胃肠动力紊乱、分泌功能失调引起的各种消化道症状。临床实践表明应用肝主疏泄理论治疗胃肠动力障碍性疾病常常取得较好疗效。研究表明临床用以调和肝脾，治疗肝气郁结的柴胡疏肝散能增加功能性消化不良模型大鼠的摄食量，促进胃排空，其机制可能与升高血清胃泌素含量，降低生长抑素有关。

5. 肝主疏泄与免疫系统

肾上腺皮质激素是人体内最重要的免疫调节激素。研究表明慢性心理应激反应模型大鼠的血浆皮质酮、下丘脑、血浆促肾上腺皮质激素及促肾上腺皮质激素释放激素含量均明显升高；而调肝方药可显著降低下丘脑和血浆中上述物质的含量，说明调肝方药可抑制慢性心理应激所致的下丘脑-垂体-肾上腺轴的亢进，提示肝主疏泄参与了机体免疫功能的调控。可以说肝主疏泄是调控人体正常免疫功能活动的核心，是维持人体正常免疫功能的基础。

（崔东来）

附2　加强对中医脾肾的研究

脾肾为五脏六腑的重要器官，近年来随着对脾肾功能的研究深入，有关脾肾本质的研究方兴未艾，不少人对脾肾与免疫的关系进行了开创性的研究。本文拟从免疫学角度对脾肾本质进行探讨，以指导临床正确用药。

神经内分泌网络是机体极其重要的整合调节系统。"肾主骨，生髓，通于脑，其华在发"，中医认为，肾为先天之本，为水脏，位居最下，元阴元阳寓其中；脾为后天之本，脾肾乃为人体赖以生存的重要脏器。之所以如此重要，是因为脾肾与机体众多的重要功能密切相关。现代医学研究证实，脾肾与机体的免疫功能密切相关，有研究证实机体免疫功能低下是脾虚本质的内容之一。肾也不是一个单纯的解剖学概念，而是神经、内分泌、免疫、生殖、泌尿系统等功能的总称，阴阳为其功能之表现。

先天肾，主藏精，后天脾胃，主生精。精之来源，除先天之精外，后天脾胃是化生精微之源泉。先天与后天的关系是：在出生之前，先天之精为后天之精具备了物质基础，在出生之后，后天之精不断供养先天之精，两者相互依赖，相互为用，才能生生不息，故有"先天生后天，后天养先天"之说。肾阳不足，不能温煦脾阳，脾阳久虚，进而导致脾肾阳虚。研究表明，脾虚患者细胞免疫功能减退，应用健脾中药可以提高机体的免疫功能。肾阳不足，则命火不能温脾土，脾肾阳虚，则免疫功能低下。白桦等研究了脾肾阳虚证患者的红细胞免疫功能的改变，发现脾肾阳虚证患者红细胞免疫功能较正常人为低，脾肾阳虚证呈现所谓"阴盛阳衰"的病理状态。分析其病理机理可能是由于脾肾阳虚，气血生化不足，主骨生髓功能减退，导致红细胞免疫功能低下，表现在红细胞免疫指标是 C_{3b} 受体数目与活性下降，C_{3b} 受体结合的 CIC 不能及时清除，空位减少。可见肾元阳不足可致机体免疫功能低下，临床出现脉微细、但欲寐、乏力、无神、萎靡、畏冷等表现。在临床上应用健脾补肾助阳中药常可提高机体的免疫功能，改善症状。范国荣动态观察了益肾健脾中药对老年虚证的 T 细胞亚群、可溶性白细胞介素受体及红细胞免疫等指标的影响，并以健康献血员为对照，结果为老年虚证组 T 淋巴细胞亚群 CD_3、CD_4 显著降低，CD_8 显著增加，故 CD_4/CD_8 显著下降，sIL-2R 显著增高，红细胞免疫指标红细胞 C_{3b} 受体花环率显著降低，红细胞免疫复合物花环率增高。经益肾健脾治疗后，虚象减轻，免疫指标改善，呈相对应负性改变，提示益肾健脾对免疫功能有显著改善作用。

肾为先天之本，与免疫功能的关系最为密切。肾气的盛衰与胸腺发育、衰退、萎缩在年龄上很一致，胸腺是 T 细胞生长、发育、成熟的重要场所。肾气的盛衰与机体的免疫功能的盛衰与年龄密切相关。随着人体的生长、发育及衰老，肾中精气也由盛至衰，机体的免疫功能也逐渐下降。张京田等研究了老年人 T 淋巴细胞的改变，共检测了 34 例老年人 T 淋巴亚群、T 淋巴细胞功能及外周血淋巴细胞诱生白细胞介素-2（ILI-2）活性，结果显示，老年人外周血 T 淋巴细胞总数（CD_3）与抑制性 T 细胞数（CD_8）明显低于中年组和青年组，抑制性 T 淋巴细胞（TS）活性明显降低，外周血淋巴细胞诱生白细胞介素-2 的活性明显低于中年组和青年组，说明老年人存在免疫功能低下和免疫调节紊乱。闻树群等观察了老年人红细胞免疫黏附功能的变化，应用酶联免疫竞争抑制试验检测了 91 例健康老年人的红细胞膜 C_{3b} 受体活性和红细胞膜表面免疫复合物黏附量，并与 30 例青年人进行了比较，结果发现老年组的红细胞膜表面免疫复合物黏附量著低于青年组，而两组间的红细胞膜 C_{3b} 受体活性无显著性差异，说明老年人红细胞免疫黏附能力下降。王凤玲研究发现老年人免疫球蛋白 IgA 明显低下。尚大庄等通过动物实验证实，老年小鼠的 NK 细胞活性及其对细胞因子的应答性降低。由此可见，肾气的盛衰与机体的免疫功能的改变在年龄上是密切相关的。

中医认为肾主骨生髓，髓生肝，现代医学认为 T 细胞、B 细胞是由骨髓中多能干细胞分化而成的淋巴系干细胞，然后进一步发育而成。T 细胞在胸腺分化发育而成，因此，T 细胞又称胸腺依赖性淋巴细胞。胚胎时期的肝脏也具有造血功能。由此可见，肾与免疫细胞的来源有关。

《难经·三十六难》说："肾两者，非皆肾也，其左者为肾，右肾为命门。"《景岳全书》说："命门为元气之根，为水火之宅，五脏之阴气，非此不能滋，五脏之阳气，非此不能发。"命门为水火之府，阴阳之宅，生死之窦，其火为元气，其水为元精。命门学说的实质就是肾阴、肾阳对脏腑各机能的正常调节，即所谓"阴无阳无以生，阳无阴无以化"。命门或肾本质与神经-内分泌-免疫网络有着本质的联系。神经-内分泌-免疫网络是机体极其重要的整合调节系统。网络的功能性环路主要是通过神经肽、激素、免疫分子三者之间相互作用而构成。用皮质酮（CQRT）皮下注射可塑造大鼠下丘脑-垂体-胸腺轴（HPAT）抑制模型，此模型又称为肾阳虚模型。模型组大鼠下丘脑室旁核小细胞区促肾上腺皮质激素释放因子阳性神经元及正中隆起 CRE 阳性神经纤维、垂体前叶促肾上腺皮质激素阳性细胞等明显减少，免疫组织化学 ABC 法染色变浅，肾上腺萎缩特别是束状带变薄，胸腺萎缩，淋巴细胞与胸腺小体明显减少，淋巴细胞增殖反应、白细胞介素-2、干扰素诱生能力等降低。温补肾阳名方"右归饮"及中药仙灵脾、附子、地黄、枸杞子组成的"命门合剂"可有效保护皮质酮对 HPAT 轴的形态和功能的抑制作用，提高模型组大鼠的淋巴细胞增殖反应，提高诱生白细胞介素-2、干扰素作用。"右归饮"可能通过非特异性改善失衡的内环境，间接地提高受抑制的 HPAT 轴功能。现代药理学研究提示，附子、肉桂等有增强肾上腺皮质分泌作用。仙灵脾是补肾助阳要药，能广泛作用于内分泌、免疫等系统，其促进细胞免疫的机理可能是通过促进胸腺释放成熟细胞完成的。枸杞子为补阴要药，目前临床常作细胞免疫增强剂，在体内可以提高 NK 细胞、LAK 细胞活性。地黄滋补肾阴，佐以枸杞子填精益髓，兼以增强细胞免疫功能。

补脾肾方剂及中草药多具提高机体免疫力作用。补肾阴的代表方六味地黄丸具有抗肿瘤、提高细胞免疫力的功能。补肾助阳方右归饮灌胃后，可以有效拮抗 CORT 对细胞免疫的抑制，体内和体外实验均可见模型大鼠淋巴细胞增殖反应加强，NK 细胞活性提高，IL-2 和 IFN-γ 水平也明显提高，说明右归饮具有免疫促进作用。补肾阴中药地黄、枸杞子、龟甲，补肾阳中药仙灵脾、冬虫夏草、鹿茸、仙茅等，可提高细胞免疫，促进抗体形成，促进白细胞介素-2 产生及其受体表达，增强 NK 细胞、LAK 细胞活性。补脾名方四君子汤、补中益气汤及健脾中药人参、白术、茯苓、黄芪等，具有提高细胞免疫功能及体液免疫功能的作用。

应用补肾方剂治疗免疫功能低下性疾病在临床上取得了可喜的疗效。现代医学认为，慢性乙型肝炎的主要机理为机体细胞免疫功能不足，以致乙型肝炎病毒持续感染，其中包括自然杀伤细胞的活性低下，IL-2 分泌及其受体表达不足，干扰素诱导产生能力低下。中医学认为，免疫力低下系属机体正气不足，而肾精肾气则是正气的主要代表。补肾中药鹿茸、仙灵脾、枸杞子、地黄等，可提高机体细胞免疫力，促进 IL-2 产生及其受体表达，增强 NK 细胞、LAK 细胞活性。根据这一理论，我们应用补肾健脾中药治疗 120 例慢性乙型肝炎患者，HBeAg 的转阴率达 59.3%。

中医所谓的脾肾到底与神经、内分泌、免疫以及消化、生殖等功能有何关系？如何调节？尽管不少人对之进行了卓有成效的研究，但迄今对脾肾本质的研究尚系初步。对中医学脾肾本质与免疫的研究，将会提高某些以免疫异常为发病机理的疾病如慢性乙型肝炎、肿瘤的疗效，并提供理论依据，有望使其预后改观，因此，要加大对脾肾本质与免疫的研究力度，争取这方面的研究不断出现新突破。

第三节　阴阳、五行、经络、气血、津液

阴阳、五行、经络、气血、津液是中医学辨证论治体系的理论基础。阴阳对立统一，相互依存，维系着身体健康，即所谓"阴平阳秘，精神乃治"。阴阳的消长、转化、偏盛、偏衰等变化，以及五行相生、相克、相乘、相侮及传变等，用以说明机体组织结构、生理功能、病理变化、诊断及治疗，体现了唯物辩证法。根据四诊（望、闻、问、切）、八纲（寒、热、虚、实、阴、阳、表、里）诊断疾病，并根据气血、津液、脏腑、六经（经络）、卫气营血及三焦辨证方法对脏腑、经络疾病做出进一步推断。辨证论治是中医学的精髓，调节阴阳平衡（虚则补之，实则泻之，寒者热之，热者寒之）是中医学治疗疾病的准则，在治疗法则上有医方八法（汗、吐、下、和、消、清、温、补），在具体治法上有培土（脾）生金（肺）法、滋水（肾）含木（肝）法、扶土抑木法。

一、阴阳学说

阴阳学说是以阴阳的对立与统一、消长与转化以及相对平衡的观点，来阐明人类与自然的关系，并概括医学领域里一系列问题，例如疾病阴阳盛衰、消长转化等。它贯穿在中医学的各个方面。人体阴阳既反映功能，也体现物质。一般来说，阳有升发、向上、推动、活跃、温煦、兴奋、功能增强的作用，阴有沉降、向下、被动、沉静、清冷、抑制、功能减弱的作用。阴阳互根互用，相互制约，维持着机体的平衡。因此，阴阳学说是基础理论的重要组成部分。

病理情况下：①阴阳偏胜，即阴阳失去相互制约而出现阴或阳单方面亢盛，在消化系统疾病中可出现阴亏的阳热证或阳损的阴寒证。②阴阳偏衰，即阴或阳不足，或因一方不足而引起另一方失制而偏亢，出现阳虚、阴虚证。③阴阳互损，即一方亏虚引起另一方亏虚，可出现阴阳相互虚亏表现。④阴阳亡失，即阴阳大量消耗，突发亡阴、亡阳证，为严重衰竭局面。⑤阴阳格拒，即阴或阳的极盛，抵制另外一方的相济，出现阴盛格阳或阳盛格阴的真寒假热、真热假寒证等。

二、五行学说

五行学说是用木、火、土、金、水五种常见物质属性来归类事物。在中医学中，按心、肝、脾、肺、肾五脏的功能特点，对照五行属性进行分类。例如肝的功能特点是升发、疏泄、喜条达，与木性的升发、伸展类同，故以木代表肝脏。脾主运化，能生化、输布水谷精微，营养周身，运化功能正常则全身得养，类似土能生长万物，故以土代表脾。又因胃与脾相表里，因此用脾胃可概括消化系统等。

阴阳五行学说含有朴素唯物主义、辩证法思想，两者既有区别又有联系。阴阳学说是以对立统一规律来认识事物运动变化的；五行学说则是通过五行的相生、相克、相乘、相

侮及传变等说明机体组织结构、生理功能、病理变化以及诊断、治疗，是通过分析事物的相互作用、复杂多样的关系，来认识事物运动变化规律的。因此，阴阳五行须结合运用，才能深入、具体阐明人体生理、病理变化。因此，谈及阴阳往往联系到五行，论及五行又不能离开阴阳。例如在谈及脏腑时，以脏为阴，腑为阳。就五行说，各脏又有不同的性能。各脏间，还存在有相互资生与制约关系，又需用五行学说的生克制化加以说明。此外，每一脏的本体和作用也有阴阳之分，例如心有心阴、心阳，同样肾有肾阴、肾阳等。因此，阴阳中包含五行，五行中又包含阴阳。从疾病来说，病变总体可分为阴阳两大类。如进一步分析病变部位在心抑或在肾，在肝抑或在肺，怎样传变，亦需用五行学说的生克乘侮。因此，阴阳、五行学说在讨论疾病的病因病机、分析研究病情乃至诊断、治疗时都需相互使用，互相补充，彼此印证，不可分割，因此是中医学基础理论的重要组成部分。

三、经络

经络分为经和络两部分。经有路径的意思，是纵行的干线；络有网络之意，系经的分支，如罗网状，无处不及。经与络联系成一个纵横交错的网状结构。经络广泛分布于机体脏腑、筋骨、皮肉及各个孔窍（穴）等。主要生理功能是联系、沟通机体脏腑肢节内外，运行气血津液，调节阴阳平衡，维持生理活动。

经脉分为十二正经和纵横于其间、不与脏腑直接发生属络关系的八条奇经两类。十二经脉加上奇经中的督、任二脉，称为十四经。十四经的循行干线上分布有若干腧穴，为针灸施治部位。在络脉方面有十五络脉，即十二经各有一支络脉，加督、任两支络脉，再加脾之大络。

正经十二条是手三阴经（手太阴肺经、手少阴心经、手厥阴心包经）、足三阴经（足太阳脾经、足少阴肾经、足厥阴肝经）、手三阳经（手太阳小肠经、手少阳三焦经、手阳明大肠经）、足三阳经（足太阳膀胱经、足少阳胆经、足阳明胃经）；奇经八条是督脉（诸阳之海）、任脉（诸阴之海）、冲脉（十二经之海）、带脉（统束诸经）、阴跷脉（主一身左右之阴）、阳跷脉（主一身左右之阳）、阴维脉（维络诸阴）和阳维脉（维络诸阳）。

经络系统中与脏腑密切相关者是十二正经和奇经中的前四条。病理情况下，若相关脏腑有病，或外邪侵袭相关经脉，均可在相应经穴上出现气血运行变化，例如经脉不通的气滞、血瘀、热郁、寒凝、痰阻、湿积等。

经脉病变主要表现为循行路线和穴位上出现酸、麻、胀、痛、冷、热及拘急等症。由于脏腑经脉的不同以及外感内伤的差异，一般并见表证或不同脏腑的里证，而形成不同的络脉证候。

以消化系统疾病为例常见经络表现主要有：

（1）足太阴脾经证：腹胀、纳呆、呃逆、嗳气、胃脘痛、呕吐、泄泻、便秘等。

（2）足少阴肾经证：腹部胀满、胸胁痛、头晕、耳鸣等。

（3）足厥阴肝经证：胸胁满痛、呕逆、泄泻、少腹胀满肿痛等。

（4）足少阳胆经证：口苦、胁痛、呃逆、呕吐、往来寒热等。

（5）足阳明胃经证：胸脘胀满、食不下、胃脘痛、口干、咽痛等。

（6）手太阳小肠经证：心烦、咽痛、颔肿、耳鸣等。

（7）手少阳三焦经证：头痛、喉痹、耳鸣等。

（8）手阳明大肠经证：齿喉颈酸痛、肠鸣等。

（9）督脉证：腰膝强痛、痔疮、便血等。

（10）任脉证：呕吐、便秘、少腹肿痛、泄泻等。

现代研究表明，经络是客观存在的。用低频脉冲电流刺激穴位法研究经络循行传感现象，传感路线与传统中医古籍记述的经络循行路线符合，观察到酸、胀、麻、冷、热等不同传感反应，并可测出传感的速度、宽度。

关于经络实（本）质的研究有神经体液说、生物电说、气功相关说、细胞信息传递说等，目前仍处于研究阶段。

四、气血

气代表功能；血代表体液。

气血流行全身，机体脏腑、组织均靠气的温煦、血的濡养进行生理活动，"气主煦之，血主濡之"，气为百病之长，血为百病之胎，"血气不和，百病乃变化而生"。

1. 气

气包括维持生命活动的精微物质，包括与机体活动相关的元气、宗气、营气等和与脏腑功能活动有关的心气、肺气、肝气等两方面。

（1）元气：元气承继于父母的精气，隐藏于肾，化生为肾中的元阴、元阳之气，又称"原气"或"先天之气"。元气在生理上具有肾阴（元阴）和肾阳（元阳）两种功能，是生命活动的原动力，能激发和推动脏腑活动。

（2）宗气：肺通过呼吸运动吸入的"清气"与脾胃消化吸收的水谷精微物质——"谷气"相结合，化生为"宗气"，位于胸中。宗气的功能有二。①上行于呼吸道，促进肺司呼吸的作用。②贯通心脉，促进心主血液循环的功能。凡呼吸强弱、语音高低、肢体的冷暖、活动力等多与宗气有关。

（3）营气、卫气：贯通心脉的宗气，分为两部分，一部分行于血脉中，即"营气"；另一部分行于脉外，在内可熏蒸胸腹，在外则散布肌肤表面，即"卫气"。营气具有化生血液、随血运行、营养周身的作用；卫气能温煦、润泽脏腑、肌表，调节汗孔开合，防护肌表，也是机体抵抗外邪入侵的第一道防线。

（4）真气：先天之气的"原气"与后天之气的"宗气""营气"和"卫气"结合形成真气。真气富含精微营养物质，能上升下降流通周身，并为脏腑、组织功能活动持续性提供能量，维持着正常生理功能，即所谓的"气主煦之"。真气对邪气而言称为正气。正气代表人体抵抗力。正气足（旺盛、强）则抵抗力强，反之，抵抗力差。故正气与人体健康关系密切。《素问》云："正气存内，邪不可干。"

（5）脏气：人体脏腑、组织的功能活动，产生"脏气"。肺的呼吸活动，靠"肺气"。

心推动血运的功能称"心气"。肾主生长发育和生殖的功能称"肾气"。胃的纳食、消化功能称"胃气"。同样，还有"肝气""脾气""胆气""大肠气""小肠气""膀胱气"等。此外，脾胃一般可概括消化系统。脾胃的功能活动称"脾胃气"，脾胃位居中焦，故亦称"中气"。经络的功能活动称为"经气"。

2. 血

血液循行于血脉中，滋养、濡润全身肌肤、经络、脏腑、组织器官，维持正常的生理功能。

血的生成除与"肾"有关（肾藏精，主骨，生髓，肾为化血之源）外，还与脾的运化水谷精微并上输于肺，经过心肺的气化作用化生血液有关。

关于气与血的关系，有"气为血帅，血为气母"之说。血的运行要靠气来推动。"气为血帅，气行则血行"，因此，临床治疗血瘀证，应用活血化瘀药时，应注意补气、行气（理气）才能得到预期疗效。"血为气母""血至气亦至"，说明血又是气的物质基础。气血相互依存，互相制约，互相转化，共同构成人体生命活动的物质基础。

病理情况下，涉及气血的病证有虚证、实证和气血虚实兼证。气虚证中有气虚、气陷和气脱证；血虚证中有血虚证。气实证中有气滞证、气逆证；血实证中有血瘀证和血热证。气血虚实兼证有气虚血瘀证、气滞血虚证和气血两虚证等。

五、津液

津液是体内一切正常水液的总称，来源于脾胃对饮食物的消化吸收。《素问》云："饮入于胃，游溢精气，上输于脾，脾气散精。"此处所说的"精"是指包括津液在内的精微物质。津是体液中稀薄清轻部分，具有浸润、渗透皮肤及肌肉的作用，流动性较大，能滋养肌肤。液是体液中黏稠浊重部分，能流注关节、孔窍和脑髓等处，流动性较小，能润滑关节，补益、濡养脑髓、孔窍。津液均来源于饮食，二者可相互影响，相互转化，因此，二者往往以津液并称。

津液的分泌、吸收、输布和排泄，有赖于脾、肺、肾三脏。脾主运化，运化水谷精微，运化水湿，能将胃肠道消化吸收的水液，上输于肺等脏腑组织各处。肺为水之上源，主气，主宣发，又主肃降，通调水道，能将精微营养物质宣发到全身，并将水液下输于肾。肾主水液，其命门之火（肾阳）能将水液蒸发，升腾上达于肺，并将多余水液气化输于膀胱。因此，生理情况下，脾、肺、肾三脏密切配合，进行着水液的代谢、调节，维持着机体津液平衡。

消化系统疾病涉及五脏六腑。研究表明，津液与消化道内外分泌物如唾液淀粉酶、胃酸、胃蛋白酶、胃动素、胃泌素、胰泌素、胰升糖素、胆囊收缩素以及肠抑胃肽等密切相关，病理情况下涉及津液的病证有虚证和实证两种，虚证中有胃津不足证、肠液亏虚证、气津两伤证、津亏血燥证等。实证中有寒湿困脾证、湿热蕴肺证、痰热阻胃证、胃脘停饮证等。

第二章　中医诊断治疗病证特点

第一节　四诊与舌诊、脉象论粹撷英

中西医诊法之望闻问切、视触叩听，都是诊察疾病的方法，各有其独特作用。通过中西医合参将二者有机结合、灵活运用，可对准确诊断疾病、证候起到重要作用。临床诊断除问诊、通过和气味辨别疾病的闻诊及西医诊法外，本文将以舌诊、脉象为主扼要介绍中医诊法。

一、望诊

1. 望神

（1）得神：两眼灵活、明亮有神，面色荣润，表情自然，神志清楚，语言清晰，呼吸调匀，反应灵活为有神。表明脏腑功能良好，正气未伤。

（2）失神：两目无光彩、呆滞，表情淡漠，精神萎靡，反应迟钝为无神。表明脏腑衰损，精气大伤。

2. 望色

（1）青色：面色青暗是寒凝气滞、经脉拘急、气血不通的表现。主寒证、痛证、血瘀证及惊风证。多见于慢性肝病、肝郁气滞及肾病患者。

（2）黑色：面部及眼眶周围色黑为寒凝瘀阻的表现。主肾虚证、寒证、水饮证、瘀血证及痛证。多见于肾虚水泛的水饮证。

（3）黄色：面黄是脾虚湿郁表现。主虚证、湿证。巩膜黄染为黄疸，色泽鲜明如橘皮色者为"阳黄"，多由湿热而致；黄而晦暗如烟熏者为"阴黄"，多因寒湿郁阻而致。

（4）赤色：面呈赤色多见于热证。实热证满面通红，虚热证仅两颧潮红。若面红如妆多为"戴阳证"，系精气衰败，阴不敛阳，虚阳上越而致。

（5）白色：面色发白为气血不足表现。主血虚证、寒证。面色㿠白，多为阳气不足；面色苍白多为失血过多，见于阳气虚脱。

3. 望形体

借观察形体强壮、衰弱、肥胖、消瘦诊察内在病情变化：①肥胖而肌肉松弛，气短乏力，精神不振为"形盛气衰"，多为阳气不足、脾虚痰湿证。故有"胖人多虚，多湿"之说；②消瘦，性急，潮热盗汗、五心烦热、两颧发红者多为阴血不足，内生虚热证。故有"瘦人多火"之说。

（1）头发：乌黑光亮、茂密为精血充盛；稀疏而脱、干燥不荣为精气不足。青少年脱发多为肾虚或血燥。

（2）目：①目窝下睑微肿如卧蚕状多见于肾虚水肿；眼圈晦暗多为肾虚。②巩膜黄染为黄疸病；目眦红赤为心火盛，淡白为血虚。③白睛红赤为肺火盛；全眼红肿多见于肝经风热。此外，瞳孔散大多为精气衰败，缩小多见于中毒如毒蕈、有机磷农药。

（3）口唇：唇色淡白为气血两虚，深红而干为热盛，于紫属寒凝血瘀，环口黧黑多为精气将竭；口唇干裂为燥热伤津；口唇糜烂为脾胃热盛；口角流涎多属脾虚湿盛或脾胃蕴热。

（4）口腔：①牙龈红肿热痛、出血为胃火上炎；牙龈微红、微肿而不痛，兼齿缝出血者多属肾阴不足、虚火上炎。②咽喉红肿疼痛多为肺胃有热；红肿溃烂，有黄白腐点多为肺胃热毒炽盛；鲜红娇嫩，肿痛不重多为阴虚火旺。

（5）爪甲："肝主筋，甲为筋之余，其华在爪"，因此爪甲色泽荣枯，反映肝之血气盛衰。甲苍白为气血不足，色红为热邪炽盛，青黑者为血瘀、血凝。

二、舌诊

为望诊的重要组成部分，早已成为中医诊断疾病的常规诊法之一。

舌与脏腑的关系：脏腑精气通过经脉联系，上达于舌，营养舌体，维持舌正常生理功能。脏腑经络发生病变由舌象反映出来。"舌为心之苗"又为脾气盛衰的重要外在表现。因此，望舌是诊察内脏病变的理论基础。

临床常将舌部所属划分为：①心、肺居上，以舌尖部反映心、肺、上焦和上脘部病变。②脾胃居中，以舌中部反映脾胃、中焦和中脘病变。③肾位于下以舌根反映肾、下焦和下脘的病变。

正常舌体柔软，活动自如，颜色淡红润泽，舌面被有一层颗粒均匀、干湿适度的薄白苔。

（一）舌质舌色

1. 淡白舌

较正常舌色浅淡。主虚证、寒证。①淡白少津，为阳虚津亏。②淡白胖嫩为阳（脾、肾）虚、阴寒内盛。③淡白而滑多为脾肾阳虚、水湿潴留。

2. 红舌

较正常舌色深。主热证，有虚实之分。①舌尖鲜红或有芒刺属心火上炎；舌红而干多为热盛伤津。②舌红苔黄厚多为实热证。③舌红少苔或无苔多为阴虚内热。

3. 绛舌

舌色深红称"绛舌"。主邪热入营、伤阴耗津。外感热病则"邪热传营，舌色必绛"。

①舌尖独绛为心火上炎。②舌绛而有大红点为热毒攻心。③舌绛，中心干为胃火极盛、伤津。④舌绛，干而如镜为肾（胃）阴衰竭。

4. 紫舌

较绛舌更深一层。主热证、寒证、血瘀证。除血液运行不畅、缺氧全舌青紫外，外感热病中多由绛舌发展而来，是热毒炽盛、阴液耗竭的征象。①舌焦紫起芒刺，状若杨梅，为邪热传入血分，热毒炽盛。②舌紫晦而干，状若猪肝，为肝肾阴竭。③阳虚寒证亦可呈紫色，但多呈淡紫或青紫而滑润，并兼具虚寒征象。④全舌紫黯或有瘀斑点为夹血瘀证。

（二）舌质舌形

1. 苍老舌

舌质粗糙，形色坚敛、苍老，属实证、热证。

2. 胖嫩舌

舌胖大、娇嫩，主虚证、寒证、湿证。舌体淡白胖嫩为脾肾阳虚、痰湿水饮证。

3. 裂纹舌

舌面有明显裂纹，主热证、虚证。①舌绛光燥，有裂纹为热盛伤津。②舌淡有裂纹为气血不足。

4. 齿痕舌

舌边缘有齿痕，多与胖大同见，属脾虚、水湿内停证。

（三）望苔质苔色

舌苔厚薄可了解病邪轻重与病势进退情况。

1. 望苔质

①薄苔，见于疾病初起或病邪在表。②厚苔，为病邪入里或胃肠积滞、痰湿内阻。③正常舌苔润泽，滑苔为水湿内停征象，燥苔多见于热盛伤津或内伤杂病，阴液亏耗。④腻苔，见于脾虚（湿）、痰饮。⑤腐苔，形如豆腐渣，多为阳热有余，见于食积痰浊。⑥剥苔，为苔之脱落处光滑无苔，多见于胃气阴两伤证，剥苔或无苔均系胃气（胃功能）已伤表现。

2. 望苔色

（1）白苔：主表证、寒证。①苔薄白而滑为外感风寒，舌尖红苔欠润为外感风热，苔薄白而干为外感燥邪，肺津已伤。②苔白厚滑腻，为内有湿浊痰饮、食积。③苔白厚而干为脾湿未化而胃燥伤津。④舌淡而苔白滑为阳虚、阴寒内盛。⑤苔白如碱，为胃有积滞夹秽浊痰结。⑥苔白而厚，如白粉堆积，为毒热内盛，多见于瘟疫。

（2）黄苔：主热证、里证。①苔黄白相兼，为里热轻症。系邪热入里，但表邪未解。②苔黄厚而干为邪热炽盛伤津。③苔黄燥、裂纹为邪热炽盛，津液大伤。④苔黄腻为湿热积聚。⑤舌淡胖嫩，苔浅黄滑润为脾虚水湿、痰饮。

（3）灰黑苔：均主里证，见于里热证，也见于寒湿证。舌苔黑色，提示病势加重。①苔灰而干黑燥裂、芒刺为炽热伤津。②舌苔淡黑而滑润，为阴寒内盛，水湿不化；苔黑而黏腻为痰湿内阻。

（四）舌下络脉

舌下络脉是可直接观察到机体气血和瘀血情况的纵行大络脉，位于口腔舌系带两侧，正常的舌下络脉细短、淡红，管径长度不大于肉阜至舌尖的 3/5，宽度不大于 2.7mm，色浅仅隐约可见。血瘀证者，舌下络脉大于肉阜至舌尖的 3/5 长度并增宽、增粗，呈紫红、绛紫、青紫或紫黑色，或舌下细小络脉显露，呈暗红或紫色网状。重者舌下络脉曲张、结节，如紫珠样大小不等。

三、脉诊

系中医诊察疾病的主要依据之一。要求熟知脉诊理论，掌握各种脉形并在临床实践中不断提高切脉技巧，才能准确诊断疾病。主脉连同括号中之散脉、芤脉、伏脉、牢脉等各种相似脉共二十八种：浮（散、芤）、沉（伏、牢）、迟（缓）、数（疾）、滑（动）、涩、虚、实、细（濡、微、短、弱）、洪（大）、弦（紧、革）、代（促、结）。

（一）脉象与主病

1. 浮脉

举之有余，按之不足。主表证，亦可见于阴虚血少、中气不足者，但必浮而无力。

2. 沉脉

举之不足，按之有余。主里证，沉而有力为里实证，沉而无力为里虚证。

3. 迟脉

脉来迟慢，一次呼吸不足四至。主寒证，有力为实寒证，无力为虚寒证。

4. 数脉

脉率快，一次呼吸脉率大于五次。主热证，数而有力为实热，数而无力为虚热。一般说"数则为热"，临床可见虚阳外越而见数脉者，但必数大而无力，即所谓虚数。

5. 滑脉

脉象流利而圆滑如滚珠。主实热、痰饮、食滞。

6. 涩脉

脉往来涩滞不畅如轻刀刮竹。主气滞血瘀、血少或伤精。

7. 虚脉

脉来迟大而软，按之松或隐隐蠕动于指下。主虚证，多见于气血两虚证。有所谓："有力为实，无力为虚脉。"

8. 实脉

举按皆较大而有力。主实证，见于邪正相争，邪气实而正气壅盛尚无虚之证。

9. 细脉

脉来细直如线，软弱无力，但明显应指。主气血两虚，见于虚劳与湿证。

10. 洪脉

脉来洪盛、粗大，去时衰呈"拍拍应指状"。主邪热亢盛，多见于急性热病。

11. 弦脉

脉来端直而长，如按琴弦，按之不移，举之应手。主肝胆疾病与痛证、风证、痰饮证。

12. 代脉、促脉、结脉

代脉脉来缓慢，时有一止，止有定数，歇止时间较长。促脉、结脉均节律不整，时有间歇，止无定数，歇止时间较短，但促脉为数中一止，结脉为迟中一止。

代脉及其相似脉、促脉与结脉即现代医学的心律不齐。代脉大体与室性早搏相似，促、结脉与房性早搏相当。此外，促、结脉与鱼翔脉、虾游、雀啄等败脉相似，亦可见于频发房早或房颤。心电图对各种心律不齐可提供确切诊断。

（二）常见临床兼脉与主病

1. 浮脉兼脉

（1）浮紧脉：主表寒证或风痹疼痛，前者有表寒实证（表实）、表寒虚证（表虚）之别。

（2）浮缓脉：表虚证多见。

（3）浮数脉：表热证多见。

（4）浮滑脉：主风痰或表证夹痰。常见于素体痰盛感受外邪者。

2. 沉脉兼脉

（1）沉迟脉：主里寒证。常见于脾胃阳虚、阴寒凝滞证。

（2）沉缓脉：主脾肾阳虚、水湿潴留证。

（3）沉弦脉：主肝郁气滞成水饮内结。

（4）沉涩脉：主血瘀证。以阳虚、寒凝血瘀多见。

3. 弦脉兼脉

（1）弦紧脉：主寒痛证。多见于寒滞肝脉或肝郁气滞胁痛证。

（2）弦数脉：主肝胆湿热或肝火上炎证。

（3）弦细脉：主肝肾阴虚或血虚肝郁证。

（4）弦滑脉：主肝郁脾虚湿浊化火湿热证。

4. 滑数脉

主痰热、痰火或食积化热证。

5. 洪数脉

主气分热盛，多见于外感热证。

6. 沉细数

主阴虚或血虚有热。

7. 弦细数

主阴虚火旺，肝阳上亢证。

（三）临证经验

中医诊法中，除首观形体神色、目、发及口唇外，看舌切脉是辨证论治的主体。

1. 关于舌诊

（1）常人舌淡红，被薄白苔为有胃气（胃功能）表现。如舌质淡白、胖嫩、有齿痕，苔白或滑腻为阳（气）虚、脾肾阳虚、阴寒内盛、水湿潴留；如舌绛、干（枯）光亮无苔为胃阴虚或（与）肾阴虚表现。

（2）舌苔白、厚、滑腻为脾虚湿浊证；苔黄厚干燥或有芒刺为火（热）证。

（3）舌苔灰、黑是寒证或热证，主看舌之干燥与湿滑。苔灰黑而燥干者多为火（热）证；湿滑或润者多系寒（湿）证。

（4）舌上瘀血斑与舌下络脉情况是中医学诊断血瘀证的重要依据。可以之为主，结合局部青紫、肤表小血丝缕、腹上青筋（腹壁静脉曲线）、血管中斑块、肝脾肿大、腹内坚块以及痛有定处而拒按等其他血瘀证候而准确诊断。

2. 关于脉诊

（1）常人脉系指寸、关、尺三部均有脉搏，不浮不沉，不迟不数，一次呼吸四至，节律整齐，来去从容和缓应指有力。如脉来沉细弱而无力或迟（缓）为虚证，阳虚（脾肾）多见沉迟无力，阴虚多见细数。亦可见于寒证、湿证。

（2）结合左、右之寸、关、尺六部脉各自所主（心、肝、肾、肺、脾、命），脉象虚实（"有力为实、无力为虚"）等情况诊疗疾病。①如六部脉皆细弱无力属气血两虚的虚劳证。②脉来洪数或滑数多为实热证。③肾阳虚，脉来沉细、沉迟以尺脉为最。④肾脉大数或无力，多见于肾虚、相火旺。⑤右寸沉细虚弱，多见于肺气虚。⑥肝郁气滞多见沉弦脉。⑦肾阴虚或肝肾阴虚，脉多细数等。

3. 结合舌诊、脉诊诊断病证

舌诊、脉诊结合为临床通用诊法：①舌胖嫩有齿痕，苔白腻，脉沉细无力可诊断为脾肾阳虚、水湿内停。②舌绛干无苔、舌裂，脉细数证属阴虚内热。③舌淡黯，舌边有紫斑，脉沉涩为气虚血瘀证。④舌红，苔黄燥，脉弦数为肝火上炎。⑤舌红苔黄燥，舌尖、边有芒刺；脉沉实有力或数为阳明腑实证等。

4. 辨证论治之舌诊、脉象与处方用药的关系

（1）方剂使用：①半夏泻心汤适用于舌淡或淡红，苔质黄白相兼、薄或稍厚，脉弦或

滑数者。②理中汤适用于舌淡嫩，苔白润者。③六君子汤适用于舌淡或淡红，苔白或腻，脉滑或沉缓无力者。④六味地黄汤适用于舌红绛，苔少而干，脉细数者。

（2）药物应用：①石膏适用于舌红，苔黄而干燥，脉洪大者。②栀子适用于舌红，苔黄或黄腻，脉数或弦数者。③黄连适用于舌红或暗红或舌尖红，舌淡坚老，苔黄腻或干者，脉象不拘。④黄柏适用于舌红，尺脉大（相火）或数者。⑤藿香适用于舌淡红，苔白厚或腻，脉滑或濡缓者。⑥细辛适用于舌淡嫩，苔白滑，脉细弱者。⑦枳实适用于舌淡红，苔白或腻，脉实或沉实者。⑧川芎适用于舌淡黯（紫），苔薄白有瘀斑、点，脉细者，而不适于脉大，苔厚腻，痰湿及气机上逆者。⑨人参适用于舌淡或淡嫩，苔薄白，脉虚（右关脉弱）者。⑩黄芪适用于舌淡或淡红，苔少，脉虚弱或右寸脉或（与）右关脉沉者等。

5. 脉象变化与脉症从舍

（1）脉象变化：以脉主体而论。有一脉主数证，如滑脉主痰饮、气滞及实热证；也有一种病而见数种脉象者，如慢性胃病可见滑脉，沉弦脉，细数等。以迟脉论，迟脉主寒证，虚证为常态。但随不同病情也会发生变化，①迟脉多主寒证、虚证；但也有主热证者，流行性乙型脑炎等暑温热病，证属阳明，为热壅气遏、隧道不利的热结证，则有时脉失常态出现迟脉。对此，不能以寒论治。②慢性胃病虚寒证，多见苔白或腻，脉沉滑、沉细无力或沉缓无力；但若脾虚，误用寒凉，湿郁痰阻化火，湿遏热伏者则口舌生疮、口苦、口干，苔白厚黄腻，而见数脉（滑数或迟数有力）者。对此种虚（郁）火，不能单以热论治，而应甘温、甘寒并用，结合"火郁发之"综合采取"益气温阳、疏散郁热、苦寒降泄"法治疗多效。③对上热下寒，阴盛于下，逼阳于上的戴阳证亦为数脉而主寒者，不可不辨。

（2）脉症从舍：临床工作中有时遇到脉、症不相符的情况，那么临床诊断治疗时，就有脉证从舍问题，应从真舍假。"真"系指能真实反映疾病本质，"假"系不能反映疾病本质者。①如果脉反映了疾病本质而症是假象时，就应"舍症从脉"给予治疗，例如烦热心苦、口干而脉见沉细微弱者必是虚火，应从脉论治。②如本无发热而脉反见洪数者，则脉为假象而症能反映疾病本质，就应"舍脉从症"进行治疗。

第二节　症、征、证和病的概念与辨证论治

一、症、征、证和病的概念

症（症状）：疾病的临床表现，是疾病反映于外的现象，如头晕、目眩、气喘、咳嗽等。

征（体征）：是医生在诊察患者时发现的迹象、现象，如脉象变化、心脏杂音等。广义的症状可以包括体征，医者在书写记录病历时往往将形体、心脏、肝脾与舌诊、脉象等

情况一起记录。

证：是对疾病过程中当前所处阶段的病位、病因病性以及病势等所作的病理性概括，一般由一组相对固定的、有内在联系的、能揭示疾病某一阶段或某一类型病变本质的症状和体征构成。"证"是中医学的特有概念，是中医学认识和治疗疾病的核心。

病：指疾病，是致病邪气作用于人体，人体正气与之抗争而引起的机体阴阳失调、脏腑组织损伤、生理机能失常或心理活动障碍的一个完整的生命过程。"病"是由"证"体现出来的，反映了发病原因、病理变化的全过程和发生、发展、变化的基本规律。

概言之，"病"是机体发生病理变化的全过程；"证"只是对疾病过程中的某一阶段和某一类型病机的概括；"症"专指病证的临床表现。即一个"病"可有多个"证"，一种"证"可有一组"症"。

二、辨证论治与辨病论治

辨证论治是中医认识疾病和治疗疾病的基本原则，包括辨证和论治两个过程。辨证就是通过四诊八纲、脏腑、病因、病机等中医基础理论对患者表现的症状、体征进行综合分析，辨别为何种"证"。论治就根据辨证的结果，确定相应的治疗方法。中医非常重视"证"的准确性，因为证决定治法，治法决定方药，方药决定疗效，所以辨证论治的确切水平关系到临床疗效。

辨病论治就是辨别是何种疾病，针对疾病的特殊发展演变规律和特殊本质进行治疗，辨证多反映疾病全过程中某一阶段性或类型的阶段性诊断，辨病则较多反应疾病全过程的综合性诊断。西医辨病的方法是运用现代科学理论和方法，通过物理、化学等各方面检查，发现致病因素和患病机体在组织结构、生理、生化、功能等各方面的变化，以及对致病因素的反应状态、病变组织之损害程度等，作出准确诊断并判断预后。辨病论治可以了解微观病因、疾病发展变化的趋势，起到已病防变的作用；还可以帮助了解疾病的预后、病情的轻重，指导治疗，以防出现失治误治。

辨证论治是认识疾病和解决疾病的过程，是理论与实践相结合的体现，是理法方药在临床上的具体运用，是指导中医临床工作的基本原则。中医认为，同一疾病在不同的发展阶段，可以出现不同的证型；而不同的疾病在其发展过程中又可能出现同样的证型。因此在治疗疾病时就可以分别采取"同病异治"或"异病同治"的原则。

三、辨证与辨病相结合，发挥各自特长、优势互补

中医、西医治病各有其特点，二者在疾病预防、诊断、用药、治疗、康复方面各有所长。西医诊病的重点是患者得的什么病，例如慢性肾炎、冠心病等；中医诊疗的特点在于患者的证，例如虚劳、水肿、胸痹、真心痛。辨证与辨病相结合则是既知道得的是什么病，又知道是什么证，这样在治疗上可以选择该病、证的"优化"治疗方案，"适中则中，适西则西，中西医结合治疗效佳者则中西医结合治疗"，可选择有效方法多了，则疗效自然会提高。

　　例如：冠心病心绞痛急性发病（急性心肌梗死）者，须紧急含化硝酸甘油扩张冠状动脉，放心脏支架抢救生命，而对心血瘀阻之胸痹症的慢性心绞痛以及放支架后复发者，应用中医活血化瘀、通阳宣痹、疏通心络之血府逐瘀、瓜蒌薤白白酒汤辨证论治，多获侧支循环建立，病情日益好转之良效。对于慢性乙肝、肝硬化者，本病由于感染乙肝病毒导致，西药虽然能抑制乙肝病毒复制、延缓病情恶化发展，但对乙肝病毒所致之肝硬化、肝纤维化尚无有效治疗药物。中医却大有作为，我们可根据辨证论治理论，肝硬化、肝纤维化患者多有面色晦暗，肝掌，蜘蛛痣及肝脾肿大，舌质紫，有瘀斑、瘀点，从"血瘀证"立论，成功研制出以活血化瘀为主的中药复方"益肝康"治疗慢性肝病及肝纤维化，不仅临床症状改善快、肿大肝脾明显缩小，而且病理上肝纤维化病变得到显著逆转，取得令人满意的临床疗效。对慢性肾炎、肾功能衰竭患者，西医只能换肾或血液透析延长患者生命，而中医辨证温阳补肾、扶正降浊等方法多有良效。研究发现玉米须、黄芪、杜仲、桑寄生等对消除蛋白尿、改善肾功能有良好作用。当前西医除激素及免疫抑制剂外，尚乏有效治疗系统性红斑狼疮方法，中医辨证论治往往获效，本病多为本虚标实，病情活动时多属热毒郁热、阴虚内热，治疗以祛邪为主、兼顾养阴，常可获效。病情后期，多有气血、气阴两虚，肝肾不足证，治疗兼顾脾肾两脏，益气养阴（血），滋补肝肾多有良效。

　　慢性胃病，西医常给予抑酸、促进胃肠功能、助消化等药物治疗，方法单一，疗效不佳，此类患者往往反复不愈，而中医学对本病病因、病机有其独特理论并针对不同症候进行治疗。认为脾（胃）为后天之本（此处脾胃概括了消化系统）、气机升降枢纽，因之治疗脾（胃）病理气为先，气机调畅则病可愈。例如：①胃气不和、心下痞满者，采用半夏泻心汤和胃降逆、开结除痞。②肝胃郁热证者，胃脘痛，有灼热感、嘈杂感，口苦、口干、口臭、口疮，大便干，舌红苔黄厚，脉滑数者，治以清胃泄热，清胃散加减。③胃寒证，脘痛喜热，遇寒加重，口溢清水，便溏，舌淡苔白，脉细弱者，黄芪建中汤加减。④胃热阴虚证，胃痛、口干而渴不欲饮，口苦、五心烦热，舌红少苔，或薄黄苔，脉细数者，治以益胃汤或沙参麦冬汤加减。⑤脾胃虚寒证，除胃寒证外，往往空腹时胃痛，得食而减，喜热喜按，便溏，舌胖，齿痕，苔白，脉弱，则温运脾阳疗效显著。又如寒积（疝）证，表现为脘腹痞痛，若巨大水块于内，呕恶不食，长时不消，日益加重，内镜等检查多无发现，治疗上无法下手。对之使用温下法，重用肉桂、大黄温脾汤加减则可治愈。此外，兼见肝经证候如头晕、口苦、胁痛等症时，属肝脾不和者，用逍遥散，属肝胃不和者则用左金丸、四逆散或柴胡疏肝散加减；脾虚饮停，口泛清水，则用苓桂术甘汤加减，多获良效。考虑慢性胃病患者多合并幽门螺杆菌感染，在西医有效根治幽门螺杆菌感染的基础上，根据辨证和辨病相结合的学术思想，我们研制出中药复方"胃忧愈"治疗慢性胃病，不仅幽门螺杆菌根除率高，而且胃黏膜病变愈合质量高，复发率低，萎缩性病变也有明显恢复，显著优于单纯中药组或西药组。因此，创建衷中笃西，集中西两医精粹、完善"中国医学"体系为吾人重要任务。

（崔东来、孙玉凤、姚希贤）

第三节　同病异治，异病同治

辨证论治是中医学基本特点之一，亦是中医学基本治疗原则，而"同病异治""异病同治"是在此理论基础之上衍生出来的中医基本治疗法则，亦是中医辨证论治理论的具体体现。

"同病异治""异病同治"理论属于中医辨证学内容，其源于《素问·五常政大论》："西北之气，散而寒之，东南之气，收而温之，所谓同病异治也。"意为同为外感病，西北方天气寒冷，病患多外寒而内热，治疗宜发散外寒、清解内热；东南方天气温热，病患多阳气外泄，寒从内生，故治疗宜收敛阳气、温其内寒。同种疾病，因地理环境及气候不同，则治法各异，此即"同病异治"。

所谓"同病异治"，是指同一种疾病可以采取不同的方法来治疗，即同一疾病，因时、因地、因人不同，或由于病情进展、病机变化，或者治疗过程中正邪消长等变化，会表现为不同的证候，即"同病异证"。例如同为慢性胃炎，但其表现证候有异，常见类型有脾胃虚寒、肝胃不和、胃热阴虚等；治法有异，分别采用益气健脾、温中和胃（香砂六君子汤加减）、疏肝理气、和胃止痛（四逆散或柴胡疏肝散加减）等不同方法（药）治疗。此外，中国中医药学会标准诊疗全国管理办认为以"同病异治"而言，大致还有以下几种因素会决定了同一种疾病是否需要"异治"。

一、病因不同，治法各异

同为感冒，由于感受的病因不同，其治法则异。如感受风寒者，治以辛温解表法；感受风热者，治以辛凉解肌法；感受暑湿者，治以祛暑解表化湿法。

二、病位不同，治法各异

同一疾病，由于病邪侵犯人体的部位各异，治法也有所不同。如痰饮病，饮邪入胃，留积于肠胃，证见脘腹胀满而痛，叩之振振有声，则当治以攻下逐饮之法；若水饮因风寒外束溢于四肢，证见四肢沉重微肿，关节疼痛者，治以发汗解表化饮法；若饮停心下，清阳不升、浊阴不降而见头晕目眩，泛恶欲吐，胸胁支满者，当治以温中化饮法，等等。

三、病程不同，治法各异

所谓病程，包括疾病发展的各个阶段以及时间的长短。如在外感温病有卫、气、营、血的病变阶段，治法亦随之而有透表、清气、清营、凉血的不同；又如对痢疾来说，初起可有湿热、寒湿、疫毒等证，治疗多从清热导滞、温化寒湿、清热解毒等法入手；久痢不愈，转为慢性痢疾，则多以健脾为主，分别佐以导滞化积、温中散寒、补肾固涩、坚阴泄热等法。

四、体质不同，治法各异

病虽相同，由于禀赋体质有别，治法也因此有所不同。以感冒为例，体质强壮者略服辛温、辛凉解表的药物即可缓解，虚弱者则须扶正解表方能奏效。同是虚人外感，气虚体质者当治以益气解表法；血虚体质者又宜养血解表法；阳虚体质者应助阳以解表；阴虚体质者则宜于滋阴解表法。体内有痰湿者，又须佐以化痰祛湿；兼有伤食者，则佐以消导去积；气郁者，佐以理气；衄血者，又须和血，等等。

体质不同，"证"多有异，在疾病的传变过程中，"证"往往随体质类型的不同而变化。如在伤寒病中，阳气偏盛者多为三阳经病，即使寒邪直中三阴，亦多从热化；阴气偏盛者，病多直入三阴，证从寒化。因此，同病异治与异病同治从某种意义上说同体质的关系最为密切。

五、时令不同，治法亦异

春暖、夏热、秋凉、冬寒，一年四季的气候嬗变对疾病的治疗也有很大的影响，这是因为中医认为人与天地相应，自然界的气候变化及其作用特点都直接与人体的生理、病理息息相关。在《内经》的七篇大论里，即以"运气学说"专门探讨了这些现代属于时间生物学范畴的问题。金元医家李东垣特别提倡"春宜吐、夏宜汗、秋宜下、冬宜固密"的治疗大法，并据以制定了有关治疗方药。临床治疗哮喘患者，在冬季多因寒凉而诱发，用辛温解表、降逆平喘之法即可获效；开春以后，时令转暖，再用辛温法有时就难以建功，改用辛凉甘寒清肺之法，病情又能缓解，即是佐证。此外，还有地理环境、习俗、年龄等许多因素的影响，均可使同样的疾病而有各种不同的治疗方法。

而"异病同治"则恰恰相反，指不同的疾病，因各种原因，在其发展过程中出现了相同的病机，表现出相同的证候，即"异病同证"，则可以应用相同的方法进行治疗，例如久痢脱肛、胃下垂、肾下垂、子宫脱垂等病，如果辨证均属"中气下陷"者，皆可同用升提中气的方法来治疗，常用代表方剂是补中益气汤。

由此可见，中医治病的法则，关键在于辨识疾病有无共同的病机证候，同病可以异治，而异病也可以同治，只要病机证候相同，即可采用相同的治疗法则，实际上属于"同证同治"，此恰恰体现了中医学辨证论治的精髓。

（孙玉凤）

第三章　内科疾病的西医检查方法

第一节　放射及磁共振成像检查

随着射线、光电、声电及电子计算机技术的临床应用，以及血管造影、导管造影及介入技术的进一步发展，使疾病诊断的准确率明显提高。

一、胸、肺部

胸、肺部 X 线检查是最基本的肺部疾病检查手段，不仅可以发现肺部病变，还在判定病变范围、分布、性质、程度以及观察治疗效果等方面均有较好的诊断价值。

（一）胸部透视

胸部透视简称胸透，为常用 X 线检查方法。它是利用 X 线具有穿透性、荧光性和摄影效应的特性，使胸部器官在荧屏上形成影像，为胸部检查的优先选择。胸透主要用于肺部、心脏、肋骨及胸膜疾病的初步诊断。透视的最大优点是可以观察器官的运动和功能。不足之处在于，影像不如摄影清晰，普通荧光屏图像不能保留，具有 X 线辐射，对幼儿、青少年和孕妇不能作为常规检查项目。

（二）胸片

X 射线穿过胸部，投影在胶片上形成胸片，根据不同检查目的有后前位、侧位、前弓位等体位。相对于胸透，胸片影像清晰，对比度较好，适用于细微病变和厚密部位的观察，能留有永久性记录，供复查时对比使用。

胸片除了肺组织病变外，还可以检查纵隔、胸膜及胸廓病变。慢性支气管炎可见肺纹理增粗、紊乱；大叶性肺炎可见大片状密度均匀增高影；支气管扩张可见左下肺蜂窝样囊状扩张影；肺癌表现为边缘呈毛刺样的团块影；肺结核表现为肺上部的浸润、增殖和干酪样病变；以及气胸、胸腔积液等特征性表现。

（三）X 线造影

支气管造影即将造影剂（如 40%碘化油）注入气管、支气管分支，并行摄片检查，常用于诊断支气管病变，例如支气管扩张的特征性影像改变为蜂窝状支气管扩张，气管内肿瘤可见支气管不规则充盈缺损。

肺动脉造影是通过穿刺外周静脉，应用造影导管经下腔静脉选择性的插入至左右肺动脉主干，注入造影剂使肺动脉显影，了解肺血管病变的部位性质等，主要是用于诊断急性肺栓塞、肺动脉瘤、肺动静脉瘘等，肺动脉造影是诊断急性肺栓塞的金标准。

（四）胸部 CT

CT 已成为胸部疾病的常规检查方法，特别是近年来螺旋 CT 及高分辨薄层 CT 技术的发展使胸部疾病的影像学观察更为准确。螺旋 CT（Spiral CT）在 1989 年首先应用于胸部，扫描时间短，一次屏气便可完成整个胸部的扫描，逐渐取代常规的 CT 检查。螺旋 CT 不再局限于传统胸部的横断面图像，可做冠状、矢状、斜面的重建图像，以及纵隔大血管肺血管三维图像、支气管的三维图像等。高分辨率 CT 能进行 1~3mm 薄层扫描及高矩阵重组，其有效空间分辨率达到 0.1mm，能详细显示正常肺解剖和细微病理改变。

肺 CT 的六大常见征象：①渗出性病变，见于细菌性肺炎、病毒性肺炎、真菌性肺炎、浸润型肺结核、肺水肿等。②毛玻璃影，见于病毒性肺炎、间质性肺炎、肺间质纤维化、过敏性肺炎、肺结核等。③纤维化病变，见于陈旧性肺结核、纤维空洞型肺结核、间质性肺炎、肺间质纤维化、尘肺、放射性肺炎等。④结节或团块阴影，直径<2mm 为粟粒，直径 3~30mm 称之为结节，病灶直径>30mm 称之为团块，>50mm 为巨大团块，粟粒多见于急性血行播散性肺结核和肺转移瘤。大小不同的结节或肿块可能为炎性结节、结核球、肉芽肿类病变、肿瘤等。⑤空洞性病变，肺脓肿呈厚壁空洞，空洞内可见液平，外缘模糊；癌性空洞时洞壁厚薄不均，近肺门侧较厚，且可见壁结节凸向腔内；无壁空洞多为干酪性肺结核等。⑥钙化，见于结核感染治愈后、肺组织胞浆菌病治愈后、支气管结石、矽肺、血管壁钙化等。

二、心脏

（一）心脏平片

胸部 X 线平片除肺部疾病外，也是心血管疾病基本的诊断方法，可协助判断心脏及各房室腔大小及轮廓改变，同时了解主动脉与肺循环状态，如肺动脉充血或肺淤血。计波摄影有助于心包病变和动脉瘤的诊断。对于先天性心脏病，如房间隔缺损、室间隔缺损、动脉导管未闭、肺动脉瓣狭窄、法鲁氏四联症等疾病，结合临床体征，基本可做出诊断。通过 X 线胸片可观察到急性左心衰所致的肺水肿变化。但心脏平片对冠心病、肥厚型心肌病以及血管疾病价值意义不大。

（二）心血管造影

心血管造影是一种介入检测方法，通过注入造影剂，来了解心脏内部结构以及血管走行、狭窄情况。数字减影血管造影（digital substraction angiography，DSA）是在传统血管造影基础上，利用计算机处理数字化的影像信息，以消除骨骼和软组织影响，使血管清晰显示的技术。现已经广泛应用于临床并取代了老一代的非减影的血管造影方法，能充分显示先天性复杂畸形和各种血管性疾病，特别是冠心病，结合血流动力学测定，是诊断的"金标准"，比冠脉 CT 准确、可靠。由于是动态的影像，除了可以评价冠脉狭窄部位和程度外，还可以观察冠脉狭窄对血流的影响。

（三）心脏 CT

随着多排螺旋 CT（MDCT）的迅速发展，对心血管疾病的诊断价值逐渐提高，如心绞痛、肺动脉血栓、主动脉夹层等病变的诊断。近来利用后处理重建技术，借助自动血管分析软件可更清楚显示冠状动脉结构，包括三维显示技术，即最大密度投影（MIP）和容积再现技术（VR）；二维显示技术，即曲面重组（CPR）和多层面重组（MPR）等。

冠状动脉 CT 血管造影（简称冠脉 CTA），是经静脉注射造影剂后，利用螺旋 CT（64 排或以上）扫描，再经过计算机处理重建得出的心脏冠状动脉成像的一种检查方法，可以筛查冠状动脉狭窄部位、程度或钙化等。

冠脉 CTA 与冠脉造影都是观察冠脉解剖的重要手段，那么什么时候应该做冠脉 CTA，什么时候应该直接进行冠脉造影？如果单纯临床评估无法除外冠心病，但冠心病可能性不是特别高、既往没有冠心病病史的患者，冠脉 CTA 更适合，主要用于排除冠脉是否存在狭窄。对于冠心病可能性较高、左室功能不全怀疑与心肌缺血相关的患者，冠脉造影更加适合，可以同时行血流储备分数（FFR）测定及介入治疗。当患者有胸痛症状，除怀疑冠心病外，还不能除外肺栓塞或主动脉病变时，CT 更适合明确诊断。

（四）磁共振成像

磁共振成像（MRI）扫描可用于反映心脏形态、功能、血管造影、心肌灌注等方面。

1. 心血管解剖结构

MRI 自旋回波序列，结合其大视野和任意层面扫描等特点能全面显示心脏房室大小、室壁厚度、血管壁结构以及房室和大血管连接关系等。

2. 心血管功能

MRI 扫描技术能够动态的观察心脏收缩和舒张运动，能够克服 X 线心血管造影所致的结构重叠以及超声的声窗和视野限制，反映心脏功能参数的改变，包括 EF 值、心排血量、心室收缩和舒张末容积、心脏指数等。

3. 磁共振血管造影（MRA）

目前已作为主动脉夹层、主动脉瘤以及动脉狭窄和阻塞的一线诊断方法和随访手段。

4. 心肌灌注磁共振

心肌灌注磁共振延迟强化识别瘢痕组织的能力已广泛应用于临床，以此鉴别心肌梗死部位，区分心内膜下心肌梗死与透壁性心肌梗死。另外对肥厚型心肌病、心内膜心肌纤维化、淀粉样变、心包炎等也具有一定的诊断和鉴别诊断价值。

三、腹部

（一）X 线平片及透视检查

1. X 线平片

腹部 X 线平片为最基本的 X 线检查技术。通过腹部 X 线平片可观察到腹腔内的钙化灶、不透 X 线的异物、结石、游离气体、肠管扩张及液体潴留。肠梗阻时，可见肠管扩张和气液平面，可根据形态、位置判定肠梗阻的部位。立位腹部平片，可清楚显示膈下游离气体，作出消化道穿孔的诊断。另外对不透 X 线的胆囊、胆道和输尿管结石，也可通过腹部 X 线平片作出诊断。

2. 消化道造影

消化道包括食管、胃、小肠及结直肠，均由软组织组成，由于缺乏自然对比，需要通过应用造影剂（如硫酸钡、泛影葡胺等）充盈胃肠道，来动态显示消化道病变的位置、形态和功能改变，即消化道造影检查。为了更清楚观察病变，可行气钡双重造影检查，即口服硫酸钡后，再通过胃管注入适量的空气或产泡剂，由于钡剂不能透过 X 线，而空气对 X 线通过良好，在荧光屏或 X 片上就可显示气钡双重对比图像。由于有辐射，妊娠妇女禁行造影检查。

上消化道造影：最常用，即通常所说的钡餐造影，患者通过口服硫酸钡造影剂，在 X 线照射下显示食管、胃和十二指肠的检查方法，用于食管癌、胃癌、消化性溃疡、食管裂孔疝、食管胃静脉曲张、胃扭转等上消化道疾病的诊断。

小肠造影：小肠包括空肠和回肠，全长 3~5 米，通过口服或置管法将钡剂引入小肠，观察小肠狭窄、扩张、蠕动等情况，可以作为小肠疾病的初步筛查手段。对肠梗阻患者属于禁忌，不可使用。

钡灌肠造影：是从肛门注入稀释钡剂，然后再打入少量气体，使得直肠、全部结肠及盲肠显影，用于大肠各种良恶性肿瘤、息肉、炎症、结核、便秘等诊断与鉴别诊断。钡灌肠检查之前需要清洁肠道。

（二）介入性放射造影检查

1. 肝动脉造影

肝动脉造影是经皮肤穿刺动脉，使导管进入肝动脉内，注射造影剂后用 X 线摄片观察。肝动脉造影是最敏感诊断肝癌的方法，通常可以发现直径约 1cm 的肝癌，甚至可以发现直径为 0.5cm 肝癌。肝癌确定诊断后，可通过肝动脉途径进行肝癌的肝动脉灌注化疗栓塞介入治疗（TACE）。

2. 肠系膜上下动脉造影

对于无明显原因的消化道出血，可紧急行选择性肠系膜上下动脉造影检查，检查中根据造影剂进入肠道情况，判断出血部位。肠系膜上动脉造影适用于小肠、胰头或右半结肠，肠系膜下动脉造影适用于左半结肠或直肠的肿瘤、血管畸形、血栓形成、动脉狭窄或闭塞等。另外，经导管可以进行血管栓塞等介入治疗，特别是消化道出血的止血治疗。

3. 经颈静脉肝内门腔静脉分流术（TIPS）

TIPS 是将导管经颈静脉到达肝静脉，通过穿刺在肝实质内建立肝静脉与门静脉之间通路并放置金属支架，建立人工分流通道，是治疗肝硬化门脉高压出血、顽固性腹水的有效方法。由于聚四氟乙烯覆膜支架的改进以及穿刺技术的提高，TIPS 术后肝性脑病、支架堵塞等不良事件的发生率明显降低，近年来该技术的应用日益增加和完善。

4. 消化道肿瘤的介入治疗

采用经皮血管穿刺技术，适用于中晚期消化系统恶性肿瘤，成为肿瘤综合治疗的有效手段之一。采用介入动脉插管技术，将导管插至肿瘤供血动脉内，将高浓度的化疗药物注入肿瘤内部，使药物与肿瘤细胞充分接触，以杀死癌细胞、提高生存质量，在胃癌、结直肠癌和胰腺癌的综合治疗中可发挥一定的作用。

5. 经内镜逆行性胰胆管造影术（ERCP）

ERCP 技术是将十二指肠镜插至十二指肠降部，从活检管道内插入造影导管至十二指肠乳头开口部，注入造影剂后进行 X 线摄片显示胰胆管结构的技术，用于诊断胆总管结石、胆道良（恶）性梗阻、胰腺占位等胰胆系统疾病。近年来随着影像技术的进步，磁共振胰胆管造影（MRCP）因其无创、无 X 线辐射等优点已取代诊断性 ERCP，目前 ERCP 技术主要用于胰胆疾病的治疗，包括内镜下放置鼻胆引流管（ENBD）、胆管结石取石术、胆管胰管金属或塑料支架引流术等微创技术。

（三）电子计算机 X 线体层扫描（CT）

CT 是根据人体不同组织对 X 线吸收率的不同，得到不同的 X 线数据，然后经过电子计算机处理后，获得的断面或立体图像，现广泛应用于临床。腹部 CT 检查主要用于肝、胆、胰、脾、腹膜腔及腹膜后间隙等疾病的诊断，尤其是腹腔实质脏器的占位性病变。对胃肠病变向腔外侵犯以及邻近和远处转移等，也有较大的诊断价值。对于消化道腔内的病变，由于受到气体和内容物的影响，常需要结合 X 造影或内镜检查。

1. CT 扫描方法

随着 CT 技术的提高，其清晰度、应用范围逐渐增加。包括以下 3 类。

（1）CT 平扫：常规平扫，不加用任何造影剂的检查方法，层厚 5~10mm，用于常规检查和体检。CT 薄层扫描，层厚小于 5mm，甚至小至 1mm，其优点是减少部分容积效应，更真实反映脏器内部密度和病变情况。

（2）强化 CT：即 CT 增强扫描，指经静脉给予碘造影剂后再行扫描，由于血管分布或血流快慢不同，含碘造影剂在病变组织内停滞、积蓄而强化，使得病变组织与邻近正常组织间的密度差增加，从而提高病变显示率。常用的造影剂有两种：水溶性离子造影剂（如60%~76%的泛影葡胺）和非离子型造影剂（如碘海醇、碘普罗胺等）。为明确病变的性质，常常需要进行腹部强化 CT 检查，如肝硬化门脉高压、肝癌、肝血管瘤、胆管病变、胰腺占位及腹腔肿块等。

（3）螺旋 CT：它是利用滑环技术，球管围绕机架连续旋转曝光，采集的数据是一个连续的螺旋形空间内的容积数据，实现了由二维解剖结构图像向三维解剖结构图像的飞跃。螺旋 CT 可分为常规螺旋 CT 和多层面螺旋 CT，可大大提高微小病变的分辨率以及诊断水平。

2. 常见腹腔脏器 CT 诊断

（1）肝脏：肝脏受肝动脉和门静脉的双重血液供应。通过平扫可反映在密度、大小、外形及轮廓上的变化，例如脂肪肝是密度明显减低。而多数肝脏病变则需要肝脏 CT 增强扫描，包括动脉期、门脉期、平衡期的动态观察。在肝硬化门脉高压时，可通过扫描了解侧支循环开放情况。对肝脏占位病变，可依据病变程度、肿瘤血供来源等诊断，对原发性肝癌和其他肝血管瘤、肝囊肿以及炎性病变具有较好的鉴别诊断价值。

（2）胆囊与胆道：CT 对胆囊病变有较好的诊断价值，胆囊结石一般显示为胆囊内大小、形态不一的高密度影，胆囊结石常伴发胆囊炎。胆囊癌表现为胆囊增大，囊壁的不均匀增厚和密度不均，增强扫描显示持续或延迟强化。胆道梗阻性病变可显示肝内胆管、肝总管和胆总管扩张，跟踪扩张的胆管可以确定狭窄、梗阻的部位，梗阻的病因多为肿瘤、结石和炎症，对黄疸有很高的鉴别诊断价值。CT 对胆总管远端病变的诊断价值远远高于 B 超。

（3）胰腺：胰腺病变的检查方法种类很多，但常规 CT 扫描和动态增强扫描仍是目前诊断胰腺疾病的重要方法，准确率可达 75% 以上。由于胰腺是腹膜后位器官，胰腺形态的个体差异较大，早期胰腺疾病的临床症状又不典型，特别是对胰腺占位性病变的 CT 诊断，需要排除自身免疫性胰腺炎（AIP），有时需要依靠血清学（例如 CA199 和 IgG4 等）和胰腺穿刺病理学才能确诊。

（4）脾：在 CT 上可以清晰显示脾大小及密度的异常，以资鉴别脾脏占位、梗死及炎性病变。

（5）胃肠道：腹部 CT 检查可了解是否存在肠梗阻、肠穿孔、肠道扭转、腹腔积液等异常病变。探查胃肠道恶性肿瘤的局部或远处转移以及胃肠道病变的侵犯范围，尤其向胃肠壁外侵犯的情况，有助于疾病的分期及治疗方案的制定。CT 小肠造影是通过口服阴性对比剂和静脉注射碘对比剂，应用螺旋 CT 三维后处理技术获得多平面重组、血管成像等图像，能使小肠肠壁、黏膜、肠腔、肠周和肠系膜血管显示更加清楚，现已成为小肠疾病的主要检查手段。

（四）磁共振成像检查（MRI）

磁共振成像是利用氢原子核在磁场内共振所产生的信号经重建成像的一种影像技术。利用磁场及其梯度、射频脉冲，通过计算记录人体内不同器官和组织中的水分含量与分布，以图像形式显示人体各组织器官的解剖结构及其病变的病理生理进程。另外，MRI 对人体无 X 线辐射损害。

MRI 在肝脏疾病方面有许多优势，如肝脏恶性肿瘤（包括肝细胞癌、胆管细胞癌和肝转移瘤）的分期与诊断，肝脏肿瘤与肝硬化再生结节的鉴别，以及肝脏肿瘤对血管侵犯的探查等方面优于 CT。MRI 对肝囊肿、血管瘤和肝脓肿等含液体的病变较敏感。另外 MRI 可观察局限或弥漫性肝脂肪变性，以及血色病时肝脏过量的铁沉积等。

由于 MRI 设备硬件和软件技术的进步，磁共振图像的采集摆脱了肠蠕动或呼吸运动引起的伪影干扰，MRI 越来越多地被应用于胰胆管系统、肠道空腔脏器和腹部血管成像。检查时往往需要静脉注射对比剂进行强化 MRI 检查。

磁共振胰胆管造影（MRCP），不需注射造影剂即可清晰显示胆管的走形、扩张和狭窄，与经内镜逆行性胰胆管造影术（ERCP）有相同的准确性，MRCP 现已代替 ERCP 成为胆胰管系统疾病的无创性诊断方法，用于胆管和胰腺良恶性疾病的诊断。磁共振小肠造影，小肠插管注入对比剂后行 MRI 检查，可更敏感地观察肠壁增厚及肠道外的病理改变，对诊断克罗恩病和肠壁向外生长的肿瘤有独特的优势。

（五）放射性核素检查

放射性核素扫描，将放射性核素（如 ^{198}Au、^{131}I、^{99m}Tc）及其药物注入体内后，通过应用体外探测仪搜集体内放射性分布的显像技术。具体为静脉注射上述放射性核素，其很快地聚集到肝脏被肝细胞所摄取，然后随胆汁经胆道排泄入肠内，通过测定和记录药物所到部位和放射性核素发出的射线，可清晰地显示肝脏、胆总管和胆囊的形态轮廓，然后再根据扫描图像进行分析，做出肝脏和胆道疾病的诊断。

单光子发射型计算机断层扫描仪（ECT），是在核素扫描的基础上发展而来，将放射性药物注入人体，经代谢后在脏器内、病变部位和正常组织之间形成放射性浓度差异，将探测到的这些差异，通过计算机处理后再成像。ECT 成像是一种具有较高特异性的功能显像和分子显像，除显示结构外，还可提供脏器与病变组织的功能信息。

正电子发射计算机断层显像（PET-CT），将 PET 与螺旋 CT 完美融为一体，由 PET 提供病灶的功能与代谢等分子信息，由 CT 提供病灶的精确解剖定位，一次显像可获得全身各方位的断层图像，具有灵敏、准确、特异及定位精确等特点，可一目了然的了解全身整体状况，达到早期发现病灶和诊断疾病的目的。

另外，对于消化内镜不能到达的小肠间歇性出血或无明显原因的胃肠道出血，核素显像也可作为一种无创、安全、有效的检查方法。在胃肠功能测定方面，核素示踪技术具有独特的优势，如胃排空功能测定、小肠通过功能测定、结肠通过功能测定等。

（冯志杰）

第二节　B 型超声检查

消化系统疾病主要应用超声显像诊断法即 B 型超声诊断法。本法直观，检出率高，对患者基本无伤害，而且应用范围广泛，尤其对肝、胆、胰疾病的检查现已列为首选方法，对胃癌与胃肠道某些病变的诊断亦可提供极为可靠的信息。其次为脉冲多普勒和彩色多普勒在消化系统疾病中的应用，近年来日益增多。

一、肝脏疾病的诊断

1. 肝囊肿

肝内见单个或多个近圆形液性暗区，与周围肝组织分界清楚，边缘整齐、光滑，囊内呈无回声液性暗区，多为单房性。横、纵切面皆呈圆形或椭圆形。多可检出 0.5~1.0cm 直径大小的囊性肿物。

2. 多囊肝

肝脏多普遍增大，重者形态失常，局部可有隆起；肝内可见大小不等、近圆形、薄壁的回声暗区，有的相互连通，重者几乎看不到囊间的正常组织。囊内出血时，液性暗区中可见点状弱回声。常于脾、肾内见到有类似囊肿。

3. 肝包虫病

包虫病（棘球蚴病）肝脏径值可增大。包囊型：在肝内可见圆形或椭圆形液性暗区，单个或多个，孤立存在，与周围肝实质分界清楚。滤泡型：在肝内呈局部回声增强，实质结节状，边界不规则，可见较强的包膜回声，周边有细线状声晕。单个囊肿可呈单囊、多囊或在囊内有大小不等的圆形环状或活动的点状（子囊、孙囊）回声。

4. 肝脓肿

肝组织坏死液化不完全期，病变区近圆形，边界较清楚，可见回声较强的周壁。阿米巴肝脓肿时，内壁可有向腔内延伸，呈条带状的未完全坏死液化组织回声。细菌性肝脓肿，腔内回声不均，呈点、片状，与暗区相间杂。完全液化期，脓肿呈圆形或椭圆形，边界清楚，脓肿内完全呈无回声液性暗区。

5. 肝血管瘤

绝大多数为海绵状血管瘤。瘤体为圆形或分叶状不规则形，呈单个较大团块，边界清晰，内部回声强弱不等，可见明亮、条索状管道结构与小蜂窝状暗区相间杂，后方可伴有声影。

6. 肝癌

肝脏径值可增大，癌肿在肝内近圆形（有不规则形），为强、中、弱或混合性回声反射，肝内管道结构可因受压而变细或弯曲绕行，癌肿向血管内转移的瘤栓声影，可见较强团块回声，癌肿周边可见环形声晕包绕。B 型超声可检出直径 1cm 左右的癌结节。

7. 肝炎、肝硬化、急性肝炎

急性肝炎时肝脏径线增大，肝实质回声减低；慢性肝炎回声增强、增粗、致密、均匀或欠均匀；肝硬化时肝脏径值缩小，肝脏失去正常形态，肝表面高低不平，肝内回声增多、变粗、增强，常有结节感，网状增强回声。伴门脉高压时可见脾大（厚度>4cm），门静脉主干扩张，可达 2cm 以上（正常小于 1.2cm）。

8. 脂肪肝

B 型超声为当前的首选诊断方法。肝径值轻或中度增大，肝内回声增强，多呈致密、均匀点状回声，后方有明显回声衰减，肝内管状结构变细或难以显示。

二、胆系疾病的诊断

1. 急性胆囊炎

胆囊多肿大，轮廓不光滑，囊壁均匀增厚，黏膜、浆膜严重水肿时，胆囊壁呈双层双圆形。

2. 慢性胆囊炎

胆囊形态、大小、轮廓可无改变，但囊壁增厚、毛糙，回声增强，可见结石强回声影。

3. 结石病

于胆囊、胆管内可见结石之强回声团块、斑点及后方的声影。

4. 胆道蛔虫症

可见胆囊、胆管内虫体表现。

5. 胆囊癌、胆管癌

有自囊壁、管壁向内突入的不规则形实质影，弱或中等强度回声，表面高低不平，或呈实质性团块。

三、胰腺疾病的诊断

1. 急性胰腺炎

胰腺增大，或胰头、胰尾局限性增大、增厚，失去正常形态，水肿明显者，可见后壁回声增强。一般表现为内部回声减低，回声稀少，呈弥漫性散在分布的弱点状反射，甚而呈透声性暗区。

2. 慢性胰腺炎

胰腺轻度或局限性增大，轮廓不清，内部回声普遍增强，不规则，不均匀。局部有回声暗区表示有囊肿形成，暗区内可有坏死组织形成的点片状强回声。

3. 胰腺癌

胰腺失去正常形态，厚度增加。如癌肿可见局部突起肿大；胰腺轮廓多不规则，四周向外突起或呈分叶状，并可见蟹足样浸润周围组织，多表现为回声减弱，内部杂乱不均，肿瘤后方多呈实质性回声衰减。

四、其他

B 型超声对胃肠疾病包括胃癌、胃石症、肠道肿瘤、蛔虫病等诊断均有一定帮助。

第三节　超声心动图检查

超声心动图是指应用超声测距原理将脉冲超声波透过胸壁、软组织测量其下各心壁、心室及瓣膜等结构的周期性活动，在显示器上显示为各结构相应的活动和时间之间的关系曲线，用记录仪记录这些曲线，即为超声心动图。它是利用超声的物理学特性检查心脏和大血管的解剖结构及功能状态的一种首选无创性技术。

一、种类

超声心动图包括 M 型超声心动图、二维超声心动图、造影超声心动图、多普勒超声心动图、脉冲多普勒超声心动图、连续波多普勒超声心动图、彩色多普勒血流显像等。

二、临床应用

依类型而划分，有以下的应用。

1. 心脏和大血管结构

M 型超声心动图和二维超声心动图可实时观察心脏和大血管结构，对心包积液、心肌病、先天性心脏病、各种心瓣膜病、急性心肌梗死的并发症（如室间隔穿孔、乳头肌断裂、室壁瘤、假性室壁瘤）及心腔内附壁血栓形成等有重要诊断价值。对心脏肿物、冠心病、心包疾患、高血压性心脏病、肺心病等大血管疾患也有辅助诊断及随访的价值。

2. 血流速度和血流类型

多普勒超声可探测血流速度和血流类型，因而对有分流和返流的心血管疾病诊断帮助很大，可进行定量或半定量分析，与 M 型和二维超声心动图相结合益处更大，还能较准确地提供左室收缩和舒张功能的定量数据。

3. 三维重建超声心动

三维重建超声心动可提供心脏的定量分析和更清晰的立体结构。各种负荷超声心动图可提高超声心动图对冠心病的诊断价值，其诊断冠心病的敏感性和特异性优于心电图运动试验。

4. 经食管超声

经食管超声是经胸超声心动图的一种补充，主要应用范围有：确定栓子的来源，特别是对经胸超声不能获得满意图像时，以及左心耳部血栓、感染性心内膜炎、主动脉夹层、术中监测等。

5. 血管内超声

血管内超声主要应用于冠脉内，使用顶端装有超声探头的直径 1.1~1.8mm 的导管，将其放置到冠脉病变部位可更好地观察病变外形，且可根据回声特性判断病变构成，这一点优于冠脉造影。还可用它观察经皮腔内冠状动脉成形术（PTCA）后冠脉的结构变化。

6. 评估局部心肌灌注

造影超声心动图系将造影剂注入冠脉，进入心肌后，通过显像可以判断冠脉狭窄部位及程度，协助定量诊断发绀型先天性心脏病、房间隔缺损、室间隔缺损、瓣膜关闭不全等疾病。

附　颈动脉检查

颈动脉检查主要用来评估颈部血管斑块情况，颈动脉斑块是颈动脉、椎动脉颅外段、锁骨下动脉和头臂动脉等颈部血管动脉粥样硬化的具体表现，好发于颈总动脉分叉处。起始多无明显症状，颈动脉严重狭窄时可伴有头晕、头痛、晕厥等非特异症状。目前吸烟、高血压、高血脂、糖尿病、肥胖等是颈动脉粥样硬化的危险因素。

1. 多普勒超声

系目前首选的无创性颈动脉检查手段，广泛应用于颈动脉硬化病变的筛查及随访。不仅可以显示斑块的部位和大小、管腔狭窄的部位和严重程度，还能进行血流动力学测定，并可对斑块进行形态学评价。彩色多普勒超声通过检测颈动脉内膜中层厚度（IMT）来确定是否有动脉粥样硬化斑块形成。正常 IMT 应小于 1.0mm，IMT 在 1.0~1.2mm 间为内膜增厚，大于 1.2mm 为斑块形成。

2. 经颅多普勒超声（TCD）

系另一项无创检查手段，可显示颅内、外动脉的狭窄部位、严重程度、血流速度、血流方向及是否有侧支循环开放等，经常与多普勒超声联合应用于颈动脉狭窄的诊断及术后评估。

3. CT 血管造影（CTA）

CTA 对颈动脉狭窄的判断准确性高于多普勒超声，但对斑块的形态学显示欠佳，目前广泛应用于狭窄的诊断，可作为术前诊断和制定治疗方案的重要依据。

4. 核磁血管造影（MRA）

可清晰显示颈动脉及其分支的三维形态和结构，并重建颅内动脉影像，对狭窄程度较重的病变判断敏感性高，但价格相对较高，体内有金属植入物（如金属假牙、起搏器或金属假体等）者禁行此检查。

5. 数字减影血管造影（DSA）

DSA 是诊断颈动脉狭窄的金标准，可详细评价病变的部位、范围、严重程度以及侧支循环形成情况，但因属有创操作、价格昂贵、风险较高，临床上很少单纯用于诊断性检查。

第四节　24 小时动态心电图

24 小时动态心电图是一种在活动和安静状态下，长时间连续记录并编集分析人体心脏心电图变化状况的检查。该项检查技术首先由美国学者 Norman J. Holter 发明，并于 20 世纪 60 年代初期应用于临床，因而又被称为 Holter 检测。动态心电图具有常规心电图等其他检查不能替代的作用和价值，能检出各类心律失常以及患者在 24h 内各状态下所出现的有症状或无症状性心肌缺血，故现已成为临床上广泛使用的无创性心血管病检查和诊断方法之一。

一、仪器的基本结构

动态心电图仪主要由记录系统和回放系统组成。

1. 记录系统

包括导联线和记录器。导联线一端与固定在受检者身上的电极相连，另一端与记录器连接。记录器常采用数字固态式记录器。其佩戴在受检者身上，可连续记录和储存心电信号。

2. 回放分析系统

主要由计算机系统和心电分析软件组成。回放系统可自动地将数字固态记录器记录到的心电信号进行分析，经分析人员通过人机对话方式对计算机分析的心电图资料进行检查、判定、修改和编辑，打印出异常心电图图例及有关的数据和图表，作出诊断报告。

二、导联系统

目前多采用双极导联，电极一般均固定在躯体胸部。导联的选择需根据不同的检测目的而定。

三、临床应用范围

1. 协助判断间歇出现的症状是否为心源性，如胸闷、心悸、眩晕、黑蒙或晕厥。

2. 了解心律失常的起源、持续时间、频率、发生与终止规律，可与临床症状、日常活动同步分析其相互关系，对心律失常进行定性和定量诊断。

3. 心肌缺血的诊断和评价，尤其是发现无症状心肌缺血。

4. 评价心肌缺血及心律失常药物疗效。

5. 心脏病病人预后的评价，通过观察复杂心律失常等指标，判断心肌梗死后患者及其他心脏病患者的预后。

6. 评估安装起搏器的适应证，评定起搏器的功能，检测与起搏器有关的心律失常。

7. 医学科学研究和流行病学调查。

（姚冬梅、张　辉）

第五节　冠状动脉造影

冠状动脉造影是诊断冠状动脉粥样硬化性心脏病（冠心病）的一种常用而且有效的方法，是一种较为安全可靠的有创诊断技术，现已广泛应用于临床，被认为是诊断冠心病的"金标准"。

一、简介

冠状动脉造影是目前诊断冠状动脉粥样硬化性心脏病的一种常用而且有效的方法。选择性冠状动脉造影就是利用血管造影机，通过特制定型的心导管经皮穿刺入桡动脉或下肢股动脉，探寻左或右冠状动脉口插入，注入造影剂，使冠状动脉显影。这样就可清楚地将整个左或右冠状动脉的主干及其分支的血管腔显示出来，可以了解血管有无狭窄病灶存在，对病变部位、范围、严重程度、血管壁的情况等作出明确诊断，从而决定治疗方案（介入、手术或内科治疗），还可用来判断疗效。这是一种较为安全可靠的有创诊断技术，现已广泛应用于临床，被认为是诊断冠心病的"金标准"。

二、冠状动脉造影的适应证

冠状动脉造影术的主要作用是可以评价冠状动脉血管的走行、数量和畸形程度；评价冠状动脉病变的有无、严重程度和病变范围；评价冠状动脉功能性的改变，包括冠状动脉的痉挛和有无建立侧支循环；同时可以兼顾左心功能评价。在此基础上，可以根据冠状动脉病变程度和范围进行介入治疗；评价冠状动脉搭桥术和介入治疗后的效果；并可以进行长期随访和预后评价。

（一）以诊断为主要目的

1. 不明原因的胸痛，无创性检查不能确诊，临床怀疑冠心病者。

2. 不明原因的心律失常，如顽固的室性心律失常或新发传导阻滞；有时需冠状动脉造影除外冠心病。

3. 不明原因的左心功能不全，主要见于扩张型心肌病或缺血性心肌病，两者鉴别往往需要行冠状动脉造影。

4. 经皮冠状动脉介入治疗（PCI）或冠状动脉旁路移植术后复发心绞痛。

5. 先天性心脏病和瓣膜病等重大手术前，年龄>50 岁，其易合并有冠状动脉畸形或动脉粥样硬化，可以在手术的同时进行干预。

6. 无症状但疑有冠心病，在高危职业如：飞行员、汽车司机、警察、运动员及消防队员等或医疗保险需要。

（二）以治疗为主要目的

临床冠心病诊断明确，行冠状动脉造影可进一步明确冠状动脉病变的范围、严重程度，从而选择治疗方案。

1. 内科治疗效果不佳的稳定型心绞痛或陈旧性心肌梗死患者。

2. 不稳定型心绞痛，首先采取内科积极强化治疗，一旦病情稳定，积极行冠状动脉造影；内科药物治疗无效，一般需紧急造影。

3. 发作 6 小时以内的急性心肌梗死（AMI）或发病在 6 小时以上仍有持续性胸痛，拟行急诊 PCI 手术；如无条件开展 PCI，对于 AMI 后溶栓有禁忌的患者，应尽量转入有条件的医院。AMI 后静脉溶栓未再通的患者，应适时争取补救性 PCI。

4. 无症状性冠心病，其中对运动试验阳性或伴有明显的危险因素的患者，应行冠状动脉造影。

5. CT 等影像学检查发现或高度怀疑冠状动脉中度以上狭窄或存在不稳定斑块的患者。

6. 原发性心脏骤停复苏成功、左主干病变或前降支近段病变可能性较大的均属高危人群，应早期进行血管病变干预治疗，需要评价冠状动脉。

7. 冠状动脉旁路移植术后或 PCI 术后，心绞痛复发，往往需要再行冠状动脉病变评价。

三、冠状动脉造影的禁忌证

1. 对碘或造影剂过敏。

2. 有严重的心肺功能不全，不能耐受手术者。

3. 未控制的严重心律失常，如室性心律失常。

4. 电解质紊乱。

5. 严重的肝、肾功能不全者。

四、冠状动脉造影术后的常见并发症

1. 心肌梗死　发生率在 1% 左右。引起急性心肌梗死的原因多为血栓或空气栓塞、血管痉挛、血管内膜剥离等。肝素的使用使血栓栓塞的发生率明显减少。

2. 心律失常　冠脉造影过程中可出现心律失常，但少数可发生严重心律失常，如窦性心动过缓、房室传导阻滞、室性期前收缩、室速、室颤，需积极抢救。

3. 周围动脉栓塞　周围动脉栓塞的栓子来源于导管壁形成的血栓，或脱落的动脉粥样斑块，或导管鞘内的血栓栓子，可应用肝素预防。

4. 死亡　冠脉造影死亡率非常低，在 0.3%~0.5%，常发生于左主干严重病变及三支血管严重病变患者，死亡原因多为室颤。

其他并发症包括动脉穿刺口或切口出血、血管穿孔、造影剂反应、感染、血管迷走反

应、重要脏器栓塞（如脑栓塞、肺栓塞）、冠状动脉穿孔和心包填塞等，应注意预防和处理。

（张　辉、姚冬梅）

第六节　SPECT 和 PET

单光子发射计算机断层成像术（Single‐Photon Emission Computed Tomography，SPECT）和正电子发射断层成像术（Positron Emission Tomography，PET）是核医学的两种 CT 技术，均使用当前核医学临床检查的高级精密设备，由于它们都是对从患者体内发射的 γ 射线成像，故统称发射型计算机断层成像术（Emission Computed Tomography，ECT）。

一、PET 心脏显像

1. PET 心肌灌注显像原理

PET 常用的显像剂在心肌的分布与局部心肌血流量成正比，因此可据此估计心肌血流量。

2. 适应证

（1）无创诊断无或有症状患者的冠状动脉病变。

（2）评估冠状动脉病变的严重程度。

（3）识别存活心肌。

（4）评价介入前后的心肌灌注及功能恢复。

（5）评估冠状动脉是否建立侧支循环。

（6）鉴别缺血性与非缺血性心肌病。

（7）评估心室整体功能与局部室壁功能。

3. 临床价值与评价

（1）冠状动脉血流储备测定。

（2）进一步提高诊断冠心病的准确性。

（3）心肌梗死范围和大小的精确定量评价。

（4）冠状动脉血运重建后心肌灌注和功能是否恢复的评价。

（5）准确评定心肌活力。

与其他影像手段相比，PET 可准确地反映机体的代谢情况，所使用的正电子核素半衰期短，有必要可重复检查，其均匀性好，为真正 3D 技术，不足之处为耗资巨大，与之配套的回旋加速器价格昂贵，但人们对它的科学价值和应用前景已取得共识。

二、SPECT

SPECT 是随着 PET 应用之后的进一步发展。近年来由于 PET 价格昂贵，出现用普通的双探头 SPECT 代替 PET 来进行正电子显像，显示出良好的应用前景。SPECT 可用于冠心病诊断，主要包括核素心肌灌注断层显像和核素心室造影。其优点是仪器成本低，多用途，尤其是符合线成像技术的应用，缺点是仪器的分辨率及灵敏度比专用的环形探测器PET仍然有较大差距，而且同样存在正电子核素来源问题。

（张　辉、姚冬梅）

第七节　消化内镜检查

消化内镜系直接获取消化道图像或经附带的超声和X线设备获取消化道及消化器官的超声或X线影像，用于诊断和治疗消化系统疾病的一组设备。按照检查所用内镜属性分为：食管镜、胃镜、十二指肠镜、结肠镜、小肠镜、内镜超声、胶囊内镜、胆道镜、胰管镜和腹腔镜以及激光共聚焦内镜等；按检查部位和功能分为上消化道内镜、下消化道内镜、内镜逆行胰胆管造影（ERCP）及内镜超声；按临床应用分为诊断性消化内镜和治疗性消化内镜。

1. 上消化道内镜

主要包括食管镜、胃镜和十二指肠镜。一般应用前向直视型电子胃镜可以清晰显示上消化道黏膜病变，适用于检查及治疗食管、胃和十二指肠病变。

2. 小肠镜

小肠镜主要有双气囊和单气囊电子小肠镜，系一种前向直视型内镜，镜长160～170cm。适用于检查小肠性疾患，如小肠炎症、溃疡、出血、息肉、结核、肿瘤以及克罗恩病和成人乳糜泻等。还可以通过小肠镜进行小肠病变的治疗。

3. 结肠镜

结肠镜系前向直视型内镜，根据肠镜的长度和功能分为直肠镜、电子乙状结肠镜及全结肠镜，主要用来检查结肠的炎症、溃疡、出血、息肉、肿瘤及血管畸形等。通过结肠镜进行息肉切除和内镜下止血等治疗措施已经在临床中广泛应用。

4. 内镜逆行胰胆管造影（ERCP）

ERCP系选用侧视型十二指肠镜在X线监视下，于十二指肠乳头部插入一导管，然后注射造影剂，使胰管、胆管分别显影的一种方法。可通过影像技术诊断胰腺及胆道疾患，如各种炎症、结石、肿瘤、先天性畸形以及梗阻性黄疸的鉴别诊断等。在内镜治疗方面，可通过十二指肠镜进行乳头肌切开，取出胆总管内结石，也可对恶性梗阻性黄疸患者置入支架行内引流术，减轻黄疸。

5. 胶囊内镜

胶囊内镜系新型无创性消化道无线监测系统，属于非侵入性检查，可作为消化道疾病尤其是小肠疾病诊断的首选方法。胶囊内镜的工作原理为通过口服内置摄像与信号传输装置的智能胶囊，借助消化道蠕动功能，使之在消化道内运动、拍摄图像，并传输图像给患者体外携带的图像记录仪，进行存储记录。医生通过影像工作站分析所记录的图像，了解患者的整个消化道情况，从而对肠道病变作出诊断。磁控胶囊内镜系统可以通过体外控制胶囊的运动和姿态对胃黏膜清晰显示。

6. 内镜超声

内镜超声系将微型超声探头安装在内镜前端，即消化内镜和超声的有机结合体。通过内镜观察消化道黏膜表面病变，借助超声扫描获得消化道管壁各层次的组织学特征、腔内病变及周围相邻重要器官的超声影像的检查方法。由于超声探头可以近距离接触消化管和消化管周围病变，超声扫查可诊断消化道管壁病变大小、组织来源、侵犯深度，同时可获得更加清晰的胆道、胰腺等消化器官的超声影像，从而显著提高超声的分辨率。

7. 胆道镜

胆道镜（包括子母镜）是一种细径内镜，临床上可以经皮或在剖腹探查时经胆道切口或通过十二指肠镜活检孔道插入子镜到胆管内，观察有无结石、炎症或肿瘤，必要时可取活体组织行组织病理学检查，亦可通过胆道镜将肝内和肝外胆管内结石粉碎，以利结石排出体外。

8. 腹腔镜

腹腔镜是用于检查和治疗腹腔内脏器和腹膜病变的一种内镜。目前仍多为硬式镜，用纤维光导做照明。检查时需先于脐轮下缘切开皮肤 1cm，由切口处以 45 度插入气腹针，回抽无血后接一针管，若生理盐水顺利流入，说明穿刺成功，针头在腹腔内。接 CO_2 充气机，进气速度不超过 1L/min，总量以 2~3L 为宜。腹腔内压力不超过 2.13KPa（16mmHg）。充气使腹壁与脏器分离，以利观察。主要用于肝、脾、胆囊、胃前壁、腹膜、网膜等器官的病变观察及活检，对各型肝炎、肝硬化、肝肿瘤、腹壁结核、腹壁肿瘤、腹部包块等疾患均能做出准确的诊断。但对腹腔深部、脏器内部、腹膜后等脏器病变均不能做到满意观察。

消化内镜对消化道早期肿瘤及胆胰疾病的诊断具有重要意义，可直接观察消化道管壁结构改变；可借助放大内镜、镜下色素染色和电子染色识别黏膜微小病变和靶向活检，以获取更准确地病理组织学标本；激光共聚焦内镜装置可获取消化道黏膜的显微结构及其病理改变。新的内镜治疗技术将进一步拓展内镜治疗范围，对消化管及其周围病变的治疗推向新的境界。

消化内镜诊断和治疗仍属于有创性检查和治疗，对术者操作技能要求较高，因此，操作者应该熟知其检查和治疗的适应证、禁忌证和并发症等。对围手术期患者的观察、并发症的识别和处理应有足够的敏锐性，最大限度地提供给患者安全、高效的诊治技术。

（姜慧卿）

第八节　血脂、血糖检查

一、血脂

血脂是血浆中的中性脂肪（甘油三酯和胆固醇）和类脂（磷脂、糖脂、固醇、类固醇）的总称。脂质代谢异常是动脉硬化最重要的危险因素，血脂检查主要是测定血清中的总胆固醇、甘油三酯、低密度脂蛋白胆固醇和高密度脂蛋白胆固醇的水平等，通过测定血脂对高血压、冠心病、糖尿病、肾病综合征等具有辅助诊断价值。

1. 总胆固醇（TC）

总胆固醇是指血液中所有脂蛋白所含胆固醇之总和，包括结合胆固醇和游离胆固醇。TC 可以作为高胆固醇血症的诊断指标，但常常不作为其他疾病的诊断指标。对于动脉粥样硬化和冠心病而言，TC 是一个明确的危险因子，与其发病率呈正相关。TC 正常值为小于 5.18mmol/L。总胆固醇异常升高见于动脉粥样硬化、高血压、冠心病、肾病综合征、慢性肾小球肾炎、糖尿病、甲状腺功能减退症等多种疾病。

2. 甘油三酯（TG）

甘油三酯是甘油和 3 个脂肪酸所形成的脂，甘油三酯的主要功能是机体恒定的能源来源，正常值为小于 1.76mmol/L，尽管甘油三酯有许多生理功能，但过多的甘油三酯会导致脂肪细胞功能改变和血液黏稠度增加，并增加发生动脉粥样硬化、冠心病的危险性。另外，一些急性胰腺炎的发病也与甘油三酯升高有关。

TG 增高还可见于糖尿病、肾病综合征、胆管梗阻、甲状腺功能减退症、高脂饮食、原发性甘油三酯增多症等。TG 减少见于甲状腺功能亢进症、肾上腺皮质功能减退症、肝功能严重障碍、恶病质、原发性低密度脂蛋白（β 脂蛋白）缺乏症及消化不良等。

3. 低密度脂蛋白胆固醇（LDL-C）

LDL-C 是空腹血浆中的主要脂蛋白，约占血浆脂蛋白的 2/3，正常值为小于 3.37mmol/L，其主要功能是将胆固醇转运到肝外组织，LDL-C 升高为导致动脉粥样硬化的危险因素，其含量水平与心脑血管疾病的发病率及病变程度呈显著正相关。

4. 高密度脂蛋白胆固醇（HDL-C）

HDL-C 主要在肝脏合成，与 LDL-C 相反，是一种对抗动脉粥样硬化的脂蛋白，可将胆固醇从肝外组织转运到肝脏进行代谢，由胆汁排出体外，其血浆含量的高低与发生心血管病的风险呈负相关，HDL-C 水平越高的个体发生动脉粥样硬化、冠心病的危险性越小，反之则危险性高。HDL-C 是冠心病的保护因子，正常值为大于 1.04mmol/L。

另外 HDL-C 增高还可见于原发性高密度脂蛋白血症，以及接受雌激素、胰岛素或某些药物（如烟酸、维生素 E、肝素等）治疗者。

二、血糖

血液中的糖分称为血糖，绝大多数都是葡萄糖（Glu）。体内各组织细胞所需的能量大部分来自葡萄糖。正常人的空腹血糖浓度为 3.9~6.0mmol/L，血糖浓度为 6.1~6.9mmol/L 时为糖耐量异常，血糖浓度 ≥7.0mmol/L 时应考虑糖尿病。

当血糖高于正常范围而又未达到糖尿病的诊断标准时，需进行葡萄糖耐量试验（OGTT），清晨将 75g 葡萄糖粉溶于 250~300mL 水中，空腹口服，5~10 分钟内喝完，测定空腹及饮用葡萄糖后 2 小时的血糖水平，OGTT 2 小时后血糖浓度 ≥11.1mmol/L 应考虑糖尿病。

血糖水平≤2.8mmol/L 作为低血糖的诊断标准，常见于降糖药物服用过量、胰岛素瘤、严重饥饿和营养不良等。

（冯志杰）

第九节　肾功能检查

肾脏的主要功能是生成尿液，排泄体内代谢废物，维持机体钠、钾、钙等电解质稳定及酸碱平衡。每日经肾小球滤过的血浆大约有 180L。肾功能的指标较多，如血肌酐、尿素氮、尿酸等，最重要的是肾小球滤过率（GFR）。肾功能检查对急性或慢性肾脏疾病、变态反应、感染、代谢异常、先天性疾病以及全身性疾病的诊断具有重要意义。

（一）肾小球滤过功能检查

1. 血肌酐（Scr）

肌酐是人体肌肉代谢的产物，属于小分子物质，可通过肾小球滤过，在肾小管内很少吸收，几乎全部随尿排出，一般不受尿量影响，不受饮食影响。血清肌酐浓度在一定程度上反映肾小球滤过功能的损害程度，是最常用的指标之一。血肌酐正常值为：44～133μmol/L。

（1）增高：早期或轻度肾功能损害时，由于肾的储备力和代偿力很强，血肌酐浓度可以表现为正常，当血肌酐超过 133μmol/L 时提示肾脏出现损伤，主要见于急、慢性肾小球肾炎等肾脏疾病。还有资料认为血肌酐大于 133μmol/L 为炎症损伤期，大于 186μmol/L 为肾功能损伤期，大于 451μmol/L 为肾功能衰竭期，超过 707μmol/L 为尿毒症期。另外，单纯血肌酐增高还可见于甲状腺功能亢进、肢端肥大症等。

（2）降低：血肌酐降低一般常见于进行性肌肉萎缩症、妊娠及肝功能障碍等。

2. 血尿素氮（BUN）

血清 BUN 是人体蛋白质的代谢产物，BUN 是指尿素分子氨基中氮的含量，主要经肾小球滤过而随尿液排出体外，当肾实质受损时，血清尿素氮浓度增加，通过测定 BUN 水平，可了解肾小球滤过水平。在肾小球过滤率降低达 50% 时，才见其升高，因此 BUN 敏感性较差，不能作为早期肾功能的测定指标。血清 BUN 异常升高，称为氮质血症，多见于各种原因的肾损伤以及肾功能不全。血清 BUN 测定，影响因素较多，可因高蛋白饮食有所升高。另外，一些消耗性疾病、消化道出血、脱水等肾外因素也可引起 BUN 升高。因此，尽管血 BUN 测定临床上常用，但其特异性不如血肌酐。

血清 BUN 降低见于中毒性肝炎、急性肝衰竭、类脂质肾病等。

3. 血 β_2-微球蛋白

血 β_2-微球蛋白是由淋巴细胞、血小板、多形核白细胞产生的一种小分子蛋白，其绝大部分在近端肾小管吸收。其在评估肾小球滤过功能方面，比血肌酐更灵敏。其增高见于：①肾功能减退，如各种急性或慢性肾炎、肾衰竭、糖尿病肾病、肾肿瘤、肾移植排斥反应等。②恶性肿瘤，如原发性肝癌、肺癌、胃癌、多发性骨髓瘤、恶性淋巴瘤等。③自身免疫性疾病，如系统性红斑狼疮、类风湿关节炎、自身免疫性溶血性贫血等。

4. 肾小球滤过率（GFR）

GFR 即内生肌酐清除率，指单位时间内肾脏生成滤液的量。正常成人为 125mL/min/1.73m^2 左右，肾小球滤过率是反映肾功能最重要的指标，可用于早期了解肾功能减退情况，以及评估慢性肾脏病分期、肾移植供体肾功能监测等。肾小球滤过率可以通过以下两种方法估算或测定。

（1）通过血肌酐推算出来：eGFR =（140-年龄）×体重/肌酐浓度（mL/dL）×72，女性在此基础上再乘以 0.85。

（2）肾动态显像：常用试剂^{99m}Tc-DTPA 几乎完全经肾小球滤过而清除，其最大清除率即为 GFR。优点是灵敏度高，缺点是费用较贵，有放射性，孕妇不适用。

当 GFR<60mL/min/1.73m^2 提示肾功能损伤，应按照慢性肾脏病进行处理。根据国际公认的肾脏病预后质量倡议（K/DOQI）将慢性肾脏病分为 5 期：1 期 GFR 正常；2 期 GFR 轻度降低 60~89mL/min/1.73m^2；3a 期 GFR 45~59mL/min/1.73m^2；3b 期 GFR 30~44mL/min/1.73m^2；4 期 GFR 15~29mL/min/1.73m^2；5 期终末期肾脏病 GFR<15mL/min/1.73m^2，需要适时肾脏替代治疗。

5. 尿酸测定

尿酸是体内嘌呤代谢的终末产物，主要经肾脏排泄，因而测定尿酸能够了解肾脏的功能。血清尿酸增高是诊断痛风的主要依据，另外急性或慢性肾炎、肾盂肾炎以及肾结核等均可使血清尿酸升高。

（二）肾小管功能检查

1. 尿浓缩稀释功能

远端肾小管在神经体液因素调节下，通过肾小管的稀释和浓缩功能实现肾脏对体液的平衡调节作用。正常人缺水、出汗、脱水时血容量不足，肾小管和集合管对水的重吸收明显增多，尿液浓缩，尿比重可上升至 1.020 以上。而大量饮水、应用利尿剂后，肾小管和集合管对水的重吸收减少，尿液稀释，尿比重可降至 1.010 以下，夜尿增多。

正常人 24 小时尿量为 1000~2000mL，日尿量与夜尿量之比为（3~4）：1。少尿、高比重尿见于血容量不足引起的肾前性少尿。多尿、低比重尿，夜尿增多，或尿比重固定在1.010 左右，表明肾小管浓缩功能差，见于慢性肾炎、慢性肾盂肾炎、慢性间质性肾炎、慢性肾衰竭等。

2. 尿渗透压测定

尿渗透压是指肾脏排泄尿内全部溶质的微粒总数量，如电解质、尿素、糖类和蛋白质等，肾脏通过对尿液浓缩或稀释作用来达到调节体液渗透量的平衡。正常人禁水后尿渗透压 600~1000mOsm/kg·H$_2$O，血浆渗透压为 280~310mOsm/kg·H$_2$O，尿渗透压/血浆渗透压比值为（3~4.5）：1，尿渗透压主要用于评价肾脏的浓缩稀释功能，常与血浆渗透压测定共同使用，反映远端肾小管重吸收功能。

尿渗透压降低，见于肾浓缩功能受损的疾病，如慢性肾盂肾炎、多囊肾、尿酸性肾病等慢性肾间质性病变。也可见于慢性肾炎后期和急慢性肾衰竭累及肾小管及间质。而尿渗透压升高，则见于高热、脱水、心功能不全、周围循环不良和腹泻等。

3. 肾小管葡萄糖最大重吸收量（TmG）

正常人血中的葡萄糖从肾小球全部滤过后，被近曲小管主动的全部重吸收，随着血中葡萄糖浓度增加，原尿中葡萄糖浓度超过肾小管对葡萄糖的最大吸收极限时，尿中将有葡萄糖排出。正常人的 TmG 为 $340 \pm 18.2 mg/min$，此数值可以反映近曲小管的重吸收功能，由于测定方法比较烦琐，目前临床上已不常用。

4. 碳酸氢钠重吸收（碱负荷）试验

正常人经肾小球滤出的碳酸氢根（HCO_3^-）大部分（85%~90%）由近端小管重吸收入血，另外的 5%~10% 由远端小管重吸收入血，因此，尿中几乎无 HCO_3^-。Ⅱ型肾小管酸中毒的患者，由于其近端小管对 HCO_3^- 的重吸收功能减退，致使较多的 HCO_3^- 自尿液排出，血液中的 HCO_3^- 不足可导致酸中毒，而尿液却因排出较多的 HCO_3^- 而偏碱性。因此，碳酸氢钠重吸收试验是诊断近端肾小管酸中毒的重要手段。

（冯志杰）

第十节　消化功能检查

一、运动功能

1. 影像学检查

胃肠造影、腹部超声、腹部核素显像、胃肠传输试验以及消化系统 CT/MRI 成像技术，通过以上方法，能够观察消化道通过、舒缩与排空等功能，可同时显示消化道结构异常改变和邻近器官病变对消化系统的影响。

2. 实验室诊断

幽门螺杆菌（Hp）测定、胃肠激素检测、胃液分析、动态食管和胃内 pH 监测等，根据临床需要进行检测，可以了解 Hp 对消化功能的影响，确定消化运动功能异常的病因，有助于制定治疗原则。

3. 特殊检查

食管酸灌注试验、食管测压、pH 监测、胆红素与高分辨率和阻抗监测、胃电图和胃电起搏、奥狄氏括约肌压力测定、直肠肛门压力测定以及慢性便秘生物反馈试验等，有的放矢的检查可帮助诊断与确定治疗方案。常用于贲门失弛缓症、反流性食管炎、功能性肠病、慢性功能性便秘等。

二、分泌与吸收功能

1. 常用消化分泌功能检测

胃液分析和胰腺分泌功能检测是临床常用的检查方法。胃液分析是对胃液量、成分和酸度（总酸度、基础和刺激状态下胃酸分泌）等进行分析。胰腺分泌功能检测包括：粪便脂肪测定、粪便弹力蛋白酶、粪便糜蛋白酶等，胰泌素-胆囊收缩素试验和混合甘油三酯呼吸试验、^{13}C-甘油三酯呼吸试验与胰泌素-胆囊收缩素试验之间存在非常好的相关性，其敏感性与特异性分别可达 100% 和 92%。

2. 常用消化吸收功能检测

临床上常用的消化吸收功能检测方法有：D-木糖醇试验、N-苯甲酰-L-酪氨酰-对氨基苯甲酸试验、氢呼气试验、乳糖耐受试验、蛋白质吸收试验、维生素 B_{12} 吸收试验、血清内因子阻断抗体检测、胆盐吸收试验、粪便隐血试验、胆红素代谢试验、胆汁酸代谢试验等。

三、肝功能试验

肝功能试验是指反映肝脏合成、代谢、转运、免疫调节功能和肝细胞损伤的试验，主要包括酶学、胆红素、蛋白质和氨基酸代谢试验等。常用于肝脏疾病的诊断和疗效评价。

1. 血清酶学测定

在肝脏的新陈代谢过程中，有多种酶参与代谢过程。当肝脏发生疾病时，这些酶在血清中的浓度也发生变化。

（1）反映肝细胞损伤指标：丙氨酸氨基转移酶（ALT）主要分布在肝、肾，其次是骨骼肌和心肌等；天门冬氨酸氨基转移酶（AST）主要分布于心肌、肝脏、骨骼肌和肾脏，其次是大脑和小肠等。ALT 是最敏感的肝损伤指标，当肝细胞损伤时，ALT 首先进入血中，1% 的肝细胞发生坏死时，血清 ALT 水平即可升高 1 倍。当肝细胞严重损伤累及线粒体时，AST 随之升高。AST/ALT 的比值有助于判断肝细胞的损伤程度和预后。

（2）反映胆汁淤积指标：胆汁淤积是由于胆汁分泌及排泄障碍引起的一种病理生理过程，主要包括碱性磷酸酶（ALP）及 γ-谷氨酰转肽酶（GGT）。如果两个酶同时增高，可见于各种原因引起地胆汁淤积性肝病，如原发性胆汁性胆管炎、胆道梗阻、原发性肝癌、酒精性肝病和药物性肝损伤等。当 ALP ≥ 正常上限的 1.5 倍，GGT ≥ 正常上限的 3 倍时，可作为诊断胆汁淤积的标准。

2. 胆红素代谢试验

胆红素是反映肝胆和血液系统疾病的方法。胆红素是蛋白质中卟啉分解代谢的最终产物。主要包括总胆红素（TBIL）、直接胆红素（DBIL）和间接胆红素（IBIL），总胆红素在 17.1~34.2μmol/L 时为隐性黄疸；超过 34.2μmol/L 时，可见皮肤黏膜、巩膜黄染，为显性黄疸。血清胆红素测定不仅能反映肝脏损害程度，对黄疸的鉴别诊断也具有重要意义：①直接胆红素/总胆红素比值小于 20%，多见于溶血性黄疸。②直接胆红素/总胆红素比值在 40%～60%时，多属肝细胞性黄疸。③直接胆红素/总胆红素比值大于 60%时，以直接胆红素升高为主，多为阻塞性黄疸。

3. 蛋白质代谢功能试验

（1）血清白蛋白和球蛋白的测定

肝脏蛋白质代谢功能试验，肝脏是血浆蛋白合成的主要场所，除了 γ 球蛋白和补体外，几乎全部血浆蛋白质均来自肝脏，如白蛋白、酶类多种载脂蛋白及血浆部分球蛋白。测定血清（浆）蛋白水平和分析其成分，可反映肝脏合成功能。

正常血清总蛋白浓度为 60～80g/L，其中白蛋白 40～50g/L，球蛋白 20～30g/L，白蛋白/球蛋白比值（1.5:1）～（2.5:1）。应用蛋白电泳又将球蛋白分为 α_1、α_2、β 和 γ 球蛋白。肝脏分泌蛋白质的速度主要取决于合成速度。测定蛋白质水平的临床意义：①急性肝炎患者若血清白蛋白进行性下降，提示预后不良。②血清白蛋白浓度可作为慢性肝病患者的预后指标，肝硬化常出现白蛋白减少，球蛋白增加，引起 A/G 比值降低或倒置，γ 球蛋白增高 2～3 倍。γ 球蛋白在一定程度上反映肝脏的功能，γ 球蛋白升高，提示肝脏免疫功能不健全。肝癌时 α_1、α_2 球蛋白可升高。

（2）甲胎蛋白（AFP）测定

正常血清甲胎蛋白在 25μg/L 以下。AFP 主要用于：①高危人群肝癌的普查。②高分泌 AFP 肝细胞癌诊断、疗效判断、复发预测。③胚胎性肿瘤的早期诊断。AFP 增高见于：①急性肝炎，部分患者发病后 1 周可增高，4 周左右达高峰，病情好转后开始下降。②慢性肝炎和肝硬化，多为低水平增高（20～200μg/L），一般与 ALT 增高同步，1～2 个月内随着病情的好转及 ALT 水平降低而下降。③重型肝炎，反映肝细胞再生，是预后良好的一个指标，AFP 不增高者，预后不良，80%需要肝移植或死亡。

4. 氨基酸代谢试验

（1）血浆游离氨基酸测定：肝损害时血浆游离氨基酸可有不同程度的变化，慢性肝病并发肝性脑病时，支链氨基酸（亮氨酸、异亮氨酸、缬氨酸）明显减少，而芳香族氨基酸（苯丙氨酸、蛋氨酸、酪氨酸）增高，支链氨基酸（BCAA）/芳香族氨基酸（AAA）比值下降（正常 BCAA/AAA 比值为：3.5±1.5），合理应用 BCAA 纠正氨基酸失衡，有利于促进肝性脑病恢复。

（2）血氨测定：体内血氨主要在肝内经鸟氨酸循环合成尿素，再由尿排出体外。严重肝病肝功能不全如重症肝炎、晚期肝癌、门脉高压、门-体静脉短路等并发肝性脑病时，血氨可升高。

5. 肝脏凝血功能的指标

凝血酶原和凝血因子 Ⅱ、Ⅴ、Ⅶ、Ⅹ均在肝细胞内合成。在肝病时，由于凝血因子合成障碍，呈现凝血酶原时间（PT）延长，肝细胞损害越严重，PT 延长越明显。凝血酶原时间是判断重型肝炎预后的一项重要指标。凝血酶原活动度（PTA,%）=（正常人凝血酶原时间-8.7）/（患者凝血酶原时间-8.7）×100，当 PTA 小于 40%，可作为肝衰竭的诊断条件之一，提示预后不良。

6. 肝脏色素排泄功能试验

（1）磺溴酚钠（BSP）试验：磺溴酚钠试验为测定 BSP 滞留率，可反映肝脏排泄功能。肝脏对 BSP 的清除受肝脏血流量、肝细胞数和其功能活性、胆汁流量等许多因素影响，肝病时该试验可出现异常。本试验用于 Dubin-Johnson 综合征诊断及其与 Rotor 综合征的鉴别。在 Dubin-Johnson 综合征时，血浆 BSP 浓度初期迅速降低，在 45~90 分钟后再次上升，是由于结合 BSP 反流所致。本试验缺点是 BSP 溢出血管外可引起组织坏死，黄疸患者不能准确测定，且偶有 BSP 静脉注射引起过敏反应致死，故临床已少应用。

（2）吲哚氰绿（ICG）廓清试验：本试验与 BSP 试验临床意义基本相同，但优于 BSP 试验。ICG 试验对轻度肝功能损害、隐匿型或非活动性肝硬化的诊断可能较 BSP 试验更敏感，而且 ICG 经胆汁排泄率高，从血中消失快，从肝反流少，不良反应发生率低。ICG 试验主要检测 15 分钟内血中 ICG 滞留率，作为肝储备功能指标，正常 15 分钟滞留率平均7.8%±43%。

以上 2 种试验是反映肝脏对内源性和外源性物质摄取、转运及排泄功能的试验。ICG试验已有无创检测设备，多用于评估肝脏储备功能。

四、免疫功能检测

消化系统有丰富的免疫组织，是重要的免疫器官。胃肠黏膜局部产生的 SIgA、上皮层的 IE 细胞和 M 细胞、固有层丰富的淋巴组织、大量浆细胞、T 淋巴细胞、B 淋巴细胞、肥大细胞和巨噬细胞等，组成了第一线胃肠黏膜免疫防卫系统。而肝脏的星状细胞和肝血窦内的吞噬细胞，以及脾脏产生的抗体和补体，组成了消化系统的第二线免疫防卫系统。近年研究表明，胃肠道免疫的失调在一些胃肠疾病的发生和发展中起着重要的作用。免疫功能检测主要有细胞免疫和体液免疫两个方面。细胞免疫主要是通过检测 T 细胞和 B 细胞功能，而体液免疫主要检测免疫球蛋白和补体。

1. 细胞免疫

淋巴细胞转化试验和 E-花环试验：淋巴细胞转化试验是检测细胞免疫功能的经典试验。淋巴细胞转化试验降低，见于乙型肝炎、麻疹、巨细胞病毒感染、重症真菌病、重症结核、进行性肝实质病变、免疫缺陷病等。E-花环试验是一种体外检测人和动物细胞免疫功能的方法，可以了解外周血中 T 淋巴细胞免疫活性和数量，借以反映机体的细胞免疫功能。其降低见于病毒性肝炎、流行性出血热、腮腺炎、带状疱疹、肿瘤放化疗及使用免疫抑制剂等。其升高见于急性淋巴细胞性白血病、传染性单核细胞增多症、再生障碍性贫血、淋巴细胞性甲状腺炎（桥本甲状腺炎）、甲状腺功能亢进症、使用免疫增强剂（如转移因子）、器官移植排斥反应前等。

T 淋巴细胞亚群：T 细胞 CD_3、CD_4、CD_8 等亚群。各亚群间相互作用，维持着机体的免疫功能。CD_3 是外周 T 细胞总数的标志，CD_4 反映辅助性 T 细胞（TH）的功能，CD_8 则反映抑制性 T 细胞的功能。CD_4/CD_8 的比值可以判断免疫功能状态，病毒性肝炎等疾病比值多减低。CD_3 的临床意义同淋巴细胞转换试验和 E-花环试验，见于恶性肿瘤、遗传性免疫缺陷病、应用免疫抑制剂等。CD_4 减低见于慢性活动性肝炎、原发性胆汁性胆管炎等。CD_8 升高见于病毒感染如艾滋病、慢性活动性肝炎、巨细胞病毒感染、传染性单核细胞增多症等。

NK 细胞活性：自然杀伤细胞（NK 细胞）是机体重要的免疫细胞，不仅与抗肿瘤、抗病毒感染和免疫调节有关，还可与淋巴因子共同激活杀伤细胞（LAK 细胞）。NK 细胞活性可作为判断机体抗肿瘤和抗病毒感染的指标之一。在血液系统肿瘤、实体瘤、免疫缺陷病、艾滋病和某些病毒感染患者，NK 活性减低；宿主抗移植物反应者，NK 活性升高。

2. 体液免疫

体液免疫功能检查是检测体液免疫功能的技术，分为体外检测和体内检测。

（1）血清免疫球蛋白（Ig）测定：血清 Ig 分为 IgG、IgA、IgM、IgE 和 IgD。IgG 为人的主要抗体，占血清免疫球蛋白 70%～80%，对各种细菌、病毒具有很强的抵抗力；IgA 占血清免疫球蛋白 20% 左右，是一种广谱抗菌、抗病毒的抗体，可抵抗微生物和异体蛋白入侵消化道；IgM 占血清免疫球蛋白 5%～10%，是杀菌力最强效抗体；IgE（血清素）含量很少，寄生虫感染、食物过敏及过敏性疾病时明显升高。

（2）循环免疫复合物（CIC）：抗原和相应抗体结合形成的物质称为免疫复合物。免疫复合物和补体、其他免疫活性物质结合，沉积在血管壁，可导致组织损伤及血管炎，引起一系列的疾病，如红斑狼疮。免疫复合物能在循环血液中检测到，故称之为循环免疫复合物。循环免疫复合物的测定虽无特异性诊断意义，但对病情的活动性判断和指导治疗有一定价值。升高可见于慢性乙型肝炎、食管癌、结肠癌等。

（3）补体：补体是体液中的一组具有酶活性的糖蛋白，由肝细胞合成，参与防御、免疫调节等作用。正常人血浆内补体每天约有 1/2 更新。可作为某些自身免疫性疾病和 Ⅱ 型、Ⅲ 型变态反应性疾病的辅助诊断，并作为评估病情和治疗效果的客观指标。

C3 是补体的一种，在补体系统中含量最丰富，作用也最关键。增高见于急性炎症、各种感染、心肌梗死、肿瘤坏死、外科手术、阻塞性黄疸、结节性肝硬化、急性肝炎后期等疾病。减少见于链球菌感染后肾炎、增殖性肾小球肾炎、系统性红斑狼疮（活动期）、慢性肝炎、严重疟疾、革兰氏阴性杆菌败血症、感染性心内膜炎伴肾病营养不良、急性肝炎早期等疾病。

C4 是一种多功能蛋白质，也是补体的一种。增高见于急性风湿病、结节性动脉周围炎、皮肌炎、心肌梗死、伤风和各种类型的多关节炎等疾病。减少见于自身免疫性慢性活动性肝炎、系统性红斑狼疮、胰岛素依赖型糖尿病、类风湿关节炎、良性复发性血尿、IgA 肾病、过敏性紫癜、亚急性硬化性脑炎、IgA 遗传性缺乏症、麻风病等疾病。

（4）癌胚抗原（CEA）：最初发现于结肠癌和胎儿肠组织中一种肿瘤相关抗原，故名癌胚抗原。食管癌、胃癌、肺癌、胰腺癌、结肠癌、乳腺癌等恶性肿瘤时可增高，但在非肿瘤疾病（如妊娠期、心血管疾病、糖尿病、结肠炎、胰腺炎、肝硬化、肝炎等），

15%~53%患者的 CEA 也会升高，所以 CEA 不是恶性肿瘤的特异性标志。

（5）抗胃壁细胞抗体（PCA）：是胞浆内的微粒体部分和胞质膜上的一种脂蛋白。主要用于慢性 A 型胃炎（胃体黏膜萎缩）和 B 型胃炎（胃窦黏膜萎缩），A 型胃炎又称为自身免疫性胃炎，常伴有恶性贫血。恶性贫血合并萎缩性胃炎者 80%~100% 可见 PCA 阳性。B 型胃炎主要病因是幽门螺杆菌感染。

五、胃肠激素功能检测

胃肠道不仅是体内的消化器官，也是体内最大、最复杂的内分泌器官。胃肠激素主要是胃肠黏膜的化学信使细胞分泌的激素，在化学结构上属于肽类，故又称胃肠肽。胃到大肠的黏膜内，有 40 多种信使细胞，分布在胃肠黏膜细胞之间，可分泌多种胃肠激素，发挥不同的生理效应，如胃泌素、胃动素、抑胃肽、胰高血糖素、促胰液素、缩胆囊素等。

1. 胃泌素

胃泌素是一种重要的胃肠激素，又称为促胃液素。它主要由 G 细胞分泌。G 细胞是典型的开放型细胞，以胃窦部最多，其次是胃底、十二指肠和空肠等处。生理功能：①刺激胃酸分泌，通过增加组胺释放及直接作用于壁细胞的胃泌素受体实现。②促进胃黏膜生长。临床意义为用于胃泌素瘤（又称卓-艾综合征，Zollinger-Ellison Syndrome）的诊断，胃泌素瘤是最常见的胃肠激素相关的神经内分泌肿瘤之一。高胃泌素血症见于：胃窦残留综合征、慢性胃出口梗阻、G 细胞功能亢进（三者均有胃酸分泌过多，但无肿瘤）及任何原因（如恶性贫血、应用强抑胃酸剂）造成的胃酸缺乏。十二指肠溃疡患者进食或受其他刺激后血胃泌素升高程度明显高于正常人，而幽门螺杆菌可使胃窦部胃泌素释放增加，根除之后释放明显下降。

2. 肠抑胃肽

肠抑胃肽是最"经典"的胃肠激素，属于胰泌素和胰高血糖素族，其经典性在于可据此追溯"激素"和"内分泌"概念的由来。其主要作用并非最初发现的抑制胃酸分泌，而是介导葡萄糖刺激胰岛素的分泌，因此将其称为葡萄糖依赖性促胰岛素多肽（GIP）。生理功能为：①促进胰岛素释放。②GIP 与胰岛素协同作用，参与脂肪代谢。③超生理剂量时抑制胃酸分泌。值得注意的是，GIP 较胰泌素（也称促胰液素）促进胰液分泌不同，它所促进的是胰岛素的分泌；而与胰泌素相同的是都能抑制胃酸的分泌以及抑制胃排空。

3. 胃动素

由主要分布在十二指肠和空肠黏膜的 M 细胞分泌，其生理功能主要是促进胃肠道运动，其通过激发消化间期肌电活动Ⅲ相，促进胃强力收缩和小肠分节运动，该运动可周期性产生并向小肠远端传播，从而可加速小肠的传递时间。此外胃动素也有增加结肠运动的作用，故血浆胃动素水平升高，肠道蠕动加速，使肠内容物通过加快，临床表现为腹痛、腹泻等症状。血浆胃动素水平在腹泻型肠易激综合征、胃泌素瘤、溃疡性结肠炎、克罗恩病等疾病时升高。

4. 缩胆囊素（CCK）

缩胆囊素又称为胆囊收缩素，曾称促胰酶素。CCK 是脑内含量最丰富的肽，其功能上兼有内分泌激素和神经递质的作用，是被公认的"脑-肠肽"之一。生理功能：①进食后 CCK 刺激胆囊收缩和胰酶分泌。②松弛奥迪括约肌，加强胰泌素作用，进一步增加胰液和胆汁中水的含量。③抑制胃排空。④促进胰腺生长。⑤进食后产生饱感的主要生理信号，进餐后 CCK 释放，作用于迷走神经的 CCK-A 受体，通过肽能神经纤维将信息传递到摄食中枢。

5. 胰泌素

胰泌素（又称促胰液素、胰液素）与肠抑胃肽，血管活性肠肽及胰高血糖素的氨基酸序列分别有 9、9、14 个氨基酸序列完全相同，故将其归为一族，称为胰泌素族。生理功能：①强烈刺激胰腺外分泌腺分泌水和碳酸氢钠。②刺激胆汁分泌。③抑制胃泌素释放和胃酸分泌，抑制生长抑素的局部释放。④抑制胃肠蠕动，并延缓胃液和固体食物的排空，增强胆囊收缩素的胆囊收缩作用。

6. 胰岛素

体内胰岛素是由胰岛 β 细胞分泌的，是一种蛋白质类激素。胰岛素主要作用在肝脏、肌肉及脂肪组织，控制着蛋白质、糖、脂肪三大营养物质的代谢和贮存。糖尿病患者胰岛素分泌障碍，胰岛 β 细胞瘤患者胰岛素增高。

7. 胰高血糖素

胰高血糖素又称为高血糖素或抗胰岛素，是一种由胰岛 α 细胞分泌，作用与胰岛素相反，促进分解代谢的激素。其具有很强的促进糖原分解和糖异生作用，使血糖明显升高；促进脂肪分解和脂肪酸氧化；加速氨基酸进入肝细胞，为糖异生提供原料。血糖浓度亦是调节胰高血糖素分泌的主要因素。血糖降低，胰高血糖素分泌增多，反之则减少。此外胰高血糖素可促进胰岛素和胰岛生长抑素的分泌。胃胰高血糖素瘤患者胰高血糖素升高，慢性胰腺炎患者降低。

8. 生长抑素

生长抑素曾称生长激素释放抑制因子，由胰腺 D 细胞分泌，广泛分布于贲门至直肠的黏膜和胰岛、胃肠道及胰腺的神经组织。生理功能：①抑制多种胃肠激素（胰泌素、胃泌素、CCK、血管活性肠肽、胰多肽、胰高血糖素等）释放。②抑制胃肠道运动和胆囊收缩。③抑制胃酸和胃蛋白酶原分泌。④抑制细胞增殖，抑制肠道对营养物质吸收和水电解质转运，减少内脏血流，降低内脏敏感性。故临床多用于急性重症胰腺炎和肝硬化消化道大出血患者。

9. 血管活性肠肽（VIP）

血管活性肠肽又称舒血管肠肽，主要由神经细胞产生，因具有强烈舒血管作用而得名。生理功能：①强烈刺激肠道分泌水和电解质，促进胰腺水和碳酸氢盐的分泌。②抑制胃肠道运动，松弛下食管括约肌、奥迪括约肌和肛门内括约肌。③舒张肠道血管，增加肠道血流。临床意义：①VIP 瘤患者，VIP 明显增高。②多种神经内分泌肿瘤有 VIP 受体表达，可应用 VIP 受体显像进行诊断。③可能与贲门失弛缓症、先天性巨结肠、胆石症等发病有关。

10. 胰多肽（PP）

胰多肽由胰腺 PP 细胞分泌，属于传统意义的胃肠激素。胰多肽（PP）、酪酪肽（PYY）和酪神经肽（NPY），三者共同组成胰多肽组。生理功能：①基础状态下 PP 可刺激胃酸分泌，但抑制胃泌素刺激后的胃酸分泌。对各种因素刺激后的胰腺外分泌有明显抑制作用。②PYY 对胰腺外分泌也有较强抑制作用，但其分布不同于 PP，进食数小时内缓慢释放，故二者作用机制不同。③NPY 在消化系统主要为抑制性，包括抑制胃肠运动、胃酸和胃蛋白酶、小肠水和电解质及胰腺分泌。在中枢神经系统 NPY 有刺激食欲作用。临床意义：①胰多肽瘤是分泌 PP 的胰腺内分泌肿瘤，表现为血浆 PP 升高。血浆 PP 升高亦可见于其他神经内分泌肿瘤，特别是无功能胰岛细胞瘤，因此测定血浆 PP 可对其他神经内分泌肿瘤进行筛查或随访。②慢性胰腺炎餐后血浆 PP 浓度低于正常，可辅助诊断慢性胰腺炎。

11. 其他

如蛙皮素（BBS）可作为胰腺外分泌功能受损程度的指标等。

第十一节　细菌、病毒及寄生虫检查

一、细菌学检查

人的消化道中有超过 500 多种的细菌，包括需氧菌、微需氧菌和厌氧菌。按细菌对人类健康的影响，总体分为 3 类：①致病菌为对人产生危害的细菌，如结核分枝杆菌感染引起结核病、沙门菌感染引起细菌性食物中毒等。②条件致病菌又称为机会致病菌，在某种特定条件下对人体有害，机体抵抗力降低或菌群失调时则致病，如部分大肠杆菌等。③有益菌又称益生菌，对健康有益的细菌，如双歧杆菌和乳酸杆菌等。由于胃酸、免疫功能等作用，大部分细菌仅在肠道生存。人与微生物菌群之间的动态平衡称为微生态平衡。结肠内某些细菌可合成维生素 B 族、维生素 K，有益于机体生长发育和物质代谢。

1. 胃内细菌

主要是幽门螺杆菌（Hp），慢性胃炎（尤其是慢性萎缩性胃炎）和消化性溃疡的发生与 Hp 感染密切相关。2017 年《中国慢性胃炎共识意见》和《幽门螺杆菌胃炎京都全球共识意见》指出，Hp 胃炎无论有无症状、伴或不伴有消化性溃疡和胃癌，均应定义为一种感染性疾病。根据病因分类，Hp 胃炎是一种特殊类型的胃炎。证实 Hp 阳性的慢性胃炎患者，无论有无症状和并发症，均应进行 Hp 根除治疗，除非有抗衡因素存在。根除 Hp 可减缓炎性反应，减缓向萎缩、肠化生甚至异型增生的进程和降低胃癌发生率，但最佳的干预时间为胃癌前变化（包括萎缩、肠化生和上皮内瘤变）发生前。Hp 根除治疗后所有患者均应常规行 Hp 复查，评估根除治疗的效果；最佳的非侵入性评估方法是尿素呼气试验（$^{13}C/^{14}C$）；评估应在治疗完成后不少于 4 周进行。除 Hp 感染外，同属螺杆菌的海尔曼螺杆菌可单独（<1%）或与 Hp 共同感染引起慢性胃炎。其他感染性胃炎（包括其他细菌、病毒、寄生虫、霉菌）更少见。其他检测 Hp 方法有快速尿素酶试验、血清抗 Hp 抗体检测、高清放大染色内镜、胃黏膜组织病理学以及细菌培养等。

2. *肠内细菌*

人体肠道中的细菌总数惊人的庞大。致病菌沙门菌属有猪霍乱沙门菌可引起败血症，伤寒沙门菌可引起伤寒病，肠炎沙门菌可引起副伤寒、食物中毒等。食物中毒致病菌以及痢疾杆菌等，进行粪便涂片检查和细菌培养等可确定诊断。

正常情况下，肠道菌群有益于人的健康，正常菌群、宿主与环境之间，始终处于动态平衡状态中，形成一个互相依存、相互制约的系统。在慢性疾病、癌症、手术、辐射感染和抗生素不合理应用等情况时可引起肠道菌群失调，不能维持正常的肠道生理功能，如营养、免疫、消化等。

二、病毒学检查

1. *肝炎病毒*

按照肝炎病毒的病原学分型，目前已被公认的有甲、乙、丙、丁、戊五种肝炎病毒，分别写作 HAV、HBV、HCV、HDV、HEV，其中除乙型肝炎病毒为 DNA 病毒外，其余均为 RNA 病毒。己型肝炎曾有报道，但至今病原分离未成功。近年研究报道，属于黄病毒的庚肝病毒和单链 DNA 的 TTV 与人类肝炎的关系尚存在争议。经肠道传播的病毒性肝炎是甲型和戊型；经肠道外途径传播的病毒性肝炎为乙型、丙型和丁型肝炎。

（1）*甲型肝炎*　血清抗-HAV IgM 阳性可确诊为 HAV 近期感染，血清抗-HAV IgG 阳性提示既往感染且已有免疫力。

（2）*乙型肝炎*　①HBsAg 与抗-HBs：HBsAg 阳性提示 HBV 目前处于感染阶段，见于急性或慢性乙型肝炎、肝硬化。抗-HBs 为免疫保护性抗体阳性，提示已产生对 HBV 的免疫力。慢性 HBsAg 携带者的诊断依据为无任何临床症状和体征、肝功能正常，HBsAg 持续阳性 6 个月以上者。②HBeAg 与抗-HBe：HBeAg 阳性为 HBV 活跃复制及传染性强的指标，血清从 HBeAg 阳性转变为抗-HBe 阳性表示疾病有缓解，感染性减弱。③HBcAg 与抗-HBc：HBcAg 阳性提示存在完整的 HBV 颗粒直接反应，HBV 活跃复制，由于检测方法复杂临床应用较少。抗-HBc 为 HBV 感染的标志，抗-HBc IgM 阳性提示处于感染早期，体内有病毒复制。在慢性轻度乙型肝炎和 HBsAg 携带者中，HBsAg、HBeAg 和抗-HBc 三项均阳性代表具有高度传染性，且指标难以转阴。

（3）*丙型肝炎*　由于血中抗原量太少无法测出，故只能检测抗-HCV 为 HCV 感染标记物，不是保护性抗体。用套式反转录 PCR 法检测，血清 HCV-RNA 阳性提示病毒活跃复制具有传染性。

（4）丁型肝炎　HDV 为缺陷病毒，依赖 HBsAg 才能复制，可表现为 HDV、HBV 同时感染，HDAg 仅在血中出现数天，随之出现 IgM 型抗-HD、慢性 HDV 感染，抗-HD IgG 持续升高，从血清中检出 HDV-RNA 则是更直接、更特异的诊断方法。

（5）戊型肝炎　急性戊型肝炎患者血清中可检出抗-HEV IgM 抗体，恢复期血清中 IgG 抗体滴度很低，抗-HEV IgG 在血清中持续时间短于 1 年，故抗-HEV IgM、抗-HEV IgG 均可作为 HEV 近期感染指标。

2. 肠炎病毒

临床上能引起腹泻的病毒，常见有轮状病毒、诺如病毒、肠腺病毒、星状病毒、沙波病毒、埃可病毒和新冠病毒（COVID-19）等；柯萨奇病毒可引起肝炎和胰腺炎。

三、寄生虫检查

肠道中寄生虫种类繁多。①蠕虫类：常见者有蛔虫、钩虫、蛲虫、绦虫、鞭虫、华支睾吸虫病、姜片虫、滴虫等。②原虫类：有溶组织阿米巴原虫、兰氏贾第鞭毛虫等。寄生虫在人体肠道内寄生而引起的疾病统称为肠道寄生虫病，其在人体内寄生过程复杂，引起的病变并不限于肠道。依据感染寄生虫的种类和部位以及人体宿主的免疫状况，临床症状和体征各异。上述寄生虫一般均能通过粪便的显微镜检查到特征性虫卵、滋养体或包囊及绦虫节片而确诊。

第十二节　其他检查

一、消化组织病理学检查

1. 传统细胞涂片和新的技术检查

①传统细胞涂片应用食管拉网、胃液或腹水抽取获得脱落细胞学检查。细胞学的制片质量是影响刷检诊断的重要因素之一。传统常规用细胞刷直接涂片、染色，由于细胞和黏液影响，制片质量往往不佳，并且影响视野。②液基细胞学技术（TCT）是 1996 年美国 FDA 认证批准应用于临床的。TCT 是一种将脱落细胞保存在液体中，并通过机械、气动和流动力学原理，使用自动设备将细胞均匀分散的涂在载玻片上的一种制片技术。TCT 可有效提高标本利用率、提高制片质量、减少阻碍视野的血液、黏液和炎性细胞的数量。并且 TCT 技术度固定，有效地避免了传统涂片自然晾干过程中造成的细胞固缩变形等问题。③共聚焦内镜和细胞学内镜。共聚焦内镜又称共聚焦激光显微内镜，可放大 1000 倍的图像显示黏膜组织内血管、细胞及亚细胞结构，实现了在体组织病理学诊断，避免重复内镜检查和多次随机活检的并发症。细胞学内镜借助聚焦固定、高度放大功能，物镜实时观察消化道黏膜浅层横切面细胞结构，结合亚甲蓝、甲酚紫等染色剂对黏膜进行活体染色，可增加细胞间对比，有利于内镜下病变的实时诊断。

2. 组织病理学检查

内镜活检、穿刺取得标本，或术中取得标本，或剖腹探查切下的可疑组织，通过进行组织病理学检查，可对良恶性肿瘤、急慢性肝炎、肝硬化及其他不明原因疾病提供可靠诊断依据。

二、微量元素检查

人体内有多种微量元素，数量虽少而有很大生理作用，多以结合形式参与体内多种生理功能。①锌：慢性萎缩性胃炎、胃溃疡、肝病等均出现缺锌。②铁：急性肝炎、肝细胞变性坏死、血色病等均出现血清铁增高。③铜：肝内胆汁淤积、原发性胆汁性胆管炎，尤其肝豆状核变性等病可出现血清铜蓝蛋白、血铜、尿酮升高。

三、水、电解质与酸碱平衡检查

水、电解质和酸碱平衡是人体生命活动的前提。消化系统对水和电解质的分泌和吸收，是维持人体内环境稳定的重要因素，以保持 pH 7.35～7.45。因疾病人体不能对 Na^+、K^+、Ca^{2+}、Mg^{2+}、Cl^-、HCO_3^- 等进行调节，或超出机体代偿能力，将会发生水、电解质紊乱和酸碱失衡，因此及时检测电解质、pH 等，纠正水、电解质紊乱和酸碱失衡，对抢救生命具有重要意义。

（白文元）

第二篇
临床篇

第一章　症状与证候

第一节　发热

发热是临床上常见的症状，由外感、内伤等多种原因引起。中医学认为，发热是邪正相争的一种表现，发热过高时，脏腑的正常活动就会受到影响。发热一般分为外感发热与内伤发热两种。外感发热多属急性病，常见于急性传染病、急性感染、中暑以及某些寄生虫病等。内伤发热多见于结核病、恶性肿瘤、血液病、感染性疾病和结缔组织病等。

若患者体温不高仅有自觉发热或五心烦热者也属于内伤发热范畴。

一、病因病机

六淫之邪，从皮毛或口鼻进入，侵于肌表或肺系，卫气与邪气相争，遂成外感发热。内伤发热有实证、虚证之别。实证发热系因气邪积滞或血瘀之邪阻滞气机，正邪相争，卫气亢奋，导致发热；虚证发热多见于大病、久病后气血阴阳不足，阳气不能内守，扰动于外，而为发热。阳气虚弱的发热系因阳气虚衰不能升达，阴分下降，阳气浮越而致发热。

二、治疗

（一）辨证论治

发热为一症状。欲求良效首须查明病因，进行针对性治疗。中医学可针对外感、内伤辨证论治，对发热的治疗有良好疗效，尤其在现代医学尚未查明病因，难以有效治疗情况下，中西医结合治疗实为有益选择。

外感发热，病多骤起，发热初期往往伴有恶风、恶寒，体温多显著增高。如表热不解，则由表及里，侵及气分、营分、血分。外感发热的治疗，参阅中医学的温病与伤寒证治，治疗原则是在表者汗而发之，入里者则用清气、泻火诸法祛邪退热。

1. 表寒里热证

主症：发热恶寒，无汗，口苦口渴，喜冷饮，纳呆，或有腹痛，肠鸣，尿黄少，便溏或黏腻，色黄味臭，舌淡红或边尖红，苔黄白而干，脉数。

治疗：清里解表。葛根芩连汤加减。

方中黄连泻中焦火兼能清心，黄芩泻上焦火，配葛根发汗解表，炙甘草健脾和中。本方中黄芩、黄连对多种细菌有抑杀作用，并能解热。

加减：①脘腹胀满，苔黄腻者，加厚朴、佩兰叶。②伤食积滞者，加焦山楂、谷芽。③腹痛、便结者，加大黄、丹皮、公英。④腹泻者，加赤白芍。

2. 寒热往来证

主症：发冷发热，口苦喜呕，咽干，胸胁胀痛，尿淡黄，大便不畅，舌淡红，苔稍黄，脉弦或数。

治疗：清解少阳。小柴胡汤加减。

方中柴胡解热，透达少阳之邪，黄芩助柴胡清除胆腑邪热，配半夏降逆和胃，用人参、甘草益气和胃，扶正以祛邪外出，生姜、大枣调和营卫。诸药合用，共奏和解少阳、和胃降逆、扶正祛邪之功。

加减：①胸烦而不呕者，去半夏、人参，加瓜蒌。②发热，心烦作呕，舌红苔薄黄而干，脉细数者，加青蒿、地骨皮、银柴胡、玄参。

3. 实热证（气血两燔证）

主症：高热，无汗或汗出，口渴引饮，呕吐，烦躁，头痛，面赤肢冷，或有意识障碍，尿黄少，便干，舌红绛，苔黄而干，脉洪或滑数。

治疗：清热解毒，凉血救阴。清瘟败毒饮〔生石膏、知母、犀角（用代用品）、生地黄、赤芍、丹皮、黄连、黄芩、栀子、连翘、玄参、竹叶、桔梗、甘草〕加减。

本方为综合白虎汤、犀角地黄汤、黄连解毒汤三方加减而成。方中生石膏、知母、甘草即白虎汤去粳米，可清阳明胃经大热；犀角（用代用品）、生地黄、丹皮、赤芍、玄参即犀角地黄汤加玄参，可清营凉血解毒；黄连、黄芩、栀子、连翘即黄连解毒汤去黄柏加连翘，可清热泻火解毒；加竹叶清心除烦，桔梗载药上行。

本方为大寒解毒之剂，主治一切瘟疫热毒火邪，气血两燔证，对各种细菌感染致之毒血症、败血症有良好疗效。

加减：①呕吐者，加竹茹。②黄疸者，加茵陈、郁金。③兼脘闷、身重、苔黄白或腻者，加苍术。④对体弱、多汗、气短、脉大乏力者，加太子参。⑤对高热，日晡尤甚，口渴喜饮，腹满硬痛，拒按，烦躁，小便短赤，大便结，舌红，苔黄燥或焦黄，脉沉有力，属热结肠腑者，可改用大承气汤加味（大黄、芒硝、枳实、厚朴、赤芍、黄连、黄芩、银花）。

4. 阴虚内热证

主症：发热，日晡潮热，手足心热，烦躁盗汗，口干咽燥，尿淡黄，便干，舌红少苔，脉细数。

治疗：养阴清热。益胃汤或青蒿鳖甲汤加减。

加减：①一般于益胃汤中加知母、玄参、生地黄、丹皮与黄连、黄芩、银花、公英等滋阴清热、凉血解毒药。②对发热午后重早晨轻，无汗热解者，用青蒿鳖甲汤加玄参、银花、连翘、银柴胡。

（二）中成药治疗

1. 柴胡注射液

每次 2~4mL，每日 3~4 次，肌注。

2. 知柏地黄片

每次 6~9g，每日 3 次，口服。

3. 葛根芩连冲剂

每次 3~6g，每日 3 次，口服。

三、案例

案例一

患者王某，女，34 岁。

因发热、咽痛 2 周，意识障碍 1 天，住入某医院耳鼻喉科。

患者因发热、咽痛第一次住院，体温 39℃，白细胞 11.5×10⁹/L，中性粒细胞 0.81，扁桃体肿大、充血，腺窝有少许脓性分泌物，诊断为"急性扁桃体炎"，经输注红霉素加氢化可的松等治疗，2 天后体温下降，咽痛消失出院。出院 2 天后又发热，咽痛，次日体温升至 40℃，再次住入该医院耳鼻喉科，经同样治疗，3 天后咽痛消失，体温正常出院。出院后 2 天又发热，咽痛，并有纳差、恶心、咳嗽、腹胀、乏力。5 天后体温升至 40℃ 以上，咽痛加重。一天前出现意识障碍，遂第三次住入该院耳鼻喉科，体温 41℃，谵语。白细胞 21.5×10⁹/L，中性粒细胞 0.9，有核左移及中毒颗粒。尿常规检查白细胞增多，尿糖（++），血糖 11.11mmol/L，尿酮体阳性。胸部 X 片示肺纹理增多，右上肺有絮状阴影。诊断为"败血症伴糖尿病酮症酸中毒"。予氨苄西林，输注胰岛素，控制感染及糖尿病酮症酸中毒等治疗。1 天后酮体消失，意识好转，仍高热不退，于 1980 年 7 月 15 日邀请会诊（初诊）。同意当前西医处理，建议：停用激素，控制糖尿病，加氨苄西林至每日 2g，加用中药。

患者目前高热持续，汗出不解，口渴，时有恶心，烦躁，小便短赤，舌红绛，苔黄而干，脉洪大。诊为热毒内侵，气血两燔证，治宜清热凉血解毒，方用清瘟败毒饮加减。

生石膏 90g（先煎），知母 10g，黄连 9g，黄芩 12g，生地黄 20g，玄参 18g，蒲公英 30g，紫花地丁 20g，牛蒡子 8g，牡丹皮 8g，地骨皮 10g，生甘草 6g，羚羊角粉 0.5g（冲服）。2 剂。

1980 年 7 月 18 日二诊：用药 2 剂，体温下降至 38.5℃，咽痛减，仍时有恶心、腹胀。去石膏、地骨皮、知母，加银花 30g，竹茹 8g，枳壳 8g。

1980 年 7 月 22 日三诊：体温正常，心肺（−），腹胀好转，咽痛消失，舌苔黄，舌质红，苔白稍腻，脉稍数。

黄连 9g，生地黄 15g，玄参 10g，银柴胡 8g，蒲公英 20g，麦冬 6g，太子参 20g，云苓 8g，厚朴 8g，甘草 3g。5 剂药后痊愈。

案例二

患者吕某，女，28 岁，1990 年 9 月 6 日初诊。

因低热、心烦、多梦、乏力 5 个月来诊。

病初曾患"感冒"，咳嗽多日，治疗后好转。此后不久自觉有发热，手足心热感，午后尤重，测体温正常或在 37.3～37.5℃，经常口干，食欲渐差，口中乏味，自觉体力下降，多梦失眠，伴心悸、腰膝酸痛。经多种检查均无异常发现，尿常规（-），白细胞正常，曾给予阿莫西林、红霉素等治疗不效，患者日益消瘦，有时头晕、耳鸣，舌干红，无苔，脉细数。诊为阴虚内热，给予青蒿鳖甲汤加减。

青蒿 15g，鳖甲 10g，知母 8g，玄参 12g，麦冬 8g，石斛 8g，生地黄 12g，银柴胡 8g，菊花 8g，首乌藤 15g，牡丹皮 9g，云苓 8g。3 剂。

1990 年 9 月 10 日二诊：服药后发热、心烦、心悸减轻，口干、头晕好转，仍失眠。

原方去生地黄、牡丹皮，加炒枣仁 30g，睡前 30 分钟服，7 剂。

三诊：发热、手足心热消失，体温 37.2℃，口干、失眠好转，仍乏力，腰膝酸软，食欲差，舌红好转，舌苔薄白稍黄，脉沉细。

青蒿 12g，知母 8g，玄参 10g，龟甲 8g，麦冬 8g，焦山楂 6g，银柴胡 8g，菊花 8g，西洋参 6g，茯苓 8g，首乌藤 12g，炒枣仁 30g，服 7 剂而愈。

四、临证经验

1. 发热常见原因很多，包括病原体感染、血液病等其他原因。有的病情严重、危笃，治疗困难，虽经解热剂、抗生素等治疗，有时持续多日高热不退。中医学辨证论治往往能有良好效果。案例一为严重细菌感染、败血症，经广谱抗生素——氨苄西林治疗，疗效欠佳。中医学根据患者证属热毒内侵、气血两燔，加用清温败毒饮加减治疗获效。方中不少药物例如黄连、黄芩、生地黄、牡丹皮等具有良好抑杀细菌的作用；水牛角、羚羊角等可能有效对病毒抑制；知母、玄参、甘草等滋阴退热，清热泻火，凉血解毒；生石膏非但对抑杀病毒、细菌起协同作用，还对解热、调整机体、增强抗病能力具有良好作用。值得指出：激素是危险的灵药，用之得当能起到良好治疗作用，用之不当则会延误病情，使疾病加重。本例患者初发为急性扁桃体炎，治疗并不困难。但所给治疗是红霉素加氢化可的松静脉滴注，虽则每次住院，同样治疗均能迅速获效，但为激素消炎、降温作用，是假象，误认为是红霉素疗效。因之停药出院不久，屡屡复发，说明红霉素并未能将细菌控制住。更因激素促使细菌突破机体防御屏障和促糖生成等作用，导致糖尿病酮症和细菌播散，败血症发生，应引以为戒。正确的处理是：对某些严重细菌感染、毒血症及有可能引起中毒性休克者，在确保有效抗生素使用情况下（有糖尿病者须做相应治疗），可临时使用激素。

2. 清瘟败毒饮是治疗热毒火邪、气血两燔证的有效方剂，由白虎汤、黄连解毒汤和犀角地黄汤三个方剂组成。

白虎汤为治阳明经证热在气分的有力清热剂。凡有四大症（大热、大汗、大渴、大脉）者示里热炽盛、津液已伤，为本方适应证。方中应重用（一般 60～90g，可用至 180g）药性大寒的生石膏清热（泻火）生津。对高热、便秘者，加大黄泄热通便。

犀角地黄汤治疗温毒热入血分，为清热解毒、凉血散瘀要方。对高热者宜重用生地黄；对热入营血，皮肤瘀斑（点）者加羚羊角粉 0.5g 冲服；以及加大黄、黄芩可加强逐瘀泄热作用。

黄连解毒汤是治疗三焦大热、火毒炽盛的有效方剂。本方四药均为大寒之品，其中栀子能泻三焦实火。兼便秘者，加大黄泻下实热；发斑者，加玄参、生地黄、大青叶、丹皮。

3. 临床自觉发热，心烦，手足心热，日晡加重，但体温并不增高者并不少见，往往伴有心悸、失眠、口干、头晕、耳鸣等表现。检查除舌多红、少苔、脉多沉细稍数外，多无其他异常，对之西医常按神经官能症治疗，多无疗效，此属中医学的阴虚内热证。采用滋（养）阴清热法，用益胃丸、青蒿鳖甲汤加减疗效明显。患者头晕、耳鸣、盗汗、多梦，可用知柏地黄丸；伴有眼花目涩者，可用杞菊地黄丸；伴有潮热、盗汗或咳喘者，可用麦味地黄丸加减。

第二节　温病

温病是指机体感受温邪所引起的一类外感急性热病的总称。临床以发热、热象偏盛、易化燥伤阴为主要表现。本证多见于现代医学的急性传染性疾病，例如流行性乙型脑炎、流行性出血热、传染性单核细胞增多症、伤寒、败血症等，卫气营血辨证和三焦辨证是温病独特的辨证纲领。

一、病因病机

本病分别由病毒或细菌性疾病引起。中医学认为温病的发生，乃风热病邪、暑热病邪、湿热病邪、燥热病邪以及疫疠邪气所致。温病以卫气营血辨证为纲领之一，温热病邪先伤卫分，此时病在肺与皮毛；若治疗不当或不及时，病邪由卫分入气分，病在胸膈、肺、胃、肠、胆等脏腑；若失治或错治，则进一步由气入营，病在心包；继之由营入血，则热入肝肾，易动血、耗血。

二、治疗

温病因细菌性疾病引起者，如败血症，应采用抗生素治疗；因病毒引起者，如流行性乙型脑炎，西医无特殊方法，而中医治疗则多获良效。中西医结合治疗可提高疗效，西医的支持疗法对抢救危重患者起着重要地作用。

（一）辨证论治

1. 卫分证

主症：发热，微恶风寒，舌边尖红，脉浮数，或伴有头痛，口干微渴，咳嗽，咽喉肿痛等。

治法：辛凉透表，清热解毒。银翘散加减。

银翘散方中金银花、连翘辛凉透邪清热，薄荷、牛蒡子疏散风热及清利咽喉，荆芥、豆豉祛邪，桔梗宣肺利咽，甘草清热解毒，竹叶清泄上焦以除烦。

加减：①若津伤口渴者，加葛根、天花粉。②咳嗽甚者，加杏仁、前胡。③咽喉肿痛明显者，加马勃、玄参。

2. 气分证

主症：高热，不恶寒反恶热，大汗，舌红苔黄，脉洪或滑数，兼心烦、口渴等。

治法：清热泻火，除烦生津。白虎汤加减。

白虎汤方中生石膏大寒，清阳明气分之实热，又可生津止渴，知母清热养阴，与石膏配伍加强清热生津作用，粳米、甘草益胃护津。

加减：①汗出，气津损伤，脉大乏力者，加人参。②阳明腑实，大便秘结者，加枳实、厚朴、大黄和（或）芒硝。

按语：一般情况下使用生石膏要四大症状（大热、大汗、大渴、大脉）俱全，但在特殊情况下不一定要四大症均有。凡有阳明经或气分实热，而脉不虚软者，即可使用，但需注意表证未解，或汗虽多、脉虽大，但脉大无力者，均不宜用本药。

3. 营分证

主症：身热夜甚，口渴不甚，心烦不寐，甚或神昏谵语，斑疹隐隐，舌质红绛，脉象细数。

治法：清营解毒，透热养阴。清营汤加减。

清营汤方中犀角（用代用品）清营解毒，生地黄、玄参滋阴清热，麦冬养阴生津清热，金银花、连翘清热解毒，轻宣透邪，黄连、竹叶清心解毒除烦，丹参清心凉血活血。

加减：①高热烦躁者，加羚羊角（多用羚羊角粉冲服）、钩藤。②斑疹隐隐，加地榆、槐花。

4. 血分证

主症：在营分证的基础上，更见烦躁、昏狂、谵语，斑疹透露，吐血、便血、尿血，舌质深绛或紫，脉细数。

治法：清热解毒，凉血散瘀。犀角地黄汤加减。

方中犀角（用代用品）清心凉血解毒，生地黄清热凉血滋阴，芍药、牡丹皮清热凉血兼活血散瘀。

加减：①心火盛者，加黄连、栀子。②吐血者，可加三七、侧柏叶、白茅根。③尿血者，加白茅根、小蓟等。③发斑者，加赤芍、紫草、青黛等。④患严重细菌性感染性疾病如败血症，即热毒炽盛者，清瘟败毒饮治疗有良好作用。⑤热极生风，惊厥反复发生者，羚角钩藤汤加减或止痉散（蜈蚣、全蝎等量为末）有效。

（二）中成药治疗

1. 连花清瘟胶囊

适用于卫气同病。每次4粒，每日3次。

2. 三仁合剂

适用于热病卫分证。每次20~30mL，每日3次。

3. 安宫牛黄丸

适用于热入营血证。每次1丸，每日1次。

（杨　倩）

第三节　咳嗽

咳嗽是指肺失宣降，肺气上逆作声或咳吐痰液的一种肺系病证。有声无痰为咳，有痰无声为嗽，一般多为痰声并见，故以咳嗽并称。咳嗽既是肺系的一个主要症状，又是独立的一种疾患。

古代医家有"咳谓无痰而有声，肺气伤而不清也。嗽谓无声而有痰，脾湿动而为痰也。咳嗽是有痰而有声，盖因伤于肺气而咳，动于脾湿因咳而为嗽也"之言。现代医学的上呼吸道感染，急性或慢性气管炎、支气管扩张、肺炎等以咳嗽为主要表现者，均可据之进行辨证治疗。

一、病因病机

咳嗽多因外感（肺系感受外邪）和内伤而致，内伤除肺本身疾病外，还可与脾、肾有关。咳嗽分外感咳嗽与内伤咳嗽两大类型，外感咳嗽病因多为起居不慎、寒温失宜，或过度劳累，外感六淫从口鼻或皮毛侵入，肺卫失调，外邪入肺。内伤咳嗽多因饮食、情志及肺脏自病等内伤因素致脏腑功能失调，内生病邪。若饮食不当，嗜烟好酒，则内生火热，熏灼肺胃，灼津生痰；或生冷不节，嗜食肥甘厚味，损伤脾胃，致痰浊内生，上干于肺，阻塞气道，致肺气上逆而作咳。情志刺激，肝失调达，气郁化火，循经上逆犯肺，致肺失肃降而作咳。肺脏自病者，常因肺系疾病日久，迁延不愈，耗气伤阴，肺不能主气，肃降无权而肺气上逆作咳；或肺气虚不能布津而成痰，或肺阴虚而虚火灼津为痰，痰浊阻滞，肺气不降而上逆作咳。外感咳嗽与内伤咳嗽，均是肺气不清，失于宣肃，迫气上逆而作咳。

二、治疗

（一）辨证论治

咳嗽应先辨外感、内伤：外感咳嗽，多为实证、新病，起病急，病程短，常伴恶寒、发热、头痛等肺卫表证。内伤咳嗽，多为久病，常反复发作，病程长，可伴他脏见症。

应再辨咳嗽的证候虚实：外感咳嗽以风寒、风热、风燥为主，一般均属邪实，而内伤咳嗽中的痰湿、痰热、肝火多为邪实正虚，肺阴亏耗咳嗽则属正虚或虚中夹实。另外，咳声响亮者多实，咳声低怯者多虚；脉有力者属实，脉无力者属虚。

1. 外感咳嗽

（1）风寒袭肺

主症：咳声重浊，气急，喉痒，咳痰稀薄色白，常伴鼻塞，流清涕，头痛，肢体酸楚，恶寒发热，无汗等表证，舌苔薄白，脉浮或浮紧。

治疗：疏风散寒，宣肺止咳。三拗汤合止嗽散加减。

方中用麻黄、荆芥疏风宣肺散寒，合杏仁以宣肺降气；紫菀、白前、百部、陈皮理肺祛痰；桔梗、甘草利咽止咳。

加减：①咳嗽较甚者，加矮地茶、金沸草祛痰止咳；痒甚者，加牛蒡子、蝉蜕祛风止痒。②鼻塞声重者，加辛夷花、苍耳子宣通鼻窍。③若夹痰湿，咳而痰黏，胸闷，苔腻者，加半夏、茯苓、厚朴燥湿化痰。④若表证较甚者，加防风、苏叶疏风解表。⑤若表寒未解，里有郁热，热为寒遏，咳嗽音嘎，气急似喘，痰黏稠，口渴心烦，或有身热者，加生石膏、桑白皮、黄芩解表清里。

（2）风热犯肺

主症：咳嗽咳痰不爽，痰黄或黏稠，喉燥咽痛，常伴恶风，身热，头痛肢楚，鼻流黄涕，口渴等表热证，舌苔薄黄，脉浮数或浮滑。

治疗：疏风清热，宣肺止咳。桑菊饮（桑叶、菊花、薄荷、桔梗、杏仁、甘草、连翘、芦根）加减。

桑菊饮方中桑叶、菊花、薄荷疏风清热；桔梗、杏仁、甘草宣降肺气，止咳化痰；连翘、芦根清热生津。

加减：①咳嗽甚者，加前胡、瓜蒌壳、枇杷叶、浙贝母清宣肺气，化痰止咳。②表热甚者，加金银花、荆芥、防风疏风清热。③咽喉疼痛，声音嘶哑者，加射干、牛蒡子、山豆根、板蓝根清热利咽。④痰黄稠，肺热甚者，加黄芩、知母、石膏清肺泄热。⑤若风热伤络，见鼻衄或痰中带血丝者，加白茅根、生地黄凉血止血。⑥热伤肺津，咽燥口干者，加沙参、麦冬清热生津。⑦夏令暑湿者，加六一散、鲜荷叶清解暑热。

（3）风燥伤肺

主症：喉痒干咳，无痰或痰少而粘连成丝，咳痰不爽，或痰中带有血丝，咽喉干痛，唇鼻干燥，口干，常伴鼻塞，头痛，微恶寒，身热等表证，舌质红、干而少津，苔薄白或薄黄，脉浮。

治疗：疏风清肺，润燥止咳。桑杏汤加减。

桑杏汤方中桑叶、豆豉疏风解表，清宣肺热；杏仁、浙贝母化痰止咳；沙参、梨皮、栀子清热润燥生津。

加减：①表证较重者，加薄荷、荆芥疏风解表。②津伤较甚者，加麦冬、玉竹滋养肺阴。③肺热重者，酌加生石膏、知母清肺泄热。④痰中带血丝者，加生地黄、白茅根清热凉血止血。

另有凉燥伤肺咳嗽，乃风寒与燥邪相兼犯肺所致，表现为干咳而少痰或无痰，咽干鼻燥，兼有恶寒，发热，头痛，无汗，舌苔薄白而干等症。用药当以温而不燥，润而不凉为原则。方取杏苏散加减。药用苏叶、杏仁、前胡辛以宣散；紫菀、款冬花、百部、甘草温润止咳。若恶寒甚、无汗，可配荆芥、防风以解表发汗。

2. 内伤咳嗽

（1）痰湿蕴肺

主症：咳嗽反复发作，尤为晨起咳甚，咳声重浊，痰多，痰黏腻或稠厚成块，色白或灰，胸闷，憋气，痰出则咳缓、憋闷减轻。常伴体倦，脘痞，腹胀，大便时溏，舌苔白腻，脉濡滑。

治疗：燥湿化痰，理气止咳。二陈汤合三子养亲汤加减。

二陈汤以半夏、茯苓燥湿化痰，陈皮、甘草理气和中；三子养亲汤以白芥子温肺豁痰理气，苏子降气行痰，使气降则痰不逆，莱菔子消食导滞，使气行则痰行。两方合用，则燥湿化痰，理气止咳。临床应用时，尚可加桔梗、杏仁、枳壳以宣降肺气。

加减：①胸闷脘痞者，可加苍术、厚朴健脾燥湿化痰。②若寒痰较重，痰黏白如泡沫，怯寒背冷者，加干姜、细辛以温肺化痰。③脾虚证候明显者，加党参、白术以健脾益气。④兼有表寒者，加紫苏、荆芥、防风以解表散寒。症情平稳后可服六君子汤加减以资调理。

（2）痰热郁肺

主症：咳嗽气息急促，或喉中有痰声，痰多黏稠色黄，咳吐不爽，或痰有热腥味，或咳吐血痰，胸胁胀满，或咳引胸痛，面赤，或有身热，口干欲饮，舌苔薄黄腻，舌质红，脉滑数。

治疗：清热肃肺，化痰止咳。清金化痰汤加减。

清金化痰汤中用黄芩、知母、栀子、桑白皮清泄肺热；茯苓、贝母、瓜蒌、桔梗、陈皮、甘草化痰止咳；麦冬养阴润肺以宁咳。

加减：①若痰热郁蒸，痰黄如脓，或有热腥味者，加鱼腥草、金荞麦根、浙贝母、冬瓜仁等清化痰热。②胸满咳逆，痰涌，便秘者，加葶苈子以泻肺通腑化痰。③痰热伤津，咳痰不爽者，加北沙参、麦冬、天花粉养阴生津。

（3）肝火犯肺

主症：上气咳逆阵作，咳时面赤，常感痰滞咽喉，咳之难出，量少质黏，或痰如絮状，咳引胸胁胀痛，咽干口苦。症状可随情绪波动而增减。舌红或舌边尖红，舌苔薄黄少津，脉弦数。

治疗：清肝泻火，化痰止咳。黛蛤散合黄芩泻白散加减。

黛蛤散合黄芩泻白散方中青黛、海蛤壳清肝化痰；黄芩、桑白皮、地骨皮清泻肺热；粳米、甘草和中养胃，使泻肺而不伤津。二方相合，使气火下降，肺气得以清肃，咳逆自平。

加减：①火旺者，加栀子、牡丹皮清肝泻火。②胸闷气逆者，加葶苈子、瓜蒌、枳壳理气降逆。③咳引胁痛者，加郁金、丝瓜络理气和络。④痰黏难咳者，加海浮石、川贝母、冬瓜仁清热豁痰。⑤火热伤津，咽燥口干，咳嗽日久不减者，酌加北沙参、百合、麦冬、天花粉、诃子养阴生津敛肺。

（4）肺阴亏耗

主症：干咳，咳声短促，痰少黏白，或痰中带血丝，或声音逐渐嘶哑，口干咽燥，常伴有午后潮热，手足心热，夜寐盗汗，口干，舌质红少苔，或舌上少津，脉细数。

治疗：滋阴润肺，化痰止咳。沙参麦冬汤加减。

沙参麦冬汤方中用沙参、麦冬、玉竹、天花粉滋阴润肺以止咳；桑叶轻清宣透，以散燥热；甘草、扁豆补土生金。

加减：①若久热久咳者，可用桑白皮易桑叶，加地骨皮以泻肺清热。②咳剧者，加川贝母、杏仁、百部润肺止咳。③若肺气不敛，咳而气促者，加五味子、诃子以敛肺气。④咳吐黄痰者，加海蛤粉、知母、瓜蒌、竹茹、黄芩清热化痰。⑤若痰中带血者，加栀子、牡丹皮、白茅根、白及、藕节清热凉血止血。⑥低热，潮热骨蒸者，酌加功劳叶、银柴胡、青蒿、白薇等以清虚热。⑦盗汗者，加糯稻根须、浮小麦等以敛汗。

（二）中成药治疗

1. 川贝枇杷膏

用于治疗风燥咳嗽，每次 10mL，每日 3 次。

2. 桑菊感冒片

用于治疗风热咳嗽，每次 4 片，每日 3 次。

3. 养阴清肺丸

用于治疗肺阴亏虚咳嗽，每次 1 丸，每日 2 次。

三、案例

患者马某，男，34 岁。2019 年 11 月 5 日初诊。

咳嗽 1 周，加重 2 天。

患者 1 周前着凉后出现咳嗽，咳白痰，自行服用"川贝枇杷膏"后，症状缓解不明显，往往夜间加重，2 天前患者食入辛辣后出现咳嗽加重，咳黄痰，咽痒明显，痰少而黏，不易咳出，夹杂血丝，今为求系统诊治就诊于我门诊。现症见：咳嗽，咳少量黄痰，夹杂血丝，伴口干，纳食一般，寐尚可，大便偏干，日行 1 次，小便量少，舌红，少苔，脉浮数。

根据患者症状及相关舌脉表现可诊断为风燥伤肺证，予中药口服治疗。药用桑叶 9g，杏仁 9g，薄荷 5g，牛蒡子 12g，沙参 12g，芦根 10g，3 剂。

2019 年 11 月 8 日二诊：服药后咳嗽较前好转，血丝减少，仍有大便干。原方去薄荷，加瓜蒌 10g，5 剂。

2019 年 11 月 12 日三诊：患者诉诸证较前明显减轻，予麦冬代茶饮，以巩固疗效。服药期间，避风寒，调情志，节饮食，适运动，不适随诊。

（苏春芝）

第四节　失音

失音是指声调变低、声音微弱，甚至不能发出声音的症状，是由喉部肌肉或声带发生病变而引起，一般见于急、慢性喉炎，喉头结核，声带创伤或息肉以及癔病性失音等疾病。中风病后之舌强不利、语言謇涩亦称"喑"。

一、病因病机

失音有急、慢性之分。急者多见于外感，常猝然起病；多由风寒、风热之邪侵袭肺卫，肺气不能宣散；或是嗜食肥甘厚味，饮酒吸烟，而致痰热内生，痰湿交阻，肺失清肃，皆可使声音不出。慢性者多属内伤，常缓慢起病；多由久病体虚，肺燥津伤，或肺肾阴虚，精气内夺，声道燥涩、喉窍开合不利而致。

本证由急性喉炎引起者，可作上呼吸道感染，咽喉肿痛诊断；慢性者应做喉镜检查除外喉肿瘤、结核等疾病。

二、治疗

本症中医治疗有良好疗效。急性喉头水肿，呼吸障碍者应中西医结合治疗。

（一）西医治疗

1. 减少说话使喉部休息，有细菌感染者使用抗生素。

2. 重症可用抗生素、α-糜蛋白酶和类固醇激素做雾化吸入；喉头水肿、呼吸障碍者给予地塞米松 5mg 静脉滴入或肌注。

（二）辨证论治

1. 燥热伤肺证

主症：声音嘶哑，鼻干，咽干，口渴喜冷饮，周身燥热，干咳无痰，或咳痰少，黏稠难出，或带血丝，胸痛，舌质红，苔黄而干，脉细数。

治疗：清热润燥。轻证选用桑杏汤；重证则应选用清燥救肺汤加减。

桑杏汤适用于温燥邪伤肺卫、肺津受灼之轻证，轻宣清透以凉润为法，方中桑叶、淡豆豉辛凉透表，沙参、梨皮养阴清热润肺治疗燥咳，栀子配沙参、梨皮清热生津，杏仁、川贝化痰止咳。清燥救肺汤为治疗温燥伤肺、气阴两伤之方剂，以清宣润肺与养阴益气并进。

加减：①一般可加沙参、生地黄以增强滋阴润燥，养阴生津之效。②若痰多，加川贝、杏仁、瓜蒌皮以润燥化痰。③热甚者，加羚羊角、水牛角以清热凉血。

2. 风寒闭肺

主症：猝然声音嘶哑，恶寒发热，无汗，或兼见咳嗽不爽，鼻塞，流清涕，咽痒，舌质淡，苔薄白，脉浮紧。

治疗：辛温解表。三拗汤加减。

本方用麻黄发汗散寒，宣肺平喘，其不去根节意为发中有收，使患者不过于汗；用杏仁宣降肺气，止咳化痰，不去皮尖意为散中有涩，使不过于宣；甘草不炙，乃取其清热解毒之力，协同麻、杏理气祛痰。三药相配，共奏疏风宣肺，止咳平喘之功。

加减：①表寒重者，加荆芥、防风以增强解表散寒作用。②鼻塞头痛者，加苍术、白芷、蔓荆子。③咳嗽甚者，加紫菀、百部、款冬花。

3. 痰热壅肺

主症：见面赤，身热，汗出，烦躁口干，咽痛，渴喜凉饮，咳嗽频频，痰黄而黏稠，胸闷，舌质红，舌苔黄腻，脉滑数。

治疗：清泄肺热，化痰利咽。清金化痰汤加减。

清金化痰汤方中橘红理气化痰，使气顺则痰降；茯苓健脾利湿，湿去则痰自消；更以瓜蒌仁、贝母、桔梗清热涤痰，宽胸散结；麦冬、知母养阴清热，润肺止咳；黄芩、栀子、桑白皮清泻肺火，甘草补土而和中。故全方有化痰止咳、清热润肺之功。适用于痰浊不化、蕴而化热之证。

加减：①胸闷，喘促者，加葶苈子、枳壳以宽中理气，泻肺平喘。②兼便秘者，加火麻仁、生大黄、炒槟榔。③痰中带血丝者，加天门冬、阿胶。

4. 瘀血阻络

主症：音哑日久，兼见舌有瘀斑瘀点、胸闷，女性患者兼见月经不调或痛经，脉涩，声带检查见充血、肥厚、结节等病变。

治疗：活血化瘀。会厌逐瘀汤加减。

本方由《伤寒论》四逆散（以枳壳易枳实）合桃红四物汤（去川芎加玄参、桔梗）而成。四逆散能调气血，利升降；桃红四物汤为养血活血方。去川芎者，因其辛温性燥，恐伤阴津；增入玄参，意在助生地黄以滋养柔润；桔梗乃利咽圣药，能升降肺气，并佐柴胡、枳壳升降气机，引活血祛瘀药上达病灶。

加减：①音哑咽痒者，加蝉蜕、荆芥、胖大海以清宣肺气，利咽开音。②有声带结节者，加土鳖虫、地龙、蝉蜕、连翘以破血逐瘀，消肿散结。

5. 肺肾阴虚

主症：久病声音嘶哑，逐渐加重，兼见干咳，少痰，口干，咽干，或潮热，盗汗，耳鸣，虚烦不寐，腰膝酸软，形体消瘦，舌质红，苔少，脉细数。

治疗：滋养肺肾，降火利咽。百合固金汤加减。

方中以生地黄、熟地黄为君，滋阴补肾，生地黄又能凉血止血；以麦冬、百合、川贝母为臣，润肺养阴，且能化痰止咳；佐以玄参滋阴凉血、清虚火，当归养血润燥，白芍养血敛阴，桔梗宣利肺气而止咳化痰；使以甘草调和诸药，与桔梗合用，更利咽喉。诸药合而用之，虚火自清，肺肾得养，诸证自消。

加减：①补肺气宜加人参、茯苓，既有补虚生津之用，亦为培土生金之策。②口干、咽干、津伤者，加沙参、玉竹、天花粉、桑叶以清养肺胃、生津润燥。③盗汗严重者，加龙骨、牡蛎、麻黄根、浮小麦以增强敛阴止汗之力。

三、案例

患者范某，男，37 岁。于 2018 年 10 月 25 日初诊。

3 天前因"感冒"发热、咽痛，次日咳痰黄稠，声音嘶哑，用药不效来诊。舌苔黄腻，脉滑数。证属风热感冒，痰热实邪，给予银翘散合发声散加减治疗。金银花 20g，连翘 10g，牛蒡子 9g，射干 8g，诃子肉 8，薄荷 3g，芦根 15g，僵蚕 6g，瓜蒌皮 8g，茯苓 8g，玄参 10g，桔梗 8g，甘草 3g，川贝 6g，3 剂，水煎服。

两日后复诊，声音恢复。

四、临证经验

外感风热、风寒、痰湿致肺燥交阻、伤津，常表现为咽喉肿痛、声音嘶哑。在治疗中辨证使用银翘散、桑杏汤、百合固金汤时，加入利咽开音、解咽喉毒热之重要药物——诃子配射干，往往具有良好疗效。其他如前胡、桔梗、甘草可宣肺利咽；黄芩、栀子、桑白皮可清肺泄热；僵蚕、蝉蜕对湿热（痰）阻中焦及郁热者用之效佳；对咽痛、咳嗽较重者，应用发声散（僵蚕、瓜蒌、桔梗、甘草）加牛蒡子、玄参可有效。

（冯玉彦、赵丽梅）

第五节　肺痈

肺痈是指由于热毒瘀结于肺，以致肺叶生疮，肉腐血败，形成脓疡，以发热、咳嗽、胸痛、咳吐腥臭浊痰，甚则咳吐脓血痰为主要临床表现的一种病证。症见发热振寒，咳嗽，胸痛，气急，甚则咳喘不得平卧，吐出腥臭脓性黏痰，或咳吐脓血等。《金匮要略·肺痿肺痈咳嗽上气病脉证治》：“咳而胸满，振寒，脉数，咽干不渴，时出浊唾腥臭，久久吐脓如米粥者，为肺痈。”《医门法律》卷六云：“肺痈由五脏蕴崇之火，与胃中停蓄之热，上乘乎肺，肺受火热熏灼，即血为之凝，血凝即痰为之裹，遂成小痈。”治宜清肺化痰，解毒排脓，一般可选用《千金》苇茎汤、清金饮、麦冬平肺饮、葶苈大枣泻肺汤、元参清肺饮等方。咳吐脓血者，用排脓散、《金匮》桔梗汤，可酌加鱼腥草、野荞麦根等药。日久伤及气阴，治宜养血益气，清热化痰，方用桔梗杏仁煎、《济生》桔梗汤等。

肺痈是肺部发生痈疡、咳唾脓血的病证，多因风热病邪阻郁于肺，蕴结而成；或因嗜酒或嗜食煎炸辛热厚味，燥热伤肺所致。

西医的肺脓肿、化脓性肺炎、支气管扩张合并感染等，均可参考本病证辨证论治。

一、病因病机

本病多由感受外邪，内犯于肺，或痰热素盛，蒸灼肺脏，以致热壅血瘀，酝酿成痈，肉腐血败化脓。感受外邪时多为风热外邪自口鼻或皮毛侵犯于肺所致，正如《类证治裁·肺痿肺痈》所说：“肺痈者，咽干吐脓，因风热客肺蕴毒成痈。”或因风寒袭肺，未得及时表散，内蕴不解，郁而化热所为。《张氏医通·肺痿》曾说：“肺痈者，由感受风寒，未经发越，停留胸中，蕴发为热。肺脏受邪热熏灼，肺气失于清肃，血热壅聚而成。”痰热素盛时，多为平素嗜酒太过或嗜食辛辣炙煿厚味，酿湿蒸痰化热，熏灼于肺；或肺脏宿有痰热，或他脏痰浊瘀结日久，上干于肺，形成肺痈。若宿有痰热蕴肺，复加外感风热，内外合邪，则更易引发本病。《医宗金鉴·外科心法要诀·肺痈》曾指出：“此症系肺脏蓄热，复伤风邪，郁久成痈。”劳累过度，正气虚弱，则卫外不固，外邪易乘虚侵袭，是致病的重要内因。本病病位在肺，病理性质属实、属热。《杂病源流犀烛·肺病源流》谓：“肺痈，肺热极而成痈也。”因邪热郁肺，蒸液成痰，邪阻肺络，血滞为瘀，而致痰热与瘀血互结，酝酿成痈，肉腐血败化脓，肺损络伤，脓疡溃破外泄。其成痈化脓的病理基础，主要在热壅血瘀。正如《柳选四家医案·环溪草堂医案·咳喘门》所说：“肺痈之病，皆因邪瘀阻于肺络，久蕴生热，蒸化成痈。”

本病随着病情的发展，邪正的消长，表现为初期、成痈期、溃脓期、恢复期等不同阶段的演变过程。①初期，因风热（寒）之邪侵犯卫表，内郁于肺，或内外合邪，肺卫同病，蓄热内蒸，热伤肺气，肺失清肃，出现恶寒、发热、咳嗽等肺卫表证。②成痈期，为邪热壅肺，蒸液成痰，气分热毒浸淫及血，热伤血脉，血为之凝滞，热壅血瘀，蕴酿成痈，表现高热、振寒、咳嗽、气急、胸痛等痰瘀热毒蕴肺的证候。③溃脓期，为痰热与瘀血壅阻肺络，肉腐血败化脓，肺损络伤，脓疡溃破，排出大量腥臭浓痰或脓血痰。④恢复期，为脓疡内溃外泄之后，邪毒渐尽，病情趋向好转，但因肺体损伤，故可见邪去正虚、阴伤气耗的过程，继则正气逐渐恢复，痈疡渐告愈合。若溃后脓毒不尽，邪恋正虚，每致迁延反复，日久不愈，病势时轻时重，而转为慢性疾病。

二、治疗

（一）西医治疗

本病西医治疗原则主要是积极控制感染和痰液引流，根据痰或血的细菌学检查选择有效的抗生素，少数肺痈慢性患者治疗效果不佳时，可考虑手术治疗。

（二）辨证论治

中医治疗应根据疾病不同阶段的证候特点，分别融合清热解毒、排脓、化瘀、益气、滋阴等方法。脓未成者着重清肺消痈，脓已成者则应排脓解毒，但清肺要贯穿始终。

1. 初期

主症：发热恶寒，咳嗽，胸痛，咳时尤甚，咳白色黏痰或黏液脓性痰，痰量日渐增多，胸闷，呼吸不利，口干鼻燥，舌红，苔薄黄或薄白，脉浮数而滑。

治疗：疏风宣肺，清热解毒。银翘散加减。

银翘散中重用连翘、金银花既辛凉解表，清热解毒，又具有芳香避秽的功效；薄荷、牛蒡子疏散风热，清利头目，还可解毒利咽；荆芥、淡豆豉辛而不烈，温而不燥，可增辛散透表之力；竹叶、芦根清热生津；桔梗宣肺止咳；甘草调和诸药。

加减：①表证重者，酌加桑叶、淡豆豉以疏表。②热甚者，加黄芩、石膏、鱼腥草以清肺泄热。③痰多咳甚者，加瓜蒌、浙贝母、杏仁、冬瓜仁、枇杷叶以肃肺化痰。④头痛者，可加白芷、菊花清利头目。⑤胸痛、呼气不利者，加桃仁、郁金、瓜蒌皮宽胸理气，化瘀止痛。

2. 成痈期

主症：身热转甚，时时振寒，继则壮热不退，汗出烦躁，咳嗽气急，胸满作痛，转侧不利，咳吐黄绿浊痰且气味腥臭，口干咽燥，舌红，苔黄腻，脉滑数。

治疗：清热解毒，化瘀消痈。《千金》苇茎汤加减。

《千金》苇茎汤中苇茎甘寒轻浮，善清肺热，故为君药。瓜瓣清热化痰，利湿排脓，能清上彻下，肃降肺气，与苇茎配合则清肺宣壅，涤痰排脓；薏苡仁甘淡微寒，上清肺热而排脓，下利肠胃而渗湿，二者共为臣药。桃仁活血逐瘀，可助消痈，是为佐药。方仅四药，结构严谨，药性平和，共具清热化痰、逐瘀排脓之效。

加减：①若高热不退者，可适当选择加入蒲公英、黄芩、山栀子、黄连、败酱草、鱼腥草、石膏、知母、紫花地丁、金银花等药清热解毒、凉血消痈。②若胸闷，咳而喘满，痰黄脓浊而量多，不得卧者，可酌加桑白皮、瓜蒌、葶苈子、射干、海蛤壳以清热化痰。③若胸痛甚者，酌加郁金、乳香、没药、丹参以化瘀止痛。④便秘者，可加大黄、枳实以通腑泄热。⑤若伴咯血者，加丹皮、三七粉以凉血止血。

3. 溃脓期

主症：咳吐大量脓血痰，痰液黏稠，或如米粥，味异常腥臭，胸闷疼痛，转侧不利，甚则气喘不能卧，面赤身热，汗出，烦躁不安，口渴喜饮，舌质红，苔黄腻，脉滑数或数实。

治疗：化痰排脓，清热解毒。加味桔梗汤加减。

加味桔梗汤中桔梗宣肺、祛痰、利咽、排脓；甘草润肺、止咳、解毒；金银花清热解毒，消痈散结；薏苡仁清热排脓，利湿健脾；白及收敛止血，消肿生肌；葶苈子泻肺降气，祛痰平喘，泄热逐邪；川贝母清热化痰，降气止咳，散结消肿；橘红燥湿化痰，理气。诸药合用，共奏清热解毒、祛痰止咳、排脓消痈散结之功。

加减：①若脓痰量少难出者，可加皂角刺、山甲珠、鲜竹沥以化痰溃痈排脓（咳血量多者禁用），亦可加连翘、野荞麦根、鱼腥草、败酱草、黄芩清热解毒排脓。②若血热甚，咳血量多者，可加牡丹皮、三七、藕节、白茅根、侧柏叶凉血止血。③若气喘乏力，无力咳痰者，为气虚不能托脓，加生黄芪以益气扶正，托里透脓。④若兼腑气不通而见便秘者，加生大黄、枳实通腑泄热。⑤若肺热津伤而见口干舌燥者，则酌加玄参、沙参、天花粉、麦冬以养阴生津。

4. 恢复期

主症：身热渐退，咳嗽减轻，咳吐脓血痰渐少，痰腥臭味减轻，痰液渐转清稀，精神渐振，食纳好转，或见胸胁隐痛，难以平卧，乏力气短，自汗，盗汗，心烦，口干咽燥，面色无华，神疲形瘦，舌质红或淡红，苔薄黄，脉细或细数无力。

治疗：清热养阴，益气补肺。沙参麦冬汤加减。

沙参麦冬汤中沙参、麦门冬养阴清肺，玉竹、天花粉生津润肺，白扁豆、甘草益气培中、甘缓和胃，甘草亦能生津止渴，配以桑叶，轻宣燥热，合而成方，有清养肺胃、生津润燥之功。

加减：①若脾虚食少便溏者，则加白术、山药、茯苓健脾，以培土生金。②若正虚邪恋，咳腥臭脓痰，反复迁延日久不愈者，宜扶正祛邪，益气养阴，配合解毒排脓，可加野荞麦、败酱草、鱼腥草、连翘。③咳吐血痰者，可酌加白蔹、阿胶以敛补疮口。④阴虚重者，加玄参润肺养阴。⑤若低热者，可加青蒿、白薇、地骨皮清热凉血退虚热。

（三）中成药治疗

1. 羚翘解毒丸

适用于肺痈初期，每次 10g，每日 3 次。

2. 穿心莲片

适用于肺痈的成痈期与溃脓期，每次 1~2 片，每日 3 次。

（冯玉彦、赵丽梅）

第六节　肺痿

肺痿，中医病名，是指肺叶痿弱不用，临床以咳吐浊唾涎沫为症状，为一种慢性虚损性疾患。本病为多种慢性肺系疾病后期发展而成，其病位主要在肺，但与脾、胃、肾等脏密切相关。发病机理主要为热在上焦，肺燥津伤；或肺气虚冷，气不化津，以致津气亏损，肺失濡养，肺叶枯萎。辨证有肺脏虚热和虚冷两大类，以虚热证较为多见。治疗以补肺生津为原则。凡西医学中某些慢性肺实质性病变如肺纤维化、肺不张、肺硬变等，或临床表现出肺痿特征者，均可参照本节辨证论治。

一、病因病机

（一）病因

1. 久病损肺

如痰热久嗽，热灼津伤，或肺痨久嗽，虚热内灼，耗伤阴津，或肺痈余毒未清，灼伤肺阴，或消渴津液耗伤，或热病之后，邪热伤津，津液大亏，以致热壅上焦，消灼肺津，变生涎沫，肺燥阴竭，肺失濡养，口渐枯萎。若大病久病之后，耗伤阳气，或内伤久咳，冷哮不愈，肺虚久喘等，肺气日耗，渐而伤阳，或虚热肺痿日久，阴伤及阳，亦可致肺虚有寒，气不化津，津液失于温摄，反为涎沫，肺失濡养，肺叶渐痿不用。

2. 误治津伤

因医者误治，滥用汗吐下等治法，重亡津液，肺津大亏，肺失濡养，发为肺痿。

（二）病机

本病发病机理总缘于肺脏虚损，津气严重耗伤，以致肺叶枯萎。因津伤肺燥，燥盛则干，肺叶弱而不用则痿。肺痿的病理性质有肺燥津伤、肺气虚冷之分，其病理表现有虚热、虚寒两类。①虚热肺痿：为本脏自病所转归，或由失治、误治或他脏之病导致。②虚寒肺痿：肺气虚冷，不能温化、固摄津液，由气虚导致津亏或阴伤及阳，气不化津以致肺失濡养，渐致肺叶枯萎不用。其病位在肺，但与脾、胃、肾等脏密切相关。

二、治疗

本病的辨证要点为辨虚热与虚寒。虚热证易火逆上气，常伴咳逆喘息；虚寒证常见上不制下，小便频数或遗尿。

本病的治疗总以补肺生津为原则。虚热证，治当清热生津，以润其枯；虚寒证，治当温肺益气而摄涎沫。临床以虚热证多见，但久延伤气，亦可转为虚寒证。治疗时应时刻注意保护津液，重视调理脾肾，脾胃为后天之本，土为肺金之母，培土有助于生金；肾为气之根，司摄纳，温肾可以助肺纳气，补下制上。

1. 虚热证

主症：咳吐浊唾涎沫，其质较黏稠，或咳痰带血，咳声不扬，甚则音哑，气息喘促，口渴咽干，午后潮热，皮毛干枯，舌红而干，脉虚数。

治疗：滋阴清热，润肺生津。麦门冬汤合清燥救肺汤加减。

麦门冬汤中麦冬清肺胃虚热，并滋肺胃之阴；人参、甘草、粳米、大枣补益胃气而滋生津液，培土生金；半夏降气而化痰涎，并防麦冬滋腻碍胃。各药合用，使阴津复、虚火降、痰涎化而气逆止。清燥救肺汤中重用桑叶轻宣肺燥，透邪外出；石膏辛甘而寒，清泄肺热；麦冬甘寒，养阴润肺；土为金之母，故用人参益气生津，合甘草以培土生金；胡麻仁、阿胶助麦冬养阴润肺；杏仁、枇杷叶苦降肺气；甘草兼能调和诸药。全方宣、清、润三法并用，气阴双补，且宣散不耗气，清热不伤中，滋润不腻膈。

加减：①阴伤甚者，加北沙参、玉竹以养阴液。②痰多者，加川贝、瓜蒌以润燥化痰。③热甚者，加羚羊角、水牛角以清热凉血。

2. 虚寒证

主症：咳吐涎沫，其质清稀量多，不渴，短气不足以息，头眩，神疲乏力，食少，形寒肢冷，面白虚浮，小便数，或遗尿，舌质淡，脉虚弱。

治疗：温肺益气。甘草干姜汤或生姜甘草汤加减。

甘草干姜汤中甘草益胃气而滋津液，干姜温中逐饮以治呕逆；生姜甘草汤中用甘草、人参、大枣扶脾胃而生津液，生姜辛润以宣行滞气，脾胃中津液灌溉于肺，则枯回槁泽，不致肺热叶焦，为治肺痿之良法也。

加减：①若胃寒明显者，加附子、肉桂以温暖阳气。②若呕吐者，加半夏、陈皮以降逆止呕。③若大便溏者，加白扁豆、莲子肉、诃子以健脾止泻。

（冯玉彦、赵丽梅）

第七节 心悸

心悸指病人自觉心中动悸、惊惕不安，甚则不能自主的一种病证。临床多呈持续性，每因情志波动或劳累过度而发作，病情较轻者为惊悸，病情较重者为怔忡。心悸是临床常见症状，凡西医学中各种心脏病、甲亢、贫血等以心悸为主要表现者，均可归属本证并据之进行辨证论治。

一、病因病机

中医认为心悸的发生与素体虚弱、饮食劳倦、外邪侵袭、精神刺激、药食不当等有关。本病病位在心，与肝、脾、肺、肾关系密切，因外邪撼动心神，或诸虚致心失所养，都能发为心悸。

本病可因多种心脏相关功能障碍引起，遇之应做相关检查，例如心电图、动态 24 小时心电图、心脏彩超等。

二、治疗

（一）西医治疗

本证西医暂无特效药，治疗疗效不佳，中西医结合可获良效。

（二）辨证论治

1. 心虚胆怯证

主症：心悸怔忡，善惊易恐，坐卧不安，少寐多梦而易惊醒，苔薄白或如常，脉细略数或虚弦。

治疗：镇惊定志，养心安神。安神定志丸加减。

安神定志丸中琥珀、龙齿、朱砂镇惊宁神；酸枣仁、石菖蒲、远志安神定志；人参、茯苓、茯神补益心气，益气养心。

加减：①若有气短乏力、动则尤甚者，加炙甘草、黄芪以增强补气之效。②兼心阴不足者，加五味子、酸枣仁、生地黄等滋阴养血。③兼心血不足者，加龙眼肉、地黄、当归、阿胶以养血安神。④兼心气郁结者，加柴胡、合欢花、枳实、木香疏肝行气解郁。

2. 心血不足证

主症：心悸气短，活动后甚，头晕目眩，少寐健忘，面色无华，神疲乏力，纳呆食少，舌淡苔白，脉细弱。

治疗：补血养心，益气安神。归脾汤加减。若气虚阳微、阴血不足，脉结代，治以炙甘草汤加减，以益气养血、滋阴复脉。

炙甘草汤中黄芪、人参、白术、炙甘草益气健脾，以滋气血生化之源；当归、龙眼肉可补养心血；茯神、远志、酸枣仁宁心安神；木香行气，令补而不滞。

加减：①气虚甚者，加黄芪、党参。②血虚甚者，加当归、熟地黄。③阳虚甚而汗出肢冷，脉结或代者，加附片、肉桂、煅龙骨、煅牡蛎以温补心阳，安神定悸。④阴虚甚者，加沙参、阿胶、玉竹、石斛以活血通脉；⑤兼瘀血者，加川芎、赤芍、丹参以活血祛瘀。⑥失眠多梦者，加合欢皮、首乌藤、五味子等养心安神。⑦腹胀便溏者，加白术、陈皮、枳实、砂仁以健脾祛湿行气。⑧食积者，加山楂、麦芽、炒谷芽、鸡内金以消食化积。

3. 阴虚火旺证

主症：心悸不宁，心烦失眠，平素急躁易怒，五心烦热，口干，盗汗，伴有耳鸣腰酸，头晕目眩，舌红少津，少苔或无苔，脉细数。

治疗：滋阴清火，养心安神。天王补心丹合朱砂安神丸加减。

阴虚血少、虚烦神疲、火热不旺者，可单用天王补心丹；虚火亢盛、惊悸怔忡、多梦易惊者，用朱砂安神丸。方中生地黄、玄参、麦冬、天冬等滋阴清热；朱砂、酸枣仁、茯苓、柏子仁养心安神定悸；黄连清心泻火；桔梗宣畅上焦；当归、丹参活血补血养心；人参、炙甘草补益心气；五味子收敛耗散之心气。

加减：①阴虚相火妄动而见梦遗、腰酸者，可加服知柏地黄丸。②若阴虚夹有瘀热者，可加丹参、赤芍、丹皮等清热凉血，活血化瘀之品。③夹有痰热者，可加用半夏、瓜蒌、竹茹、胆南星，清热化痰。

4. 心阳不振证

主症：心悸不安，心胸憋闷，动则尤甚，面色苍白，气短自汗，形寒肢冷，舌淡胖嫩，苔白，脉虚弱或沉细而数。

治疗：温补心阳，安神定悸。桂枝甘草龙骨牡蛎汤加减。

方中桂枝、甘草温补心阳；生龙齿、生牡蛎重镇安神定悸。

加减：①心阳不足、寒象明显者，加人参、附子、肉桂以益气温阳散寒。②夹有瘀血者，加丹参、赤芍、桃仁、红花等活血化瘀。③兼水饮内停者，加茯苓、泽泻、葶苈子、桂枝以利水化饮。④兼大汗出者，重用人参、黄芪，加煅龙骨、煅牡蛎、山萸肉，或用独参汤煎服。

5. 水饮凌心证

主症：心悸，胸脘痞闷，下肢浮肿，形寒肢冷，伴有眩晕，恶心流涎，舌淡苔白滑，脉沉细而滑或弦滑。

治疗：振奋心阳，化气利水。苓桂术甘汤加减。

方中茯苓淡渗利水，白术健脾益气、化湿祛湿，桂枝、炙甘草通阳化气。

加减：①兼见恶心呕吐者，加半夏、陈皮、生姜皮和胃降逆止呕。②下肢浮肿者，加泽泻、猪苓、大腹皮、车前子利水渗湿。③兼见水饮凌肺，肺失宣降者，加杏仁、桔梗以开宣肺气，加葶苈子、五加皮、防己以泻肺利水。④兼见瘀血者，加当归、川芎、益母草活血化瘀。⑤若肾阳虚衰、水气凌心，症见咳喘不能平卧、浮肿、小便不利者，可用真武汤以温阳化气利水。

6. 心脉瘀阻证

主症：心悸，心痛时作，痛如针刺，胸闷不适，唇甲青紫，舌质紫暗或有瘀斑，脉涩或结或代。

治疗：活血化瘀，理气通络。桃仁红花煎加减。

桃仁红花煎中桃仁、红花、川芎、赤芍、丹参活血祛瘀；生地黄、当归养血和血；延胡索、乳香、香附、青皮理气通脉止痛。

加减：①胸痛甚者，加五灵脂、蒲黄、没药、三七粉等活血化瘀，通络止痛。②兼气虚者，加黄芪、党参、黄精。③兼气滞者，加柴胡、枳实。④兼血虚者，加何首乌、熟地黄、阿胶。⑤兼阳虚者，加附子、肉桂、仙灵脾。⑥兼阴虚者，加麦冬、玄参、女贞子。⑦兼痰浊者，加半夏、瓜蒌、陈皮。⑧瘀久化热者，加黄连、栀子。⑨失眠多梦者，加酸枣仁、远志、生龙骨、生牡蛎。

7. 痰火扰心证

主症：心悸时发时止，心惊胆怯，胸闷烦躁，失眠多梦，口干苦，大便秘结，小便短赤，舌红苔黄腻，脉象弦滑。

治疗：清热化痰，宁心安神。黄连温胆汤加减。

方中黄连苦寒泻火，清心除烦；半夏、陈皮、竹茹清热化痰；枳实行气；茯苓、甘草健脾。

加减：①心悸怔忡重者，可加生龙骨、生牡蛎、磁石、石决明以重镇安神。②若大便秘结者，加生大黄、芒硝以泄热通腑。③火热伤阴者，加沙参、麦冬、天冬、生地黄以清热养阴生津。

（三）中成药治疗

1. 朱砂安神丸

用于胸中烦闷，心悸不宁，失眠多梦。口服，一次 1 丸，一日 1~2 次。

2. 归脾丸

用于心脾两虚，气短心悸。用温开水或生姜汤送服。一次 9g，一日 3 次。

3. 天王补心丹

用于心阴不足，心悸健忘。口服，一次 1 丸，一日 2 次。

4. 心宝丸

用于治疗心肾阳虚，心脉瘀阻引起的慢性心功能不全；窦房结功能不全引起的心动过缓、病窦综合征及缺血性心脏病引起的心绞痛及心电图缺血性改变。一次 2~4 丸，一日 3 次，或遵医嘱。

5. 复方丹参滴丸

用于气滞血瘀所致的心悸，一次 10 丸，一日 3 次。

（杨　倩）

第八节　汗证

汗证是指人体阴阳失调、营卫不和、腠理不固，引起汗液异常外泄的病证。若不因外界环境因素的影响，白昼时时汗出，动则益甚者，称为自汗；若寐中汗出，醒来自止者，称为盗汗；若汗出黄色如柏汁，染衣着色，称为黄汗；外感病中，全身战栗而汗出者，称为战汗；危重患者，大汗淋漓，汗出如油或如珠，伴有亡阳或亡阴危证者，称为绝汗（脱汗）。

一、病因病机

出汗是人体的生理现象，天气炎热时穿衣过厚、渴饮热汤、情绪激动、劳动奔走等情况下，出汗量增加，属于正常现象。在感受表邪时，出汗又是驱邪的一种方法。

汗为心之液，由精气所化，不可过泄。引起出汗异常增多的病因病机主要为以下六种。

（1）肺气不足：素体薄弱，病后体虚，或久患咳喘，耗伤肺气。肺与皮毛相表里，肺气不足之人，肌表疏松，表卫不固，腠理开泄而致自汗。

（2）营卫不和：体内阴阳偏盛、偏衰，或表虚之人微受风邪，以致营卫不和，卫外失司，而致汗出。

（3）阴虚火旺：烦劳过度、亡血失精，或邪热耗阴，以致阴精亏虚，虚火内生，阴精被扰，不能自藏而外泄作自汗、盗汗。

（4）邪热郁蒸：由于情志不舒、肝气郁结、肝火偏旺，或嗜食辛辣厚味，或素体湿热偏盛，以致肝火或湿热内盛，邪热郁蒸，津液外泄而致黄汗。

（5）阳气衰微：久病或重病，致阳气衰微，阴津失固，故绝汗（脱汗）。

（6）伤寒病：邪正相争剧烈，邪盛正馁，邪伏不去，突然全身恶寒、战栗而汗出，此为战汗。

西医学中的甲状腺功能亢进、自主神经功能紊乱、风湿热、结核病、低血糖、虚脱、休克、黄疸等以汗出为主要表现者，均可参考本节辨证论治。

二、治疗

（一）辨证论治

汗证的治疗原则：虚证应益气养阴，固表敛汗；实证当清肝泄热，化湿和营；虚实夹杂者，则根据虚实的主次而适当兼顾。

1. 自汗

（1）肺卫不固证

主症：汗出恶风，稍劳尤甚，易于感冒，体倦乏力，面色少华，脉细弱，苔薄白。

治疗：益气固表。玉屏风散加减。

玉屏风散中黄芪益气固表止汗；白术健脾除湿，助黄芪益气固表；防风走表，助黄芪固表之力。

加减：①汗出多者，加浮小麦、牡蛎以固表敛汗。②气虚甚者，加党参、黄精益气固摄。

（2）营卫不和证

主症：汗出恶风，周身酸楚，时寒时热，或表现半身、某局部出汗，脉缓，苔薄白。

治疗：调和营卫。桂枝汤加减。

桂枝汤中桂枝温经解肌，白芍和营敛汗，二者共调和营卫；生姜、大枣、甘草，助桂枝、白芍调和营卫。

加减：①汗出多者，加龙骨、牡蛎以固涩敛汗。②兼气虚者，加黄芪以益气固表。③兼阳虚者，加附子以温阳敛汗。④半身或局部出汗者，配合甘麦大枣汤以甘润缓急。

2. 盗汗

（1）阴虚火旺证

主症：夜寐盗汗，或有自汗，五心烦热，或兼午后潮热，两颧色红，口渴，舌红少苔，脉细数。

治疗：滋阴降火。当归六黄汤加减。

方中当归、生地黄、熟地黄滋阴养血；黄连、黄芩、黄柏苦寒清热，泻火坚阴；黄芪益气固表。

3. 黄汗

（1）邪热郁蒸证

主症：蒸蒸汗出，汗液易粘或衣服黄染，面赤烘热，烦躁，口苦，小便色黄，舌苔薄黄，脉象弦数。

治疗：清肝泄热，化湿和营。龙胆泻肝汤加减。

方中龙胆草、黄芩、栀子、柴胡清肝泄热；泽泻、木通、车前子清利湿热；当归、生地黄滋阴养血和营；甘草调和诸药，共奏泻火清热之功。

加减：①湿热内蕴、热势不盛者，或面赤烘热、口苦等症不显著者，改用四妙丸。②里热较盛，小便短赤者，加茵陈以清解郁热。

4. 战汗

主症：急性热病中，突然恶寒战栗，而后汗出，发热口渴，燥扰不宁，舌红苔黄脉数。

治疗：扶正祛邪。可针对原发病进行辨证论治。

恶寒战栗而汗出顺畅者，一般无须特殊治疗，可适当进食热汤、稀粥调养。恶寒战栗而无汗者，属正气亏虚，用人参生姜汤以扶正祛邪。若汗出过多，神疲肢厥者，用参附汤、生脉散益气生津，回阳固脱。反复战汗，若无表证，里热内结者，用增液承气汤；若表证未解，腑气热闭者，用凉膈散表里双解。

5. 脱汗

主症：突然大汗淋漓，如油如珠，病情危重，神疲、肢厥、气短息微，舌卷少津或舌淡胖嫩，脉微欲绝或脉大无力。

治疗：益气回阳固脱。亡阳者，用参附汤加减；亡阴者，用生脉散加减。

（二）中成药治疗

1. 玉屏风颗粒

用于自汗之肺卫不固证。每次 5g，每日 3 次。

2. 连花清瘟颗粒

用于战汗。每次 6g，每日 3 次。

3. 生脉饮

用于脱汗之亡阴证。每次 10mL，每日 3 次。

三、案例

患者张某，男，22 岁。2018 年 7 月 3 日初诊。

主诉：自汗出 1 年，加重 1 周。

患者近 1 年因活动量大致自汗，白天和夜间均出汗，动则益甚，平素易感冒、怕风，1 周前因受凉出现汗出加重，可浸透衣服。今患者为求系统诊治，就诊于我门诊。患者现全身出汗，可浸透衣服，活动益甚，体倦乏力，怕风怕冷，易于感冒，饮食尚可，舌质淡红，苔薄白，脉细弱无力。

根据患者症状及相关舌脉表现可诊断为肺卫不固证，给予患者中药口服治疗。

黄芪 15g，白术 12g，防风 12g，桂枝 9g，白芍 15g，麻黄根 20g，浮小麦 30g，煅龙骨 30g，煅牡蛎 30g，甘草 6g，5 剂。

2018 年 7 月 8 日二诊。患者诉自汗较前缓解，仍有疲倦乏力，大小便可。

原方加麸炒薏苡仁 30g，7 剂。

2018 年 7 月 15 日三诊。患者诉诸证较前好转，为巩固其疗效，予患者上方 3 剂继服，服用方法改为每日半剂。

（苏春芝）

第九节　咳血

咳血由肺系络脉受伤，咳嗽时血经气道而出的病症，表现为痰中带血，或痰血相兼，或纯血鲜红、间夹泡沫，均称为咳血，亦称为嗽血或咯血。咳血量可大可小，少则痰中带血，多则喷血涌出。

现在医学的肺癌、喉癌、肺结核和支气管扩张等疾病，在病变过程中出现咳血症状时，均可参考本证治疗。

一、病因病机

西医学中咳血病因很多，常见以下四种原因。①呼吸系统疾病：如肺结核、支气管扩张、支气管炎、肺脓肿、肺癌、肺炎、肺腺瘤、矽肺等。②循环系统疾病：风湿性心脏病二尖瓣狭窄、高血压性心脏病、肺动脉高压、主动脉瘤、肺栓塞等。③全身出血性疾病：白血病、血友病、再生障碍性贫血、血小板减少性紫癜、弥散性血管内凝血、慢性肾功能衰竭等。④外伤：胸部外伤、爆炸伤和医疗操作（如胸腔或肺穿刺、活检、支气管镜检查等）也可引起咳血。

中医学认为咳血病因有三：一为热邪所致，无论热毒炽盛、破血妄行、实热或虚热，皆因热邪伤及络脉；二为气虚不能统摄血液，血不循经故而外溢；三为跌打损伤、金刃致伤，血瘀阻塞脉络，离经之血失其常道而致。

咳血由肺络受损所致，肺为娇脏，喜润恶浊恶燥，不耐寒热，故外感风热燥邪，或肝火上逆犯肺，致阴虚肺热，气不摄血等，损伤于肺，使肺失清肃，肺络受损，血溢脉外，则为咳血。

二、治疗

（一）西医治疗

1. 一般治疗

卧床休息，避免活动，及时清理呼吸道分泌物，保持呼吸道通畅；随时观察血压、心率、呼吸，呼吸困难时予吸氧。必要时使用适量的镇静剂，如地西泮 5~10mg，肌注；对剧咳妨碍止血者，可用镇咳剂。

2. 止血药的应用

①垂体后叶素：突然大量咳血时可用 5~10 单位，加 5%~25% 葡萄糖注射液 20~40mL 稀释后缓慢（大于 10 分钟）静脉注射，必要时每隔 8 小时重复注射。大量咳血停止后仍有反复咳血者，可将 10 单位该药溶于生理盐水或 5% 葡萄糖注射液 100~500mL 内静脉点滴。②忌用垂体后叶素者可用普鲁卡因：0.5% 普鲁卡因 10~20mL，用 25% 葡萄糖注射液 40mL 稀释后缓慢（大于 10 分钟）静脉注射，每日 1~2 次；或取该药 150~300mg 溶于 5% 葡萄糖注射液 500mL，静脉点滴。③维生素 K_1：能促使肝脏合成凝血酶原，促进血凝。可用维生素 K_1 10mg 肌注或缓慢静脉注射，每日 1~2 次。

（二）辨证论治

咳血的中医治疗与血证一样，应掌握三大要点：①澄源、塞流为先。热邪迫血妄行，当先凉血安营；若属血瘀，当活血化瘀。②活血当治气，气为血之帅。气滞应行气化滞，虚则补气摄血。③治血应治火。实证泻火，火去则营自安；虚证则滋阴降火，虚火降则血自止。

1. 燥热伤肺证

主症：喉痒咳嗽，痰中带血，口干鼻燥，或有身热，舌质红，少津，苔薄黄，脉数。

治疗：清热润肺，宁络止血。桑杏汤加减。

方中以桑叶、淡豆豉清宣肺热，沙参、梨皮养阴清热，浙贝母、杏仁肃肺止咳，栀子皮清肌表热，泄肺胃热邪，共奏良效。

加减：①可加白茅根、茜草、藕节、侧柏叶凉血止血。出血较多者，可再加云南白药或三七粉冲服。②兼见发热、头痛、咳嗽、咽痛等症，为风热犯肺，加银花、连翘、牛蒡子予以辛凉解表，清热利咽。③津伤较甚，而见干咳无痰者，或痰黏不易咳出，苔少舌红乏津者，可加麦冬、玄参、天冬、天花粉等养阴润燥。④痰热壅肺，肺络受损，症见发热、面红、咳嗽、咳血、咳痰黄稠，舌红苔黄，脉数者，可改用清金化痰汤去桔梗，加大蓟、小蓟、茜草等，治以清肺化痰，凉血止血。⑤热势较甚，咳血较多者，加金银花、连翘、黄芩、芦根，以及冲服三七粉。

2. 肝火犯肺证

主症：咳嗽阵作，痰中带血或纯血鲜红，胸胁胀痛，烦躁易怒，口苦，舌质红，苔薄黄，脉弦数。

治疗：清肝泻火，凉血止血。泻白散合黛蛤散（桑白皮，地骨皮，甘草，青黛，煅蛤粉）加减。

桑白皮、地骨皮清泻肺热，泄肺中伏火，煅蛤粉、甘草清肺化痰，青黛清肝凉血。

加减：①加生地黄、旱莲草、白茅根、大蓟、小蓟等凉血止血。②肝火较甚，头晕目赤，心烦易怒者，加丹皮、栀子、黄芩清肝泻火。③若咳血量较多，纯血鲜红者，可用犀角地黄汤加三七粉冲服，治以清热泻火，凉血止血。

3. 阴虚肺热证

主症：咳嗽痰少，痰中带血或反复咳血，血色鲜红，口干咽燥，颧红，潮热盗汗，舌质红，脉细数。

治疗：滋阴润肺，宁络止血。百合固金汤加减。

本方以百合、麦冬、玄参、生地黄、熟地黄滋阴清热，养阴生津；当归、白芍柔润养血；贝母、甘草肃肺化痰止咳。方中之桔梗其性升提，于咳血不利，在此宜去。

加减：①可加白及、藕节、白茅根、茜草等止血，或合十灰散凉血止血。反复咳血及咳血量多者，加阿胶、三七养血止血。②潮热、颧红者，加青蒿、鳖甲、地骨皮、白薇等清退虚热。③盗汗加糯稻根、浮小麦、五味子、牡蛎等收敛固涩。

（三）中成药治疗

1. 止血散

三七、云南白药、花蕊石（各等分，打粉）3~6g，每日三次，口服。

2. 云南白药

每次0.3~0.5g，每天3次，口服。

（苏春芝）

第十节　胸痛

中医学所说的胸痛一般是泛指"胸（胁）痛""胸痹"等，胸痹常与胸阳痹阻、心痛（胸痹心痛、厥心痛、真心痛）相伴发生。此与西医学的心绞痛、心肌梗死相似。

凡肝郁、气滞血瘀、风热壅肺、肝胆湿热、阴虚内热、胸阳痹阻等均可致胸（胁）痛，若遇之首先应对之进行病因诊断，胸痹治疗详见本书第二篇第十一节。

一、病因病机

胸痛为临床常见症状，引起胸痛的病因很多。胸内、胸外疾病诸如心包、心血管（心包炎、心绞痛、肺栓塞、主动脉夹层动脉瘤），肺部（肺炎、肺癌），胸膜（胸膜炎、自发性气胸等），纵隔（炎症、肿瘤、气肿），食管炎，神经（肋间神经痛、流行性胸痛）以及皮肤（带状疱疹）、肩关节等疾病均可引起胸痛。根据胸痛部位、性质、疼痛特点、时间以及伴随症状等，结合查体、化验检查、X 射线、B 型超声、CT 等一般可作出病因诊断。

中医学中，胸居阳位，诸阳均受于胸中，胸中阳气通达，心脉畅行，气血乃通利，若心阳亏虚或心阴不足，加之阴寒、气滞、寒邪等所引起的以痰浊、瘀血、肝郁、气滞、寒凝痹阻心脉而发生本证。

1. 年老体虚，肾气渐衰，肾阳虚衰则不能鼓动五脏之阳，引起心气不足或心阳不振，血脉失于阳之温煦、气之鼓动，则气血运行滞涩不畅，发为胸痛；若肾阴亏虚，则不滋养五脏之阴，阴亏则火旺，灼津为痰，痰热上犯于心，心脉痹阻，则为胸痛。

2. 饮食不当，恣食肥甘厚味或经常饱餐过度，日久损伤脾胃，运化失司，酿湿生痰，上犯心胸，清阳不升，气机不畅，心脉痹阻，遂成本病；或痰郁化火，火热又可炼液为痰，灼血为瘀，痰瘀交阻，痹阻心脉而成胸痛。

3. 情志失调忧思伤脾，脾虚气结，运化失司，津液不行输布，聚而为痰，痰阻气机，气血运行不畅，心脉痹阻，发为胸痛。

4. 寒邪内侵素体阳虚，胸阳不振，阴寒之邪乘虚而入，寒凝气滞，胸阳不展，血行不畅，而发本病。

二、治疗

（一）辩证论治

本病为本虚标实，虚实夹杂之症，病机特点为发作期以标实为主，缓解期以本虚为主，其治疗应补其不足，泻其有余。本虚宜补，权衡心之气血阴阳所不足，有无兼见肝、脾、肾脏之亏虚，调阴阳补气血，调整脏腑之偏衰，尤应重视补心气、温心阳。标实当泻，针对气滞、血瘀、寒凝、痰浊而理气、活血、温通、化痰，尤重活血通络、理气化痰。

1. 肝郁气滞

主症：心胸满闷不适，隐痛阵发，痛无定处，时欲太息，遇情志不遂时容易诱发或加重，或兼有脘腹胀闷，得嗳气或矢气则舒，苔薄或薄腻，脉细弦。

治疗：疏调气机，和血通脉。四逆散合柴胡疏肝散加减。

方中柴胡疏肝解郁、调畅气机，升发清阳之气，使郁热达外，为君药。芍药柔肝、养阴和血，与柴胡相配，收散结合，可助柴胡疏肝解郁；柴胡、枳实一升一降，加强疏肝理气之功；枳实、白芍相配可行气和血，白芍、甘草同用可缓急止痛。香附、陈皮有增强理气解郁之功，香附为气中血药，川芎为血中气药，故可活血且能调畅气机。全方共奏疏调气机、和血通脉之功效。

加减：①气滞心胸之胸痹心痛，可根据病情需要，选用木香、沉香、降香、檀香、延胡索、厚朴、枳实等芳香理气及破气之品，但不宜久用，以免耗散正气。②如气滞兼见阴虚者，可选用佛手、香橼等理气而不伤阴之品。

2. 痰浊闭阻

主症：胸闷重而心痛轻，形体肥胖，痰多气短，遇阴雨天而易发作或加重，伴有倦怠乏力，纳呆便溏，口黏，恶心，咳吐痰涎，苔白腻或白滑，脉滑。

治疗：通阳泄浊，豁痰开结。瓜蒌薤白半夏汤加味。

方以瓜蒌、薤白化痰通阳，行气止痛；半夏理气化痰。常加枳实、陈皮以行气滞，破痰结；加石菖蒲以化浊开窍；加桂枝以温阳化气通脉；加干姜、细辛以温阳化饮，散寒止痛。全方加味后共奏通阳化饮、泄浊化痰、散结止痛之功效。

加减：①若患者痰黏稠，色黄，大便干，苔黄腻，脉滑数，为痰浊郁而化热之象，用黄连温胆汤清热化痰。②另外，痰热与瘀血往往互结为患，故要考虑到血脉滞涩的可能，常配伍郁金、川芎理气活血，化瘀通脉。

3. 心气不足

主症：心胸阵阵隐痛，胸闷气短，动则益甚，心中动悸，倦怠乏力，神疲懒言，面色㿠白，或易出汗，舌质淡红，舌体胖且边有齿痕，苔薄白，脉细缓或结代。

治疗：补养心气，鼓动心脉。保元汤（人参、黄芪、肉桂、生姜、甘草）加减。

方以人参、黄芪大补元气，扶助心气；甘草炙用，甘温益气通经，行血气；肉桂辛热补阳，温通血脉，或以桂枝易肉桂，有通阳、行瘀之功；生姜温中，可加丹参或当归，以增养血活血之功。

加减：①若兼见心悸气短，头昏乏力，胸闷隐痛，口干咽干，心烦失眠，舌红或有齿痕者，为气阴两虚可用养心汤。②心气虚者，加党参、大枣、太子参等。③如气虚显著者，可少佐肉桂，补少火而生气；亦可加用麦冬、玉竹、黄精等益气养阴之品。

4. 心阴亏损证

主症：心胸疼痛时作，或灼痛，或隐痛，心悸怔忡，五心烦热，口燥咽干，潮热盗汗，舌红少泽，苔薄或剥，脉细数或结代。

治疗：滋阴清热，养心安神。天王补心丹加减。

本方以生地黄、玄参、天冬、麦冬、丹参、当归滋阴养血而泻虚火；人参、茯苓、柏子仁、酸枣仁、五味子、远志补心气，养心神；朱砂重镇安神；桔梗载药上行，直达病所，为引。

加减：①若阴不敛阳，虚火内扰心神，心烦不寐，舌尖红少津者，可用酸枣仁汤清热除烦安神；如不效者，再予黄连阿胶汤，滋阴清火，宁心安神。②若阴虚导致阴阳气血失和，心悸怔忡症状明显，脉结代者，用炙甘草汤。③若心肾阴虚，兼见头晕，耳鸣，口干，烦热，心悸不宁，腰膝酸软者，用左归饮补益肾阴，或河车大造丸滋肾养阴清热。④若阴虚阳亢，风阳上扰，加珍珠母、磁石、石决明等重镇潜阳之品，或用羚羊钩藤汤加减。⑤如心肾真阴欲竭者，当用大剂西洋参、鲜生地黄、石斛、麦冬、山萸肉等急救真阴，并佐用生牡蛎、乌梅肉、五味子、甘草等酸甘化阴且敛其阴。

5. 心阳不振

主症：胸闷或心痛较著，气短，心悸怔忡，自汗，动则更甚，神倦怯寒，面色㿠白，四肢欠温或肿胀，舌质淡胖，苔白腻，脉沉细迟。

治疗：补益阳气，温振心阳。参附汤合桂枝甘草汤加减。

方中人参、附子大补元气，温补真阳；桂枝、甘草温阳化气，振奋心阳，两方共奏补益阳气、温振心阳之功。

加减：①若阳虚寒凝心脉，心痛较剧者，可酌加鹿角片、川椒、吴茱萸、荜茇、高良姜、细辛、川乌、赤石脂。②若阳虚寒凝而兼气滞血瘀者，可选用薤白、沉香、降香、檀香、焦延胡索、乳香、没药等偏于温性的理气活血药物。③若心肾阳虚者，可合肾气丸治疗，方以附子、桂枝（或肉桂）补水中之火，用六味地黄丸壮水之主，从阴引阳，合为温补心肾而消阴翳。④心肾阳虚兼见水饮凌心射肺，而出现水肿、喘促、心悸，用真武汤温阳化气行水，以附子补肾阳而祛寒邪，与芍药合用，能入阴破结、敛阴和阳，茯苓、白术健脾利水，生姜温散水气。⑤若心肾阳虚，虚阳欲脱厥逆者，用四逆加人参汤，温阳益气，回阳救逆。⑥若见大汗淋漓、脉微欲绝等亡阳证，应用参附龙牡汤，并加用大剂山萸肉，以温阳益气，回阳固脱。

关于寒凝心脉、瘀血痹阻、心脉瘀阻、心阳不振多属胸痹（心绞痛、心肌梗死）常见类型，详见本书第十一节。

（二）中成药治疗

1. 速效救心丸

每日 3 次，每次 4~6 粒含服，急性发作时每次 10~15 粒。

2. 苏合香丸

每服 1~4 丸，疼痛时用。

3. 冠心苏合丸

每服 1 丸（3g）。

4. 寒证心痛气雾剂

用于温经散寒，理气止痛。用于心痛、苔白者，每次舌下喷雾 1~2 次。

5. 热证心痛气雾剂

用于凉血清热，活血止痛。用于心痛、苔黄者，每次舌下喷雾 1~2 次。

（苏春芝）

第十一节 胸痹

胸痹是指胸部发生疼痛的症状，与心痛常相伴发生，疼痛部位多在胸部，常为隐痛、绞痛、或伴以闷痛，甚则胸痛彻背，喘息不得卧，并可向心前区、肩胛部放射。轻者仅感胸闷如窒，呼吸欠畅，历时短暂，经休息或治疗后缓解；严重者心痛彻背、背痛彻心，持续不能缓解。所谓"真心痛""厥心痛"。胸痹有广义和狭义之分，与西医学的冠状动脉粥样硬化性心脏病（冠心病、心肌梗死）相类似，广义者范围甚广，可涉及胃脘痛等多种疾病；狭义的是指心之病变引起的胸痹心痛。

一、病因病机

胸痹的发生与忽感寒邪、饮食不节、情志失调、劳倦内伤、年迈体虚等有关。①寒邪侵袭，胸阳被遏，气滞血凝，发为胸痹。②饮食不节，嗜食肥甘厚味，致脾失健运，聚湿生痰，上犯心胸，致胸阳不展，心脉闭阻，发为胸痹。③情志失调气血耗逆，心脉失畅，痹阻不通则为胸痹。④劳倦伤脾，运化失职，气血生化乏源，无以濡养心脉，拘急而痛。⑤老年人肾阳虚衰，不能鼓舞五脏之阳，可致心阳不振，血脉失于温运，或肾阴亏虚，不能濡养五脏之阳，心脉失于濡养，拘急而痛。

胸痹的主要病机为心脉（血）痹阻。心主血脉，心病失于推动，血行瘀滞；肝病失于疏泄，气滞血瘀；脾失健运，聚湿生痰，气血乏源；肾虚藏精失常或肾阴亏损，均可引致心脉痹阻而发胸痹、心痛。

二、治疗

本病常见于心绞痛、心肌梗死等发病急、变化快的疾病，急性发病时以西医治疗为主，如溶栓、支架置入，具有抢救生命意义。中医药对扩张冠状动脉、改善心肌供氧具有良好作用。中西医结合可提高本病疗效。

（一）西医治疗

1. 卧床休息，吸氧，纠正低氧血症，控制高危因素（如高血压、高血脂、高血糖以及情绪激动、饱餐、寒冷、吸烟等）外，应及时使用扩张冠状动脉药物，如异山梨酯（5mg）或硝酸甘油（0.5mg）舌下含化，必要时给予亚硝酸异戊酯（0.2mL 安瓿）吸入。

2. 心肌梗死时，应评估后及时做溶栓治疗。

3. 必要时行心脏支架置入术或搭桥手术。

（二）辨证论治

1. 心脉瘀阻证

主症：心胸刺痛，部位固定，入夜尤甚，或心痛彻背、背痛彻心，或痛引肩背，或伴胸闷心悸，日久不愈。舌质紫黯，或有瘀斑，脉沉涩或弦涩。

治疗：活血化瘀，通脉止痛。血府逐瘀汤加减。

方中川芎、桃仁、红花、赤芍活血化瘀，合营通脉；柴胡、桔梗、枳壳、牛膝调畅气机，行气活血；当归、生地黄养血活血；甘草调和诸药。

加减：①瘀血痹阻重症者，胸痛剧烈者，可加乳香、没药、郁金、丹参。②血瘀气滞并重，胸闷痛甚者，可加沉香、檀香。③寒凝血瘀者，可加桂枝、细辛、高良姜、薤白；脉律不整者，加生脉散、炙甘草。④若猝然心痛发作者，可含速效救心丸、复方丹参滴丸等活血化瘀、芳香止痛之品。

2. 痰浊痹阻证

主症：心胸窒闷疼痛，闷重痛轻，多形体肥胖，肢体沉重，痰多气短，遇阴雨天而易发作或加重，伴倦怠乏力，纳呆便溏，口黏，恶心，咳吐痰涎。苔白腻或垢浊，脉滑。

治疗：通阳泄浊，豁痰开结。瓜蒌薤白半夏汤合涤痰汤（胆南星、竹茹、茯苓、枳实、陈皮、人参、甘草、石菖蒲）加减。

方中瓜蒌、薤白化痰通阳，行气止痛；胆南星、半夏燥湿化痰；竹茹清热化痰；人参、茯苓、甘草健脾益气；石菖蒲、陈皮、枳实理气宽胸。

加减：①痰郁化热，痰黏色黄，大便干，苔黄腻者，用黄连温胆汤加郁金。②痰热伤津者，加生地黄、麦冬、沙参。③大便秘结者，加生大黄、桃仁。

3. 寒凝心脉证

主症：猝然心痛如绞，或心痛彻背、背痛彻心，形寒肢冷，面色苍白，甚则冷汗自出，心悸气短，多因气候骤冷或骤遇风寒而发病或加重。苔薄白，脉沉紧或促。

治疗：宣痹通阳，散寒止痛。枳实薤白桂枝汤合当归四逆汤加减。

方中桂枝、细辛温散寒邪，通阳止痛；薤白、瓜蒌化痰通阳，行气止痛；白芍、当归养血活血；厚朴、枳实理气通脉；通草通经通脉；大枣、甘草益气健脾养血。

加减：①胸痛剧烈，痛无休止，伴身寒肢冷，气短喘息，脉沉紧或沉弱者，可加高良姜、细辛。②痛剧而四肢不温，冷汗自出者，舌下含化苏合香丸。

4. 气阴两虚证

主症：心胸隐痛，时发时止，心悸气短，动则益甚，伴倦怠乏力，声音低微，易汗出。舌淡红，胖大边有齿痕，少苔或无苔，脉虚细缓或结代。

治疗：益气养阴，活血通脉。生脉散合人参养荣汤（人参、白术、茯苓、甘草、熟地黄、当归、白芍、黄芪、肉桂、远志、陈皮、五味子、生姜、大枣）加减。

方中人参、黄芪、白术、茯苓、炙甘草健脾益气，通利经脉；肉桂温通心阳，麦冬滋养心阴；五味子收敛心气；当归、熟地黄、白芍滋养心肝；陈皮理气健脾；远志安神定志；姜、枣助人参、白术以调和脾胃。

加减：①兼有气滞血瘀者，可加川芎、郁金。②兼有痰浊之象者，加茯苓、白术、白豆蔻以健脾化痰。③兼有纳呆、失眠等心脾两虚者，加茯苓、远志、半夏、酸枣仁。

5. 心肾阴虚证

主症：心痛憋闷，心悸盗汗，心烦不寐，腰膝酸软，头晕耳鸣，口干便秘，舌红少津，苔薄或剥，脉细数或促代。

治疗：天王补心丹合炙甘草汤加减。

方中：生地黄、玄参、天冬、麦冬滋水养阴以降虚火；人参、炙甘草、茯苓、大枣补益心脾；柏子仁、酸枣仁、五味子、远志交通心肾，养心安神；丹参、当归、芍药、阿胶、麻仁滋养心血而通心脉，桔梗载药上行。

加减：①兼见风阳上扰者，可加珍珠母、磁石、石决明、琥珀。②阴不敛阳，虚火馁扰心神，虚烦不寐，舌尖红少津者，可加酸枣仁汤。

6. 心肾阳虚证

主症：胸闷气短，心悸而痛，动则更甚，自汗神倦，畏寒蜷卧，四肢欠温或水肿，面色㿠白，唇甲淡白或青紫。舌质淡胖或紫黯，苔白或腻或水滑，脉沉细或沉微。

治疗：温补阳气，振奋心阳。参附汤合右归饮加减。

方中熟地黄滋肾填精；人参大补元气；附子温补真阳；肉桂振奋心阳；山茱萸、枸杞滋肾养肝；山药、炙甘草补中养脾；杜仲补肝肾、强筋骨。

加减：①肾阳虚衰，不能制水，水饮上凌心肺，症见水肿、喘促、心悸者，用真武汤加黄芪、防己、猪苓、车前子。②若阳虚欲脱厥逆者，用四逆加人参汤，或参附注射液40~60mL加入5%葡萄糖注射液250~500mL中静脉点滴，可增强疗效。

7. 气滞心胸证

主症：心胸满闷，疼痛阵发，痛有定处，时欲太息，遇情志不遂时容易诱发和加重，或兼胃脘胀满，得嗳气或矢气则舒。苔薄或薄腻，脉细弦。

治疗：疏肝理气，活血通络。柴胡疏肝散加减。

方中柴胡、枳壳疏肝理气；香附、陈皮理气解郁；川芎、赤芍活血通脉。

加减：①血瘀，胸闷心痛明显者，可加薤白、苏木。②气郁日久化热，心烦易怒，口干便秘，舌红苔黄者，可加牡丹皮、栀子。③便秘严重者，加当归、芦荟。

三、案例

患者闫某，女性，68岁。2013年3月17日初诊。

主诉：心前区疼痛伴胸闷一小时。

患者心前区疼痛伴胸闷，疼痛向肩背部放射，异山梨酯5mg舌下含服无效。既往为糖尿病10余年。心电图示急性冠脉综合征，心肌缺血，T波倒置，无Q波。BP：130/60mmHg。经输注丹参多酚酸，含化异山梨酯并服用波立维、万爽力等治疗，疼痛消失，此后经常有胸闷、心前区疼痛，常规服用异山梨酯、中药治疗。舌淡黯，舌边瘀斑，苔白腻，脉弦细。诊为阳虚心（脉）瘀阻，予扩冠芎桂饮加减治疗。

丹参 30g，葛根 30g，桂枝 6g，川芎 6g，延胡索 8g，陈皮 12g，五味子 9g，炒白术 10g，云苓 8g，清半夏 8g，藿香 8g，炙甘草 6g，三七粉、西洋参各 2g 冲服，7 剂。

2013 年 3 月 24 日二诊，疼痛减少，逐渐减少异山梨酯用量，食欲差，便干，上方去藿香，加归尾 20g，鸡内金 8g，14 剂。

2013 年 4 月 8 日三诊，症状减轻，继续口服上述中药。2 个月后复查。

2013 年 6 月 8 日四诊，无明显症状，心电图示倒置冠状 T 波低平，心肌供血好转。

四、临证经验

1. 胸痹治疗应以通为补，通补结合。其"通"法包括：芳香温通法，如宽胸气雾剂（方中有芳香温通、理气止痛的檀香、荜茇、高良姜、细辛油以及冰片，使用时将瓶倒置，对准舌下喷，作用快）、速效救心丸、麝香保心丸、复方丹参滴丸等；宣痹通阳法，如瓜蒌薤白半夏汤、枳实薤白桂枝汤等；活血通络法，如血府逐瘀汤、丹参饮等。临证可加养血活血药，如鸡血藤、益母草、当归，使活血而不伤正。"补"法包括补气血，选用八珍汤、当归补血汤、四物汤等；温肾阳，可加仙灵脾、补骨脂；补肾阴，可加二至丸（旱莲草、女贞子）、牛膝、生地黄等。临床证明，通法与补法是治疗胸痹不可分割的两大原则，应通补结合，或交替使用。

2. 本病病理机制为冠状动脉粥样硬化斑块、血栓致冠状动脉阻塞、狭窄从而血行不畅（瘀血）、心肌细胞缺血、缺氧。因此治疗上应以活血化瘀为主，例如丹参、赤芍、归尾、川芎、桃仁、红花、丹皮、葛根（有降糖、降血压及入微循环、扩张冠状动脉作用）、三七（活血而能止血）、水蛭（破血逐瘀力强）等为常用具有良好疗效的活血化瘀药物，应予辨证使用。在使用活血化瘀药物时应注意：① "气为血帅，气导血行"欲使活血化瘀药发挥更好的作用，应辨证使用理气、行气药物，如檀香、香附、木香、藿香等。② 在使用活血化瘀药时应辨证配伍益（补）气药物，预防活血伤正，如三七配人参、黄芪。

予治疗胸痹心痛等以自研方剂——扩冠芎桂饮（丹参、葛根、桂枝、川芎、延胡索、丹皮、生桃仁、枳壳、五味子、炒白术、云苓、陈皮）辨证加减治之（并以三七粉 2g、西洋参 3g、重者加水蛭粉 1g，冲服，1~2 次/日）有良好疗效。

十年来治疗各型上百例支架置入后心前区疼痛患者均获良效。

（苏春芝、姚希贤）

第十二节　痰饮

痰饮是指体内水液输布、运化失常，停积于某些部位的一类病证。黏稠浑浊者为痰，清稀者为饮。广义的痰饮是痰饮、悬饮、溢饮、支饮四类的总称，狭义的痰饮则是指饮留胃肠之证。根据饮留部位的不同，饮留于胃肠则为痰饮，留于胁下则为悬饮，留于肢体则为溢饮，留于胸肺则为支饮。

一、病因病机

痰饮的病因为外感寒湿、饮食不当、劳欲所伤导致的三焦气化失司，肺、脾、肾功能失调等有关。病机为肺、脾、肾功能失调，津液不归正化，停于局部，积而为患。①外感寒湿：水湿之邪侵袭卫表阳气，肺气不得宣降，由表及里，湿困中焦，运化失司，致水饮停留为饮。②饮食不当：中阳被遏，脾失健运，水湿停留不化，聚而成痰饮。③劳欲所伤：纵欲、过劳或久病体虚，脾肾阳虚，致水液失于输化，停留为痰饮。

二、治疗

本病证为阳虚阴盛、本虚标实证，因饮为阴邪，治疗原则当以温化，《金匮要略·痰饮咳嗽病脉证并治》提出："病痰饮者，当以温药和之。"水饮壅盛者，应祛饮以治标；邪在表者，当温散发汗；在里者，应温化利水；邪实正虚者，当消补兼施。

1. 痰饮（饮停胃肠）证

主症：胃脘痞闷，胃中水声沥沥（振水声），呕吐清水痰涎，或水走肠间，肠鸣辘辘，腹满，口渴而不欲饮，或水入即吐，舌淡，苔白腻，脉弦滑。

治疗：温阳利水。苓桂术甘汤加减。

方中茯苓为主药，健脾渗湿，安神宁心，配桂枝温阳化气，温化水饮，加白术健脾燥湿，得桂枝温运更佳，用甘草为引，益气和中，共奏健脾燥湿、温化痰饮之效。

加减：①脾虚泄泻，加平胃散。②胃脘痞闷，加木香、枳壳。③呃逆，加公丁香、生姜。④呕恶，加陈皮、半夏。

2. 支饮（饮邪恋肺）证

主症：咳喘不能卧，胸满，痰多白沫，经久不愈，遇寒发作，或有发热，多有面部浮肿，苔白腻，脉弦滑。

治疗：宣肺散寒，泻肺逐饮。葶苈大枣泻肺汤或射干麻黄汤加减。

上述两方的选择：一般喘咳痰盛，饮多寒少者，更为适用葶苈大枣泻肺汤。寒邪重者可用射干麻黄汤，射干能消痰散结，麻黄宣肺平喘，生姜、细辛散寒化饮，半夏可降逆化痰，五味子可收敛肺气。

加减：①表证重，加桂枝。②喘而腹满者，加厚朴。③饮郁化热，口臭，舌红苔黄者，加石膏、黄芩、银花、生地黄。④胸闷呕恶，加生姜、半夏、茯苓。⑤咳重痰多，加杏仁、紫菀、款冬花。

3. 悬饮（饮留胁下）证

主症：胸胁胀满，气短息促，咳唾胁痛，转侧、呼吸牵引拉痛，有时只能偏卧一侧，苔白，脉沉弦或滑。

治疗：攻逐水饮。十枣汤加减。

方中甘遂、芫花、大戟都有较强的逐水作用。芫花一般用以治疗胸胁伏饮痰癖，大戟善泻脏腑中水湿，甘遂长于祛经隧中水湿，三药合用，各有所长，逐水效果更佳，使下而少伤正气。

加减：本药之适应证是水停胁下（渗出性胸膜炎、胸腔积液）或水肿腹胀（腹腔积液）。若苔白滑，脉沉弦有力，服药后恶心、呕吐，可加清半夏，或注射维生素 B_6 100mg 或阿托品 0.3~0.5mg。

4. 溢饮（饮溢四肢）证

主症：四肢沉重、浮肿，干呕，胸痞，无汗，咳喘，痰多白沫，苔白，脉弦滑。

治疗：解表温肺化饮。小青龙汤加减。

方中麻黄配桂枝发汗解表、宣肺平喘，细辛散寒解表、祛除寒饮，干姜温肺散寒、除水气，细辛配干姜有较强温肺化饮作用，白芍能敛阴，五味子防伤肺气，半夏燥湿化痰，为外感风寒、内停水饮的常用方剂。

加减：①咳喘烦躁兼内热者，可加生石膏。②咳喘，发热，咳吐黄痰者，加黄芩、蒲公英、鱼腥草、杏仁。③浮肿明显者，加大腹皮、生姜皮。

三、案例

唐某，男，46 岁，2013 年 9 月 5 日就诊。

因咳嗽 10 天，加重伴心悸、气短 1 天来诊。

患者 10 天前因受凉感冒咳嗽，未予重视。昨日忽觉心悸、气短，咳嗽时右侧胸胁疼痛，咳有少量泡沫痰，右侧卧时感胸胁疼痛，只能仰卧或左侧卧。右侧胸胁苦满，心烦，咽干，咳嗽，舌苔白而干，脉濡数。诊为悬饮，予小柴胡汤、小陷胸汤合方治疗。

柴胡 20g，黄芩 15g，半夏 15g，炮参 20g，炙甘草 6g，黄连 10g，瓜蒌 15g，生姜 10g，大枣 10g。3 剂。

2013 年 9 月 9 日二诊：服药后寒热尽除，精神好转，胸胁疼痛显著减轻，口苦、咽干等症消失，但仍觉心悸、气短，予柴胡 20g，黄芩 15g，半夏 15g，炮参 20g，炙甘草 6g，黄连 10g，大枣 20g，瓜蒌 15g，葶苈子 15g，白芥子 15g，薤白 15g，苏子 15g。5 剂后好转。

四、临证经验

1. 中药中的峻下剂，疗效显著者有甘遂、芫花、大戟、巴豆（配药用巴豆霜）和芒硝等。芒硝系天然硫酸钠经熬炼制成的结晶体，与硫酸镁同类。予用硫酸镁治疗肝硬化腹腔积液时发现，本药泻下（水样便）作用明显，但泻下水样便后腹腔积液、胸腔积液却未减少，机制尚待研究。此与甘遂、芫花、大戟、巴豆为主的峻下方剂（如十枣汤、舟车丸、疏凿饮、控涎丹以及予研制的破瘀泄水丹等），用药后遂峻下水样便，腹腔积液、胸腔积液显著消除明显不同。这是中药峻下剂甘遂、芫花等药的特点。

2. 关于峻下方剂的优劣，予认为，泻下作用强，用药后遂泻下水样便，胸腹水能消除，恶心、呕吐等不良反应少为良好方剂。为此，泻下方剂多使用巴豆、甘遂、芫花、大戟等其中1~2味药（十枣汤采用甘遂、芫花、大戟三味药；予之破瘀泄水丹应用巴豆霜、甘遂两味），配合一些增强泻下作用与健脾利尿、镇呕、减少不良反应药物。十枣汤方中甘遂、芫花、大戟三味峻下药合用，逐水力强，配伍大枣对悬饮（饮留胁下的胸腔积液）证有良好作用。破瘀逐水丹治疗肝硬化腹水，泻下作用良好，腹水消退快，而无呕恶、出血等不良反应。方中用巴豆霜、甘遂配大黄、芦荟，具有良好泻下作用；加代赭石镇呕；配穿山甲、䗪虫、干漆活血化瘀，消癥散结；配五灵脂止痛等。

3. 峻下剂的服用方法与剂量：十枣汤用法为先将甘遂、芫花、大戟三药等分共为细末，以胶囊装之备用。服法为将大枣10枚煎汤，用之送服1.5~3g胶囊药，清晨空腹口服，每日1次。须注意宜从小剂量开始（0.5~1g），逐渐加量，泻后如积水尚多，患者体实脉壮，方可再服，直至积水消除。肝硬化腹水者用药后腹水大部分消除（一般用药3~4次）则停用，改服健脾利尿之消水去胀丹等中药治疗。

（苏春芝、姚希贤）

第十三节　呃逆

呃逆是一种常见症状，本症历史各时期名称曾有变化。《内经》称之为"哕"，至宋朝亦称"哕"，元朝朱丹溪改称为"呃"，明代始称为"呃逆"。实则"呃、哕"有别："哕"为有声无物的干呕；"呃逆"为气逆上冲喉间，呃呃连声，声短而频，难以自制，亦名"打嗝"。呃逆发病多急，系因不自主地膈肌痉挛引起。原因很多，除脑血管病、脑瘤及癔证等致之外，常见者为食管、纵隔、胸膜、膈肌及胃肠、肝脏、心脏病和腹膜等病引起，腹部手术刺激膈肌迷走神经亦可引起，还可见于尿毒症、低血钠等电解质平衡紊乱。

一、病因病机

中医学认为，呃逆是胃失和降，胃气上逆，气逆动膈而致。病位主在脾胃，常与肝及大肠有关，且久病及肾。原因颇多，但主因过食寒凉或嗜热食辛辣，寒气阻胃或胃中积热，胃气失降或生痰气逆引起。亦可因内伤七情、肝气横逆犯胃，病后或药物所伤、脾胃失养，以及血瘀肾虚、肾不纳气、络瘀气冲等引起。

二、治疗

本症西医并无良策，主为中医治疗。

（一）辨证论治

1. 胃寒气逆证

主症：呃声沉缓有力，胸膈满闷不舒，得热则减，遇寒加重，口淡多涎，纳呆，小便清大便软，舌质淡红，苔白润，脉沉迟。

治疗：温中祛寒，降逆止呃。丁香柿蒂汤为常用方剂。

本方主治胃气虚寒之呃逆。方中丁香温胃散寒、降逆止呕，是治疗胃寒呕逆的要药；柿蒂降逆止呃，是治疗呃逆上气的专药；生姜能温胃散寒、散逆气而止呕呃；人参补气健脾，与丁香配伍，为温补并用之法。四药合用，温中有散，行中有补，行气而不伤正，补气而不敛邪，使中阳健运则痞塞自开，胃气和降而呃逆自止。

加减：①胃气不虚者，去人参，名柿蒂汤。②胃寒不重者，去生姜；若胃寒重者，改方中生姜为干姜，即扁鹊丁香散。③胃内虚寒，夹有痰浊者，则用本方合二陈汤（半夏、陈皮、茯苓、甘草）或加高良姜温胃散寒。④脾胃虚寒重者，加肉桂，或加肉桂粉3g冲服。

2. 肝郁气逆证

主症：呃逆连作，脘胁闷胀或痛，口苦，每因抑郁、恼怒而发，小便清或淡黄，舌淡红，苔薄白或稍黄，脉弦。

治疗：疏肝解郁，降逆和胃，化痰。旋覆代赭汤（旋覆花、代赭石、人参、生半夏、大枣、甘草）合四逆散加减。

胃气以和降为顺。胃气虚弱，升降失常，或夹有痰浊，则气机不畅，出现胃脘痞闷不舒，气逆于上，则噫气频发。本方降逆化痰，主治胃气虚弱、痰浊内阻之呃逆。方中旋覆花消痰散结，顺气降逆；代赭石降逆气，坠痰涎，止呕吐；半夏燥湿祛痰，降逆散结；配生姜加强降气化痰作用；用人参益气健脾养胃；大枣、甘草强化人参益气和中作用。

四逆散为治疗肝脾（胃）气滞方剂。方中柴胡疏肝解郁，调畅气机；白芍柔肝、养阴、和血，配柴胡收散结合，助柴胡疏肝解郁；配枳实健运中焦，柴胡、枳实同用，一升一降，加强疏肝理气作用；枳实配白芍，能行气和血；芍药、甘草同用，可缓急止痛。

加减：①无胃气虚者，去人参、甘草、大枣。②气逆重者，重用代赭石。③痰多，加陈皮、茯苓。④胃寒重者，用公丁香、柿蒂温胃降气。⑤肝郁化火，脘腹闷胀，便结，加大黄；偏虚热者，加麦冬、竹茹、黄芩。⑥夹郁作痛，加当归、延胡索，瘀血加丹参、丹皮。

3. 阴虚气逆证

主症：呃声急促而不连续，口干喜饮，心烦，小便淡黄，大便结，舌红干，无苔或少苔，脉细数。

治疗：养胃生津，降逆止呃。益胃汤（沙参、麦冬、生地黄、玉竹）加减。

方中沙参、麦冬、生地黄、玉竹为甘润养阴药物，降逆止呃功效不足，因此，治疗本证宜加公丁香与柿蒂。

（二）中成药治疗

丁香透膈丸

每次6g，每日3次。

三、案例

许某，女，46 岁，初诊于 2014 年 3 月 20 日。

患者脘腹胀满，近 5 年时有隐痛，纳呆，大便时溏。平素胃脘喜热喜按，有时打嗝不已。半年前曾做胃镜检查诊为"慢性胃炎"。两天前出现打嗝，曾针灸、服药，呃声仍不止故而来诊。舌稍红，苔薄白而润，脉沉滑。诊为呃逆，证为胃寒气逆，予温中散寒、降逆止呃法治之。

公丁香 6g，柿蒂 6g，干姜 8g，炒白术 10g，茯苓 8g，木香 8g，砂仁 8g，厚朴 8g，乌药 6g，3 剂。

二诊（2014 年 3 月 23 日）：服药 2 剂后呃逆止，又服 1 剂来诊。仍食欲差，原方去柿蒂，加鸡内金、焦山楂。后服 3 剂后好转。

四、临证经验

数十年来，予治疗各种呃逆上百例，包括胃病、肝病、神经性呃逆及腹部术后膈肌痉挛等。常用丁香柿蒂汤化裁，或沉呃散（公丁香、炒白术、厚朴）加减。另加沉香粉 2~3g 冲服。胃寒、呃逆较重者，加柿蒂、干姜；年老体弱、久病气虚及产妇呃逆，加人参、当归，多获良效。

丁香柿蒂汤与旋覆代赭汤都有降气作用，用于治疗胃虚气逆之呃逆，但二者有所不同。前者温中补虚，降逆止呕，治疗胃气虚寒，气逆不降；后者旋覆代赭汤益气和胃，降逆化痰，治疗胃寒气逆夹痰浊内阻者。

第十四节　恶心、呕吐

恶心与呕吐是临床常见症状。恶心是一种紧迫欲吐、不舒服的感觉。多同时伴有流涎及反复的吞咽动作，甚者出现面色苍白、出汗、头晕及脉缓等迷走神经兴奋表现。呕吐是指胃内容物或一小部分肠内容物，通过食管逆流吐出口腔的一种反复动作。呕吐可将食入胃内的有害物质排出体外，频繁呕吐可导致水电解质、酸碱平衡失调。此外，尚有干呕，即有呕声而无呕吐物的一类症状。

一、病因病机

引起呕吐的原因很多。西医学有以下几种病因：神经性呕吐，包括中枢神经系统疾病（如脑炎、脑膜炎、脑脓肿等），精神性呕吐，药物及化学毒物，全身性疾病（如尿毒症、糖尿病酮症酸中毒、低钠血症等）。反射性呕吐，包括胃肠道疾病（如食管炎、急慢性胃炎、胃及十二指肠溃疡、胃癌、幽门梗阻、急性肠炎、急性阑尾炎、肠梗阻等），肝胆胰疾病（如肝炎、肝硬化、肝癌、急慢性胆囊炎、胆石症、胆道蛔虫症、急慢性胰腺炎等），腹膜炎等疾病。其他系统疾病，如急性肾盂肾炎、输尿管结石以及梅尼埃综合征等。

中医学认为，恶心、呕吐系胃失和降、胃气上逆而致，其主要病位在胃，但与肝脾有密切关系。其病因很多，一般有虚实两类。实证多因外邪和饮食所伤。①外感风、寒、暑、湿之邪，侵犯胃腑，或饮食不节，生冷油腻之物停滞不化，或痰浊内阻，使胃气不能下行而上逆。②情志失调，肝气郁滞，横逆犯胃，胃气上逆而呕吐。虚证多因脾胃运化失常而致。脾胃虚寒，运化乏力，或胃阴不足，胃失濡养，气失和降而呕吐。

二、治疗

（一）西医治疗

恶心、呕吐是疾病的一种症状，有时也是人体排出胃内容物的表现。因此，本证治疗重点在于对引起呕吐的原发病进行治疗，不必急于止呕。但对重症呕吐应予对症治疗。一般给予维生素 B_6 100mg 肌注，或阿托品 0.5mg 皮下注射，并可服用多潘立酮 10mg，每日 3 次。

（二）中医治疗

中医学辨证论治是从整体出发，祛邪扶正，调节阴阳失衡。因此，中医治疗不仅有良好地止呕作用，而且在某种程度上，是对原发病的治疗。

辨证论治，首辨疾病虚实，对实证呕吐采用祛邪化浊、和胃降逆之法，对虚证则应用温中和胃、滋养胃阴之法。

1. 实证

（1）外邪犯胃证

主症：突发呕吐，兼恶寒发热，胸脘满闷，舌苔薄白或腻，脉滑或浮。

治疗：解表祛邪，芳香化浊。藿香正气散加减。

方中藿香为主药，芳香化浊兼解表；苏叶，解表发汗；白芷芳香上达，祛头部湿邪，止头痛；厚朴燥湿和中；陈皮理气除湿；桔梗开肺解表；苍术健脾燥湿；半夏曲化痰止呕；大腹皮调中下气；生姜、大枣益脾胃升发之气；甘草调和诸药；共奏理气和中、解表化浊疗效。

加减：①发热，脘腹胀痛，舌红，脉数，加黄连；②胸闷腹胀，去白术、大枣、甘草，加鸡内金、山楂、神曲。

（2）饮食停滞证

主症：呕吐酸腐，脘腹胀满，嗳气厌食，便溏或秘，舌苔厚腻，脉滑。

治疗：消食导滞，和胃止呕。保和丸加减。

方中山楂能消一切饮食停滞，尤善消肉食油腻积滞；神曲消食健脾，长于消化酒食陈腐积滞；莱菔子，消食下气，擅于消面积食滞及痰壅气滞；半夏、陈皮行气化滞，和胃止呕；茯苓健脾渗湿，和中止泻；连翘清热散结，防止食积化热。诸药合用，共奏消食和胃之效。

加减：①腹胀重，加枳实、厚朴。②食积重，加白术、鸡内金。③大便秘结，加大黄。④胃中积热上逆，食则呕吐，口臭，口干，苔黄脉数者，加黄连、竹茹。

（3）痰饮内停证

主症：呕吐清水痰涎，脘闷不食，苔白腻，脉滑。

治疗：温化痰饮，和胃降逆。小半夏汤合苓桂术甘汤加减。

小半夏汤中半夏、生姜和中祛痰，降逆止呕，主治痰饮呕吐。苓桂术甘汤以茯苓为主药，健脾渗湿，用桂枝温阳化气，与茯苓配伍能温化水饮，助以白术健脾燥湿，加甘草益气和中。诸药合用，共奏健脾渗湿、温化痰饮、降逆止呕之效。

加减：①脘腹满闷者，加木香、枳壳。②痰郁化热，口苦脘闷，苔黄腻者，加黄连、竹茹、陈皮。

（4）肝气犯胃证

主症：呕吐吞酸，频频嗳气，胃脘痞闷胁痛，舌边红，苔薄白或腻，脉弦。

治疗：疏肝和胃，降逆止呕。小柴胡汤合左金丸加减。

小柴胡汤中柴胡为主药，功能疏肝解郁，配黄芩清肝胆邪热；用半夏和胃降逆，散结消痞；用人参、甘草益气健脾和胃，以扶正祛邪外出；生姜、大枣调和营卫。诸药合用，共奏疏肝和胃降逆之功。本证常有呕吐吞酸、嘈杂嗳气，故配以左金丸清泻肝火，降逆止呕，可收较为满意疗效。

加减：①口苦嘈杂，便结者，加大黄、枳实。②热象明显者，加栀子、龙胆草、竹茹。

2. 虚证

（1）脾胃虚寒证

主症：进食稍多即呕吐，经常呕吐清涎，喜热饮，纳呆，肢冷乏力，便溏，舌淡苔白，脉细弱。

治疗：健脾温中，和胃降逆。理中汤加减。

方中干姜温中散寒，振奋脾胃运化功能，为主药；配人参健脾益气，助干姜以温壮脾阳；加白术健脾燥湿，促进脾阳运化功能；炙甘草和中补脾。诸药合用，共奏补益脾胃、温中祛寒之效。

加减：①呕吐重者，去白术，加生姜。②腹痛喜按（虚痛）者，重用人参补气。③呕吐清涎者，加吴茱萸。④阴寒重者，加炮附子、肉桂、肉豆蔻。

（2）胃阴不足证

主症：干呕时作，口干唇燥，饥不欲食，食后饱胀，舌红少津，脉细数。

治疗：滋养胃阴，降逆止呕。麦门冬汤加减。

方用大量（30~40g）麦冬养胃（阴）生津，并清肺胃虚热，为主药；人参、大枣、甘草健脾益胃，助麦冬滋养中焦气阴；配半夏降逆祛痰。

加减：①胃阴不足严重者，加石斛、沙参、玉竹。②津伤重者，则半夏宜轻用。③便干者，加火麻仁。

（三）中成药治疗

1. 生姜泻心片

用于外邪犯胃证。每次 4~6 片，每日 3 次。

2. 藿香正气软胶囊

用于外邪犯胃证。每次 2 粒，每日 3 次。

3. 保和丸

用于饮食停滞证。每次 6~9g，每日 3 次。

4. 左金丸

用于肝胃不和证。每次 3g，每日 3 次。

5. 麦门冬冲剂

用于胃阴不足证。每次 1 包，每日 2~3 次。

三、临证经验

恶心、呕吐为常见病证。常见外邪犯胃、饮食停滞、肝气犯胃等证型，常用方药有藿香正气散、保和丸、小半夏汤、小柴胡汤等。予认为，上述方剂，特点各异，辨证合理应用可对治疗本证起到重要作用。

1. 藿香正气散

藿香正气散功能为理气和中，解表化浊。治疗外感风寒、中暑发热导致地恶寒、头痛及内伤湿滞导致的恶心呕吐、胸脘满闷。对脘腹疼痛、发热、腹鸣、泄泻者，应加黄连、赤白芍或合半夏泻心汤加减治之。

2. 保和丸

保和丸为消食化积作用平和的方剂，是治疗脘腹胀满、嗳腐吞酸、厌食恶呕、苔厚脉滑之食积停滞、消化不良的良方。食积重者加鸡内金，便结者加大黄，脘腹满闷者加厚朴。

3. 小半夏汤

小半夏汤功能为和中祛痰，降逆止呕，主治痰饮呕吐。须提及：①小半夏汤与旋覆代赭汤，两个方剂均有降逆止呕、和中祛痰（饮）作用，但旋覆代赭汤有较强地止呕作用，兼能补虚，而小半夏汤无补虚作用，是治疗痰饮呕吐的基本方药。②苓桂术甘汤是专治痰饮病方剂，能温化水湿、痰饮，并无止呕作用。

4. 小柴胡汤

小柴胡汤除治疗症见往来寒热、胸胁苦满、口苦、咽干等少阳病以及多种发热性疾病外，对肝炎、胆系感染等病亦有效。呕吐，胁痛吞酸，舌红苔黄，脉弦数，属肝火犯胃者，加左金丸治疗。

5. 理中汤

理中汤温中祛寒，健脾益气，治疗脾胃虚寒，症见呕、泻、腹痛等，以畏寒肢冷、舌淡苔白、脉滑、沉细为辨证要点。慢性胃肠炎、消化性溃疡、慢性肝炎等病，证属于脾胃虚寒者均可使用本方治之。

6. 麦门冬汤

麦门冬汤养胃生津，降逆下气，治疗胃阴不足，胃气上逆，症见干呕，唇燥咽干，舌红少苔，脉细或虚数。用半夏治呕吐，因本药性温而燥，用于胃阴不足者不可过量，要把握分量。

第十五节　噎膈

噎膈是以饮食吞咽困难，常感食管、胸膈梗阻难于咽下固体食物或食入即吐的一种病证。噎与膈虽常同时出现，但二者有所不同：噎是吞咽时，哽噎不顺；膈是胸膈阻塞，饮食难以下行或食入即吐。临床常见者为噎，常为膈的前驱，故通常多噎膈并称。

现代医学的食管癌、贲门癌以及食管炎、食管官能性疾病"梅核气"多属本病范畴，可据之进行辨证治疗。

一、病因病机

噎膈的发生与饮食和精神因素有关。

1. 饮食

酗酒，尤其酷饮热酒，食管黏膜及津液损伤，发生炎症，进而食管干涩可发生噎膈；嗜食辛辣过热食物以及过快食用干硬食物等均可发生本病。

2. 忧思郁怒

情志不畅，脾伤气结，肝郁气滞，津液不得传输，积而为痰，痰瘀互结，阻塞食管，饮食难于下行，津液干涸发为噎膈。

噎膈中不少患者为食管、贲门癌，其病因又与亚硝胺含量增高饮食及幽门螺杆菌（Hp）感染有关。

二、治疗

（一）西医治疗

对诊断为食管癌、贲门癌者应尽早手术治疗或（与）化疗。对饮食不下且不能手术切除者可放置支架。

（二）辨证论治

中医治疗可健脾、补肾、滋阴养血、破结消瘀提高机体免疫力，有助于本证康复。以及对食管癌及"梅核气"者有良好治疗作用。

1. 痰气郁阻证

主症：吞咽梗阻，情绪抑郁，胸膈痞满隐痛，大便干结，口干咽燥，舌红，苔白，脉弦细。

治疗：开郁润燥。启膈散（沙参、茯苓、丹参、川贝、郁金、砂仁壳、荷叶蒂、杵头糠）加减。

方中郁金、砂仁壳开郁利气；沙参、川贝、丹参润燥化瘀；茯苓、荷叶蒂健脾祛湿；杵头糠开胃下气。

加减：①津液伤损者加麦冬；②大便干结重者，加大黄。

2. 脾（胃）阳虚证

主症：饮食难下，形寒气短，泛吐清涎，舌淡少津，脉沉细或数。

治疗：益气健脾。补气运脾汤（人参、白术、黄芪、茯苓、甘草、陈皮、砂仁、半夏曲、生姜、大枣）加减。

方中人参、黄芪、白术、茯苓等补气健脾，半夏、陈皮、砂仁等和胃降逆；生姜、大枣调和脾胃。诸药合用，共奏补脾益气之功。

加减：①一般加旋覆花、代赭石加强降逆止吐作用；②阳虚重加附子、干姜；③津液亏损加石斛、麦冬。

3. 瘀血内结证

主症：胸膈痛，食入即吐而不下，甚而水饮难下，大便硬如牛粪状，舌红少津，脉弦细而涩。

治疗：滋阴养血，开瘀破结。通幽汤（生地黄、熟地黄、桃仁、红花、当归、甘草）加减。

方中地黄、当归滋阴养血；桃仁、红花散结化瘀；甘草益气补中，缓急止痛，调和诸药。

加减：痰瘀互结者，一般可加丹参、赤芍、瓜蒌、三七祛瘀化痰。

附　反胃

反胃是以脘腹痞胀，饮食不化，朝食暮吐、暮食朝吐，为主要症状的病证。本证多由饮食不当、饥饱失常、嗜食生冷、忧郁日久致脾胃虚寒，不能消谷，饮食停滞，胃气失于和降而致。

本病治疗方法为温中健脾、降气和胃，可用丁香透膈散（丁香、人参、白术、木香、香附、砂仁、白蔻仁、神曲、麦芽、炙甘草）加减治之，若肢冷，舌淡白，脉沉细者加肉桂、干姜或吴茱萸。

噎膈、反胃证可见于西医学食管、贲门癌，息肉、憩室以及"梅核气"等胃食管功能性疾病，幽门螺杆菌（H. Pylori，简称 Hp）或霉菌感染等疾病中。为此，对本证须进一步检查明确病因诊断，应进行上消化道钡餐或（与）胃、食管镜及 Hp 等检查，依此进行对因治疗。

第十六节　胃痛

胃痛，又称胃脘痛，是以上腹胃脘部（近心窝处）疼痛为主症的病证。多见于现代医学中的急性胃炎、慢性胃炎、胃溃疡、十二指肠溃疡、功能性消化不良、胃黏膜脱垂等疾病。

一、病因病机

幽门螺杆菌（Hp）的慢性持续性感染是胃炎、胃溃疡形成的主要病因，此外食用过热、过冷、过于粗糙的食物等物理因素，饮用浓茶、咖啡、烈酒等化学因素可刺激胃黏膜，破坏胃黏膜屏障，从而导致炎症反应。长期大量服用非甾体类药物（如阿司匹林，吲哚美辛等）等可抑制胃黏膜前列腺素的合成，破坏黏膜屏障。吸烟时烟草中的尼古丁既影响胃黏膜的血液循环，又可导致幽门括约肌功能紊乱，造成胆汁反流，而各种胆汁反流均可破坏黏膜屏障从而导致慢性胃炎的发生。自身免疫性疾病的炎症反应也是引起慢性胃炎的病因之一，可导致壁细胞总数减少，泌酸腺萎缩，胃酸分泌降低。

胃痛发生的常见病因有外邪客胃，饮食伤胃，情志失调，脾胃虚弱及药物损害等几个方面。胃痛的病位在胃，与肝脾关系密切。基本病机为胃气阻滞，胃失和降，不通则痛。病理因素主要有气滞、寒凝、热郁、湿阻、血瘀。胃痛初起多属实证，若久痛不愈，或反复发作，脾胃受损，可由实转虚。若因寒而痛者，寒邪伤阳，脾阳不足，可成脾胃虚寒证；如因热而痛，热邪伤阴，胃阴不足，则致阴虚胃病。虚证胃痛，又易受邪，如脾胃虚寒者，易受寒邪，或健运无权，又可饮食停滞，故临床往往表现为虚实兼杂之证。

二、治疗

（一）西医治疗

1. 一般治疗

生活规律，注意劳逸结合，避免过度劳累及精神紧张。注意饮食卫生，共餐者有 Hp 感染者时使用公筷，注意分餐。停用或减少服用非甾体抗炎药物，如阿司匹林、布洛芬等。忌辛辣食物或喝酒、咖啡、浓茶等饮品。戒烟、戒酒有利于减少胃病的复发。

2. 药物治疗

根除幽门螺杆菌：单种药物治疗不能根除 Hp，故 Hp 根除治疗一般采用三联或四联治疗。常用联合方案：1 种质子泵抑制剂（PPI）联合 2 种抗生素，或 1 种铋剂联合 2 种抗生素的三联疗法；或 1 种质子泵抑制剂（PPI）与 1 种铋剂联合 2 种抗生素的四联疗法。疗程为 10 天或 14 天。

抑制胃酸分泌：抑制胃酸分泌的药物主要有组胺受体拮抗剂（H2-RA）和质子泵抑制剂（PPI）两大类，PPI 抑制胃酸分泌的作用比 H2-RA 强而持久。

保护胃黏膜：铋剂能够覆于溃疡表面，阻断胃酸、胃蛋白酶对黏膜的自身消化，肾脏为铋剂主要排泄器官，肾功能不良者忌用铋剂。

（二）辨证论治

中医治疗以理气、和胃、止痛为主，审证求因，辨证施治。邪盛以驱邪为急，正虚以扶正为先，虚实夹杂者当驱邪、扶正并举。属于胃寒者，散寒即所谓通；属于食停者，消食即所谓通；属于气滞者，理气即所谓通；属于热郁者，泄热即所谓通；属于血瘀者，化瘀即所谓通；属于阴虚者，益胃养阴即所谓通；属于阳虚者，温运脾阳即所谓通。根据不同病机而采取相应治法，才能善用"通"法。

1. 寒邪客胃证

主症：胃痛暴作，恶寒喜暖，得温痛减，遇寒加重，口淡不渴，或喜热饮，舌淡苔薄白，脉弦紧。

治疗：温胃散寒，行气止痛。香苏散合良附丸加减。

方中高良姜、吴茱萸温胃散寒；香附、乌药、陈皮、木香行气止痛。

加减：①兼见恶寒、头痛等风寒表证者，可加苏叶、藿香等以疏散风寒，或内服生姜汤、胡椒汤以散寒止痛。②兼见胸脘痞闷，胃纳呆滞，嗳气或呕吐者，为寒夹食滞，可加枳实、神曲、鸡内金、制半夏、生姜等消食导滞，降逆止呕。③寒邪郁久化热，寒热错杂者，可用半夏泻心汤辛开苦降，寒热并调。

2. 饮食伤胃证

主症：胃脘疼痛，胀满拒按，嗳腐吞酸，或呕吐不消化食物，其味腐臭，吐后痛减，不思饮食，大便不爽，得矢气及便后稍舒，舌苔厚腻，脉滑。

治疗：消食导滞，和胃止痛。保和丸加减。

方中神曲、山楂、莱菔子消食导滞；茯苓、制半夏、陈皮和胃化湿；连翘清热散结。

加减：①脘腹甚胀甚者，可加枳实、砂仁、槟榔等以行气消滞。②胃脘胀痛而便秘者，可合用小承气汤或改用枳实导滞丸以通腑行气。③胃痛急剧而拒按，伴见苔黄燥，便秘者，为食积化热成燥，则合用大承气汤以泄热解燥，通腑荡积。

3. 肝气犯胃证

主症：胃脘胀痛，痛连两胁，遇烦恼则痛作或痛甚，嗳气、矢气则痛舒，胸闷嗳气，喜长叹息，大便不畅，舌苔多薄白，脉弦。

治疗：疏肝解郁，理气止痛。柴胡疏肝散加减。

方中柴胡、芍药、川芎、郁金、香附疏肝解郁；陈皮、枳壳、佛手、甘草理气和中。

加减：①胃痛较甚者，加川楝子、延胡索以加强理气止痛。②嗳气较频者，可加沉香、旋覆花以顺气降逆。③泛酸者，加乌贼骨、煅瓦楞子中和胃酸。④痛势急迫，嘈杂吐酸，口苦，舌红苔黄，脉弦或数者，乃肝胃郁热之证，改用化肝煎或丹栀逍遥散加黄连、吴茱萸以疏肝泄热和胃。

4. 湿热中阻证

主症：胃脘疼痛，痛势急迫，脘闷灼热，口干口苦，口渴而不欲饮，纳呆恶心，小便色黄，大便不畅，舌红，苔黄腻，脉滑数。

治疗：清化湿热，理气和胃。清中汤加减。

方中黄连、栀子清热燥湿；制半夏、茯苓、草豆蔻祛湿健脾；陈皮、甘草理气和中。

加减：①湿偏重者，加苍术、藿香燥湿醒脾。②热偏重者，加蒲公英、黄芩清胃泄热。③伴恶心呕吐者，加竹茹、橘皮以清胃降逆。④大便秘结不通者，可加大黄（后下）通下导滞。⑤气滞腹胀者，加厚朴、枳实以理气消胀。⑥纳呆少食者，加神曲、谷芽、麦芽以消食导滞。

5. 瘀血停胃证

主症：胃脘疼痛，如针刺，似刀割，痛有定处，按之痛甚，痛时持久，食后加剧，入夜尤甚，或见吐血黑便，舌质紫黯或有瘀斑，脉涩。

治疗：化瘀通络，理气和胃。失笑散合丹参饮加减。

方中蒲黄、五灵脂、丹参活血散瘀止痛；檀香、砂仁行气和胃。

加减：①胃痛甚者，可加延胡索、木香、郁金、枳壳以加强活血行气止痛之功。②四肢不温、舌淡脉弱者，当为气虚无以行血，加党参、黄芪等以益气活血。③便黑可加三七、白及化瘀止血。④口干舌燥、舌光无苔、脉细，为阴虚无以濡养，加生地黄、麦冬以滋阴润燥。

6. 胃阴亏耗证

主症：胃脘隐隐灼痛，似饥而不欲食，口燥咽干，五心烦热，消瘦乏力，口渴思饮，大便干结，舌红少津，脉细数。

治疗：养阴益胃，和中止痛。一贯煎合芍药甘草汤加减。

方中沙参、麦冬、生地黄、枸杞子养阴益胃；当归养血活血；川楝子理气止痛；芍药、甘草缓急止痛。

加减：①若见胃脘灼痛、嘈杂泛酸者，可加珍珠粉、牡蛎，海螵蛸或配用左金丸以制酸。②胃脘胀痛较剧，兼有气滞者，宜加厚朴花、玫瑰花、佛手等行气止痛。③大便干燥难解者，宜加火麻仁、瓜蒌仁等润肠通便。④若阴虚胃热者，可加石斛、知母、黄连养阴清胃。

7. 脾胃虚寒证

主症：胃痛隐隐，绵绵不休，喜温喜按，空腹痛甚，得食则缓，劳累或受凉后发作或加重，泛吐清水，神疲纳呆，四肢倦怠，手足不温，大便溏薄，舌淡苔白，脉虚弱或迟缓。

治疗：温中健脾，和胃止痛。黄芪建中汤加减。

方中黄芪补中益气；桂枝、生姜温脾散寒；芍药、炙甘草、饴糖、大枣缓急止痛。

加减：①泛吐清水较多者，宜加干姜、制半夏、陈皮、茯苓以温胃化饮。②泛酸者，可去饴糖，加黄连、炒吴茱萸、乌贼骨、煅瓦楞子等以制酸和胃。③胃脘冷痛，里寒较甚，呕吐，肢冷者，可加理中丸以温中散寒。④若兼有形寒肢冷，腰膝酸软者，可用附子理中汤温肾暖脾，和胃止痛。⑤无泛吐清水，无手足不温者，可改用香砂六君子汤以健脾益气，和胃止痛。

（三）中成药治疗

1. 蒲元和胃软胶囊

一次 4 粒，一日 3 次，饭后服用。

2. 延胡索止疼片

一次 4~6 片，一日 3 次，饭后服用。

3. 葵花胃康灵

一次 4 粒，一日 3 次，饭后服用。

三、案例

居某，男，42 岁。1977 年 9 月 8 日初诊。

患者多年来反复胃脘疼痛，近 20 余日疼痛加剧，疼痛呈阵发性，痛甚则反射至肩脊，伴呕吐酸苦水，空腹痛甚，口渴干苦，纳差，大便干，小便黄，经中西医治疗 2 周，疼痛未见缓解。经某医院钡餐检查，诊断为"十二指肠球部溃疡"。舌边紫，苔黄腻，脉弦。

证为：肝胃不和，气血瘀阻。治以疏肝理气，化瘀止痛。

处方：金铃子 10g，延胡索 5g，乌贼骨 10g，黄连 3g，炒五灵脂 15g，煅瓦楞子 12g，枳壳 10g，青陈皮各 6g，佛手片 6g，6 付。

二诊：9 月 14 日。服药后胃痛略有减轻，但痛甚时仍反射至后背，泛吐酸水已少。原方之上增化瘀之力。

处方：金铃子 10g，黄连 3g，吴茱萸 1.5g，炙刺猬皮 5g，九香虫 5g，煅瓦楞子 13g，炒五灵脂 10g，香附 10g，乌贼骨 10g，橘皮 5g，三七粉 3g（冲），6 付。

另方：乌贼骨 120g，浙贝母 60g，三七粉 15g，炙刺猬皮 30g，九香虫 30g。共研细末，每次 3g，每日 3 次，开水冲服。

10 月 16 日随访：前方药连服 18 剂，胃病消失，末药仍在续服，饮食正常，临床治愈。

（苏春芝、姚希贤）

第十七节 湿阻

湿阻是指湿邪阻滞于脾胃而引起的病证。临床以全身困重、乏力、头重如裹、脘腹胀闷、口淡纳呆或恶心、便溏、苔白腻为特征。本证多见于西医学的急性胃肠炎、消化不良、细菌性痢疾等症。其他一些疾病出现湿阻脾胃证，亦可参照本证辨证论治。

一、病因病机

湿邪是湿阻证的主要致病原因，但其致病与脾胃功能及机体健康状况有关。①外感湿邪：夏日夜宿于外，感受湿寒之邪，或久居潮湿之地等，易于外感湿邪。湿寒之邪侵及肌肤筋脉、脾胃，则肢体沉重、乏力或头重如裹；湿困脾阳，脾失健运，则见脘闷、纳呆、便溏、口黏等。②湿邪内生：过食肥甘油腻，平素恣食生冷瓜果，损伤脾胃，脾失健运，湿浊内生。

患湿证后，治疗失时或体质差异，病情多有变化，出现湿邪寒化、热化的不同。①素体强壮，阳热偏盛，则湿多从热化，又可伤阴。②素体阳气偏虚，则湿多从寒化，易伤阳气。但湿为阴邪，因此，湿从寒化多见。

二、治疗

湿属阴邪，其性黏腻，不易速愈。病之初起，湿邪偏盛，治疗上应以除湿为主，使用芳香化浊、淡渗利湿方药，祛邪外出，使脾运恢复。如湿邪减轻，脾气虚弱，则应用健脾化湿法。湿从寒化者易伤脾阳，在应用温燥药时，应注意使用温运脾阳药物。如湿从热化，治疗上应注意使用清热化湿而不伤阴、养阴生津又不恋湿的药物。

1. 脾虚湿困证

主症：面黄神倦，全身肢体困重，乏力，脘腹胀闷，饮食乏味，或呕吐，便溏，舌淡或胖大，苔白腻，脉沉缓。

治疗：健脾化湿。香砂六君子汤加减。

方中用党参、白术、茯苓、甘草健脾益气以扶本，用半夏、陈皮、木香、砂仁健脾和胃，理气化痰。

加减：①脾虚湿阻，肠鸣泄泻者，加藿香、葛根、诃子肉。②兼浮肿，脘腹胀满者，加黄芪、木香、枳壳、大腹皮。

2. 湿困中焦证

主症：脘腹痞闷，纳谷失香，口中黏腻，或口淡无味，或口有甜味，肢体困倦乏力，或头重如裹，苔白腻，脉滑濡。

治疗：疏表化湿。藿香正气散加减。

方中以藿香、紫苏、白芷疏表化湿；陈皮、半夏、川厚朴、白术苦温燥湿；大腹皮、茯苓淡渗利湿；桔梗宣通上焦壅滞之气机，又助藿香疏表；甘草和中。诸药合用，为治疗外感寒邪、内伤湿滞之良方。

加减：①脘腹胀闷者，加莱菔子、木香。②口甜苔腻者，加佩兰增强化湿功能。

3. 湿热中阻证

主症：口黏腻而苦，口渴而不欲饮，纳呆，脘腹闷胀，尿黄，大便臭而不爽，或发热，苔黄腻，脉滑濡而数。

治疗：清热化湿。甘露消毒丹（白蔻仁、石菖蒲、藿香、薄荷、茵陈、黄芩、木通、连翘、射干、川贝）加减。

方中以藿香、白蔻、薄荷、菖蒲芳香化湿，开通气机；用黄芩、连翘清热燥湿；茵陈、滑石、木通清热利湿；射干、川贝散结消肿以利咽止痛。诸药合用，为善治湿温时疫、暑湿热邪、邪在气分之良方。

加减：①热重者，加银花、公英。②食欲差者，加鸡内金。③湿盛者，改藿香为藿香梗，加薏苡仁。

按语：甘露消毒丹、三仁汤均为清利湿热方剂。三仁汤善于宣化畅中兼能清热利湿，主治湿温初起、湿重热轻者；甘露消毒丹有清利湿热、解毒利咽功效，适用于湿热并重、蕴毒上壅者。

甘露消毒丹中有木通。木通与通草均能清热利湿，但通草甘淡微寒，偏入肺经，其利尿而不伤阴，适用于温病初起，邪在肺卫；而木通苦寒，入心、小肠及膀胱经，善利尿而清热泻火，为治心与小肠火盛口舌生疮、尿血热淋之良药，导赤散方中所用即木通。甘露消毒丹清利湿热，兼治疫毒，应用木通为宜。但有木通大剂量（60g）服用引起急性肾功能衰竭报道，应予注意。

第十八节　口味异常、口疮、口糜、咽痛

口味异常、口疮、口糜、舌痛、咽痛为常见症状，常为某些消化系疾病的早期表现。口腔干燥、口疮、口腔黏膜充血、炎症、糜烂、溃疡等往往伴有舌痛、咽痛、金属异味、口臭等，而且往往首先就诊于消化科。此外，糖尿病、血液病以及自身免疫性等疾病，均可发生口腔病变。

舌诊系中医学常用诊断方法之一，消化系乃至内科不少病证均可发生口唇（脾开窍于口，其华在唇）、口腔、咽喉与舌体不同部位（舌体的舌尖属心、肺；舌根属肾；舌边属肝胆；舌中为脾、胃）以及舌质、舌苔等变化。此外，人体气血的盛衰，病邪的性质，部位的深浅，病情的进退等，均可表现于口。舌诊与脉诊结合，构成中医学诊断和辨证论治的重要依据。

一、口味异常

口味异常系指口中有异常的气味。常见者有口苦、口甜、口酸、口咸、口黏、口臭和

口淡等不同感觉。一般多因口腔各种唾液腺分泌唾液质与量的改变、味觉异常、消化不良、幽门螺杆菌（Helicobacter pylori，Hp）感染、食物残渣、细菌分泌物、口腔及鼻咽部炎症等而致，亦可由经常应用抗生素、微量元素缺乏及消化道、神经内分泌、泌尿系、呼吸系等疾病引起。

由于上述病因繁多，有时不易找到，或难以治疗，患者经常遭受困扰之苦。

中医学认为，口味与心、脾、肾关系密切。心气通于舌，心和则舌能知五味；脾气通于口，脾和则口能知五谷，且"脾为涎""肾为唾"。中医学系从整体出发，辨脏腑气血、阴阳失调不同病理变化而治疗疾病，在口腔病证治疗上，往往能收到良好疗效。

（一）口苦

多因肝胆病证引起。

1. 肝胆郁热证

主症：口苦，舌痛，口干，两胁胀满，易怒，可有头顶痛，尿黄，便干，舌尖边红，苔薄黄干或黄腻，脉弦数。

治疗：疏肝泄热。大柴胡汤合茵陈蒿汤或龙胆泻肝汤加减。

本证主要为肝经实火与湿热而致，予治疗本证常用大柴胡汤、茵陈蒿汤加减。方中柴胡疏肝解郁，加茵陈、大黄、栀子、黄芩有利胆、清热、祛湿作用。

加减：①肝胆经实火内炽，头痛，口苦，目赤，舌红，舌痛，苔黄或腻，脉弦数者，加龙胆草、丹皮。②便秘，口干者，加当归、白芍、生地黄。③头痛，目赤者，加石决明、天麻。④胃热，口臭，牙龈肿胀者，加黄连、生地黄、甘草。

2. 阴虚火旺证

本型多见。

主症：口苦而干，头晕心烦，失眠多梦，腰膝酸软，舌根痛，便干结，舌红少苔，脉细数。

治疗：滋阴降火。知柏地黄汤加减。

方中知母滋阴清热，生津止渴；黄柏、丹皮泻肝火并清泻相火；生地黄、山萸肉、山药、云苓滋肾降火，养肝益脾。

加减：①胁脘痛、恶心、发热，或胆系结石者，加柴胡、郁金、金钱草。②食欲差，便溏者，加白术、云苓。

3. 胆热痰阻证

主症：口苦，脘腹胀闷，心烦，舌淡红或绛暗，苔薄黄腻，脉滑。

治疗：清胆祛痰。温胆肠加减。

方中半夏、陈皮行气消痰；枳实、竹茹行气开郁，清热除烦；茯苓健脾渗湿；甘草清热解毒，和中健脾，调和诸药。

加减：①舌苔黄腻者，加茵陈。②发热，口苦重，脉滑数者，加金钱草或黄连。

经验：口苦在肝胆郁热或阴虚火旺证多见，予常用柴芍汤（柴胡、当归、白芍、丹皮、生地黄、白术、云苓、甘草）辨证加减，治之多效。如舌尖痛为心火上炎，加黄连、黄芩、竹叶；舌边痛为肝胆火盛，加龙胆草、栀子、黄芩；舌根痛为肾虚，加麦冬、生地黄；舌痛兼口苦而臭者，为胃火炽盛，加黄连。

（二）口甜

多因脾经湿（热）引起。

1. 脾胃湿热证

主症：口甜，脘腹闷胀，纳呆欲呕，尿黄，便溏而不爽，舌红，苔黄腻，脉沉细而缓。

治疗：清热祛湿。甘露消毒丹加减。

方中茵陈、黄芩、连翘、藿香、滑石等清热利湿；白蔻仁、木通配藿香加强健脾祛湿作用；菖蒲芳香化湿、开通气机；射干、川贝散结利咽止痛。

加减：①发热，呕吐者，加黄芩、半夏、竹茹。②脘腹胀满，便结者，加大黄、枳实。③舌红或绛者，加生地黄、丹皮。

2. 脾胃实热证

主症：口甜口渴，喜食善饥，脘腹胀满，尿短赤，便结，舌红，苔黄干或腻，脉滑数。

治疗：清胃醒脾。清胃散合泻黄散加减。

本方主治胃中积热，具清胃凉血的作用。方中黄连清胃热，配升麻散火解毒。黄连得升麻，泻火而无凉遏之弊，升麻得黄连则散火而无升焰之虑，并作为引经药。用生地黄、丹皮凉血止血，清热养阴；当归和血养血。泻黄散可泻脾胃伏火。方中生石膏为清除胃火要药，栀子清热除烦，配防风疏散脾经伏火；用藿香理气和中，又可助防风疏散脾火；甘草泻火解毒，调和诸药。

加减：①胃火炽盛，齿龈红肿，便结，脉大苔黄者，可加玄参，并用大黄通腑泄热。②口干，舌红少苔，脘腹胀满者，加枳实、石斛。

（三）口酸

多由肝（郁）热引起。

1. 肝经郁热证

主症：口酸，胸胁胀满，易怒易躁，头晕失眠，尿黄，舌淡红，苔薄黄，脉弦数。

治疗：疏肝解郁，清热理气和血。柴胡疏肝散合左金丸（黄连、吴茱萸）加减。

柴胡疏肝散由四逆散（柴胡、枳实、白芍、甘草）化裁而来。方中柴胡疏肝解郁，畅通气机，使郁热达外，柴胡配枳壳、木香加强疏肝理气作用，用郁金、川楝子、乌药治疗胸胁胀痛。左金丸方中黄连清泄肝火、胃热，以黄连：吴茱萸（6∶1）配用，非但不会助热，反能调畅肝气，开郁散结。

加减：①胁痛者，加延胡索、佛手。②口干，便结者，加当归、石斛。

2. 脾虚肝热证

主症：口酸，脘胁隐痛，神疲肢乏，尿淡黄，便溏，舌红，苔薄白或微黄，脉弦细。

治疗：健脾清肝。柴芍六君子汤加减。

方中柴胡疏肝解郁，配白芍养阴清肝热。六君子汤中人参益气补中，白术、半夏、陈皮健脾燥湿，茯苓健脾渗湿，甘草和中，六药配伍，共奏健脾益气、补中养胃之效。

加减：①肝热重者，加左金丸。②脘腹胀满者，加厚朴。③胁痛者，加延胡索、佛手。

（四）口咸

多由肾虚引起。

1. 胃肾阴虚证

主症：口咸，或吐少量咸涎，口燥咽干，或潮热，腰膝酸软，尿淡黄，便干，舌红苔黄，脉细数。

治疗：滋肾清胃。知柏地黄丸合益胃汤（沙参、麦冬、生地黄、玉竹）加减。

方中知母、黄柏滋阴清热，清泻相火，用生地黄、山萸肉、山药、云苓加强滋肾降火、养肝益脾作用。合益胃汤加强滋阴清热作用。

加减：①口干者，加石斛。②便干、尿黄者，加当归、白芍。

2. 脾肾阳虚证

主症：口咸，或痰有咸味，纳差脘闷，头晕耳鸣，腰膝酸软，畏寒肢冷，尿淡便溏，舌淡，苔薄白，脉沉细无力。

治疗：温补脾肾。桂附地黄汤加减。

本方桂附地黄汤即金匮肾气丸，为双补肾阴阳之剂。方中地黄滋阴补肾，山茱萸、山药能补益肝肾，附子、肉桂为温阳暖肾要药。茯苓、泽泻配桂枝能化气利水，有益于通阳补肾。丹皮配桂枝，活血散瘀，增强肾气的运行，促进肾功能恢复，有利于肾之气化。诸药合用，共奏双补脾肾（阳）功效。

加减：①纳呆，脘闷者，加鸡内金、焦山楂。②脘腹胀满者，加木香、枳壳。③便溏者，加党参、白术、诃子肉。

（五）口臭

常见。多由胃火引起。

1. 胃火上炎证

口有臭气、舌痛多为胃火，本证多见。

主症：口臭，喜冷饮，或齿龈肿胀，往往伴有舌痛，口干咽燥，尿短赤，便干结，舌红苔黄，脉数。

治疗：清胃泄热。清胃散加减。

清胃散方中用黄连清胃腑炽热，配升麻散火解毒，善治口齿风肿疼痛、恶臭，佐制黄连凉遏之弊，并可散火而无升焰之虑。用生地黄、丹皮清血中伏火，并以当归和血以利消肿。

加减：①胃火炽盛，齿龈肿痛，口臭便结，苔黄，脉洪大者，加玄参、大黄通腑泄热，或用生石膏。②心火上灼，舌尖红，舌痛，苔黄，脉数者，加黄芩、栀子。③肝火内炽，头晕头痛，目赤易怒，舌边痛者，加天麻、石决明。④痰火阻络，或舌大麻木，伴味觉失灵者，为痰湿郁火，加半夏、白术、竹茹、天麻。⑤肾虚舌痛（舌根痛），舌红，舌裂少津，苔有花剥者，加麦冬、葛根。

2. 胃阴虚热证

本证较为少见。

主症：口臭口干，尿淡黄，便干，舌红少苔，脉细数。

治疗：益胃清热。甘露饮合益胃汤化裁（石斛、天冬、黄芩、荷叶、甘草、沙参、麦冬、生地黄、玉竹）治之。

本方中生地黄、熟地黄、麦冬、天冬、石斛滋阴清润，黄芩、枇杷叶清泻胃中之热，枳壳调畅气机，茵陈清利湿热，共奏行气利湿、养阴清热之功。合用益胃汤更增益阴生津之力。

（六）口淡

多为脾胃虚弱（寒）引起。

1. 脾胃虚弱

主症：口淡，食不知味，脘腹痞闷，头晕乏力，尿清便溏，舌淡，苔薄白，脉沉细乏力。

治疗：健脾益胃。香砂六君子汤加减。

六君子汤加木香、砂仁，名香砂六君子汤，用于脾（气）虚痰饮，痞闷呕吐，纳减。

加减：①口淡，食不知味者，加焦山楂。②脘腹痞闷者，加厚朴。③口吐清涎或淡涎自流者，加益智仁。

2. 脾胃虚寒证

主症：口淡多涎，喜温喜按，纳呆，尿清便溏，舌淡苔白，脉细弱。

治疗：健脾温胃。理中汤加味。

方中干姜温中散寒；人参、黄芪健脾补气，助干姜温脾阳；白术、炙甘草健脾燥湿和中。

加减：①呕吐者，去白术，加生姜。②寒重者，加荜茇。

（七）口黏

多由脾虚生湿（寒）引起。

常见证型为湿困脾胃（阳）证

主症：口黏腻，纳呆，脘腹闷胀，身重体倦，尿清便溏，舌淡体胖，苔白腻，脉缓。

治疗：健脾化湿。藿香正气散加减。

方中藿香化湿，辅以厚朴、陈皮、云苓理气宽中燥湿，苏叶、白芷解表，祛上部湿邪而止头痛，加以生姜、甘草疏散风寒，助化湿浊。

加减：①湿重者，去炙甘草、大枣，以苍术代白术，赤苓代茯苓。②腹胀痛，便溏者，加木香。③脘闷呕吐者，加蔻仁。

（八）中成药治疗

1. 知柏地黄丸

适用于口苦、阴虚火胆证。每次 10g，每日 2 次。

2. 牛黄解毒片

适用于口甜、脾胃实热证。每次 3 片，每日 2~3 次。

3. 左金丸

适用于口酸、肝经郁热证。每次 3~6g，每日 2 次。

4. 麦味地黄丸

适用于口咸、胃肾阴虚者。每次 10g，每日 2~3 次。

5. 香砂六君子丸

适用于口黏、脾虚湿阻者。每次 10g，每日 2 次。

6. 牛黄解毒片

适用于口臭、胃火上炎者。每次 3 片，每日 2~3 次。

7. 香砂六君子丸

适用于口淡、脾胃虚弱者。每次 10g，每日 2~3 次。

（九）案例

患者刘某，男，50 岁。初诊于 2001 年 6 月 2 日。

因口苦、口干、头晕，偶有头痛，伴胁部胀痛 8 日。经肝功能、B 型超声等检查无异常发现。血压 120/80mmHg，经服用碘片、阿莫西林等治疗，口苦益重，进食糖果亦感口苦而来诊。巩膜无黄染，腹软，肝脾未触及。便干，舌尖稍红，苔黄稍腻，脉弦滑稍数。诊为肝胆郁热证。

柴胡 9g，丹皮 9g，生地黄 12g，大黄 6g，炒白术 10g，云苓 8g，当归 15g，白芍 12g，生甘草 3g，3 剂。

2011 年 6 月 5 日二诊：口苦好转，仍口干，右胁不适，舌苔薄黄稍腻，原方去大黄、甘草，加茵陈 15g，服 3 剂而愈。

二、口疮、口糜

口糜、口疮，系指口腔包括唇、颊、舌、龈、腭部等处的黏膜病变。口糜呈片状，黏膜层局部红肿，呈白色粥样糜烂性炎症性病变，有疼痛。口疮呈点状、深及黏膜下的溃疡，常覆以黄色或白色分泌物。溃疡周边呈红或淡红或暗红色，灼痛明显。两病证可单独发生或继发于其他多种疾病。往往由口腔卫生不良、创伤、病原体感染、营养不良、维生素缺乏、变态反应以及神经与内分泌紊乱等引起。

中医学认为，"心开窍于舌""脾开窍于口，其华在唇"，且脾、肾、肝、膀胱、心、大肠及督脉等经脉与舌、唇、龈等均有联络。口糜、口疮多由六淫、七情、饮食、劳倦、体弱等引起，可单发也可多发，可偶发也可频发。

（一）辨证论治

本病以胃火上燔与阴虚火旺证多见。

1. 胃火上燔证

主症：口疮常为多个，疮周红肿，疮面色红，或口糜成片，底红而肿，疮面覆以黄白色膜，灼痛明显，口气秽臭，渴喜冷饮，小便短赤，便结，舌红，苔黄白或黄干，脉滑数。

治疗：清胃泻火。清胃散加减。

本方中用黄连清胃腑积热，配升麻散火解毒，善治口齿风火肿痛、恶臭，二者配伍，泻火而无凉遏之弊，散火而无升焰之虑。加生地黄、丹皮清热凉血养阴，除血中伏火。当归和血养血，以助消肿止痛。

加减：①齿龈红肿疼痛，口臭，便结，苔黄脉大者，加玄参、大黄通腑泄热。②胃火炽盛者，加生石膏，加强清胃火能力。

2. 阴虚火旺证

主症：口糜、口疮反复发作，疮周或疮底红而肿轻，覆以薄黄分泌物，灼痛，口干咽燥，尿淡黄，便干结，舌红少苔，脉细数。

治疗：滋阴降火。清胃散合知柏地黄丸加减。

清胃散中黄连苦寒泻火，可清胃中积热；生地黄，丹皮滋阴凉血清热；当归养血和血；升麻散火解毒。更配知柏地黄丸方中知母、玄参以加强滋阴降火作用，山药、吴茱萸加强健脾补肝肾作用。

3. 外感实热证

主症：口疮四周红肿，表浅界清，鼻塞流涕，畏冷发热，口干咽痛，尿少便干，舌尖边红，苔薄黄而干，脉浮数。

治疗：解表清热。银翘散加减。

本方中银花、连翘清热解毒，辛凉透表；荆芥、薄荷透热散邪；桔梗、甘草、牛蒡子同用，宣肺解表，清利咽喉；竹叶、芦根清热生津止渴；甘草调和诸药。

（二）中成药治疗

1. 牛黄解毒片

适用于胃火上燔证。每次3片，每日3次。

2. 知柏地黄丸

适用于阴虚火旺证。每次 9g，每日 3 次。

三、咽痛

咽炎、咽痛有急慢性之分。急性咽炎有咽喉肿痛的症状，常伴感冒发生。急性咽炎迁延未愈、过度吸烟饮酒、吸入烟尘等有害气体，往往使急性咽炎转为慢性。慢性咽炎若非急性发作，疼痛多不明显，主为咽喉干燥、隐痛。

中医认为，咽为胃之系，系胃之通道，又是足厥阴肝经所过之所，且胃经、小肠经、三焦经和肾经等病证也可有咽部表现。因此，中医之上述脏腑、经络气机失畅、热郁、痰阻、血瘀所致阴津不足或失布或不能上承均可出现咽痛。

（一）辨证论治

临床多由火炎或阴亏引起。

1. 胃火上炎证

主症：咽干而痛，口苦，喜冷饮，尿淡黄，便干，舌红苔黄，咽部充血（慢性咽炎咽部呈暗红色），脉滑数。

治疗：清胃降火。清胃散加减。

2. 胃肾阴虚证

主症：咽干而痛，口苦，心烦少寐，头晕耳鸣，腰膝酸软，尿淡黄，便干，舌红少苔，或薄黄而干，脉细数。

治疗：滋阴降火。益胃散合知柏地黄汤加减。

（二）中成药治疗

知柏地黄丸

适应证为阴虚火旺证。每次 9g，每日 3 次。

四、案例

案例一

患者于某，女，34 岁。2009 年 10 月 8 日初诊。

因舌痛、口有苦臭感 5 天来诊。

病初突感右侧舌边痛，未在意。次日痛重，伴牙龈肿痛，进食时加重，经淡盐水含漱、用碘片并服板蓝根冲剂、阿莫西林等治疗疼痛益重，病后第三天出现口咽干稍痛，饮食障碍，无发热，不久唇部起疱疼痛，检查巩膜无黄染，咽稍充血，右舌边有绿豆大小溃疡，周边红肿，溃疡表面覆有色白稍黄膜，有触痛，牙龈红肿，口干秽臭，脉滑数。病属肝郁、胃火上燔。

生石膏 60g，黄连 8g，生地黄 18g，丹皮 9g，升麻 3g，当归 10g，白芍 12g，生甘草 3g，2 剂。并用锡类散在溃疡局部抹涂。

2009 年 10 月 11 日二诊：服药 1 剂，舌痛显著减轻，2 剂后龈肿痛消，舌有轻痛。检查，龈肿、舌边溃疡、口臭消退，舌干红，薄黄苔，脉滑稍数。原方去石膏、升麻、黄连，加黄芩 9g，麦冬 8g，服 3 剂病愈。

案例二

患者张某，女，32 岁。2011 年 11 月 2 日初诊。

经常咽干、咽痛，时有急性加重 1 年，久治不愈，好发口腔溃疡。面部、掌心灼感，时有午后发热感，但体温不高。检查：咽暗红、充血，扁桃体不大，舌尖有米粒大小溃疡（痛性），舌质红，苔薄黄，脉细数。此为阴虚内热（虚火上炎）证，治宜滋阴退热（引火归原）。

生地黄 30g，玄参 20g，云苓 8g，山萸肉 10g，麦冬 12g，淡竹叶 6g，栀子 6g，肉桂 3g，生甘草 5g，3 剂。

2011 年 11 月 10 日二诊：服药 3 剂后显效，又 5 剂后症消。上方加青果 3 个，改麦冬 15g，生地黄 15g，服用 1 个月。之后可用青果 2 个，麦冬 5 个，沏水当茶饮。

五、临证经验

1. 治疗急性咽炎，可用清胃散加减，药用黄连、生地黄、丹皮、银花、连翘、牛蒡子、薄荷、甘草，并以黄连、公英、生地黄水煎频漱效佳。对慢性咽炎，应用麦冬、青果、胖大海泡水当茶，经常饮用，颇有疗效。

2. 遇口臭者，应注意口腔疾病或 Hp 感染的根除治疗。辨证以胃火上炎或胃阴虚热证用药。经常用藿香煎水漱口有效。除口苦、口甜、口酸、口咸、口臭、口淡、口黏等口味异常外，有时还可遇到辣味（可带腥味），后者多见于肺（胃）有热者。遇之，治以清肺泄热法，用清肺饮（桑白皮、生地黄、黄芩、麦冬、山栀子）加减。

3. 口黏经常伴有胃食管反流，治疗上辨证应用沉香、木香、厚朴、藿香、白术、砂仁等健脾、理气祛湿、增强胃功能的药物。

4. 治疗口糜、口疮（常伴咽炎发生）常用泻黄散合清胃散加减，配合黄连、公英、生地黄煎水含漱，并以锡类散或西瓜霜抹涂创面，有良效。

第十九节　泛酸、嘈杂

泛酸、嘈杂为常见病证。泛酸分吞酸与吐酸两类。酸水由胃中上泛于口并即咽下者为吞酸，吐出口外者为吐酸。嘈杂是胃中灼热不适，似痛非痛，似饥非饥，有说不出的痛楚。泛酸与嘈杂往往兼见，亦可单独出现，多见于消化性溃疡、慢性胃炎以及消化不良、食积等。与上述疾病所致之胃酸分泌增多、反流，引起胃、食管炎症有关。

一、病因病机

中医学认为，泛酸与嘈杂的病位在脾、胃和肝。常因食入难以消化的食物或过饱，湿热内生，致胃气不和而吞酸嗳气；寒邪犯胃或过食生冷，使胃阳被阻，寒邪阻滞，而吐酸水；如情志不畅，肝失条达，可郁而化火，则嘈杂吞酸；或脾胃虚弱，运化失司，则嘈杂不适，或泛吐清涎，或与吐酸并见；亦可因嗜食辛辣炸烤之物致阴亏胃热而烧心、吐酸、嘈杂不已。

二、治疗

（一）西医治疗

泛酸、嘈杂由胃酸分泌增多或胃-食管反流引起，质子泵抑制剂（PPI）为强力抑酸剂，故能有效抑酸治疗此症。一般使用奥美拉唑（每日1次，每次20mg）治疗，起效较快。

（二）辨证论治

中医辨证用药，对脾胃（包括食管）病有良好治疗作用，能有效治疗本病。

1. 阴虚胃热证

主症：胃脘灼胀或隐痛，嘈杂泛酸，烦热，口干而苦，舌红，苔黄少津，脉细数。

治疗：养阴清热，调肝和胃。左金丸合益胃汤加减。

左金丸方中黄连重用，清泄肝火、胃火，与吴茱萸配合使用，制约黄连的寒性。黄连、吴茱萸二者用量比例为6∶1，非但不会助热，反能调畅肝气，开郁散结，实属妙用。益胃汤中沙参、麦冬、玉竹养胃生津，加桑叶、甘草，可共奏滋阴清热之效。

加减：①肝胃不和，吞酸者，加瓦楞子、乌贼骨。②口苦，便结者，加瓜蒌仁。③舌红而干者，加石斛。④脘胁痛者，加芍药，痛重者加延胡索。⑤呕吐者，加清半夏。⑥呃逆者，加公丁香。

2. 食滞胃脘证

主症：嘈杂吞酸，脘闷厌食，恶心嗳腐，口苦咽干，舌淡红，苔黄腻，脉弦滑。

治疗：消食和中。保和丸加减。

方中山楂能消一切饮食积滞，尤善消肉食油腻积滞；神曲消食健脾，长于消化酒食及陈腐积滞；莱菔子消食下气，擅消面食积滞；半夏、陈皮行气化滞，和胃止呕；茯苓健脾渗湿和中；加连翘清热散结，以防食积化热。本方为治疗食积停滞的常用方剂。

加减：①食积重，腹胀者，加枳实、厚朴、炒白术、鸡内金。②腹胀，便结者，加大黄。③食积化热，烧心吐酸者，加左金丸。

3. 脾胃虚寒证

主症：嘈杂反酸，胃脘寒痛，喜热，食欲不振，舌淡，苔白滑，脉沉细乏力。

治疗：健脾益气，温中和胃。香砂六君子汤加减。

方中人参益气补中，白术、茯苓健脾燥湿，甘草甘缓和中，陈皮、半夏祛痰湿，木香、砂仁理气温中，和胃降逆。

加减：①脾虚、中阳虚损，喜吐水涎，吞酸者，加干姜温中散寒。②脘腹痛，喜热者，加乌药、芍药，配合方中炙甘草温中缓急止痛。③脘腹胀满，纳差者，加木香、枳壳、鸡内金。

（三）中成药治疗

1. 左金丸

用于呕吐吞酸，嗳气嘈杂或烧心，口苦，舌红。每次 6~9g，每日 3 次。

2. 保和丸

用于食积停滞，胸脘痞闷，嗳腐吞酸等。每次 9g，每日 3 次。

3. 理中丸

用于脾胃虚寒，脘痛呕吐，口吐清涎，或泛酸等。每次 9g，每日 3 次。

4. 香砂养胃丸

用于胃脘满闷，泛吐酸水，为温中和胃药物。每次 8 丸，每日 3 次。

第二十节　食欲异常

食欲是一个复杂的生理现象，它受食物的色、味、香，机体五官感觉，气候、环境、心理精神状态和疾病的影响。食欲中枢在下丘脑，可对摄食意愿进行调节。

食欲异常除食欲亢进（食不知饱，多见于甲状腺功能亢进、糖尿病等）外，临床以食欲不振最为多见，有时能见食异者。

一、病因病机

食欲不振是指对食物缺乏需求的欲望；厌食为严重的食欲不振。引起食欲不振的原因通常有三类。①神经精神因素：如神经性厌食，精神病人的拒食。②消化系统病：如急慢性胃炎、胃癌、肠结核、结肠癌、胰腺癌和急慢性胰腺炎等。③消化道以外疾病：如各种原因引起的发热、低血钠、酸中毒、肾上腺皮质功能不全、甲状腺功能低下、尿毒症等。

临床遇食欲异常者，首应对病因进行诊断。可根据需要进行血、尿、粪常规检查和肝功能、尿素氮、血糖、电解质以及内镜、B 超等检查。在做病因诊断时，应注意除外咽部疾病、食管疾病致之咀嚼、吞咽痛不敢进食的畏食。①长时间食欲不振，应注意神经性厌食和药物如氯化铵、氨茶碱、阿司匹林、四环素、氯霉素等所致之食欲不振。②食欲不振伴发热除感染外，应注意肿瘤。③伴腹泻者应注意腹泻所致之低钠、低钾电解质紊乱。④食异者（喜食生米、泥土、煤炭、纸张）多为虫积所致。

中医学认为，食欲与脏腑功能有关，而与脾胃、肝胆关系最为密切。食欲不振多因脾虚或肝郁脾虚、肝失疏泄、肝胆湿热、饮食水湿停滞而致。

二、治疗

（一）西医治疗

专就食欲不振来说，西医学治疗药物不多，临床多使用一些酶类药物（多酶片、复方消化酶胶囊）。中药辨证论治可获满意疗效。

（二）辨证论治

1. 食滞脘腹证

主症：厌食，胃脘饱胀，或嗳腐吞酸，便结或秽臭不爽，舌红，苔厚腻，脉弦滑。

治疗：消食导滞，理气和胃。保和丸加减。

方中山楂善消肉食等油腻积滞；神曲可消化酒食等陈腐积滞；莱菔子擅消面食之积；半夏、陈皮行气化滞；茯苓健脾渗湿；连翘防止食积化热。诸药合用，为治疗食欲不振良药。

加减：①食积重者，加白术、鸡内金。②脘腹胀满者，加枳实、厚朴。③便结者，加大黄。

2. 脾胃湿阻证

主症：厌食脘闷，身重倦怠，头昏如裹，便溏而不爽，舌苔厚腻，脉濡细。

治疗：健脾燥湿，行气和胃。平胃散加减。

方中苍术健脾燥湿，配厚朴行气宽中，与苍术相伍，能升清降浊，加强化湿浊作用，陈皮理气燥湿而化痰，甘草健脾益胃，调和诸药。诸药合用，共奏调畅气机、健脾化湿之效。

加减：①食少而呆滞不化者，加神曲、麦芽。②食滞较重，脘腹胀满者，加莱菔子。③厌食兼热象，苔黄腻者，加黄连。

3. 脾（胃）气虚证

主症：纳呆，胸脘不舒，气短乏力，体倦懒言，便溏，舌淡苔白，脉沉细或虚大乏力。

治疗：健脾养胃，益气补中。香砂六君子汤加减。

方中人参健脾益气为主；白术、茯苓健脾燥湿；陈皮、半夏、木香、砂仁理气和胃，燥湿降气；甘草益气，兼以调和诸药。

加减：①食欲差，脘腹闷胀者，加鸡内金、木香、枳壳。②便溏者，加白扁豆、诃子肉。③脘闷胃寒者，加高良姜。

4. 嗜食异物证

主症：嗜食异物，食欲不振，或绕脐腹痛，舌淡或舌尖红，苔薄白或花剥，或呕吐蛔虫。

治疗：理脾驱虫。化虫丸主之。

加减：①脾虚者，加党参、黄芪、白术、云苓。②食欲差，腹胀者，加鸡内金、木香、厚朴。

（三）中成药治疗

1. 保和丸

适用于食滞胃脘证。每次 1 粒，每日 3 次。

2. 藿香正气软胶囊

适用于脾胃湿阻证。每次 3 粒，每日 2~3 次。

3. 健胃消食片

适用于食滞胃脘证。每次 3~5 片，每日 3 次。

4. 香砂六君子丸

适用于脾（胃）气虚证。每次 9g，每日 2~3 次。

5. 大山楂丸

适用于肉食油腻积滞。每次 1 丸，每日 3 次。

6. 化虫丸

适用于肠蛔虫证。较大儿童每次 6g，1 岁儿童每次 1.5g，每日 2 次，米汤送服。

三、临证经验

治疗疾病，应采用辨病与辨证相结合的方法，对疾病首先要明确病因，进而诊治原发病。对食欲不振者，一般给予消食散（鸡内金、陈皮烘干，等分为末），每次 15~20g，每日 3 次，服时可酌加白糖少许。对病情较重者，服用"食欲丹方"（炒白术、云苓、陈皮、木香、厚朴、鸡内金）或加减用之，多有疗效。肝郁血虚者加当归、白芍。肉食油腻积滞者，加焦山楂、神曲。脘酸胀满，便结者，改厚朴为枳实，加莱菔子、大黄。苔黄者，加黄连、吴茱萸（用相当于黄连 1/6 量的吴茱萸佐制黄连寒性）。脾虚者加党参。苔白腻者，加藿香。恶心者，加半夏。胃寒呃逆者，加公丁香、生姜。

第二十一节　腹痛

腹痛是临床上最常见的症状之一，系由腹内组织或胸部疾病及全身性疾病所引起。腹痛可分为急性腹痛与慢性腹痛两种类型，病变性质可分为器质性腹痛与功能性腹痛。由于腹痛原因很多，遇之首先应弄清病因。若不明确病因，为了止痛就盲目使用止痛药则为医家禁忌。诊断时需详问病史与全面体格检查，认真分析研究，有时还需借助实验室检查与放射、超声等检查确定。

一、病因病机

腹痛一般分为内脏性腹痛、躯体性腹痛和感应性腹痛。内脏性腹痛特点是痛觉深，定位性差，疼痛呈钝痛或剧烈绞痛，不伴有皮肤痛觉过敏或腹肌痉挛，多见于消化性溃疡、急性阑尾炎早期、胆囊炎以及输尿管痉挛或梗阻等。躯体性腹痛特点是定位准确，疼痛剧烈而持续，常伴有固定压痛和腹肌反射性痉挛、强直，多见于胃肠穿孔、化脓性胆囊炎、阑尾炎伴腹膜炎等。感应性腹痛特点是痛觉尖锐，定位较明确，多位于相应腹壁皮区，有皮肤痛觉过敏，多见于带状疱疹、肺或纵隔病变致之肋间神经痛等。

中医学认为，内伤或外邪侵袭脏腑、经络，导致气血运行受阻，或气血不足以温煦等，均可发生腹痛。现按寒、热、虚、实四个方面进行论述。

1. 寒

外感寒邪，侵入腹中；过食生冷，损伤脾胃阳气，致运化失司；寒积留滞肠胃，或寒邪侵入经络，致气机凝滞，均能导致腹痛。

2. 热

外感暑热湿邪，或腹中留滞寒邪，郁久化热；或恣食辛辣，湿热与食滞交阻，致气机不畅、传导失常，而发生腹痛。

3. 虚

脾胃虚寒，中阳不足，致运化功能失司；寒湿停滞，久则阳虚，或病后脏腑虚损致气血不足，运行不畅，经脉失养，而引起腹痛。

4. 实

暴饮暴食，过食甘腻厚味，或饮食不节，食入腐馊不洁之物，损伤脾胃，致食积停滞，气机失畅；或怒气伤肝，气血郁结，肝气横逆，致脾胃失和；或跌打损伤，气滞血瘀，以及蛔虫扰动等，均可产生腹痛。

二、诊断

1. 病史

（1）年龄、性别与职业：①对婴幼儿患者的腹痛，应特别注意肠道先天性异常、肠道蛔虫感染、肠套叠等可能性。②青壮年患者的腹痛，则消化性溃疡、胰腺炎和阑尾炎最为常见。③中老年患者应多考虑胆囊炎、胆石症、血管疾患的并发症及消化系统恶性肿瘤。④女性患者要注意卵巢囊肿蒂扭转、输卵管炎，已婚妇女应警惕异位妊娠破裂。⑤铅中毒性腹痛应有职业性长期铅接触史。

（2）起病方式与诱发因素：①起病急骤并伴有休克者，提示腹腔内出血、急性肠扭转、消化性溃疡穿孔、急性出血坏死性胰腺炎、急性心肌梗死、肠系膜动脉栓塞等疾病。②近期有腹部外伤史者，应考虑器官破裂及其并发症。③腹痛前有暴饮暴食或高脂肪餐者，常为急性胃扩张、急性胰腺炎或胆囊炎。④原有心房纤颤的患者，急性腹痛可由肠系膜动脉栓塞引起。⑤心绞痛患者上腹痛多在劳力过程中发作。⑥腹部变态反应性危象者多有过敏反应史。

（3）腹痛的性质、程度与放射痛：腹痛性质的分析，有助于明确诊断。①隐痛与钝痛提示深部内脏痛。②腹膜炎的腹痛为持续性。③空腔器官梗阻往往表现为阵发性绞痛，每次发作时均是逐渐加剧，且迅速到达高峰，持续一段时间而逐渐缓解。④阵发性钻顶样痛是胆道、胰管、阑尾蛔虫梗阻的特征。值得注意的是，肠梗阻、阑尾炎或急性胆囊炎时剧烈腹痛骤然消失，可能是发生坏疽和穿孔的信号。

内脏病变所表现的放射痛，常有一定的规律性，从放射痛的位置可以推断病变的器官。例如右肩背部放射痛而腹痛位于右上腹者，常为胆囊炎、胆石症；腰背部出现放射痛而腹痛位于上腹部者，往往为胰腺炎。

（4）腹痛与进食的关系：探究腹痛与进食的关系对于判定腹痛的病因有帮助。①十二指肠溃疡的疼痛特征是饥饿时痛或夜间痛，进餐或服碱性药时可缓解。②胃溃疡则在进餐后半小时左右出现疼痛，下次进餐前缓解。③餐后上腹痛也可见于胆囊炎或胰腺炎。

（5）既往史与伴随症状：既往史对腹痛的诊断可能有重要的提示。①胆绞痛、肾绞痛等常有既往类似发作史。②有腹部手术史者，可能为粘连性肠梗阻。③有糖尿病史者可并发代谢性酸中毒，而引起急性腹痛。④有过敏史者，应考虑腹部变态反应性腹痛。⑤急性腹痛伴血尿，常是泌尿系统疾病。⑥急性腹痛伴腹泻，应考虑急性胃肠炎和急性细菌性痢疾等。⑦急性腹痛伴寒战、高热，应考虑急性化脓性胆管炎、腹腔脏器脓肿。⑧慢性腹痛伴腹泻，多见于肠道慢性炎症，也可见慢性肝病和胰腺疾病。⑨慢性腹痛伴呕吐，常见于胃的梗阻性病变，例如溃疡病合并幽门梗阻、胃癌、胃黏膜脱垂症等。

2. 体格检查

重点放在腹部。腹部压痛表示有内脏病变，压痛与反跳痛提示腹膜壁层已受炎症累及。当有压痛、反跳痛及肌紧张的腹膜刺激征，叩诊肝浊音界消失和移动性浊音阳性，提示胃肠穿孔。听诊时肠鸣音减弱或消失，要警惕麻痹性肠梗阻。

3. 实验室及其他检查

血常规检查，白细胞计数在急腹症（如消化性溃疡穿孔或阑尾炎）时常中度增高（WBC<$20×10^9$/L），明显增高时提示炎症，如细菌性肝脓肿等。细菌感染的患者，中性粒细胞增高者提示化脓性病变。尿常规检查对肾和输尿管绞痛及其他尿路病变有确诊价值。尿糖与酮尿症腹痛可能由糖尿病酮症引起。胆红素尿则提示阻塞性黄疸，可能为胆总管结石或感染。粪便检查发现蛔虫卵有助于肠道与胆道蛔虫症的诊断。血清与尿淀粉酶、脂肪酶测定对胰腺炎有诊断价值。

X线、心电图、B型超声、消化道内镜检查以及腹腔诊断性穿刺等对腹痛的病因诊断与鉴别诊断有很大帮助。胸片可明确或排除肺炎、气胸、胸膜炎、心脏及纵隔病变等。如腹平片见肠腔积气扩张和液平，提示肠梗阻。溃疡病穿孔时，腹平片可见膈下游离气体。心电图检查对于鉴别心绞痛、心肌梗死所致腹痛有特殊价值。B型超声检查使消化道炎症、息肉、肿瘤及出血的早期诊断率大大提高。经皮肝内胆管穿刺或经十二指肠逆行胆管造影，对诊断胆系结石极有帮助。

三、诊断

1. 消化性溃疡

上腹痛的特点是：①上腹痛反复发作。②周期性腹痛。③节律性上腹痛：胃溃疡疼痛一般发生在餐后 1 小时内，经 1~2 小时逐渐缓解，而十二指肠的疼痛多在空腹时发作。④十二指肠疼痛部位位于上腹偏右，胃溃疡疼痛位于中上腹偏左。⑤多呈钝痛、灼热痛、痉挛性疼痛或饥饿样痛。⑥疼痛常因精神刺激、过度劳累、饮食不当、气候变化等因素诱发或加重。常伴有反酸、嗳气、唾液分泌增多，幽门梗阻往往伴随恶心、呕吐。

2. 胃炎

可有上腹疼痛。急性胃炎还可伴随恶心、呕吐等症状，常有不洁饮食或集体发病史，且可继有肠炎表现如腹泻。慢性胃炎的主要诊断依据是胃镜检查。

3. 心绞痛与心肌梗死

冠心病之心绞痛可表现为上腹部、胸骨下疼痛，多见于中年以上人群，每天劳累、情绪激动、饱餐后发作，疼痛可向左肩或两臂内侧放射，休息或含服硝酸甘油后迅速缓解。发作时心电图有特征性变化。有时绞痛可呈压窄感或灼热感。若疼痛明显而持久，提示心肌梗死，疼痛可放射至上腹部，伴有恶心、呕吐，同时可能出现休克。

4. 肝、胆、胰和回盲部的病变

可出现腹痛，但突出的特征是腹部有大小不同的肿块，如肝脾肿大、回盲部肿块等。

5. 急腹症

（1）急性炎症：腹痛多为钝痛，程度较重，呈持续性或有间歇，伴有恶心、呕吐、腹胀等，并有感染的全身反应，白细胞计数增加。急性炎症引起的腹痛主要包括急性原发性腹膜炎、阑尾炎、梅克尔憩室炎、局限性回肠炎、肠系膜淋巴结炎、急性胆囊炎、胆石症、胆道蛔虫症、急性胰腺炎、急性盆腔炎等。

（2）急性穿孔：特点为起病突然，迅速产生弥漫性化学性腹膜炎，腹痛持续、尖锐、剧烈，迅速扩散，多伴有休克，腹膜刺激征明显，腹肌强直，并有气腹和移动性浊音等。主要包括消化性溃疡、梅克尔憩室、伤寒等急性穿孔及卵巢滤泡破裂等。

（3）急性肠梗阻与急性肠绞窄：其特点是发病急骤，呈阵发性绞痛，间歇期疼痛减轻，多伴有恶心、呕吐、腹胀等。腹部有明显压痛，如脏器血液循环发生障碍，则出现腹膜刺激征和炎性包块，伴有休克。主要包括肠扭曲、肠扭转、肠蛔虫、肠系膜血管闭塞、肠套叠等。

6. 引起腹痛的其他病证

（1）糖尿病酮症酸中毒：可有腹痛，多为全腹痛，伴有恶心、呕吐，有时腹部有压痛，白细胞计数增多，可被误诊为急腹症，如急性腹膜炎、阑尾炎、胆囊炎、肠梗阻等。

鉴别要点：①原有糖尿病发病时可能有失水、神志不清和昏迷迹象，可出现代谢性酸中毒及深大呼吸。②常先呕吐后腹痛，而急腹症患者多先腹痛后呕吐。③血糖明显升高，尿糖及尿酮体强阳性。必须指出的是，糖尿病酮症酸中毒患者发生急腹症时，腹痛和腹部体征反而不明显。

（2）铅中毒：①从事熔铅，颜料，油漆，蓄电池，鞣革及制铅字等工作者，经常与铅化物接触，日久可罹患慢性铅中毒。②表现为顽固性便秘与腹痛，腹痛多在脐周或脐下，往往出现阵发性剧烈绞痛，伴有呕吐、出汗。③腹软，无固定压痛点，发作时喜按。④患者可有精神神经症状，如抑郁、谵妄、躁狂和腕垂与踝垂征。⑤可见面色苍白、皮膜黏膜苍白超过贫血程度（铅苍白），⑥牙龈边缘可见蓝色铅线。根据腹部体征，可排除急腹症，并从患者铅接触史，临床表现和红细胞检查有贫血及嗜碱性点彩细胞，可诊断为铅中毒。

（3）尿毒症：可表现为全腹痛，伴有呕吐，并可有腹胀及压痛，在发热、白细胞增高时，可与急性阑尾炎或腹膜炎混淆。本病既往有肾脏病史、贫血、血肌酐及尿素氮增加。

（4）腹型紫癜：①多见于儿童，往往在紫癜发生后出现腹痛，呈发作性绞痛，可伴有恶心、呕吐、便血。②如腹痛发生于紫癜出现前，常常被误诊为急性胃肠炎、阑尾炎、急性胰腺炎等急腹症。但本病腹痛虽重而无肌紧张及反跳痛，呈症状重、体征轻或无体征的症状与体征分离现象。

四、治疗

腹痛的治疗手段基于明确病因及证候。对急性化脓性阑尾炎、胆囊炎、嵌顿性胆石症以及急性脏器穿孔等，应急行手术治疗；对急性胃肠炎、肠道蛔虫症等疾病中医治疗有良好疗效；中西医结合治疗急性胰腺炎、胆囊炎以及胆道、尿道结石等急腹症能提高疗效。

（一）辨证论治

在辨证上应据疼痛部位、性质辨明寒热虚实，区别病在气、在血、在脏、在腑。就据疼痛部位而言，脐部以上疼痛，多为胰腺和胃肠道疾病；脐部以下疼痛，多属肝（胆）经等疾病。就据疼痛性质来说，喜按者属虚证，拒按者多为实证；饱餐作痛属实证，饥饿而痛为虚证；有形之痛多实，无形之痛多虚；暴痛、得热而痛减者为寒，燥热、疼痛阵发、得寒痛减为热证；脘腹痞满、嗳腐吞酸、腹痛厌按者为食滞；脐周作痛、时发时止者多为虫积；腹胀痛、痛无定处、时聚时散者为气滞；腹刺痛、痛有定处、按之有结块者多属血瘀。

腹痛的治法一般是：①清热攻下，用于热邪内结、腑气不通证。②温中散寒，用于寒邪内积证。③行气化瘀，用于气滞血瘀证。④健脾消食，用于食积停滞证。⑤甘温调养，用于虚寒腹痛证。

1. 寒痛（寒邪内积）证

主症：脘腹急暴阵痛，遇冷加剧，得温则减，口淡不渴，形寒肢冷，尿清长，大便溏薄，苔薄白而滑，脉沉弦而紧。

治疗：温中散寒。良附丸加减。

方中高良姜温胃散寒止痛，香附能疏肝开郁，行气止痛，两药配合，高良姜温散寒凝，香附疏肝行气，使气行寒散而痛止。

加减：①寒邪偏重者，加川椒、吴茱萸。②气滞偏重者，重用香附，加青皮、延胡索。③胁脘胀痛者，加木香、枳壳、延胡索。④兼血瘀者，加丹参、郁金。

按语：良附丸与小建中汤均为温中祛寒方剂，但小建中汤温中补虚、和里缓急，主治中焦虚寒，虚劳里急腹痛；良附丸则温中祛寒、行气止痛，主治肝气郁结，胃脘寒痛。以腹痛性质而言，良附丸用于寒实证；小建中汤则用于寒虚证。此外，须注意者，良附丸方药偏于行、散，不宜用于虚寒及火郁胃痛。

2. 热痛（热邪内结）证

主症：脘腹疼痛，胀满拒按，口苦，发热，喜冷饮，小便短赤，便结或秽臭不爽，舌边尖红，苔黄干，脉洪数。

治疗：清热攻下。大承气汤或大黄牡丹皮汤加减。

上述两方中均有大黄、芒硝。大黄能荡涤胃肠积滞，泄热通便；芒硝软坚散结，助大黄泄热除积、则力更强。大承气汤方中配枳实破气散结，厚朴下气除满，助大黄荡涤里实，用于日晡潮热，腹满硬痛拒按，便结，苔黄干，脉洪数；大黄牡丹皮汤方中用丹皮清热凉血，助大黄祛瘀，大黄配丹皮能通降下行，共泄瘀热，加桃仁破血散瘀并可通下，冬瓜子清利湿热，排脓散结消痈、为治疗肠痈的主要方药。

加减：①发热重而燥结不甚者，去芒硝（即小承气汤），加银花，连翘、公英。②考虑为肠痈者，加红藤、黄连、败酱草，腹痛者加赤芍、延胡索。③腹痛波及两胁者，加柴胡、郁金、金铃子散。

按语：大承气汤主要用于胃肠有实热积滞的阳明腑实证，以痞、满、燥、实为要点。治疗大热、大实证采用大承气汤，治疗小热、小实者用小承气汤，治疗燥结重而痞满轻、胃中尚有实热者用调胃承气汤（大黄、芒硝、甘草）加减。笔者体会三个承气汤用于腹部手术后，对消除鼓胀、腹部胀痛有效，可促进肠功能恢复。

3. 虚痛（脾胃虚寒）证

主症：胃脘隐痛、得食可减，喜热喜按，口淡多涎，便溏，舌淡苔白，脉细无力。

治疗：健脾温中。小建中汤合理中汤加减。

小建中汤方中桂枝温阳通脉，用芍药养血，二药相配调和阴阳，生姜、大枣调和营卫，饴糖、炙甘草补虚缓中，且甘草能调和诸药。桂枝、甘草合用温中补虚，芍药配甘草能缓急止痛，共为补虚温中、和里缓急方剂。理中汤为治疗脾胃虚寒证代表方剂。方中以干姜温中散寒，振奋脾胃运化功能，为主药，用人参健脾益气，助干姜壮脾阳，白术健脾燥湿，炙甘草和中健脾，调和诸药，共奏健脾益气、温中祛寒作用。

加减：①食后撑胀，脾虚兼食积者，加乌药、鸡内金。②胃脘冷痛，肢凉者，加高良姜、桂枝。③气短乏力，面色无华者，加黄芪、当归。

按语：①小建中汤是由桂枝汤倍芍药加饴糖而成，二者药味大同，但理法方药迥异。桂枝汤以桂枝为主药，具解表、调和营卫功效；而小建中汤则以饴糖为主，是治疗气血阴阳俱虚、脘腹时痛、喜热喜按的温中补虚方剂。②小建中汤可用于消化性溃疡、慢性胃肠病、肝病，以及久病虚热，面色苍白、肢倦乏力，气血阴阳失调等证；而理中汤主要用于上述疾病见脾胃虚寒证者。两方合用具有健脾温中的作用，可治疗脾胃虚寒证。

4. 实痛

包括肝气郁滞、瘀血阻滞、食积阻胃及虫积阻滞证。

（1）肝气郁滞证

主症：脘胁隐痛而胀，嗳气得舒、腹痛拒按，舌淡红，苔薄白、脉弦。

治疗：疏肝理气。新柴胡疏肝散（柴胡、枳壳、木香、郁金、川楝子、乌药）加减。方中柴胡疏肝解郁，配枳壳、郁金、木香加强疏肝理气，乌药配川楝子可行气止痛。

加减：①口苦，舌边尖红，苔黄者，加丹皮、栀子。②寒热往来，口苦苔黄者，加黄芩、连翘。③黄疸，口苦，尿赤便结，舌红苔黄者，加茵陈、大黄、丹皮、银花、赤芍。

（2）瘀血阻滞证

主症：脘腹刺痛，固定拒按，或可触及腹部肿块，舌边瘀青，苔薄白，脉弦涩。

治疗：活血化瘀。少腹逐瘀汤加减。

方中用当归、赤芍、延胡索等活血化瘀，配小茴香、肉桂、干姜温经止痛，延胡索、没药、蒲黄、五灵脂加强止痛作用。本方偏于治疗下腹（少腹）部血瘀证，用于少腹瘀血兼寒证腹痛。

加减：①腹胀者，加枳壳、木香、乌药。②口苦苔黄者，去小茴香、干姜、没药，加黄连、大黄。

（3）食积阻胃证

主症：伤食，脘腹胀痛拒按，便结或泻出腐臭便，厌食，或嗳腐吞酸，舌淡红，苔黄腻，脉细滑或滑实。

治疗：消食导滞和胃。保和丸加减。

方中山楂能消一切饮食积滞，尤善消肉食油腻积滞；神曲健脾消食，长于消化酒食陈腐积滞；莱菔子消食下气，擅消面食积滞及痰壅；半夏、陈皮行气化滞，和胃止呕；茯苓健脾渗湿，和中止泻；连翘可清热散结，防止食积化热。

加减：①食积，腹胀重者，加枳实、厚朴。②食积重者，加白术、鸡内金。③便结者，加大黄。

按语：保和丸消食化积，是治疗消化不良，伤食泄泻的方剂，一般用于食积停滞不重者，对脘腹胀满、便溏腐臭、发热者用枳实导滞丸（大黄、枳实、黄连、黄芩、白术、神曲、茯苓、泽泻）或保和丸加入大黄、枳实、黄连。

（4）虫积阻滞证

主症：脘腹时痛时止，消瘦，便溏，唇内有粟粒丘疹，舌淡红，苔剥或花斑，脉细弦。

治疗：驱杀肠内诸虫。化虫丸主之，较大儿童每次 6g（1 岁儿童每天每次 1.5g，米汤送下）。

方中鹤虱，可驱杀多种寄生虫；苦楝根皮杀蛲虫、驱蛔虫疗效可靠；槟榔能杀绦虫与姜片虫，本药兼泻下，可将被驱杀而麻痹或死亡的虫体排出体外；枯矾、铅粉具有很强驱杀诸虫作用。

按语：化虫丸为集多种驱虫药为一方，主治肠内多种寄生虫。本方有毒性，因此，应适当掌握用量，不可连续服用。驱杀蛔虫可单用使君子（小毒），将之炒熟嚼食，成人每次 10~20 粒，小儿每岁用 1 粒半，每日 1 次，连服 3 天。本药忌用茶水送服。驱除绦虫，可先将南瓜子仁炒香，嚼烂吞服 60~120g，隔 1~2 小时服槟榔煎剂（30~60g 煎成的浓汁），约 4 小时后腹泻，即可排出虫体。如无腹泻，可冲服元明粉 9~12g。应注意头节排出。

（二）中成药治疗

1. 柴胡疏肝散

用于肝郁气滞证。每次 9g，每日 3 次。

2. 香连丸

用于湿热痢疾、肠炎。每次 6~9g，每日 3 次。

3. 香砂养胃丸

用于脾胃虚弱证。每次 6~9g，每日 3 次。

4. 保和丸

用于食积停滞证。每次 9g，每日 3 次。

5. 化虫丸

用于多种寄生虫病。较大儿童每次 6g，1 岁儿童每次 1.5g。

五、临证经验

腹痛为临床常见症状、见于多种疾病，病因不同、治疗迥异。因此，应熟悉腹痛各种病因及其诊断要点。切记：未能查明病因前，不可使用杜冷丁等强力止痛药。否则会掩盖病情，贻误治疗，为害匪浅。为此，须要有良好专业知识、深厚医疗功底和丰富临床经验对病因进行诊断。在明确病因后则决定采取何种治疗措施，是否急需手术，采取中医治疗、西医治疗抑或中西医结合治疗。

第二十二节　泄泻

急慢性腹泻统称为泄泻，亦称腹泻。大便溏薄，时作时止者为泄；大便稀如水样（倾注）者为泻。腹泻常见病因有急慢性肠炎、菌痢、肠结核、溃疡性结肠炎、克罗恩病、肠易激综合征、自身免疫性肠炎、肿瘤（包括癌与淋巴瘤）、小肠吸收不良综合征等。

一、病因病机

本病病因有感受外邪、饮食所伤，情志失调及肾阳虚衰等。①感受寒、湿、暑、热外邪，以湿邪为主，所谓"无湿不成泻"。②饮食所伤，直接损伤脾胃，以致脾之运化失司，升降传导失常。③情志失调，肝气郁结，横逆犯脾，脾不健运，水湿内停。④肾阳虚衰，脾失温煦，肾关不固等而致。

二、治疗

在治疗上首先要辨病。确诊病因后，根据疗效决定采用中医、西医或中西医结合治疗。值得注意的是：急性肠炎、菌痢、肠结核、嗜酸性胃肠炎等，西医具有良好疗效，但慢性肠炎、菌痢往往伴有肠菌群失调，加之抗生素较长时间应用，会带来耐药、不良反应等弊害，宜中西医结合治疗，按疗程交替间隔用药。对溃疡性结肠炎、克罗恩病、吸收不良综合征、肿瘤等宜中西医结合治疗。

（一）辨证论治

本病寒湿或风寒证、湿热或暑湿证多见于急性肠炎，包括炎证性肠病，肝气乘脾证、脾胃虚寒证及肾阳虚衰证多见于慢性肠炎（病）。

1. 寒湿或风寒证

主症：泻下清稀或水样便，腹痛肠鸣，脘闷少食，或兼恶寒发热，苔白或腻，脉濡缓。

治疗：解表散寒、芳香化浊。藿香正气散加减。

方中藿香散寒化浊，健脾和胃；厚朴、陈皮行气化湿去满；紫苏、白芷疏散风寒；苍术健脾祛湿。胃寒、腹痛气血虚弱者，用小建中汤加减。

加减：本证多见于急性胃肠炎患者。在治疗上宜酌予黄连、赤芍、白芍清热解毒（杀菌）。①气虚下陷者，宜配升麻，或用吴茱萸、肉桂、干姜佐制黄连寒性。②遇表邪较重者，可加荆芥、防风增强疏解能力。③湿邪偏重者，可加大藿香用量，并酌加清半夏，砂仁。

2. 湿热或暑湿证

主症：泄泻腹痛、大便黄褐而臭秽，肛门灼热，烦热口渴，小便黄，苔黄或腻，脉滑或濡数。

治疗：清热燥湿。葛根芩连汤加减。

方中黄连、黄芩清热燥湿，葛根清热解肌升清止泻，甘草和中。

加减：①胸腹满闷，渴不欲饮，苔黄腻者，加厚朴、薏苡仁祛湿宽中。②夹食滞者，加神曲、麦芽、山楂消食导滞。③恶心呕吐者，加半夏、竹茹以和胃降逆。④腹痛者，一般用赤白芍、木香或加延胡索。⑤兼见风热表证者，加薄荷、银花、连翘疏散风热。⑥时逢盛暑，泻下时作者，一般可加白术、云苓、藿香、荷叶健脾止泻，清化暑湿。

按语：本证多见于急性胃肠炎患者。伴心下痞满、呕吐者，可予半夏泻心汤加赤白芍、秦皮，以清热燥湿止痛，对治疗有良效。

3. 食滞肠胃证

主症：粪便臭如败酱，多夹不消化食物，腹痛肠鸣，泻后痛减，脘腹痞满，嗳腐酸臭，食欲下降，苔垢浊或腻，脉滑。

治疗：消食导滞。保和丸加减。

方中神曲、山楂、莱菔子消食导滞；云苓、半夏、陈皮和胃祛湿；连翘消除食滞郁热。

按语：食滞重，往往有肠道炎症，大便热臭，腹痛，加用枳实、大黄、赤芍（消炎）清热导滞，有良效。

4. 肝气乘脾证

主症：腹痛肠鸣，泻后痛减，胸胁胀闷，嗳气食少，舌淡红，苔薄白，脉弦。

治疗：抑肝扶脾。痛泻要方加减。

方中白术、陈皮健脾理气；白芍柔肝养血；防风升清止泻。

按语：本方即白术芍药散，善治木侮土证，主症为腹痛腹泻，对轻症肠胃炎有效。方中防风辛能散肝，香能舒脾，且风能胜湿，为引经强脾专药。伴肝脾气滞，胁痛者，可合四逆散加减。本证白术芍药散与四君子汤合用能增强疗效。发热，腹痛，腹泻者，去陈皮、防风，加黄连。气郁为主，可予越鞠丸加减。

5. 脾胃虚弱证

主症：便溏时泻，夹有不消化食物，稍进油腻则便次增多，食少，食后脘腹胀闷，面黄乏力，舌淡苔白，脉细弱。

治疗：健脾益气。参苓白术散加减。

方中参、苓、术、山药、莲肉、扁豆、甘草益气健脾，砂仁、陈皮和胃理气，薏米健脾渗湿，诸药合用，共奏良效。

按语：临床多种消化系统疾病例如慢性肠胃炎、慢性肝炎等病均可出现脾胃虚弱证，可用参苓白术散加减。消化不良者，加鸡内金、谷麦芽；滑泄者，加肉豆蔻、诃子肉；久泻、中气下陷者，加黄芪、升麻，可用桔梗为使，引药上行，增强疗效。

6. 肾阳虚衰证

主症：黎明即泻，脘腹痛，泻后即安，伴肠鸣，形寒肢冷，腰膝酸软，舌淡苔白，脉沉细。

治疗：温肾健脾，固肠止泻。四神丸加减。

方中补骨脂温补肾阳，吴茱萸、肉豆蔻温中散寒，五味子涩肠止泻。

加减：四肢不温者，加炮姜；滑脱不禁者，加赤石脂、诃子肉或禹余粮收敛止泻；年老久泻，中气下陷者，加黄芪、党参、白术、升麻。

（二）中成药治疗

1. 香连丸

用于大肠湿热证，主治湿热痢疾、肠炎等症。每次 10g，每日 3 次。

2. 固本益肠丸

用于脾肾阳虚证。每次 3 粒，每日 3 次。

3. 参苓白术散

用于脾虚夹湿证。每次 10g，每日 3 次。

三、案例

案例一

患者钱某，男，34 岁。2014 年 11 月 4 日初诊。

腹泻 8 个多月，为粥样或水样便，伴肠鸣，便有恶臭，每日 5~7 次，无脓血，伴食少，无发热，时有腹痛，肢冷畏寒，乏力，久治不愈。

面色萎黄，巩膜无黄染，舟状腹，腹软，肝脾未触及，未触及肿物，无压痛，肠鸣增多。舌稍胖大，有齿痕，苔白、脉沉细数而无力。肠镜检查，除有炎症外未见异常。消化道钡餐显示，肠蠕动增强。

本病慢性肠炎可能性大，小肠吸收不良综合征待除外。证属于脾肾弱夹湿热，治宜健脾温肾，兼益气涩肠。

人参 6g，黄芪 30g，炒白术 8g，云苓 8g，干姜 6g，肉蔻 8g，补骨脂 8g，诃子肉 8g，黄连 8g，升麻 3g，白芍 18g，3 剂。

2014 年 1 月 7 日二诊：腹泻显效，每次 1~2 次，为成形便，腹鸣减，脉沉细，苔薄白。人参 6g，黄芪 30g，炒白术 8g，云苓 8g，肉蔻 8g，补骨脂 6g，诃子肉 8g，黄连 6g，升麻 3g。

2014 年 11 月 8 日三诊：因饮食不慎（虾、菠菜等），又出现腹泻，每日 3~4 次，为粥样便，粪有恶臭，腹胀，舌被白苔稍腻，上腹有凉感。上方去升麻，加肉桂 3g，藿香 6g，枳壳 6g，焦山楂 8g，3 剂。

2014 年 11 月 12 日四诊：腹胀好转，无腹泻。继服上方 6 剂。

案例二

患者尤某，女，52 岁。2014 年 3 月 3 日初诊。

腹泻 5 年，黎明即便，每于餐后腹泻，每日 2~3 次，排泄物为不消化食物，无脓血，乏力、胁痛，巩膜（－），腹软，肝脾未触及。腹内无肿物、无压痛，面色㿠白，脉沉，左关弦细，舌淡苔薄白。钡剂灌肠检查无肿物，诊断为"慢性肠炎"，属于肝郁脾虚（肝气乘脾），治以柔肝健脾温中。

党参 15g，炒白术 10g，白芍 18g，柴胡 6g，陈皮 8g，干姜 3g，木香 8g，云苓 8g，炙甘草 6g，3 剂。

2014 年 3 月 7 日二诊：腹泻稍见好转。有时腹胀，腹凉，原方去柴胡、炙甘草，加黄连 8g，吴茱萸 2g，6 剂。

2014 年 3 月 14 日三诊：腹泻见效，大便成形，原方继服 6 剂。

按语：慢性腹泻多有炎症，尤须注意具有便前腹痛、腹部压痛者。本例虽无腹部压痛，但时有便前腹痛，故方中加黄连、白芍，除柔肝、清热外，尚有杀菌作用。吴茱萸、肉桂、干姜、升麻，均可减轻黄连寒性。本例用吴茱萸、黄连即左金丸，黄连、吴茱萸剂量 6∶1 为恰当比例。

案例三

患者高某，男，52 岁。1991 年 6 月 8 日初诊。

因腹泻 4~5 年来诊。每于受凉、饮食不适时则腹泻，每日 4~6 次，为稀粥样便，无脓血，便前有轻度腹痛，严重时有低热。经热敷，服用香连丸、诺氟沙星等治疗可好转，但经常反复发作。经肠镜检查，除结肠远端有充血、少许糜烂外，未见肿物、溃疡。大便为不消化物，白细胞稍多，无寄生虫卵。舌质胖淡，苔白，脉沉弱。诊断为慢性肠炎，属脾胃虚弱证。治疗可予"肠康"方加味。

黄连 9g，赤白芍各 20g，秦皮 6g，党参 30g，炒白术 8g，云苓 8g，木香 6g，厚朴 6g，吴茱萸 1.5g，干姜 6g，5 剂。

1991 年 6 月 14 日二诊：用药后腹泻好转，为软便，每日 2 次。开始给予两组药物（同前）每周一、二组交替按疗程用药，治疗两个疗程，腹泻持续好转，便渐成形，每日 1~2 次。按原法又重复一疗程治愈。

案例四

患者郑某，女，28 岁。

因腹泻、脓血样便反复发作 3 年，腹泻加重伴高热 3 天，于 1988 年 4 月 3 日入院。

3 年前（1985 年）在某市级医院诊为"溃疡性结肠炎"，经艾迪莎治疗好转。1 年前（1987 年）腹泻加重，为脓血便，每日 3~6 次，住入某医院。肠镜检查示降结肠、直肠黏膜粗糙，血管纹理模糊、紊乱，黏膜充血、水肿，有多处糜烂，触之易出血，有脓性分泌物。诊断为"溃疡性结肠炎"，给予艾迪莎，曾服用泼尼松 1 个多月，好转停药。

体温 39.5~40.2℃，腹泻每日二十多次，为稀粥样脓血便，恶心，腹胀，巩膜（－），心肺（-），腹软稍胀，肝可触及，质不硬，腹内未触及肿物，下腹两侧轻压痛，肠鸣音活跃。血常规检查：白细胞 $21.5×10^9/L$，中性粒细胞 0.88。大便常规检查示白细胞多数，有成堆脓细胞。诊断为"急性重症溃疡性结肠炎"。经每日静脉输入氢化可的松 300mg 等治疗 3 天未见明显好转，腹胀明显。

体温 40℃，面见苍白，舌红绛，苔黄少泽，脉细数。证属阴虚火旺兼脾虚，方药予"肠病康"加减。

黄连 12g，赤芍 30g，白芍 30g，盐知母 12g，盐黄柏 12g，丹皮 9g，生地黄 18g，升麻 6g，白头翁 30g，败酱草 30g，木香 6g，枳壳 8g，羚羊角粉 3g（冲服）。

4 月 7 日二诊：仍腹泻，体温 39℃，便血减少，原方将赤芍增至 80g，生地黄 30g，加玄参 20g，地骨皮 12g。羚羊角粉 3g 冲服，每日 2 次；云南白药每次 0.5g，每日 3 次；并用锡类散、泼尼松、云南白药保留灌肠，每日 2 次。

4 月 9 日三诊：体温降至 38.5℃ 以下，腹泻好转，为粥样便，精神转佳，舌质稍绛，舌干，苔黄稍白，脉细稍数。方药为太子参 30g，炒白术 9g，云苓 8g，木香 6g，厚朴 8g，黄连 10g，升麻 3g，白芍 30g，丹皮 9g，生地黄 20g，盐知母 10g，盐黄柏 10g，天冬 8g，3 剂。

四、临证经验

慢性肠炎，每因受凉、饮食不适等因素，腹泻反复发作，日久多伴有肠菌群失调。加之抗生素耐药、营养障碍等因素，本病治疗多顽固不愈。遇之，首应进行消化道检查包括钡剂灌肠、肠镜等以明确诊断。除外肠结核、大肠癌后，对慢性肠炎进行中西医结合治疗。

急慢性肠炎、炎症性肠病，中医学证型基本相同，治疗相通，但西医治疗有所不同。为避免较长时间使用抗生素等药带来不良反应和耐药性，治疗可采用经验方——"肠康"浓缩袋装煎剂（黄连、赤芍、白芍、秦皮、炒白术、云苓、木香、厚朴、吴茱萸）或辨证加减用药，中西药物交替，按疗程连续用药，治愈多例顽固患者。办法如下。

1. 对慢性肠炎者，用两组药物，交替按疗程（每周一、二组药交替用药一次为一疗程，一般需 2~4 个疗程）用药。

一组药物：①"肠康"浓缩袋装煎剂，每次 1 袋，每日 2 次。②微生态制剂：双歧杆菌四联活菌或美常安。

二组药物：①诺氟沙星，每次 0.3g，每日 3 次，或（和）呋喃唑酮，每次 0.1g，每日 3 次。②思密达，每次 3g，每日 3 次。

2. 炎症性肠病，当前尚乏特效疗法。治疗仅能得到一时缓解；有的患者治疗困难或顽固，尤对急性重症患者，疗效很差，预后严重。

对轻型患者，给 5-ASA（5-氨基水杨酸）制剂美沙拉嗪（mesalazine）。常用者有艾迪莎，每次 1~1.5g，每日 3 次。服予之验方——"肠病康"（黄连、白芍、盐知柏、丹皮、生地黄、升麻）浓缩袋装煎剂，加用锡类散（成分为牛黄、珍珠、象牙屑、冰片）

与激素（泼尼松 10~20mg）混合液 200~250mL 保留灌肠。

对较重患者，服泼尼松，每日 30~40mg（病状缓解后逐渐减量）联用"肠病康"加味（黄连、白芍、盐知柏、丹皮、生地黄、升麻、白头翁、赤芍、败酱草）煎剂与锡类散保留灌肠。

对重型患者，除纠正水电解质平衡紊乱、低蛋白血症、贫血及补充维生素等治疗外，给予大剂量糖皮质激素（氢化可的松琥珀酸钠每日 300mg）并服"肠病康"加味（黄连10g，白芍 30g，盐知柏各 10g，丹皮 9g，生地黄 30g，升麻 6g，白头翁 20g，赤芍 80g，败酱草 20g，玄参 18g）。方中重用赤白芍、生地黄，并加羚羊角粉 3g 冲服。感染高热者应用广谱抗生素。

上述治疗 7~10 日反应不佳者，应考虑改激素为环孢素。有手术指征者（中毒性肠扩张、肠穿孔、反复肠道大量出血）应行手术治疗。

本证属中医学"泄泻""痢疾""肠澼"范畴。通常轻症多见，采用中西医结合治疗。笔者多年应用"肠病康"治疗轻度与中度患者多能奏效。对于证属阴虚火旺的急性重症，治疗配合西药，采用滋阴清热、凉血解毒法，应用"肠病康"加味治疗，多能使病情缓解。

第二十三节　便秘

便秘系指排便时间延长或欲大便而排出不畅的一种症状，为结肠平滑肌、腹肌、膈肌及提肛肌能力降低或结肠痉挛，使驱动力下降，致粪便在结肠内停留过久，水分被吸收过度，或结肠分泌减少而干结难排，也有大便不干而难排者。

习惯性便秘、全身虚弱排便乏力以及肠道炎症、疾病恢复期等引起的肠蠕动减弱致之便秘等可参照本证辨证论治。

一、病因病机

便秘发生的原因很多，西医学中常见于结肠、直肠和肛门病变以及全身性疾病、身体虚弱、药物及化学品作用、不良排便习惯者。

中医学中，病位在肠，但与脾、胃、肺、肾的机能失调有关。①肺与大肠相表里，肺气郁结，大肠气滞，或肺之燥热移于大肠，导致大肠传输失利，形成便秘。②气虚大肠推送乏力；血虚肠道失润；胃热炽盛，燥热内结，腑气壅滞等，均可引起便秘。③肾阴不足，阴寒凝结，可使肠传导失调，引起便秘。

二、治疗

欲求治疗便秘的良好疗效，宜中西医结合治疗。遇 3 至 5 日或更久便结不下之紧急情况，可用生理盐水或肥皂水灌肠，或纳入开塞露。对习惯性便秘，应注意饮食、生活习惯配合，如多饮水（可加蜂蜜），适当运动，经常进食润便、通便及富含纤维素食物，如薯类、韭菜、芹菜、萝卜、梨、香蕉等蔬菜水果以及芝麻、枣等。

(一) 辨证论治

1. 热秘证

主症：大便干结，三五日排便一次，小便短赤，口干口臭，或身热，腹胀或痛，舌红，苔黄或干，脉滑数。

治疗：清热通下。大承气汤加减。如热灼津伤，则治以清热润下，麻子仁丸加减。

大承气汤中大黄能荡涤胃肠积滞，泄热通便，用芒硝泄热润燥软坚，加厚朴下气除满，行肺、胃、大肠之气，配枳实破气散结，具有良好通便泄热功效。麻子仁丸中大承气汤去芒硝，用麻子仁、杏仁改通下为润下，减少津液损伤，并加白芍养阴和里。

加减：①津伤较重，口干舌燥者，用麻子仁丸加生地黄、玄参、石斛养阴清热。②痰热壅肺，大肠气滞者，加瓜蒌仁、黄芩。③兼痔疮便血者，加地榆、槐花清热止血。

2. 气秘证

主症：大便干结，或不干但排便困难，嗳气频作，胁腹痞闷胀痛，纳呆，苔薄腻，脉弦。

治疗：顺气行滞。六磨汤加减。

方中木香调气，乌药行气，沉香降气，枳实、槟榔破气消胀，大黄导滞下行，诸药合用，疗效显著。

加减：①服用后大便得通，可减方中大黄、槟榔。②脘胁胀痛者，加柴胡、青皮、白芍。③肝郁化火，口苦咽干，苔黄，脉弦数者，加龙胆草、栀子，或单加芦荟，清肝泻火通便。

3. 虚秘证

(1) 气虚证

主症：大便并无干硬，但排出不畅，或虽有便意但不易排出，便后气短，汗出，兼见面色苍白，神疲懒言，体倦，舌淡苔薄，脉虚弱。

治疗：益气排便。黄芪汤加减。

方中重用黄芪补脾肺之气，火麻仁、白蜜润肠通便，少配陈皮理气和中。

加减：①气虚下陷，症见肛门重坠或脱肛者，加升麻、柴胡、党参、桔梗。②如便后汗出，气短重者，加党参、炙甘草、五味子补气敛汗。

(2) 血虚证

主症：大便秘结，面白无华，心悸健忘，头晕目眩，唇舌淡白，脉细。

治疗：养血润下。润肠丸（当归、生地黄、麻仁、桃仁、枳壳）加减。

方中当归、生地黄补血养阴，桃仁润肠通便，枳壳破气下行。

加减：口干心烦，苔剥、脉细数，血虚有热者，加首乌、知母、玉竹清热生津。

(3) 阴虚证

主症：大便干结、状若羊粪，形体消瘦或颧红，头晕耳鸣，心悸怔忡，腰膝酸软，舌红少苔，脉细数。

治疗：滋阴通便。六味地黄汤加减。

方中熟地黄滋阴填精，山萸肉养肝肾，山药益脾肾，丹皮、泽泻清泄肝肾之火，茯苓健脾渗湿，助山药益脾之功。

加减：一般加用麻仁、玄参、玉竹，加强滋阴生津、濡润肠通作用。

4. 冷秘证

主症：大便困难，不易排出，常三五日不大便、脘腹有冷感，手足不温、喜暖怕冷，腰膝冷重，尿清长，面青白，苔润滑，脉沉迟。

治疗：温润通便。济川煎加减。

方中肉苁蓉温补肾阳，并能润肠通便；当归养血润肠；牛膝温补肾阳；泽泻性降而润，配牛膝，引药下行；用升麻轻宣升阳，配当归、肉苁蓉能润燥通便。

加减：①老年人虚冷便秘，可加肉桂、附子。②冷秘重，便干结艰涩者，可将大黄、附子同用，温阳散寒通下。

（二）中成药治疗

1. 便秘舒

每次 1 粒，每日 1~2 次。

2. 麻仁胶囊

每次 3 粒，每日 2 次。

3. 香丹清

每次 1~2 粒，每 2~3 天 1 次。

三、案例

患者赵某，男，60 岁。2008 年 4 月 1 日初诊。

便秘 5~6 年，大便呈干球样，近七八日仅能便出 1~2 个羊粪球样便。脘腹胀满不适，体弱乏力，口干思饮，舌红，苔薄黄而干，脉沉稍数。证属气阴两虚，兼有内热，治宜益气养阴，润肠通便。

生地黄 25g，当归 30g，北沙参 15g，麦冬 9g，石斛 9g，黄芪 30g，陈皮 6g，火麻仁 15g，桑叶 8g，知母 9g，玄参 12g，3 剂。

二诊：大便已解，症减，舌苔稍减，原方去火麻仁、知母、玄参，又服 7 剂而愈。

四、临证经验

经常便秘、干结属于习惯性者，须经常服药，可服用番泻叶、大黄、芦荟或含有该类药的中成药，重者须应用开塞露等治疗。久服（10 年以上）番泻叶、大黄等可以发生泻剂性肠炎或黑变病。为此，予常用以下无伤害方法治疗，均获良效。

1. 严格饮食、生活要求

①避免过度食用煎炒、辛辣食物及饮酒。②经常食用新鲜蔬菜、水果，如薯类、韭菜、芹菜、柚子、香蕉、梨等富含纤维素食物以及芝麻、枣等。③多饮水，最好晨起饮一杯淡蜜水。④生活有规律，适当运动，养成按时排便习惯。

2. 中药调理

经常服用润肠通便、滋养补虚中药，对一般便秘有效。对便秘较重者，服当归30g，火麻仁20g，桃仁10g，麦冬12g煎剂。服用过程中偶遇大便不畅可加服小量（每3~5天1粒）香丹清胶囊。

对重度便秘、便结者可服用予经验方——秘结通（生地黄20g，当归30g，白芍18g，天冬12g，麦冬18g，石斛8g，桑叶15g，瓜蒌仁20g，枳实8g，木香8g）煎剂。本方适用于热秘、气秘及气阴两虚兼内热等多种证型患者，疗效确实。上述方剂可一次浓煎出3剂药，作为1周用量，将之放入冰箱，每日服用前加热。

第二十四节　胁痛

胁痛系指一侧或两侧胁肋部疼痛。本证在消化病中则主要见于肝胆疾病。《灵枢·五邪》云："邪在肝则两胁中痛。"胸膜、肺、胸肌、肋骨及肋间神经病变有时亦可引起胁痛。

中医学认为，肝居胁下，胆附于肝，其经脉布于两胁。肝胆互为表里，因而本证常与肝胆及胁肋部疾病有关。临床一般多将胁痛分为内伤与外感两类，以内伤为多见。《景岳全书·胁痛》："胁痛有内伤、外感之辨……但内伤胁痛者，十居八九，外感胁痛则间而有之耳。"

本节主要介绍内伤胁痛。

一、病因病机

胁痛属于肝胆经病变。肝病胁痛多因肝气郁结、气滞血瘀以及肝血（阴）不足而致。肝胆具有升发疏泄作用，可使全身气机舒畅。因情志障碍，气机郁结失畅而致胁痛。肝气郁结日久，或跌仆挤压，胁络受伤，或癥瘕不愈，邪气入络，均使血行不畅，而瘀血停积，胁络痹阻而胁痛。久病体虚，精血（阴）亏损，肝脉失养，亦可发生胁痛。胆病的胁痛多为湿热郁结，阻滞胆道，或化为结石，气机不畅而致。胆病胁痛见本书第二篇第二章第二十四节胆囊炎与胆石症。

现代医学的肝炎、胆囊炎及胆石症等病，当出现胁痛时，均可按本证进行辨证治疗。

二、治疗

（一）辨证治疗

胁痛辨证以气血为主。胁肋痛，时痛时止，窜走不定者，多为气滞。痛有定处，间歇发作者，多属气滞血瘀。刺痛固定，触之坚硬，多为瘀血。胁痛隐隐，持续绵绵，因劳累而加重者，多为血虚阴伤。胁痛较重，伴有恶心作呕、厌油、口苦、目黄、舌苔黄腻、发热等，多为湿热蕴结。

1. 肝气郁结证

主症：两胁胀痛，右胁较著，胸闷纳减，烦躁易怒，嗳气得舒，苔白，脉弦。肝郁化热则口苦咽干，小便黄、大便干。

治疗：疏肝理气。新柴胡疏肝散（柴胡、枳壳、木香、郁金、川楝子、乌药）或丹栀逍遥散加减。

柴胡疏肝散方中柴胡配枳壳、木香、郁金、川楝子、乌药能理气疏肝解郁，兼祛满除胀。丹栀逍遥散方中丹皮凉血散瘀；栀子清利湿热；当归、白芍柔肝养血；柴胡疏肝解郁，配少许薄荷可增强疏散功能，配云苓、白术、甘草健脾，清热利湿。肝郁化热者，宜用本方疏解肝郁，兼清湿热。

加减：①胁痛重，气滞者，加青皮、佛手、延胡索、川楝子。②胁痛，便溏，肠鸣者，重用白术、云苓，加诃子肉。

2. 气滞血瘀证

主症：胁肋胀或刺痛，或脘腹胀满，胁下或有痞块（肝大），舌质紫黯，脉弦细而涩。

治疗：疏肝理气，活血化瘀。逍遥散合桃红四物汤（桃仁、红花、当归、赤芍、熟地黄、川芎）加减。

方中当归、白芍养血柔肝；白术、云苓、甘草健脾益气；柴胡疏肝解郁，加薄荷清泄肝热；甘草可调和诸药。诸药合用，共奏疏肝健脾养血之效。合桃红四物汤可加强活血功能。

加减：①胁痛重者，加延胡索、川楝子。②腹胀者，加木香、枳壳。③胁下痞块（肝脾大），正气未衰者，酌加三棱、鳖甲等消积软坚药。

3. 肝阴不足证

主症：胁肋隐痛绵绵，伴心烦口干，头晕心急，舌红少苔，脉细数。

治疗：养阴柔肝。一贯煎或滋水清肝饮（熟地黄、茯苓、丹皮、山药、山萸肉、泽泻、白芍、柴胡、栀子、大枣）加减。

一贯煎方中沙参、麦冬养阴生津；当归、生地黄、枸杞子滋养肝肾阴血，并柔肝，配川楝子疏肝理气止痛。滋水清肝饮，方中熟地黄滋补肾（肝）阴，山药、大枣补脾肾，用山萸肉补肝肾，增强补阴作用，配泽泻、茯苓使熟地黄补而不腻，使山药补而不滞，配丹皮、栀子、柴胡可清肝泻火并可利胆，加白芍可柔肝而不伤阴。

加减：①心烦失眠者，加百合、炒枣仁。②性情急躁者，加合欢花。③纳呆者，去生地黄，加鸡内金、麦芽。④便溏者，去生地黄、当归，加白术、白扁豆。⑤肝区痛者，加青皮、延胡索。

（二）中成药治疗

1. 延胡索止痛片

用于血瘀胁痛证。每次 4~6 片，每日 3 次。

2. 逍遥片

用于肝气郁滞证。每次 5~10 片，每日 2 次。

三、临证经验

胁痛证临床常见，多由肝病、胆病、外伤以及肋间神经痛等引起。本证除肝炎、胆囊炎、胆石症等引起者应行对因治疗外，中医学辨证论治，具有良好疗效。临床中胁痛证以肝气郁结、气滞血瘀多见，治以疏肝理气、活血化瘀，以柴胡疏肝散、逍遥散合桃红四物汤加减，主要用柴胡、木香、枳壳、丹参、桃仁、延胡索、川楝子、佛手等药物，可获满意疗效。

第二十五节　黄疸

黄疸是指血清内胆红素浓度增高而引起的巩膜、皮肤黏膜、体液和其他组织被染成黄色。胆红素浓度超过正常范围，肉眼看不出的黄疸称隐性黄疸。

根据黄疸发生机制，常分为溶血性黄疸、肝细胞性黄疸、梗阻性黄疸和先天性（体质性）非溶血性黄疸。先天性（体质性）非溶血性黄疸为胆红素先天代谢异常致之慢性黄疸，其中包括慢性持发性黄疸（Dubin-Johnson 综合征）、幼年间歇性黄疸或体质性肝功能不良性黄疸（Gilbert 病）、Rotor 综合征及 Crigler-Najjar 综合征。

中医学对黄疸证的认识，历经沧桑，逐步深入。《金匮要略·黄疸病脉证并治》篇有谷疸、酒疸、女劳疸之分。《圣济总录》将黄疸分为九疸三十六黄，且将危重证候的黄疸称为"急黄"，并提出了"阴黄"概念。元代罗天益《卫生宝鉴》则将阳黄、阴黄的辨证论治系统化，迄今仍为医家所采用。明代《景岳全书·黄疸》提出了"胆黄"名称，认识到黄疸发生与胆的关系。《沈氏尊生书·黄疸》对某些黄疸的传染性、严重性有了进一步认识，指出："有天行疫疠以致发黄者，称作瘟黄，杀人最急。"此外，在黄疸治疗上提出"诸病黄家，当利其小便"。在具体治疗上又将黄疸区分为湿热与寒湿。属湿热者当清热利湿，属寒湿者当温化寒湿。

一、病因病机

中医学认为，黄疸的发生主要与脾胃有关，而且往往由脾胃涉及肝胆。黄疸的病因很多，主要有外感和内伤两种。外感多由"六淫天行时气"引起，内伤则主因饮食劳倦损伤脾胃而致。

1. 外感时邪

时邪疫毒（肝炎病毒）由表及里，郁而不达，内阻中焦，浸淫肌肤，下注膀胱，使身、目、小便发黄，为黄疸。如湿热夹时邪窜入营血，内陷心包，则形成"急黄"。

2. 饮食不节

嗜酒过度（酒疸），饮食失常（饮食所伤者即谷疸），损伤脾胃，致运化失常，湿浊内生，久郁化热，湿热交蒸于肝胆，胆汁不循常道，浸淫肌肤而发黄。

3. 劳倦内伤

脾胃因劳致伤，脾阳不振，运化失常，寒湿阻滞中焦，胆液流通受阻，溢于肌肤而发黄。

4. 瘀血虫石阻滞

瘀血积聚，虫石阻滞，日久不消，阻滞胆道，胆液外溢，形成黄疸。

由上可知，黄疸的发生，主与湿有关，其发展有湿从热化和湿从寒化不同，前者湿从热化即为"阳黄"，后者湿从寒化即为"阴黄"。

二、治疗

黄疸病因很多，治疗各异。由乙型肝炎病毒（HBV）、丙型肝炎病毒（HCV）引起的慢性肝炎，西药核苷酸类药物与干扰素能有效控制病毒。关于中药抗病毒方面的研究，茵陈、山栀、大黄、板蓝根、羚羊角、苦参、赤芍、西红花、当药（肝炎草）、贯众等药在探索中，除苦参可能有一定作用外，迄今尚未发现对乙、丙肝病毒有确切疗效药物。研究表明，中医药治疗对乙、丙型肝炎及脂肪肝的肝细胞变性、炎症、坏死，以及对尚乏有效治疗方法的慢性肝炎（病）、肝纤维化均具有良好效果。为此，治疗黄疸应采取中西医结合治疗；对有抗病毒指征的乙、丙型肝炎应采用中医药治疗并配合西医做抗病毒治疗。

（一）阳黄

身目黄色鲜明如橘色。

1. 热重于湿证

主症：黄疸，发热，口渴，或腹部胀满，或恶心呕吐，尿少，色黄赤，便结，舌淡红或红，苔黄腻，脉弦或滑数。

治疗：清热利湿，疏利肝胆。茵陈蒿汤加减。

方中茵陈为清热利湿祛黄之要药，山栀入三焦，协助茵陈清利三焦，则湿热从尿而出，大黄通泄瘀热，三药合用，使湿热之邪泄降而解。

加减：①往来寒热，头痛，口苦者，加黄芩、板蓝根、柴胡和解退热。②胁痛，脘腹胀满者，加郁金、枳实、川楝子疏肝行气止痛。③恶心呕吐，食少纳呆者，加竹茹、鸡内金、神曲、砂仁。

2. 湿重于热证

主症：身目色黄不及热重者鲜明，多不发热或有低热，头重身困，四肢倦怠，渴不思饮，口淡而黏，纳呆，脘腹满闷，便溏，舌苔厚腻微黄，脉缓或沉迟。

治疗：清热利湿，和胃消黄。茵陈五苓散加减。

方中茵陈清热利湿退黄，白术、泽泻、猪苓、茯苓健脾利尿，使湿从尿而出。

加减：①一般方中加藿香、白蔻，加强理气化湿作用。②兼呕逆者，加陈皮、竹茹或清夏、生姜。③食滞不化者，加枳实、鸡内金、神曲。④腹胀者，加木香、炒莱菔子。

（二）急黄或瘟黄（热毒炽盛）

急性重型肝炎，亦名暴发性肝炎或急性黄色肝萎缩，常见急黄或瘟黄。

主症：发病急骤，黄疸急速加深，身目呈深黄色，高热烦渴，脘腹胀满，烦躁或神志障碍，衄血、便血或皮肤斑片，或出现腹水，舌质红绛，苔黄而干，脉弦滑而数。

治疗：清热解毒，凉血救阴。犀角散（犀角、茵陈、黄连、升麻、栀子）或与犀角地黄汤加减。

两方均适用于热邪入血、迫血妄行，神昏谵语，皮肤发斑（出血）患者。犀角散方中犀角（用10倍的水牛角代替）、黄连清热解毒，升麻透发疫毒，栀子、茵陈祛湿火退黄。犀角地黄汤中水牛角配生地黄清热解毒，凉血养阴，配赤芍、丹皮凉血泄热，活血散瘀。

加减：同阳黄。一般宜重用水牛角或辨证使用板蓝根、青黛、败酱草。高热烦躁者，可用清瘟败毒饮配安宫牛黄丸。

（三）阴黄

黄疸色晦暗不泽。

1. 寒湿阻遏证

主症：黄疸色晦暗，不发热或畏寒，神疲纳呆，脘腹痞满或腹胀，口淡乏味，便溏，舌淡，苔白腻，脉沉迟。

治疗：温中健脾化湿。茵陈术附汤加减。

方中茵陈、附子、肉桂并用，温化寒湿；白术、干姜、甘草配伍以健脾温中。

加减：①水肿、腹胀者，加茯苓、泽泻、猪苓利尿。②腹胀，苔白厚者，以苍术易白术，去甘草，加厚朴、大腹皮。

2. 脾虚血亏证

主症：面目及肌肤发黄而不泽，肢软乏力，纳呆，心悸，便溏，舌质淡，脉沉细。

治疗：健脾温中，补养气血。归脾汤加减。

方中人参、黄芪、白术、炙甘草补脾益气以资生气血之源，当归、龙眼肉补血，酸枣仁、远志、茯神宁神，木香理气，使补药补而不滞，生姜、大枣健脾开胃。

加减：①有黄疸者，加茵陈。②胁痛者，加延胡索、佛手。③脘腹胀满者，加木香、厚朴。④纳呆、痞满者，加鸡内金。

3. *瘀血停滞*

主症：面目及肌肤发黄，呈暗黄色，甚而黄黑，胁下有癥块（肝脾大），或腹上有青筋（腹壁静脉曲张），面额等处有蜘蛛样痣（毛细血管扩张，呈蜘蛛样），舌质紫黯或有瘀斑，脉弦细而涩。

治疗：活血化瘀退黄。膈下逐瘀汤加减。

方中桃仁、红花、赤芍、当归、川芎活血化瘀，丹皮增强活血作用，香附、乌药、枳壳等疏肝行气止痛。

加减：①方中宜加丹参，增强活血化瘀作用，加茵陈利湿退黄。②腹胀者，加木香、厚朴。③食欲差者，加鸡内金、神曲。

（四）胆道阻滞

多因胆石或胰胆管癌等病引起。

主症：黄疸出现快，往往急速加深或有小幅度波动，右胁剧痛，常牵及肩背，或寒热往来，口苦，恶心，纳呆，尿黄而灼热，大便色淡或灰白，舌质红，苔黄腻，脉弦滑而数。

治疗：疏肝利胆，清热导滞。大柴胡汤加减。

方中柴胡、白芍疏肝；大黄、枳壳通便导滞，消胀利胆退黄；黄芩、半夏、生姜清热和中。诸药合用，为治疗胆囊炎、胆石症、胰腺炎的良好基础方剂。

加减：①方中可加金钱草、茵陈、板蓝根、栀子、郁金，能增强疏肝利胆、退黄作用。②舌苔黄厚，加藿香。③疼痛重，加延胡索、青皮、川楝子。

三、临证经验

1. 黄疸很常见，但遇面及肌肤发黄者，首须辨识是否为真正黄疸。从临床诊断上来说，凡眼巩膜黄染、血清胆红素增高者即为黄疸。临床易与黄疸混淆者有黄胖、萎黄与胡萝卜素增多症。此些病证均为身肤发黄，但眼巩膜及尿液均不发黄。

2. 中西医结合工作者在诊治疾病时要做到"辨病与辨证相结合"。例如临床上遇到黄疸病证时，首须对之做出明确疾病诊断，是肝炎、胆石症还是肿瘤，对诊断为病毒性肝炎者，就需明确为何种类型肝炎，是甲型、乙型肝炎抑或其他类型肝炎。亦需明确是急性肝炎还是慢性肝炎，若为慢性肝炎，还须判断有无肝纤维化、肝硬化。在明确诊断、病因后，根据疗效确定采用治疗方法，用西医疗法、中医疗法还是采用中西医结合疗法。对采用中医药治疗者，辨证论治是优化疗效的关键。

3. 对证实属"阳黄"的急性黄疸型肝炎，茵陈蒿汤辨证加减是治疗本病的有效方法。

现代医学当前也大多使用本方剂加减化裁。予应用自拟经验方——"消黄灵"（茵陈、板蓝根、栀子、大黄、银花、丹参、郁金、鸡内金、白术、云苓、泽泻）治疗本病多例获佳效。本药中茵陈主黄疸而利水；栀子助茵陈清利三焦湿热；大黄能泻火解毒，清热除湿；用白术、云苓、泽泻等健脾利尿，使湿热从尿中排出等。本方不拘何种类型"阳黄"均可选用，对胆汁郁滞型黄疸较深者，辨证使用金钱草、柴胡。犀角散对证属肝胆湿热毒邪的急性重症，加当药（肝炎草）、赤芍、西红花有良好降酶、防止肝坏死作用。

4. 阴黄多见于慢性肝炎、肝纤维化、肝硬化或肝胆胰肿瘤。当前现代医学对慢性肝炎、肝纤维化除对有抗肝炎病毒（乙肝病毒、丙肝病毒）指征者应行抗病毒治疗以阻止病变发展外，尚无良好治疗药物，予在家传治疗慢性肝病有效药"益肝冲剂"基础上，几经临床、病理、实验与拆方药物筛选（淘汰）研究发现：活血化瘀方以及丹参、归尾、赤芍等药物有明显消除肝细胞炎症、坏死和抗纤维化作用；归尾和（或）丹参、黄芪并用，抗肝纤维化作用增强。在充分认识本病发病机制基础上，确立了以"血瘀证"立论，重用丹参、黄芪和赤芍、归尾等组成活血化瘀兼益气健脾的有效方剂——"益肝康"，治疗本病有确切良好作用。①对慢性肝炎总有效率 88.33%。②82.6%的肝细胞炎症、坏死得到改善。③对肝纤维化逆转的总有效率为 92.8%。④具有消除脂肪变性，恢复肝细胞器病变，改善肝功能作用。

5. 对胆石症致胆道阻塞者，除胆石嵌顿、阻塞有取石指征，须内镜取石者外，中医药大柴胡汤辨证加减具有利胆排石、消炎等良好作用。

第二十六节　癥瘕

癥瘕（积聚）是指腹内结块，或肿或痛的病证。癥者腹中坚硬，有形可征；瘕者假也，腹中虽硬，聚散无常。积与聚有别：积有形，固定不移，痛有定处，病在血分，为脏病；聚则无形，聚散无常，痛无定处，病在气分，为腑病。正如《金匮要略》所云："积者，脏病也，终不移；聚者，腑病也，发作有时，辗转痛移。"《难经》云："积者五脏所生……阴气也，其始发有常处，其痛不离其部，上下各所终始，左右各有穷处。"

从上述对癥瘕（积聚）的描述来看，名称虽有不同，但癥积与瘕聚实则各自相同。现代医学的肝脾肿大、腹腔肿瘤等可能属于癥积；幽门梗阻以及各种原因致之肠粘连、肠梗阻、内脏下垂等可能属于瘕聚，通常称之为癥瘕或积聚。在治疗肝硬化、肝脾肿大过程中应以"血瘀证"立论，重用丹参、归尾、赤芍、丹皮活血化瘀药，适时应用消积软坚药，辨证加减，获得良好疗效。

一、病因病机

癥瘕或积聚的发生，多由于正气不足、七情郁结、饮食所伤、外邪侵袭以及病后体虚或黄疸病日久等致肝脾受损，气机阻滞，瘀血内停，日久渐积而成。①情志失调，肝气不疏，气机郁滞，血行不畅，气滞血瘀，日久而致。②饮食所伤，伤及脾胃，脾失健运，湿浊、痰饮凝聚，气血、痰浊搏结，酿成本证。③感受寒湿，脾阳不运，阻滞气机，久则气血瘀滞而成积聚。

二、治疗

对癥瘕或积聚证应辨识是癥积还是瘕聚，是有形还是无形，是在气还是在血。治疗上要结合正邪盛衰情况，采用疏肝、行气、活血、化瘀、消积、软坚和扶正等法，一般对瘕聚应以行气消聚为主；对癥积应分辨病期（初、中、末），采取行气活血、攻补兼施与活血化瘀兼健脾扶正等法治疗。

（一）癥积证

1. 气滞血瘀证

主症：癥积肿块，软而不坚，固定不移，胀多痛轻，脉弦实有力。

治疗：行气活血，消积通络。逍遥散合桃红四物汤加减。

逍遥散方中当归、白芍柔肝养血，白术、茯苓、甘草健脾益气，芍药、甘草能缓急止痛，用柴胡疏肝解郁。桃红四物汤方中桃仁、红花破血行瘀，当归，赤芍、川芎、熟地黄，养血活血。

加减：①一般加丹参、黄芪、郁金。②肝大者，加三棱，脾大者，用鳖甲，宜从小剂量开始。脘腹胀满者，加木香、厚朴。③疼痛者，加延胡索。

2. 瘀血内结证

主症：积块质硬，痛而不移，消瘦乏力，纳减便溏，舌青紫，脉细涩或弦滑。

治疗：活血化瘀，行气止痛。血府逐瘀汤加减。

方中桃仁、红花、赤芍、川芎、当归活血化瘀，配生地黄加强滋阴养血作用，并可清血分瘀热；柴胡、枳壳、桔梗开胸散结，引祛瘀药达于胸胁；牛膝破血行瘀，导引瘀血下行；甘草调和诸药。诸药合用，共奏活血化瘀、行气养血之效。

加减：①一般加丹参、郁金。②胁痛者，加延胡索。③腹胀者，加木香。④食欲差者，加鸡内金。⑤癥积日久，脾胃大伤，气血不足，正气虚衰者，加党参、黄芪、沙参、石斛。

（二）瘕聚证

主症：脘腹气聚，攻窜胀痛，时聚时散，苔白，脉弦或滑。

治疗：行气疏肝，祛聚消瘕。木香顺气散（木香、香附、青皮、陈皮、枳壳、川楝子、川芎、苍术、砂仁、厚朴、槟榔、生姜、甘草）加减。

方中木香、青皮、陈皮、枳壳、川楝子、砂仁、苍术、川芎、香附等行气疏肝；枳壳、厚朴行气祛胀；槟榔化滞消除积聚；甘草调和诸药。

加减：①气滞寒凝者，加桂枝、干姜。②气聚热结者，加大黄、黄芩。③兼食滞者，加鸡内金、神曲、莱菔子。④脘腹胀满，便结者，加枳实、厚朴或大黄。

三、临证经验

慢性肝炎、肝硬化之肝脾大，属于气滞血瘀、瘀血内结的癥积证。治疗本证，以"血瘀证"立论，重用丹参，配黄芪，加归尾、赤芍、丹皮、桃红等活血化瘀药，立方名"益肝康"，辨证加减用药，在不同时期用之治疗慢性肝炎、肝纤维化（肝硬化）数百例，获良好疗效。

第二十七节　腹胀

腹胀是由多种原因引起的腹部胀气或憋胀不适感。多为胃肠道积气或腹腔积液所致。腹胀同时常有嗳气、食欲不振和腹痛等表现。

一、病因病机

西医学认为正常情况下胃肠道有少量气体，一般为 150～200mL，胃内 20～80mL，通常排气功能正常，则无症状。腹胀的原因很多，有器质性与功能性两种。常见于急性胃扩张、幽门梗阻、肠梗阻、肠麻痹、慢性胃肠炎、低血钾等致之胃肠道和腹腔积气以及肝硬化、结核、肾病、腹腔肿瘤等致之腹腔积液。

中医学认为，腹胀原因主要为 3 类。①饮食不节，宿食停滞，或消化不良，使胃气失畅。②精神不悦，情志伤肝，致肝气郁滞失疏，伤及脾胃。③外邪内侵，或腹部受寒，脾虚失运，脾胃气机升降失调，而生腹胀。

二、治疗

本文主要论述非腹水导致之腹胀。本证治疗上首先应明确病因，对器质性者应根据病变决定是否手术治疗。对非手术治疗者应据中西医各自疗效，决定采取中西医或以何者为主，进行中西医配合治疗。笔者认为，中医学对腹胀症状包括有器质性病变者具有良好疗效。

（一）辨证论治

1. 肝郁气滞证

主症：脘胁胀满（痛），胸闷，嗳气得舒，口苦，舌淡红，苔薄白，脉弦。

治疗：疏肝理气。新柴胡疏肝散（柴胡、枳壳、木香、郁金、川楝子、乌药）加减。

方中柴胡疏肝解郁，调畅气机，升发清阳之气，配枳壳调脾气，助中焦运化。柴胡、枳壳同用，一升一降，加强疏肝理气。木香、郁金、川楝子配乌药，主治肝郁胁痛。

加减：①食积腹胀者，加山楂、麦芽、鸡内金消食祛胀。②血瘀作痛者，加当归、延胡索。③便结，腹胀痞满者，加大黄，并将枳壳易枳实。④脾胃滞热，大便黏腻不爽，秽臭，舌红苔黄者，加黄连、大黄、枳实。

2. 脾胃气虚证

主症：脘腹胀满，纳呆，餐后胀甚，口淡多涎，便溏，舌淡苔白，脉沉细。

治疗：补中益气。香砂异功散加减。

方中党参益气补中，白术健脾燥湿，茯苓健脾渗湿，炙甘草甘缓和中，加陈皮、木香、砂仁理气，诸药合用，成为治疗气虚痞闷、祛胀良方。

加减：①畏寒肢冷者，加肉桂，重者加熟附子。②腹胀重者，加厚朴。③饮食停滞，纳呆者，加鸡内金。

3. 脾胃虚寒

主症：胃脘胀满，隐痛作冷，喜食热饮，按之得舒，或泛吐清涎，倦怠乏力，便溏，舌淡，苔薄白，脉沉细无力。

治疗：益气健脾，温中和胃。香砂六君子汤加减。

加减：①食欲减退，食后撑胀，脾虚兼食积者，加乌药、鸡内金、莱菔子。②胃脘冷胀或肢冷者，加桂枝、高良姜或吴茱萸。③气短乏力，面色无华者，加黄芪、当归。④腹胀食少，舌体胖嫩，苔白腻，脉濡缓者，加厚朴、藿香。⑤便溏者，加白扁豆、诃子肉。⑥黄疸，口苦，尿黄，或舌苔黄腻者，加茵陈、栀子、薏苡仁。⑦便秘者，加大黄。

4. 阴虚胃热证

主症：脘腹胀满，口燥咽干，便结，或五心烦热，舌红少苔，脉细数。

治疗：滋阴健脾消胀。香砂六君子汤合益胃汤加减。

加减：①大肠津亏，大便干结者，加火麻仁或大黄。②阴虚，烦热者，加石斛、白芍、天冬。

（二）中成药治疗

1. 柴胡疏肝丸

每次 6~9g，每日 3 次。

2. 保和丸

每次 6g，每日 3 次。

三、临证经验

中药的行气药（木香、枳实、厚朴、枳壳、香附等），健脾补气药（人参、白术、黄芪等）均有明显消除腹胀作用。据研究，木香、厚朴对调畅脾胃气机，促进肠蠕动，消除腹胀，具有良好作用。

第二十八节　水肿

水肿是由于体内水液不能正常输布与排泄致水液在体内潴留引起。水肿病历代有着不同的称谓。《内经》称之为"水"，有风水、石水、涌水之分。《金匮要略》之"水气篇"，将水肿分为风水、皮水、正水、石水和黄汗，并提出"腰以下肿当利小便，腰以上肿当发汗"的治则。《丹溪心法》将水肿分为阳水、阴水两类。明清以后承继唐宋以前的攻逐、发汗和利尿三法，补充了健脾燥湿、温阳补肾、理气利尿等法。

一、病因病机

西医学认为导致水肿的原因很多，常见者有慢性肠道疾病、肝炎、肝硬化、急慢性肾炎（病）、充血性心力衰竭、内分泌失调以及癌肿等，重者伴发腹水。

中医学认为，人体的水液代谢有赖于脾气的转输，肺气的通调，肾气的蒸化，三焦气机的疏畅，以及膀胱的气化畅行。如肺、脾、肾三脏功能障碍，体内水液不能正常输布与排泄而潴留于体内，泛滥于肌肤，就会引起头面、眼睑、四肢、腹背部甚至全身水肿。

中医学认为，人体水液的输布与排泄，与肺、脾、肾三脏功能有关，其中肾为调节水液的重要器官。《景岳全书》提道，"其标在肺""其制在脾""其本在肾"。正常情况下，人体水液的运行，依靠肺气的通调，脾气的转输，肾气的开合，三焦的决渎，膀胱的气化来完成。如果脏腑功能失常将致水液潴留，引起水肿。①肺气失宣：肺为水之上源，能将水下输膀胱。如风邪袭肺，肺气失宣，不能通调水道，则水湿停留，流溢肌肤，则为水肿。②脾失健运：饮食失常，劳倦过度，或久病不愈，或水湿之邪内侵，湿邪内蕴，致脾为湿困，或脾气亏损，运化失司，水湿积留，泛滥肌肤，而为水肿。③肾气损伤：房事不节或久病肾气内伤，气化失常，膀胱开合不利而致水肿。

二、治疗

水肿为一症状。现在医学对水肿（腹水）的治疗，系据罹患何病与病情不同而迥异。

辨证时首须分辨外感与内伤、阳水与阴水。外感水肿多有发热、恶寒、头身痛、脉浮等表证。内伤水肿多有肺、脾、肾功能失调等表现。治疗上常将水肿（腹水）分阳水与阴水两大类。阳水属表属实，治宜发汗、利尿、逐水；阴水属里属虚，治宜脾、温肾、化气行水，并根据病情，配合使用。

（一）阳水

1. 风水

主症：眼睑浮肿，继之四肢、全身均肿，病情发展较快，多伴恶寒发热，肢体酸重或酸痛，舌红，苔薄白，脉浮紧或浮数。

治疗：疏风宣肺行水。越婢加术汤（麻黄、石膏、生姜、甘草、大枣、白术）加减。

方中麻黄疏风宣肺，利尿消肿；生石膏清肺泄热；白术健脾利尿；甘草、生姜、大枣调和营卫。

加减：①咽红肿痛者，加牛蒡子、黄芩。②热重尿少者，加银花，重用板蓝根、白茅根清热解毒利尿。③表邪重偏寒者，去石膏，加防风。④咳喘者，用杏仁、前胡，重者加桑白皮、葶苈子泻肺平喘利尿。

按语：本证多见于急性肾炎。如水肿较重，越婢加术汤合五苓散、五皮饮加减，治之多效。表邪渐解，水肿显著者，可用五苓散合五皮饮治疗。

2. 水湿郁结

主症：全身凹陷性水肿，身重困倦，尿少，脘腹胀满，苔白腻，脉沉缓。

治疗：健脾化湿，温阳利尿。五苓散合五皮饮加减。

方中猪苓、茯苓、泽泻有导水下行、通利小便之功；白术健脾燥湿，配茯苓健脾利尿；用桂枝温阳利尿。五药合用，功能温阳气化，健脾利湿，为健脾利尿良方。五皮饮中茯苓皮能利水渗湿；生姜皮走表，辛散水气，桑白皮宣降肺气，通畅水道，二药合用，能开上焦，宣化水湿；大腹皮、陈皮理气除湿。五药相合，共奏健脾消肿之效。

加减：①脘胀身倦，下半身肿，口淡乏味者，去桑白皮，加防己、川椒目、厚朴。②畏寒肢冷，舌淡苔白，脉沉迟者，加制附子、干姜。③大便秘结者，加郁李仁、当归。④上半身肿伴喘者，加麻黄、杏仁。

按语：五苓散、五皮饮均为健脾利尿、理气消肿方剂，两者各有所长。但五苓散常用于治水肿、腹水，适用于阴盛而阳气不化，水湿内停水肿诸证。研究证实，五苓散可促进水液吸收，利尿作用显著，用于治疗肾炎、心脏病以及肝硬化水肿有满意疗效。五皮饮用五种皮，陈皮、茯苓皮为治脾药，补而有行，可匡正除邪，尤其生姜皮善走皮表，能辛散水气。五皮饮对治疗急性肾炎的皮肤浮肿疗效显著，可辨证使用。

3. 湿热蕴结

主症：全身浮肿，肤色润泽光亮，烦热口渴，胸腹痞满，小便短赤，便结，苔黄腻，脉滑数或沉数。

治疗：分利湿热。疏凿饮子加减。

方中商陆行水消肿，佐羌活、秦艽、腹皮、茯苓皮、生姜皮能行皮水，使之从皮肤而散，佐槟榔、赤小豆、椒目、泽泻、木通行在里之水，使之从二便而出，呈上下内外分消之势，犹如神禹，因疏凿江河得名。本方药能表里分消，适用于遍身水肿、二便不利、脉滑之阳水实证。

加减：①腹满较重，便结者，加大黄、葶苈子。②水邪侵肺，喘促者，去秦艽、羌活，加杏仁、苏子、白芥子、葶苈子。③发热者，加银花、青蒿、连翘等清热解毒；尿少，水肿重者，加车前草、冬瓜皮、茯苓增强利尿作用。

（二）阴水

1. 脾阳不足

主症：面色萎黄，神疲肢冷，全身凹陷性水肿，腰以下尤甚，脘闷腹胀，纳呆便溏，尿少，舌淡，苔白滑，脉沉缓。

治疗：温阳健脾，行气利水。实脾饮加减。

方中重用炮附子、干姜温运脾（肾）阳；白术、茯苓健脾和中利水；木瓜扶土（脾）抑木，祛湿利水；木香、厚朴、大腹子、草果仁行气导滞渗湿；甘草、姜、枣能调和脾胃诸药合用，能温阳健脾，行气利水。

加减：①尿少肿重者，加泽泻、猪苓、车前草。②气滞者，加砂仁。

按语：实脾饮以温阳健脾（扶土）抑肝（木）为特点，适用于全身水肿，腹胀纳呆，尿少便溏，舌淡，苔白或腻，脉沉迟者。予用之治疗慢性肝病以及慢性肾炎（病），属脾（肾）阳虚衰水肿证者。一般加党参、黄芪。慢性肝病肝郁气滞者加丹参、姜黄、延胡索。慢性肾炎（病）加地黄、丹皮、山茱萸、泽泻等。有良好疗效。此外，对心功能不全、营养障碍致之脾阳不足水肿证亦可用之治疗。

2. 脾肾阳虚

主症：面色白或灰暗，面身浮肿，腰以下肿甚，畏寒肢冷，尿少便溏，脉沉细而弱。

治疗：湿补脾肾，化气利尿。真武汤或实脾饮合肾气丸加减。

真武汤方中，附子温肾助阳，白术、茯苓健脾利尿，生姜温散水气，白芍调和营血，缓和附子之辛燥，为温阳利水良方，适用于肾阳虚水肿。实脾饮合肾气丸为治疗脾肾阳虚常用方剂。肾气丸中地黄滋阴补肾，山茱萸、山药补益肝、肾精血，附子、桂枝温阳暖肾，加茯苓、泽泻配桂枝通阳补肾、化气利水，用丹皮配桂枝活血散瘀，通畅血运行，利于肾的气化功能。

加减：①肾虚重者，加肉苁蓉，既可补肾阳，又能补肾阴而不腻。②水肿较重者，加猪苓、椒目。加牛膝、车前子，名济生肾气丸，化气利尿功效更佳。

三、案例

患者邓某，女，61岁。1973年4月6日初诊。

因腹胀、肢肿来诊。

近几年来经常便溏、纳呆、腹胀、肢肿，有时恶心，食欲益差，生活较困难，病后在村中曾服用养胃丸、中药汤剂不效。近1年来腹胀、肢肿逐渐加重，乏力，有多次大便蛔虫史。面色苍白，血压88/50mmHg，消瘦，皮肤干燥，巩膜无黄染，甲状腺不大，心肺（-），腹软，肝于肋下2cm可及，质不硬，脾未触及，腹水征（+），下肢有凹陷性水肿。乙肝五项检查阴性，肝功能除白蛋白为28g/L外均正常。考虑为营养不良性水肿。

入院后因低蛋白血症，曾给予输注白蛋白10g。据舌淡、苔白腻，脉沉乏力，两下肢明显凹陷性水肿，体弱无力，食欲不振，腹胀便溏，辨证属脾阳虚，脾运失司，水湿郁结，给予健脾利尿、五苓散、五皮饮加减治疗。

党参30g，黄芪30g，炒白术10g，桂枝10g，云苓皮10g，泽泻9g，生姜皮8g，大腹皮9g，冬瓜皮9g，鸡内金6g，木香6g，枳壳8g。5剂。

1973年4月12日二诊：患者服药5剂后尿量增加，食欲好转，水肿减轻，带药出院。

1973年4月16日三诊：患者又服3剂药后来诊，腹胀减轻，水肿逐日消退，前方去冬瓜皮，加白扁豆10g，砂仁8g。

四、临证经验

1. 五苓散、五皮饮均为健脾利尿、理气消肿常用方剂。五苓散适用于阴盛而阳气不化，水湿内停诸证。对脾阳虚者，治疗应配合党参、黄芪等健脾补气药，加用桂枝（或肉桂）、干姜温阳健脾化气。对肾（脾）阳虚者，多注意肉桂（重者用炮附子）、干姜、肉苁蓉等温肾助阳、行气利水药的应用。对慢性肝病水肿（腹水）者，注意使用行气、活血化瘀（重用丹参加黄芪、姜黄）、健脾利尿等药辨证施治。治疗慢性胃肠病、慢性肝病水肿（腹水）数百例，获满意疗效。五皮饮对慢性胃肠病、肝病、营养不良浮肿，尤其急性肾炎致之浮肿，辨证应用，具有良好治疗作用。

2. 真武汤辨证加减，用药得法，用途颇多。主治脾阳虚衰，肢肿腹胀诸证，又治脾肾虚寒，腹满便溏，排尿不利。因此，凡遇心功能不全、慢性胃肠病、慢性肝病以及营养障碍，脾（肾）阳虚水泛，腹满肢肿，脉沉微，苔白或黑而滑润，排尿不利者，均可应用。

3. 临床有时见既有身肿、肢冷、便溏之肾阳虚证，又伴头晕、耳鸣目干、心烦、手足心热、腰膝酸软、舌红、脉沉细之肾阴虚证，呈肾阴阳两虚者，水肿久治不愈。据《医贯·阴阳论》之"阴阳又各互为其根，阳根于阴，阴根于阳""无阳则阴无以生，无阴，则阳无以化"之经旨，善补肾阳者，应注意补阴。金匮肾气丸可助阳育阴，治疗水火不交、下元亏损诸证。

4. 据研究，茯苓性平，功能健脾益胃，长于通利水道。猪苓偏凉，专攻渗湿利尿，利尿作用强于茯苓，宜用于水温停滞，偏于热证者。泽泻性寒，功能清热渗湿，专行下焦，具有渗湿、泄热、泻肾火功效，适用于偏热（包括阴虚内热）证患者。茯苓、猪苓、泽泻二者或三者常配合应用。三者均为良好利尿剂，具有利尿作用缓渐、起效慢（2~4小时）、持续时间长（4~6小时）、对电解质干扰较少特点，辨证与温阳化（行）气、活血化瘀、健脾祛湿药配合使用，利尿疗效增强。

车前子性微寒，能清肝经热而明目，为利尿通淋常用药。须提及者，车前草功能虽与车前子相同，但长于清热解毒，凉血止血。木通性寒，能清心降火，通利小便，有研究显示，大剂量（60g）煎服，引起急性肾功能衰竭，值得注意。

5. 各种原因导致的低蛋白血症是引起水肿、腹水的重要原因。血清白蛋白小于25g/L时可引起腹水。为了有效消除水肿、腹水，对血清白蛋白减低者宜酌予输给。

第二十九节　腹水与鼓胀

腹腔内积聚过量的游离液体称为腹水。正常人腹腔内有少量液体，一般少于200mL。当腹腔内积液超过500mL时，才能经腹部检查发现有移动性浊音。腹水为全身水肿的表现之一，是一种常见的临床证候，可由多种不同性质疾病所致。

根据腹水的性状特点，可分为漏出性腹水、渗出性腹水、乳糜性腹水和混合性腹水。

一、病因病机

腹水的病因以乙型、丙型肝炎后肝硬化（中医学的"鼓胀"或称"单腹胀""蜘蛛腹"多由之引起）最为多见（占44.5%~46.8%）。由血吸虫病引起者，中医学称为"蛊胀""虫胀"或"虫臌"。其次是原发性肝癌、胰腺癌和胃癌等转移癌（占38.0%~39.3%）引起。腹水为血性者即所谓的"血臌"。结核性腹膜炎居第三位（4.8%~13.0%）。其他少见原因有结肠癌、卵巢癌、Budd-Chiari（柏-查）综合征、腹膜间皮瘤以及乳糜性、嗜酸性腹水等。

正常人体液进入腹腔，并由毛细血管和毛细淋巴管流入血液循环，二者保持动态平衡。如血浆胶体渗透压降低（血浆白蛋白<25g/L）、液体静水压增高（中心静脉压升高、肝静脉阻塞和窦后阻塞）、肝脏淋巴液外漏与回流受阻、腹膜毛细血管通透性增加以及水钠潴留等，可导致液体漏入腹腔。

腹水由多种原因引起，确切的病因诊断对治疗十分重要。①肝硬化腹水者，有肝功能减退、门脉高压、腹水白蛋白多小于25g/L；合并自发性细菌性腹膜炎（SBP）者有发热、腹痛、腹水增长快、白细胞增多等；Budd-Chiari综合征者，肝功能受损较轻，腹水增长迅速，腹水量多，B型超声与CT可明确诊断。②癌性腹水生长多迅速，多为血性，可发现癌细胞。③结核性腹水，多有腹痛、腹泻、腹胀、结核中毒症状，腹壁柔韧感，腹水为渗出性，少数为血性。④胰源性腹水，多表现为无痛性腹水及腹水淀粉酶升高等。对其他引起腹水的原因如肾源性、心源性腹水和嗜酸性腹水等应做出鉴别。

中医学认为，腹水的形成主要为肝、脾、肾功能失调，肝郁气滞，脾失健运，肾开合不利等，导致水液输布障碍。

二、治疗

腹水的病因很多，治疗方法不同，予诊疗疾病法则是"辨病与辨证相结合"，首先是须明确是何病，继之考虑该病适合西医治疗还是中医治疗，对二者治疗各有所长，能相互补益者则采取中西医结合治疗。对中医治疗者，应辨证治疗。

辨证论治见本书肝硬化腹水节内容。

第三十节　呕血、便血

上消化道出血是指屈氏韧带以上即食管、胃、十二指肠、胃空肠吻合术后的空肠、胰腺和胆道出血。经口腔呕吐而出者为呕血；自肛门排出者为便血。大多数是消化道疾病所致，少数是全身性疾病的局部出血现象。

上消化道出血，出血量少于 5mL 仅潜血试验阳性；出血量超过 60mL 即可出现黑便；出血量多，在胃内停留时间长，因胃酸的作用，使血红蛋白变为正铁血红素，呕出的血则呈咖啡色或黑褐色。血液中的铁质在肠道内经硫化物的作用，变为硫化铁呈黑色，且黏稠发亮似柏油状，即为柏油样便；如出血量较大，肠蠕动较快，则可排出暗红色血液，偶带血块。直肠以下出血多为鲜红色。

关于出血量与程度的估计。①轻度：出血小于 500mL，血红蛋白无明显变化，有黑便，偶有头晕、心悸，脉缓或稍数。②中度：出血量在 500~1000mL，血红蛋白 70~100g/L，便溏色黑，可有呕血，眩晕或昏厥，心悸，脉数。③重度：出血量超过 1000mL，呕血、便血频频，眩晕心悸，口干，尿少，血压下降，甚而肢冷、汗出、神志障碍或昏迷，脉微数欲绝。

一、病因病机

临床导致消化道出血的原因很多，最常见者为消化性溃疡出血（占上消化道出血总病例的 50% 左右），其次是急性胃黏膜病变出血（占 25% 左右），门脉高压食管、胃底静脉曲张破裂出血（占 5%~15%）居第三位。其他原因有：①食管疾病，如食管癌、食管异物、外伤等。②小肠疾病，如肠结核、Crohn 病、小肠肿瘤、血管瘤、Meckel 憩室炎、溃疡、血管畸形等。③结肠疾病，如结肠癌、结肠血管畸形扩张、溃疡性结肠炎、息肉等。④其他，如直肠癌、全身性疾病（血液病、遗传性出血性毛细血管扩张症、急性重症肝炎等）、急性出血性胆管炎、胰腺等邻近器官疾病以及尿毒症等。

中医学认为，呕血、便血系因脾（胃）、肝、大小肠的经损络破，血液不能循常道运行或脾不统血而致。①饮食不节，过食辛辣，或暴饮暴食，或情志所扰，肝气郁结，导致脾胃升降失常，湿阻痰生，积热化火，损伤胃络而呕血；湿热下注大肠，损伤肠络而便血。②素体胃热，复因肝火扰动，气逆血奔而呕血。③脾气亏虚，或劳倦过度，损伤脾气，以致脾气失于统摄，血无所归，而溢于肠内。

呕血、便血的病因诊断十分重要。据出现呕血、便血各种疾病的临床特点（慢性周期性、节律性上腹痛，尤其出血前上腹痛、出血后缓解有助于消化性溃疡的诊断；近期上腹痛、厌食、消瘦出血者应考虑胃癌等），选用消化道内镜、X 线钡餐检查及选择性动脉造影等可做出呕血、便血的病因诊断。

二、治疗

上消化道出血情况紧急，须立即止血，尽快做出病因诊断，及时输液、输血、抢救失血性休克。

（一）西医治疗

1. 给予抑酸止血药

（1）奥美拉唑 80mg，静注，并以 4~8mg/h 维持静滴。

（2）生长抑素：奥曲肽 0.1mg 静注，并以 25~50μg/h 维持静滴。

（3）止血方：榆蓟散（地榆、大蓟、小蓟、黄连等量，烧炭存性，共为细粉，每料 30g，加云南白药 1g）。

2. 紧急胃镜

可及时了解出血病因，并能进行有效治疗，有条件者可作为首选。

（1）局部给药：可给 8~16mg/dL 去甲基肾上腺素局部喷洒。

（2）物理法凝血治疗：酌情使用电凝、微波、激光等法止血。

（3）对门脉高压食管静脉曲张出血，给予硬化剂注射或（和）曲张静脉套扎术。

（二）辨证治疗

中医学针对本证胃中积热、肝火犯胃、脾虚失统等不同情况进行辨证治疗。中医药对抢救休克（独参汤或参附汤对抢救阳气暴脱休克重要作用）、止血及改善体质状况有良好作用。

1. 胃中积热证

主症：呕血紫黯或鲜红，脘腹胀闷、疼痛或有灼热感，大便色黑如柏油样，舌红苔黄，脉滑数。

治疗：清胃泻火，化瘀止血。泻心汤合十灰散加减。

方中大蓟、小蓟、荷叶、茜草、侧柏叶、白茅根均为凉血止血药物；棕榈皮能收涩止血；黄芩、黄连、山栀清热泻火；大黄导热下行，气降火清，则血不妄行而止血；丹皮配大黄、茜草凉血而散瘀。

加减：①呕血为主者，可加代赭石以降逆止血。②气随血脱者，可用人参煎汤送服上药。⑨胃中灼热，加地榆、生地黄凉血止血。

按语：十灰散将上述 10 味药烧灰存性，故名十灰散，是用炭类药止血的代表方剂。每次 10~15g（可用至 30g）。其与泻心汤合用可增强止血作用。

2. 肝火犯胃证

主症：呕血急暴，色鲜红或暗红，兼见胁痛，心烦，口苦易怒，头痛目赤，舌红绛，脉弦数。

治疗：泻肝清胃，凉血止血。龙胆泻肝汤加减。

方中龙胆草能泻肝胆实火，清肝经湿热，配黄芩、栀子加强泻火作用；车前子、木通导湿热自三焦、肾及膀胱而出；生地黄、当归养血益阴；柴胡疏肝解郁；以甘草调和诸药。

加减：①头痛头晕，口苦善怒者，加菊花、夏枯草。②胁痛者，加延胡索。③兼气滞血瘀者，加三七。④一般均加大小蓟、侧柏叶或地榆凉血止血。

3. 脾虚失统证

主症：呕血时轻时重，血多暗淡，兼心悸气短，面色苍白，大便色黑，舌淡，脉沉细而弱。

治疗：健脾益气摄血。归脾汤加减。

方中人参、黄芪、白术、炙甘草健脾益气，当归、龙眼肉补血，酸枣仁、远志、茯神宁神，木香理气，生姜、大枣调和营卫、开胃健脾。

加减：①一般可加三七、云南白药止血。②如便血日久，脾虚中寒，可用黄土汤（灶心黄土、地黄、白术、炮附子、阿胶、黄芪、甘草）煎服。

4. 血瘀阻络证

主症：呕血便血，色泽暗褐或有血块，胸胁痛如针刺或刀割，舌暗边青，有瘀斑，脉涩。

治疗：化瘀止血。失笑散加减。

方中蒲黄能化瘀止血，五灵脂止痛而散瘀血，两药合用，具有良好活血化瘀，散结止痛作用。

加减：①胁胀痛者，加延胡索、川楝子。②腹部冷痛者，加肉桂、乌药。③胃脘痛，便血者，加三七、侧柏炭。

5. 肠热灼络证

主症：便血鲜红、脘腹胀痛，或兼发热，喜冷饮，舌红苔黄而干，脉数。

治疗：清肠止血。地榆散加减。

方中用黄连、黄芩、栀子泻上、中、下三焦火，配地榆、茜草凉血活血止血，地榆还有泻火解毒、消肿止痛、敛疮作用。

加减：①伴发热者，加银花、生地黄、公英。②腹痛、出血多者，加延胡索、三七粉或云南白药。

（三）中成药治疗

1. 三七粉

用于血瘀阻络等证。每次 1~2g，每日 2 次。

2. 十灰散

用于肠热灼络证。每次 3~6g，每日 3 次。

3. 云南白药

用于各种证型。首次 4g，以后每次 1g，每日 3~4 次。

三、临证经验

证属肝火犯胃、胃中积热以及血瘀阻络等呕便血的治疗，疗效各有千秋。辨证论治系中医药学的精华，对呕、便血患者，辨证恰当应用，会收到比较满意疗效。以下为关于呕、便血方剂的运用。

1. 龙胆泻肝汤是治疗肝胆经实火湿热的方剂，凡属肝胆实火上逆或湿热下注，津液尚未大伤者，均可使用本方。研究证实，大剂量（60g）使用本通，有引起肾功能衰竭者，应予注意。

2. 十灰散对胃热上消化道出血有止血作用，尤其对轻度消化性溃疡，糜烂性胃炎疗效较好。予研制的"榆蓟散"疗效更好。常用作上消化道出血的辅助治疗。

3. 泻心汤能泻火解毒，用于心胃火盛，迫血妄行，三焦积热之呕便血有效。须指出：本方与黄连解毒汤（黄连，黄芩，黄柏、栀子）都是清心泻火方药。本方中黄连、黄芩清心泻火，用大黄泻火通便，导热从大便而出。黄连解毒汤除用黄连、黄芩外，用黄柏泻下焦火，用栀子通利三焦，使热邪从小便而出，因此治疗证属胃中积热的呕便血证，使用泻心汤为佳，而黄连解毒汤的泻火解毒，抗细菌感染力强。

4. 归脾汤是治疗脾气虚，脾不统血，呕、便血的方剂，需指出，本方与补中益气汤，在药物配伍方面，同中有异。二者相同点为方中均用参、芪、术、草等补气为主药，其区别在于补中益气汤配伍升麻、柴胡升举清阳，而本方配伍是茯苓、远志、枣仁调补心脾，健脾摄血，用以治疗呕便血证。

5. 肠热灼络证致之便血，常见于肠炎、溃疡、息肉、憩室炎以及痔疮出血等病，地榆散为有效方剂。地榆为凉血止血药，功能敛疮止血，适用于下焦热毒蕴结之便血。

6. 临床工作中发现便血，多见于湿热内蕴证，可用槐花散（炒槐花、侧柏叶、荆芥穗、炒枳壳），或冲服"榆蓟散"30g。如见脾气虚弱者，可用归脾汤（白术、人参、黄芪、当归、茯苓、远志、酸枣、木香、龙眼肉、甘草、生姜、大枣）合"榆蓟散"（冲服）。

7. 失笑散为治疗瘀血作痛的方剂，为活血化瘀，散结止痛，常用于治疗妇科瘀血停滞之产后恶露不行或月经不调痛经证。对妇女呕血尤其便血、腹痛者，可用本方加三七粉、侧柏炭，多能取效。

第三十一节　淋证

淋证是指以小便频急短涩、淋沥刺痛，小腹拘急或痛引腰腹为主症的病证。根据本病的临床表现，类似于西医学所指的急慢性尿路感染、泌尿道结核、尿路结石、肿瘤、急慢性前列腺疾病、乳糜尿等病。

一、病因病机

淋证包括泌尿系感染、结石、前列腺疾病、肿瘤等疾病，病因因不同疾病而异。但除急慢性肾盂肾炎、结核本身原发感染外，多有继发性感染。革兰氏阴性杆菌为最常见的致病菌，大肠埃希菌约占全部泌尿系感染的85%，其次是克雷白杆菌、变形杆菌、柠檬酸杆菌属等。约 5%~15% 的尿路感染由革兰阳性杆菌引起，主要是肠球菌和凝固酶阴性的葡萄球菌。院内感染、尿路器械检查后发生的感染，则多为肠球菌、变形杆菌、克雷白杆菌和铜绿假单胞菌。其中变形杆菌常见于伴有尿路结石者，铜绿假单胞菌多见于尿路器械检查后，金黄色葡萄球菌则常见于血源性感染。

中医学认为，本证病因以饮食劳倦，湿热侵袭为主，病位在肾与膀胱，主要病机是肾虚、膀胱湿热，气化失司。①过食甘肥酒热之品，酿湿生热，流注下焦或下阴不洁，秽浊之邪变生湿热，排尿淋涩疼痛发为热淋。②湿热下注日久尿中杂质结为砂石则为石淋。③湿热稽留，损伤阴络，迫血妄行，随尿排出则为血淋。④肝气郁滞，气机失调或气郁化火，郁于下焦，膀胱气化失常，以及劳倦过度、久淋不愈，耗伤正气致脾肾两虚，肾虚不固，脾虚气陷，气化不足，排尿淋沥不已而为气淋。⑤若遇劳而发则为劳淋。⑥如肾气不固，脂液下泄，随尿排出则为膏淋。如上所述，淋证分为热淋、石淋、血淋、气淋、劳淋和膏淋六种。在辨证时，除要辨别淋证的不同类别外，还要详审证候的虚实。初起或在急性发作阶段，因膀胱湿热、砂石结聚、气滞不利所致，尿路疼痛较甚者，多为实证；淋久不愈，尿路疼痛轻微，见有肾气不足、脾气虚弱之证，遇劳即发者，多属虚证。

二、治疗

中医、西医对不同淋证治疗各有特色。本证宜中西医结合治疗。

（一）西医治疗

除急性期注意休息，多饮水及高热等对症治疗外，主为对因治疗，如控制感染、碎石排石，肿瘤切除等，及时有效抗感染是治疗关键。

抗感染治疗的用药原则。①选用对致病菌敏感的抗生素。无病原学结果前，一般首选对革兰阴性杆菌有效的抗生素，尤其是首发尿路感染。治疗 3 天症状无改善，应按药敏结果调整用药。②选用尿和肾内浓度高、肾毒性小的抗生素。头孢地尼对泌尿系感染有良好疗效，可首选。在单一药物治疗失败、严重感染、混合感染、耐药菌株出现时，应联合用药。

（二）辨证论治

实则清利，虚则补益，是治疗淋证的基本原则。实证有膀胱湿热者，治宜清热利湿；有热邪灼伤血络者，治宜凉血止血；有砂石结聚者，治宜通淋排石；有气滞不利者，治宜利气疏导。虚证以脾虚为主者，治宜健脾益气；以肾虚为主者，治宜补虚益肾。由于不同淋证之间和某些淋证本身的虚实之间可以相互转化，或同时兼见，因此在治疗淋证时，要谨守病机，辨证论治。

1. 热淋

主症：小便频急短涩，尿道灼热刺痛，尿色黄赤，少腹拘急胀痛，或有寒热，口苦，呕恶，或腰痛拒按，或有大便秘结，苔黄腻，脉滑数。

治疗：清热解毒，利湿通淋。八正散加减。

方中木通、萹蓄、瞿麦、滑石利尿通淋，大黄、山栀、甘草梢清热解毒。

加减：①大便秘结，腹胀者，重用生大黄，加枳实以通腑泄热。②伴见寒热，口苦，呕恶者，合用小柴胡汤以和解少阳。③湿热伤阴者，去大黄，加生地黄、牛膝、白茅根以养阴清热。④小腹胀满者，加乌药、川楝子行气止痛。

2. 石淋

主症：尿中时夹砂石，小便艰涩，或排尿时突然中断，尿道窘迫疼痛，少腹拘急，或腰腹绞痛难忍，痛引少腹，连及外阴，尿中带血，舌红，苔薄黄。若病久砂石不去，可伴见面色少华，精神委顿，少气乏力，舌淡边有齿印，脉细而弱；或腰腹隐痛，手足心热，舌红少苔，脉细数。

治疗：清热利尿，通淋排石。石韦散加减。

方中瞿麦、萹蓄、通草、滑石、清热利湿通淋；金钱草、海金沙、鸡内金、石韦排石化石。

加减：①腰腹绞痛者，加芍药、甘草以缓急止痛。②尿中带血者，可加旱莲草、小蓟、生地黄、藕节以凉血止血。③小腹胀痛者，加乌药、木香行气通淋。④兼有发热者，可加蒲公英、黄柏、大黄以清热泻火。

3. 血淋

主症：小便频急，热涩刺痛，尿色紫红，或夹有血块，小腹胀满疼痛，舌尖红，苔黄，脉滑数。

治疗：清热通淋，凉血止血。小蓟饮子加减。

方中小蓟、生地黄、蒲黄、藕节清热凉血止血；木通、淡竹叶通淋利小便，降心火；栀子清三焦之湿热；滑石利尿通淋；当归引血归经；生甘草梢泻火而能达茎中以止痛。

加减：①热重出血多者，可加黄芩、白茅根，重用生地黄。②血多痛甚者，可另服三七、琥珀粉，以化瘀通淋止血。③久病肾阴不足，虚火扰动阴血者，症见尿色淡红，腰膝酸软，神疲乏力者，用知柏地黄丸加减。④肾阴亏耗者，加熟地黄、麦冬、鳖甲、旱莲草。

4. 气淋

主症：郁怒之后，小便涩痛，淋沥不已，小腹胀满疼痛，苔薄白，脉多沉弦。

治疗：理气疏导，通淋利尿。沉香散加减。

方中沉香、青皮、乌药、香附疏肝理气；石韦、滑石、冬葵子、车前子利水通淋。

加减：①胸闷胁胀者，可加青皮、乌药、小茴香以疏肝理气。②气滞血瘀者，可加红花、赤芍、川牛膝以活血化瘀。③病久中气亏虚，欲便而不得出者，用补中益气汤。④兼有肾虚者，加杜仲、川断、牛膝。

5. 膏淋（多为乳糜尿者）

主症：小便浑浊如米泔水，置之沉淀如絮状，上有浮油如脂，或夹有凝块，或混有血液，尿道热涩疼痛，尿时阻塞不畅，口干，舌红，苔黄腻，脉濡数。

治疗：清热利湿，分清泄浊。萆薢分清饮（萆薢、石菖蒲、乌药、益智仁、茯苓、甘草梢）或程氏萆薢分清饮（萆薢、车前子、茯苓、莲子心、石菖蒲、黄柏、丹参、白术）加减。

程氏萆薢分精饮中萆薢通淋化浊，加菖蒲清利湿浊；黄柏、车前子清热利湿；白术、茯苓健脾除湿；莲子心、丹参清心活血通络，使清浊分、湿热去、络脉通、脂液重归其道。

加减：①小腹胀，尿涩不畅者，加乌药、青皮。②小便夹血者，加小蓟、蒲黄、藕节、白茅根。③小便黄赤，热痛明显者，加甘草梢、竹叶、通草清心导火。④若脾肾两虚，中气下陷，肾失固涩者，可用补中益气汤合七味都气丸益气升陷，滋肾固涩。⑤若病久肾元亏虚，面白不华，形寒肢冷者，可用鹿茸补涩丸收敛固涩，温补肾阳。

6. 劳淋

主症：小便不甚赤涩，但淋沥不已，时作时止，遇劳即发，腰酸膝软，神疲乏力，舌质淡，脉细弱。

治疗：补脾益肾。无比山药丸（山药，茯苓，泽泻，熟地黄，山茱萸，巴戟天，菟丝子，杜仲，牛膝，五味子，肉苁蓉，赤石脂）加减。

方中山药、茯苓、泽泻健脾利湿，熟地黄、山茱萸、巴戟天、菟丝子、杜仲、牛膝、五味子、肉苁蓉、赤石脂益肾固涩。

加减：①脾虚气陷，症见小腹坠胀，小便点滴而出者，可与补中益气汤同用，以益气升陷。②肾阴虚者，加熟地黄、龟甲。③肾阳虚者，加附子、肉桂、鹿角片、巴戟天等。

（三）中成药治疗

1. 三金片

一次 3 片，一日 3 次，饭后服用。

2. 八正胶囊

一次 4 粒，一日 3 次，饭后服用。

3. 清热通淋胶囊

一次 4 粒，一日 3 次，饭后服用。

三、临证经验

辨轻重缓急，重标本虚实。淋症有轻重不同，轻者尿频、尿急、尿痛，但无恶寒、发热、腰痛等，治疗上清热利湿通淋，用药 1 周即可。若见发热、恶寒者，当加以清热解毒之品，且需服药 2 周以上，以免湿热留恋。体虚者感受湿热之邪，先去其邪，之后扶正。年老体虚甚者或淋证日久，须兼顾祛邪与扶正，不可一味苦寒清热，避免邪虽去而正亦伤，正伤而邪亦侵，反复发作。老年人尤其注意补益脾肾，遵循肾虚而膀胱热的病机，攻补兼施，温清并用。

附　尿浊

尿浊是以小便混浊，白如泔浆，排尿时并无疼痛为主症的一种病证，其中部分为膏淋，治以萆薢分清饮加减。①尿浊日久，舌淡脉弱脾虚气陷者，加党参、黄芪、升麻。②烦热口干舌红，脉沉细阴虚内热者，加知母、黄柏、生地黄。③肢冷神疲，舌淡，脉沉肾阳虚者，加肉桂、菟丝子、山萸肉、补骨脂。

（苏春芝、姚希贤）

第三十二节　癃闭

癃闭是以小便量少、排尿困难，甚至小便闭塞不通为主证的一种病症。其中小便不畅，点滴而短少，病势较缓者称为癃；小便闭塞，点滴不通，病势较急者称为闭。由此可见，癃、闭二者都是指排尿困难，二者只是在程度上有所差别，因此多合称为癃闭。

癃闭之名，首见于《内经》。《素问·五常政大论》曰："其病在癃，邪伤肾也。"《灵枢·五味》曰："酸走筋，多食之，令人癃。"张仲景的《伤寒论》与《金匮要略》有关淋病和小便的记载中包含癃闭的内容，为癃闭的辨证论治奠定了基础。

一、病因病机

肝、脾、肾、胃、肺、膀胱是彼此相互关联，协调的整体，共同维护水液运化、转输、排泄的功能。"肾者，胃之关也，关闭则水积"脾虚不能制水，胃虚则不能转化水气。

癃闭的发生病因很多，但基本病理变化为肾气不足、膀胱气化功能失调，其病位主要在膀胱与肾。《素问·灵兰秘典论》说："膀胱者，州都之官，津液藏焉，气化则能出焉。"明确指出膀胱的生理功能为贮藏尿液，排尿则依靠其气化功能。故《素问·宣明五气论》又说："膀胱不利为癃。"阐述了膀胱气化失调是癃闭的基本病机。但人体小便的通畅，有赖于三焦的气化正常，而三焦气化主要依赖肺的通调，脾的转输，肾的气化来维持，又需要肝的疏泄来协调。故肺、脾、肾、肝功能失调，亦可导致癃闭。肾主水，与膀胱相表里，共司小便，体内水液的分布与排泄，主要依赖肾的气化。此外，膀胱的气化，亦为肾所主，肾与膀胱气化正常，则膀胱开合有度，小便藏泄有序。若肾阳不足，命门火衰，气化不及州郡，则膀胱气化无权，亦可发生癃闭。此外，肺位上焦，为水之上源；脾居中焦，为水液升降之枢纽；肝主疏泄，协调三焦气机通畅。如肺热壅盛，气不布津，通调失职，或热伤肺津，肾失滋源；又如湿热壅阻，下注膀胱，或中气不足，升降失度；再如肝气郁结，疏泄不及；以及砂石、痰浊、瘀血阻塞尿路，均可导致膀胱气化失常，而成癃闭。由此可见，癃闭的病位虽然在膀胱，但与肺、脾、肾、肝的功能关系密切。其病理因素有湿热、热毒、气滞及痰瘀。

二、病症鉴别

1. 癃闭与水肿

癃闭与水肿都表现为小便不利、小便量少，但水肿是体内水液潴留，泛滥于肌肤，引起头面、眼睑、四肢浮肿，甚至伴有胸、腹水，并无水蓄膀胱之证候，而癃闭多不伴有浮肿，部分患者还兼有小腹胀满膨隆，小便欲解不能，或点滴而出的水蓄膀胱证，可资鉴别。

2. 癃闭与淋证

癃闭与淋证均属膀胱气化不利，故皆有排尿困难，点滴不畅的证候。但癃闭无尿道刺痛，每日排尿量少于正常，甚或无尿排出，而淋证则小便频数短涩，滴沥刺痛，小腹拘急，欲出未尽，而每日排尿量正常。正如《医学心悟·小便不通》所言："癃闭与淋证不同，淋则便数而茎痛，癃闭则小便点滴而难通。"但淋证日久不愈，可发展成癃闭，而癃闭感受外邪，常可并发淋证。

三、治疗

（一）辨证论治

癃闭证治疗以通为原则，通利法为主，但对具体病症应辨明病因，虚实寒热不同进行辨证治疗。实证热证者宜清热，利湿行气活血、通利水道为主；虚证者宜补脾肾，助气化为法。对于水蓄膀胱的急证，应配合针灸、取嚏、探吐、导尿等法急通小便。

1. 膀胱湿热证

主症：尿涩少或点滴不通，或量极少而短赤灼热，小腹胀满，口苦、口黏，或口渴不欲饮，或大便不畅，舌质红，苔黄腻，脉数。

治疗：清热利湿，通利小便。八正散加减。

方中瞿麦利水通淋，清热凉血，木通利水降火君药〔大剂量木通（60g）煎服有引起急性肾功能衰竭的报道〕；辅以萹蓄、车前子、滑石、灯心草清热利湿，利窍通淋，以栀子、大黄清热泻火，引热下行；甘草梢和药缓急，止尿道涩痛。诸药合用，而有清热泻火，利水通淋之功。

加减：①舌苔厚腻者，可加苍术、黄柏以加强清化湿热。②若兼心烦、口舌生疮糜烂者，可合导赤散以清心火，利湿热。③若湿热久恋下焦，导致肾阴灼伤，而出现口干咽燥，潮热盗汗，手足心热，舌红者，可改用滋肾通关丸加生地黄、车前子、牛膝等，以滋肾阴，清湿热，而助气化。④若因湿热蕴结三焦，气化不利，小便量极少或无尿，面色晦滞，胸闷烦躁，恶心呕吐，口中有尿臭，甚则神昏谵语者，宜用黄连温胆汤加车前子、通草、大黄等，以降浊和胃，清利湿热。

2. 肺热壅盛证

主症：小便不畅或点滴不通，咽干，烦渴欲饮，呼吸急促，或有咳嗽，舌红，苔薄黄，脉数。

治疗：清泄肺热，通利水道。清肺饮加减。

方中黄芩、桑白皮、麦冬清肺生津；车前子、木通、栀子清热利尿；茯苓利水渗湿。诸药合用，有清泄肺热，通利小便之功。

加减：①邪热伤阴、肺阴不足者，加沙参、百合、黄精、石斛。②有鼻塞、头痛、脉浮等表证者，加薄荷、桔梗宣肺解表。③大便不通者，加大黄、杏仁以通腑泄热。④心烦、舌尖红者，加黄连、竹叶清心火。⑤兼尿赤灼热、小腹胀满者，合八正散上下并治。

3. 浊瘀阻塞证

主症：小便点滴而下，或尿细如线，甚至阻塞不通小腹胀满，舌紫黯或有瘀点，脉涩。

治疗：行瘀散结，通利水道。代抵挡丸加减。

方中归尾、炮山甲、桃仁、大黄、芒硝通瘀散结，生地黄凉血滋阴，肉桂助膀胱气化以通尿闭，用量宜小，以免助热伤阴。

加减：①若瘀血现象较重者，可加红花、川牛膝、三棱、莪术以增强其活血化瘀的作用。②若病久血虚，面色不华者，治以养血行瘀，可加黄芪、丹参、赤芍。③若一时性小便不通、胀闭难忍者，可加麝香 0.09～0.15g 置胶囊内吞服，以急通小便，此药芳香走窜，能通行十二经，传遍三焦，药力较猛，切不可多用，以免伤人正气，孕妇忌服。④若由于尿路结石而致尿道阻塞，小便不通，可加用金钱草、鸡内金、冬葵子、萹蓄、瞿麦以通淋利尿排石，或参考"淋证"一节治疗。

4. 肝郁气滞证

主症：小便不通或通而不爽，情志抑郁，或多烦善怒，胁腹胀满，舌红，苔薄黄或白，脉弦。

治疗：疏利气机，通利小便。沉香散加减。

方中沉香、橘皮疏达肝气，当归、王不留行行下焦气血，石韦、冬葵子、滑石通利水道，白芍、甘草柔肝缓急。

加减：①若肝郁气滞症状较重，可合六磨汤加减应用，以增加其疏肝理气的作用。②若气郁化火而见苔薄黄舌红者，可加丹皮、山栀子以清三焦之火。③若气滞日久而导致血瘀阴寒者，可改用行瘀散结、清理水道的治法。

5. 脾气不升证

主证：小腹坠胀，时欲小便而不得出，或量少而不畅，神疲乏力，食欲不振，气短而语声低微，舌淡，苔薄白，脉沉弦。

治疗：升清降浊，化气行水。补中益气汤合春泽汤（人参、白术、当归、陈皮、黄芪、升麻、柴胡、泽泻、猪苓、茯苓、炙甘草）加减。

二方合用，补中益气汤益气升清，用于中气下陷所致诸证；春泽汤益气通阳利水，用于阳气虚损，不能化水，口渴而小便不利之证。二方合用益气升阳，通阳利水，适用于中气下陷之癃闭。

加减：①若脾虚及肾者，可合济生肾气丸以温补脾肾，化气利水。②若气虚及阴，脾阴不足，清气不升，气阴两虚，证见舌红少苔者，可改用参苓白术散。

6. 肾阳衰惫证

主证：小便不通或点滴不爽，排出无力，面色㿠白，神气怯弱，畏寒肢冷，腰膝冷而酸软无力，舌淡胖，苔薄白，脉沉弱或细。

治疗：温补肾阳，化气利水。济生肾气丸加减。

方中：附子、肉桂温肾通阳；熟地黄、山药、山萸肉补肾滋阴；泽泻、茯苓利尿。

加减：①神形委顿，腰膝酸痛，为精血亏虚，病及督脉，多见于老年人，治宜香茸丸补养经血，助阳通窍。②若因肾阳衰败，命门火微，致三焦气化无权，浊阴内蕴，小便量少，甚至无尿、呕血、烦躁、神昏者，治宜千金温脾汤合吴茱萸汤，以温补脾肾，和胃降逆。

（二）外治法

1. 取嚏或探吐法打喷嚏或呕吐，前者能开肺气，后者能举中气而通下焦之气，是一种简单有效的通利小便方法。其方法是用消毒棉签，向鼻中取嚏或喉中探吐；也有的用皂角粉末 0.3~0.6g，鼻吸取嚏。

2. 外敷法可用葱白 500g，捣碎，入麝香少许拌匀，分 2 包，先置脐上 1 包，热熨约 15 分钟，再换 1 包，以冰水熨 15 分钟，交替使用，以通为度。

3. 若经过服药、外敷等法治疗无效，而小腹胀满特甚，叩触小腹部膀胱区呈浊音，当用导尿法以缓其急。

四、案例

患者男，45 岁，因腰痛 10 余日，尿闭 7 日，全身浮肿 5 日入院。日尿量仅 3~4 滴。平素健康，病后无发热，血压 200/130mmHg，神志清晰，下肢及阴囊明显水肿，无出血点，心肺（−），有大量腹水征，前列腺不大，血红蛋白 100g/L，白细胞正常，尿多次镜检发现大量红细胞，尿蛋白（+++），NPN 43~74，CO_2 结合力 54.5Vol%。住院后限盐，补给维生素，并用 50% 葡萄糖静脉注射、普鲁卡因腰封、针灸等治疗，尿量不见增加，于我处诊治。据起病急、发展快、无尿，尿中发现及肾功能障碍，舌红，苔薄黄，脉弦滑而数，尺脉有力诊断为"急性肾炎之无尿证（癃闭证）"，证型为阴虚内热，腹水为"正水"属阳，治疗给予滋阴清热利尿消肿之剂。

盐知母 9g，盐黄柏 9g，泽泻 8g，生地黄 25g，栀子 8g，大腹皮 9g，槟榔 8g，防己 8g，桑皮 12g，赤茯苓 18g，黄芩 9g，滑石 8g（包煎），2 剂。

2 日后予甘遂 30g，分 2 次研末调敷脐下一寸三分处，并内服甘草 30g，煎汤徐徐饮下。取二药作用相反，共服调畅气机。2 剂后改方：去前方中栀子、大腹皮、槟榔、防己、滑石，加麦门冬 10g，地骨皮 10g，元参 10g，天花粉 10g，葶苈子 8g。

治疗后第 4 日尿量增多至 1000~1500mL，改方为：盐知母 9g，盐黄柏 9g，桑皮 10g，牛膝 8g，车前子 30g，麦门冬 8g，茯神 8g，五加皮 10g，泽泻 12g，生地黄 18g，元参 8g，通草 8g，琥珀粉 2g(冲服)，继服药 4 剂。尿量增多，水肿、腹水消除出院。

按语：本例尺脉实而有力，据"阳证必多热"，首重清热，方中以知母、黄柏清热为君。又按阴阳互制之理，"阳证必阴虚"。复思经云："阴无阳无以生，阳无阴无以化。"即阳证无阴则阳气不化故小便闭，因而以生地黄、元参、花粉、麦冬滋阴为臣，并以黄芩、地骨皮、泽泻、木通、通草、茯苓利水为佐，以葶苈子、桑皮为使以利肺气。服药 3~4 天后尿量增多而愈。

五、临证经验

癃闭证是以尿少、排尿困难或癃闭不通为主证的急性证候。病因诸多，治疗各有不同。为了探讨本病真实含义，提高治疗效果，首须明白本病的病因，既要知证，还需对本证由何种疾病引起进行追究，做到"辨病与辨证相结合"。

本病常见病因主要有 3 点。①前列腺、膀胱疾病（包括糖尿病、神经源性膀胱麻痹、前列腺炎、增生、肥大、肿瘤），泌尿道结石（多伴有炎症）、狭窄、肿物等导致的尿少、无尿。此时为尿潴留于膀胱，并非肾分泌、滤过功能障碍。除膀胱麻痹外，此类疾病主要属于外科治疗范围，导尿可解决临时紧急需要。②心、肺疾病导致的尿少、水肿多为心肺功能衰竭引起，为慢性过程，一般不属于癃闭范畴。③肝、肾疾病是引起癃闭的常见病因，但发生尿少、水肿甚至腹水多因肝肾疾病（肝硬化腹水，肝、肾功能衰竭）引起，预后差。急性或暴发性肝（暴肝衰）、肾功能衰竭（尿毒症），均多发生急性尿少、无尿"癃闭"证。本病多无慢性损伤基础。人工肝、肾移植，中西医结合辨证治疗，具有抢救意义。

（苏春芝、姚希贤）

第三十三节　遗尿

遗尿是指排尿不能控制而自主排除的病症。通常有两种不同情况。一种是睡熟时不自主的排尿，多见于儿童，多因肺、脾、肾虚，膀胱之气不固；另一种发生在清醒时，排尿不能自控，多见于老年，多为肾虚、下元不固、膀胱失约而致。

一、病因病机

中医学认为，肺、脾、肾、三焦、膀胱均为水液代谢重要器官。遗尿的发病，主要是肺、脾、肾三脏调节、运化、开阖失约，三焦气化不足致之膀胱失约。①脾运失健，肺气虚弱，不能约束水液，发生遗尿。脾主运化水湿而能制水，肺、脾功能正常，方能维持机体水液的正常输布和排泄。若病后失调，致肺脾气虚，则水道制约无权而见遗尿。②先天禀赋不足，素体虚弱，肾气不足，下元虚寒，则闭藏失职，膀胱气化功能失调，发生遗尿。③心肾失交，心神不宁，水火不济，故夜梦纷纭，梦中遗尿，或欲醒而不能，小便自遗。此外，脾肾两虚水之运化失常，以及肝经湿热之邪蕴郁肝经，致肝失疏泄，或湿热下注，移热于膀胱，致膀胱开合失司均发生遗尿。

二、治疗

（一）西医治疗

对尿道畸形脊柱裂可手术治疗；对大脑发育不全并无良效。

（二）辨证论治

遗尿的辨证重在辨其寒热虚实。遗尿日久，小便清长、量多、次频，兼见形寒肢冷、面白神疲、乏力自汗者多为虚寒；遗尿初起，尿黄短涩，量少灼热，形体壮实，睡眠不宁者多为实热。虚寒者多责之于肾虚不固、气虚不摄、膀胱虚寒；实热者多责之于肝经湿热；虚实夹杂者又当责之于心肾失交。临床所见，虚寒者居多，实热者较少。虚证以扶正培本为主，采用温肾阳、健脾运、补肺气、醒心神等法；肝经湿热之实证宜清热利湿为主。

1. 下元虚寒证

主症：睡中遗尿，醒后方觉，每晚1次以上，小便清长，面色㿠白，腰膝酸软，形寒肢冷，智力可较同龄儿稍差，舌淡苔白，脉沉迟无力。

治疗：温补肾阳，固涩止遗。菟丝子丸加减或缩泉丸加减。

方中菟丝子、鹿茸、肉苁蓉补肾之虚，合附子以温肾阳，并配五味子摄纳肾气，使肾气充足，摄纳有权，则虚损可复；鸡内金主治"小便频遗"，专从主治上着眼；桑螵蛸、牡蛎同五味子固摄小便。可适当配合针灸、推拿疗法，以提高疗效。缩泉丸（益智仁、山药、乌药）有温肾健脾、暖膀胱、止遗溺之功能，对于病证较轻者，较为适宜。

2. 脾肾两虚证

主症：尿量多，尿色清，寐深不易唤醒，面色淡白，精神不振，纳呆便溏，舌淡苔薄白，脉沉缓。

治疗：温补脾肾，固脬缩尿。巩堤丸加减。

方中附子、熟地黄、菟丝子、补骨脂、榧子温补肾阳；白术、山药、茯苓补气健脾；益智仁温脾暖肾，固摄缩尿；五味子酸温入肺肾，上则滋化源，下则固肾。诸药合用，共成温补固摄之功。

按语：本证论治，重在脾肾双补，塞流澄源，五子卫宗丸补肾益元，补中益气汤补脾升陷，缩泉丸加桑螵蛸收摄固约，三方合用，共奏补益脾肾元气以澄源，约束膀胱水道以固涩之功。①若困睡不醒者，加石菖蒲、远志以清心醒神。②纳呆便溏者，加党参、白术、炮姜温中健脾。本病疗程较长，由于小儿易实易热，疗程长则易从阳化热，故可酌加反佐之品，如栀子、黄柏等，但剂量宜轻。

3. 肺脾气虚证

主症：尿意频急，稍事劳作即自遗或尿液滴淌而下。面色无华，神疲乏力，少气懒言，食欲不振，大便溏薄，自汗出，易感冒，舌淡苔薄白，脉缓弱。

治疗：补肺健脾，固摄止遗。补中益气汤合缩泉丸加减。

方中黄芪补中益气、升阳固表；配伍人参、白术、炙甘草健脾和胃；当归养血和营，协人参、黄芪补气养血，陈皮理气和胃，使诸药补而不滞；少量升麻、柴胡升阳举陷；山药补肾固精；益智仁温补肾阳，收敛精气；乌药温肾散寒；炙甘草调和诸药。

加减：可加入麻黄以加强其宣发温煦之功，肺气得宣，膀胱得固，则遗尿可止。

4. 心肾失交证

主症：梦中尿出，如白天小便状，白天多动少静，寐不安宁，易哭易惊、记忆力差或五心烦热，形体较瘦，舌红苔少，脉沉细而数。

治疗：清心滋肾，安神固摄。交泰丸合导赤散加减。

方中生地黄甘寒，凉血滋阴降火；木通苦寒，上清心火，下导小肠之热，二药相配滋阴制火；竹叶甘淡，清心除烦，导心火下行；甘草调和诸药，还可防生地黄、木通寒凉伤胃；黄连降心火，不使其上炎，肉桂入肾经，暖水脏，寒热并用，水火既济。

加减：①嗜寐难醒者，加菖蒲、远志。②系阴阳失调而梦中遗尿者，可用桂枝加龙骨牡蛎汤以调和阴阳，镇阴潜阳。

5. 肝经湿热证

主症：睡中遗尿，小便黄而尿少，性情急躁，夜梦纷纭。或夜间龂齿，手足心热，面赤唇红，口渴饮水，甚或目睛红赤，舌红苔黄腻，脉滑数。

治疗：清热利湿，缓急止遗。龙胆泻肝汤加减。

方中龙胆草苦寒直折，清泻肝胆之火；黄芩苦寒清热，清理血分之热；栀子纯苦泻火，清解三焦之热；柴胡升散阳气，清热兼解肝郁；泽泻分利水湿，淡渗又泻肾火；木通通利血脉，利水还清心火；车前子利湿分水，走前宜能强肾。保肝者，当归辛润，养血之中行气；生地黄甘润，滋阴之时凉血；生甘草，以走厥阴之窍，清厥阴之火。

加减：①若夜卧不宁，龂齿、梦呓较显著者，加黄连、连翘、茯神。②若湿热化火，上犯心神，下迫小肠，水火相扰，开合失司者，宜清热泻火、豁痰理气，用黄连温胆汤。③若久病不愈，耗伤阴液，肝肾亏损而见消瘦、低热、盗汗、舌红脉细数，用知柏地黄丸以滋阴降火。

（三）中成药治疗

1. 缩泉丸

用于下元虚寒之轻证。

2. 补中益气丸

用于肺脾气虚证。

3. 知柏地黄丸

用于阴虚火旺证。

（四）单方验方

1. 桑螵蛸 3g，炒焦研末，加白糖少许，每日下午用温开水调服，连服 10 日。适用于肾气不足，膀胱失约者。

2. 益智仁 10g，醋炒研细末，分 3 次开水冲服。适用于肾气不足，膀胱虚冷者。

3. 补骨脂（盐水炒）、五味子、桑螵蛸、菟丝子各 18g，益智仁 20g，覆盆子 30g，共研细末备用。每服 3~6g，早晚空腹各服 1 次，连服 7~10 天为 1 疗程。

（五）外治法

1. 五倍子、何首乌各 3g，研末。用醋调敷于脐部，外用纱布覆盖，每晚 1 次，连用 3~5 次。

2. 覆盆子、金樱子、菟丝子、五味子、仙茅、补骨脂、山茱萸、桑螵蛸各 60g，丁香、肉桂各 30g，研末装瓶备用。每次 5~6g，填入脐中，滴 1~2 滴乙醇或白酒后，外用暖脐膏固定，3 天换药 1 次。

三、临证经验

有关中医药治疗遗尿的报道较多，疗效较好。但诊断、疗效标准尚不统一，未设置对照组等，影响了疗效的可比性。因此，统一诊断、疗效标准，应用脑电图等客观指标，进行证候分类标准化、客观化的研究，仍是今后亟待解决的课题。对器质性病变，如蛲虫病、尿道畸形、脊柱裂（隐性或伴有脊髓膨出）、脊髓炎、脊髓损伤、癫痫、大脑发育不全及膀胱容积小等引起的遗尿，要在明确诊断的基础上，进行专题研究，以确定疗效。

（苏春芝）

第三十四节　遗精

遗精是指不因性生活而精液外泄，或在睡中有梦而遗，或在睡中无梦而遗，或有少量精液随尿而外流，甚者可在清醒时自行流出为临床特征的病证。有梦交而遗精者，称为梦遗；清醒时精液自出者，称为滑精。西医学的神经衰弱、前列腺炎等引起的遗精，可参考本节辨证论治。

一、病因病机

本病的发病多由于房事不节，心在妄想，误犯手淫；先天不足，用心过度，思欲不遂，饮食不节，湿热侵袭等所致。遗精的病位主要在肾和心，并与脾、肝密切相关。病机主要是君相火旺，扰动精室；湿热痰火下注，扰动精室；劳伤心脾，气不摄精；肾精亏虚，精关不固。

二、治疗

本证西医无有效治疗方法，中医药治疗有较好的疗效。

1. 君相火旺证

主症：少寐多梦，梦中遗精，伴有心中烦热，头晕目眩，精神不振，倦怠乏力，心悸不宁，善恐健忘，口干，小便短赤，舌质红，脉细数。

治疗：清心安神，滋阴清热。黄连清心饮合三才封髓丹加减。

方中黄连清心泻火，生地黄滋阴清热，当归、枣仁和血安神，茯神、远志宁神养心；人参、甘草益气和中，莲子补益心脾，收摄肾气。

三才封髓丹用天冬、熟地黄滋肾养阴，人参、甘草宁心益气，黄柏清热泻火以坚阴，砂仁行滞悦脾以顾护中焦。

加减：若久遗伤肾，阴虚火旺明显者，可用知柏地黄丸或大补阴丸以滋阴泻火。

2. 湿热下注证

主症：遗精频作，或尿时有少量精液外流，小便热赤浑浊，或尿涩不爽，口苦或渴，心烦少寐，口舌生疮，大便溏臭，或见脘腹痞闷，恶心，苔黄腻，脉濡数。

治疗：清热利湿。程氏萆薢分清饮加减。

方中萆薢、黄柏、茯苓、车前子清热利湿，莲子心、丹参、菖蒲清心安神，白术健脾利湿。

加减：精中带血者，可加白茅根、炒蒲黄等清热凉血止血。

3. 心脾两虚证

主症：劳累则遗精，心悸不宁，失眠健忘，面色萎黄，四肢困倦，食少便溏，舌淡，苔薄白，脉细弱。

治疗：调补心脾，益气摄精。妙香散加减。

方中人参、黄芪益气以生精，山药、茯苓扶脾，远志、辰砂清心安神，木香理气，桔梗升清，麝香开窍，使气充神守，遗精自愈。

加减：中气不升者，可加升麻、柴胡以升提中气。

4. 肾虚不固证

主症：梦遗频作，甚至滑精，腰酸膝软，咽干，心烦，眩晕耳鸣，健忘失眠，低热颧赤，形瘦盗汗，发落齿摇，舌红少苔，脉细数。

治疗：补肾益精，固涩止遗。左归饮合金锁固精丸加减。

左归饮中熟地黄、山茱萸、枸杞子补肾益精；山药、茯苓、甘草健脾益气，补后天以补先天。金锁固精丸功在补肾固涩止遗，方用沙苑蒺藜补肾益精，芡实、莲须、金樱子、龙骨、牡蛎固涩止遗，莲子肉补脾。

三、临证经验

本病应结合脏腑，辨证虚实而治。实证以清泄为主，心病者兼用安神；虚证以补涩为主，属肾虚不固者，补肾固精；劳伤心脾者，益气摄精；肾阳虚者，温补肾阳；肾阴虚者，滋养肾阴，金樱子、桑螵蛸、覆盆子、芡实、莲子等为常用补肾固精药物，重症者，应分辨阴、阳虚亏情况，给予鹿茸、阿胶补肾填精。阴虚火旺者，治以滋阴降火。

（崔东来、姚希贤）

第三十五节　阳痿

阳痿是指临房举而不坚，阴茎疲软，不能勃起，不能进行正常性生活的病证。西医学中的男子性功能障碍和某些慢性疾病表现以阳痿为主者，可参考本节内容辨证论治。

一、病因病机

阳痿的病因比较复杂，常因房劳太过，频犯手淫、饮食不节、情志失常、过度劳累、药物或某些疾病如糖尿病等引起。阳痿病位在肾，并与脾（胃）、肝关系密切。病机主要为：①命门火衰，肾精亏损，阳气不振。②情志异常，肝失疏泄，郁而化火。③肝胆湿热，多由嗜食甘厚味，或长期饮酒，以致湿热蕴结，下注肝胆而引起。肝胆主宗筋，宗筋为湿热之邪浸淫，则痿而不起。④心脾受损，思虑、忧虑、久病劳伤，心脾气血不足，宗筋失养。⑤恐惧伤肾，突受惊恐，神志散乱，肾气大伤。

二、治疗

（一）西医治疗

西医治疗起效快，但不能治愈。（枸橼酸）西地那非首次从半粒开始服用，在性活动前约1~2小时空腹服用，有效时间为6~10小时。每日最多服用1次，不可连续服用。高血压病、心脏病患者禁用。

（二）辨证论治

1. 命门火衰证

主症：阳事不举，精薄清冷，阴囊阴茎冰凉冷缩，或局部冷湿，腰酸膝软，头晕耳鸣，畏寒肢冷，精神萎靡，面色㿠白，舌淡，苔薄白，脉沉细乏力，右尺尤甚。

治法：温肾壮阳，滋肾填精。右归丸加减。

方中鹿角胶、菟丝子、附子、肉桂、杜仲温肾壮阳，熟地黄、当归、枸杞子、山茱萸滋补肾阴，山药健运脾胃。诸药阴阳相济，可达到"阳得阴助而生化无穷"的目的。

加减：①可加锁阳、阳起石等，以增补肾壮阳之力。②加龟甲胶，与方中鹿角胶同用以补肾填精。③加砂仁、陈皮，以防诸药碍脾。

2. 心脾两虚证

主症：阳事不举，精神不振，夜寐不安，健忘，胃纳不佳，面色少华，舌淡，苔薄白，脉细。

治疗：补益心脾。归脾汤加减。

方用党参、黄芪、白术、茯苓、炙甘草健脾益气，酸枣仁、远志、龙眼肉养心安神，当归补血，木香行气健脾诸药合用，共奏益气补血，养心健脾安神之功。

3. 恐惧伤肾证

主症：阳痿不举，或举而不坚，胆怯多疑，心悸易惊，夜寐不安，易醒，苔薄白，脉弦细。

治疗：益肾宁神。大补元煎加减。

方中熟地黄、山茱萸、杜仲、枸杞子益肾；人参、当归、山药、炙甘草补益气血。

加减：①加酸枣仁、远志，养心安神。②因恐而气下，还可加升麻、柴胡以升阳。

4. 肝郁不舒证

症状：阳痿不举，情绪抑郁或烦躁易怒，胸脘不适，胁肋胀闷，食少便溏，苔薄，脉弦。

治疗：疏肝解郁。逍遥散加减。

方中柴胡、白芍、当归疏肝解郁，养血和血；白术、茯苓、炙甘草、生姜健运脾胃，实土抑木；薄荷疏肝兼清利郁热。

加减：①加香附、川楝子、枳壳，以理气调肝。②加补骨脂、菟丝子、枸杞子，以补益肝肾。

5. 湿热下注证

主症：阴茎痿软，阴囊湿痒臊臭，下肢酸困，小便黄赤，苔黄腻，脉濡数。

治疗：清热利湿。龙胆泻肝汤加减。

方中龙胆草、黄芩、山栀、柴胡疏肝清热泻火，味苦坚肾；木通、车前子、泽泻清热利湿；当归、生地黄养阴、活血、凉血，与清热泻火药配伍，泻中有补，使泻火药不致苦燥伤阴。

加减：①会阴部坠胀疼痛，小便不畅，余沥不尽，可加虎杖、川牛膝、赤芍等活血化瘀。②若症见梦中阳举，举则遗精，寐则盗汗，五心烦热，腰酸膝软，舌红，少苔，脉细数，为肝肾阴伤，虚火妄动，治宜滋阴降火，方用知柏地黄丸合大补阴丸加减。

三、案例

患者何某，男，36岁。于2019年4月3日初诊。

临房阳事不举、举而不坚1年多。平素工作繁忙、劳累，心情烦闷，精神紧张，头晕，神疲，胁痛，腰酸软，面部灰黑少华，舌淡，舌体胖，有齿痕，苔白稍腻，脉弦滑，尺脉弱，证属脾肾双虚，肝郁气滞，治当疏肝养血，调补肝肾。

柴胡8g，党参30g，黄芪30g，炒白术18g，熟地黄12g，茯苓9g，枳壳9g，仙灵脾12g，菟丝子12g，山茱肉12g，佛手8g，藿梗8g。水煎服，日服一剂。连服一周复诊，有所好转，方中加巴戟天8g，连续服药2个月后复常。

四、临证经验

1. 治疗阳痿证辨证立法应从调节脏腑功能，调畅情志、舒畅气机两方面入手：①脾（胃）与肾为后先天之本，气血生化之源，二者在调节性与生殖功能上起着相辅相成的作用。②在调畅情志方面，应抓住"肝"这一环节，肝肾同源，肝藏血，肾藏精，精血互生，因此，调理脾胃，疏通肝气为治疗本病的基本法则。

2. 本病多为脾肾功能不足所致，但多表现为慢性病理过程，非能短期获效，因之，在治疗上不宜求急峻补、呆补。峻补非但不能收效，反致杂证丛生。过用滋腻则有伤脾弊害；峻补元阳可能导致大热偏盛，伤阴灼精；呆补更可使中满，脾胃滞塞、气机不畅，因此，须缓补、平补。所谓缓补，指用药不可偏寒过热，如温阳多选仙灵脾、巴戟天、菟丝子，少用附子、肉桂、仙茅等大辛、大热之药；滋肾阴多选枸杞、山药、旱莲草，少用熟地黄、女贞子等滋腻药物。此外，辨证用药要注意阴阳平衡，在补阳时勿忘补阴，在滋阴时勿忘温阳，同时要注意调畅气机、以平为期，才能收到"阴得阳助、阴平阳秘"的良好疗效。

3. 阳痿证临床以虚实夹杂证多见，也有以实证为主，表现为郁火、湿热、痰浊直接或间接影响肝、脾、肾的功能而发生阳痿、遗精、早泄。对此，治疗上应注意疏肝清热，健脾祛湿。

（崔东来、姚希贤）

第三十六节　虚劳

虚劳又称虚损，是以脏腑功能衰退，气血阴阳亏损，日久不复为主要病机，以五脏虚证为主要临床表现的多种慢性虚弱症候的总称。西医学中多个系统的多种慢性消耗性疾病、免疫功能低下证以及各种重病后期的恶病质状态等，均可参照本节进行治疗。

一、病因病机

常见病因为禀赋不足，饮食不节，后天失养，病久体虚，积劳内伤，久虚不复等致五脏功能衰退、气血阴阳亏损是虚劳的基本病机。

二、辨证论治

调补脾肾为治疗本证的关键，中医药在调理阴阳、补益气血、促进脏腑功能恢复等方面，积累了丰富经验且具有较好疗效。

1. 气虚

（1）肺气虚证

主症：短气自汗，声音低怯，时寒时热，平素易感冒，面色㿠白，舌质淡，脉弱。

治疗：补益肺气。补肺汤（熟地黄、人参、黄芪、款冬花、桂心、桑白皮、生姜、五味子、钟乳、麦冬、粳米、大枣）加减。

方中以人参、黄芪益气补肺，熟地黄、五味子益肾敛肺，紫菀、桑白皮肃肺止咳。

加减：①自汗较多者，加牡蛎、麻黄根固表敛汗。②卫阳不固，畏寒、自汗者，加黄芪、防风、白术。③气阴两虚而兼见潮热、盗汗者，加胡黄连、银柴胡、鳖甲、地骨皮、秦艽等养阴清热。

（2）脾气虚证

主症：饮食减少，食后胃脘不舒，倦怠乏力，大便溏薄，面色萎黄，舌淡苔薄，脉弱。

治疗：健脾益气。四君子汤加减。

本方以人参、白术、甘草益气健脾，茯苓健脾除湿。

加减：①胃失和降而兼见胃脘胀满，嗳气呕吐者，加陈皮、半夏、生姜和胃理气降逆。②食积停滞而见脘闷腹胀，嗳气酸腐，苔腻者，加枳壳、藿香梗、莪术、莱菔子、山楂、鸡内金消食导滞。③气虚及阳，脾阳渐虚而兼见腹痛即泻、手足欠温者，加肉桂、炮姜温中散寒。

2. 血虚证

（1）心血虚证

主症：心悸怔忡，健忘，失眠，多梦，面色不华，舌质淡，脉细或结代。

治疗：养血宁心。养心汤（人参、黄芪、茯苓、五味子、甘草、当归、川芎、柏子仁、酸枣仁、远志、肉桂、半夏）加减。

本方以人参、黄芪、茯苓、五味子、甘草益气生血，当归、川芎、柏子仁、酸枣仁、远志养血宁心，肉桂、半夏温中健脾，以助气血之生化。

加减：①心火偏盛而见烦躁不安，口舌生疮者，去当归、远志之辛温，加黄连、木通、莲子心、淡竹叶清心泻火，导热下行。②潮热者，加地骨皮、银柴胡、秦艽清通虚热。

（2）肝血虚证

主症：头晕，目眩，胁痛，肢体麻木，筋脉拘急，或筋惕肉瞤，妇女月经不调甚则闭经，面色不华，舌质淡，脉弦细或细涩。

治疗：补血养肝。四物汤加减。

本方以熟地黄、当归补血养肝，芍药、川芎调和营血。

加减：①血虚甚者，加制首乌、枸杞子、鸡血藤增强补血养肝的作用。②胁痛者，加丝瓜络、郁金、香附理气通络。③目失所养，视物模糊者，加枸杞子、决明子养肝明目。

3. 阴虚证

（1）肺阴虚证

症状：干咳，咽燥，甚或失音，咳血，潮热，盗汗，面色潮红，舌红少津，脉细数。

治疗：养阴润肺。沙参麦冬汤加减。

本方以沙参，麦冬、玉竹滋养肺阴，天花粉、桑叶、甘草清热润燥。

加减：①咳嗽甚者，加百部、款冬花肃肺止咳。②咳血者，加白及、仙鹤草、小蓟凉血止血。③潮热者，加地骨皮、银柴胡、秦艽、鳖甲养阴清热。

（2）心阴虚证

症状：心悸，失眠，烦躁，潮热，盗汗，面色潮红，或口舌生疮，舌红少津，脉细数。

治疗：滋阴养心。天王补心丹加减。

本方以生地黄、玄参、麦冬、天冬养阴清热，人参、茯苓、五味子、当归益气养血，丹参、柏子仁、酸枣仁、远志、朱砂养心安神。

加减：①火热偏盛而见烦躁不安，口舌生疮者，去当归、远志之辛温，加黄连、木通、淡竹叶清心泻火，导热下行。②潮热者，加地骨皮、银柴胡、秦艽清退虚热。

（3）脾（胃）阴虚证

症状：口干唇燥，不思饮食，大便燥结，甚则干呕，呃逆，面色潮红，舌干，苔少或无苔，脉细数。

治疗：养阴和胃。益胃汤加减。

本方具有滋阴益胃的功效，方中以沙参、麦冬、生地黄、玉竹滋阴养液，冰糖养胃和中。

加减：①口干唇燥甚者，为津亏较甚，加石斛、天花粉滋养胃阴。②不思饮食甚者，加麦芽、扁豆、山药益胃健脾。③呃逆，加公丁香、柿蒂、竹茹扶养胃气，降逆止呃。

（4）肝阴虚证

症状：头痛，眩晕，耳鸣，目干畏光，视物不明，急躁易怒，或肢体麻木，筋惕肉瞤，面潮红，舌干红，脉弦细数。

治疗：滋养肝阴。补肝汤加减。

本方以地黄、当归、芍药、川芎养血柔肝，木瓜、甘草酸甘化阴，麦冬、枣仁滋养肝阴。

加减：①头痛、眩晕、耳鸣较甚，或筋惕肉瞤，为风阳内盛，加石决明、菊花、钩藤、刺蒺藜平肝息风潜阳。②目干涩畏光，或视物不明者，加枸杞子、女贞子、决明子养肝明目。③急躁易怒，尿赤便秘，舌红脉数者，为肝火亢盛，加龙胆草、黄芩、栀子清肝泻火。

（5）肾阴虚证

症状：腰酸，遗精，两足痿弱，眩晕，耳鸣，甚则耳聋，口干，咽痛，颧红，舌红，少津，脉沉细。

治疗：滋补肾阴。左归丸加减。

本方以熟地黄、龟甲胶、枸杞、山药、菟丝子、牛膝滋补肾阴；山茱萸、鹿角胶温补肾气、助阳生阴。

加减：①遗精者，加牡蛎、金樱子、芡实、莲须固肾涩精。②潮热、口干、咽痛、脉数为阴虚而火旺，去鹿角胶、山茱萸，加知母、黄柏、地骨皮滋阴泻火。

4. 阳虚证

（1）心阳虚证

症状：心悸，自汗，神倦嗜卧，心胸憋闷疼痛，形寒肢冷，面色苍白，舌质淡或紫暗，脉细弱或沉迟。

治疗：益气温阳，桂枝甘草汤合保元汤加减。

方中以人参、黄芪益气扶正，桂枝肉桂、甘草、生姜温通阳气，共奏益气温阳之效。

加减：①胸脘痞闷，阳气不宣者，加薤白、瓜蒌、半夏。②心胸疼痛者，酌加郁金、川芎、丹参、三七活血定痛。③形寒肢冷，为阳虚较甚，酌加巴戟天、仙茅、仙灵脾、鹿茸温补阳气。

（2）脾阳虚（脾胃虚寒）证

症状：胃脘隐痛，胀满，喜温喜按，泛吐清涎，神倦乏力，大便溏薄，舌质淡，苔白，脉弱。

治疗：温中健脾，香砂六君子汤合理中汤加减。

方中党参、白术、茯苓、甘草健脾益气和胃，半夏、陈皮、木香、砂仁行气，和胃止痛兼祛痰湿；党参益气健脾，干姜温中祛寒。

加减：①腹中冷痛较甚，为寒凝气滞，可加高良姜、香附或公丁香、吴茱萸温中散寒，理气止痛。②食后腹胀及呕逆者，为胃寒气逆，加附子、炮姜温中和胃降逆。③脾胃食积加鸡内金、莱菔子或莪术。④腹泻较甚者，为阳虚寒甚，加肉豆蔻、补骨脂、薏苡仁温补脾肾，涩肠除湿止泻。

（3）肾阳虚证

症状：面色苍白，怠倦乏力，精神不振，畏寒肢冷，遗精，阳痿下利清谷或五更腹泻，舌体胖，有齿痕，苔白，脉细无力或沉迟。

治疗：温补肾阳。右归丸加减。

本方以附子、肉桂温补肾阳；杜仲、山茱萸、菟丝子、鹿角胶温补肾气；熟地黄、山药、枸杞、当归补益精血，滋阴以助阳。

加减：①脾虚以致下利清谷者，减去熟地黄、当归等滋腻滑润之品，加党参、白术、薏米益气健脾，渗湿止泻。②命门火衰以致五更泄泻者，合煨肉豆蔻、盐补骨脂、醋五味子、制吴茱萸温脾暖肾，固肠止泻。③阳虚水泛以致浮肿、尿少者，加茯苓、泽泻、车前子利水消肿。④肾不纳气而见喘促、短气，动则更甚者，加蛤蚧补肾纳气。

三、案例

患者，闫某，男，49岁。

该患者素有慢性乙型肝炎、"小三阳"伴早期肝硬化，乙肝病毒阴性多年。近年来食欲不佳，逐渐消瘦，畏寒肢冷，便溏，每日 3~4 次大便，晨起须急入厕，经服中西药物并在某市医院住院，肠镜检查为慢性肠炎，经口服诺氟沙星、思密达、金双歧，静脉输注白蛋白等治疗均无效，于 2016 年 5 月 11 日来诊。诊见消瘦、面色灰暗、褐斑、胃脘冷感、纳呆，精神不振，舌淡青，齿痕，舌边青斑，苔白腻，舌底静脉迂曲，脉弱无力，右寸细弱，证为脾肾阳虚，气滞血瘀，诊为"五更泻"，给予温肾健脾固涩剂治疗。

党参 30g，黄芪 30g，肉桂 3g，巴戟天 6g，肉豆蔻 3g，山萸肉 12g，五味子 9g，丹参 25g，炒白术 18g，云苓 9g，陈皮 10g，姜半夏 8g，枳壳 9g，砂仁 8g，芡实 6g，七付。

2016 年 5 月 19 日二诊，服药三天大便渐成形，排便频率每天减至 2~3 次，有饥饿感，胃脘仍有凉感，前方去陈皮、芡实，加干姜 3g、仙灵脾 8g、补骨脂 6g。

2016 年 5 月 28 日三诊，大便成形，每天 1~2 次，胃寒冷感消失，下方继服 7~10 日：党参 30g，黄芪 30g，炒白术 18g，肉桂 2g，肉豆蔻 6g，山萸肉 10g，五味子 9g，丹参 30g，云苓 9g，砂仁 8g，葛根 20g，内金 8g。

（崔东来、姚希贤）

第三十七节　腰痛

腰痛是以腰部一侧或两侧疼痛为主要症状的一类病证。腰痛一年四季都可发生，其发病率较高，西医学中的强直性脊柱炎腰肌劳损、脊髓压迫腰痛等，可参照本节辨证论治。

一、病因病机

病因主要有风寒湿外邪侵袭、体虚年衰、跌仆闪挫等，基本病机为筋脉痹阻，腰府失养。内伤多责之于禀赋不足，肾亏腰府失养；外感为风、寒、湿、热诸邪痹阻经脉，或劳力扭伤，气滞血瘀，气血经脉运行不畅而致。

二、辨证论治

中医治疗有较好的疗效。腰痛分虚实论治，虚者以补肾壮腰为主，兼调养气血；实者祛邪活络为要，针对病因，施之以活血化瘀，散寒除湿，清泻湿热等法。

1. 寒湿腰痛证

主症：腰部冷痛重着，转侧不利，逐渐加重，每遇阴雨或腰部感寒后加剧，痛处喜温，得热则减，苔白腻而润，脉沉紧或沉迟。

治疗：散寒除湿，温经通络。渗湿汤加减。

方中干姜、甘草、丁香散寒温中，以壮脾阳；苍术、白术、橘红健脾燥湿；茯苓健脾渗湿。诸药合用，温运脾阳以散寒，健运脾气以化湿利湿。

加减：①寒甚痛剧，拘急不适，肢冷面白者，加附子、肉桂、白芷以温阳散寒。②兼有风邪，疼痛游走不定兼关节痛者，加防风、羌活、独活、秦艽、威灵仙、牛膝疏风通络散邪。③若年高体弱或久病不愈，兼见腰膝酸软，脉沉无力等症，治当散寒除湿为主，兼补肾阳，酌加菟丝子、补骨脂、金毛狗脊，以助温阳散寒。

2. 湿热腰痛证

主症：腰痛，牵掣拘急，痛处伴有热感，每于夏季或腰部着热后痛剧，遇冷痛减，口渴不欲饮，尿色黄赤，或午后身热，微汗出，舌红苔黄腻，脉濡数或弦数。

治疗：清热利湿，舒筋活络。加味二妙散加减。

方中以黄柏、苍术辛开苦燥以清化湿热，绝其病源；防己、萆薢利湿活络，畅达气机；当归、牛膝养血活血，引药下行直达病所；知母、龟甲补肾滋肾，既防苦燥伤阴，又寓已病防变。诸药合用，寓攻于补，攻补兼施，使湿热去而不伤正。

加减：①热重烦痛，口渴尿赤者，加栀子、生石膏、银花、滑石以清热除烦。②湿偏重，伴身重痛、纳呆者，加防己、萆薢、蚕砂、木通等除湿通络。③兼有风邪而见咽喉肿痛、脉浮数者，加柴胡、黄芩、僵蚕发散风邪。④湿热日久兼有伤阴之象者，加女贞子、旱莲草以滋阴补肾。

3. 瘀血腰痛证

主症：痛处固定，或胀痛不适，或痛如锥刺，日轻夜重，或持续不解，活动不利，甚则不能转侧，痛处拒按，面晦唇暗，舌质隐青或有瘀斑，脉多弦涩或细数。病程迁延，常有外伤、劳损史。

治疗：活血化瘀，理气止痛。身痛逐瘀汤加减。

方中以当归、川芎、桃仁、红花活血化瘀，以疏达经络；配以没药、五灵脂、地龙化瘀消肿止痛；香附理气行血；牛膝强腰补肾，活血化瘀，又能引药下行直达病所。诸药合用，可使瘀去痹解，经络气血畅达而止腰痛。

加减：①若疼痛剧烈，日轻夜重者，可酌加全蝎、土鳖虫、炮山甲协同方中地龙起虫类药物搜剔、通络祛瘀作用。②有肾虚之象而出现腰膝酸软者，加杜仲、川续断、桑寄生以强壮腰肾。

4. 肾虚腰痛证

症状：腰痛以酸软为主，喜按喜揉，腿膝无力，遇劳则甚，卧则减轻，常反复发作。偏阳虚者，则少腹拘急，面色㿠白，手足不温，少气乏力，舌淡脉沉细；偏阴虚者，则心烦失眠，口燥咽干，面色潮红，手足心热，舌红少苔，脉弦细数。

治疗：偏阳虚者，宜温补肾阳，右归丸（熟地黄、山药、山茱萸、枸杞子、杜仲、菟丝子、当归、鹿角胶、肉桂、炮附片）加减；偏阴虚者，宜滋补肾阴，左归丸（熟地黄、枸杞子、山药、山茱萸、龟甲胶、菟丝子、鹿角胶、牛膝）加减。

偏阳虚者以右归丸为主方温养命门之火。方中用熟地黄、山药、山茱萸、枸杞子培补肾精，是为阴中求阳之用；杜仲强腰益精；菟丝子补益肝肾；当归补血行血。诸药合用，共奏温肾壮腰之功。偏阴虚者以左归丸为主方以滋补肾阴。方中熟地黄、枸杞、山茱萸、龟甲胶填补肾阴；配菟丝子、鹿角胶、牛膝以温肾壮腰，肾得滋养则虚痛可除。

（崔东来、姚希贤）

第三十八节 尿血

小便中混有血液，甚或伴有血块而下，称为尿血。随出血量多少的不同，小便呈淡红色、鲜红色、或茶褐色。出血量微小、肉眼不易观察到而仅在显微镜下才能发现红细胞的"镜下血尿"，也包括在尿血之中。西医学的急性肾小球肾炎、泌尿系感染、肿瘤等泌尿系统疾病，以及血液病、结缔组织疾病等全身性疾病出现的血尿，均可参考本篇辨证论治。

一、病因病机

可能引起尿血的原因诸多，常见者有急性肾炎、肾盂肾炎、肾结石、肾梗死、结核、肿瘤等，某些药物也可引发尿血。

若素有血热内蕴，复因外感、饮食、虫毒、药物或化学毒素等触动，湿热、风热相搏，注入下焦，或心火亢盛，移热于小肠，灼伤血络，以致迫血妄行，久则伤及肾阴，阴虚火旺，火热灼伤血络，而见尿血。久病失治误治，则可伤及脾肾，致脾肾两虚，脾气不足，脾不统血，肾虚失于固封也可致尿血。

二、治疗

尿血为一症状，应针对病因进行治疗。中医辨证论治具有良好疗效。

（一）辨证论治

1. 湿热下注证

症状：小便黄赤灼热，尿血鲜红，心烦口渴，面赤，口舌生疮，夜寐不安，舌质红，脉数。

治法：清热泻火，凉血止血。小蓟饮子加减。

方中以小蓟、生地黄、藕节、蒲黄凉血止血；栀子、木通、竹叶清热泻火；滑石、甘草利水清热，导热下行；当归养血活血，共奏清热泻火，凉血止血之功。

加减：①心烦口渴者，加黄芩、天花粉清热生津。②热盛尿血较甚者，加槐花、旱莲草、白茅根凉血止血。③尿中夹有血块者，加桃仁、红花、牛膝活血化瘀。

2. 肾虚火旺证

症状：小便短赤带血，头晕耳鸣，神疲，颧红潮热，腰膝酸饮，舌质红，脉细数。

治疗：滋阴降火，凉血止血，知柏地黄丸加减。

方中以熟地黄、山药、山萸肉、茯苓、泽泻、丹皮。滋补肾阴，"壮水之主，以制阳光"；知母、黄柏滋阴降火。

加减：①凉血止血者，可酌加旱莲草、大蓟、小蓟、藕节、蒲黄。②颧红潮热者，加地骨皮、白薇清退虚热。

3. 脾不统血证

症状：久病尿血，甚或兼见齿衄、肌衄，食少，体倦乏力，气短声低，面色不华，舌质淡，脉细弱。

治疗：补脾摄血。归脾汤加减。

方中以参、芪、术、草大队甘温之品补脾益气以生血，使气旺而血生；当归、龙眼肉甘温补血养心；茯苓（多用茯神）、炒酸枣仁、远志宁心安神；木香辛香而散，理气醒脾，与大量益气健脾药配伍，复中焦运化之功，又能防大量益气补血药滋腻碍胃，使补而不滞，滋而不腻；用生姜、大枣调和脾胃，以资化源。

加减：①加熟地黄、阿胶、仙鹤草、槐花以养血止血。②气虚下陷而且少腹坠胀者，可加升麻、柴胡，益气升阳。

4. 肾气不固证

症状：久病尿血，血色淡红，头晕耳鸣，精神困惫，腰脊酸痛，舌质淡，脉沉弱。

治疗：补益肾气，固摄止血。无比山药丸加减。

方中以熟地黄、山药、山茱萸、怀牛膝补肾益精，肉苁蓉、菟丝子、杜仲、巴戟天温肾助阳，茯苓、泽泻健脾利水，五味子、赤石脂益气固涩。

加减：①可加仙鹤草、蒲黄、槐花、紫珠草等止血。②腰脊酸痛、畏寒神怯者，加鹿角片、狗脊温补督脉。

（崔东来）

第三十九节　不寐

不寐，即失眠，是以经常不能获得正常睡眠为特征的一类病症，是临床常见病证之一。其症状特点为入睡困难、睡眠不深、易惊醒、早醒、多梦、醒后疲乏或缺乏清醒感、白天思睡，严重影响工作效率或社会功能。中医学称"不眠""不得眠""不得卧""目不瞑"。西医学中神经官能症、更年期综合征等以失眠为主要临床表现的疾病可参考本节内容辨证论治。

一、病因病机

人类睡眠由心神所主，神安则寐，而神安须借由阴血充养、胃气冲和、肝气条达、心肾相济以维持阴阳气血的协调，使阴阳交和。凡脏腑功能失调，阴阳偏盛偏衰，尤其阴血不足或阳热过亢均可导致不寐。引起不寐原因很多，诸如情志失调，外邪所伤，劳逸失度，肝火上扰，胆气失和，久病体虚，气血亏虚，阴虚火旺，胃失和降等引起心、肝、胆、脾、胃、肾的气血失和，阴阳失调有关，其病位在心，但与肝、胆、脾、胃、肾关系密切。

二、诊断

为了中西医沟通和临床疗效的观察，兹介绍失眠的诊断及量化标准。

1. 诊断要点：①主诉或是入睡困难，或难以维持睡眠，或睡眠质量差。②这种睡眠紊乱每周至少发生 3 次并持续 1 个月以上。③日夜专注于失眠，过分担心失眠的后果。④睡眠量和（或）质的不满意引起了明显的苦恼或影响了社会及职业功能。

2. 量化标准：根据美国睡眠障碍协会建议，各种失眠表现的量化标准如下。①入睡困难指入睡潜伏期≥30 分钟。②睡眠不实指觉醒的次数过多和（或）时间过长，包括以下的一至数项。a. 全夜≥30 分钟的觉醒次数 2 次以上。b. 全夜觉醒时间≥40 分钟。c. 觉醒时间占睡眠总时间的 10% 以上。觉醒多发生于非眼球快速运动睡眠（NREM）的第 1、2 期浅睡时，由于频繁的觉醒造成睡眠的支离片断，称为睡眠片断。③早醒指睡眠醒起时间较平素正常醒起时间提前 30 分钟。④睡眠表浅主要指 NREM 的 3~4 期深睡减少，不足睡眠总时间的 10%。眼球快速运动睡眠（REM）比例的减少也表明睡眠深度的不足。⑤睡眠不足一般指成人睡眠总时间不足 6.5 小时，或睡眠效率（即全夜睡眠总时间与记录时间之比）≤80%。在青少年或老年人中，则应分别以<90% 和<65% 为睡眠不足标准。还应结合患者平时的睡眠习惯和白日自觉症状。⑥睡眠结构失调主要指 NREM/REM 睡眠周期<3次，和（或）NREM 和 NREM 睡眠时间比例失常。

三、治疗

（一）西医治疗

不寐证临床常用安定（2.5~5mg）等镇静安眠药睡前口服，起效快，疗效确实，但久用多耐药，有一定不良反应；中医药从整体出发调节机体阴阳平衡，虽起效慢，但疗效持续，无不良反应。

（二）辨证论治

临床辨证须首辨虚实，有邪者多实证，多由邪扰神明，心火炽盛，肝郁化火，食滞、痰热内扰引起；无邪者皆虚证，虚证多属阴血不足，责在心脾肝肾，久病可表现为虚实兼夹，或为瘀血所致。虚者治宜扶正，正复则神宁；实者当祛邪，邪去则神自安。无论虚证实证，安神宁心之药均可随证选用。

1. 心火偏亢证

主症：心烦不寐，多梦。躁扰不宁，怔忡，口干舌燥，小便短赤，口舌生疮，舌尖红，苔薄黄而干，脉数。

治疗：清心泻火，宁心安神。朱砂安神丸加减。

方中朱砂性寒可胜热，重镇安神；黄连清心泻火除烦；生地黄、当归滋阴养血，养阴以配阳，甘草调和诸药，健脾和中。

加减：①若胸中懊侬，胸闷泛恶，加豆豉、竹茹。②若便秘溲赤者，加大黄、淡竹叶、琥珀，引火下行，以安心神。③有痰者，加竹沥汁、莲子心、胆南星。

2. 肝郁化火证

主症：急躁易怒，不寐多梦，甚至彻夜不眠，伴有头晕头胀，目赤耳鸣，口干而苦，便秘溲赤，舌红苔黄，脉弦而数。

治疗：清肝泻火，镇心安神。龙胆泻肝汤加减。

方用龙胆草、黄芩、栀子清肝泻火；泽泻、木通、车前子利小便而清热；柴胡疏肝解郁；当归、生地黄养血滋阴柔肝；甘草和中。

加减：①若胸闷胁胀，善太息者，加香附、郁金以疏肝解郁。②妇女月经不调者或病证减轻可用丹栀逍遥散加减。③镇心安神，可加茯神、生龙骨、生牡蛎。

3. 痰热内扰证

主症：胸闷心烦，泛恶，嗳气，伴有头重目眩，口苦而黏，舌红苔黄腻，脉滑数。

治疗：清化痰热，和中安神。黄连温胆汤（半夏、陈皮、竹茹、茯苓、枳实、黄连）加减。

方中半夏、陈皮、竹茹化痰降逆；茯苓健脾化痰；枳实理气和胃降逆；黄连清心泻火。

加减：①一般可加栀子、丹皮。②心悸动甚，惊惕不安者，加珍珠母、朱砂以镇惊安神定志。③若实热顽痰内扰，经久不寐，或彻夜不寐，大便秘结者，可用礞石滚痰丸降火泄热，逐痰安神。

4. 胃气失和证

主症：脘腹胀满，胸闷嗳气，嗳腐吞酸，或见恶心呕吐，大便不爽，舌苔腻，脉滑。

治疗：和胃化滞，宁心安神。保和丸合平胃散加减。

方中山楂、神曲助消化，消食滞；半夏、陈皮、茯苓厚朴降逆和胃；莱菔子消食导滞；苍术燥湿健脾连翘散食滞所致的郁热。

加减：①一般可加酸枣仁、远志、柏子仁、首乌藤以宁心安神；②便秘者，加生大黄、枳实通腑导滞。

5. 心肾不交证

主症：心烦不寐，心悸不安，腰酸足软，伴头晕，耳鸣，健忘，遗精，口干津少，五心烦热，舌红少苔，脉细而数。

治疗：滋阴降火，清心安神。六味地黄丸合黄连阿胶汤加减。

六味地黄丸滋补肾阴；黄连、黄芩直折心火；芍药、阿胶、鸡子黄滋养阴血。两方共奏滋阴降火之效。

加减：①若心烦心悸，梦遗失精，阴极格阳者可加肉桂，与黄连共用即为交泰丸加减，以交通心肾、引火归原，则心神可安。②心火过亢者，则黄连酌情加量。③失眠重者，加朱砂安神丸（临睡服）。

6. 心脾两虚证

症状：多梦易醒，心悸健忘，神疲食少，头晕目眩，伴有四肢倦怠，面色少华，舌淡苔薄，脉细无力。

治疗：补益心脾，养心安神。归脾汤（人参、白术、黄芪、甘草、当归、远志、酸枣仁、茯神、龙眼肉、木香）加减。

方用人参、白术、黄芪、甘草益气健脾；当归补血；远志、酸枣仁、茯神、龙眼肉补心益脾，安神定志；木香行气健脾，使全方补而不滞。

加减：①若心血不足者，加熟地黄、芍药、阿胶以养心血。②失眠较重者，加五味子、柏子仁有助养心宁神，或加首乌藤、合欢皮、龙骨、牡蛎以镇静安神。③若脘闷，纳呆，苔腻者，加半夏、陈皮、茯苓、厚朴以健脾理气化痰。④若产后虚烦不寐，形体消瘦，面色㿠白，易疲劳，舌淡，脉细弱，或老人夜寐早醒而无虚烦之证者，多属气血不足，治宜养血安神，亦可用归脾汤合酸枣仁汤。

7. 心胆气虚证

主症：心烦不寐，多梦易醒，胆怯心悸，触事易惊，伴有气短自汗，倦怠乏力，舌淡苔白，脉弦细。

治疗：益气镇惊，安神定志。安神定志丸（人参、石菖蒲、远志、龙齿、茯神、茯苓）合酸枣仁汤（酸枣仁、知母、茯苓、川芎、甘草）加减。

前方重于镇惊安神，后方偏于养血清热除烦，合用则益心胆之气；清心胆之虚热而定惊；安神宁心。方中人参益心胆之气；茯苓、茯神、远志化痰宁心；龙齿、石菖蒲镇惊开窍宁神；酸枣仁养肝、安神、宁心；知母泄热除烦；川芎调血安神。

加减：①若心悸甚，惊惕不安者，加生龙骨、生牡蛎、朱砂。②气短、自汗加黄芪、浮小麦。

四、临床经验

1. 调养心神是不寐治疗的核心

不寐证治疗应首辨虚实，虚者治以扶正，正复则神宁；实证当祛邪，邪去则神自安，无论虚证、实证，安神宁心之药均可随证选用。

（1）无邪而不寐者，必为营血不足，血虚无以养心，心虚则为神不守舍，治疗上应益气养血为先。

（2）实证不眠，有火、痰、食滞、饮和瘀血等证，临床痰、火多见，治以清热泻火，化痰开结、理气和胃、蠲饮、祛瘀并配合宁心安神之法治之多效。临床以心火、肝火不寐常见。①心火不寐，常有烦躁、口腔溃疡、小便黄、舌尖红，治疗上应清泻心火，常用导赤散加减治疗，酌加莲子心、酸枣仁。②肝火不寐，烦躁易怒，两胁胀痛，目赤口苦，舌红苔黄，脉弦数系郁怒伤肝，气郁化火，肝火扰动，神魂不安所致。治疗上应清泻肝火，镇惊安神，常用龙胆泻肝汤、丹栀逍遥散加减治疗，酌加龙齿、磁石、牡蛎等重镇安神药多效。

心主神明，神静则寐，神动则寤而营卫阴阳的正常运作是保证心神调节寤寐的基础。不寐的病位主要在心，并涉及肝脾肾三脏，所以在治疗上始终应以调养心神为基本方法，结合不同的临床表现，辨清证候，随症加减。心神失养是失眠的主要病机，故心之治法以治心安神为主，应强调以清心、养心、宁心之法来调节心的功能，心神得安，则夜寐得宁。清心之法：心经实热者，多用泻心汤加减治之，常用炒栀子、黄连，配以淡竹叶、灯芯草以清泻实热，热清则神交，神交则寐；虚热上扰，易伤心阴，故多以生地黄、麦冬、百合、知母养阴清热安神。养心之法：常用酸枣仁、柏子仁、浮小麦、丹参；交通心肾，滋肾养心，多选用远志、首乌藤、阿胶珠。重镇宁心之法：可用生牡蛎、生龙骨、磁石、紫石英等。

2. 心肾不交、阴虚内热常见

心居于上，为火脏而属阳；肾在于下，为水脏而属阴。正常情况下，心火在心阴的牵制下化气下降以助肾阳，共温肾水，使肾水不寒；肾水在肾阳的鼓动下化气上济心阴，共制心火，防其过亢。如果心阴不足难以牵制心火，或肾水不足不能上济心阴共制心火，则心火不能下温而独亢于上，形成水火不济、亢而无制的状态，出现心烦、失眠等症状。治疗心肾阴虚、心火独亢不寐证的代表方为《伤寒论》少阴热化证之黄连阿胶汤。黄连阿胶汤中黄连、黄芩泻独亢之心火；阿胶、鸡子黄为血肉有情之品，补心肾之阴，"以有情补有情""壮水之主，以制阳光"；芍药泻火，又可化阴、平肝，"芍药之酸收阴气而泻邪也"。伤寒大家刘渡舟曾强调黄连阿胶汤必须按原书方法煎服，"煎药时先用水煮黄连、黄芩、芍药三味，煮到以水五升取得两升后去滓，纳阿胶入，待稍冷，入鸡子黄"。后世李东垣创制朱砂安神丸，即在滋阴降火基础上加用重镇潜阳药，提高了疗效。肾阳亏虚引起的不寐，也有因肾阳衰不能启真水上升以交于心，心气即不得下降而致。肾水需在肾阳的鼓动下才能化气上济，如果肾中真火温煦失职、气化无权，肾中真阴则不能滋养心阴，心阴失去肾阴的协助难以牵制心火，君火不能下降充盛相火，则形成上热下寒之证。但是这种"上热"乃是与"下寒"相对而论，只是心神不安于位，很少表现出火热炎灼之象，如果下寒严重、水气积聚甚至能出现水气凌心、君火不明之寒象，实为肾阴（精）肾阳（气）俱不足而以肾中阳气亏虚为主。其不寐的特点为心神不宁而心烦不甚，白昼精神不振、昏昏欲睡，夜晚却又入睡困难，多梦易醒，舌淡或淡红，苔薄白或白滑，脉沉细或见迟象；阳虚甚而寒重者可见纳差、小便清长、形寒肢冷，尤以下肢为甚等症。此型失眠以老年患者为多，当选用温阳育阴之方从肾调治。肾为阴脏，恶燥烈，忌刚急，尤其对于心肾不交、心神不安者，附子、肉桂辛刚燥热，不利涵养阴血；熟地黄、酸枣仁滋腻碍胃，不利气机升降，不宜峻补，而贵在缓补平补。有医家喜用二仙汤加减治疗肾阳不足之心肾不交的不寐患者。二仙汤由仙茅、仙灵脾、巴戟天、当归、黄柏、知母组成，有温肾阳、补肾精、交心肾、调冲任等功能，方中仙茅、仙灵脾、巴戟天为温柔之品，性温可壮阳振颓，性柔可滋阴填精，温柔相合，刚柔相济，则阳气自复，阴精自生，肾中真水得以上济于心；黄柏、知母泻火而润燥坚阴，防制二仙、巴戟等药过于温补，补中有泻、寓泻于补，并助心火之下降；当归养血活血，兼以养肝。方中辛温与苦寒共用，壮阳与滋阴并举，温补与寒泻同施，诸药合用，阴中有阳，阳中有阴，共奏温肾阳、补肾精、泻相火、滋肾阴、调理冲任、平衡阴阳之功，使肾水心火相济，神志自安。

（崔东来、姚希贤）

第四十节　多寐

多寐系指不分昼夜，时时欲睡，呼之能醒，醒后又睡的病证，亦称嗜睡。

一、病因病机

多寐证的常见病因为心肾阳虚，湿困脾阳及瘀血阻窍等。①体弱或久病体弱，心肾之阳虚衰，卫阳之气不足难以兴奋外达，精神不振而多寐。②脾虚湿困，阳气被遏，不易伸发。③血脉瘀阻，气血失调，气机逆乱，阻塞血络，阳气痹阻而多寐。

二、治疗

西医对无明确病因者无有效治疗。

（一）辨证论治

1. 心肾阳虚证

主症：嗜卧多寐，精神萎靡，懒言音低，腰疲乏力，畏寒肢冷，舌淡苔白，脉沉细无力。

治疗：温阳益气。四逆加人参汤加减。

方中附子振奋心肾阳气；干姜振奋脾阳；人参大补元气，甘草和中，共奏振奋心肾阳气。

2. 湿困脾阳证

主症：昏昏嗜睡，头重昏蒙，胸脘痞闷，纳呆少食，多于阴雨或食后加重。舌苔白腻，脉多濡缓。

治疗：健脾燥湿，化浊醒神。平胃散合三仁汤加减。

方中苍术健脾燥湿，陈皮、甘草理气祛痰和中；杏仁、白蔻仁、薏苡仁分别开通上、中、下三焦，宣通肺气，健脾醒胃，渗泄湿热，配半夏、厚朴健脾燥湿，行气除满；滑石、竹叶、通草淡渗利水、疏利三焦，共奏健脾燥湿、清热利湿，上下分消功效。

加减：一般加藿香祛湿，郁金、菖蒲开窍醒神。

3. 瘀血阻滞证

主症：头痛头昏，神倦嗜睡，舌质紫黯或有瘀斑，脉涩。

治疗：活血通络。通窍活血汤（麝香、赤芍、川芎、桃仁、红花、老葱白、生姜、大枣）加减。

方中麝香、老葱白通阳开窍，赤芍、桃仁、红花、川芎活血化瘀，生姜、大枣调和营卫。

加减：①兼气滞者，加枳壳、香附。②夹热象者，加黄芩、栀子。③夹痰浊者，加半夏、白芥子。

三、案例

案例一

患者于某，男，28 岁。2012 年 5 月 3 日初诊。

因不分昼夜嗜睡，伴尿频，腰膝酸软、畏寒肢冷、便溏，近半年加重，治疗无效来诊。既往无明显精神障碍与疾病史，平素体弱，血压正常，经检查心、肺、肝、肾、胃无明显异常。舌胖淡嫩、齿痕，苔白滑，脉沉细，诊断为脾肾阳虚。予肾气丸合四君子汤加减。

制附子 3g，肉桂 3g，熟地黄 18g，茯苓 9g，丹皮 9g，山萸肉 12g，巴戟天 6g，仙灵脾 8g，炒白术 8g，党参 30g，陈皮 12g，枳壳 9g，石菖蒲 8g，郁金 9g，7 剂。

2012 年 5 月 10 日二诊：畏寒肢冷减轻，嗜睡减轻，因便溏，上方去附子，改肉桂 6g，加生姜 6g，余药同上方，7 剂。

2012 年 5 月 23 日三诊：不再思眠，舌淡红，苔白，脉沉滑，改用下方 2 天服一剂半月后停药。

桂枝 8g，党参 30g，黄芪 30g，生姜 6g，炒白术 18g，巴戟天 6g，补骨脂 8g，山萸肉 12g，仙灵脾 8g，石菖蒲 8g，郁金 10g，茯苓 9g，内金 6g，砂仁 8g。7 剂。

案例二

患者丁某，男，21 岁。2019 年 4 月 30 日初诊。

患者半年来有"懒床"、思睡、头晕、口干，不愿起床，早餐不下，时有恶心，无精神学习有乏力，肢软情况。经检查血压正常，无重要疾病，舌淡红，脉弦稍细，诊为少阳经证兼脾虚证。

柴胡 9g，肉桂 3g，党参 30g，炒白术 12g，清夏 8g，茯苓 8g，生姜 6g，内金 6g，陈皮 18g，佛手 8g，枳壳 9g，甘草 3g，7 剂。

2019 年 5 月 8 日二诊：服药后症状减轻，食欲改善，未呕恶，患者不愿饮汤剂。予代茶饮 7 剂，处方为柴胡 8g，肉桂 2g，香橼 6g，橘皮 8g，生姜 3g，大枣 3 枚。

2019 年 5 月 22 日三诊：服药后逐日好转，连服十余剂来诊，诉精神可，起居基本正常。减药至肉桂 1g，香橼 6g，橘皮 3g，续服 10~20 剂停用。

四、临证经验

1. 多寐证多因阳气不足，属虚。案例一中患者为脾肾阳虚，给予肾气丸合四君子汤加减，温阳益气法治疗获良好疗效。有因痰浊、瘀血阻痹而致者，属实，应燥湿化痰，祛瘀通络。

2. 年轻人"懒床"，思眠、不想进食，起床后无精神，多为少阳经症。案例二中患者兼有脾虚"舒少阳治百病"，给予小柴胡汤、桂香橘皮饮、四君子汤加减治疗而愈。

3. 桂香橘皮饮芳香适口，便于饮用。方中肉桂善补命门真火而助肾阳，温通血脉，香橼与佛手功能相似，但行气祛痰力强。合橘皮共奏益气温阳、健脾祛湿之功，为醒神良方。

第四十一节　厥证

厥证是由于阴阳失调，气机逆乱所引起的以突然昏倒、不省人事，或伴颜面苍白、汗出、四肢逆冷为主要表现的疾病。病轻者，短时间内苏醒，醒后无偏瘫、失语和口眼歪斜等后遗症；病重者，昏厥时间长，甚至一厥不复而死亡。

临床各种原因所致之晕厥、癔症、中暑、虚脱、高血压脑病、短暂性脑缺血、低血糖晕厥、直立性低血压、或心源性休克等可参照本节辨证论治。

一、病因病机

本证的病因较多，概括起来有体质因素、精神因素、饮食劳倦、亡血失津和暴感天地不正之气等。厥证的病机主要是气机突然逆乱，升降乖戾，气血阴阳不相顺接。

1. 气机失调

情志变动最易影响气机运行，轻则气郁，重则气逆而引起气厥。其情志变动以恼怒、惊骇、恐吓为主。一般说恼怒、惊骇多致实证；恐吓多致虚证。气盛有余之人，骤然恼怒、惊骇，怒则气上，惊则气乱，气机逆乱，清窍壅塞而昏倒不省人事。素来气虚之人，突遇恐吓，恐则气下，清阳不升，神明失养而昏仆。

2. 血运失常

患者素来肝阳偏亢，暴怒伤肝，肝遂失其藏血功能，血随暴怒所致的气机上逆发为血厥实证。或因各种原因所致的大出血，血液不能上达清窍而昏不知人，不能荣于四肢而逆冷，发为血厥虚证。

3. 痰阻气逆

素来痰盛之体突遇恼怒惊骇，气上冲逆乱，痰随气升而致痰厥。偏于脾气虚弱者多以湿痰为主，偏于内火较旺者多以痰火为主。

4. 食滞中脘

多见于儿童，因暴饮暴食致使胃脘填塞，气机阻滞，脾失升清，胃失和降，可致食厥。

5. 暑邪犯心

因夏暑炎热久曝烈日之下，或劳作于高温环境，加之平素有火或津液不足，暑邪内逼，直犯心神而发为暑厥。

二、治疗

（一）辨证论治

1. 实证气厥（多属癔证）

主症：突然昏厥，不省人事，口噤拳握；情志刺激过甚，致肝气不疏，气机上逆，壅塞心胸，阻闭清窍。四肢厥冷，气机逆乱，阳气不达四末，多因情志刺激诱发。舌苔薄白，脉伏或沉弦。

治疗：顺气、降逆、开郁。五磨饮子加减。

方中沉香、乌药降逆疏肝；枳实、木香宽中下气；槟榔行气化滞，配木香则调气力强，配沉香则降气力劲。

加减：①肝阳偏亢者，加钩藤、石决明、磁石。②兼痰火者，加胆南星、贝母、橘红、竹沥。③醒后哭笑无常者，加酸枣仁、远志、茯神、珍珠母。

2. 虚证气厥（多属虚脱证）

主症：眩晕昏仆，面色苍白，汗出肢冷，呼吸微弱，多因素体虚弱、惊恐或过劳、饥饿、寒冷诱发。舌质淡，脉沉微。

治疗：补气回阳。四味回阳饮加减。

方中人参大补元气；附子补肾阳而复周身阳气；炮姜固守阳气，与附子相配使脏腑经络皆温；甘草缓附子之急，协炮姜和中，助人参益气，使益气回阳之力绵长。

加减：①汗出多者，加黄芪、白术、龙骨、牡蛎。②咳嗽多痰者，加陈皮、半夏、茯苓。③心悸不宁者，加酸枣仁、远志。

3. 实证血厥

主症：突然昏仆不知人，牙关紧闭，面赤唇紫，舌红，脉沉弦。

治疗：活血、顺气、降逆。通瘀煎加减。

方中当归、红花、山楂活血通瘀；香附、青皮、木香，乌药顺气开郁；泽泻引气血下行。

加减：①肝热者，加龙胆草、丹皮、菊花、钩藤、石决明以平肝潜阳。②肾阴不足者，加生地黄、天冬、枸杞子以滋阴潜阳。

4. 虚证血厥

主症：突然昏厥，面色苍白，口唇无华，四肢震颤，目陷口张，自汗肤冷，呼吸微弱，舌淡，脉芤或细数无力。

治疗：益气养血。先用独参汤，继用人参养营汤加减。

方中独参汤重用人参，大补元气。人参养营汤系由十全大补汤加减，方中人参、黄芪益气扶正，当归、熟地黄养血，白芍、五味子敛阴。

加减：①出血不止者，加仙鹤草、侧柏炭、藕节炭。②自汗肤冷，呼吸微弱者，加附子、炮姜温阳。③心悸少寐者，加酸枣仁、远志、龙眼肉养心安神。④口干少津者，加沙参、麦冬、玉竹、北沙参等以养胃生津。

5. 痰厥证

主症：突然昏厥，喉有痰声，呕吐涎沫，呼吸气粗，舌苔白腻，脉滑。

治疗：行气豁痰。导痰汤加减。

方中陈皮、枳实理气降逆；半夏、南星、茯苓燥湿化痰；甘草和中，调和诸药。

加减：①痰气壅滞过甚者，加白芥子、紫苏子、莱菔子化痰降气。②痰湿化热者，加黄芩、栀子、竹茹、瓜蒌仁清热降火。或用礞石滚痰丸以豁痰清热降火。

6. 食厥证

主症：突然昏厥，气息窒塞，脘腹胀满，苔厚腻，脉滑实。

治疗：和中消导。神术散合保和丸加减。

方中神曲、山楂、莱菔子消导除积；苍术、砂仁、半夏、茯苓、藿香健脾化湿；陈皮、厚朴行气宽中；连翘去积热；甘草和中，调和诸药。

加减：①食滞重者，加鸡内金。②大便行而不爽者，加酒大黄。③腹痛者，加木香。④欲醒酒者，加葛花。

7. 暑厥证

主症：感受暑热之邪，头晕头痛，胸闷身热，面色潮红，猝然昏仆，不省人事，汗多面白，肢冷身热，或有谵妄，舌红而干，脉虚数。

治疗：解暑益气，清心开窍。清暑益气汤（石膏、知母、荷叶、竹叶、西洋参、麦冬、石斛、西瓜皮）加减。

方中石膏辛甘大寒，清解暑热；知母清热滋阴；西瓜皮、荷叶梗、竹叶祛暑利湿，清心除烦；西洋参、麦冬、石斛益气生津，甘草调和诸药。

加减：①汗液外泄甚者，加五味子、乌梅敛汗生津。②抽搐谵妄兼湿者，加羚羊角、钩藤、菊花、桑叶以清热平肝，息风止痉。

（二）中成药

1. 安宫牛黄丸

用于热病，邪入心包，高热惊厥，神昏谵语。每次 1 丸，温开水送服。

2. 紫雪散

可用于暑热致厥。每次 1.5g，口服。

三、案例

张某，男，38 岁。2018 年 4 月 2 日初诊。

患者平素胸怀狭窄，就诊 1 天前因家事不如意，愤怒气逆，突然昏倒，当时面色苍白，四肢厥冷，神识不清，历时约 10 分钟后自行神识转清。次日仍头昏脑涨，胸胁胀满，遂就诊于我门诊。现症为头昏脑涨，胸胁胀满，善太息，不思饮食，心烦失眠，脉沉弦滑，苔薄腻。诊为肝郁不舒，气机逆乱之气厥证。治宜舒肝解郁，理气安神。方用丹栀逍遥散加减。

柴胡 10g，当归 10g，白术 10g，茯苓 10g，丹皮 10g，白芍 12g，栀子 6g，薄荷 6g，枳壳 6g，香附 6g，甘草 9g，珍珠母 12g，酸枣仁 10g，首乌藤 10g，5 剂。嘱患者宽心养性，调畅情志。

2018 年 4 月 8 日二诊：服药后胸胁胀满，头昏脑涨好转，仍有食欲不佳，纳少。

原方加神曲 10g，山楂 10g，麸炒枳实 9g，5 剂。

后随访患者，病情好转，未再出现昏厥。

四、临证经验

厥证乃危急之候，当及时救治为要，醒神回厥是主要的治疗原则，但具体治疗其虚实证时又有所不同。实证：开窍、化痰、辟秽而醒神。开窍法是救治急症的独特疗法之一，适用于邪实窍闭之神昏证，以辛香走窜的药物为主，具有通关开窍的作用。主要是通过开泄痰浊闭阻，温通辟秽化浊，宣窍通利气机而达到苏醒神志的目的。本法系急救治标之法，苏醒后应按病情辨证治疗。虚证：益气、回阳、救逆而醒神。适用于元气亏虚、气随血脱、精竭气脱之神昏证。主要是通过补益元气、回阳救逆而提高气的统摄能力。对于失血过急过多者，还应配合止血、输血，以挽其危。由于气血亏虚，故不可妄用辛香开窍之晶。

案例中患者因情绪抑郁、愤怒气逆，突然昏厥，厥后证见胸胁胀满、脉沉弦滑等，为气厥实证，故用舒肝解郁，理气安神之法，选用加味逍遥散加减，嘱其宽心养性，调畅情志。

（苏春芝）

第四十二节　消渴

消渴是多食、多饮、多尿、消瘦，或尿有甜味为特征的一种病证。根据消渴"三多"症状的偏重不同而分为上、中、下三消，西医学的糖尿病、尿崩症，因具有多尿、烦渴的临床特点，可参考本节辨证论治。

一、病因病机

消渴的病因多系先天禀赋不足，脏腑柔弱，精气不足，气血虚弱，饮食不节，偏食偏嗜肥甘，损伤脾胃，形体肥胖，情志内伤，郁思伤肝，郁火伤津，外感六淫，毒邪伤害，瘀血阻滞，津液不布等。基本病机为阴液亏损，燥热偏炽，肺、胃、肾三脏热灼阴亏，水谷转输失常，脾（胃）不得濡养，肾精不足，阴虚火旺，而以阴虚为本，燥热为标，两者互为因果，阴愈虚则燥热愈盛，燥热愈盛则阴愈虚，肺燥胃热脾虚肾亏。早期阴虚火旺，中期伤气，出现气阴两虚，晚期阴损及阳，导致阴阳双亏，痰浊瘀血痹阻脉络变生多种兼证。

二、治疗

（一）西医治疗

主要通过饮食控制，运动，降低体重并联合降糖药物降低血糖，将血糖控制在正常范围。

（二）辨证论治

中医药在改善症状、防治并发症等方面均有较好的疗效。

1. 肺热津伤证

主症：烦渴多饮，口干舌燥，尿频量多，舌边尖红，苔薄黄，脉洪或滑数。

治疗：清热润肺，生津止渴。二冬汤加减。方中重用人参益气生津，天冬、麦冬、天花粉、黄芩、知母清热生津止渴。

加减：①加黄连清热降火。②加生地黄、葛根、藕汁等养阴增液。

2. 胃热炽盛证

主症：多食易饥，口渴，尿多，形体消瘦，大便干燥，舌红，苔黄，脉滑实有力。

治疗：清胃泻火，养阴增液。玉女煎加减。

方中以生石膏、知母清肺胃之热，生地黄、麦冬滋肺胃之阴，川牛膝活血化瘀，引热下行。

加减：①可加黄连、栀子清热泻火。②大便秘结不行，可用增液承气汤润燥通腑。

3. 肾阴亏虚

主症：尿频量多，混浊如脂膏，或尿甜，腰膝酸软，乏力，头晕耳鸣，口干唇燥，皮肤干燥、瘙痒，舌红少苔，脉细数。

治疗：滋阴补肾，润燥止渴。六味地黄丸加减。

方中熟地黄滋肾填精，为主药；辅以山药补脾固精，山萸肉养肝涩精，称为三补。又用泽泻清泻肾火，并防熟地黄之滋腻；茯苓淡渗脾湿，以助山药之健运，丹皮清泄肝火，并制山萸肉之温，共为经使药，谓之三泻。六药合用，补中有泻，寓泻于补，相辅相成，补大于泻，共奏滋补肝肾之效。

加减：①阴虚火旺而烦躁，五心烦热，盗汗，失眠者，可加知母、黄柏滋阴泻火。②尿量多而混浊者，加益智仁、桑螵蛸、五味子等益肾缩泉。③气阴两虚而伴困倦，气短乏力，舌质淡红者，可加党参、黄芪、黄精补益正气。

4. 阴阳两虚

症状：小便频数，混浊如膏，甚至饮一溲一，面容憔悴，耳轮干枯，腰膝酸软，四肢欠温，畏寒肢冷，阳痿或月经不调，舌淡苔白而干，脉沉细无力。

治疗：温阳滋阴，补肾固摄。金匮肾气丸加减。

方中以六味地黄丸滋阴补肾，并用附子、肉桂以温补肾阳。本方以温阳药和滋阴药并用，正如《景岳全书·新方八略》所说："善补阳者，必于阴中求阳，则阳得阴助，而生化无穷；善补阴者，必于阳中求阴，则阴得阳长，而泉源不竭。"

三、临证经验

消渴病久多伴有瘀血病变，故对于上述各种证型，尤其是对于舌质紫黯，或有瘀点瘀斑，脉涩或结或代，及兼见其他血瘀证候者，均可于辨证方药中酌加活血化瘀的方药，如丹参、川芎、郁金、红花、山楂等。

据研究丹参、地黄、葛根、苦参、黄连、石斛有良好降糖作用，可辨证应用。

（崔东来、姚希贤）

第四十三节　耳鸣、耳聋

耳鸣是指患者自觉耳内鸣响，如闻蝉声，或如潮声。耳聋是指不同程度的听觉减退，甚至消失。耳鸣可伴有耳聋，耳聋亦可由耳鸣发展而来。二者临床表现和伴发症状虽有不同，但在病因病机上却有许多相似之处，均与肝胆、肾有密切的关系。

一、病因病机

1. 耳鸣、耳聋与肝胆

肝位于右胁下，与胆相表里。肝的主要生理功能为主疏泄、藏血，在体合筋，其华在爪，开窍于目，在液为泪，在志为怒，通于春之气。胆附于肝，主贮藏排泄胆汁，以助消化。肝胆互为表里，生理功能密切相关，在病理上相互影响。肝胆与人的精神情志活动关系密切，情志抑郁，所欲不遂，极易影响肝胆生理功能。外邪侵袭、饮食不节及久病累及，亦可致肝胆发生病理变化。肝之为病，有虚实之别。实证多见气郁、火盛，或寒邪、湿热等侵袭；虚证多以阴血亏虚为主。胆之病证，多为火旺之证。

耳鸣、耳聋是肝胆为病临床常见症状，可见于病机发病与肝胆相关之胁痛、胆胀、黄疸、积聚、鼓胀、瘿病等病证。临床常见兼夹症状有胸胁、少腹胀痛窜痛、烦躁易怒、头晕胀痛、肢体震颤、手足抽搐、口苦发黄、惊恐失眠等。

2. 耳鸣、耳聋与肾

肾左右各一，位于腰部，与膀胱互为表里。肾藏精，主生殖，为先天之本，又主水，并有纳气功能。肾在体合骨，主骨生髓，其华在发，开窍于耳及二阴，在液为唾，在志为恐，通于冬气。肾藏元阴元阳，为人体生长发育之根，脏腑功能活动之本，若禀赋不足，久病体虚，一有耗伤，则诸脏皆病，故肾病多虚证。

耳鸣、耳聋为肾系病证常见症状，可发生于病机发病与肾相关的眩晕、水肿、阳痿、遗精等病证，另可兼见腰膝酸软而痛、发白早脱、齿牙动摇、阳痿遗精、精少不育、经少经闭、水肿、二便异常等。

二、治疗

耳鸣耳聋为一症状，本症治疗首先应明确病因，对器质性病变者，应据病情决定是否手术治疗。对非手术治疗者，应据中、西医各自疗效决定采取中、西医或以何者为主进行中西医配合治疗。予认为中医学对本症具有较为良好疗效。

（一）辨证论治

1. 风邪外袭

主症：猝然耳鸣、耳聋，头痛恶风鼻塞或有发热，骨节酸痛，或耳内作痒。舌质红，苔薄白，脉浮。多起于热性传染病之后，如流行性感冒、麻疹、流行性腮腺炎、风疹及带状疱疹等。

治法：疏风宣肺，解表通窍。三拗汤加减。

方中麻黄宣肺平喘，不用桂枝辛温发表，恐发散之力太过。杏仁宣降肺气，陈皮、甘草化痰和胃，五味子酸能敛肺，性温而润，可敛肺气而止咳。

加减：①夏月，减麻黄。②风热者，加荆芥、防风、菊花、羌活疏风解表，加银花、连翘、大青叶清热解毒。

2. 肝胆火盛

主症：猝然耳鸣、耳聋，头痛面赤，口苦咽干，心烦易怒，或夜寐不安，大便秘结，舌红苔黄腻，脉弦数有力。

治疗：清肝泄热。龙胆泻肝汤加减。

方中龙胆草大苦大寒，既能清利肝胆实火，又能清利肝经湿热，故为君药。黄芩、栀子苦寒泻火，燥湿清热，共为臣药。泽泻、木通、车前子渗湿泄热，导热下行，实火损伤阴血，当归、生地黄养血滋阴，邪去而不伤阴血，共为佐药。柴胡舒畅肝经之气，引诸药归肝经，甘草调和诸药，共为佐使药。泻中有补，利中有滋，降中寓升，祛邪不伤正，泻火不伤胃。

加减：①肝胆实火热盛者，去木通、车前子，加黄连泻火。②若湿盛热轻者，去黄芩、生地黄，加滑石、薏苡仁以增强利湿之功。③阴囊囊肿，红热甚者，加连翘、黄芩、大黄以泻火解毒。

3. 痰湿中阻

主症：两耳蝉鸣，有时闭塞如聋，眩晕，头重如蒙，或伴视物旋转，胸膈痞闷恶心，呕吐痰涎，食少多寐，舌苔白腻，脉濡滑。

治疗：化痰祛湿，健脾和胃。半夏白术天麻汤加减。

方中半夏降逆化痰；天麻息风止晕；白术、茯苓、生姜、大枣、橘红健脾祛湿。本方风痰并治，标本兼顾，但以化痰息风治标为主，健脾祛湿治本为辅。

加减：①若呕吐频作者，加胆南星、天竺黄、竹茹、旋覆花。②若脘闷纳呆者，加砂仁、白豆蔻、佩兰。③若耳鸣重听者，加郁金、石菖蒲、磁石。④若头痛头胀，心烦口苦，渴不欲饮者，宜用黄连温胆汤。

4. 肝阳上亢

主症：眩晕，耳鸣，头目胀痛，急躁易怒，口苦，失眠多梦，遇烦劳郁怒而加重，甚则仆倒，颜面潮红，肢麻震颤，舌红苔黄，脉弦或数。

治疗：平肝潜阳，清火息风。天麻钩藤饮加减。

方中天麻、钩藤、石决明均有平肝息风之效，用以为君。山栀、黄芩清热泻火，使肝经不致偏亢，是为臣药。益母草活血利水，牛膝引血下行，配合杜仲、桑寄生能补益肝肾，首乌藤、朱茯神安神定志，俱为佐使药。本方平肝息风为主，配合清热活血，补益肝肾。

加减：①若口苦目赤，烦躁易怒者，加龙胆草、川楝子、夏枯草。②若目涩耳鸣，腰酸膝软者，加枸杞子、生地黄、玄参。③若目赤便秘者，加大黄、芒硝或佐用当归龙荟丸。④若眩晕剧烈，兼见手足麻木或震颤者，加磁石、珍珠母、羚羊角粉等。

5. 瘀血阻窍

主症：耳鸣耳聋如塞，眩晕，头痛，且痛有定处，兼见健忘，失眠，心悸，精神不振，面唇紫黯，舌黯有瘀斑，多伴见舌下脉络迂曲增粗，脉涩或细涩。

治疗：祛瘀生新，活血通窍。通窍活血汤加减。

方中麝香为君，芳香走窜，通行十二经，开通诸窍，和血通络；桃仁、红花、赤芍、川芎为臣，活血消瘀，推陈致新；姜、枣为佐，调和营卫，通利血脉；老葱为使，通阳入络。诸药合用，共奏活血通窍之功。

加减：①若兼见神疲乏力，少气自汗等症，加入黄芪、党参。②若兼心烦面赤，舌红苔黄者，加栀子、连翘、薄荷、菊花。③若兼畏寒肢冷，感寒加重者，加附子、桂枝。④若头颈部不能转动者，加威灵仙、葛根、豨莶草等。

6. 气血亏虚

主症：耳鸣，久则耳聋，眩晕动则加剧，劳累即发，面色㿠白，神疲自汗，倦怠懒言，唇甲不华，发色不泽，心悸少寐，纳少便溏，舌淡苔薄白，脉细弱。

治疗：补益气血，调养心脾。归脾汤加减。

方中以参、芪、术、草大队甘温之品补脾益气以生血，使气旺而血生；当归、龙眼肉甘温补血养心；茯苓（多用茯神）、酸枣仁、远志宁心安神；木香辛香而散，理气醒脾，与大量益气健脾药配伍，复中焦运化之功，又能防大量益气补血药滋腻碍胃，使补而不滞，滋而不腻；用法中姜、枣调和脾胃，以资化源。全方共奏益气补血，健脾养心之功，为治疗思虑过度，劳伤心脾，气血两虚之良方。

加减：①若气短乏力，神疲便溏者，可合用补中益气汤。②若自汗时出，易于感冒，当重用黄芪，加防风、浮小麦。③若脾虚湿盛，腹胀纳呆者，加薏苡仁、扁豆、泽泻等。若兼见形寒肢冷，腹中隐痛，可加肉桂、干姜。④若血虚较甚，面色白，唇舌色淡者，可加熟地黄、阿胶。⑤兼见心悸怔忡，少寐健忘者，可酌加柏子仁、酸枣仁、首乌藤及龙骨、牡蛎。

7. 肾精不足

主症：眩晕日久不愈，精神萎靡，腰酸膝软，少寐多梦，健忘，两目干涩，视力减退，或遗精滑泄，耳鸣齿摇，或颧红咽干，五心烦热，舌红少苔，脉细数，或面色白，形寒肢冷，舌淡嫩，苔白，脉沉细无力，尺脉尤甚。

治疗：滋养肝肾，填精益髓。耳聋左慈丸（六味地黄丸加磁石、石菖蒲、五味子）加减。

方中磁石平肝潜阳，石菖蒲开窍醒神，五味子助熟地黄滋阴益肾；山茱萸、山药补肝肾；竹叶、柴胡平肝疏肝；茯苓健脾渗湿，制山药之壅滞；牡丹皮清泄肝火，防山茱萸之温过；泽泻清通浊，防熟地黄之滋腻。诸药共奏滋肾平肝之功。

加减：①若见五心烦热，潮热颧红者，可加鳖甲、知母、黄柏、丹皮等。②若肾失封藏固摄，遗精滑泄者，可加芡实、莲须、桑螵蛸、紫石英等。③若兼失眠，多梦，健忘者，加阿胶、鸡子黄、酸枣仁、柏子仁等。④若阴损及阳，见四肢不温，形寒怕冷，精神萎靡者，加巴戟天、仙灵脾、肉桂，或予右归丸。⑤若兼见下肢浮肿，尿少等症，可加桂枝、茯苓、泽泻等。⑥若兼见便溏，腹胀少食，可酌加白术、茯苓、薏苡仁等。

三、案例

患者刘某，男，69岁，于2019年4月5日初诊。

因突发左耳聋3天初诊。病前经常头晕、耳鸣伴腰痛，手足心热，曾去耳鼻喉科就诊，经听力测试等检查诊为老年性耳聋，试行静滴激素、ATP等药物治疗2天不效来诊，有口干、口苦，舌红，薄黄苔，脉细数，诊为肾阴虚内热。

给予六味地黄汤合耳聋左慈丸加减。

生地黄25g、盐知母8g、盐黄柏8g、山萸肉12g、云苓8g、丹皮9g、石菖蒲8g、磁石20g、五味子8g、葛根18g、炒白术12g、枳壳9g、甘草3g，3剂。

2019年4月9日二诊：服药2剂后耳聋好转，又服1剂后听力恢复，舌稍红，苔薄黄稍腻。

上方去生地黄、知母、黄柏，加黄连8g、升麻5g，6剂病愈。

四、临证经验

耳鸣耳聋证病因较多，对猝然发生、急性者以外感风邪、肝胆火盛、肝郁化火证常见；慢性者肾虚、痰湿中阻、瘀血阻窍为多。

辨证治疗本症应注意：①风寒、风热用药中，分别用桂枝、生姜；除桑叶、菊花、薄荷外，均加石菖蒲开窍。②肝胆火盛"实火"者，清热解毒药中常用黄连、黄芩或（与）柴胡、栀子；胃火炽盛，牙痛、牙龈红肿、牙龈出血，口干、口臭，舌红、苔黄，脉大而数证可用生石膏。③肝郁、脾（胃）湿浊遏阻化火等郁（虚）火的治疗，不宜单用黄连、栀子，尤其生石膏、大青叶等寒凉降火药，而应在应用上述适量寒凉药基础上，使用大剂疏散药（或与桂枝、干姜等温热药），常予柴胡、升麻升散火邪；防风疏散脾火；藿香助防风疏散脾经伏火并能振奋脾胃功能，此即"火郁发之"之法，可收良效。④耳鸣、耳聋经久不愈慢性患者，肾虚、痰湿中阻兼气滞血瘀者多见。应治以耳聋左慈丸、半夏厚朴汤加减，应用石菖蒲、磁石开窍，聪耳明目，镇肝潜阳，丹参、丹皮、川芎活血化瘀，葛根升阳，入微循环扩张血管，近年来用之治疗突发性耳鸣有良好疗效。

（孙玉凤、姚希贤）

第四十四节　昏迷

昏迷是以神志不清为特征的一种病证，为多种疾病发展到一定阶段所出现的危重证候，包括中医学的"不省人事""神昏""昏厥"以及"昏蒙"等。昏迷的发生，提示患者疾病发展至严重阶段而出现的一种危急情况，即脑皮质功能发生了严重障碍。其主要表现为意识丧失，对外界的刺激的反应迟钝或丧失。昏迷可以由多种疾病造成，其病因则因疾病不同而异。

医学上将昏迷程度分为4大类。

1. 轻度昏迷

患者的意识及随意运动丧失，可偶有不自主的自发动作。对外界事物、声、光刺激无反应，可偶有不自主的自发动作及眼球转动。对于强烈刺激，如掐大腿内侧或压迫眶上孔可出现痛苦表情，用针划足底可有防御反射性屈曲或躲避运动，但不能回答问题和执行简单的命令，各种反射及生命体征无明显改变。轻度昏迷时患者的各种反射（如吞咽反射、咳嗽反射、角膜反射及瞳孔反射等）都存在，同时呼吸、脉搏、血压大多正常。部分患者有大小便潴留或失禁。

2. 中度昏迷

患者对各种刺激均无反应，眼球无转动，各种反射减弱（这是与轻度昏迷的主要区别），有大小便潴留或失禁。呼吸、脉搏、血压可有改变，并可出现病理反射。

3. 重度昏迷

患者肌肉松弛，无任何自主动作，可有去大脑强直现象，对外界一切刺激均无反应。各种浅深反射和病理反射消失。生命体征不稳定，大小便失禁。

4. 过度昏迷

患者在深昏迷的基础上出现体温低而不稳定，脑干反射功能丧失，瞳孔散大固定，自主呼吸功能丧失，需要以人工呼吸器维持，血压亦需用升压药维持，脑电图呈电静息，脑干诱发电位消失。过度昏迷是"脑死亡"的临床表现。

一、病因病机

引起昏迷的原因很多，常见者有以下5类。①急性感染性疾病：流行性乙型脑炎、流行性出血热、败血症、伤寒、中毒性痢疾、感染中毒性脑病等。②代谢内分泌性疾病：肝性脑病、尿毒症、垂体性昏迷、甲状腺危象、黏液性水肿昏迷、糖尿病昏迷、低血糖昏迷等。③水、电平衡紊乱：低钠血症、低氯性碱中毒、高氯性酸中毒。④理化因子性疾病：工业毒物中毒、农药中毒、药物中毒、动植物类中毒以及日射病、热射病中暑、触电等。⑤颅内病变：颅内感染、脑出血、脑梗死、脑肿瘤、脑脓肿以及脑震荡、血肿、颅内压增高、脑疝等。

中医学认为昏迷属于心、脑病症。心藏神，主神明。精神、意识、思维活动均与心有关；脑为神之府，为清窍所在，主精神思维活动。故凡病邪蒙蔽神明、上扰清窍以及阴虚阳脱，心神耗丧均可引起昏迷。

1. 外邪侵袭

外感六淫之邪，入里化热，热结胃肠，上扰神明，或热入营血，内陷心包，从而出现神识迷蒙、昏迷。六淫之邪，以暑邪为多。暑为阳邪，内侵人体，传入心包，扰动心神，且暑多夹湿，湿阻气机，合而为病。

2. 饮食不节

嗜酒过度，或恣食肥甘厚味，损伤脾胃，脾失健运，聚湿成痰，痰湿上蒙清窍；或痰湿郁而化热，痰热蒙蔽清窍，致神识昏迷。

3. 久病失治

积聚、鼓胀、黄疸等病失治或误治，湿热邪毒炽盛，邪毒熏蒸，内陷心包，引动肝风出现神识昏迷、抽搐等。

4. 阴阳两竭

素体气阴不足，又攻逐太过，亡阴亡阳；或暴然呕血、便血，气随血脱；或邪盛正虚，正不胜邪，阳气外脱，均可致神明失用。

总之，本病的病位在脑，与心、肝、脾密切相关，基本病机是湿浊、痰热、毒火蒙蔽清窍，或气阴两脱，神明失用。

二、诊断

昏迷的病因诊断见有关疾病章节，现将有关疾病昏迷的一些临床表现特征总结如下。

1. 皮肤

①皮肤湿润，见于低血糖、吗啡类药物中毒、心肌梗死与热射病。②皮肤苍白，见于尿毒症、低血糖。③皮肤潮红，见于脑出血、颠茄类中毒、酒精类中毒。④口唇樱红色，见于一氧化碳中毒。⑤发绀及静脉充盈，见于心肺功能不全缺氧。⑥皮肤见瘀血斑点，见于流行性脑脊髓膜炎等急性传染病、血液病。⑦黄疸，提示为肝性昏迷，可以有肝臭（鱼腥味）。

2. 呼吸

①Kussmaul 呼吸，见于代谢性酸中毒。②鼾声呼吸伴一侧面肌瘫痪者，见于脑出血。③呼吸缓慢，见于颅内压增高。④呼吸过慢且伴有叹息样呼吸，见于吗啡类药物中毒。⑤呼吸带有氨味，见于尿毒症；带有烂苹果味，见于糖尿病酮症；大蒜味，提示有机磷农

药中毒；肝臭见于肝昏迷。

3. 脉搏

①脉缓而洪大，见于脑出血、酒精中毒。②脉缓而小，见于吗啡类中毒。

4. 眼征

①双侧瞳孔散大，见于多种药物或食物中毒（如颠茄类、可待因、氰化物、肉毒杆菌中毒等）。②双侧瞳孔缩小，见于氯丙嗪、吗啡类药物、有机磷、水合氯醛等中毒与尿毒症。③两侧瞳孔大小不等或忽大忽小，可能是脑疝的早期征象。④一侧瞳孔散大，对光反应消失，见于蛛网膜下腔出血。

5. 颈强直

为各种脑膜炎和蛛网膜下腔出血常见表现。

6. 神经征

①偏瘫，提示颅内有神经系病变。②双侧 Babinski 征阳性，见于脑出血、颅脑感染、损伤、低血糖状态、中毒性昏迷。③肌肉抽搐，见于尿毒症、肺性脑病。

进一步做脑脊液、血糖、肌酐、血尿素氮、血钠、血氯以及血气分析、CT 等检查有助于昏迷的病因诊断。

三、治疗

（一）西医治疗

昏迷提示病情危重，须尽快现场急救。

1. 保持呼吸道通畅。可据病情开放气道，行气管插管或气管切开术，注意及时清理气道异物。

2. 支持疗法。供氧，建立静脉通道，维持血压、营养及水电平衡。

3. 病因治疗。根据导致昏迷的原发疾病及原因采取有针对性的治疗措施，如针对感染采用抗生素治疗，针对低血糖昏迷及时静注葡萄糖等措施。

对昏迷证首当辨别闭证与脱证。闭证属实，以牙关紧闭、两手握固、面赤气粗、痰鸣为特征；脱证属虚，以肢冷、汗出、目合、鼾声、手撒遗尿为特征。闭证治疗以开闭通窍为主，脱证治疗则以回阳固脱、救阴敛阳为要。

（二）辨证论治

1. 闭证

（1）痰热闭窍证

主症：发热面赤，烦躁谵语，渐至昏迷，呼吸气促，或腹部胀大，黄疸，小便短赤，大便秘结，舌红苔黄腻，脉滑数。

治疗：清热化痰，开窍醒神。安宫牛黄丸合黄连温胆汤加减。

安宫牛黄丸清热解毒、镇惊开窍，用于热病、邪入心包、高热惊厥、神昏谵语；西医学之中风昏迷及脑炎、脑膜炎、中毒性脑病、脑出血、败血症见上述证候者；专为热闭神昏所设，寒闭神昏不宜使用。黄连温胆汤清热燥湿、理气化痰、和胃利胆，适于伤暑汗出，身不大热，烦闭神昏欲呕，舌黄腻者。方中半夏降逆和胃，燥湿化痰；枳实行气消痰；竹茹清热化痰，止呕除烦；陈皮理气燥湿化痰；茯苓健脾渗湿消痰；黄连清热燥湿，泻火解毒；甘草、生姜、大枣益脾和胃，以绝生痰之源。制方精当，药专力宏，若病机与痰、浊、湿、热相关，拘其法而不泥其方，随症加减，可获良效。

加减：①可配合使用清开灵或醒脑静注射液。②若四肢抽搐，可改紫雪丹以凉肝息风。③大便不通者，加大黄、芒硝泻下通腑。④吐血、衄血者，加栀子炭、大黄炭、三七凉血止血。⑤有黄疸者，加茵陈、虎杖利湿退黄。⑥肝风内扰抽搐者，加钩藤、全蝎、地龙息风止痉。

（2）热毒炽盛证

主症：壮热烦躁，神昏谵语，四肢抽搐，身目发黄，其色如金，胁腹疼痛，恶心呕吐，吐血衄血，口干渴，小便深黄，舌红绛，苔黄燥，脉弦数。

治疗：清热解毒，凉血开窍。犀角地黄汤（犀角水牛角代替）加减。

本证多由热毒炽盛于血分所致，治疗以清热解毒、凉血散瘀为主。方中犀角（用代用品）苦咸、寒，可凉血清心解毒，为君药。生地黄甘苦、寒，可凉血滋阴生津，一助犀角（用代替品）清热凉血止血，一助恢复已失之阴血。赤芍、丹皮清热凉血、活血散瘀，故为佐药。

加减：①若四肢抽搐者，加羚羊角、钩藤、石决明或紫雪丹息风止痉。②黄疸甚者，合茵陈蒿汤清热利湿退黄。③若神志昏迷较甚者，可加郁金、菖蒲。④出血严重者，加大蓟、栀子炭、血余炭。⑤若痰涎壅盛，可加竹沥、瓜蒌、胆南星。⑥若邪热偏盛而身热较重者，选用安宫牛黄丸。⑦若热动肝风而痉厥抽搐者，可改用紫雪丹。⑧若痰浊偏盛而昏迷较重者，可改用至宝丹。

（3）痰蒙神窍证

主症：神志恍惚，谵语，烦躁不安，撮空理线，表情淡漠，嗜睡，昏迷，或肢体瞤动，抽搐，咳逆，喘促，咳痰不爽，苔白腻或淡黄腻，舌质黯红或淡紫，脉细滑数。

治疗：涤痰开窍，息风止痉。涤痰汤加减，另服安宫牛黄丸或至宝丹。

方中人参、茯苓、甘草补心益脾而泻火；陈皮、南星、半夏利热燥而祛痰；竹茹清燥开郁；枳实破痰利膈；菖蒲开窍通心。诸药配合，使痰消火降。如舌苔白腻而有寒象者，以制南星易胆南星，开窍可用苏合香丸。

加减：①若痰热内盛，身热，烦躁，谵语，神昏，舌红苔黄者，加黄芩、桑白皮、葶苈子、天竺黄、竹沥。②热结大肠，腑气不通者，加大黄、玄明粉，或用凉膈散或增液承气汤。③若痰热引动肝风而有抽搐者，加钩藤、全蝎、羚羊角粉。④唇甲发绀，瘀血明显者，加红花、桃仁、水蛭。⑤如热伤血络，见皮肤黏膜出血，咯血、便血色鲜红者，配清热凉血止血药，如水牛角、生地黄、丹皮、紫珠草、生大黄等。⑥如血色晦暗，肢冷，舌淡胖，脉沉微者，配温经摄血药，如炮姜、侧柏炭、童便或黄土汤。

（4）热闭心包证

主症：咳嗽气促，痰声漉漉，烦躁，神昏谵语，高热不退，甚则四肢厥冷，舌红绛，苔黄而干，脉细滑数。

治疗：清热解毒，化痰开窍。清营汤（犀角用水牛角代替）加减。

方中水牛角清解营分之热毒，故为君药。生地黄凉血滋阴，麦冬清热养阴生津，玄参滋阴降火解毒，三药共用，既清热养阴，又助清营凉血解毒，共为臣药。温邪初入营分，故用银花、连翘、竹叶清热解毒、营分之邪外达，此即"透热转气"的应用；黄连清心解毒，丹参清热凉血、活血散瘀；以上五味药为佐药。

加减：①若寸脉大，舌干较甚者，可去黄连，以免苦燥伤阴。②若热陷心包而窍闭神昏者，可与安宫牛黄丸或至宝丹合用以清心开窍。③若营热动风而见痉厥抽搐者，可配用紫雪丹，或酌加羚羊角、钩藤、地龙以息风止痉。④若兼热痰，可加竹沥、天竺黄、川贝母之属，清热涤痰。⑤营热多系由气分传入，如气分热邪犹盛，可重用银花、连翘、黄连，或加石膏、知母，及大青叶、板蓝根、贯众之属，增强清热解毒之力。

2. 脱证

（1）阳气虚衰证

主症：昏睡或昏迷，呼之不应，面色苍白，口唇青紫，四肢厥冷，呼吸微弱，大汗淋漓，身目发黄，腹胀，少尿或无尿，大便失禁，舌黯淡，苔白滑润，脉微欲绝。

治疗：益气回阳，救逆固脱。参附龙牡汤加减。

方中附子大辛大热，回阳救逆，人参甘温，大补元气，以固后天之本。参附合用补气回阳，阳气（元阳）是五脏六腑功能活动之动力。龙骨、牡蛎重镇，固摄阳气，以防虚阳浮动，摄气归原，阴阳相互依附，故用酸甘之白芍、甘草护阴潜阳。

加减：①气虚者，加黄芪。②肾虚者，加补骨脂、山茱萸、山药、桑螵蛸。③若口干欲饮，舌红少津，属气阴两竭者可用生脉饮。

（2）气随血脱证

主症：吐血倾盆盈碗，大便溏黑甚则紫黯，面色苍白，大汗淋漓，四肢厥冷，眩晕心悸，烦躁口干，神志恍惚，昏迷，舌淡红，脉细数无力或脉微细。

治疗：益气摄血，回阳固脱。独参汤或四味回阳饮加减。

本方重用人参以回阳救逆、益气固脱；附子以上行头项，彻肌表，以温经散寒；干姜以内温脏腑；甘草用炙者，以外温荣卫，内补中焦。诸药合用，以救元阳虚脱，危在顷刻者。

加减：①可加肉桂、山萸肉、龙骨、牡蛎温助心阳，敛汗固脱。②加玉竹配炙甘草养阴益气。③若阴竭亡阳，合生脉散。④可选用丹参滴丸，每次10~15粒，每日3次；或用参附注射液100mL配5%葡萄糖注射液250mL，静脉滴注。

（3）阴竭阳脱证

主症：高热骤降，大汗肢冷，颜面苍白，呼吸急迫，四肢厥冷，唇甲青紫，神志恍惚，舌淡青紫，脉微欲绝。

治疗：益气养阴，回阳固脱。生脉散合四逆汤加减。

生脉散中人参甘温，益气生津以补肺；麦冬甘寒，养阴清热，润肺生津；人参、麦冬合用，则益气养阴之功益彰，五味子酸温，敛肺止汗，生津止渴。三药合用，一补一清一敛，共奏益气养阴，生津止渴，敛阴止渴之效。四逆汤用附子温肾壮阳，祛寒救逆；干姜温中散寒、助阳通脉；干姜与附子，两者相须为用，助阳散寒之力尤大。炙甘草补脾胃而调诸药，且可缓姜、附燥烈辛散之性，使其破阴复阳，而无耗散之虞。药味虽少，配伍精当，功专效宏，能救人于顷刻之间，速达回阳之效，使阳复厥回。

加减：①阴竭者，方用生脉散加味，药用西洋参、麦冬、五味子、山茱萸、煅龙骨、煅牡蛎浓煎频服，或用生脉注射液或参麦注射液 40mL 配入 200mL 0.9%氯化钠注射液中，静脉滴注，每日 1 次。②阳脱者，方用参附汤加味，药用人参、附子、麦冬、五味子、煅龙骨、煅牡蛎，浓煎频服，或用参附注射液 50mL 配入 500mL 0.9%氯化钠注射液中，静脉滴注，每日 2~3 次。

（三）中成药治疗

1. 醒脑静注射液

功效：清热解毒，醒脑开窍。用于营分热盛，内扰心神证。用法为静脉滴注，每次 20mL 醒脑静注射液配入 5%~10%葡萄糖注射液 250mL，每日 1~2 次。

2. 清开灵注射液

功效：清热解毒开窍。用于营分热盛，内扰心神证。用法为静脉滴注，每次 40mL 清开灵注射液配入 5%~10%葡萄糖注射液 250mL，每日 1 次。

3. 参麦注射液

功效：益气固脱，养阴生津。用于治疗气阴两虚型休克。用法为每次 10~60mL 参麦注射液配入 5%葡萄糖注射液 250~500mL 中静脉滴注。血压正常后停用。

4. 参附注射液

功效：益气回阳固脱。适用于各型休克。用法为参附注射液 50~100mL 配入 5%葡萄糖氯化钠注射液 500mL 中静脉滴注。血压正常后可停用。

四、临证经验

昏迷一旦发生，无论是何原因，都提示病情危重，患者必须尽快得到有效的现场急救。在确保生命体征平稳的基础上，据不同病因疾病需要配合中医药辨证治疗。

（孙玉凤）

第四十五节　痉证

痉证，又称"痉"，以四肢抽搐、颈项强直、角弓反张甚至口噤为主症。本证有刚痉、柔痉之分，表实无汗为刚痉，表虚有汗为柔痉。本证可伴发于高热、昏迷等病症过程中，可见于西医学中的流行性脑膜炎、流行性乙型脑炎、癫痫、破伤风以及各种原因引起的高热或无热惊厥。

一、病因病机

痉证的发生主因外邪壅络、热盛津伤、痰瘀壅滞、阴血亏虚等，导致气血运行不利；或热盛动风，消灼津液；或痰瘀内生，滞塞筋脉；或气血亏虚，阴津不足，进而筋脉失于濡养，筋脉拘急，发为痉证。

痉证的主要病机概而论之，有风（寒、湿）、热、痰、瘀、虚五端，在一定条件下相互影响，引起阴阳失调，阳动阴不濡，从而导致筋脉失养而发痉。风、寒、湿邪侵袭，壅滞经脉，气血运行不利，筋脉拘急则发为痉证。外感热邪，或寒、湿之邪郁而化热，消灼阴津，引动肝风，甚则内结阳明，窜犯心营，闭塞筋脉，可致高热发痉。此外，痰瘀阻滞筋脉，导致筋脉失养而发痉。气血津液亏虚，阴不制阳，也可导致筋脉失于濡养而发痉。

本病的病变部位在筋脉，由肝所主，如《景岳全书·痉证》云："痉之为病……其病在筋脉，筋脉拘急，所以反张。"除此之外，痉证尚涉及心、脾、胃、肾等多个脏腑。如肝经热盛，风阳妄动；或热陷心包，逆乱神明；或脾失健运，痰浊阻滞；或胃热腑实，阴津耗伤；或肾精不足，阴血亏虚等，均与痉证的发生相关。

本病的病机演变常见于虚实之间。外感风（寒、湿）、热致痉者以邪实为主；内伤久病、失治误治，导致气血津液不足而致痉者以正虚为主。邪气往往伤正，常呈虚实夹杂；若痰瘀阻滞经脉，则多为正虚邪实，虚实夹杂证。

此外，痉证若久治不当，可出现肢体不利、半身不遂等偏瘫症状，或出现头痛、痴呆、痫证等后遗症；严重者可危及生命。

二、治疗

（一）辨证论治

首先应根据痉证特征，确定外感致痉，还是内伤成痉。对内伤致痉应辨明虚实，痰浊内阻、瘀血致痉者多属实证，气血亏虚而致者则为虚证，亦有本虚标实者。本病治疗以养血舒筋、豁痰开窍、活血化瘀、清心泄热、息风镇痉为法。因外感而致者当疏风透邪散寒治之。

1. 邪壅经络证

主症：头痛，项背强直，恶寒发热，无汗或汗出，肢体酸重，甚至口噤不能语，四肢抽搐，舌苔薄白或白腻，脉浮紧。

治疗：祛风散寒，燥湿和营。羌活胜湿汤加减。

方中羌活、独活解表祛风散寒，防风胜湿解痉，加藁本助羌、独活祛风燥湿作用。川芎祛风活血，蔓荆子清头面部风邪，甘草调和诸药。

加减：①若寒邪较重，项背强急，肢痛拘挛，苔薄白，脉浮紧，病属"刚痉"，以葛根汤为主治之。②若风邪偏盛，项背强急，发热不恶寒，汗出头痛，苔薄白，脉沉细，病属"柔痉"，以瓜蒌桂枝汤为主治之。③若湿热偏盛，筋脉拘急，胸脘痞闷，身热，渴不欲饮，小便短赤，苔黄腻，脉滑数，用三仁汤加地龙、丝瓜络、威灵仙治之。

2. 肝经热盛证

主症：高热头痛，口噤齿，手足躁动，甚则项背强急，四肢抽搐，角弓反张；舌质红绛，舌苔薄黄或少苔，脉弦细而数。

治疗：清肝潜阳，息风镇痉。羚角钩藤汤（羚羊角、钩藤、桑叶、菊花、川贝母、竹茹、茯神、白芍、生地黄、甘草）加减。

方中羚羊角凉肝息风；钩藤清热平肝，息风解痉；桑叶、菊花辛凉疏泄，清热平肝息风，生地黄、白芍酸甘化阴，滋阴增液，柔肝舒筋；川贝母、竹茹清热化痰；茯神平肝、宁心安神；生甘草调和诸药。

加减：①若口苦、苔黄者，加龙胆草、栀子、黄芩。②若口干、口渴甚者，加生石膏、天花粉、麦冬。③若痉证反复发作者，加全蝎、蜈蚣、僵蚕、蝉衣。④若神昏痉厥者，可用安宫牛黄丸、至宝丹或紫雪丹。

3. 阳明热盛证

主症：壮热汗出，项背强急，手足挛急，甚则角弓反张，腹满便结，口渴喜冷饮，舌质红，苔黄燥，脉弦数。

治疗：清泄胃热，增液止痉。白虎汤合增液承气汤加减。

白虎汤方中生石膏清热泻火、止渴除烦；知母配石膏加强清热生津作用；粳米、甘草和胃护津，共奏清阳明热、生津止渴作用。后方用玄参、麦冬、生地黄滋阴润肠通便，配大黄、玄明粉泄热通便。

加减：①若热邪伤津而无腑实证者，可用白虎加人参汤。②若抽搐甚者，加天麻、地龙、全蝎、菊花、钩藤。③热甚心烦者，加淡竹叶、栀子、黄芩。④热入营血，斑疹显现者，加水牛角、生地黄、牡丹皮。

4. 心营热盛证

主症：高热烦躁，神昏谵语，项背强急，四肢抽搐，甚则角弓反张，舌质红绛，苔黄少津，脉细数。

治疗：清心透营，开窍止痉。清营汤加减。

方中犀角（用代用品）清解营分之热毒，生地黄凉血滋阴，麦冬清热养阴生津，玄参滋阴降火解毒，三药共用，既清热养阴，又助清营凉血解毒；温邪初入营分，故用银花、连翘、竹叶清热解毒，使营分之邪外达；黄连清心解毒，丹参清热凉血、活血散瘀。

加减：①若高热烦躁，加丹皮、栀子、生石膏、知母。②若四肢抽搐、角弓反张，加全蝎、蜈蚣、僵蚕、蝉衣。③若神昏谵语、躁动不安、四肢挛急抽搐、角弓反张，酌情选用安宫牛黄丸、至宝丹或紫雪丹。

按语：本病临证时须辨其营血热毒深浅、轻重，可分别选用化斑汤、清瘟败毒饮、神犀丹化裁。若肢体抽搐无力，面色苍白，四肢厥冷，气短汗出，舌淡，脉细弱，证属亡阳脱证，当予急服独参汤、生脉散。

5. 瘀血内阻证

主症：头痛如刺，痛有定处，形体消瘦，项背强直，四肢抽痛，舌质紫黯，边有瘀斑、瘀点，脉象细涩。

治疗：活血化瘀，通窍止痉。通窍活血汤加减。

方中桃仁、红花、赤芍、川芎活血化瘀；麝香活血，通络开窍；生姜、大枣调和营卫；黄酒、老葱散达升腾，通利血脉，且使活血化瘀之药力上达。

加减：若筋脉拘急，瘀血较重，加郁金、地龙、当归尾、水蛭、鸡血藤等。

6. 痰浊阻滞证

主症：头痛昏蒙，神识呆滞，项背强急，四肢抽搐，胸脘满闷，呕吐痰涎；舌苔白腻，脉滑或弦滑。

治疗：豁痰开窍，息风止痉。涤痰汤加减。

方中人参、茯苓、甘草补心益脾而泻火；陈皮、南星、半夏利气燥湿而祛痰；菖蒲开窍通心，枳实破痰利膈，竹茹清燥开郁，使痰消火降，则经通而舌柔。

加减：①若言语不利，加白芥子、远志。②若痰郁化热，身热、烦躁，舌苔黄腻，脉滑数，加瓜蒌、黄芩、天竺黄、竹茹、青礞石。③若痰浊上壅，蒙闭清窍，突然昏厥抽搐，可急用竹沥加姜汁冲服安宫牛黄丸。

7. 阴血亏虚证

主症：项背强急，四肢麻木，抽搐或筋惕，头目昏眩，自汗，神疲气短，或低热；舌质淡或舌红无苔，脉细数。

治疗：滋阴养血，息风止痉。四物汤合大定风珠加减。

四物汤中当归补血养肝，和血调经，熟地黄滋阴补血，白芍养血柔肝和营，川芎活血行气，畅通气血为四味合用，补而不滞，滋而不腻，养血活血，调和营血。大定风珠方用血肉有情之品鸡子黄上补心，下补肾；阿胶入肝补血，入肾滋阴；麦冬、生地黄、白芍滋阴增液，养血柔肝；生龟甲、生鳖甲、生牡蛎益阴潜阳，平肝息风；麻子仁养阴润燥，五味子收敛欲脱之阴，甘草调和诸药，与白芍配伍，酸甘化阴。诸药合用，峻补真阴，潜阳息风，使阴液得复，筋脉得养，则虚风自息，病症可愈。

加减：①若五心烦热，加白薇、青蒿、黄连、淡竹叶。②若阴虚多汗、时时欲脱，加人参、沙参、麦冬、五味子。③若气虚自汗，加黄芪、浮小麦。④若疾病日久，阴血不足，气虚血滞，瘀血阻络，加黄芪、丹参、川芎、赤芍、鸡血藤，或用补阳还五汤。⑤若虚风内动，肢体拘急挛缩，重用养阴润筋之品，加全蝎、天麻、钩藤。

（二）中成药治疗

安宫牛黄丸

适于病情较重、较急者。每次1丸，每日1次。

三、临证经验

急则治其标、缓则治其本，是痉证治疗的基本原则，注意切勿滥用镇肝息风之品。外感发痉以邪实为主，当祛其邪，常用祛风散寒、清热除湿、豁痰开窍等治法；内伤发痉以本虚为主，当扶正，治疗以滋阴养血、舒筋解痉等为主，临证中还当根据病理转化兼顾其变证。若痉证除项背强直、四肢抽搐、角弓反张外，还兼见恶寒发热、肢体酸重、高热心烦等，乃外感风、寒、湿、热等所致。外感者当先祛其邪，宜祛风、散寒、除湿；若邪热入里，消灼津液，当泄热存阴。若痉证见头晕目眩、神疲乏力、气短自汗等症状，乃气血亏虚所致，病属内伤致痉，常用四物汤或八珍汤以益气养血、柔筋止痉。此外，肝主筋，主风主动，故痉证治疗在辨证用药的基础上，常酌加天麻、钩藤、石决明、代赭石、蜈蚣、全蝎等平肝息风止痉之品，治疗常用止痉散（蜈蚣、全蝎等量为粉剂，每次 2g）。实证可用羚角钩藤汤等平肝息风止痉，虚证可用大定风珠等柔肝息风止痉。还应尽早明确疾病的诊断，积极进行有效的病因治疗。如对各种高热致痉，应积极查找引起高热的原因，并针对原发疾病采取有效的防治措施。流行性乙型脑炎、流行性脑脊髓膜炎等各种急性热病在疾病的发展过程中，均可出现项背强急、四肢抽搐、角弓反张等痉证的表现，此时应充分发挥中西医各自的优势，积极治疗原发病，防止病情恶化。

（孙玉凤）

第四十六节 痿证

痿证，是指肢体筋脉弛缓，手足痿弱无力，可伴有肌肉萎缩，不能随意运动的一类病证。临床以下肢痿弱较为常见，亦称"痿躄"。"痿"是指机体痿弱不用；"躄"是指下肢软弱无力，不能步履之意。西医学中的吉兰-巴雷综合征（Guillain-Barre syndrome，GBS）、重症肌无力、运动神经元疾病、脊髓病变、肌肉病变、周期性瘫痪等均属于本病范畴。

一、病因病机

中医认为痿证的病因有外感与内伤两类。外感多由温热毒邪或湿热浸淫、饮食毒物、跌仆瘀阻所伤；内伤多为饮食或久病劳倦等因素，损及脏腑，引起五脏受损，精津不足，气血亏耗，进而肌肉筋脉失养，发为痿证。本病以虚为本，或虚实错杂。其病变部位在筋脉、肌肉，与肝、肾、肺、脾胃最为密切。

临床虽以肺热津伤、湿热浸淫、脾胃虚弱、肝肾亏损、瘀阻络脉等证型常见，但各种证型之间常相互关联。治疗时要结合标本虚实传变，扶正主要是调养脏腑，补益气血阴阳，祛邪重在清利湿热与温热毒邪。在治疗过程中还要兼顾运行气血，以通利经脉，濡养筋脉。

1. 感受温毒

温热毒邪内侵，或病后余邪未尽，低热不解，或温病高热持续不退，皆令内热燔灼，伤津耗气，肺热叶焦，津伤失布，不能润泽五脏，五体失养而痿弱不用。

2. 湿热浸淫

久处湿地或冒雨涉水，感受外来湿邪，湿热浸淫经脉，营卫运行受阻；或郁遏生热，或痰热内停，蕴湿积热，导致湿热相蒸，浸淫筋脉，气血运行不畅，致筋脉失于滋养而成痿。正如《素问·痿论》所言："有渐于湿，以水为事，若有所留，居处相湿，肌肉濡渍，痹而不仁，发为肉痿。"

3. 饮食毒物所伤

素体脾胃虚弱，或饮食不节，劳倦思虑过度，或久病致虚，中气受损，脾胃受纳、运化、输布水谷精微的功能失常，气血津液生化之源不足，无以濡养五脏，以致筋骨肌肉失养；脾胃虚弱，不能运化水湿，聚湿成痰，痰湿内停，客于经脉；或饮食不节，过食肥甘，嗜酒辛辣，损伤脾胃，运化失职，湿热内生，均可致痿。此外，服用或接触毒性药物，损伤气血经脉，经气运行不利，脉道失畅，亦可致痿。

4. 久病房劳

先天不足，或久病体虚，或房劳太过，伤及肝肾，精损难复；或劳役太过而伤肾，耗损阴精，肾水亏虚，筋脉失于灌溉濡养。

5. 跌仆瘀阻

跌打损伤，瘀血阻络，新血不生，经气运行不利，脑失神明之用，发为痿证；或产后恶露未尽，瘀血流注于腰膝，以致气血瘀阻不畅，脉道不利，四肢失其濡润滋养。

二、治疗

（一）西医治疗

依据原发疾病，按病因给予基础治疗，配合功能训练及康复治疗。

（二）辨证论治

中医中药治疗本病，可获良好疗效。

1. 肺热津伤

主症：发病急，病起发热，或热后突然出现肢体软弱无力，可较快发生肌肉瘦削，皮肤干燥，心烦口渴，咳呛少痰，咽干不利，小便黄赤或热痛，大便干燥，舌质红，苔黄，脉细数。

治疗：清热润燥，养阴生津。清燥救肺汤加减。

方中重用桑叶质轻性寒，轻宣肺燥，透邪外出，为君药。温燥犯肺，温者属热宜清，燥胜则干宜润，故臣以石膏辛甘而寒，清泄肺热；麦冬甘寒，养阴润肺。石膏虽沉寒，但用量轻于桑叶，则不碍君药之轻宣；麦冬虽滋润，但用量不及桑叶之半，自不妨君药之外散。君臣相伍，宣中有清，清中有润，是为清宣润肺的常用组合。人参益气生津，合甘草以培土生金；胡麻仁、阿胶助麦冬养阴润肺，肺得滋润，则治节有权；杏仁、枇杷叶苦降肺气，以上均为佐药。甘草兼能调和诸药，是为使药。

加减：①若身热未退、高热、口渴有汗，可重用生石膏，加金银花、连翘、知母。②咳嗽痰多者，加瓜蒌、桑白皮、川贝母。③咳呛少痰、咽喉干燥者，加桑白皮、天花粉、芦根。④身热已退，兼见食欲减退、口干咽干较甚者，宜用益胃汤加石斛、薏苡仁、山药、麦芽。

2. 湿热浸淫

主症：起病较缓，逐渐出现肢体困重，痿软无力，尤以下肢或两足痿弱为甚，兼见微肿，手足麻木，扪及微热，喜凉恶热，或有发热，胸脘痞闷，小便赤涩热痛，舌质红，舌苔黄腻，脉濡数或滑数。

治疗：清热利湿，通利经脉。二妙丸加减。

二妙丸是中医学用于燥湿清热的基础名方，临床各种均有应用。苍术燥湿健脾，黄柏清热燥湿，适于各种湿热证，尤其湿重于热者更佳。

加减：①可酌加当归尾、牛膝、防己、萆薢以增强功效。②若胸脘痞闷，肢重且肿，加厚朴、茯苓、枳壳、陈皮。③夏令季节，加藿香、佩兰。④身热肢重，小便赤涩热痛者，加忍冬藤、连翘、蒲公英、赤小豆。⑤两足掀热，心烦口干，舌质红或中剥，脉细数者，可去苍术，重用龟甲，加玄参、山萸肉、生地黄。⑥若兼有瘀血阻滞者，则肌肉顽痹不仁、关节活动不利或有痛感，舌质紫黯，脉涩，加丹参、鸡血藤、赤芍、当归、桃仁。

3. 脾胃虚弱

主症：起病缓慢，肢体软弱无力逐渐加重，神疲肢倦，肌肉萎缩，少气懒言，纳呆便溏，面色萎黄无华，舌淡苔薄白，脉细弱。

治疗：补中益气，健脾升清。参苓白术散加减。

参苓白术散兼治脾胃，以胃为主，其功但止土虚无邪之泄泻而已。此方则通宣三焦，提上焦，涩下焦，而以醒中焦为要者也。方中以人参、白术、茯苓、甘草两补脾胃；加扁豆、薏仁以补肺胃之体；炮姜以补脾肾之用，桔梗从上焦开提清气；砂仁、肉蔻从下焦固涩浊气，二物皆芳香，能涩滑脱，而又能通下焦之郁滞，兼醒脾胃；引以粳米芳香悦土，以胃所喜为补也。

加减：①若脾胃虚者，易兼夹食积不运，酌佐谷麦芽、山楂、神曲。②气血虚甚者，重用黄芪、党参、当归，加阿胶。③气血不足兼有血瘀，唇舌紫黯，脉兼涩象者，加丹参、川芎、川牛膝。④中气不足，可用补中益气汤。

4. 肝肾亏损

主症：起病缓慢，渐见肢体痿软无力，尤以下肢明显，腰膝酸软，不能久立，甚至步履全废，腿胫大肉渐脱，或伴有眩晕耳鸣，舌咽干燥，遗精或遗尿，或妇女月经不调，舌红少苔，脉细数。

治疗：补益肝肾，滋阴清热。虎潜丸加减。

方中以黄柏、熟地黄、知母、龟甲、白芍为君，滋阴降火治其本；以虎骨、锁阳为臣，强壮筋骨治其标，虎骨可用狗骨等替代；佐以干姜、陈皮，温中健脾，理气和胃，兼制方中黄柏等主药之苦寒；使以牛膝，引药下行，另用羊肉暖胃，有食疗之功。诸药合用，共奏滋阴降火，强壮筋骨之功。

加减：①若兼有神疲，怯寒怕冷，阳痿早泄，尿频而清，妇女月经不调，脉沉细无力，不可过用寒凉以伐生气，去黄柏、知母，加仙灵脾、鹿角霜、紫河车、附子、肉桂。②若见面色无华或萎黄、头昏心悸，加黄芪、党参、何首乌、龙眼肉、当归。③腰脊酸软，加续断、补骨脂、狗脊。④热甚者，可去锁阳、干姜，或服用六味地黄丸加牛骨髓、鹿角胶、枸杞子。⑤阳虚畏寒，脉沉弱，加右归丸加减。

5. 脉络瘀阻

主症：久病体虚，四肢痿弱，肌肉瘦削，手足麻木不仁，四肢青筋显露，可伴有肌肉活动时隐痛不适，舌痿不能伸缩。舌质黯淡或有瘀点瘀斑，脉细涩。

治疗：益气养营，活血行瘀。圣愈汤合补阳还五汤加减。前方益气养血为主，后方重在补气活血通络。

圣愈汤方中人参、黄芪补气，当归身、生地黄、熟地黄、川芎补血滋阴。配合成方，有补气养血之功。气旺则血自生，血旺则气有所附。补阳还五汤重用生黄芪，补益元气，意在气旺则血行，瘀去络通，为君药。当归尾活血通络而不伤血，用为臣药。赤芍、川芎、桃仁、红花协同当归尾以活血祛瘀；地龙通经活络，力专善走，周行全身，以行药力，亦为佐药。

加减：①若手足麻木，舌苔厚腻，加橘络、木瓜。②下肢痿软无力者，加杜仲、锁阳、桑寄生。③若见肌肤甲错，形体消瘦，手足痿弱，为瘀血久留，可用圣愈汤送服大黄䗪虫丸。

（三）针灸治疗

1. 主穴

上肢取曲池、合谷、颈胸部夹脊穴。下肢取髀关、风市、足三里、阳陵泉、三阴交、腰部夹脊穴。

2. 配穴

肺热津伤者，配尺泽、肺俞；湿热浸淫者，配阴陵泉、大椎；脾胃虚弱者，配脾俞、胃俞、中脘；肝肾亏虚者，配肝俞、肾俞。

3. 操作

毫针刺，按虚实补泻法操作。

（孙玉凤）

第四十七节　痹证

痹证是以肢体筋骨、关节、肌肉等处发生疼痛、酸楚、重着、麻木，或关节屈伸不利、僵硬、肿大、变形及活动障碍为主要表现的病证。"痹"有闭阻不通之义，因风、寒、湿、热等外邪侵袭人体，闭阻经络，气血不能畅行，引起肌肉、筋骨、关节等酸痛、麻木、重着、伸屈不利，甚或关节肿大灼热等为主要临床表现。临床根据病邪偏胜和症状特点，分为行痹、痛痹、着痹和热痹。因其发病多与风、寒、湿、热之邪相关，故病情呈反复性，病程有黏滞性、渐进性等特点。西医学中的痛风、风湿性关节炎、类风湿关节炎、强直性脊柱炎、骨性关节炎、纤维织炎和神经痛均属于本病范畴。本证须与骨结核、骨肿瘤鉴别，以免延误病情。本证中类风湿关节炎、强直性脊柱炎属自身免疫性疾病，其临床特点为以四肢掌指小关节为主，呈对称性病变。早期有关节痛、晨僵、皮下小结，晚期有关节畸形（梭形肿胀），类风湿因子阳性，X线有典型骨质疏松及关节隙狭窄。

一、病因病机

痹证的发生主要因禀赋不足、外邪入侵、饮食不节、年老久病、劳逸不当等，导致素体亏虚，卫外不固；或风寒湿热，阻滞经络；或痰热内生，痰瘀互结；或肝肾不足，筋脉失养；或精气亏损，外邪乘袭，导致经络痹阻，气血不畅，终而发为痹证。

本病的病机演变常见于本虚标实之间。本病初起因风、寒、湿、热之邪相互作用所致，故属实。痹证日久，耗伤气血，损及肝肾，病理性质为虚实相兼；部分患者肝肾气血大伤，而筋骨、肌肉的疼痛酸楚症状较轻，呈现以正虚为主的虚痹。因此，痹证日久可发生三个方面的病机演变：一是风寒湿痹或风湿热痹日久不愈，气血运行不畅，出现瘀血痰浊，痹阻经络；二是病久正气耗伤，呈现不同程度的气血亏虚或肝肾不足证候；三是痹证日久不愈，病邪由经络累及脏腑，出现脏腑痹的证候。

1. 禀赋不足

素体亏虚，卫外不固，或脾虚运化失常，气血生化乏源，易感外邪，如《诸病源候论·风湿痹候》云："由血气虚，则受风湿，而成此病。"

2. 外邪入侵

风、寒、湿、热之邪为本病发病的外部条件。因久居湿地，涉水冒雨，睡卧当风，水中作业，冷热交错，或风寒湿痹日久不愈，郁而化热，亦可由于阳虚之体，而致风寒湿热之邪乘虚侵袭人体，留注经络而成痹证。正如《素问·痹论》云："风寒湿三气杂至，合而为痹也。"

3. 饮食不节

过食肥甘厚味，伤及脾胃，酿生痰热，痰瘀互阻，导致经络瘀滞，气血运行不畅，故发为痹证。如《中藏经·论肉痹》云："肉痹者，饮食不节，膏粱肥美之所为也。"

4. 年老久病

年老体虚，肝肾不足，肢体筋脉失养；或病后气血不足，腠理空疏，外邪乘虚而入，如《济生方·痹》云："皆因体虚，腠理空疏，受风寒湿气而成痹也。"

5. 劳逸不当

劳欲过度，精气亏损，卫外不固；或激烈活动，耗损正气，汗出肌疏，外邪乘袭。

此外，跌仆外伤，损及肢体筋脉，气血经脉痹阻，亦与痹证发生有关。

痹证的主要病机，概而论之有风、寒、湿、热、痰、瘀、虚七端。在一定条件下可相互影响，相互转化，引起经络痹阻，气血运行不畅，从而导致痹证的发生。风、寒、湿、热病邪为患，各有侧重，风邪甚者，病邪流窜，病变部位游走不定为行痹；寒邪甚者，肃杀阳气，疼痛剧烈为痛痹；湿邪甚者，病邪重着、黏滞，病变部位固定不移为着痹；热邪甚者，煎灼阴液，病变部位热痛而红肿为热痹。另外，风、寒、湿、热病邪又可相互作用，痹证日久不愈，气血津液运行不畅则血脉瘀阻，津液凝聚，痰瘀互结，闭阻经络，病邪入骨，出现关节肿胀、僵硬、畸形等症，甚至深入脏腑，出现脏腑痹的证候。

二、治疗

（一）西医治疗

西医学治疗痹证方法较多，宜依据原发病进行基础治疗，若水杨酸类药物、布洛芬等西药久服伤胃，可做理疗、针灸。类风湿关节炎，病情多缠绵反复难治。严重血管炎患者，如眼部损害、中枢框神经系统病变、心脏传导阻滞、关节持续活动性滑膜炎以及应用非甾体抗炎药无效者，可短期应用小剂量肾上腺皮质激素或使用硫唑嘌呤、环孢素 A 等免疫抑制剂。

中医学对本证具有较好疗效。

（二）辨证论治

1. 风寒湿痹

（1）行痹

主症：肢体关节、肌肉疼痛，屈伸不利，可累及多个关节，疼痛呈游走性，初起可见恶风寒、发热等表证，舌质淡，苔薄白或薄腻，脉浮或浮缓。

治疗：祛风通络，散寒除湿。防风汤加减。

方中防风、独活辛温发表，解除外邪；用葛根配伍，以助升散，解肌止痛，并解项背之强；当归、白芍养血和营，以滋汗源；甘草、人参益气补中，以助鼓动。妙在配防风、独活则可辛散以祛邪，用干姜温中，配人参、甘草则可振奋阳气而发汗，可谓是中州振而四方定。

加减：①若疼痛以上肢为主，加羌活、白芷、威灵仙、川芎。②若疼痛以下肢为主，加独活、牛膝、萆薢、防己。③若疼痛以腰背为主，加巴戟天、续断、杜仲、仙灵脾、狗脊。④若疼痛固定不移，加丹参、鸡血藤养血活血、通络。⑤年老体弱者，加党参、黄芪。

（2）痛痹

主症：肢体关节疼痛、疼势较剧，痛有定处，关节屈伸不利，局部皮肤或有寒冷感，遇寒痛甚，得热痛减，口淡不渴，恶风寒，舌质淡，苔薄白，脉弦紧。

治疗：温经散寒，祛风除湿。乌头汤加减。

方中乌头味辛苦，性热，有毒，其力猛气锐，内达外散，能升能降，通经络，利关节，其温经散寒，除湿止痛，凡凝寒痼冷皆能开之、通之；麻黄辛、微苦而温，入肺、膀胱经，温经散寒、蠲痹止痛，其性轻扬上达，善开肺郁、散风寒、疏腠理、透毛窍，其宜散透表，以祛寒湿。二者配伍，同气相求，药力专宏，外能宣表通阳达邪，内可透发凝结之寒邪，外攘内安，痹痛自无。芍药宣痹行血，并配甘草以缓急止痛；黄芪益气固卫，助麻黄、乌头温经止痛，亦制麻黄过散之性；白蜜甘缓，以解乌头之毒。诸药相伍，使寒湿去而阳气宜通，关节疼痛解除而屈伸自如。

加减：①病久经络瘀阻者，加全蝎、甲珠。②若寒邪甚，加附子、桂枝、细辛、干姜。

（3）着痹

主症：肢体关节肌肉酸楚、重着、疼痛，关节活动不利，肌肤麻木不仁，或有肿胀，手足困重，舌质淡，苔白腻，脉濡缓。

治疗：除湿通络，祛风散寒。薏苡仁汤加减。

方中薏苡仁、苍术健脾渗湿；苍术相配防风、羌活、独活祛风胜湿；川乌、麻黄、桂枝、生姜温经散寒，除湿止痛，通络搜风；当归、川芎辛散温通，养血活血兼以行气，有"治风先治血，血行风自灭"之意；甘草健脾和中。本方以散寒除湿、温经止痛为主，佐以健脾之品，诸药合用，有良好的祛风、散寒、除湿功效。

加减：①若关节肿胀，加萆薢、猪苓。②若肌肤不仁，加海桐皮、豨莶草。③若小便不利、肢体浮肿，加茯苓、泽泻、车前子。

2. 风湿热痹

主症：肢体关节疼痛，活动不利，局部灼热红肿，得冷则舒，可有皮下结节或红斑，多兼有发热，恶风，汗出，口渴，烦闷不安，小便黄，便干；舌质红，苔黄腻或黄燥，脉滑数或浮数。

治疗：清热通络，祛风除湿。白虎加桂枝汤加减。

方中石膏、知母养阴泄肺胃之热，甘草，粳米养胃和中，桂枝解表散邪，通利肢节。

加减：①若皮肤有瘀斑者，加牡丹皮、生地黄、地肤子、白鲜皮。②若咽喉肿痛者，加连翘、牛蒡子、薄荷。③若热盛伤津，而见口渴心烦者，加天冬、麦冬、生地黄。④关节红肿疼痛者，加银花藤、连翘、丹皮。⑤若上肢较重，加桑枝、威灵仙、秦艽舒风通络。

3. 痰瘀痹阻

主症：病程日久，肢体关节肿胀、刺痛，痛有定处，夜间痛甚；或关节肌肤紫暗、肿胀，按之较硬，肢体顽麻或重着；或关节僵硬变形，屈伸不利，甚则肌肉萎缩，有硬结、瘀斑，面色暗黧，肌肤甲错，眼睑浮肿，或痰多胸闷；舌质黯紫或有瘀点瘀斑，苔白腻，脉弦涩。

治疗：化痰祛瘀，蠲痹通络。双合汤加减。

双合汤方是桃红四物汤合二陈汤而来，此二方相合即可化痰行瘀、宣痹通络；加用白芥子、竹沥，加强搜痰通络之效。

加减：①若症状较严重者，加丹参、牛膝、鸡血藤或蜈蚣、地龙、全蝎等虫类药。②若痰瘀化热者，加黄芩、黄柏、牡丹皮。

4. 肝肾两虚

主症：痹证日久不愈，关节肿大，僵硬变形，屈伸不利，肌肉瘦削，腰膝酸软；或畏寒肢冷，阳痿遗精；或头晕目眩，骨蒸潮热，面色潮红，心烦口干，失眠，舌质红，少苔，脉细数。

治疗：补益肝肾，舒筋活络。独活寄生汤（独活、细辛、防风、秦艽、肉桂、桑寄生、杜仲、牛膝、当归、川芎、地黄、芍药、人参、茯苓、甘草）加减。

方中重用独活为君，辛苦微温，善治伏风，除久痹，且性善下行，以祛下焦与筋骨间的风寒湿邪。臣以细辛、防风、秦艽、桂心，细辛入少阴肾经，长于搜剔阴经之风寒湿邪，又除经络留湿；秦艽祛风湿，舒筋络而利关节；桂心温经散寒，通利血脉；防风祛一身之风而胜湿，君臣相伍，共祛风寒湿邪。本证因痹证日久而见肝肾两虚，气血不足，遂佐入桑寄生、杜仲、牛膝以补益肝肾而强壮筋骨，且桑寄生兼可祛风湿，牛膝尚能活血以通利肢节筋脉；当归、川芎、地黄、白芍养血和血，人参、茯苓、甘草健脾益气，以上诸药合用，具有补肝肾、益气血之功。且白芍与甘草相合，尚能柔肝缓急，以助舒筋。当归、川芎、牛膝、桂心活血，寓"治风先治血，血行风自灭"之意。甘草调和诸药，兼使药之用。

加减：①若肾气虚明显者，加补骨脂、菟丝子、黄精、党参。②若肾阳虚明显者，加附子、干姜、巴戟天、狗脊。③若阴虚明显者，加龟甲、女贞子、熟地黄。④若脾虚湿盛明显者，加白术、薏苡仁、茯苓。

（三）中成药治疗

1. 舒筋健腰丸

每次5g，每日3次。

2. 壮骨关节丸

每次6g，每日2次。早晚饭后服用。

三、临证经验

1. 本证在诊断上应首辨风湿与类风湿，风湿性关节炎多为肘膝等大关节病变；类风湿关节炎以四肢掌指小关节病变为主，多有晨僵、关节梭形肿胀，晚期有关节畸形，类风湿因子阳性，X线有典型骨质疏松及关节隙狭窄，有助于二者鉴别。在治疗上，辨证须先辨风、寒、湿、热邪气之偏盛，再依据发病特点及全身症状辨别疾病之虚实。

2. 痹证治疗，以祛邪通络、宣痹止痛为主，根据邪气的偏盛，分别予以祛风、散寒、除湿、清热、化痰、行瘀，兼以舒筋通络；同时，痹证日久，久病必虚，应重视扶正；而虚实夹杂者，宜标本兼顾。

（孙玉凤）

第四十八节 紫癜

血液溢出于皮肤及黏膜内，形成出血点或出血斑，称为紫癜。临床上常见者有过敏性紫癜与血小板减少性紫癜。过敏性紫癜系由变态反应引起血管壁渗透性和脆性增加所致。血小板减少性紫癜分为原发性和继发性两类，原发性血小板减少性紫癜是一种自身免疫性出血综合病征，继发性者可见于再生障碍性贫血、白血病等血液病、某些急性传染病及药物过敏等。

一、病因病机

出血的原因有热毒炽盛、迫血妄行，有因脾、肾亏虚而致。本病慢性者多属虚证，脾气虚统摄无权，血溢脉外；肾阴虚则阴虚火旺，伤及血络而出血。本病早期多为火盛、气逆、血热妄行，反复出血后，阴血亏虚，虚火内生或因多量出血，血去气伤，气虚不能统摄血液，出血益重。

1. 过敏性紫癜的诊断依据

①多有感染（细菌、病毒、寄生虫）、药物（抗生素）、食物（鱼、虾、蟹、蛋、奶）等过敏原。②有典型皮损，反复、分批出现的、大小不一、呈对称性分布的、新旧不一、高出皮面的斑丘疹样或渗出性红斑或紫癜，而以腹部（腹型，有腹痛）、臀部、四肢伸侧多见，常伴有荨麻疹、水肿。③病程中可有腹痛（腹型）或累及关节（关节型）、肾脏（本病合并肾炎）。④血小板计数正常。

2. 原发性血小板减少性紫癜的诊断依据

①急性型起病急骤，突发广泛、严重皮肤黏膜出血、瘀点、瘀斑及牙龈、泌尿道、胃肠道或颅内出血。②慢性型常呈持续性或反复发作出血。③血小板计数减少（骨髓检查巨核细胞成熟障碍）。④对激素治疗或脾切除治疗有效。

二、治疗

本证治疗，中医、西医各有千秋，中西医结合治疗可提高疗效。

（一）西医治疗

1. 过敏性紫癜治疗

①消除致病因素，控制感染，避免过敏性食物和药物等。②应用抗组胺类药物，扑尔敏（4mg，每日3次口服）配合10%葡萄糖酸钙（10mL，每日1~2次静注）。③必要时应用肾上腺皮质激素。对肾脏病变血尿、蛋白尿无效。④对腹型消化道出血者，0.1%肾上腺素0.5mL肌注，每日3~4次有效。

2. 原发性血小板减少性紫癜治疗

①肾上腺皮质激素，治疗本病首选药物，可给泼尼松每日 40～60mg 分次口服或早晨顿服，一般 2～3 周出现疗效后逐渐减量至每日或隔日 5～10mg，维持 4～6 个月。②病程在 6 个月以上，皮质激素治疗无效或减量、停药复发者可行脾切除。

（二）辨证论治

1. 血热妄行证

主症：全肤出现青紫斑点或斑块，或伴有鼻衄、齿衄、便血、尿血，或有发热，口渴，便秘，舌红，苔黄，脉弦数。

治法：清热解毒，凉血止血。犀角地黄汤合十灰散加减。

方中犀角（用代用品）清心凉血解毒，生地黄清热凉血滋阴，芍药、丹皮清热凉血，活血散瘀，大蓟、小蓟、白茅根、侧柏叶、茜草、荷叶凉血止血，大黄、栀子清热泻火，棕榈皮收涩止血。

加减：①发热，出血广泛者，加生石膏、龙胆草、紫草；更甚者可加冲服紫雪丹。②腹痛、便血者，加白芍、甘草、地榆、槐花以缓急止痛，凉血止血。③兼见关节肿痛者，酌加秦艽、木瓜、桑枝等舒筋通络。

2. 阴虚火旺证

主症：皮肤出现青紫斑点或斑块，时发时止，常伴鼻衄、齿衄或月经过多，颧红，心烦，口渴，手足心热，或有潮热，盗汗，舌质红，苔少，脉细数。

治疗：滋阴降火，宁络止血。茜根散加减。

方中茜草根、黄芩、侧柏叶清热凉血止血；生地黄、阿胶滋阴养血止血；甘草和中解毒。本方养阴清热，凉血止血，适用于阴虚火旺所致的紫斑。

加减：①阴虚较甚者，可加玄参、龟甲、女贞子、旱莲草养阴清热止血。②潮热者，可加地骨皮、白薇、秦艽清退虚热。

3. 心脾两虚证

主症：反复发生肌衄，久病不愈，神疲乏力，心悸健忘，纳呆腹胀，头晕目眩，面色苍白或萎黄，舌质淡，苔白，脉细弱。

治疗：补气摄血。归脾汤加减。

方中党参、茯苓、白术、甘草补气健脾；当归、黄芪益气生血；酸枣仁、远志、龙眼肉补心益脾，安神定志；木香理气醒脾；仙鹤草、棕榈炭、地榆、蒲黄、茜草根、紫草止血消斑。

加减：本方补气生血，健脾养心，适用于气不摄血引起的紫斑。若兼肾气不足而见腰膝酸软者，可加山茱萸、菟丝子、续断补益肾气。

（三）中成药治疗

1. 归脾丸

用于心脾两虚型。每次 1～2 丸，每日 3 次，口服。

2. 知柏地黄丸

用于阴虚火旺型。每次 2 丸，每日 3 次，口服。

三、临证经验

1. 腹型过敏性紫癜以腹痛、便血为主，多发于紫癜出现后，诊断虽不难，但突发腹痛、便血易被误诊为急腹症，应注意本证便血、腹痛虽重，但无急腹症之腹肌紧张、压痛、反跳痛，此为鉴别要点。

本证发病急，腹痛便血，热毒内陷，迫血妄行难于控制，往往气血大亏，临床在辨证应用止血方药中，应重用太子参、黄芪、生地榆、生地黄以益气健脾统血、凉血止血，加赤石脂、仙鹤草以涩肠固脱、收敛止血，多获良效，对腹痛、便血量大、出血不止者，给予 0.1% 肾上腺素 0.5mL，肌注，每日 3~4 次，有佳效。

2. 过敏性紫癜在治疗方剂中辨证加用山萸肉、仙灵脾、熟地黄、二妙散、白鲜皮、蝉蜕、白蒺藜、甘草等药往往获效，对高热、紫癜遍及周身者，应用犀角（可用代替品，研粉冲服）、羚羊角疗效显著。

（杨 倩）

第四十九节　中风

中风，又称卒中，指以突然昏仆、半身不遂、口眼歪斜、言语謇涩或不语为主的病证，病轻者可无昏仆而仅见半身不遂及口眼歪斜等症状。本证常见于西医学中脑出血、脑梗死、脑血管痉挛、蛛网膜下腔出血等疾病。

一、病因病机

本病发生多为老年，或素嗜膏粱厚味，与肥胖、高血压、高血脂、糖尿病等有关，病机为在内伤基础上复因饮食失常、精神刺激、劳倦内伤等，引起气血逆乱，致阳亢风动，风、火、痰相互交结，上蒙清窍，清窍为之壅塞，从而发生突然昏仆、半身不遂等诸证。

脑梗死的疾病特征为起病急、偏瘫、失语（脑出血者多有头痛、呕吐意识障碍、大小便失禁）。脑超声、CT、MRI 对脑梗死、脑出血、脑肿瘤等疾病可提供确切诊断依据。

二、治疗

中西医结合治疗尤对恢复期治疗具有重要作用。

（一）西医治疗

西医治疗除需要紧急手术者外，还应加强护理，控制"三高症"，防治并发症十分必要。脑梗死者采取抗凝、溶栓、发病 24 小时以内者取栓（脑出血者止血）、减少脑水肿等措施对抢救患者起到良好作用。

（二）辨证论治

1. 中经络

（1）风痰入络证

主证：肌肤不仁，手足麻木，突然口眼歪斜，舌强言謇，口角流涎，甚则半身不遂。或间见手足拘挛、关节酸痛等症。舌质黯淡，舌苔薄白或白腻，脉弦滑。

治疗：祛风化痰，养血活血。大秦艽汤加减。

方中秦艽祛风通经活络；羌活、独活、防风、白芷、细辛祛风散邪、搜风通络；当归、川芎、白芍、熟地黄养血活血；白术、茯苓益气健脾；生地黄、石膏、黄芩清泻郁热；甘草健脾益气、调和诸药。

加减：①言语不利者，加菖蒲、远志、郁金祛痰透窍。②头晕、头痛者，加菊花、夏枯草以平肝息风。③痰瘀日久化热，舌红苔黄腻者，加胆南星、黄芩、栀子等以清解痰热。④大便不通者，可用少量大黄通腑泄热凉血，其用量宜轻，以涤除痰热积滞为度，不可过量。

（2）阴虚阳亢证

主证：平素头晕头痛，耳鸣目眩，心烦易怒，突然发生口眼歪斜，舌强言謇或不语，或手足重滞，甚则半身不遂等症。舌质红，苔黄或腻，脉弦细数或弦滑。

治疗：平肝潜阳，清热活血。天麻钩藤饮加减。

方中天麻、钩藤平肝息风；生石决明、珍珠母镇肝潜阳；黄芩、栀子、菊花、桑叶清肝泄热；川牛膝引气血下行；杜仲、桑寄生补益肝肾；首乌藤、茯神安神助眠。

加减：①呕逆痰盛，苔黄腻者，加半夏、胆南星、天竺黄清热化痰。②心中烦热易怒者，加丹皮、莲子心、郁金清心凉血开郁。③口干口渴者，加生地黄、麦冬、天花粉养阴生津。④大便干结不通者，加生大黄通腑泄热。⑤少寐多梦者，加龙齿、琥珀等重镇安神。

（3）气滞（虚）血瘀证

主证：平素头晕耳鸣，腰酸，突然发生口眼歪斜，或肢体渐觉不利，舌强言謇或不语，咽干口燥，心中烦热，手指瞤动，甚者半身不遂，舌质红绛而体瘦，少苔或无苔，脉细弦或细弦数。

治疗：滋阴潜阳，息风通络。镇肝熄风汤加减。

方中白芍、龙骨、牡蛎、龟甲、代赭石滋阴潜阳、镇肝息风，天冬、枸杞、玄参滋阴清热、滋水涵木，天麻、钩藤平肝息风，川楝子、茵陈、生麦芽疏肝理气、清肝泄热，当归、牛膝活血祛瘀，且能引血下行。

加减：①夹有痰热，泛恶者，加胆南星、竹沥、川贝母以清化痰热。②心烦不寐者，加黄芩、栀子以清心除烦，加首乌藤、珍珠母以镇心安神。③头痛重者，加天麻、钩藤以清肝息风。

2. 中脏腑

为中风之重证，可分闭证与脱证。

（1）闭证

闭证的主要症状是突然昏仆，不省人事，牙关紧闭，口噤不开，两手握固，大小便闭，肢体强痉。

1）痰蒙清窍证

主症：突发神昏，半身不遂，肢体松懈，瘫软不温，甚则四肢逆冷，面白唇黯，痰涎壅盛，舌质黯淡，舌苔白腻，脉沉滑或沉缓。

治疗：温阳化痰，醒神开窍。涤痰汤合苏合香丸加减。

方中半夏、茯苓、橘红健脾燥湿化痰，竹茹清热化痰，胆南星、石菖蒲化痰开窍，人参健脾益气，枳实破气除积，甘草调和诸药，合用苏合香丸芳香化浊，开窍醒神。

加减：①兼有风动者，加蜈蚣、地龙、全蝎息风通络止痉。②寒象较重者，加桂枝、干姜温阳散寒。③见戴阳证者，属病情急进，宜参附汤、白通加猪胆汁汤救急。

2）痰热腑实证

主症：平素头晕头痛，心烦易怒，突发半身不遂，口舌歪斜，言语謇涩，神志欠清或昏糊，肢体强急，痰多质黏，腹胀，便干、便秘，舌质暗红，甚有瘀血瘀斑，苔黄或黄腻，脉弦滑或弦涩。

治疗：泄热通腑，息风化痰。桃核承气汤加减。

方中桃仁破血祛瘀；大黄下瘀泄热；桂枝通行血脉；芒硝咸寒软坚，炙甘草益气和中，缓解诸药峻烈之性。

加减：①热象盛者，加黄芩、栀子。②头晕、头痛甚者，加天麻、钩藤、珍珠母平肝潜阳。③年老体弱津亏者，加生地黄、麦冬、玄参养阴生津。④烦躁不安、彻夜不眠者，加首乌藤、酸枣仁、龙骨养血镇静安神。

3）痰火瘀闭证

主症：除上述闭证症状外，还有面赤身热，鼻鼾痰鸣，或肢体拘急，或气粗口臭，或躁扰不宁，舌质红或紫黯，苔黄腻或干腻，脉弦滑而数。

治疗：清热息风，豁痰开窍。羚角钩藤汤加减。

方中羚羊角咸寒，清肝息风；钩藤清热平肝；桑叶、菊花辛凉疏泄，清热抑肝；生地黄、白芍滋阴养血，柔肝舒筋；川贝、竹茹清热化痰；茯神宁心安神，兼平肝通络；生甘草、白芍酸甘化阴，缓急止痉。

加减：①痰热内盛，喉间有痰声者，可加服竹沥水或猴枣散以豁痰镇痉。②肝火旺盛，面红目赤者，可加龙胆草、栀子、夏枯草以清肝泻火。③热盛伤津，口燥咽干者，予麦冬、玄参、石斛、天花粉等养阴生津。④腑实热结，腹胀便秘，苔黄厚者，加生大黄、枳实、芒硝以通腑导滞。

（2）脱证（阴脱阳亡）

主症：突然神昏或昏愦，肢体瘫软，目合口张，鼻息轻微，手撒肢冷，汗多，重则周身湿冷，二便失禁，舌痿，舌质紫黯，苔白腻，脉沉微或细弱。

治疗：益气回阳固脱。参附汤合生脉散加减。

方中附子回阳救逆，人参、麦冬、五味子大补气阴。

加减：①汗出不止，加山萸肉、黄芪、龙骨、牡蛎以敛汗固脱。②兼有瘀象者，加丹参。③阴津亏耗，口干者，加麦冬、黄精、玉竹、天花粉养阴生津。

3. 恢复期

后遗症多见气虚血瘀证。

主症：肢体偏枯不用，肢软无力，口舌歪斜，口角流涎，言语謇涩或不语，面色萎黄或暗淡无华，气短乏力，心悸，自汗，便溏，手足肿胀，舌质黯淡，舌苔薄白或白腻，脉沉细或细涩无力。

治疗：益气活血，化瘀通络。补阳还五汤加减。

方中重用黄芪补气，用当归养血活血，合赤芍、川芎、桃仁、红花，配伍活血化瘀而不伤正，用地龙通络活络运行周身，以通经脉使半身功能得以恢复。

加减：①口眼歪斜者，多用牵正散祛风通络止痉。②言语不利、头晕头痛者，加天麻、钩藤、石决明、全蝎、远志、菖蒲、郁金平肝息风、祛痰利窍。③大小便不固，加桑螵蛸、五倍子、益智仁、山萸肉补肾固涩。④下肢痿废不用，加杜仲、桑寄生、川断以补肝肾，壮筋骨。⑤上肢偏废者，加桂枝、羌活祛风通络。⑥血瘀较重者，加莪术、水蛭、鸡血藤等破血通络之品。

（三）中成药治疗

1. 华佗再造丸

适用于痰瘀阻络之中风恢复期和后遗症。一次 4~8g，一日 2~3 次。

2. 天麻钩藤颗粒

适用于肝阳上亢所引起的头痛、眩晕、耳鸣、眼花；高血压、中风见上述证候者。一次 5g，一日 3 次。

3. 麝香保心丸

适用于气滞血瘀所致的中风、胸痹。一次 1~2 丸，一日 3 次。

4. 安宫牛黄丸

适用于热病、邪入心包、高热惊厥、神昏谵语；中风昏迷见上述证候者。一次 3g，一日 1 次。

5. 通心络胶囊

适用于气虚血瘀络阻型中风病，症见半身不遂或偏身麻木，口舌歪斜，言语不利。一次 2~4 粒，一日 3 次。

三、临证经验

1. 中风常伴有不同程度血压及血脂、血糖升高，中医多见肝郁、气虚、血瘀证。治疗上除脑出血需紧急止血外，对脑梗死（颈动脉斑块多见）患者除辨证给予镇肝息风、祛风邪、通经络等治疗外，使用丹参、三七、赤芍、红花、水蛭等活血化瘀药是治疗的关键，水蛭具有强力破血通瘀作用，可辨证应用，宜给散剂，每次 1g，每日 1~2 次。

2. "人身诸病多发于郁"，中风肝郁脾虚、外感表证过用滋腻寒凉、风痰上扰，湿遏热伏以及肝郁气滞化火等，火郁证常见。患者经常口干、口疮（痛性溃疡），口臭，舌质多黯红或黯淡少津、瘀斑，苔白或黄腻，舌下静脉多迂曲增宽。治疗上多使用抗生素；中医见火（热）证而误用单纯苦寒降火药物而口疮反复发作、经久不愈。对于此种气虚、血瘀，湿毒郁（伏）阴（虚）火不宜专恃苦寒泻火药，应益气温阳、疏散阴火，甘温补中、升阳，甘寒泻火并用以期良效。

（杨　倩、姚希贤）

第五十节　头痛

头痛是指头部疼痛，是临床常见的自觉症状，可以出现于内、外、脑神经、五官等科的多种急慢性病。本节只介绍内科杂病和外感病以头痛为主要症状者。本病属于中医学中"脑风""首风"等范畴。

一、病因病机

头痛的病因可分外感和内伤两大类。头痛多因外邪上犯、肝阳上亢、气滞血瘀、肝肾不足而致，头为"诸阳之会""清阳之府"，髓海之所在，因感受外邪，自表侵及经络，上扰清窍，清阳之气受阻，气血凝滞而致头痛。内伤头痛多因情志失调，肝失条达，肝郁化火，久则肝肾亏虚而生头痛。先天禀赋不足，或房劳过度，或产后失血，营血亏损，气血不能上营于脑，髓脑不充，脾虚肾亏，脑髓失养，或久病入络，痰湿、瘀血阻于脑络均可发为头痛。

二、治疗

（一）辨证论治

凡是头痛，应先辨外感与内伤。外感头痛因外邪致病，属实证，起病较急，多表现为掣痛、跳痛、灼痛、胀痛、重痛、痛无休止。内伤头痛起病缓慢，头痛较轻，表现为隐痛、空痛、昏痛、痛势悠悠。刺痛、钝痛，痛点固定多为瘀血。头昏胀痛，口干而苦或伴胁痛，脉弦，多为肝阳上亢。昏蒙重痛，胸膈满闷，苔白或腻，多为痰浊上犯所致。

就头痛的部位来说，病在太阳，头痛多在太阳穴、头后及项部；痛在阳明多见前额及眉棱骨痛；少阳头痛多为两侧，常串联耳部；颠顶痛或连于目侧为厥阴经痛。本病治疗：①因于外邪者，治以祛风散邪。②因于内伤者，补虚为本。③因于瘀血、痰浊者，须先祛其邪实，或扶正祛邪兼顾，同时要配合使用引经药（太阳头痛用蔓荆子、羌活、川芎，阳明用白芷、葛根，少阳用川芎、羌活、黄芩、柴胡，厥阴经用藁本等）。

1. 外感头痛

（1）风寒头痛

主症：头痛时作，痛连及项背，恶风畏寒，遇风尤剧，常喜裹头，口不渴，苔薄白，脉浮或浮紧。

治疗：疏风散寒。川芎茶调散（川芎、荆芥、防风、白芷、细辛、薄荷、羌活、甘草）加减。

本方治疗偏正头痛，方中川芎行血中之气，祛血中之风，上行头目，为临床治外感头痛要药，合荆芥、防风、羌活、白芷、细辛等疏风散寒止痛。

加减：①风邪重者，可重用川芎。②寒邪重，可加生姜、紫苏以疏散风寒。③头痛日久不愈，邪深入络，可加全蝎、僵蚕、桃仁、红花以通络止痛。

（2）风热头痛

主症：头痛而胀，甚则头痛如裂，发热恶风，面红目赤，口渴喜饮，大便不畅或便秘溲赤，舌边尖红，苔黄脉浮数。

治疗：疏风清热。桑菊饮加减。

方中桑叶、菊花、连翘疏散风热，薄荷辛凉透表，杏仁降肺气，桔梗开宣肺气，复肺之宣发肃降之职而止咳，芦根清热生津止咳，甘草润肺止咳，调和诸药。

加减：①咳嗽频繁者，加黄芩以清肺热。②咳痰黄稠，不易咯出者，加瓜蒌、浙贝以清热化痰。③口渴口干伤津液者，加天花粉清热生津。

（3）风湿头痛

主症：头重如裹，肢体沉重，胸闷，小便不利，大便溏薄，苔白腻，脉濡缓。

治疗：祛风胜湿。羌活胜湿汤加减。

方中羌活、独活祛风除湿；防风祛风解表；藁本入太阳及厥阴经、蔓荆子入阳明、川芎入少阳均能祛风止痛；甘草调和诸药。

加减：①恶心、呕吐者，加生姜、半夏以降逆止呕。②胸闷、纳呆、便溏湿热中阻症状重者，加苍术、厚朴以燥湿宽中。

2. 内伤头痛

（1）肝阳头痛

主症：头痛而眩晕时作筋掣，两侧为重，心烦易怒，常因精神紧张而诱发，面红耳赤，两胁作痛，睡眠不宁，口干口苦，舌红苔黄，脉弦或弦细数。

治疗：平肝潜阳。天麻钩藤饮加减。

方中天麻、钩藤、石决明平肝潜阳，黄芩、山栀清肝泻火，牛膝、桑寄生、杜仲滋补肝肾，茯神、首乌藤养心安神。益母草活血利水，寓血行风自灭之理。

加减：①肝火偏亢之头痛、胁痛、口苦、面赤，加郁金、龙胆草、夏枯草以清肝泻火。②若肝肾亏虚之头空痛、腰膝酸软，加生地黄、女贞子、墨旱莲以滋养肝肾。

（2）肾虚头痛

主症：头痛空虚兼有眩晕，畏寒肢冷，耳鸣健忘，腰膝酸软，遗精带下，神疲乏力，舌红苔薄，脉细无力。

治疗：滋阴补肾。大补元煎加减。

方中熟地黄、山茱萸、山药、枸杞子滋补肝肾之阴，人参、当归气血双补，杜仲益肾强腰，炙甘草调和诸药。

加减：①畏寒，四肢不温，舌淡、脉沉细者，加附子、肉桂以温壮元阳。②骨蒸潮热，遗精滑精，舌红少苔者，加女贞子、墨旱莲等以滋阴补肾。

（3）痰浊头痛

主症：头痛昏重，胸脘满闷，呕恶痰涎，纳食呆滞，身体困重，苔白腻，脉滑或弦滑。

治疗：化痰降逆。半夏白术天麻汤加减。

方中半夏、白术、茯苓、橘红健脾化痰，天麻平肝息风，甘草调和诸药。

加减：①眩晕甚者，加胆南星以清热化痰息风。②头痛甚者，加蔓荆子、菊花疏散风邪。③肝经有热，目赤口苦，加菊花、夏枯草清热泻火。

（4）气血不足

主症：头痛头晕为主，遇劳则甚，久蹲明显，神疲乏力，心悸怔忡，食欲不振，面色苍白，舌苔薄白，舌质淡，脉细弱无力。

治疗：补气养血。八珍汤加减。

方中人参、白术、熟地黄、当归益气补血，白芍养血敛阴，川芎活血行气，茯苓、甘草健脾益气。

加减：①纳食欠佳者，加砂仁、神曲以健脾消食。②失眠者，加酸枣仁、柏子仁以养心安神。

（5）瘀血头痛

主症：头痛缠绵经久不愈，痛处固定不移，痛如锥如刺，一般病程较长，或有外伤史，舌质紫，脉细涩。

治疗：活血化瘀。通窍活血汤加减。

方中赤芍、川芎、桃仁、红花活血化瘀；麝香、生姜、葱白温通脉络；大枣补中益气。

加减：①头痛甚者，加全蝎、蜈蚣、土鳖虫等破血痛经之品。②久病气血不足者，加黄芪、当归等补气养血。

（二）中成药治疗

1. 养血清脑颗粒

主治肝阳上亢的头痛。每次 1 袋，每日 3 次。

2. 川芎茶调颗粒

主要治疗外感性头痛。每次 1 袋，每日 3 次。

3. 正天丸

主要治疗瘀血头痛。每次 1 袋，每日 3 次。

三、案例

患者赵某，女，62岁。2018年9月6日初诊。

头部空痛2年余，加重1周。

患者2年前无明显诱因出现头部空虚痛，伴有腰膝酸软，自行服用"脑宁"后，症状缓解不明显，症状简单反复，1周前患者劳累后出现头部疼痛加重，腰膝酸软明显，今为求系统诊治就诊于我门诊，头部空痛，耳鸣健忘，腰膝酸软，神疲乏力，纳食一般，寐尚可，大便正常，日行1次，小便量少清长，夜尿多，舌红苔薄，脉细无力。

根据患者症状及相关舌脉表现可诊断为肾虚头痛证，给予患者中药口服治疗。方药为人参9g，山药10g，杜仲10g，熟地黄12g，枸杞10g，当归10g，炙甘草3g，5剂。

2018年9月11日二诊：服药后头痛、腰膝酸软较前好转，仍有夜尿多，脉细。原方去人参、当归，加桑寄生10g，7剂。

2018年9月17日三诊：患者诉诸证较前减轻，予患者上方7剂继服，以巩固疗效，每日半剂，温服。

服药期间，避风寒，调情志，节饮食，适运动，不适随诊。

四、临证经验

1. 头痛是临床常见的病症，服用西药治疗本病存在着药物依赖，易复发，副作用大的弊端。中医学可辨证论治，具有良好的疗效。有的病情复杂，治疗困难，但疾病都有其发病的病机，复杂的疾病在治疗时牢牢把握其病机，临床施治，灵活调整用药，往往收效令人满意。

2. 头痛原因众多，故应找寻头痛病因，对因治疗可得良效。内科诊治范围头痛，脑系疾病（脑中风、脑梗、脑出血、脑肿瘤、脑炎、脑脓肿等）及耳鼻喉科鼻旁窦、眼科与口腔科等应手术治疗外，对内伤脏腑头痛治疗时应辨明证候虚实，因证制宜使用祛邪（实）、扶正祛邪或补虚等法，对外感性头痛一般以祛邪散风为主。在具体辨证治疗上应注意以下3点。

（1）选用主要方剂：①外感风寒偏正头痛或颠顶痛，脉浮者，多用川芎茶调散；属风热者用菊花茶调散（川芎茶调散加菊花、僵蚕）加减。②对患四时感冒，感受风寒湿邪兼里热（恶寒、低热），头痛无汗，肢体酸楚疼痛者应以九味羌活汤加减。③对风湿袭表，头、身痛重，苔白脉浮者，应以羌活胜湿汤加减治之。

（2）善用引经药：①川芎能行血中之气，上行颠顶，下至血海，散风活血。长于治疗少阳、厥阴经头痛，为治疗头痛之要药。②羌活为太阳经引经药。③白芷、葛根入阳明经。④藁本入厥阴经。⑤黄芩、蔓荆子为少阳经引经药。

（3）对久治不愈头痛，除加强对因治疗外，可辨证加用全蝎、僵蚕、桃仁、红花等加强搜风止痛，活血通络作用。

3. 妇女行经期头痛（剧烈、规律性发作的头痛，多为偏头痛，为发作性神经-血管调节功能障碍而致，妊娠期减轻或停止发作，绝经后自然停止）与精神紧张、忧郁、失血、气血亏虚、肝脾不调、清窍失养等因素有关。治疗上西医多用：①麦角胺咖啡因（含麦角胺 1mg，咖啡因 100mg），每次 1~2 片（每日不超过 6 片）。②心得安，抗过敏或使用肾上腺皮质激素等，疗效不佳。

中医治疗，应用行气、和血（养血活血）调中、升阳等法，方用当归芍药散扶正补虚、调理肝脾，辅以八珍汤。方中用人参、白术、茯苓、炙甘草益气健脾利湿，川芎、当归、白芍、益母草补血活血调经。临证中伴瘀血（血色紫黯、夹杂血块）、痛经者，加失笑散，柴胡、延胡索、香附以疏肝理气止痛；痛剧者，加制乳没，重用白芍、川芎，羌活为止痛专药，治疗多获良效。

（杨　倩、姚希贤）

第五十一节　眩晕

眩晕是以头晕目眩为主要症状的疾病。"眩"指的是眼前忽然发黑或者眼花目眩，"晕"指的是自觉头晕或者感觉外界景物、自身旋转，二者往往同时出现，谓之"眩晕"。眩晕的患者主要表现为视物旋转，有时出现恶心，甚至会出现呕吐的症状，有些患者没有出现视物旋转，仅仅只是觉得行走身体倾摇不稳。

一、病因病机

眩晕的发生除外感者外，多与年老体虚、饮食不节、情志内伤、外伤跌扑关系密切，疾病性质有虚实之别，多涉及肝脾肾三脏，其中虚证较多，血虚、气虚、气血、阴阳两虚致脑络失养；阴虚致肝风内动；津亏致脑失濡润；精液亏损、髓海不足，脾失健运，水湿内停而成饮，致清阳不升、浊阴不降，痰郁日久化火、化风等，都可以引起眩晕。实证相对较少，以风（肝风）、火、痰为主，火热内生，上攻头目；痰浊壅滞，阻遏气机，也会引起眩晕。

本病病位在脑，与脾、肝、肾关系密切，若肝肾之阴亏虚，水不涵木，阳亢于上，则头目不清，发为眩晕。肾精亏少，髓海失其所养，发为眩晕。脾为气血生化之源，脾虚则气血亏虚，精微物质不能上承头目，发为眩晕。

本证可因颅脑或耳部疾病，前庭功能紊乱——美尼尔（Ménière 病）等引起，遇之应作有关检查。

二、治疗

（一）西医治疗

本证除颅脑疾病手术者外，西医疗效不佳，氟桂利嗪（西比灵每次 5mg，每晚一次）

对急性者有一定疗效。中医药有良好疗效。

（二）辨证论治

眩晕的治疗方面以调整阴阳，补虚泻实为纲要。实证患者当泻火清肝，散瘀化痰，平抑肝阳。虚证患者当补气养血，填精益髓，滋肝补肾。

1. 虚证眩晕

（1）气血亏虚证

主症：眩晕时时发作，劳累后眩晕加重，心脾血虚，气血不足，面色无华，心悸少眠，气虚体倦乏力，懒言，舌淡齿痕，苔薄白，脉细弱。

治疗：补血养心，健脾益气。归脾汤加减。

方中党参补气生血，养心益脾，龙眼肉补益心脾，养血安神，黄芪、白术益气补脾，当归养血补心，茯神、远志、酸枣仁宁心安神，木香理气醒脾，炙甘草益气补中。

加减：①若见腹中冷痛，怕冷肢凉，可酌加干姜、桂枝以助阳。②若心烦少寐，可酌加合欢皮、柏子仁。

（2）肾精不足证

主症：眩晕发作持续时间长，日久不复，腰膝酸软，健忘少寐，视力下降；或咽干颧红，舌红少苔；或遗精早泄，耳鸣耳聋，脉细数。

治疗：补肝益肾，填精益髓。左归丸加减。

方中熟地黄滋阴补肾，填精益髓；龟甲、鹿角胶峻补精髓，龟甲善补肝肾又能潜阳，鹿角胶温助肾阳，有壮水之主以生阴精，略加镇潜药物以纳浮阳之效；山萸肉养肝滋肾；山药补脾养阴；枸杞子补肾益精；菟丝子平补阴阳；川牛膝益肾补肝。

加减：①若见五心烦热，盗汗潮热者，可酌加黄柏、知母、鳖甲。②若失眠健忘，可酌加鸡子黄、柏子仁、远志等交通心肾。

按语：对阴虚火旺证，虽有自汗、肢冷、神疲等阳虚证，宜缓用辛热剂，可先予地黄、女贞子、首乌滋补肾阴，龙骨、牡蛎潜降阴火，杜仲、菟丝子平补肾阳等，待阴复火降，再峻补元阳。

（3）肾阳虚证

主症：眩晕而见精神萎靡，少寐多梦，健忘，腰膝酸软，遗精，耳鸣，四肢不温，形寒怯冷，舌质淡，脉沉细无力。

治疗：补肾助阳。右归丸加减。

方中熟地黄、枸杞子、鹿角胶滋肾填精；菟丝子、杜仲温补肝肾；山萸肉、山药养肝补脾；附子、肉桂、鹿角胶能益火助阳；当归养血和血。

加减：①若气衰神疲较甚，加人参大补元气。②腰膝冷痛，加仙茅、怀牛膝。③精滑或带下，加补骨脂、金樱子、芡实等补肾固精。

（4）肝阳上亢证

主症：眩晕时作，伴有头目胀痛，头重脚轻，时欲跌扑，烦躁易怒，口苦口干，偶有耳鸣，腰膝酸软，舌红苔黄，脉弦细数。

治疗：平肝潜阳，清火息风。天麻钩藤饮加减。

方中天麻、钩藤平肝息风，石决明平肝潜阳，川牛膝引血下行，黄芩、栀子清肝降火，益母草活血利水，杜仲、桑寄生补益肝肾，茯神、首乌藤宁心安神。

加减：①一般加地龙配天麻疏风通络，止晕除眩。②若见口苦严重，极易烦躁易怒，可酌加夏枯草、牡丹皮、栀子。③若见腰膝酸软，眼干耳鸣明显，可酌加枸杞子、生地黄、玄参、桑寄生等补益肝肾。

按语：肾阴虚、肝阳上亢，天麻钩藤饮侧重平肝潜阳，宜辨证加用生地黄、熟地黄、旱莲草、女贞子、首乌、山药滋补肝肾阴为要。

2. 实证眩晕

（1）瘀血内阻证

主症：眩晕，伴有头痛，夜间加重，失眠，精神欠佳，唇面颜色紫暗，舌色紫黯，舌底脉络迂曲，脉细涩。

治疗：活血通络。通窍活血汤加减。

方中桃仁、红花、川芎、赤芍活血化瘀，麝香、生姜、葱白温通脉络。

加减：①若见夜间头痛眩晕加重，肢麻疼痛，可酌加全蝎、地龙息风通络。②若见畏寒肢冷，可酌加桂枝、干姜、附子以活血温经。

（2）湿痰中阻证

主症：眩晕，头昏沉重，胸闷呕恶，呕吐痰涎，纳呆食少，身体困倦，时时欲睡，醒后仍困倦，舌苔白厚腻，脉滑。

治疗：健脾和胃，祛湿化痰。半夏白术天麻汤加减。

方中半夏、白术、茯苓、陈皮、生姜健脾化痰，天麻平肝息风，为治眩晕要药。

加减：①若见痰多，胸闷明显，可酌加桔梗、前胡、甘草。②若眩晕、呕恶明显，可酌加橘皮、竹茹、旋覆花以止呕降逆。③眩晕重者，可加僵蚕。④头痛者，加蔓荆子。⑤兼气虚乏力者，可加人参、黄芪。

（三）中成药治疗

1. 脑心通胶囊

用于瘀血内阻型眩晕。每次4粒，每日3次。

2. 刺五加片

用于脾肾不足型眩晕。每次2~3片，每日2次。

三、案例

患者刘某，女，43岁。2018年6月3日初诊。

眩晕耳鸣半年，加重1周。

半年前患者争吵后出现眩晕，伴有耳鸣，遂就诊于当地医院，相关检查均未见明显异常，予患者药物口服治疗（具体药物不详），症状暂时缓解，后症状间断反复发作，1 周前因家中琐事生气后，出现眩晕加重，伴有口干口苦。今患者为求进一步诊治，就诊于我门诊。现见患者眩晕耳鸣，腰膝酸软，急躁易怒，走路不稳，时欲跌倒，偶有口干口苦，纳食可，寐欠安，失眠多梦，大便偏干，小便可，舌红苔黄，脉弦数。

根据患者症状及相关舌脉表现可诊断为肝阳上亢证，予患者中药口服治疗。

天麻 12g，钩藤 10g，牛膝 15g，杜仲 10g，桑寄生 15g，黄芩 10g，首乌藤 10g，远志 10g，炒酸枣仁 10g，5 剂。

2018 年 6 月 8 日二诊，患者诉耳鸣眩晕，口苦较前缓解，仍有急躁易怒，睡眠较前好转，大小便可。原方去首乌藤、远志，加用石菖蒲 20g，郁金 15g，7 剂。

2018 年 6 月 16 日三诊，患者诉诸证较前好转，为巩固其疗效，予患者上方 3 剂继服，服用方法改为每日半剂。

四、临证经验

眩晕证病因颇多，但以风（内风多见）、火、痰、虚为主要因素，多因内伤致病，除心火、肝火（肝经湿热），眩晕多见实证外，虚证多见。

眩晕证治疗应首分外感、内伤致病，前者必有表证，起病多急，内伤眩晕起病多缓，病程较长，反复迁延，其次要分清标本虚实，本虚以肝肾阴虚、气血亏损为主；标实以风（肝风）、火（多阴虚阳亢）、痰为多，临床工作中虚实夹杂者亦较常见。

本证治疗一般据"虚则补之、实则泻之"原则。虚证以扶正为主，可辨证选用滋阴、养肝、健脾益气、化痰、温阳和活血、通络、息风、平肝等法；实证当以祛邪为主，分别选用清火祛风、养肝息风、蠲饮、豁痰、理气化湿、升清降浊等法；对虚实夹杂者需虚实兼顾，补泻并施，但应分清主次，才能不失一疏。

（杨　倩）

第五十二节　火郁证

临床工作中火、热邪气致病极为常见。火与热同类，火为热之极。火（热）之邪有实有虚。实火是真火、龙雷之火，系外感邪热致之。心火、肝火或胃火上燔等阳火特点为发热、面红赤、口苦、口干、口腔溃疡、舌红苔黄燥脉数等一派火热之症。虚火是假火、伏火，系机体在致病因素作用下，脏腑气血郁滞不得发泄致之。郁滞化生之火与肾阴虚、阴不敛阳、虚阳上越之火（相火）均为阴火。伏火、假火、郁火统称火郁证。

一、病因病机

火郁证病因复杂，常见者有：①外邪表证失于疏解或误用寒凉使表邪郁遏，不能宣散，郁而化火。②慢性胃病，脾胃虚损，过食生冷，阳气被抑遏于脾土，郁而化火。③肝气郁滞，痰浊食积，瘀血久留体内，气机不行，血运不畅，郁而化火。④正气虚弱，无力驱邪，火热之气郁陷于内等。

本证病因虽多，但主为正虚驱邪无力，邪热内陷，气机升降失常，郁滞不能宣散、化火而致。

二、诊断

本证病情错杂，热象隐伏，证候易被某些标象所掩盖甚而出现一些寒象，诊断关键之处如下。

1. 症状特点

本证除固有身热、肢体灼热、口唇干裂、口臭、口腔复发溃疡、溲赤便结等热象外，往往出现一些身凉，口和，喜热饮，溲清便溏，脉状甚而厥逆等虚寒表象。

2. 舌质

本证舌质多黯红，病久阴伤多干燥少津、唇裂，日久郁火深入营血，舌多绛紫而黯，舌黄白或腻呈湿郁痰阻、郁而化火象；火郁食滞者苔多黄白厚浊；瘀血内阻舌多紫黯，瘀斑；病久伤阴亦可舌红少苔或无苔而干；正虚火郁舌质黯淡少津、齿痕。

3. 脉象

常见沉数、沉迟、沉伏但重按有力。

三、治疗

火郁证一般不像实火证仅单一使用苦寒降泄的"清"法，而应使用"火郁发之"这一基本法则，以防郁火被抑不得升发或导致邪热冰伏不解。所谓"发之"即顺应火势炎上特性，运用升举、宣散、疏通法。甘温、甘寒并用以补其中、升其阳、泄其火，轻清透发使郁火有机宣达于外。常用方剂有半夏泻心汤、清胃散、泻黄散、丹栀逍遥散、柴胡疏肝散、三仁汤、香砂六君子汤、理中汤、交泰丸、益胃汤等。

（一）辨证治疗

在益气温阳健脾、调畅气机情况下，结合原发肝（胆）、脾（胃）等疾病辨证不同火郁证进行治疗。

1. 心火（火郁于心）

主症：面红，口舌生疮，心烦懊恼，失眠，甚而闷瞀昏乱，舌绛红或舌尖红，脉数。

治疗：清心和胃、开结除痞。半夏泻心汤加减。

方中半夏辛开散结和胃，配干姜温脾胃，用人参、炙草、大枣益气健脾、升降阴阳，结合苦寒清热的黄连、黄芩清降心火。

加减：①舌尖红，脉数，口疮者，去干姜加莲子心、竹叶、连翘或芦根。②便结者，加小剂大黄。

2. 肝（胆）火（火郁于肝胆）

主症：烦躁，口苦、口干，头晕，目眩，胁肋胀满疼痛，舌边黯红，黄白薄苔，脉弦数。

治疗：疏肝解郁，清肝化火。丹栀逍遥散或柴胡疏肝散加减。

方中当归、白芍养血柔肝；白术、茯苓、甘草健脾益气、缓急止痛；柴胡配伍枳实、陈皮、香附疏肝解郁、调畅气机；加丹皮、栀子、薄荷、菊花清泄肝经郁热。

加减：①一般加僵蚕、蝉蜕疏散风热。②肝火炽盛者，去川芎、炙草加栀子、黄芩。③阴虚口干者，加生地黄、麦门冬、石斛。④烦躁失眠，多汗者，加龙骨、牡蛎。

3. 脾火（火郁于脾）

脾、胃互为表里，因而常与胃火并提，对脾火记述较少。

主症：常见口干、口唇干而燥裂，口疮，手足心热，乏力甚而口不欲张，四肢或腰背肌肤灼热如烙，舌黯红，脉滑数或沉迟有力。

治疗：疏散脾经伏火。泻黄散加减。

方中生石膏凉而能散直入脾经清解伏火；栀子清心除烦、利三焦使热从尿而去共为君药；脾气主升，炎性炎上，因而配防风疏散脾经伏火，上下分消为"火郁发之"之法。配藿香，芳香发散助防风疏散脾火，理气和中，又可振奋脾胃功能；加甘草缓泻火毒，调和诸药。

加减：①口舌生疮，郁火炽盛者，加黄连配升麻，系泻火而不凉遏，散火而不升焰为良好搭配。②凉散风热消肿散结加连翘、白茅根。③肌肤灼热、生津止渴重用葛根。

4. 胃火（火郁于胃）

主症：嘈杂吞酸，胃脘灼痛，渴喜冷饮，口苦，口臭，口疮，龈肿齿痛，舌淡黯红，苔黄厚或黄白浊腻，脉滑数或沉迟有力。

治疗：清胃凉血。清胃散加减。

方中黄连清胃热，配升麻升散火邪兼矫黄连寒性，配生地黄、丹皮凉血止血、清血中伏火，用当归养血和血、消肿止痛。

加减：①一般加连翘、芦根、虎杖发散风热，消肿散结，清肺、胃热。②胃火炽盛者，重用黄连配吴茱萸（二者比例按 6：1）或少量干姜；伴口舌生疮、牙龈肿痛、肾阴虚不明显，脉实者，可用生石膏、知母。③舌红绛而干阴虚者，重用石斛加沙参、麦冬。④脾虚湿重者，加苍术、茯苓、半夏、石菖蒲配杏仁、蔻仁、薏苡仁及藿梗、荷梗、苏梗健脾祛湿，和中调畅气机。

附　肾火（为阴虚生内热、相火）

主症：头晕目眩，耳鸣，口燥咽干，五心烦热，潮热盗汗，两颧潮红，失眠，腰膝酸痛，舌红少苔，脉细数。

治疗：滋阴清热，固表止汗。知柏地黄丸合当归六黄汤加减。

知柏地黄丸方中熟地黄滋肾填精，山萸肉养肝肾，山药补脾肾，泽泻清泻肾火，丹皮清泻肝火，茯苓祛湿加知母、黄柏滋阴降火治疗阴虚火旺证。当归六黄汤，方中当归养血增液，生地黄、熟地黄滋补肾阴以制火邪；黄连、黄芩、黄柏分别清上、中、下三焦火，倍用黄芪益气固表。

加减：①如纯属阴虚而火热不甚，可去黄连、黄芩，加葛根、玄参、麦冬。②潮热，咽干，尺脉洪大或数，为相火旺盛，宜加龟甲、知母以滋阴潜阳。③多汗者，加浮小麦、五味子。④卫阳不固、心阳不潜，多汗者，重用黄芪，加牡蛎、麻黄根。

（二）中成药治疗

1. 左金丸

用于嘈杂，烧心，反胃之肝郁脾虚证。每次 8g，每日 3 次。

2. 知柏地黄丸

用于阴虚火旺、盗汗证。每次 8g，每日 3 次。

3. 香砂养胃丸

用于脾虚气滞证。每次 8g，每日 3 次。

四、案例

病例一

患者纪某，女，56 岁。于 2019 年 5 月 15 日初诊。

因脘腹胀满，反复口腔溃疡数月来诊。

病前数月经常脘腹胀满，口干、口苦、呃逆、自服"左金丸""保和丸"3 日后舌尖痛出现溃疡。经诊为肝、胃火，给予方中含黄连、栀子、黄芩等药治疗，患者觉脘腹胀满加重伴凉感，喜热，便溏、舌痛、溃疡不见好转。经胃镜检查诊为"慢性非萎缩性胃炎"，Hp 阴性，证为脾胃虚寒，给予含桂枝、干姜等药物汤剂治疗，并经常服用小建中胶囊、达立通颗粒、左金丸以及吗丁啉、胃复春等药，病情时好时坏，反复发生口腔溃疡来诊。

据舌淡黯，齿痕中裂，苔白厚稍黄浊腻，舌边见一绿豆大小溃疡，脉沉滑而数，诊为"慢性胃炎"，属脾胃阳虚，湿郁痰阻化火，为虚火之郁，湿遏热伏证，给予半夏泻心汤加减。

黄连 8g，党参 30g，干姜 3g，公丁香 3g，栀子 6g，炒白术 8g，云苓 8g，姜半夏 8g，陈皮 12g，枳壳 9g，砂仁 8g，石菖蒲 8g，荷梗 5g，白蔻 8g，甘草 3g，7 剂。

2019 年 5 月 22 日二诊：服药后舌痛、溃疡消失，口臭、胃部胀满减轻，仍有口干、口苦、舌淡黯、苔白润薄黄。

上方去丁香、栀子、白蔻，改干姜为生姜；改枳壳为厚朴，加桂枝 3g，僵蚕 8g，蝉蜕 8g，石斛 18g，7 剂。

2019 年 5 月 29 日三诊：口干、口臭症明显减轻，溃疡未再发生，舌苔白润稍厚，脉沉滑。

上方去黄连、桂枝、生姜，加黄芪 30g、香附 8g，七剂后病愈。

病例二

患者黄某，男，52 岁。2019 年 6 月 26 日初诊。

患者脘腹胀满不适，灼心，大便干结 3 个月，四肢尤以背部灼热难忍一周。经检查心肺及四肢背部均无异常，经胃镜诊为"慢性非萎缩性胃炎"，Hp 阴性，空腹血糖 6.2mmol/L，给予吗丁啉、康复新及局部膏药等治疗不见好转来诊。

据脘腹胀满不适，灼心，口黏，四肢背部沉重乏力，灼热如烙，口干、口渴，口气重，口唇燥裂，舌黯红，苔黄干，脉沉实而数等诊为脾（胃）郁火，为脾虚痰阻化热而致。给予泻黄散、羌活胜湿汤加减。

生石膏 40g，栀子 8g，防风 12g，羌活 8g，葛根 30g，柴胡 8g，藿香 8g，丹皮 9g，炒白术 12g，云苓 12g，香附 8g，厚朴 8g，清夏 8g，大黄 6g，甘草 3g，七剂。

2019 年 7 月 3 日二诊：服药后次日大便通顺，背部灼烙感减轻，3 日后明显好转。上方去石膏、大黄，加当归 20g，七剂。

2019 年 7 月 10 日三诊：症消，食欲差，有时胃部胀满不适。上方去栀子、羌活、甘草、当归，加内金 8g，砂仁 8g，陈皮 12g，连翘 9g，白茅根 20g，七剂而愈。

五、临证经验

"火热证"俗称"上火"临床常见。有外感风热、火热之邪"实火"，有所谓"心火""肝火""脾胃火"等虚火或郁火。如本节所述，"实火"可苦寒直折应用"清法"，使用栀子、石膏、黄连、生地黄等清热凉血、泻火解毒药。但对火热遏伏之虚火、郁热仅以苦泄单纯应用栀子、黄连等苦寒降泄药有导致邪热冰伏不解，火热郁结更甚，病情益重可能。为此，遇"火热证"首须辨明诊断，是"实火"还是"虚（郁）火"？是"心火""肝火"抑"脾火""胃火"或"相火"？

1. 火郁证病情错杂，热象隐伏，往往出现一些寒象易于误诊。例一系脾虚、湿遏热伏证。由于关注到反复口腔溃疡，口干，口苦等诊为实火，给予含黄连、栀子等苦寒降泄药治疗不效。有者认为身凉喜热，舌淡，苔厚腻等诊为脾虚湿盛，给予含桂枝、干姜等药物治疗，溃疡反复发生，病情益重。例二为表现特殊的脾虚火郁证。由于灼热重笃似热盆扣于背部，诊断不明，经心肺腰背部 CT，胃镜空腹血糖，肝功能及白细胞等检查，除慢性胃炎外未发现明显病变，曾诊断为神经官能症治疗乏效。当注意到其口唇燥裂、生疮，舌黯红，脉沉伏有力时间诊得知，其四肢亦有热感如烙表现乃诊断为本证，值得注意。在治疗上不可单一使用苦寒泻火法而宜采用"火郁发之"疏散郁热、益气温阳、苦寒降泄三者结合法。本文 2 例分别应用半夏泻心汤，消黄散方剂，辨证使用党参、黄芪、白术、桂枝、干姜等益气温阳健脾；柴胡、枳壳、厚朴、羌活、葛根等升阳导滞，调畅气机；防风、蝉蜕、僵蚕、连翘、藿香、藿梗、当归等疏散郁热，调和气血，适时配合一些栀子、黄连等苦寒降泄药。两例均收到良好疗效，以供参考。

2. "火郁发之"系对无形热邪壅遏郁滞而言。对火热邪气与有形之邪互结的实热证不用"发"之，当用"清"法。直接应用清热泻火方药，对肝肾不足、阴虚火旺，阴不敛阳，虚阳上浮以及下焦阴盛阳衰，逼阳于上的上（假）热、下（真）寒证不宜使用"发之"之法。

第五十三节　血瘀证

气、血、精、津是构成人体生命的重要物质。气血周行于全身，养脏腑、充血脉，灌流四肢百骸，环流不息维持着机体正常血液循环与新陈代谢平衡。"瘀"是流通不畅。"血瘀"是指因瘀血内阻或积血引起的一些证候。

瘀血于《内经》称作"恶血""血下"；《伤寒杂病论》称"蓄血"；《巢氏诸病源候论》等称为"留血""死血"或"血积"。出血较久的瘀血，中医文献中有称"老血""败血"者，现代多称之为瘀血与血瘀证。

一、病因病机

"心主身之血脉"，血之在身随气而行，"盖气为血帅，气行则血行，气止则血止"，气结则血凝，气虚则血脱，气迫则血走……血瘀气亦滞。气滞血瘀、血行失度为血瘀基本病因，气血运行密切相关。当机体受到六淫侵袭风寒、血热客于经脉，气机阻滞不通，内伤脏腑，气血亏虚以及情志抑郁，饮食失常，过食肥甘厚味等导致气血逆乱、血行涩滞、运行障碍久成瘀血。

血瘀证临床多见。范围颇广，表现不一，形式多样。有者表现为面色黧黑，体表局部血丝缕，斑点、青紫片块；舌诊往往表现为舌质紫黯，舌体瘀斑点，舌下络脉青紫、增宽，变长，纡曲等；有者是下肢青筋（静脉曲张），腹上青筋（肝硬化、门脉高压致之腹壁静脉怒张），腹内坚硬肿块（癥积）、肝脾肿大以及现代医学彩色超声探及到的颈动脉血管内斑块，冠状动脉，脑动脉斑块、阻塞、狭窄；有者如黑便，经闭，跌扑金伤亦列入血瘀证范围。

关于血瘀证的本质除经闭，外伤出血外，与糖尿病，高血压，高血脂、血液黏稠度增高，血小板粘附聚集，血流迟缓，动脉粥样硬化，血栓形成有关。

二、治疗

低脂、低盐，适量蛋白质，多种维生素饮食，减肥，控制糖尿病、高血压及动脉粥样硬化。

（一）西医治疗

对糖尿病与动脉硬化性疾病均应给予他汀类降脂药和抗血小板凝聚药物，借以保护血管、延缓动脉粥样硬化进展。

1. 降血脂稳定斑块

给予立普妥，每次 10~20mg，每晚 1 次。

2. 抗血小板凝聚

给予肠溶阿司匹林，每次 50~100mg，每晚 1 次，饭后服。

3. 溶栓

对急性心肌梗死、脑梗死在发病 3~4 小时内可予溶栓疗法。详见有关专业书籍。

（二）辨证论治

1. 气滞血瘀证

主症：头痛、头晕、急躁、胸闷、呃逆、嗳气等情志不畅、肝气不舒表现。

治疗：活血化瘀、行气止痛。血府逐瘀汤合丹参饮加减。

血府逐瘀汤系由桃红四物汤（熟地黄易生地黄、白芍易赤芍）合四逆散（白芍易赤芍，枳实易枳壳）加桔梗、牛膝而成。方中用桃仁、红花、赤芍、川芎、当归活血化瘀；配生地黄加强滋阴养血之功，可凉血清血分瘀热；用柴胡、枳壳、桔梗开胸散结，引祛瘀药于胸腔；用牛膝破血行瘀导胸中瘀血下行；甘草缓急止痛，调和诸药。

本方是活血化瘀的一个重要方剂，常与丹参饮合用，用于治疗血瘀胸胁病证，例如冠心病心绞痛，肝硬化等多种疾病。

加减：①用于胁下瘀血痞块（肝硬化，肝脾大）者，重用丹参酌加三棱、莪术、鳖甲、水蛭、郁金。②用于痛经、经闭者，去桔梗加香附、益母草、泽兰。③阳虚者，去柴胡加桂枝、制附子。

2. 气虚血瘀证

主症：面色淡白或阻滞，少气懒言，体倦乏力，胸胁疼痛，舌淡黯，脉沉缓无力或沉涩。

治疗：补气活血。补阳还五汤加减。

本方为治疗中风证半身不遂，口眼歪斜，语言謇涩，尿频，便结，脉缓无力为主要适应证。补阳还五汤中重用黄芪补气；用川芎、红花、赤芍、桃仁活血化瘀；当归养血，配黄芪（当归补血汤）加强补血；地龙得黄芪之助通经脉，周行全身。

加减：①痰多者，加制半夏、天竺黄。②舌体强硬，语言不利者，加菖蒲、远志、僵蚕。③半身不遂下肢为主者，加杜仲、桑寄生、牛膝；上肢为主者，加桑枝、桂枝。④疾病日久，疗效不佳者，可加重活血化瘀药及水蛭。⑤病证偏寒者，加制附子、桂枝；偏燥热者，加知母。⑥脾虚者加党参、白术。

3. 血瘀经络证

主症：为气血痹阻，经络不通致之肩痛、背痛、腰腿或周身疼痛。

治疗：行气活血、祛瘀通络、通痹止痛。身痛逐瘀汤加减。

方中用桃仁、红花、川芎、香附行气活血；秦艽、羌活、地龙祛风湿，通经络善治风寒湿痹疼痛；没药、五灵脂、牛膝活血止痛，载药下行，祛湿利痹为治疗风寒湿痹常用方剂。

加减：①寒邪重者，加肉桂、细辛。②膝踝关节为主者，加木瓜、川断。③以腰背为主者，加杜仲、狗脊。④风湿痹痛，肢体关节疼痛游走或筋骨拘挛，活动不利者，加威灵仙。

4. 冲任虚寒证

主证：瘀血阻滞之月经不调、痛经、经闭，小腹冷痛，瘀血积块。

治疗：活血化瘀、温经止痛。少腹逐瘀汤加减。

方中当归、赤芍、川芎活血化瘀，小茴香、肉桂、干姜温经散寒，延胡索、蒲黄、五灵脂、没药行气活血、化瘀止痛。

加减：①血瘀经闭、痛经者，加香附、益母草、泽兰。②阳虚者，加制附子。③气虚者，加党参、黄芪。

三、临证经验

1. 研究表明，血瘀证常见于中老年人。约75%以上年龄超出50岁的人群有不同程度"肾虚、瘀血"。为此，作为保健需要，中老年人无出血风险，无血小板减少者可经常服用一些活血化瘀中药。①三七粉，每次1~1.5g，每日1~2次，温开水送服。②西红花，每次0.3~0.5g，泡水当茶饮。宜配伍人参，每次1.5~3.0g，偏热体质改用西洋参，以防耗气伤阴。③三七或西红花配伍山萸肉3g，石斛3g，人参（或西洋参），以粉剂或泡水当茶饮服用，具有活血化瘀、益气健脾、滋阴补肾、养胃生津作用。

2. 临床不少疾病如肝病、心脑血管性等疾病多有不同程度瘀血病变，因此，活血化瘀方药用途颇广。

（1）常用方剂有：①桃红四物汤为血府逐瘀汤、膈下逐瘀汤等方剂的基础用药，具有补血活血作用，系月经不调、血色紫暗兼夹瘀血、月经不调常用药。②血府逐瘀汤为血瘀胸胁活血化瘀重要方剂，具有活血化瘀、行气止痛作用，为心脑肝病常用方。③丹参饮系治疗气滞血瘀证要方。④膈下逐瘀汤用于血瘀膈下有积块者。⑤补阳还五汤用于中风后遗症半身不遂者。⑥少腹逐瘀汤，身痛逐瘀汤，以及治疗血热互结，下焦蓄血，瘀血内停致之经闭、痛经、月经不调的桃仁承气汤，失笑散，以及攻逐下焦蓄血重症的抵当汤（水蛭、虻虫、桃仁、大黄）等。

（2）常用药物有：丹参、赤芍、归尾、郁金、姜黄、丹皮、延胡索、川芎、桃仁、红花、三七、水蛭、全蝎、益母草、泽兰、牛膝、没药、乳香、五灵脂、蒲黄、血竭、琥珀、刘寄奴、三棱、莪术、山甲等多种。

临床"瘀血"致之疾病颇多：①当前西医尚乏有效治疗慢性肝炎（病）肝纤维化、肝硬化的方法。临证以"血瘀证"立论，重用丹参，配黄芪、归尾、赤芍、郁金、丹皮这一组活血化瘀药，再以疏肝健脾法辨证加减用药。②应用丹参饮，桃红四物汤，生脉散和瓜蒌薤白白酒汤；笔者使用丹参饮、失笑散或冠心Ⅱ号（丹参、赤芍、川芎、红花、檀香、乌药、降香）治疗冠心病、心绞痛以及支架术后复发疼痛患者，均获良好疗效。③对慢性胃炎萎缩性病变者，在辨证治疗方剂中加入活血化瘀、增加胃黏膜血流的丹参，生肌敛疮、养胃生津的血竭，以及地榆、石斛，以及使用通窍活血汤、补阳还五汤，辨证使用水蛭、全蝎、地龙、僵蚕等药治疗脑血栓病，均获满意疗效。

总之，临床使用活血化瘀方药治疗慢性肝炎（病）、肝纤维化、肝硬化、冠心病、心绞痛、脑血管病、慢性胃病萎缩性病变具有良好疗效。研究表明：①三七有扩张冠状动脉，增加冠脉血流量，减少冠脉阻力，减低心肌耗氧量的作用。②丹参的有效成分丹参酮、丹酚酸具有增强过氧化物歧化酶（SOD）活性、抑制丙二醛（MDA）产生和良好抗肝纤维化作用。③川芎具有保护肝细胞，抗 LPO 损伤及抗肝纤维化的作用（参见本书第二章第二十二节　慢性肝炎（病）、肝纤维化、肝硬化）。④水蛭含有肝素，有活血通经、抗凝和通畅血管作用，将之用于脑血栓，颈动脉斑块（配合祛脂药）治疗，初获成效等。为此，对"血瘀证"各种疾病临床疗效及其本质的进一步研究，将会提高慢性肝病及心脑血管等疾病的治疗效果。

第五十四节　梅核气

梅核气或称癔球症，为自感咽喉中有异物阻塞，状若炙胬（烤熟的肉块），咯之不出，咽之不下，而无明显器质性病变。

一、病因病机

情志不畅，或肝郁气机郁结，久而生痰，或肝郁脾虚，不能运化水湿，痰涎凝聚，痰气相搏，逆上咽喉而致病。

二、治疗

西医学并无此病，梅核气为中医学之一证。本证患者虽症状显著，痛苦不堪，但经喉镜、食管镜、上消化道钡餐以及胸部超声、CT 等检查，均无异常发现。西医学对本证并无有效治疗办法。

主症：自感咽喉中有状若梅核或烤熟的肉块阻滞，咳之不出，咽之不下，往往伴有胸胁满闷，善太息，或攻撑作痛，或咳或呕等，苔白润或滑腻，脉弦滑或沉缓。

治疗：根据"结者散之"，针对本病气机郁滞、痰涎凝聚的病理机制，应治以行气开郁，降逆化痰，方用半夏厚朴汤加减。

方中半夏化滞开结，和胃降逆；厚朴行气开郁，下气除满，以散胸中滞气。二药配伍，辛开苦降，痰降则气机易行，郁开则痰浊易降。茯苓能降湿浊，助半夏祛痰湿；生姜能散逆气，助厚朴降逆。本证之标在肺之门户——咽喉，故用苏叶芳香宣肺，顺气宽胸，以宣散胸中郁滞。本方辛、苦、温三法并用，辛以开结，苦以降逆，温以化痰饮。五药合用，共奏行气开郁、降逆化痰功效，使痰降郁消则诸症自除。

加减：①肝郁气滞，见胸胁满闷，胁痛，情志不畅，善太息者，加柴胡、香附、郁金、延胡索以疏肝理气止痛。②肝郁脾虚，见胸胁闷满，纳呆，或呕吐、呃逆者，加柴胡、木香、枳壳、砂仁、公丁香以疏肝理气，和胃止呕；夹食滞者，加鸡内金、神曲、麦芽以消食和胃。③肺胃津伤，痰气郁结，痰稠不易咯出者，加沙参、麦冬、玉竹、枇杷叶以滋阴润燥化痰。④阴虚胃热，咽喉肿痛，口臭咳嗽者，加玄参、生地黄、丹皮、桔梗，或酌予黄连或银花、牛蒡子。

三、案例

患者于某，女，38 岁。2015 年 3 月 5 日初诊。

因自觉咽喉中有栗子大小块状物阻塞，咽之不下，咯之不出 9 个月来诊。

患者平素性情抑郁，病前有情志不畅史。数月来咳嗽、胸闷，久经治疗不效，通过拔罐、拍打胸背部有时能缓解，经胸片、上消化道钡餐检查，诊断为"食管中上段食管癌"，故来诊。患者患病已 9 个月，但并非渐进性吞咽困难加重，经 CT 等检查并与放射科会诊，否定原食管癌诊断，认为食管局限性病变系支气管动脉压迫而致，与患者咽部块状阻塞感无关。笔者临证时据咽喉部有若块状物阻塞等症，检查未发现与患者证候有关的器质性病变，合参舌红、苔白稍黄而干诊断为梅核气。证为痰气互结，郁而化火，方以半夏厚朴汤加减治之。

清半夏 9g，厚朴 9g，云苓 12g，生姜 15g，苏梗 12g，玄参 12g，丹皮 9g，甘草 3g，3 剂。

2015 年 3 月 9 日二诊，服药后症状减轻。以本方加减，又进二十多剂，症消。

四、临证经验

1. 梅核气治疗大法为行气解郁，降逆化痰。具有行气解郁功效的方剂，除半夏厚朴汤外，还有越鞠丸、逍遥散两个方剂。但三个方剂作用有所不同。越鞠丸作用较广泛，能通治气、血、痰、火、湿、食六郁，以治疗气郁为主。逍遥散疏肝解郁、健脾养血，主治肝气郁结，情志不畅，兼脾虚血亏之证。半夏厚朴汤还有降逆化痰作用，为治疗梅核气代表方剂，尤其适用于气滞夹痰湿、苔腻脉弦滑者。

2. 治疗本证，笔者使用半夏厚朴汤的经验为主用半夏、厚朴，须重用生姜以温化痰饮，降逆散结止呕，并改苏叶为苏梗，以理气宽中。

3. 在临床工作中，在诊断梅核气这种功能性疾病时，应除外有关器质性疾病。

第五十五节　奔豚症

奔豚气属内科病证，是指患者自觉有气从少腹上冲胸咽的一种病证。发作时，常伴见腹痛、胸闷气急、心悸、惊恐、烦躁不安，甚则抽搐、厥逆，或少腹有水气上冲至心下，或兼有乍寒、乍热等。严重者有濒死之感、十分痛苦，当气冲消失平静后，一如常人。

由于气冲如豚之奔突，故名奔豚气。病名始见《金匮要略·奔豚气病脉证治》，亦称奔豚、贲豚、贲豚气。可见于西医学的神经官能症、冠心病等有类似症状者。

一、病因病机

现代医学认为此病是与人体下丘脑、自主神经功能紊乱有关，又与交感神经功能偏亢，或者腹腔丛神经机能紊乱，或者大脑皮层内细胞抑制过程减退或者内间质离子释放所致等有关。

"奔豚"一词最早见于《灵枢·邪气藏府病形》："微急为沉厥奔豚，足不收，不得前后。"意思是指奔豚发于足少阴肾经，表现为肾脉急促，活动迟缓不利。而《难经》认为"肾之积名奔豚"此说法与《灵枢》所言之沉厥奔豚虽同属肾藏，气机之病，但病情却完全不同。直至东汉末期，医圣张仲景再次提出"奔豚气"认为是心、肝、肾的气机功能疾病。《金匮要略·奔豚病脉证治》记载："奔豚病，从少腹起，气上冲胸，发作欲死，复还止，皆从惊恐得之。"

本证主要是由于七情内伤，寒水上逆所致，多与心、肝、肾三脏有关，并与冲脉的关系尤为密切，因冲脉起于下焦，循腹部至胸中。其病理是由下逆上，而有气、寒、水之别。气逆多由情志所引起，证候表现亦常有情志不能之状，寒水则由于阴盛或阳衰而引起。但气、寒、水三者又有密切的联系，水因寒凝，而寒水之逆又莫不因于气。故理气降逆为治疗本证的主要法则，可根据证候，结合使用。

因惊恐忧思损伤肝肾，结甚之气冲逆而上；亦可下焦素有寒水，复因汗出过多，外寒侵袭，汗后心阳不足，肾脏阴寒之水气乘虚上逆，以致气从少腹上冲，直达心下。

二、治疗

（一）辨证论治

1. 肝肾气逆型

主症：自觉有气上冲咽喉，发作欲死，惊悸不宁，恶闻人声，或腹痛，喘逆，呕吐，烦渴，乍寒乍热，气还则止，常反复发作。舌苔白或黄，脉弦数。

治疗：养血调肝理气降逆。奔豚汤（李根白皮、黄芩、葛根、白芍、当归、川芎、法半夏、生姜、代赭石、甘草）加减。

方中李根白皮性味咸寒，可清肝泄热降逆，平冲下气，《长沙药解》谓其"下肝气之奔豚，清风木之郁热"。生姜、半夏和胃降逆，协助李根白皮平冲逆。黄芩苦寒，苦以降逆气，寒以清肝热。生葛甘辛凉，生津护阴，升发清阳，透解邪热。甘草、芍药缓急迫，止腹痛。当归、川芎养血疏肝。诸药合用，降逆气、清肝热、养肝血、和肝胆、调肝脾、治奔豚。

加减：①气逆胸胁，两胁胀痛者，加香附、郁金、青皮。②气逆重，反复发作者，加沉香降气平冲。

2. 寒水上逆型（阳虚阴盛）

主证：先有脐下悸动，旋即逆气上冲，心慌不安，形寒肢冷，苔白腻，脉弦紧。

治疗：温阳行水，理气降逆。茯苓桂枝甘草大枣汤加减。

本方用桂枝、炙甘草益气温阳，和营卫而解外寒，重用桂枝温阳平冲；用茯苓健脾利水以伐肾邪，配桂枝能通阳化水、泄奔豚气；甘草、大枣之甘滋助脾土以平肾水气，缓解挛急；煎用甘澜水者，扬之无力，取不助肾气也。

加减：①腹凉腹痛者，加乌药、延胡索、小茴香。②呕逆清涎者，加炒白术、益智仁、清半夏。

（二）中成药治疗

1. 桂枝茯苓丸

口服，一次 1 丸，一日 1~2 次。

2. 五积丸

口服，一次 9g，一日 1~2 次。

三、案例

患者赵某，男，47 岁。2019 年 8 月 14 日初诊。

近月来心情不爽，脐下时有悸动，气从少腹上撞。入夜卧床则腹痛难忍，有气体上冲咽喉滞塞并口吐涎沫，坐起发作过去则好转，俨如常人，卧眠则反复发生。严重时须十多次坐起不能安眠，经心、肺、肝、腹多种检查无异常，曾诊为自主神经功能紊乱，服用镇静安神等药多日不效来诊。舌淡苔白厚腻有齿痕，脉沉弦稍滑，诊为"奔豚气"，属肝郁脾虚、阳虚阴盛，寒水上逆证。

柴胡 8g、李根白皮 9g、当归 12g、白芍 18g、炒白术 20g、茯苓 15g、川芎 9g、清夏 9g、生姜 6g、石菖蒲 8g、桂枝 6g、炙甘草 6g、香附 8g、代赭石 18g、乌药 8g，6 剂。

2019 年 8 月 21 日二诊：服药六剂，症无明显好转。有时腹胀，得知买不到李根白皮未用。原方去香附、代赭石，加木香 8g、枳壳 9g、藿香 8g、沉香 3g，冲服。7 剂。

2019 年 8 月 29 日三诊：上方购到李根白皮，服药 7 剂，症状明显好转，仍时有吐涎，苔白滑。再服 7 剂。

2019 年 9 月 6 日四诊：夜间卧床发作减轻，一般起床 2~3 次，腹部有凉感，上方去柴胡、当归、白芍、川芎、石菖蒲、乌药，加党参 30g、益智仁 8g、白蔻 8g、干姜 3g。7 剂后症消。

四、临证经验

"奔豚证"病情变化多端，发作时痛苦难当，多久治乏效。需注意以下 3 点。

1. 李根白皮能清肝泄热、平喘降逆，为止奔豚气逆要药。本例原药中缺药，二诊药中购到本药，疗效与之有关。

2. 李根白皮结合半夏、生姜和胃降逆；对脾阳虚阴盛、寒水上逆者加桂枝、炙甘草、茯苓、生（干）姜通阳化水、平冲降逆起到重要作用。

3. 沉香善于降逆，能温胃止呕、补肾降逆，在治疗中亦起关键作用。

（孙玉凤、姚希贤）

第五十六节　郁证与抑郁证

"郁"有广义和狭义之分。广义的郁，包括外邪、情志等因素所致之郁。狭义的郁，系指情志不舒之郁，是以心情抑郁、情绪不宁、胸部满闷、胁肋胀痛，或易怒易哭，或咽中如有异物梗阻等症为主要临床表现的一类病证。西医学中的抑郁症、焦虑症、癔症等均属于本病范畴。

一、郁证

（一）病因病机

人以气为本。气为血帅、气导血行，气机调畅，气和则脏腑功能协调，气血运行不停。如情志不舒、忧思无度、喜怒失常、饮食不节等因素使气机运行失常则发生郁证。喜怒无常、肝气郁结则胸膈痞闷不舒；气滞血亦滞，肝气郁结则会使肝血瘀滞，出现胸胁刺痛或胀痛；肝胆互为表里，肝气郁结易于肝郁化火，火郁而口苦泛酸。因此，气郁、血郁、火郁病在肝胆；忧思久则脾气结，加之肝病易于传脾致肝病传脾。脾郁则水湿运化失司内生湿郁；湿聚为痰而为痰郁；脾失健运则完谷难化而生食郁。痰食郁结则饮食不消，脘腹痞满、呕逆吞酸。因此，湿郁、痰郁、食郁病在脾胃。因此，气、血、火、痰、湿、食六郁之证主要病机是肝脾郁结而以气郁为主。

（二）辨证论治

本证治疗以疏肝健脾、行气解郁为原则，气行则诸郁易解。方用越鞠丸加减。

方中香附调气舒肝以解气郁；川芎行气活血以治疗血郁；苍术健脾燥湿以治疗湿郁；栀子清热除烦以治火郁；神曲消食和胃以治食郁。湿去而痰消，因而本方剂辨证加减通治六郁。

加减：①气郁重者，加木香、枳壳，重用香附。②血郁重者，加丹参、桃仁、丹皮、红花、赤芍；无痰湿，气机上逆者，重用川芎。③湿郁偏重者，加茯苓、藿香、半夏、厚朴，重用苍术。④痰郁重者，加陈皮、半夏、瓜蒌、南星。⑤火郁重者，加黄连、黄芩、栀子、连翘。⑥食郁重者，加内金、山楂，重用神曲。

二、抑郁证

（一）病因病机

中医学认为，抑郁证多因郁怒、忧思、恐惧等七情内伤，使气机不畅，出现湿、痰、热、食、瘀等病理产物，进而损伤心、脾、肾，致使脏腑功能失调，加之机体脏器易郁，最终发为本病。

抑郁证的基本病机为气机郁滞、脏腑功能失调。基本病理因素为气、血、火、痰、食、湿。愤恨恼怒，致使肝失条达，气机不畅，而成肝气郁结；忧思疑虑则伤脾，致使脾失健运，聚湿成痰，而成痰气郁结；情志过极伤于心，致心失所养，神失所藏，心神失常；心之气血不足，加之脾失健运，气血生化不足，而致心脾两虚；郁火伤阴，肾阴亏耗，心神失养，又易出现心肾阴虚之证。总之，抑郁证的发生，因七情内伤，导致肝失疏泄、脾失健运、心神失养，继而出现心脾两虚、心肾阴虚之证，脏腑功能失调而发本病。

抑郁证病位主要在肝，可涉及心、脾、肾等脏。初起多以肝郁为主，症见情志不舒、精神抑郁、善太息、胸闷胁胀；或咽中如有异物梗塞，吞之不下，咯之不出之感，此时病位可涉及脾，因脾失健运，聚湿生痰而成。郁滞日久伤及心、肾二脏，可见心神不宁、多疑易惊、悲忧善哭、喜怒无常、时时欠伸，或手舞足蹈、喊叫等心神失养之证，以及惊悸、虚烦少寐、健忘、多梦、头晕耳鸣、五心烦热、腰膝酸软、盗汗、口干咽燥、男子遗精、女子月经不调等心肾阴虚之证。

抑郁证初起多以气滞为主，进而引起化火、血瘀、痰结、食滞、湿停等病机变化，此时多为实证；日久伤及心、脾、肾等脏腑，致使脏腑功能失调，出现心脾两虚、心神失养、心肾阴虚诸证，此时则由实证转化为虚证。实证中的气郁化火一证，由于火热伤阴，阴不涵阳，而易转化为心肾阴虚。郁证中的虚证，可以由实证病久转化而来，也可由忧思郁怒、情志过极等精神因素直接耗伤脏腑的气血阴精，而在发病初期即出现。

（二）治疗

1. 西医治疗

（1）治疗目标　抑郁发作的治疗要达到三个目标：①提高临床治愈率，最大限度减少病残率和自杀率，其关键在于彻底消除临床症状。②提高患者生存质量，恢复患者社会功能。③预防复发。

（2）治疗原则　①个体化治疗。②剂量逐步递增，尽可能采用最小有效量，使不良反应减至最少，以提高服药依从性。③足量足疗程治疗。④尽可能单一用药，如疗效不佳可考虑转换治疗、增效治疗或联合治疗，但需要注意药物相互作用。⑤治疗前知情告知。⑥治疗期间密切观察病情变化和不良反应并及时处理。⑦可联合心理治疗增加疗效。⑧积极治疗与抑郁共病的其他躯体疾病、物质依赖、焦虑障碍等。

（3）药物治疗　药物治疗是中度以上抑郁发作的主要治疗措施。目前临床上一线的抗抑郁药主要包括选择性5-羟色胺再摄取抑制剂（SSRI，代表药物氟西汀、帕罗西汀、舍曲林、氟伏沙明、西酞普兰和艾司西酞普兰）、5-羟色胺和去甲肾上腺素再摄取抑制剂（SNRI，代表药物文拉法辛和度洛西汀）、去甲肾上腺素和特异性5-羟色胺能抗抑郁药（NaSSA，代表药物米氮平）等。传统的三环类、四环类抗抑郁药和单胺氧化酶抑制剂由于不良反应较大，应用明显减少。

（4）心理治疗　对有明显心理社会因素作用的抑郁发作患者，在药物治疗的同时常需合并心理治疗。常用的心理治疗方法包括支持性心理治疗、认知行为治疗、人际治疗、婚姻和家庭治疗、精神动力学治疗等，其中认知行为治疗对抑郁发作的疗效已经得到公认。

（5）物理治疗　近年来出现了一种新的物理治疗手段——重复经颅磁刺激（rTMS）治疗，主要适用于轻中度的抑郁发作。

2. 辨证论治

（1）肝气郁结证

主症：精神抑郁，情绪不宁，善太息，胸部满闷，胁肋胀痛，痛无定处，脘闷嗳气，不思饮食，大便不调，女子月事不行；舌质淡红，苔薄腻，脉弦。

治疗：疏肝解郁，理气和中。柴胡疏肝散加减。

方中以柴胡功善疏肝解郁，用以为君。香附理气疏肝而止痛，川芎活血行气以止痛，二药相合，助柴胡以解肝经之郁滞，并增行气活血止痛之效，共为臣药。陈皮、枳壳理气行滞，芍药、甘草养血柔肝，缓急止痛，均为佐药。甘草调和诸药，为使药。诸药相合，共奏疏肝行气、活血止痛之功。

加减：①兼有食滞腹胀者，可加神曲、山楂、麦芽、鸡内金。②脘闷不舒者，可加旋覆花、代赭石、法半夏。③腹胀、腹痛、腹泻者，可加苍术、厚朴、茯苓、乌药。④兼有血瘀而见胸胁刺痛、舌质有瘀点瘀斑者，可加当归、丹参、桃仁、红花、郁金。

（2）气郁化火证

主症：急躁易怒，胸闷胁胀，口干苦，或头痛、目赤、耳鸣，或嘈杂吞酸，大便秘结，舌质红，苔黄，脉弦数。

治疗：疏肝解郁，清肝泻火。加味逍遥散加减。

本方即逍遥散加丹皮、山栀而成。逍遥散方既有柴胡疏肝解郁，使肝气得以调达，为君药；当归甘辛苦温，养血和血；白芍酸苦微寒，养血敛阴，柔肝缓急，为臣药。白术、茯苓健脾去湿，使运化有权，气血有源，炙甘草益气补中，缓肝之急，为佐药。用法中加入薄荷少许，疏散郁遏之气，透达肝经郁热；生姜温胃和中，为使药。加丹皮，能入肝胆血分者，清泄肝胆之热邪；加山栀，亦入营分，能引上焦心肺之热下行；二味配合逍遥散，自能解郁散火，火退则诸症皆愈。

加减：①口苦、便秘者，可加龙胆草、大黄。②胁肋疼痛、嘈杂吞酸、嗳气、呕吐者，可加黄连、吴茱萸。③头痛、目赤、耳鸣者，可加菊花、钩藤。

（3）痰气郁结证

主症：精神抑郁，胸部满闷，胁肋胀满，咽中如有异物梗塞，吞之不下，咯之不出，苔白腻，脉弦滑。

治疗：行气开郁，化痰散结。半夏厚朴汤加减。

方中半夏辛温入肺胃，化痰散结，降逆和胃，为君药。厚朴苦辛性温，下气除满，助半夏散结降逆，为臣药。茯苓甘淡渗湿健脾，以助半夏化痰；生姜辛温散结，和胃止呕，且制半夏之毒；苏叶芳香行气，理肺舒肝，助厚朴行气宽胸、宣通郁结之气，共为佐药。

加减：①痰郁化热而见烦躁、口苦、呕恶、舌红苔黄腻者，可去生姜，加竹茹、瓜蒌仁、黄连。②湿郁气滞而兼胸脘痞闷、嗳气、苔腻者，可加香附、佛手、苍术。③兼有瘀血，而见胸胁刺痛、舌质紫黯或有瘀点瘀斑、脉涩者，可加丹参、郁金、降香、片姜黄。

（4）心神失养证

主症：精神恍惚，心神不宁，多疑易惊，悲忧善哭，喜怒无常，时时欠伸，或手舞足蹈，喊叫骂詈，舌质淡，脉弦。

治疗：甘润缓急，养心安神。甘麦大枣汤加减。

方中浮小麦为君药，养心阴，益心气，安心神，除烦热。甘草补益心气，和中缓急（肝），为臣药。大枣甘平质润，益气和中，润燥缓急，为佐使药。三药合用，甘润平补，养心调肝，使心气充，阴液足，肝气和，则脏躁诸症自可解除。

加减：①躁扰失眠者，可加酸枣仁、柏子仁、茯神、远志。②血虚生风，而见手足蠕动或抽搐者，可加当归、生地黄、珍珠母、钩藤。

（5）心脾两虚证

主症：多思善虑，心悸胆怯，失眠健忘，头晕神疲，面色无华，纳差，舌质淡，苔薄白，脉细弱。

治疗：健脾养心，益气补血。归脾汤加减。

方中以人参、黄芪、白术、甘草甘温之品补脾益气以生血，使气旺而血生；当归、龙眼肉甘温补血养心；茯苓（多用茯神）、酸枣仁、远志宁心安神；木香辛香而散，理气醒脾，与大量益气健脾药配伍，复中焦运化之功，又能防大量益气补血药滋腻碍胃，使补而不滞，滋而不腻，用法中姜、枣调和脾胃，以资化源。

加减：①心胸郁闷、情志不舒者，可加郁金、香附、佛手。②头晕头痛者，可加川芎、白芷、天麻。

（6）心肾阴虚证

主症：虚烦少寐，惊悸，健忘，多梦，头晕耳鸣，五心烦热，腰膝酸软，盗汗，口干咽燥，男子遗精，女子月经不调，舌红，少苔或无苔，脉细数。

治疗：滋养心肾。天王补心丹合六味地黄丸加减。

天王补心丹中重用甘寒之生地黄，入心能养血，入肾能滋阴，故能滋阴养血，壮水以制虚火，为君药。天冬、麦冬滋阴清热，酸枣仁、柏子仁养心安神，当归补血润燥，共助生地黄滋阴补血，并养心安神，俱为臣药。玄参滋阴降火；茯苓、远志养心安神；人参补气以生血，并能安神益智；五味子之酸以敛心气，安心神；丹参清心活血，合补血药使补而不滞，则心血易生；朱砂镇心安神，以治其标，以上共为佐药。桔梗为舟，载药上行以使药力缓留于上部心经，为使药。本方配伍，滋阴补血以治本，养心安神以治标，标本兼治，心肾两顾，但以补心治本为主，共奏滋阴养血、补心安神之功。六味地黄丸方中重用熟地黄，滋阴补肾，填精益髓，为君药。山萸肉补养肝肾，并能涩精；山药补益脾阴，亦能固精，共为臣药。三药相配，滋养肝脾肾，称为"三补"。但熟地黄的用量是山萸肉与山药两味之和，故以补肾阴为主，补其不足以治本。配伍泽泻利湿泄浊，并防熟地黄之滋腻恋邪；牡丹皮清泄相火，并制山萸肉之温涩；茯苓淡渗脾湿，并助山药之健运。三药为"三泻"，渗湿浊，清虚热，平其偏胜以治标，均为佐药。六味合用，三补三泻，其中补药用量重于"泻药"，是以补为主；肝脾肾三阴并补，以补肾阴为主。

加减：①心肾不交而见心烦失眠、多梦遗精者，可合交泰丸。②烦渴者，可加天花粉、知母。③遗精较频者，可加芡实、莲须、金樱子。

3. 中成药治疗

（1）舒肝解郁胶囊

用于疏理肝气、解郁、安神。口服。一次 2 粒，一日 2 次，早晚各一次。疗程为 6 周。

（2）柴胡舒肝丸

主治肝气不舒，胸胁痞闷。口服，一次 1 丸，一日 2 次，温开水送下。

（三）案例

患者女性，50 岁。2019 年 6 月 5 日初诊。

该患者停经半年，此间出现心悸、烦热、失眠、多梦，经心电图、B 超、妇科、脑系等多种检查无异常发现，诊为绝经期症候群，中西医治疗 3~4 个月不效，仍胸闷、多汗、烦热、头晕目眩、口苦口干。现见颧红，情绪不宁，胸胁胀痛，食差时呕，便干，舌边红，苔白厚干，脉沉弦而细数，给予橘枳姜汤、小柴胡汤、温胆汤加减。

柴胡 9g，党参 30g，橘红 12g，黄芩 9g，芦根 15g，清夏 8g，枳实 8g，枳壳 9g，生白术 20g，茯苓 8g，当归 30g，石菖蒲 8g，远志 8g，郁金 8g，生姜 3g，甘草 3g，浮小麦 30g，7 剂。

2019 年 6 月 13 日二诊：症减，仍头晕、失眠，口干重，上方去党参、芦根、枳壳、生姜、浮小麦，加天麻 9g，钩藤 15g，五味子 9g，石斛 15g，14 剂。

2019 年 6 月 28 日三诊：症显著减轻，有脘腹胀满，汗多，苔白厚。

柴胡 9g，党参 30g，炒白术 12g，清夏 8g，陈皮 18g，内金 8g，厚朴 8g，砂仁 8g，石菖蒲 8g，远志 6g，茯苓 9g，当归 30g，生姜 3g，浮小麦 30g，五味子 9g，14 剂。

2019 年 7 月 16 日四诊：症消，稍口干，前方去浮小麦、五味子、远志，加石斛而病愈。

（四）临证经验

一年之计在于春，一日之计在于晨，人生之计在于"少阳"，少阳为枢，少阳之火从中向旁发散阳气，推动脏腑气血功能运行。肝之疏泄、脾之升降、肾之藏泄，全靠少阳。"疏少阳而治百病"，少阳不舒往往发为抑郁证。此种患者症状多多，治疗困难，临证时可参考上述验案。

（孙玉凤、姚希贤）

第二章　疾病

第一节　感冒

感冒为临床常见的一类感染细菌或病毒的疾病，亦名普通感冒。因感染各型特殊流感病毒（疫毒）而引起一系列症状者为流行性感冒（如流感与新冠肺炎）。上呼吸道感染系指喉部环状软骨下缘以上的呼吸道（包括鼻咽部）发生的细菌与病毒感染。三者证候多相类似，常将之误为一病。有者实为普通感冒，并无细菌感染而过早使用抗生素；有者并非普通感染实为流感或新冠肺炎，未能及早诊治，使用奥司他韦（Oseltamivir）等特殊抗病毒药贻误病情，为此，对之应尽早做出确诊，及早得到合理有效治疗。

一、病因病机

感冒的病因主为感受风邪，风邪为六淫之首，易于伤人，往往与其他时气相兼为病，冬季多兼寒，春日多兼热，夏天多夹暑、湿。感受风邪兼寒即患风寒感冒，兼热者即风热感冒。本病发生与气候突变，机体不能适应或体质虚弱，抵抗力低下，卫阳不固，风邪侵入有关。本病主要通过呼吸道飞沫传播，具有高度传染性。

本病主靠接触及集体发病史，突发鼻寒、流涕、咽痛、咳嗽、吐痰或有低热、苔白或薄黄、脉浮证候诊断。流感患者起病多急骤，有突发高热，咳嗽，痰中带血伴头痛，四肢酸痛，明显乏力等中毒症状，白细胞多减少，淋巴细胞增多，实验室检查可明确诊断。

二、治疗

本病治疗须首辨风寒、风热感冒，予以辛温、辛凉解表不同治疗。同时注意隔离、保暖，卧床休息，多饮水。

1. 风寒感冒

主症：恶寒发热（发热轻、恶寒重），鼻塞声重，流清涕，无汗头痛，咳痰清稀可伴肢痛，舌苔薄白，脉浮或浮紧。

治疗：辛温解表，宣肺散寒。桂枝汤加减。

方中桂枝温经通阳，解肌发汗以散肌表风寒而调卫为君药，与白芍配伍敛阴和营（养血），桂枝、白芍同用，散收结合，辛散而不伤阴。方中生姜助桂枝辛散表邪；大枣配生姜助桂枝、白芍调和营卫；用炙草调和诸药。本方用药仅仅几味寓意深妙，桂枝配甘草善解肌表之邪，又能调中益气，使桂枝不致过多发汗；白芍、甘草相配，酸甘化合能滋阴有利于营阴恢复，诸药同用本方发中有补、散中有收共奏解肌发表、营卫调和之效。

加减：予治疗本证一般多用桂枝汤加苏叶、板蓝根、黄芩并做如下加减。①风寒重，肌体酸痛者，加荆芥、防风、柴胡、羌活、独活、川芎。②肌表郁闭，恶寒重、无汗，脉浮紧者，加麻黄发汗解表。③咳嗽者，加桔梗、炒杏仁。④脾胃有湿，口淡乏味，脘闷纳呆，苔腻者，加苍术、清夏、茯苓、厚朴。

2. 风热感冒

主证：发热微恶风或有汗不多，头痛，咽喉肿痛，咳吐黄痰，舌苔薄黄，脉浮数。

治疗：辛凉解表、宣肺清热。银翘散加减。

方中金银花、连翘清热解毒，发汗轻宣透表共为君药。荆芥、豆豉、薄荷辛散表邪，透热外出；桔梗、甘草、牛蒡子同用宣肺解表，祛风痰、利咽喉；竹叶、芦根清肺、胃热生津止渴；用甘草调和诸药，共奏辛凉透表、清热解毒作用。

按语：予治疗本证多用本方加玄参（据《温病条辨·上焦篇》十六条："……发疹者，银翘散去豆豉加生地黄、丹皮、大青叶、倍玄参主之。"）、生地黄、黄芩、板蓝根并重用银花辨证加减。

加减：①头痛者，加桑叶、菊花。②咳嗽者，去荆芥、豆豉，加前胡、炒杏仁。③高热，咳吐黄痰，舌红，苔黄者，加知母、瓜蒌、公英、大青叶。④便秘者，加大黄。⑤咽喉肿痛者，加山豆根。

附1　流行性感冒

流感往往突然暴发、迅速扩散，易于出现并发症，预后严重。为此，应尽快对之做出诊断，及早使用抗病毒药物。

一、病因病机

当前人类流行的流感病毒主要是 H1N1 和 H3N2，其对乙醇、碘酊、碘伏等常用消毒剂敏感；对紫外线和热敏感，56℃条件下 30 分钟可灭活。流感病毒主要通过打喷嚏、咳嗽等飞沫传播，经口腔、鼻腔、眼睛等黏膜直接或间接接触而感染。传染源为患者和隐性感染者，从潜伏期末到急性期都有传染性，一般持续排毒 3~7 日，多为 2~4 日。但危重症排毒时间可超过一周。

流感与普通感冒不同，主为起病急、病情重，多有发热或高热，咽喉肿痛、干咳鼻塞、流涕和全身肌肉关节酸痛和全身不适。面部多潮红，眼结膜充血。婴幼儿、老年人及患慢性呼吸系、心血管、肝、肾、血液病和免疫功能低下的高危人群易于并发肺炎、心肌炎、脑炎等疾病。

本病诊断主靠流行病史，起病急，高热，咽痛，全身关节肌肉疼痛，症状重和白细胞减少，病原学检查可确定诊断并可作出病毒类型。

二、治疗

（一）西医治疗

1. 除物理降温或应用解热、镇痛、止咳药物外，还应对缺氧者进行氧疗及尽早给予抗病毒治疗。发病 48 小时内进行治疗可提高疗效，减少并发症。

2. 神经氨酸酶抑制剂

奥司他韦为有效抗病毒药物。每次 75mg，每日 2 次，疗程 5 日。重症疗程可适当延长。

（二）辨证论治

1. 风热犯卫

治疗等同风热感冒。

2. 热毒袭肺

主症：高热，咳嗽胸痛，气急，痰鸣，咳痰黏黄、不爽，口渴，尿少，咽痛，舌红，苔黄或腻，脉洪滑而数。

治疗：清热解毒，宣肺止咳。麻杏石甘汤含苇茎汤（苇茎、薏苡仁、冬瓜仁、桃仁）加减。

前方以麻黄为君配石膏清宣肺热；加入杏仁加强降逆平喘，用较大剂量甘草生津止渴，调和诸药〔麻黄、石膏比例一般为 1∶（3~5）倍〕。后方为治疗流感肺炎、肺脓肿者，以苇茎为君善情肺热，为治疗肺炎、肺脓肿要药；配合冬瓜仁清热涤痰排脓；加桃仁活血化瘀与冬瓜仁、薏苡仁共奏清肃肺气、消散瘀血、除痰消痈之功。

加减：①一般加知母、黄芩、柴胡、桔梗。②持续高热者，加青蒿、玄参、丹皮。

3. 邪陷心营

主症：高热不退，痰多气喘，胸胁疼痛，烦躁谵语，甚而意识障碍，舌干红绛，脉弦或细数。

治疗：清热解毒，凉营开窍化痰。清营汤合苇茎汤加减。

方中犀角（用代用品）清营解毒、清心安神为君；以玄参、生地黄滋阴清热；麦冬养阴清心；丹参清心、凉血、散瘀；黄连、竹叶、银花、连翘共奏清营泄热，透热转气而解之效，合苇茎汤加强除痰消痈之效。

加减：①持续高热，神昏痰鸣者，加服安宫牛黄丸清热化痰开窍。②烦躁谵语者，加紫雪丹清热止痉。

4. 阳气欲脱

主症：呼吸短促，气急唇黯，面色苍白，汗出淋漓，神志障碍，肢冷，舌红绛或紫，脉细数无力或微细欲绝。

治疗：回阳固脱。生脉散合参附龙牡汤加减。

方中人参大补肺脾元气为君，用附子温壮元阳，二药相配共补元气，壮元阳为抢救垂危之良方。

三、临证经验

中医药对防治流感有一定特色与优势，可从整体出发"扶正"与"驱邪"，改善机体状态，减轻病理损害，具有多靶点抗病毒、抗菌，耐药性低和良好退热的效果。近年来研究表明，中医药在多次流感流行治疗中发挥了重要作用，积累了丰富临床经验。①中医药治疗对缓解流感症状、缩短治疗时间、减少不良反应，提高治愈率等方面发挥了良好作用。②研究表明麻杏石甘汤和银翘散加减方剂可显著缩短新型甲型 H1N1 流感的发热持续时间。

对流感患者除尽早应用抗病毒药——奥司他韦外，对热毒袭肺或邪陷心营者，予多采用自拟以下方剂辨证加减：

1. **热毒袭肺者用方**

生石膏 40g，蜜麻黄 6g，射干 8g，黄芩 10g，贯众 8g，苍术 10g，茯苓 25g，姜半夏 8g，陈皮 12g，藿香 8g，枳实 8g，桂枝 6g，生姜 6g，柴胡 9g，苏叶 8g，炒杏仁 8g，桔梗 8g，百部 8g，芦根 15g，甘草 3g，炒白术 12g。

2. **邪陷心营重症用方**

犀角 1.5g 冲服，生地黄 30g，玄参 12g，贯众 10g，鱼腥草 20g，麻黄 9g，杏仁 9g，生石膏 30g，桂枝 8g，茯苓 25g，炒白术 12g，柴胡 12g，黄芩 8g，姜半夏 8g，紫菀 9g，冬花 9g，射干 8g，藿香 8g，甘草 3g。

（犀角为治疗时疫毒邪入于血分要药，限于药源缺乏，可用水牛角 10 倍于犀角剂量替代，或安宫牛黄丸，或羚羊粉替代）

加减：①邪入血分、高热者，加羚羊粉 0.5～1.0g 水冲服，有良好降温解毒作用。②清瘟败毒饮辨证加减一般去犀角、竹叶加僵蚕、贯众。③咳嗽，吐黄痰，有肺部炎性病变者，加前胡、鱼腥草、川贝、枇杷叶、瓜蒌。④便结，痰黄稠者，加大黄、天花粉。⑤高热、多汗、口渴，脉大而数者，加生石膏可获良好疗效。

附2 新型冠状病毒肺炎（COVID-19）

为 2019 年以来新流行的一种新型冠状病毒性肺炎。本病患者及无症状感染者为传染源，主经呼吸道飞沫传播。人群普遍易感，潜伏期 1～14 日，多为 3～7 日。

本病临床特点为发热、干咳、乏力，少数伴鼻塞流涕，咽痛和肌肉疼痛。重症患者多于发病一周后出现呼吸困难和/或低氧血症，严重者快速发展为呼吸窘迫综合征（ARDS），脓毒性休克及难以纠正的代谢性酸中毒，出、凝血功能障碍及多发器官功能衰竭。

本病轻型患者仅表现为低热、乏力，无肺炎表现，须注意者本病重型、危重型患者发病后可无明显发热或仅为中、低度发热。

本病诊断主依据：①发病前 14 天有到疫区或与患者接触史。②出现发热和（或）呼吸道症状，即应作为疑似病例进行隔离、住院治疗观察。③具有新冠肺炎影像学特征，白细胞多正常或淋巴细胞减少可考虑诊断，但本病临床表现多与"流感"相似，有时难以鉴别。实时荧光 RT-PCR 检测新冠病毒核酸阳性，可确诊为本病。

治疗：西医治疗包括鼻导管、面罩给氧、高流量无创与有创机械通气呼吸等循环支持疗法，糖皮质激素，抗病毒等药物应用，以及康复期血浆治疗等。具体诊疗采用新型冠状病毒肺炎诊疗方案（试行第七版附文如下）。

2019 年 12 月以来，湖北省武汉市出现了新型冠状病毒肺炎疫情，随着疫情的蔓延，我国其他地区及境外多个国家也相继发现了此类病例。该病作为急性呼吸道传染病已纳入《中华人民共和国传染病防治法》规定的乙类传染病，按甲类传染病管理。通过采取一系列预防控制和医疗救治措施，我国境内疫情上升的势头得到一定程度的遏制，大多数省份疫情缓解，但境外的发病人数呈上升态势。随着对疾病临床表现、病理认识的深入和诊疗经验的积累，为进一步加强对该病的早诊早治，提高治愈率，降低病亡率，最大可能避免医院感染，同时提醒注意境外输入性病例导致的传播和扩散，我们对《新型冠状病毒肺炎诊疗方案（试行第六版）》进行修订，形成了《新型冠状病毒肺炎诊疗方案（试行第七版）》。

一、病原学特点

新型冠状病毒属于 β 属的冠状病毒，有包膜，颗粒呈圆形或椭圆形，常为多形性，直径 60~140mm。其基因特征与 SARS-CoV 和 MERS-CoV 有明显区别。目前研究显示与蝙蝠 SARS 样冠状病毒（bat-SL-CoVZC45）同源性达 85% 以上。体外分离培养时，新型冠状病毒 96 个小时左右即可在人呼吸道上皮细胞内发现，而在 Vero E6 和 Huh-7 细胞系中分离培养需约 6 天。

对冠状病毒理化特性的认识多来自对 SARS-CoV 和 MERS-CoV 的研究。病毒对紫外线和热敏感，56℃30 分钟，乙醚、75% 乙醇、含氯消毒剂、过氧乙酸和氯仿等脂溶剂均可有效灭活病毒，氯己定不能有效灭活病毒。

二、流行病学特点

（一）传染源

目前所见传染源主要是新型冠状病毒感染的患者。无症状感染者也可能成为传染源。

（二）传播途径

经呼吸道飞沫和密切接触传播是主要的传播途径。在相对封闭的环境中长时间暴露于高浓度气溶胶情况下存在经气溶胶传播的可能。由于在粪便及尿中可分离到新型冠状病毒，应注意粪便及尿对环境污染造成气溶胶或接触传播。

（三）易感人群

人群普遍易感。

三、病理改变

根据目前有限的尸检和穿刺组织病理观察结果总结如下。

（一）肺脏

肺脏呈不同程度的实变。

肺泡腔内见浆液、纤维蛋白性渗出物及透明膜形成；渗出细胞主要为单核和巨噬细胞，易见多核巨细胞。Ⅱ型肺泡上皮细胞显著增生，部分细胞脱落。Ⅱ型肺泡上皮细胞和巨噬细胞内可见包涵体。肺泡隔血管充血、水肿，可见单核和淋巴细胞浸润及血管内透明血栓形成。肺组织灶性出血、坏死，可出现出血性梗死。部分肺泡腔渗出物机化和肺间质纤维化。

肺内支气管黏膜部分上皮脱落，腔内可见黏液及黏液栓形成。少数肺泡过度充气、肺泡隔断裂或囊腔形成。

电镜下支气管黏膜上皮和Ⅱ型肺泡上皮细胞胞质内可见冠状病毒颗粒。免疫组化染色显示部分肺泡上皮和巨噬细胞呈新型冠状病毒抗原阳性，RT-PCR 检测新型冠状病毒核酸阳性。

（二）脾脏、肺门淋巴结和骨髓

脾脏明显缩小。淋巴细胞数量明显减少，灶性出血和坏死，脾脏内巨噬细胞增生并可见吞噬现象；淋巴结淋巴细胞数量较少，可见坏死。免疫组化染色显示脾脏和淋巴结内 CD4+T 和 CD8+T 细胞均减少。骨髓三系细胞数量减少。

（三）心脏和血管

心肌细胞可见变性、坏死，间质内可见少数单核细胞、淋巴细胞和（或）中性粒细胞浸润。部分血管内皮脱落、内膜炎症及血栓形成。

（四）肝脏和胆囊

体积增大，暗红色。肝细胞变性、灶性坏死伴中性粒细胞浸润；肝血窦充血，汇管区见淋巴细胞和单核细胞浸润，微血栓形成。胆囊高度充盈。

（五）肾脏

肾小球球囊腔内见蛋白性渗出物，肾小管上皮变性，脱落，可见透明管型。间质充血，可见微血栓和灶性纤维化。

（六）其他器官

脑组织充血、水肿，部分神经元变性。肾上腺见灶性坏死。食管、胃和肠管黏膜上皮不同程度变性、坏死、脱落。

四、临床特点

（一）临床表现

基于目前的流行病学调查，潜伏期 1~14 天，多为 3~7 天。

以发热、干咳、乏力为主要表现。少数患者伴有鼻塞、流涕、咽痛、肌痛和腹泻等症状。重症患者多在发病一周后出现呼吸困难和/或低氧血症，严重者可快速进展为急性呼吸窘迫综合征、脓毒症休克、难以纠正的代谢性酸中毒和出凝血功能障碍及多器官功能衰竭等。值得注意的是重型、危重型患者病程中可为中低热，甚至无明显发热。

部分儿童及新生儿病例症状可不典型，表现为呕吐、腹泻等消化道症状或仅表现为精神弱、呼吸急促。

轻型患者仅表现为低热、轻微乏力等，无肺炎表现。

从目前收治的病例情况看，多数患者预后良好，少数患者病情危重。老年人和有慢性基础疾病者预后较差。患有新型冠状病毒肺炎的孕产妇临床过程与同龄患者相近。儿童病例症状相对较轻。

（二）实验室检查

1. 一般检查

发病早期外周血白细胞总数正常或减少，可见淋巴细胞计数减少，部分患者可出现肝酶、乳酸脱氢酶（LDH）、肌酶和肌红蛋白增高；部分危重者可见肌钙蛋白增高。多数患者 C 反应蛋白（CRP）和血沉升高，降钙素原正常。严重者 D-二聚体升高、外周血淋巴细胞进行性减少。重型、危重型患者常有炎症因子升高。

2. 病原学及血清学检查

（1）病原学检查：采用 RT-PCR 或（和）NGS 方法在鼻咽拭子痰和其他下呼吸道分泌物、血液、粪便等标本中可检测出新型冠状病毒核酸。检测下呼吸道标本（痰或气道抽取物）更加准确。标本采集后尽快送检。

（2）血清学检查：新型冠状病毒特异性 IgM 抗体多在发病 3~5 天后开始出现阳性，IgG 抗体滴度恢复期较急性期有 4 倍及以上增高。

（三）胸部影像学

早期呈现多发小斑片影及间质改变，以肺外带明显。进而发展为双肺多发磨玻璃影、浸润影，严重者可出现肺实变，胸腔积液少见。

五、诊断标准

（一）疑似病例

结合下述流行病学史和临床表现综合分析：

1. 流行病学史

（1）发病前 14 天内有武汉市及周边地区，或其他有病例报告社区的旅行史或居住史；

（2）发病前 14 天内与新型冠状病毒感染者（核酸检测阳性者）有接触史；

（3）发病前 14 天内曾接触过来自武汉市及周边地区，或来自有病例报告社区的发热或有呼吸道症状的患者；

（4）聚集性发病（2 周内在小范围如家庭、办公室、学校班级等场所，出现 2 例及以上发热和/或呼吸道症状的病例）。

2. 临床表现

（1）发热和/或呼吸道症状；

（2）具有上述新型冠状病毒肺炎影像学特征；

（3）发病早期白细胞总数正常或降低，淋巴细胞计数正常或减少。

有流行病学史中的任何一条，且符合临床表现中任意 2 条。无明确流行病学史的，符合临床表现中的 3 条。

（二）确诊病例

疑似病例同时具备以下病原学或血清学证据之一者：

1. 实时荧光 RT-PCR 检测新型冠状病毒核酸阳性；

2. 病毒基因测序，与已知的新型冠状病毒高度同源；

3. 血清新型冠状病毒特异性 IgM 抗体和 IgG 抗体阳性；血清新型冠状病毒特异性 IgG 抗体由阴性转为阳性或恢复期较急性期 4 倍及以上升高。

六、临床分型

（一）轻型

临床症状轻微，影像学未见肺炎表现。

（二）普通型

具有发热、呼吸道等症状，影像学可见肺炎表现。

（三）重型

成人符合下列任何一条：

1. 出现气促，RR≥30 次/分；

2. 静息状态下，指氧饱和度≤93%；

3. 动脉血氧分压（PaO_2）/吸氧浓度（FiO_2）≤300mmHg（1mmHg=0.133kPa）。

高海拔（海拔超过 1000 米）地区应根据以下公式对 PaO_2/FiO_2 进行校正：PaO_2/FiO_2 x〔大气压（mmHg）/760〕。

肺部影像学显示 24~48 小时内病灶明显进展>50%者按重型管理。

儿童符合下列任何一条：

1. 出现气促（<2 月龄，RR≥60 次/分；2~12 月龄，RR≥50 次/分；1~5 岁，RR≥40 次/分；>5 岁，RR≥30 次/分），除外发热和哭闹的影响；

2. 静息状态下，指氧饱和度≤92%；

3. 辅助呼吸（呻吟、鼻翼扇动、三凹征），发绀，间歇性呼吸暂停；

4. 出现嗜睡、惊厥；

5. 拒食或喂养困难，有脱水征。

（四）危重型

符合以下情况之一者：

1. 出现呼吸衰竭，且需要机械通气；

2. 出现休克；

3. 合并其他器官功能衰竭需 ICU 监护治疗。

七、重型、危重型临床预警指标

（一）成人

1. 外周血淋巴细胞进行性下降；

2. 外周血炎症因子如 IL-6、C 反应蛋白进行性上升；

3. 乳酸进行性升高；

4. 肺内病变在短期内迅速进展。

（二）儿童

1. 呼吸频率增快；

2. 精神反应差、嗜睡；

3. 乳酸进行性升高；

4. 影像学显示双侧或多肺叶浸润、胸腔积液或短期内病变快速进展；

5. 3 月龄以下的婴儿或有基础疾病（先天性心脏病、支气管肺发育不良、呼吸道畸形、异常血红蛋白、重度营养不良等），有免疫缺陷或低下（长期使用免疫抑制剂）。

八、鉴别诊断

（一）新型冠状病毒感染轻型表现需与其他病毒引起的上呼吸道感染相鉴别。

（二）新型冠状病毒肺炎主要与流感病毒、腺病毒、呼吸道合胞病毒等其他已知病毒性肺炎及肺炎支原体感染鉴别，尤其是对疑似病例要尽可能采取包括快速抗原检测和多重 PCR 核酸检测等方法，对常见呼吸道病原体进行检测。

（三）还要与非感染性疾病，如血管炎、皮肌炎和机化性肺炎等鉴别。

九、病例的发现与报告

各级各类医疗机构的医务人员发现符合病例定义的疑似病例后，应当立即进行单人间隔离治疗，院内专家会诊或主诊医师会诊，仍考虑疑似病例，在 2 小时内进行网络直报，并采集标本进行新型冠状病毒核酸检测，同时在确保转运安全前提下立即将疑似病例转运至定点医院。与新型冠状病毒感染者有密切接触的患者，即便常见呼吸道病原检测阳性，也建议及时进行新型冠状病毒病原学检测。疑似病例连续两次新型冠状病毒核酸检测阴性（采样时间至少间隔 24 小时）且发病 7 天后新型冠状病毒特异性抗体 IgM 和 IgG 仍为阴性可排除疑似病例诊断。

十、治疗

（一）根据病情确定治疗场所

1. 疑似及确诊病例应在具备有效隔离条件和防护条件的定点医院隔离治疗，疑似病例应单人单间隔离治疗，确诊病例可多人收治在同一病室。

2. 危重型病例应当尽早收入 ICU 治疗。

（二）一般治疗

1. 卧床休息，加强支持治疗，保证充分热量；注意水、电解质平衡，维持内环境稳定；密切监测生命体征、指氧饱和度等。

2. 根据病情监测血常规、尿常规、CRP、生化指标（肝酶、心肌酶、肾功能等）、凝血功能、动脉血气分析、胸部影像学等。有条件者可行细胞因子检测。

3. 及时给予有效氧疗措施，包括鼻导管、面罩给氧和经鼻高流量氧疗。有条件可采用氢氧混合吸入气（H_2/O_2：66.6%/33.3%）治疗。

4. 抗病毒治疗：可试用 a-干扰素（成人每次 500 万 U 或相当剂量，加入灭菌注射用水 2mL，每日 2 次雾化吸入）、洛匹那韦/利托那韦（成人 200mg/50mg/粒，每次 2 粒，每日 2 次，疗程不超过 10 天）、利巴韦林（建议与干扰素或洛匹那韦/利托那韦联合应用，成人 500mg/次，每日 2 至 3 次静脉输注，疗程不超过 10 天）、磷酸氯喹（18 岁~65 岁成人。体重大于 50 公斤者，每次 500mg、每日 2 次，疗程 7 天；体重小于 50 公斤者，第一、二天每次 500mg、每日 2 次，第三至第七天每次 500mg、每日 1 次）、阿比多尔（成人 200mg，每日 3 次，疗程不超过 10 天）。要注意上述药物的不良反应、禁忌证（如患有心脏疾病者禁用氯喹）以及与其他药物的相互作用等问题。在临床应用中进步评价目前所试用药物的疗效。不建议同时应用 3 种及以上抗病毒药物，出现不可耐受的毒副作用时应停止使用相关药物。对孕产妇患者的治疗应考虑妊娠周数，尽可能选择对胎儿影响较小的药物，以及是否终止妊娠后再进行治疗等问题，并知情告知。

5. 抗菌药物治疗：避免盲目或不恰当使用抗菌药物，尤其是联合使用广谱抗菌药物。

（三）重型、危重型病例的治疗

1. 治疗原则：在对症治疗的基础上，积极防治并发症，治疗基础疾病，预防继发感染，及时进行器官功能支持。

2. 呼吸支持：

（1）氧疗：重型患者应当接受鼻导管或面罩吸氧，并及时评估呼吸窘迫和/或低氧血症是否缓解。

（2）高流量鼻导管氧疗或无创机械通气：当患者接受标准氧疗后呼吸窘迫和/或低氧血症无法缓解时，可考虑使用高流量鼻导管氧疗或无创通气。若短时间（1~2 小时）内病情无改善甚至恶化，应当及时进行气管插管和有创机械通气。

（3）有创机械通气：采用肺保护性通气策略，即小潮气量（6~8mL/kg 理想体重）和低水平气道平台压力（≤30cmH$_2$O）进行机械通气，以减少呼吸机相关肺损伤。在保证气道平台压≤35cmH$_2$O 时，可适当采用高 PEEP，保持气道温化湿化，避免长时间镇静，早期唤醒患者并进行肺康复治疗。较多患者存在人机不同步，应当及时使用镇静以及肌松剂。根据气道分泌物情况，选择密闭式吸痰，必要时行支气管镜检查采取相应治疗。

（4）挽救治疗：对于严重 ARDS 患者，建议进行肺复张。在人力资源充足的情况下，每天应当进行 12 小时以上的俯卧位通气。俯卧位机械通气效果不佳者，如条件允许，应当尽快考虑体外膜肺氧合（ECMO）。其相关指征：①在 FiO$_2$>90% 时，氧合指数小于 80mmHg，持续 3~4 小时以上；②气道平台压≥35cm$_2$O。单纯呼吸衰竭患者，首选 VV-ECMO 模式；若需要循环支持，则选用 VA-ECMO 模式。在基础疾病得以控制，心肺功能有恢复迹象时，可开始撤机试验。

3. 循环支持：在充分液体复苏的基础上，改善微循环，使用血管活性药物，密切监测患者血压、心率和尿量的变化，以及动脉血气分析中乳酸和碱剩余，必要时进行无创或有创血流动力学监测，如超声多普勒法、超声心动图、有创血压或持续心排血量（PiCCO）监测。在救治过程中，注意液体平衡策略，避免过量和不足。

如果发现患者心率突发增加大于基础值的 20% 或血压下降大于基础值 20% 时，若伴有皮肤灌注不良和尿量减少等表现时，应密切观察患者是否存在脓毒症休克、消化道出血或心功能衰竭等情况。

4. 肾功能衰竭和肾替代治疗：危重症患者的肾功能损伤应积极寻找导致肾功能损伤的原因，如低灌注和药物等因素。对于肾功能衰竭患者的治疗应注重体液平衡、酸碱平衡和电解质平衡，在营养支持治疗方面应注意氮平衡、热量和微量元素等补充。重症患者可选择连续性肾替代治疗（continuous renal replacement therapy，CRRT）。其指征包括：①高钾血症；②酸中毒；③肺水肿或水负荷过重；④多器官功能不全时的液体管理。

5. 康复者血浆治疗：适用于病情进展较快、重型和危重型患者。用法用量参考《新冠肺炎康复者恢复期血浆临床治疗方案（试行第二版）》。

6. 血液净化治疗：血液净化系统包括血浆置换、吸附、灌流、血液/血浆滤过等，能清除炎症因子，阻断"细胞因子风暴"，从而减轻炎症反应对机体的损伤，可用于重型、危重型患者细胞因子风暴早中期的救治。

7. 免疫治疗：对于双肺广泛病变者及重型患者，且实验室检测 IL-6 水平升高者，可试用托珠单抗治疗。首次剂量 4~8mg/kg，推荐剂量为 400mg，0.9% 生理盐水稀释至 100mL，输注时间大于 1 小时；首次用药疗效不佳者，可在 12 小时后追加应用一次（剂量同前），累计给药次数最多为 2 次，单次最大剂量不超过 800mg。注意过敏反应，有结核等活动性感染者禁用。

8. 其他治疗措施

对于氧合指标进行性恶化、影像学进展迅速、机体炎症反应过度激活状态的患者，酌情短期内（3~5 日）使用糖皮质激素，建议剂量不超过相当于甲泼尼龙 1~2mg/kg/日，应当注意较大剂量糖皮质激素由于免疫抑制作用，会延缓对冠状病毒的清除；可静脉给予血必净 100mL/次，每日 2 次治疗；可使用肠道微生态调节剂，维持肠道微生态平衡，预防继发细菌感染。

儿童重型、危重型病例可酌情考虑给予静脉滴注丙种球蛋白。

患有重型或危重型新型冠状病毒肺炎的孕妇应积极终止妊娠，剖宫产为首选。

患者常存在焦虑恐惧情绪，应当加强心理疏导。

（四）中医治疗

本病属于中医"疫"病范畴，病因为感受"疫戾"之气，各地可根据病情、当地气候特点以及不同体质等情况，参照下列方案进行辨证论治。涉及超药典剂量，应当在医师指导下使用。

1. 医学观察期

临床表现 1：乏力伴胃肠不适

推荐中成药：藿香正气胶囊（丸、水、口服液）

临床表现 2：乏力伴发热

推荐中成药：金花清感颗粒、连花清瘟胶囊（颗粒）、疏风解毒胶囊（颗粒）

2. 临床治疗期（确诊病例）

2.1 清肺排毒汤

适用范围：结合多地医生临床观察，适用于轻型、普通型、重型患者，在危重型患者救治中可结合患者实际情况合理使用。

基础方剂：麻黄 9g，炙甘草 6g，杏仁 9g，生石膏 15~30g（先煎），桂枝 9g，泽泻 9g，猪苓 9g，白术 9g，茯苓 15g，柴胡 16g，黄芩 6g，姜半夏 9g，生姜 9g，紫菀 9g，冬花 9g，射干 9g，细辛 6g，山药 12g，枳实 6g，陈皮 6g，藿香 9g。

服法：传统中药饮片，水煎服。每天 1 剂，早晚各一次（饭后四十分钟），温服，3 剂一个疗程。

　　如有条件，每次服完药可加服大米汤半碗，舌干津液亏虚者可多服至一碗。（注：如患者不发热则生石膏的用量要小，发热或壮热可加大生石膏用量）。若症状好转而未痊愈则服用第二个疗程，若患者有特殊情况或其他基础病，第二疗程可以根据实际情况修改处方，症状消失则停药。

　　处方来源：则家卫生健康委办公厅、国家中医药管理局办公室《关于推荐在中西医结合救治新型冠状病毒感染的肺炎中使用"清肺排毒汤"的通知》〔国中医药办医政函（2020）22号〕。

2.2　轻型

（1）寒湿郁肺证

　　临床表现：发热，乏力，周身酸痛，咳嗽，咯痰，胸紧憋气，纳呆，恶心，呕吐，大便黏腻不爽。舌质淡胖齿痕或淡红，苔白厚腐腻或白腻，脉濡或滑。

　　推荐处方：生麻黄6g，生石膏15g，杏仁9g，羌活15g，葶苈子15g，贯众9g，地龙15g，徐长卿15g，藿香15g，佩兰9g，苍术15g，云苓45g，生白术30g，焦三仙各9g，厚朴15g，焦槟榔9g，煨草果9g，生姜15g。

　　服法：每日1剂，水煎600mL，分3次服用，早中晚各1次，饭前服用。

（2）湿热蕴肺证

　　临床表现：低热或不发热，微恶寒，乏力，头身困重，肌肉酸痛，干咳痰少，咽痛，口干不欲多饮，或伴有胸闷脘痞，无汗或汗出不畅，或见呕恶纳呆，便溏或大便黏滞不爽。舌淡红，苔白厚腻或薄黄，脉滑数或濡。

　　推荐处方：槟榔10g，草果10g，厚朴10g，知母10g，黄芩10g，柴胡10g，赤芍10g，连翘15g，青蒿10g（后下），苍术10g，大青叶10g，生甘草5g。

　　服法：每日1剂，水煎400mL，分2次服用，早晚各1次。

2.3　普通型

（1）湿毒郁肺证

　　临床表现：发热，咳嗽痰少，或有黄痰，憋闷气促，腹胀便秘不畅。舌质暗红，舌体胖，苔黄腻或黄燥，脉滑数或弦滑。

　　推荐处方：生麻黄6g，苦杏仁15g，生石膏30g，生薏苡仁30g，茅苍术10g，广藿香15g，青蒿草12g，虎杖20g，马鞭草30g，干芦根30g，葶苈子15g，化橘红15g，生甘草10g。

　　服法：每日1剂，水煎400ml，分2次服用，早晚各1次。

（2）寒湿阻肺证

　　临床表现：低热，身热不扬，或未发热，干咳，少痰，倦怠乏力，胸闷，脘痞，或呕恶，便溏。舌质淡或淡红，苔白或白腻，脉濡。

　　推荐处方：苍术15g，陈皮10g，厚朴10g，藿香10g，草果6g，生麻黄6g，羌活10g、生姜10g、槟榔10g。

　　服法：每日1剂，水煎400mL，分2次服用，早晚各1次。

2.4　重型

（1）疫毒闭肺证

临床表现：发热面红，咳嗽，痰黄黏少，或痰中带血，喘憋气促，疲乏倦怠，口干苦黏，恶心不食，大便不畅，小便短赤。舌红、苔黄腻，脉滑数。

推荐处方：化湿败毒方

基础方剂：生麻黄6g，杏仁9g，生石膏15g，甘草3g，藿香10g（后下），厚朴10g，苍术15g，草果10g，法半夏9g，茯苓15g，生大黄5g（后下），生黄芪10g，葶苈子10g，赤芍10g。

服法：每日1~2剂，水煎服，每次100~200mL，一日2~4次，口服或鼻饲。

（2）气营两燔证

临床表现：大热烦渴，喘憋气促，谵语神昏，视物错瞀，或发斑疹，或吐血、衄血，或四肢抽搐。舌绛少苔或无苔，脉沉细数，或浮大而数。

推荐处方：生石膏30~60g（先煎），知母30g，生地黄30~60g，水牛角30g（先煎），赤芍30g，玄参30g，连翘15g，丹皮15g，黄连6g，竹叶12g，葶苈子15g，生甘草6g。

服法：每日1剂，水煎服，先煎石膏、水牛角后下诸药，每次100~200mL，每日2~4次，口服或鼻饲。

推荐中成药：喜炎平注射液、血必净注射液、热毒宁注射液、痰热清注射液、醒脑静注射液。功效相近的药物根据个体情况可选择一种，也可根据临床症状联合使用两种。中药注射剂可与中药汤剂联合使用。

2.5　危重型

内闭外脱证

临床表现：呼吸困难、动辄气喘或需要机械通气，伴神昏，烦躁，汗出肢冷，舌质紫暗，苔厚腻或燥，脉浮大无根。

推荐处方：人参15g，黑顺片10g（先煎），山茱萸15g，送服苏合香丸或安宫牛黄丸。

出现机械通气伴腹胀便秘或大便不畅者，可用生大黄5~10g。出现人机不同步情况，在镇静和肌松剂使用的情况下，可用生大黄5~10g和芒硝5~10g。

推荐中成药：血必净注射液、热毒宁注射液、痰热清注射液、醒脑静注射液、参附注射液、生脉注射液、参麦注射液。功效相近的药物根据个体情况可选择一种，也可根据临床症状联合使用两种。中药注射剂可与中药汤剂联合使用。

注：重型和危重型中药注射剂推荐用法

中药注射剂的使用遵照药品说明书从小剂量开始、逐步辨证调整的原则，推荐用法如下：

病毒感染或合并轻度细菌感染：0.9%氯化钠注射液250mL加喜炎平注射液100mg bid，或0.9%氯化钠注射液250mL加热毒宁注射液20mL，或0.9%氯化钠注射液250mL加痰热清注射液40mL bid。

高热伴意识障碍：0.9%氯化钠注射液250mL加醒脑静注射液20mL bid。

全身炎症反应综合征或/和多脏器功能衰竭：0.9%氯化钠注射液 250mL 加血必净注射液 100mL bid。

免疫抑制：葡萄糖注射液 250mL 加参麦注射液 100mL 或生脉注射液 20~60mL bid。

2.6　恢复期

（1）肺脾气虚证

临床表现：气短，倦怠乏力，纳差呕恶，痞满，大便无力，便溏不爽。舌淡胖，苔白腻。

推荐处方：法半夏 9g，陈皮 10g，党参 15g，炙黄芪 30g，炒白术 10g，茯苓 15g，藿香 10g，砂仁 6g（后下），甘草 6g。

服法：每日 1 剂，水煎 400mL，分 2 次服用，早晚各 1 次。

（2）气阴两虚证

临床表现：乏力，气短，口干，口渴，心悸，汗多，纳差，低热或不热，干咳少痰。舌干少津，脉细或虚无力。

推荐处方：南北沙参各 10g，麦冬 15g，西洋参 6g，五味子 6g，生石膏 15g，淡竹叶 10g，桑叶 10g，芦根 15g，丹参 15g，生甘草 6g。

服法：每日 1 剂，水煎 400mL，分 2 次服用，早晚各 1 次。

十一、　出院标准和出院后注意事项

（一）出院标准

1. 体温恢复正常 3 天以上；

2. 呼吸道症状明显好转；

3. 肺部影像学显示急性渗出性病变明显改善；

4. 连续两次痰、鼻咽拭子等呼吸道标本核酸检测阴性（采样时间至少间隔 24 小时）。

满足以上条件者可出院。

（二）出院后注意事项

1. 定点医院要做好与患者居住地基层医疗机构间的联系，共享病历资料，及时将出院患者信息推送至患者辖区或居住地居委会和基层医疗卫生机构。

2. 患者出院后，建议应继续进行 14 天的隔离管理和健康状况监测，佩戴口罩，有条件的居住在通风良好的单人房间，减少与家人的近距离密切接触，分餐饮食，做好手卫生，避免外出活动。

3. 建议在出院后第 2 周和第 4 周到医院随访、复诊。

十二、转运原则

按照国家卫生健康委印发的《新型冠状病毒感染的肺炎病例转运工作方案（试行）》

执行。

十三、医疗机构内感染预防与控制

严格按照国家卫生健康委《医疗机构内新型冠状病毒感染预防与控制技术指南（第一版）》《新型冠状病毒感染的肺炎防护中常见医用防护用品使用范围指引（试行）》的要求执行。

国家卫生健康委办公厅　2020 年 3 月 3 日印发

第二节　流行性腮腺炎

流行性腮腺炎是感染腮腺炎病毒引起的一种急性传染病，于冬、春两季流行，学龄儿童发病率高。临床以发热、耳下腮部漫肿疼痛为主要特征，并可延及各种腺组织或脏器，常见并发症有睾丸炎、卵巢炎、胰腺炎等，也有并发脑膜炎者。中医学名"痄腮"，又名"虾蟆瘟""搭腮肿"等。

本病诊断依据：①当地有腮腺炎流行，发病前 2~3 周有流行性腮腺炎接触史。②初病时可有发热，1~2 天后，以耳垂为中心向腮部弥漫肿大但不化脓，边缘不清，皮色不红，压之疼痛或有弹性，通常先发于一侧，可继发于另一侧。口腔内颊黏膜腮腺管口可见红肿。③腮腺肿胀约经 4~5 日开始消退，整个病程约 1~2 周。④实验室检查示周围白细胞总数正常或降低，淋巴细胞相对增多，尿、血淀粉酶增多。

一、病因病机

本病为感受风瘟邪毒（腮腺炎病毒），少阳经脉壅阻引起的呼吸道传染性疾病。

痄腮的病名首见于金代，《疮疡经验全书·痄腮》记述："此毒受在牙根耳聍，通过肝肾气血不流，壅滞颊腮，此是风毒肿。"指出了本病的病因和病机特点。明代《外科正宗·痄腮》进一步阐明："痄腮乃风热湿痰所生，有冬温后天时不正，感发传染者，多两腮肿痛初发寒热。"

风热邪毒壅阻少阳经脉，胆胃积热上攻，与气血相搏，凝滞耳下腮部。风温邪毒从口鼻肌表而入，侵犯足少阳胆经。胆经起于眼外眦，经耳前耳后下行于身之两侧，终止于两足第四趾端。少阳受邪，毒热循经上攻腮颊，与气血相搏，气滞血郁，运行不畅，凝滞腮颊，故局部漫肿、疼痛。热甚化火，出现高热不退，烦躁头痛，经脉失和，机关不利，故张口咀嚼困难。少阳胆经与厥阴肝经相表里，若循脉下行则可致睾丸肿痛，若大毒炽盛、热极生风，或犯手足厥阴，则可致昏迷、痉厥等变证。

二、治疗

现代医学对本病除一般治疗和对症处理外，尚少特殊疗法。

中医对本病的治疗着重于清热解毒，佐以软坚散结之法。初起温毒在表者，以疏风清热为主，若病情较重，热毒壅盛者，治宜清热解毒为主。腮肿硬结不散，治宜软坚散结，清热化痰。软坚散结只可用宣、通之剂，以去其壅滞，不要过于攻伐，壅滞既去，则风散毒解，自然会达到消肿止痛的目的。对于病情严重出现变证，如邪陷心肝，或毒窜睾腹，则按息风开窍或清肝泻火等法治之。治疗上内治法与外治法相结合，有助于加速腮部肿胀的消退。

（一）辨证论治

1. 温毒在表证

主症：轻微发热恶寒，一侧或两侧耳下腮部漫肿疼痛，触之痛甚，咀嚼不便，或伴头痛，咽痛，纳少，舌质红，苔薄白或淡黄，脉浮数。

治疗：疏风清热，散结消肿。柴胡葛根汤加减。

方中柴胡入少阳经以泄热透表，葛根入阳明经以解肌发表，使少阳、阳明二经之邪热散解，桔梗宣通肺气，引药上行，合用则解肌透邪之力更强；石膏内消肺胃之火、外解肌表之热，花粉清热生津，黄芩清热燥湿，三药合用使入里之热毒得以清解；甘草调和诸药，清热解毒，诸药共奏疏风清热，解表清里，散结消肿之功。

加减：①咽喉肿痛者，加马勃、玄参清热利咽。②纳少呕吐者，加竹茹、陈皮清热和胃。

2. 热毒壅盛证

主症：高热不退，腮部肿胀疼痛，坚硬拒按，张口、咀嚼困难，烦躁不安，口渴引饮，或伴头痛、呕吐，咽部红肿，食欲不振，尿少黄赤，大便秘结，舌红苔黄，脉滑数。

治疗：清热解毒，软坚散结，普济消毒饮（牛蒡子、黄芩、黄连、甘草、桔梗、板蓝根、马勃、连翘、玄参、升麻、柴胡、陈皮、僵蚕、薄荷）加减。

方中酒黄连、酒黄芩清热泻火，祛上焦头面热毒；牛蒡子、连翘、薄荷、僵蚕辛凉疏散头面；玄参、马勃、板蓝根加强清热解毒；甘草、桔梗清利咽喉；陈皮理气散邪；升麻、柴胡疏散风热、引药上行，有"火郁发之"之意。

加减：①热甚者，加生石膏、知母清热泻火。②腮部肿胀甚，坚硬拒按者，加夏枯草、海藻、牡蛎软坚散结。③大便秘结者，加大黄、芒硝通腑泄热。

3. 邪陷心肝证

主症：高热不退，腮部肿胀疼痛，坚硬拒按，头痛项强，烦躁，呕吐剧烈，或神昏嗜睡，反复抽搐，舌红，苔黄，脉弦数。

治疗：清热解毒，息风开窍。清瘟败毒饮加减。

清瘟败毒饮是由白虎汤、犀角地黄汤、黄连解毒汤三方加减而成，其清热泻火、凉血解毒的作用较强。方中重用生石膏直清胃热，配知母、甘草，有清热保津之功，加以连翘、竹叶，轻清宣透，清透气分表里之热毒；再加黄芩、黄连、栀子、连翘（即黄连解毒汤去黄柏，加连翘）可通泄三焦，清泄气分上下之火邪。诸药合用，目的清气分之热。犀角（用代用品）、生地黄、赤芍、丹皮共用，为犀角地黄汤法，专于凉血解毒，养阴化瘀，以清血分之热。以上三方合用，则气血两清的作用尤强。此外，玄参、桔梗、甘草、连翘同用，还能清润咽喉；竹叶、栀子同用则清心利尿，导热下行。综合本方诸药的配伍，对疫毒火邪充斥内外的气血两燔证候，确为有效的良方。

加减：①神志昏迷者，加紫雪丹、至宝丹清热镇惊、息风开窍。②热甚者，加清开灵注射液静脉滴注，以清热解毒。③抽风频繁者，加钩藤、僵蚕平肝息风。

4. 毒窜睾腹证

主症：腮部肿胀同时或腮肿渐消时，一侧或双侧睾丸肿胀疼痛，或伴少腹疼痛，痛甚者拒按，或伴发热，溲赤便结，舌红，苔黄，脉弦数。

治疗：清肝泻火，活血止痛。龙胆泻肝汤加减。

方中龙胆草大苦大寒，既能清利肝胆实火，又能清利肝经湿热；黄芩、栀子苦寒泻火，燥湿清热；泽泻、木通、车前子渗湿泄热，导热下行；实火所伤，损伤阴血，当归、生地黄养血滋阴，邪去而不伤阴血；柴胡舒畅肝经之气，引诸药归肝经；甘草调和诸药。

加减：①睾丸肿大明显者，加莪术、皂荚，加青皮、乌药理气消肿。②伴腹痛呕吐者，加郁金、竹茹、制半夏降逆止呕。③少腹痛甚者，加香附、木香、红花活血止痛。④伴腹胀便秘者，加大黄、枳实理气通腑。

5. 毒结少阳证

主症：腮部肿胀数日后，左胁下、上腹部疼痛较剧，胀满拒按，恶心呕吐，发热，大便秘结或溏泄，舌红，苔黄，脉弦数。

治疗：清泄热毒，和解少阳。大柴胡汤加减。

方中重用柴胡配黄芩和解清热，以除少阳之邪；轻用大黄配枳实以内泻阳明热结，行气消痞；芍药柔肝缓急止痛，与大黄相配可治腹中实痛，与枳实相伍可以理气和血，以除心下满痛；半夏和胃降逆，配伍大量生姜，以治呕逆不止；大枣与生姜相配，能和营卫而行津液，并调和脾胃。

加减：①大便溏泻者，去大黄，加苍术、煨木香。②腹痛剧烈者，加川芎、红花、牡丹皮。

（二）中成药治疗

1. 腮腺炎片

适用于邪犯少阳证。每次 4~6 片，每日 3 次。

2. 安宫牛黄丸

适用于邪陷心肝证。每次 1 丸，每日 1 次。

3. 龙胆泻肝丸

适用于毒窜睾腹证。每次 3~6g，每日 2 次。

（三）外治法

1. 仙人掌（鲜）适量，除去针刺后剖开，适用于腮红肿硬痛。以切面（或捣泥），外敷患处，1 日更换 2~3 次。

2. 紫金锭或如意金黄散适量外敷。①紫金锭以食醋研为糊状涂抹患处。②将如意金黄散用清茶加蜂蜜少许调匀后，外敷患处。

3. 米醋调冰片、醋调青黛等外敷。

三、临证经验

流行性腮腺炎为常见于儿童、青年的传染性疾病。予在 1970 年一次地方性流行中，使用清热解毒，疏散风热的重要方剂——普济消毒饮辨证加减用药，再结合紫金锭外敷治疗儿童、青年患者 20 余例获佳效。治疗时退热消肿止痛作用快，全部治愈，无并发症发生。

（赵丽梅、姚希贤）

第三节　传染性单核细胞增多症

传染性单核细胞增多症是由 EB 病毒感染引起的急性传染病。临床表现与急性肝炎相似，常以发热，咽峡炎，肝脾及外周淋巴结肿大，外周血中淋巴细胞及异型淋巴细胞增高，嗜异性凝集试验阳性为特征。病程常呈自限性，儿童与青年多发，多数预后良好，感染后获 EB 病毒特异性抗体而具有持久免疫力。

一、病因病机

传染性单核细胞增多症为时疫热毒感染所致，病毒携带者和患者是本病的传染源。此种毒邪经呼吸道传播，首先侵犯呼吸道，肺卫之气受侵被遏则出现发热、恶寒、咽痛、头痛、咳嗽等症状、毒邪犯胃，胃气失和、上逆，则出现恶心呕吐、食欲不振。疫毒易从火化，火热交蒸，火热痰瘀随气血循经运行，流经淋巴结、心、肺、肝、脾、肾、脑多种脏腑组织，出现各种相应病证，如发热、口渴等；痰火、瘀毒上炎，阻滞经络，与疫毒胶结，气滞血瘀，出现淋巴结、肝、脾肿大；湿热熏蒸而成黄疸；火毒上攻则咽峡红肿疼痛。

诊断标准：急性发热、咽峡炎、颈部淋巴结和肝脾肿大、周围血淋巴细胞增多、异常淋巴细胞升高（>10%）、嗜异性凝集试验阳性则可作出临床诊断，EB 病毒特异性抗体阳性则可确诊。

二、治疗

本病患者应注意口腔卫生，现代医学尚乏特异性治疗手段，更昔洛韦、干扰素抗病毒或 EB 病毒特异性免疫球蛋白早期治疗可缓解症状、减少口咽部排毒量。中西医结合治疗本病有良好疗效。

1. 毒邪犯肺，热毒蕴结证

主症：发热，恶寒，咽喉肿痛，颈部淋巴结与肝脾大，或伴黄疸，食欲差，苔白或稍黄，脉滑数。

治疗：辛凉透卫，清热解毒。银翘散加减。

方中金银花、连翘清热解毒、消肿散结；荆芥、豆豉、薄荷辛散表邪，透热外出；桔梗、牛蒡子、甘草宣肺解表、清利咽喉；竹叶、芦根清热生津，甘草调和诸药。

加减：①可加玄参滋阴凉血解毒，加板蓝根增强清热解毒作用。②发热重，咽痛，有表证者，加蒲公英、地丁、大青叶。③胸膈满闷者，加藿香、郁金。④口渴咽干者，加天花粉。⑤咽痛项肿者，加马勃。⑥咳嗽者，加杏仁。

2. 热郁肝胆，胃气失和证

主症：发热，黄疸色鲜，脘腹胀满，恶心或呕吐，胁痛，肝脾肿大，尿黄，舌苔黄厚或腻，脉弦数。

治疗：清热利湿，疏肝降逆和胃。消黄灵（予经验方：茵陈、板蓝根、栀子、大黄、金银花、丹参、郁金、白术、泽泻、白茅根、鸡内金、川厚朴）加减。

方中茵陈、栀子退黄除湿泻火；板蓝根、金银花清热解毒；泽泻、白茅根使热毒从小便出，大黄泻下通便，引湿热自大便出；白术、鸡内金、川厚朴健脾消食除胀；丹参、郁金活血化瘀，共奏清热解毒、健脾行气和胃之效，退黄作用明显。

加减：①肝区痛者，加延胡索、川楝子。②恶心、呕吐者，加竹茹。③呃逆者，加公丁香。④低热不退者，加青蒿、丹皮或地骨皮。⑤发热恶寒者，加荆芥、桑叶、薄荷。

3. 瘀热结滞，毒邪犯脑证

主症：高热目黄，谵语神昏，舌红苔黄，脉弦数。本型少见。

治疗：清热解毒，凉血活血通络。犀角散加减。

方中犀角（用代用品）、黄连清热解毒；升麻透发疫毒；茵陈、栀子除湿热。

加减：①可加生地黄，配犀角（用代用品）养阴清热，凉血解毒。可加赤芍、丹皮凉血泄热，活血化瘀。②神志障碍者，加紫雪丹 1~2g 冷开水调服。

三、案例

赵某，女，42 岁。2011 年 7 月 24 日初诊。

因间断发热 3 周，转氨酶升高 4 天来诊。

患者既往有类风湿关节炎、干燥综合征病史 3 年，否认饮酒史否认肝炎病史。查体：神清，体温波动于 38~40℃。咽部充血，扁桃体肿大 I 度。左颈可触及 3 枚淋巴结，直径 0.5~1cm，无压痛，活动度可。双肺呼吸音稍粗，未闻及干湿啰音。心脏（-），腹软，肝于肋下 1.5cm，质度中等，无压痛，脾可触及。右腹轻压痛，无反跳痛。无关节肿痛，神经系统检查未见异常。肝功能：ALT 140.7U/L，AST 167.7U/L；白细胞 21.15×10^9/L、淋巴细胞 18.41×10^9/L；尿白细胞（+），尿胆原（1:40），胆红素 41μmol/L；乙、丙型肝炎病毒均阴性；嗜异性凝集试验阴性；异型淋巴细胞分数 57%；EBV 抗体：阳性，EBV-DNA 8.0×10^4。上腹部超声示肝脾轻度肿大、胆囊壁不光滑。现咽干、咽痛，口渴，发热，微恶风寒，干咳，少痰，纳差，尿黄，大便稀，舌红苔薄黄，脉浮数。属温病初起之风热表证，治以清热解毒，宣肺散邪，予普济消毒饮加减。

板蓝根30g，连翘15g，金银花30g，桔梗10g，薄荷6g，竹叶10g，生甘草10g，荆芥穗15g，牛蒡子10g，芦根10g，沙参10g，升麻15g。5剂。

2011年7月29日二诊：患者发热咽喉肿痛较前有所缓解，咳嗽加重，咳黄痰，颜面及躯干四肢出现皮疹，皮疹高出皮肤，无瘙痒。左颈及双侧腹股沟可触及淋巴结肿大。舌质红，苔黄，脉沉。此乃邪入营血致热毒炽盛、痰热阻络之象，治以清热解毒、化痰散结、活血通络之法，予犀角地黄汤加减。

生石膏30g（先煎），生地黄15g，水牛角30g（先煎），黄芩15g，知母10g，赤芍15g，牡丹皮15g，玄参15g，桔梗6g，生甘草6g，白鲜皮15g，蝉蜕10g，薄荷15g，夏枯草10g，生牡蛎30g。7剂。

2011年8月5日三诊：晨起体温正常，热退无汗，下午晚间体温升高，未发咳嗽，咽痛。皮疹渐消，纳欠，虚烦不眠，咽干，大便干，舌红少苔，脉细无力。此乃阴液不足之象，治以养阴生津，予竹叶石膏汤加减。

生石膏30g，半夏15g，人参10g，麦冬15g，甘草15g，粳米15g，生地黄15g，知母10g，牡丹皮10g，地骨皮15g。7剂后症消。

四、临证经验

本病现代医学尚乏特殊治疗手段。予在长期临床工作中发现一些病毒感染性疾病，如流行性腮腺炎、流行性乙型脑炎、病毒性胃肠炎、流行性出血热和单核细胞增多症等高热病重者，根据卫气营血辨证对之进行治疗，均获较为满意疗效。予认为，治疗时有几味中药在辨证治疗中会起到重要作用，值得重视。病邪在气分时，所用白虎汤方剂中生石膏要重用，配知母则清热生津之力大增，为清热主药。传染性单核细胞增多症以"毒邪犯肺，热毒壅结"和"热郁肝胆，胃气失和"两证多见，常用银翘散、甘露消毒丹治疗。予采用经验方——消黄灵。在数十年临床工作中体会，除茵陈、栀子、大黄清热利湿治疗阳黄证外，清热解毒药为治疗本病主药，如银花、连翘、蒲公英、地丁，尤其是大青叶、板蓝根（大青叶的干燥根）。大青叶善治一切热性病，对邪在气分、高热不退、苔黄、脉洪数者，可与银花和生石膏、知母同用；对肝热炽盛、咽喉肿痛、神志障碍者，可冲服青黛3~6g。邪入血分，出现高热，神昏，出血斑点，舌红绛，苔黄，脉数者，水牛角或羚羊角（粉）对于清血热、解热毒具有良好作用。上述药物在危重患者的辨证治疗中，往往起到关键作用。

（苏春芝、姚希贤）

第四节　急性病毒性黄疸型肝炎

病毒性肝炎是由各型肝炎病毒引起的以肝脏炎性病变为主的传染性全身疾病。具有传染性强、流行面广、发病率高的特点。目前确定的肝炎病毒有甲（HAV）、乙（HBV）、丙（HCV）、丁（HDV）、戊（HEV）、己（HFV）和庚（HGV）型 7 种，各自引起相应的肝炎，各型间无交叉免疫。HAV、HEV 多呈急性自限性感染；HBV、HCV 既可致急性肝炎，也可致慢性化，部分发展为肝硬化，少数发生肝细胞癌；HDV 与 HBV 往往重叠或同时感染；HGV 可致急慢性肝炎。我国的病毒性肝炎以甲、乙、丙三型为主，戊型也呈区域性发病趋势。传播途径主要为消化道和血液传播。临床常将之分为急性肝炎、慢性肝炎、暴发性或重症肝炎和淤胆型肝炎 4 种。

本病属中医学"黄疸"；急性重型肝炎属于"急黄"或"瘟黄"范畴。

一、病因病机

本病系因各型肝炎病毒感染所致。中医学认为，本病发病主要为感受湿热、疫疠（毒）或饮食失当而致。疫毒与湿热交蒸损伤肝脏，进而肝病及脾，肝脾同病。甲型肝炎多为湿热蕴结，常表现为黄疸型；乙型肝炎、丙型肝炎则属湿热与疫毒内伏，多为无黄疸型。湿热、疫毒蕴结不解，深伏血分，日久导致脏腑阴阳气血失调，多见气滞血瘀证，常演变为慢性肝炎；湿热疫毒交炽，迅速弥漫三焦，正邪剧烈交争，毒陷心包，灼营耗血（动血），则为急黄；如湿热疫毒与痰瘀胶着，郁滞血分，肝胆疏泄失常，则形成淤胆型肝炎。

本病多急性发病，诊断主要依据为：近日出现无其他原因可解释的发热、恶心、食欲不振、厌油、腹胀或有肝区痛等消化系统症状，黄疸，肝或（和）脾脏肿大，ALT 呈 10 倍以上升高。抗-HAV IgM、抗-HBc IgM、抗-HCV IgM、抗-HEV IgM 高滴度阳性可分别诊断为甲、乙、丙、戊等型肝炎。

二、治疗

（一）西医治疗

西医学对急性甲型、丁型、戊型等肝炎治疗主要为对症、支持疗法，并无特异治疗。对乙型、丙型肝炎，除感染 4~8 周 HBV、HCV 仍未阴转者（处于高滴度阳性）考虑抗病毒治疗外，一般均行中医辨证治疗。

关于抗病毒药物，当前西药干扰素与核苷类药能有效控制乙肝、丙肝病毒。关于中医抗病毒治疗，探索中的中药有茵陈、山栀、大黄、板蓝根、羚羊角、当药、西红花、山豆根、赤芍、贯众以及苦参等。除苦参有一定作用外，迄今未发现对乙型、丙型肝炎病毒有确切疗效的药物。研究表明，中医药对乙型、丙型肝炎的肝细胞变性、炎症、坏死，慢性肝炎，肝纤维化具有良好防治疗效，因此，对其应采取中西医结合用药。

（二）辨证论治

1. 热重于湿证

主症：黄疸，发热，口渴，脘腹胀满，恶心呕吐，尿少，色黄赤，便结，舌红，苔黄腻，脉弦或滑数。

治疗：清热利湿，疏利肝胆。茵陈蒿汤加减。

方中茵陈为清热利湿祛黄之要药，栀子入三焦，协助茵陈清利三焦，使湿热自尿而出，大黄通泄瘀热，三药合用，使湿热之邪泄降而解。

加减：①往来寒热，头痛，口苦者，加黄芩、板蓝根、柴胡和解退热。②胁痛，脘腹胀满者，加香附、枳实、郁金、延胡索、川楝子疏肝行气止痛。③恶心呕吐食少纳呆者，加竹茹、鸡内金、神曲、砂仁。④热重者，加银花、连翘。舌尖红，苔黄者，加黄连。ALT 升高者，加当药。

2. 湿重于热证

主症：身目色黄不及热重者鲜明，多不发热或有低热，头重身困，四肢倦怠，渴而不思饮，口淡而黏，纳呆，脘腹胀闷，便溏，舌苔厚腻微黄，脉缓或沉迟。

治疗：清热利湿，和胃消炎。茵陈五苓散加减。

方中茵陈清热利湿退黄，白术、泽泻、猪苓、茯苓、桂枝健脾利尿，使湿邪从小便而出。

加减：①一般方中加藿香、白蔻，加强理气化湿作用。②兼呕逆者，加陈皮、竹茹，或半夏、生姜。③食滞不化者，加枳实、鸡内金、神曲。④腹胀者，加木香、炒莱菔子。

3. 热毒炽盛证

多见于急性肝坏死（急性重型肝炎或急性黄色肝萎缩）。

主症：发热急骤，黄疸急速加深，身目呈深黄色，高热烦渴，脘腹胀满，烦躁或神志障碍，衄血或皮肤有瘀斑，或出现腹水，舌质红绛，苔黄而干，脉弦滑而数。

治疗：清热解毒，凉血救阴。犀角散和（或）犀角地黄汤加减。

两方均适用于热邪入血，迫血妄行，神昏谵语，皮肤发斑（出血）患者。犀角散中犀角（用代用品）、黄连清热解毒，升麻透发疫毒，栀子、茵陈祛湿清热退黄。犀角地黄汤中犀角（用代用品）配生地黄清热解毒，凉血养阴，配赤芍、丹皮凉血泄热，活血散瘀。

加减：①一般宜重用犀角（用代用品），辨证使用板蓝根、青黛、败酱草。②高热狂躁者，可用清瘟败毒饮（为白虎汤、犀角地黄汤和黄连解毒汤三方加减而成）加减及安宫牛黄丸。

三、临证经验

治疗证属阳黄的急性黄疸型肝炎，采用茵陈蒿汤辨证加减具有确切疗效。予应用自拟经验方——"消黄灵"（重用赤芍、茵陈、栀子、大黄、当药等）治疗本病多例均获满意疗效。方中重用赤芍清热凉血、活血止痛，配西红花对肝细胞炎症、坏死有治疗作用；栀子助茵陈清利三焦湿热，大黄能泻火解毒；当药（肝炎草）性寒，可泻肝胃实火，善清肝胆湿热，为治疗急性肝炎（病），降 ALT 的有效药物；太子参、云苓等健脾利尿，使湿热之邪从尿中排出。本方药中茵陈主治黄疸而利水，有很好的清热退黄作用，不拘何种类型黄疸，均可选用。对胆汁淤滞型黄疸较深者，可辨证加用金钱草、柴胡、郁金。犀角散及予之"急肝散"对证属肝胆湿热毒邪的急性重症患者（包括药物性肝损伤），加当药、赤芍、西红花，有良好降酶、防止肝坏死的作用。

附　药物性肝损伤

药物性肝损伤是药物或其代谢产物所致的肝损伤。随着新药不断问世，用药增多，用药不当，本病发病率有增加趋势。目前已报道有一千余种药物可以导致肝损伤。常见西药有红霉素、四环素、氨甲蝶呤、6-巯基嘌呤、利福平、保泰松、氯丙嗪、地西泮和口服避孕药等。中药有雷公藤、马钱子、附子、苍耳子、甘遂、乳香、没药、黄药子、半枝莲、喜树碱、农吉利、全蝎等。

本病急性者多见，临床症状多与急性黄疸型病毒性肝炎相似，用茵陈蒿汤加减治疗亦多效。有的发病急、黄疸深、病情重，证似急黄，采用犀角散加减治疗，并冲服予配制的"急肝散"（羚羊角粉、西红花等），可获良效。对慢性患者的治疗，可参见本书慢性肝炎（病）、肝纤维化、肝硬化等节。

第五节　流行性乙型脑炎

流行性乙型脑炎，简称乙脑，是由乙脑病毒引起的一种自然疫源性中枢神经系统传染病。多见于儿童与青少年，以蚊虫叮咬为传染媒介，其发病有明显季节性，流行于夏秋季，病死率较高，重症患者愈后可留有后遗症。本病属于中医学"暑温"范畴。

一、病因病机

暑温常因夏令炎热汗出气虚，在机体抵抗力不足情况下，暑邪乘虚而入。由于暑邪伤人最快，病后汗出更多，易于伤气耗津，有发病急、传变快特点，可直入"气分"出现高热、剧烈头痛、呕吐，甚至迅速传入心营出现昏迷、惊厥。

本病诊断主要依据：流行期间（7-9月份）有突发高热，剧烈头痛、呕吐，意识障碍，惊厥及脑膜刺激征阳性。白细胞及中性粒细胞增多，脑脊液检查异常可协助诊断，特异性 IgM 抗体阳性可确诊。

二、治疗

西医当前虽缺乏特异疗法，但中西医结合治疗可迅速降低体温，缓解脑水肿，抗惊厥，人工呼吸机等支持疗法也可为治疗赢得时间。

本病发病急、变化快，往往来诊时即为气分或入营血患者。

（一）辨证论治

1. 卫分证治

多暑邪夹寒湿

主症：身热头痛，恶寒无汗，胸闷心烦，恶心呕吐，苔薄白或腻，脉浮缓或浮紧。

治疗：疏寒解表、化湿祛暑。银翘香薷饮加减。

方中银花、连翘清热解毒；香薷解表祛暑；厚朴理气化湿；白扁豆健脾祛湿，改用扁豆花可清热解暑。

加减：高热，无汗，恶寒，口渴者，加黄连、荆芥。

2. 气分证治

主症：发热不恶寒，舌红苔黄兼口渴、心烦、尿赤。以胃热亢盛（阳明经证）与热结大肠（阳明腑证）多见。前者症见壮热，面赤，大汗，苔黄燥，脉洪大；后者腹满，硬痛拒按，日晡潮热，谵语，大便秘结。

治疗：对阳明经证治以清热生津。白虎汤加减。对阳明腑证则用大承气汤（大黄、芒硝、枳实、厚朴）。对二者兼有者，则白虎汤、大承气汤加减治之。

方中生石膏重用，清热生津止渴，为本病治疗主药；知母配石膏可加强清热生津作用，配粳米、甘草和胃护津。具有清大热，生津止渴作用。对热结大肠、便秘的阳明腑证，大黄可泄热通便，涤满胃肠积滞；配芒硝加强泻下，用枳实、厚朴破气散结，下气除满，加强泄热、解毒作用。

加减：①身热烦渴，汗多，恶风寒，脉浮大无力等气津损伤者加人参、石斛、竹叶。②如仅有痞满而无燥结者去芒硝（即小承气汤）。③腹胀明显者加赤芍、莱菔子、桃仁。湿阻中焦加苍术。

3. 营血分证治

主症：营分主症为心烦口干，斑疹隐见，神昏谵语，舌红绛；入血分则高热神昏，斑疹明显或手足抽搐，痉挛拘急或角弓反张，舌绛紫苔焦，脉细数。

治疗：清营解毒，凉血救阴。营分证予清营汤加减，入血分予清瘟败毒饮加减。

清营汤中犀角（用代用品）清营解毒，配玄参、生地黄滋阴清热，麦冬清心；加黄连、竹叶、银花、连翘辛凉清解为清营解毒主要方剂。清瘟败毒饮用于气血两燔重症。本方剂系白虎汤、犀角地黄汤、黄连解毒汤三方加减而成。方中白虎汤清阳明经大热；犀角、生地黄、丹皮、赤芍、玄参（即犀角地黄汤加玄参），可清营凉血解毒；黄连、黄芩、栀子、连翘（即黄连解毒汤去黄柏加连翘），可清血热解热毒，竹叶清心，桔梗载药上行。

加减：①对气分之邪未尽者，可加重银花、连翘、竹叶用量。②痉厥者，加羚羊粉冲服及钩藤、地龙、全蝎清热息风，或并服安宫牛黄丸清心开窍。

三、临证经验

予于 1969 年 7~10 月乙脑地方性流行期间，采用中西医结合法治疗本病 56 例，其中重或极重型患者33例（64.7%），51例（91.2%）治愈；而单纯西药组20例，治愈8例（40.0%）。体会为中西医结合治疗本病可取得良好疗效，非但治愈率高，并且有以下优势：①本病高热持续不降将加重脑细胞损伤，白虎汤善清阳明经大热，生石膏性大寒为清热泻火药，配知母有强力解热、生津效果，犀角、羚羊角性寒，清泻心肝火并有息风止痉作用，二者在治疗中起较快退热、息风止惊等重要治疗作用。②对高热、抽搐重症患者，辅以"止痉散"（全蝎、蜈蚣等分共为细末，每次3g，每日3~4次），除极重者外，一般不用苯巴比妥、水合氯醛等强烈镇静药，这就避免了气管分泌物过多的副作用，防止了药物导致的呼吸抑制，从而减少肺部严重并发症发生。

<h2 style="text-align:center">第六节　痢疾</h2>

现代医学所说的阿米巴痢疾、溃疡性结肠炎、克罗恩病、急性出血坏死性小肠炎及伪膜性肠炎的中医学证候与"痢疾"类同，按"异病同治"原则，均可参考本病辨证论治。

<h3 style="text-align:center">I　细菌性痢疾</h3>

细菌性痢疾是由痢疾杆菌引起的一种常见肠道传染病，以全身中毒症状、腹痛、腹泻、脓血便伴里急后重为主要表现，以结肠化脓性炎症为主要病变。粪便镜检可见大量脓细胞、红细胞及巨噬细胞，培养可检出痢疾杆菌。本病好发于夏秋季。患者和带菌者为传染源，借染菌食物、饮水和手等经口传染。重型及中毒型者多见于儿童和老人，发病急，常伴高热、意识障碍、谵妄、惊厥或休克。若病程迁延2个月以上持续不愈则成慢性菌痢。

本病属中医学"肠澼""下痢"范畴。

一、病因病机

本病多因外感湿热或寒湿疫毒之邪，内伤饮食生冷不洁之物，使肠之络脉受伤，气血与邪气相搏而致。①疫毒、暑湿之邪侵及肠胃，湿热郁蒸，肠胃气血受阻，气血与暑湿、疫毒相搏，化为脓血，而成湿热痢或疫毒痢。②湿盛于热，伤及气分而成白痢。③热盛于湿，伤及血分而成赤痢。④湿热俱盛，气血两伤，则为赤白痢。本病中西医治疗均有良好疗效。急性中毒性痢疾（疫毒痢）病情多危重，中西医结合治疗可提高疗效。

二、治疗

（一）急性菌痢

1. 西医治疗

（1）抗菌：①诺氟沙星（氟哌酸）：每次0.2g，每日4次。②对高热病情较重者，给庆大霉素，每次 8 万 U，肌注，每日 2~3 次，共 2~3 日；或氨苄西林，每日 2~4g，静脉滴注。

（2）抗休克：包括补液扩容、纠正酸中毒、改善微循环、应用糖皮质激素等综合治疗。

1）解除血管痉挛，改善微循环：早期应用血管扩张药如山莨菪碱（654-2），每次 20~40mg，每 5~15 分钟静注，注射时间及次数因病情而定，至面色转红，四肢转暖，血压回升后，延长间隔时间，减少剂量。血压稳定 24 小时可停药。

2）如有肺水肿、心力衰竭及中毒性肠麻痹，可用酚妥拉明，每次 5~10mg，加入 5%~10% 葡萄糖注射液 300mL 中，10~15 分钟滴完，而后以 5mg 加入 5%~10% 葡萄糖注射液 300mL 中缓缓滴注。

3）血压不理想者加多巴胺（酚妥拉明、多巴胺二者之比为 1:2）。

4）气虚欲脱，伤津者，可用独参汤（人参 30g）和（或）生脉散；阳气暴脱者，用参附汤（人参 30g，炮附子 9g）。

2. 辨证论治

（1）湿热痢

主症：腹痛下痢，里急后重，脓血赤白相兼，肛门灼热，尿短赤，舌红，苔黄腻，脉滑数。

治疗：清热化湿解毒，调气和血导滞。芍药汤加减。

方中芍药、甘草行气和营，缓急止痛；黄连、黄芩燥湿清热，厚肠胃而止泻痢；大黄凉血散瘀，清理血分毒热，并可协助槟榔涤荡积滞；官桂温而行之，可加强当归、白芍行血和血作用，兼制黄连、黄芩之寒性，以免寒凝碍邪。诸药相合，共奏清热燥湿、行气调血之效，为治痢有效方剂。

加减：①兼有表证，恶寒、发热、头痛者，加葛根、荆芥、连翘疏散表邪。②嗳腐吞酸，恶心呕吐，厌食腹胀，下痢恶臭，舌苔厚腻，夹食积者，加枳实、大黄、神曲。③表邪已解，里热已盛，可用葛根芩连汤清热解肌。④如热毒炽盛，下痢赤多白少，壮热烦渴，喜冷饮，舌红苔黄，可用白头翁汤（白头翁、黄连、黄柏、秦皮）加减。

（2）噤口痢

主症：腹痛下痢，饮食不进，恶心呕吐，神疲乏力，舌苔黄腻，脉滑或濡数。

治疗：通腑泄热，和胃降逆。开噤散加减。

一般去人参、石莲子，加大黄、半夏。方中半夏、陈皮、茯苓降逆；石菖蒲、冬瓜仁、荷叶蒂化浊；丹参和血；大黄通腑；黄连清热；陈米和中。

加减：①舌红绛而干，脉细数，胃阴大伤者，加石斛、麦冬、沙参、玉竹滋养津液。②呕恶频繁，或呃逆，口噤，粒米不进者，属胃气衰败，宜重用人参，加麦冬、石斛益气养阴，加藿香、扁豆衣芳香化浊。

（3）疫毒痢

发病急，病情多危重，宜中西医结合治疗。

主症：发病急骤，壮热烦渴，头痛欲吐，腹痛剧烈，便下鲜紫脓血，里急后重，甚则烦躁不安，神志障碍，拘挛抽搐，舌绛，苔黄而干，脉大而数。

治疗：疫毒伤及肠腑，气血阻滞，下痢鲜紫血，可先攻下导滞，应用十全苦寒救补汤（生石膏，黄连、黄芩、大黄、水牛角、芒硝、枳实、厚朴、知母、黄柏）加减苦寒攻下，使热毒积滞从大便排出；继则清热解毒凉血，方用白头翁汤加减。

加减：①如热毒侵入营血，高热神昏者，加羚羊角，可加服紫雪丹清营凉血；如热毒引动肝风，拘挛抽搐者，加钩藤、石决明及羚羊角粉（0.5~1.0g 冲服）。②对热毒深重，阳气大衰，面色苍白或青，额汗气微，肢冷，脉弱无力或微细欲绝，属中毒性休克患者，应强化降温止痉、抢救休克和对病原菌的有效治疗。

3. 中成药治疗

1. 香连丸

适用于湿热痢。每次 3~6g，每日 3 次。

2. 葛根芩连片

适用湿热痢。每次 4 片，每日 3 次。

（二）慢性菌痢

1. 寒湿痢

主症：痢下赤白，白多赤少，或纯白冻样，伴腹痛，里急后重，脘闷乏味，舌淡苔白腻，脉濡缓。

治疗：健脾理气，温化水湿。胃苓汤加减。

方中苍术、陈皮、厚朴健脾燥湿，宽中理气；白术、云苓、猪苓、泽泻健脾化湿；桂枝温阳散寒；甘草调和诸药。

加减：①寒重者，加干姜。②腹痛者，加赤芍。腹胀满闷者，加木香、枳壳。

2. 虚寒痢

主症：久痢不愈，下痢稀薄，纳呆肢冷，舌淡苔白，脉沉弱。

治疗：温补下焦，收涩固脱。桃花汤或真人养脏汤加减。

桃花汤方中赤石脂收涩固肠；干姜、粳米健脾温中。真人养脏汤中人参、白术、甘草健脾益气；肉桂、肉豆蔻温中暖脾；罂粟壳、诃子肉收涩固肠；木香调理气机；生姜、大枣调中和营。

加减：①久痢脾虚下陷，脱肛者，可用补中益气汤加减。②口干，心烦，乏力，舌红少苔者，加石斛、麦冬、玉竹。③脘腹胀满者，加厚朴。

按语：慢性菌痢多因病菌耐药、治疗不彻底以及机体抵抗力差等引起。治疗本病须用黄连、黄芩、赤白芍等清热解毒药物与健脾祛湿、收涩固脱药方能奏效。

三、案例

案例一

患者方某，男，24 岁。1988 年 4 月 5 日初诊。

因高热、脓血便 2 天，意识障碍 2 小时来诊。

腹泻日十多次，伴腹痛，里急后重，体温 41℃，大便有脓血，诊为急性中毒性痢疾，给庆大霉素 8 万 U 肌注，口服氟哌酸 0.3g。入院后不久出现烦躁、冷汗、肢凉，血压 85/40mmHg。处理：①氢化可的松 100mg 加 5%～10% 葡萄糖注射液 300mL 静脉滴注。②在扩容同时，据血气分析给 5% 碳酸氢钠静脉滴注纠正酸中毒，并给予 654-2 40mg 静注并 20mg 肌注。③氨苄西林 4g 静脉滴注等。邀予会诊。

予据病急、壮热、烦躁、腹痛、便下脓血等同意诊断为急性中毒性痢疾。面青，冷汗出，肢凉，舌绛，苔黄干，脉虚数，属中医学阳气暴脱兼气虚伤津证，给予人参 30g、制附子 8g 急煎，加羚羊角粉 1g 频服。3 小时后面色转红，四肢转暖，脉虚数，血压升至 95/60mmHg，体温 39℃，继续抢救，并服中药。

人参 15g，葛根 12g，黄芩 8g，黄连 9g，白头翁 10g，秦皮 9g，大黄 8g，白芍 18g，厚朴 8g，玄参 12g，甘草 3g，3 剂。

1988 年 4 月 8 日二诊：病情好转，给予经验方"肠康"（黄连 9g，赤白芍各 30g，吴茱萸 1.5g，秦皮 9g，炒白术 8g，云苓 8g，木香 8g，厚朴 8g）袋装煎剂，3 剂而愈。

案例二

患者邱某，女，30 岁。2011 年 5 月 20 日初诊。

因腹泻脓样便 3 天，经某医院诊为"痢疾"，给予"肠炎片""痢特灵"等药，服用后患者因恶心来诊。每日大便 5～6 次，腹时隐痛，伴里急后重，舌红，有黄白苔，脉滑数，属细菌性痢疾湿热证。用清热化湿解毒、调气导滞的"肠康"袋装煎剂 3 剂。

2011 年 5 月 24 日二诊：服药 2 剂，腹泻脓样便消失，3 剂后除食欲差、便溏外均好转。"肠康"方加鸡内金 8g，白扁豆 10g，2 剂。

2011 年 5 月 26 日三诊：症消，大便不成形，给予"肠康"袋装煎剂 2 剂而愈。

四、临证经验

1. 急性中毒性痢疾伴休克（阳气暴脱）是危重证候。西医扩容、纠正酸中毒、改善微循环、应用肾上腺皮质激素等抢救措施，配合中医生脉散、参附汤和羚羊角粉（冲服），对降温、解毒、稳定血压有重要作用。

2. 急性痢疾系由痢疾杆菌引起，因此不拘临床何种证型，即使是并无热象，亦应应用黄连、黄柏、赤白芍、公英、地榆等清热解毒、抑杀细菌药物，方可获得满意疗效。

3. 慢性菌痢，往往因受凉、饮食不适，时有急性发作，出现腹痛、脓便，经久不愈。治疗此种患者须较长时间使用有效抗生素才可获效。为了提高疗效，减少长期使用抗生素引起的耐药以及菌群失调等不良反应发生，予自创用分组、交替、按疗程用药法，几十年来治疗此类患者达一百余例，均获良效。

一组药物：①"肠康"袋装煎剂，每次 1~2 袋，每日 2 次；②微生态制剂，美常安或双歧杆菌四联活菌，每次 0.5g，每日 3 次。

二组药物：①诺氟沙星，每次 0.3g，每日 3 次，或（和）呋喃唑酮，每次 0.1g，每日 3 次；②思密达，每次 3g，每日 3 次。

Ⅱ　阿米巴痢疾

主要诊断依据乙状结肠镜检查发现特殊溃疡，溃疡间黏膜正常，可找到溶组织阿米巴滋养体。

1. 西医治疗

一般应用灭滴灵（甲硝唑），每次 400~800mg，每日 3 次，连服 10 日。

2. 辨证论治

予均采用白头翁汤加减。方中白头翁清热解毒，为治疗热毒赤痢的要药，其含白头翁素和三萜皂苷，有抗阿米巴作用。一般方中加地榆 20g，苦参 20g，赤芍 30g。可用汤剂送服鸦胆子（鸦胆子含苦味素，能杀灭阿米巴原虫）胶囊 10g（将鸦胆子去壳及仁油装入胶囊）。下痢鲜紫脓血，高热口渴，舌绛者，加生地黄 30g，丹皮 10g。脾虚湿盛者，加党参 30g，炒白术 10g，云苓 8g。阴虚口干者，加沙参、麦冬。肾阳虚者，加赤石脂、肉豆蔻。

第七节　败血症

败血症是指各种致病菌或条件致病菌侵入血液循环，并在血中生长繁殖，产生毒素而发生的急性全身性感染。若侵入血流的细菌被人体防御机能所清除，无明显毒血症症状时则称为菌血症。败血症伴有多发性脓肿而病程较长者称为脓毒血症。常见致病菌有革兰氏阳性球菌，如金黄色葡萄球菌；革兰氏阴性杆菌，如大肠杆菌、绿脓杆菌及厌氧菌；也可为真菌等。

本病临床表现一般为急性起病、寒战、高热、呼吸急促、心动过速，以及皮疹、关节肿痛、肝脾肿大和精神、神志改变等。严重者可出现急性器官功能障碍，称之为重型败血症。病情进一步加重可发展为感染性中毒性休克、弥散性血管内凝血（DIC）和多器官功能衰竭。

细菌的侵入途径和感染过程与致病的种类有一定关系，金黄色葡萄球菌败血症常继发于皮肤化脓性炎症、烧伤肺炎、咽部炎症等，大肠杆菌败血症常继发于胆道和尿路感染。绿脓杆菌败血症常由烧伤、溃疡、尿路等处入侵，而且常发生在肝硬化、慢性肾病、糖尿病史、血液病、恶性肿瘤及使用免疫抑制剂患者。

本病属中医学"温病""疔毒走黄""脓毒流注"等病证的范畴。

一、病因病机

本病的发生，主因正气内虚和温热毒邪侵袭所致。正虚是外邪入侵的重要条件，正虚可由饮食不节、起居失常、素体不足和因病致虚，或者是治疗失当，耗气伤阴，气血津液损伤而致。毒热外邪感染，正不胜邪，从而导致邪毒内陷，犯及营血，出现高热休克、意识障碍等症并迅速传变，病情危重。本症复杂多变，险证、危证丛生，即毒邪入心则昏迷，入于肝则痉厥。

本病诊断主要依据突发高热、恶寒（或寒战）、周围关节酸痛、盗汗，全身皮疹、出血点、脓疱疹，肝脾大，有迁徙性病灶；白细胞及中性粒细胞显著增高，明显核左移及中毒颗粒，血或（和）骨髓培养呈阳性可确定诊断。

二、治疗

（一）辨证论治

1. 热毒炽盛证

主证：起病急骤，壮热恶寒，面赤气促，烦躁不安，汗多口渴引饮，头痛身痛，关节红肿或有关节等化脓性感染，小便短赤，大便干燥，舌红，口干，苔黄，脉洪或虚数。

治疗：清热解毒，通腑泄热。五味消毒饮合黄连解毒汤（银花、野菊花、蒲公英、紫花地丁、天葵子、黄芩、黄连、黄柏、栀子）加减。

五味消毒饮治以清热解毒，消散疔疮为主，方中金银花、野菊花清热解毒散结，金银花入肺胃，可解中上焦之热毒，野菊花入肝经，专清肝胆之火，二药相配，善清气分热结；蒲公英、紫花地丁均具清热解毒之功，为痈疮疔毒之要药；蒲公英兼能利水通淋，泻下焦之湿热，与紫花地丁相配，善清血分之热结；紫背天葵能入三焦，善除三焦之火。黄连解毒汤方治疗以泻火解毒为主。火毒炽盛，上扰神明，故见烦热谵语；血热妄行，故为吐血；血溢肌肤，故见发斑；热盛伤津，故见口燥咽干；舌红少苔，脉数有力为热毒炽盛之症。黄连解毒汤中黄连清泻心火，兼泻中焦之火，为君药；黄芩泻上焦之火，为臣药；黄柏泻下焦之火；栀子泻三焦之火，导热下行，引邪热从小便而出。二者为佐药。

加减：①胸闷脘痞，口黏不爽，恶心呕吐者加竹茹。②食欲不振或巩膜黄染者加用龙胆草。

2. 气血两燔证

主证：壮热口渴，烦躁不安，神昏谵语，皮肤斑疹，四肢抽搐，黏膜瘀点或衄血吐血，舌红而干，舌苔黄燥芒刺，脉细数。

治疗：清气解毒，凉血开窍。清瘟败毒饮（生石膏、知母、水牛角粉、熟地黄、连翘、丹皮、赤芍、玄参、竹叶、黄连、黄芩、栀子、甘草）加减。

方中重用生石膏直清胃热。胃是水谷之海，十二经的气血皆禀于胃，所以胃热清则十二经之火自消。石膏配知母、甘草，有清热保津之功，加以连翘、竹叶，轻清宣透，清透气分表里之热毒；再加芩、连、栀子（即黄连解毒汤法）通泄三焦，可清泄气分上下之火邪。诸药合用，目的清气分之热。犀角（可用代用品）、生地黄、赤芍、丹皮共用，为犀角地黄汤法，专于凉血解毒，养阴化瘀，以清血分之热。以上三方合用，则气血两清的作用尤强。此外，玄参、桔梗、甘草、连翘同用，还能清润咽喉；竹叶、栀子同用则清心利尿，导热下行。

加减：狂躁不安或神昏谵语严重者，加服安宫牛黄丸或紫雪丹等，以开窍醒脑，鼻饲或灌服亦可改用醒脑静注射液 20 毫升或清开灵注射液 40 毫升静滴。

3. 阴竭阳脱证

主症：神疲乏力，气短懒言，无发热或体温反低，口干汗出肢冷，脉沉细弱。

治疗：益气生津，回阳固脱。参附汤合生脉散加减。

参附汤方中人参甘温大补元气；附子大辛大热，温壮元阳。二药相配，共奏回阳固脱之功。生脉散方中人参甘温，益元气，补肺气，生津液，故为君药。麦冬甘寒养阴清热，润肺生津，故为臣药。生脉散方中人参、麦冬合用，则益气养阴之功益彰。五味子酸温，敛肺止汗，生津止渴，为佐药。三药合用，一补一润一敛，益气养阴，生津止渴，敛阴止汗，使气复津生，汗止阴存，气充脉复，故名"生脉"。

4. 气阴两伤证

主症：发热不退，神疲乏力，心烦不寐，口干纳呆，面色晦暗，舌红，苔少，脉细数。

治疗：益气养阴清热。生脉饮合六味地黄汤加减。

生脉散方中人参、麦冬合用，则益气养阴之功益彰。五味子酸温，敛肺止汗，生津止渴，为佐药。方中重用熟地黄，滋阴补肾，填精益髓，为君药。山萸肉补养肝肾，并能涩精；山药补益脾阴，亦能固精，共为臣药。三药相配，滋养肝脾肾，称为"三补"。但熟地黄的用量是山萸肉与山药两味之和，故以补肾阴为主，补其不足以治本。配伍泽泻利湿泄浊，并防熟地黄之滋腻恋邪；牡丹皮清泄相火，并制山萸肉之温涩；茯苓淡渗脾湿，并助山药之健运。三药为"三泻"，渗湿浊，清虚热，平其偏胜以治标，均为佐药。六味合用，三补三泻，其中补药用量重于"泻药"，是以补为主；肝脾肾三阴并补，以补肾阴为主。

加减：①阴虚内热，夜热早凉者，加鳖甲 15g。②干呕不食者，加竹茹 10g，石斛 10g。③干咳无痰者，加沙参 15g，天冬 10g。

三、中成药

1. 紫雪丹

口服，冷开水调下，每次 1.5~3g，每日 2 次。

2. 安宫牛黄丸

口服，鼻饲或灌肠，大蜜丸一次 1 丸。

四、临证经验

1. 本病辨证宜重视整体变化与急骤病性，初起即直入气分热毒炽盛，充斥三焦，继而犯及营血，内入脏腑；后期则正气不支，阳气外脱或气阴两伤，余邪久恋。故病程中应把握气血两燔，虚实变化之关键。治疗应以祛邪、扶正为治疗本病的两大原则。病之初起，祛邪为主，清热解毒或清营血，开窍醒神；热毒结滞，宜攻下泄热；若邪盛正虚，则宜清热养阴，顾护津液；正虚欲脱，则宜回阳固脱，益气生津。

2. 及时选用广谱抗菌药物是治疗败血症的关键，一般是用两种抗菌药联合治疗。可根据临床症状，血培养病原菌及药敏试验选用抗菌药，在未获得病原学结果之前，应尽快给予经验性头孢类抗菌药物治疗，以后再根据病原菌种类和药敏试验结果调整给药方案，原则上应选用杀菌剂，静脉给药，剂量要足，疗程要长，一般在体温恢复正常、临床症状消失后，再继续用药 7~10 日，真菌性败血症则继续用药至少 14 日。合并感染性心内膜炎者疗程应为 4~6 周。如有迁徙性病灶或脓肿，则除穿刺、切开引流外，疗程须适当延长。化脓性病灶，不论其为原发或迁徙形成，均应及时采取外科方法处理，清除病理产物，局部使用抗菌药物。

3. 对重度败血症或脓毒血症，高热、白细胞极度增高，联用抗生素乏效严重患者，联用中药清瘟败毒饮等辨证方剂中重用玄参，黄连用量 30~60g 并加红藤、败酱草可获良好疗效。

（孙玉凤）

第八节　慢性气管炎

慢性支气管炎是气管、支气管黏膜及其周围组织的慢性非特异性炎症。临床上以咳嗽、咳痰或伴有气喘等反复发作为主要症状，每年持续 3 个月，连续 2 年以上。早期症状轻微，多于冬季发作，春夏缓解。晚期因炎症加重。症状可常年存在。其病理学特点为支气管腺体增生和黏膜分泌增多。病程病情呈缓慢进行性进展，常并发阻塞性肺气肿，严重者常发生肺动脉高压，甚至肺源性心脏病。本病一般属于中医学"咳嗽、痰饮"等病范畴。

一、病因病机

慢性支气管炎的病因较为复杂，往往是多种因素长期相互作用的结果。其中主要包括：①吸烟是最重要的环境发病因素。②感染是慢性支气管炎发生发展的重要因素，主要为病毒和细菌感染。病毒感染以流感病毒、鼻病毒、腺病毒和呼吸道合胞病毒为常见。③接触职业粉尘及化学物质，如烟雾、变应原、工业废气及室内空气污染等，浓度过高或时间过长，均可能促进慢性支气管炎的发病。④大气污染中有害气体，如二氧化硫、二氧化氮、氯气、臭氧等可损伤气道黏膜上皮，使纤毛清除功能下降，黏液分泌增加，为细菌感染增加条件。⑤其他如自主神经功能紊乱，全身或呼吸道局部的防御及免疫功能减弱，维生素 C、维生素 A 的缺乏等；另外遗传也可能是慢性支气管炎易患因素。

慢性支气管炎早期主要累及小气道，表现为不同程度的上皮细胞变性、坏死、增生，鳞状上皮化生，柱状细胞增生，黏膜及黏膜下层炎症细胞浸润，管壁黏膜水肿，分泌物增多，管壁有不同程度的炎性改变。病变继续发展，气管、支气管腺体由正常浆液腺泡占多数逐渐发展成黏液腺泡占多数，甚至全为黏液腺泡，浆液腺泡及混合腺泡所占比例甚少。支气管黏膜上皮表面的纤毛被炎症反复刺激而受到破坏，纤毛变短，其修复功能下降，失去了正常的清除功能，从而使痰液不易排出。支气管壁被炎症细胞反复浸润，导致充血、水肿，纤维组织增生，支气管平滑肌增厚，弹力纤维遭破坏，管腔狭窄，支气管软骨萎缩变性，部分被结缔组织所取代。

中医学认为，慢性支气管炎的发生和发展多因外邪侵袭、内脏亏损，导致肺失宣降。①外邪侵袭：六淫之邪侵袭肌表，或从口鼻而入，或从皮毛而侵，或因吸入烟尘、异味气体，内合于肺，肺失肃降，肺气不宣，痰浊滋生，阻塞胸肺，故可引起咳嗽、咳痰。由于外邪性质的不同，临床又有寒、热的差异。②肺脏虚弱：久咳伤肺，肺气不足，复因外邪侵袭，清肃失职而发病。肺气不足，气失所主，清肃无权，气不化津，积液成痰，痰湿阻肺，致使咳喘缠绵不愈。③脾虚生痰："脾为生痰之源，肺为贮痰之器"。久病不愈，耗伤脾气，脾阳不足，脾失健运，水谷无以化生精微，聚湿生痰。痰浊上渍于肺，壅塞气道，肺失宣降，而致咳嗽痰多。④肾气虚衰：肾主纳气，助肺以行其呼吸。肾气虚弱，吸入之气不能经肺下纳于肾，气失归藏，则肺气上逆而表现为咳嗽喘促，动则愈甚。久病不愈，必伤于阴，肾阴亏耗，津液不能上润肺金，或虚火上扰，灼伤肺阴，肺失滋润，而致咳喘。

总之，本病常因暴咳迁延未愈，邪恋伤肺，使肺脏虚弱，气阴耗伤，肺气不得宣降，故长期咳嗽，咳痰不愈，日久累及脾肾。病情多为虚实夹杂，正虚多以气虚为主或兼阴虚，邪实多为痰饮停聚，或偏寒，或偏热，或夹瘀。其病位在肺，涉及脾、肾。

二、治疗

慢性支气管炎的治疗，目前多采用中西医综合治疗。急性发作期主要选择有效抗菌药物治疗，在控制感染的同时，应配合应用祛痰、镇咳药物改善症状；缓解期可应用免疫制剂，提高机体抗病能力，减少发作。中医本着"急则治其标、缓则治其本"的原则，在急性加重期应着重于祛痰宣肺，缓解期重在补益肺脾肾，慢性迁延期多属正虚邪恋，治宜止咳化痰，标本兼顾。

（一）西医治疗

1. 急性加重期

①控制感染：抗生素使用原则为及时、有效，感染控制后即予停用，以免产生耐药和二重感染。控制感染多依据患者所在地的常见病原菌经验性地选择抗生素，同时积极行病原菌培养及药敏试验。②祛痰、镇咳：除刺激性干咳外，一般不宜单用镇咳药物，因痰不

易咳出，反而加重病情。使用祛痰止咳剂，促进痰液引流，有利于感染的控制。③解痉平喘：适用于喘息型患者急性发作，或合并肺气肿者。

2. 缓解期

主要是加强体质的锻炼，提高自身抗病能力，同时戒烟，避免有害气体和其他有害颗粒吸入，也可使用免疫调节剂，提高身体抵抗力。

（二）辨证论治

1. 实证（多见于急性加重期）

（1）风寒犯肺证

主症：咳喘气急，胸部胀闷，痰白量多，伴有恶寒或发热，无汗，口不渴，舌苔薄白而滑，脉浮紧。

治疗：宣肺散寒，化痰止咳。三拗汤加减。

本方用麻黄发汗散寒，宣肺平喘；杏仁宣降肺气，止咳化痰；甘草清热解毒，协同麻黄、杏仁利气祛痰。三药相配，共奏疏风宣肺，止咳平喘之功。

加减：若寒痰阻肺，痰多，胸闷者，加半夏、橘红、紫苏子等化痰顺气；若表解而喘不平，可用桂枝加厚朴杏子汤以顺气解表。

（2）风热犯肺证

主症：咳嗽频剧，气粗或咳声嘶哑，痰黄黏稠难出，胸痛烦闷，伴有鼻流黄涕，身热汗出，口渴，便秘，尿黄，舌苔薄白或黄，脉浮或滑数。

治疗：清热解表，止咳平喘。麻杏石甘汤加减。

方中麻黄宣肺解表而平喘；石膏辛甘大寒，清泻肺胃之热以生津。其中石膏倍于麻黄以制麻黄温热之性，麻黄得石膏则宣肺平喘而不助热。杏仁味苦，降利肺气而平喘，甘草和诸药。

加减：若肺热重者，加黄芩、知母、鱼腥草以清肺热；若风热较盛者，加金银花、连翘、桑叶、菊花以解表清热；若痰热壅盛者，加瓜蒌、贝母、海浮石以清化痰热；痰多气急可加葶苈子、枇杷叶泻肺化痰。

（3）痰浊阻肺证

主症：咳嗽，咳声重浊，痰多色白而黏，胸满窒闷，纳呆，口黏不渴，甚或呕恶，舌苔厚腻色白，脉滑。

治疗：燥湿化痰，降气止咳。二陈汤合三子养亲汤加减。

方中半夏燥湿化痰，降逆止呕；橘红理气，燥湿化痰，使气顺痰消；茯苓健脾渗湿，使湿无所聚；甘草和中健脾，诸药合用共奏燥湿和中，理气化痰之功。三子养亲汤中三子均能温化寒痰，平喘治咳。白芥子长于行气畅膈，温肺利气，快膈消痰，搜逐寒痰之伏匿；苏子长于降气行痰，止咳平喘；莱菔子长于消食导滞，行气祛痰。三药皆属消痰理气之品，合而用之，可使气顺痰消，食积得化，咳喘自平。

加减：痰浊壅盛，气机阻滞者，加苍术、厚朴以化痰行气；脾虚湿盛，纳少神疲者，加党参、白术以健脾燥湿。

（4）痰热郁肺证

主症：咳嗽，喘息气促，胸中烦闷胀痛，痰多色黄黏稠，咯吐不爽，或痰中带血，渴喜冷饮，面红咽干，尿赤便秘，苔黄腻，脉滑数。

治疗：清热化痰，宣肺止咳。清金化痰汤加减。

方中橘红理气化痰；茯苓健脾利湿；瓜蒌仁、贝母、桔梗清热清痰，宽胸开结；麦冬、知母养阴清热，润肺止咳；黄芩、栀子、桑白皮清泻肺火，甘草补土而和中。全方共建化痰止咳，清热润肺之功效。

加减：肺热甚者，加石膏以清肺热；痰热胶结者，加海蛤壳或黛蛤散以清热化痰散结；肺气上逆，腑气不通者，加葶苈子、大黄、芒硝泻肺平喘；如痰中带血丝者，加天冬、阿胶滋阴润燥，补血止血。

（5）寒饮伏肺证

主症：咳嗽，喘逆不得卧，咳吐清稀白沫痰，量多，遇冷空气刺激加重，甚至面浮肢肿，常兼恶寒肢冷，微热，小便不利，舌苔白滑或白腻，脉弦紧。

治疗：温肺化饮，散寒止咳。小青龙汤加减。

方中麻黄、桂枝相须为用，发汗散寒以解表邪，且麻黄又能宣发肺气而平喘咳，桂枝化气行水以利里饮之化；干姜、细辛温肺化饮，兼助麻、桂解表祛邪；五味子敛肺止咳、芍药和养营血；半夏燥湿化痰，和胃降逆；炙甘草既可益气和中，又能调和辛散酸收之品。

加减：若饮多寒少，外无表证，喘咳饮盛者，可加葶苈子、白术、茯苓以健脾逐饮；痰壅气阻者，配白芥子、莱菔子豁痰降气。

2. 虚证（多见于缓解期及慢性迁延期）

（1）肺气虚证

主症：咳嗽气短，痰涎清稀，反复易感，倦怠懒言，声低气怯，面色㿠白，自汗畏风，舌淡苔白，脉细弱。

治疗：补肺益气，化痰止咳。玉屏风散加减。

方中黄芪甘温，内补脾肺之气，外可固表止汗；白术健脾益气，助黄芪以加强益气固表之功；防风走表而散风邪，合黄芪、白术以益气祛邪。且黄芪得防风，固表而不致留邪，防风得黄芪，祛邪而不伤正，有补中寓疏，散中寓补之意。

加减：若咳痰稀薄量多者，加白芥子、半夏、款冬花以温肺化痰。

（2）肺脾气虚证

主症：咳嗽气短，倦怠乏力，咳痰量多易出，面色㿠白，食后腹胀，便溏或食后即便，舌体胖边有齿痕，舌苔薄白或薄白腻，脉细弱。

治疗：补肺健脾，止咳化痰。补肺汤（人参、黄芪、熟地黄、五味子、紫菀、桑白皮）加减。

本方中人参、黄芪益气补肺；五味子收敛肺气，熟地黄滋肾填精；紫菀、桑白皮消痰止咳，降气平喘。诸药配伍，有补肺益气，止咳平喘之功效。

加减：若咳痰稀薄，畏寒肢冷，为肺虚有寒，可加干姜、细辛温中散寒；若中焦阳虚，气不化水，湿聚成饮而见咳嗽反复发作，痰涎清稀者，治宜温阳化饮，配合苓桂术甘汤。肺阴虚者、加沙参、玉竹、百合养阴生津；潮热盗汗者加鳖甲、秦艽、地骨皮滋阴退热；自汗较多，加麻黄根、牡蛎固表止汗。

（3）肺肾气阴两虚证

主症：咳喘气促，动则尤甚，痰黏量少难咯，伴口咽发干，潮热盗汗，面赤心烦，手足心热，腰酸耳鸣，舌红，苔薄黄，脉细数。

治疗：滋阴补肾，润肺止咳。沙参麦冬汤合六味地黄丸加减。

沙参麦冬汤中沙参、麦门冬清养肺胃，玉竹、天花粉清热生津，生扁豆、生甘草益气培中、甘缓和胃，以甘草能生津止渴，配以桑叶，轻宣燥热，合而成方，有清养肺胃、生津润燥之功。六味地黄丸重用熟地黄，滋阴补肾，填精益髓，山萸肉补养肝肾，并能涩精；山药补益脾阴，亦能固精，三药相配，滋养肝脾肾；配伍泽泻利湿泄浊，并防熟地黄之滋腻恋邪；牡丹皮清泄相火，并制山萸肉之温涩；茯苓淡渗脾湿，并助山药之健运，六味合用，三补三泻。

加减：若阴虚较甚见手足心热、潮热盗汗者，可加五味子、地骨皮、银柴胡以纳气平喘，清退虚热。若咳甚痰中带血者，加白茅根凉血止血。

（三）中成药治疗

1. 蛇胆川贝液

用于风热咳嗽，每次 10mL，每日 2 次。

2. 急支糖浆

用于外感风热所致的咳嗽，每次 20~30mL，每日 3~4 次。

（冯玉彦、赵丽梅）

第九节　支气管哮喘

支气管哮喘简称哮喘，是以支气管平滑肌痉挛为主的一种发作性伴有哮鸣音，以呼气性为主的呼吸困难疾病。病以冬季或寒冷地区、高原地区、潮湿地区为多发，与接触变应原冷空气、物理化学刺激、上呼吸道感染和运动等有关。

本证属中医学"哮喘"范畴。

一、病因病机

本病发生多与体质的特异反应性或称遗传过敏体质有关。其主要特征是以嗜酸细胞和肥大细胞为主的气道慢性炎症和以此为基础的支气管反应性增高和支气管痉挛。

本病主要病因是痰饮内伏，遇某种因素，如外感风寒暑热，饮食肥甘厚味，恼怒劳倦等触动肺中伏痰，痰随气升，气为痰阻，交阻于肺，搏击气道，气机升降失常而发病。

1. 外邪侵袭

①风寒之邪侵袭肌表，内阻于肺，外闭皮毛，肺气失于肃降。②风热犯肺，肺热壅盛，清肃失司。③肺素蕴热又为寒邪所束。这些因素均能使肺气上逆发病。

2. 痰浊阻肺

饮食不节伤及肺气，损伤脾胃，内蕴痰热，上干于肺。

3. 肺气亏虚

久病肺虚，咳伤肺气或素日劳倦汗出，气阴耗伤，肺阴不足，气失所主而短气喘促。

4. 脾肾虚弱

正气虚衰，聚水谷之湿而生痰或精气内伤，气失摄纳，水气上逆等均可发病。

本病诊断主要依据为哮喘（鸣）、呼气性呼吸困难，伴以气急、咳嗽、多痰典型发作。发作前常有先兆症状，如咳嗽、胸闷或连续喷嚏。两肺满布哮鸣音，血嗜酸性粒细胞常增高有助于诊断。在诊断时应注意与心源性哮喘相鉴别。后者有心脏扩大、心前区杂音或心律失常、咳吐泡沫血痰、两肺底多量湿啰音。

二、治疗

本病治疗中西医各有所长，二者结合治疗可提高疗效，减少复发。对哮喘持续状态重度发作者，给予吸氧、肾上腺皮质激素。

（一）西医治疗

1. 一般给予氨茶碱，每次 0.1g，每日 3 次；开瑞坦每次 10mg，每日 1 次；哮喘重、血压正常者可予 0.1% 肾上腺素 0.3~0.5mL 皮下注射；有继发感染者使用抗生素。

2. 氢化可的松（每日 200~300mg）或地塞米松（每日 5~10mg）静脉滴注。

（二）辨证论治

1. 发作期

（1）寒哮证

主症：呼吸急促，喉中有哮鸣音，胸膈满闷如塞，咳不甚，痰少咳吐不爽。面色晦青，口不渴或渴喜热饮，天冷或受寒易发作，畏寒怕冷。舌苔白滑，脉弦紧或浮紧。

治疗：温肺散寒，化痰平喘。射干麻黄汤（射干、麻黄、生姜、细辛、紫菀、款冬、半夏、甘草、五味子、大枣）加减。

方中麻黄宣肺平喘，开达气机，射干泻肺降逆，利咽散结，细辛温肺化饮；肺主宣降，以款冬花宣肺化饮止咳；紫菀泻肺止咳，降逆祛痰，温化寒饮，调畅气机，与款冬花相配，一宣一降，调理肺气；半夏醒脾化痰，温肺化饮，生姜温肺止咳，畅利胸膈，助半夏降逆化痰；五味子收敛肺气，大枣补益中气，生诸药配伍，以奏温肺化饮，下气祛痰之效。

加减：①肺气虚者，加人参、黄芪补益肺气。②胸满者，加陈皮、厚朴行气宽胸化痰。③气喘明显者，加紫苏子、葶苈子降泻肺气止咳。

（2）热哮证

主症：气粗息涌，喉中痰鸣如吼，胸高胁胀，咳呛阵作，咯痰不利，色黄或白，质黏稠。面色红赤，口渴喜饮，口苦，不恶寒。舌苔黄腻，质红，脉弦滑或滑数。

治疗：清热宣肺，化痰定喘。定喘汤加减。

方中麻黄宣肺平喘，白果敛肺定喘而祛痰；苏子、杏仁、半夏、款冬花降气平喘，止咳祛痰；桑白皮、黄芩清泄肺热，止咳平喘，甘草调和诸药。诸药合用，使肺气宣降，痰热得清。

加减：①痰多难咯者，可加瓜蒌、胆南星等以助清热化痰之功。②肺热偏重，加石膏、鱼腥草以清泄肺热。

（3）喘脱证

主症：喉中痰鸣，或气喘，呼吸困难，或大汗淋漓，或气短不足以息，或鼻煽，或烦躁，或动则加重，或神志昏迷，面色苍白，四肢厥冷，舌质淡，苔薄白，脉微欲绝。

治疗：回阳救逆，益气固脱。通脉四逆汤合生脉散加减。

方中附子大辛大热，为补益先天命门真火之第一要剂，干姜温中焦之阳而除里寒，助附子生发阳气；人参甘平补气，大扶元气；麦冬甘寒养阴生津，清虚浮之火而除烦；五味子敛肺止汗；甘草既可益气温中，又能缓和干姜、附子辛烈之性，使其回阳救逆而不致有暴散之虞。两方合用，使阳气回，厥逆除，心阴复，中气健，自汗止，共成阴复阳回之效。

加减：若汗出而厥，四肢拘急不解，脉微欲绝者，是真阴真阳大虚欲脱之危象，可加苦寒之猪胆汁，既防寒邪拒药，又引虚阳复归于阴中，亦是反佐之妙用。

2. 缓解期

（1）肺虚证

主症：自汗，怕风，容易感冒，每因气候变化而诱发，发作前打喷嚏，鼻塞，流清涕，气短声低，和喉中常有轻度哮鸣声，咳痰清稀色白，舌质淡，脉细弱或虚大。

治疗：补肺固卫。玉屏风散加减。

方中黄芪甘温，内补脾肺之气，外可固表止汗；白术健脾益气，助黄芪以加强益气固表之功；佐以防风走表而散风邪，合黄芪、白术以益气祛邪，且黄芪得防风，固表而不致留邪；防风得黄芪，祛邪而不伤正，有补中寓疏，散中寓补之意。

加减：自汗较重者，加浮小麦、煅牡蛎、麻黄根以固表止汗。

（2）脾虚证

主症：平素气短息粗，动则尤甚，吸气不利，心慌，头晕耳鸣，腰酸腿软，劳累后哮喘易发；或畏寒肢冷，自汗，面色苍白，舌苔淡白，质胖嫩，脉沉细。

治疗：健脾化痰。六君子汤加减。

本方乃四君子汤加半夏、陈皮而成，其中党参甘补性平，善补脾益气；白术甘温苦燥，善补气健脾燥湿，茯苓甘淡渗利兼健脾，二者相须为用，既补脾益气，又除中焦之湿；半夏辛温而燥，善祛脾胃湿痰而降逆止呕，陈皮辛温苦燥，善燥湿化痰，理气调中，二药相合以助燥湿化痰，理气开胃健脾之力。

加减：①喘促者，加苏子、白芥子降气定喘。②大便稀薄者，加陈皮、厚朴、砂仁、肉豆蔻、诃子。

（3）肾虚证

主症：平时气短，动则喘促，腰膝酸软，畏寒肢冷、面色㿠白，舌淡、苔白，脉沉细无力。

治疗：补肾纳气，化痰平喘。可选用七味都气丸合三子养亲汤加减。

方中熟地黄甘温柔润，善滋肾阴，五味子酸敛甘补，能滋肾敛肺，二者相伍共起补肾纳气之力；山茱萸、山药补肝益脾，收敛固涩；泽泻、茯苓利水渗湿，并可防地黄之滋腻；丹皮善清热，又可制山茱萸之温。白芥子温肺化痰，利气散结；苏子降气化痰，止咳平喘；莱菔子消食导滞，下气祛痰。三药相伍，各有所长。全方配伍甘补酸敛，共奏补肾纳气，化痰平喘之功。

加减：①一般方中可加入肉桂、沉香、胡桃肉、枸杞子补肾阳而兼顾肾阴。②痰盛者可配伍二陈汤，有表寒者可配伍三拗汤加减。

三、临证经验

支气管哮喘病一般分为发作期与缓解期进行治疗，治疗中遵循发作时治标，缓解时治本的原则，发作时以化痰定喘止咳为主，喘平后以调理脾胃为主，投用滋补肺肾，化痰调气之品，以巩固疗效。前人治喘分为虚实两型，一般新喘、体壮者属实证；久喘、体弱者属虚证。临证须明辨虚实以确立治法。

哮喘病在发作期，不论病程新久，均宜按实证论治。因本病每由感寒而诱发，或引动内饮，或为郁火之体，内外合邪，痰气交阻，上逆气道而哮喘发作，治宜表里双解，内外兼治。外寒内饮者用小青龙汤或射干麻黄汤外散风寒，内蠲痰饮；外寒内热者（俗称寒包火）用麻杏石甘汤或定喘汤加减以宣泄肺热、化痰平喘。麻黄为治疗肺实哮喘之良药，唯因其发越阳气，体虚之人服后易致心慌、烦躁，可伍用生石膏、白芍、五味子等药监制之，有时亦可用苏叶代之。痰多常加苏子、橘红，胸闷加厚朴、陈皮。

哮喘病的缓解期多属虚证，初病在肺，次则延及脾肾。脾为生痰之源，肾为元气之根，培补脾肾固本中冀杜其夙根。如肺卫不固，腠理不密，屡易外感者常用升陷汤或生脉散加减实卫固表，气阴双补；脾不健运，痰湿内生，纳差便溏者常用香砂六君子汤、参苓白术散以健脾化痰、培土生金；肾失摄纳，呼多吸少，肢冷浮肿者常用真武汤或桂附地黄汤、七味都气丸等温肾纳气、补益下元。鉴于本病多属沉疴痼疾，故常加补骨脂、胡桃肉、女贞子、菟丝子、紫河车、大蛤蚧等纳气定喘之药配成蜜丸以缓图竟功。

（赵丽梅、冯玉彦）

第十节　急性胸膜炎与胸腔积液

胸膜炎是指由致病因素（通常为病毒或细菌）刺激胸膜所致胸膜炎症，又称"肋膜炎"。胸腔内可伴液体积聚（渗出性胸膜炎）或无液体积聚（干性胸膜炎）。炎症控制后，胸膜可恢复至正常，或发生两层胸膜相互粘连。

本病属中医"咳嗽、悬饮、胁痛"范畴。

一、病因病机

本病有感染性、肿瘤性、变态反应性、化学性、物理性多种；感染性常见，按常见频率如结核菌、化脓菌、病毒、真菌、寄生虫等，其中以结核为多见。

人体水液运行有赖于肺气通调、脾气传输、肾气蒸化及三焦决渎等脏腑功能正常。外感时邪，内伤脾肺或久病肾虚，均可致三焦不利，气道闭塞，津液凝聚为饮，饮停胸胁致病。本病多因劳倦伤脾，正气不足，饮食不节，恣食生冷，遏伤脾阳，寒邪袭肺，卫阳受损，肺气失宣，积湿成饮，留于胸胁，悬结不散或寒郁化热，灼液成痰，闭阻胸胁，乃成斯病。

二、诊断

本病诊断主要依靠发热、干咳、胸痛、胸膜摩擦音、胸腔积液诊断。胸部 X 线检查、B 型超声、胸腔穿刺胸水性质有助于诊断。乳酸脱氢酶（ADH）、腺苷酸脱氢酶（ADA）、抗结核抗体、肿瘤细胞检查、胸膜活检等检查对诊断结核、除外肿瘤等疾病有帮助。

三、治疗

本病中西医结合治疗可获较好疗效。

（一）西医治疗

1. 早期正规应用抗结核药物。

2. 积极胸腔抽液，一般中等量积液每周抽液 2~3 次，直到积液很少不易抽出为止。

3. 对急性渗出、积液量大者给予强的松治疗，待体温正常，积液日渐吸收、减少为度，一般疗程为 4~8 周。

（二）辨证论治

1. 饮留胁下证

主症：胁间胀满疼痛，咳嗽，气息短促，喜卧病侧，苔薄白，脉弦滑。

治疗：泻肺逐饮。葶苈大枣泻肺汤合二陈汤、苓桂术甘汤加减。

方中葶苈子、大枣泻肺行水，下气平喘，痰饮、水肿者用桂枝、生姜、茯苓温化水饮，佐白术健脾燥湿，与茯苓相伍为健脾利水要药，甘草为使，共奏健脾渗湿、温化痰饮之功效。

加减：本证轻者一般用葶苈大枣泻肺汤加瓜蒌、厚朴、旋覆花；较重者或胸腔积液较多、喘满气促，如体质尚壮可先用十枣汤（甘遂、芫花、大戟三味药等分为末，每次 2～3g，以大枣 10 枚煎汤调服，每日一次，清晨空腹服用）。

2. 痰热蕴肺证

主症：咳嗽、胸胁疼痛，呼吸加剧，或发热恶寒，尿黄，便结，舌尖红，苔黄，脉弦或滑数。

治疗：清肺化痰，利气宽胸。柴胡陷胸汤加减。

方中黄连、黄芩清热燥湿；生姜、半夏、全瓜蒌宽胸化痰；柴胡、枳壳、桔梗宣扬气机。

加减：①恶寒发热者，加桑叶、薄荷解表散热。②咳嗽痰黄者，加川贝。③干咳少痰者，去柴胡、桔梗，加麦冬、枇杷叶。④胁痛者，加丹参、延胡索、川楝子。

3. 阴虚邪恋证

主症：咳嗽气短、痰少难以咳出，胸胁隐痛，消瘦盗汗，低热心烦，咽干口燥，尿少便干，舌红瘦少苔，脉细数。

治疗：滋阴清热，止咳化痰。百合固金汤合泻白散（地骨皮、桑白皮、甘草）加减。

方中百合、沙参、麦冬、生地黄滋阴清热，润肺止咳；当归、白芍养血和营，柔肝止痛；桑白皮、地骨皮、川贝、桔梗、甘草清肺退热，化痰止咳。

加减：①潮热者，加银柴胡、胡黄连滋阴退热。②气虚者，加西洋参、太子参气阴两补。③胸闷者，加瓜蒌皮、炒枳壳理气宽胸。

四、临证经验

急性胸膜炎，胸腔内伴液体积聚者，为渗出性胸膜炎。属中医学"胁痛、悬饮"范畴。本病胸水量较大而伴实脉沉弦有力者，加用十枣汤有良好疗效。方中甘遂长于祛经隧中水湿，芫花多用于治疗胸胁伏饮，大戟泻脏腑中的水湿，三药合用逐水力强。为解三药毒性，用大枣扶正补脾，缓和诸药毒性，减少药后反应，使泻下而不伤正气。

服用本方生药粉剂后 1 小时左右，先感上腹不适、恶心，继而腹鸣疼痛，不久泻下稀水样便，一般 4～6 次伴以胸水减退。①为缓解不良反应可予维生素 B_6 100mg 肌注。②本药须空腹服用，每日 1 次，一般 2～4 次（胸水尚多而精神、胃纳尚佳者可再用药），应从小剂量（0.5～1.0g）开始，以后酌情逐渐增至 2～3g。

（冯玉彦、赵丽梅）

第十一节　高血压

高血压病又称原发性或特发性高血压，系排除一切已知原因而以高血压为主要特征，可伴有血管、心、肾、脑等器官生理或病理改变的全身性疾病，高血压的诊断标准是在未使用降压药物的情况下，非同日 3 次测量诊室血压，收缩压 ≥ 140mmHg（1mmHg = 0.133kPa）和（或）舒张压 ≥ 90mmHg。本病属于传统医学之"头痛""眩晕""心悸""肝阳"范畴。

一、病因病机

高血压的病因病机尚未完全阐明，可能是一种多病因的疾病，其发病机制复杂，高级神经活动中枢功能失调在发病中可能占主导地位，内分泌、肾脏、遗传、体液等因素参与发病过程。

传统医学认为，高血压之病机为机体之阴阳失调。属于"本虚标实"之证，虚者以阴阳气血亏虚，实证以风、火、痰、瘀等因素致病为主。其病位在肝、肾两脏，且涉及心与脾，高血压与情志失调、饮食不节、久病过劳、年迈体虚等因素有关。本病病位与肝、脾、肾三脏关系密切。其病机主要与肝阳上亢、痰饮内停、肾阴亏虚等火证、饮证、虚证相关，三者常常合并存在，交互为病。具体而言，包括肝阳上亢，肝火上炎，阳升风动，上冲脑窍；脾胃虚弱，痰饮内生，肝风、肝阳夹痰浊之邪上冲清窍；大病久病及肾，肾阴亏虚，水不涵木，脑窍失养。

二、治疗

中医药对高血压治疗具有协同降压和稳定血压作用，本病采取中西医结合治疗可提高疗效。

（一）西医治疗

①改善生活行为：减轻并控制体重、减少钠盐摄入、补充钙和钾盐、减少脂肪摄入、增加运动、戒烟、限制饮酒、减轻精神压力，保持心理平衡。②药物治疗：降压药物种类包括：利尿药、β 受体阻滞剂、钙通道阻滞剂、血管紧张素转换酶抑制剂及血管紧张素 Ⅱ 受体阻滞剂。利尿药主要包括氢氯噻嗪 12.5mg，1～2 次/日，螺内酯 20～40mg，1～2 次/日；呋塞米（速尿）20mg，1～2 次/日；吲达帕胺 1.25～2.5mg，1 次/日。β 受体阻滞剂主要包括美托洛尔 25～50mg，2 次/日；比索洛尔 5～10mg，1 次/日。钙通道阻滞剂包括硝苯地平 5～10mg，3 次/日；尼群地平 10mg，2 次/日；硝苯地平控释片 30～60mg，1 次/日；非洛地平缓释剂 5～10mg，1 次/日；氨氯地平 5～10mg，1 次/日；维拉帕米缓释剂 240mg，1 次/日；地尔硫䓬缓释剂 90～180mg，1 次/日。血管紧张素转换酶抑制

（ACEI）包括卡托普利 12.5~50mg，2~3 次／日；依那普利 10~20mg，2 次／日；贝那普利 10~20mg，1 次／日；培哚普利 4~8mg，1 次／日。血管紧张素Ⅱ受体阻滞剂（ARB）包括氯沙坦 50~100mg，1 次／日；缬沙坦 80~160mg，1 次／日；替米沙坦 40~80mg，1 次／日；坎地沙坦 8~16mg，1 次／日。根据患者血压情况、危险因素、靶器官损害及合并临床疾病的情况，选择单一用药或联合用药。大多数无并发症或合并症患者可以单独或者联合使用噻嗪类利尿剂、β 受体阻滞剂等。治疗应从小剂量开始，逐步递增剂量。临床实际使用时，患者心血管危险因素状况、靶器官损害、并发症、合并症、降压疗效、不良反应等都会影响降压药的选择。

（二）辨证论治

1. 肝火亢盛证

主症：眩晕头痛，面红目赤，烦躁易怒，口苦便秘，尿短赤，舌红，苔黄燥，脉弦数。

治疗：平肝泻火。龙胆泻肝汤加减。

方中龙胆草泻肝胆实火，清肝经湿热，加黄芩清上焦火，栀子导三焦火于下，木通、车前子导湿热从膀胱排出，用生地黄、当归养血益阴，甘草缓急，柴胡疏畅肝胆之气，共奏清泻肝胆经实火、湿热之功。

加减：①头痛，眩晕，口苦者，加菊花、夏枯草、天麻。②失眠，多汗者，加钩藤、煅龙骨、煅牡蛎、炒枣仁。

2. 肝阳上亢证

主症：眩晕耳鸣，头目胀痛，心悸易惊，失眠多梦或腰膝酸软，舌红，苔黄干或薄少，脉弦或弦细而数。

治疗：平肝潜阳。天麻钩藤饮（天麻、钩藤、石决明、杜仲、桑寄生、山栀、黄芩、益母草、茯神、首乌藤、牛膝）加减。

方中天麻、钩藤、石决明平肝潜阳、息风，山栀、黄芩清泻肝火，配杜仲、桑寄生、益母草、茯神、首乌藤、牛膝共奏降压、安神等作用。

加减：①一般可加海藻、槐花治疗血管病变。②瘀血者，加三七、水蛭。③病症重，肝经火盛者，加羚羊角粉冲服。

3. 痰浊壅盛证

主症：头晕，心悸，食欲不振，胸闷，体倦肢困，舌淡苔白或腻，脉弦滑。

治疗：健脾祛湿，化痰息风。半夏白术天麻汤加减。

方中半夏燥湿化痰，天麻息风止眩晕，白术、茯苓健脾祛湿，橘红理气化痰，甘草、生姜、大枣调和脾胃，共奏健脾祛湿、化痰息风、降压之功。

加减：①眩晕者，可加僵蚕。②头痛者，加蔓荆子、菊花。③气虚乏力者，加黄芪、太子参。

4. 阴阳两虚证

主症：眩晕头痛，神疲，心悸，失眠多梦，畏寒肢冷，腰膝软弱，夜尿增多，舌淡苔白，脉弦细。

治疗：二仙汤加减。

方中仙茅、仙灵脾、巴戟天补肾助阳，知母、黄柏、当归养血育阴。

加减：①肝肾虚者，加杜仲、山萸肉、熟地黄、桑寄生。②阴虚偏重者，加枸杞子、女贞子、龟甲、旱莲草。③阳虚重者，加鹿角胶、益智仁，兼胸闷、心悸气短加桂枝、炙草温阳益气。

（三）临证经验

1. 高血压病是常见、难于稳定控制的疾病。治疗本病应重视戒烟、减肥和低盐饮食。对疗效不佳、不耐西药或血压不稳定者，分别使用不同"击靶"中药（对不同证型使用的关键经验有效药），中医治疗或中西医结合治疗往往获得良好疗效。

（1）对较为多见的体质肥胖，头晕，头痛，口干，口苦，手足心热，舌红苔黄，脉弦的肝火旺或阴虚肝阳上亢者，辨证使用龙胆泻肝汤、丹栀逍遥散或大柴胡汤加减，"击靶药"为重用夏枯草 30~60g（可用 100g），钩藤 15~30g，天麻 15~20g。

（2）对头痛，头晕，耳鸣，眼肿，腰背痛，肢软手抖，口燥咽干，健忘失眠，畏寒肢冷，舌淡苔白，脉沉细数或脉压大、肾虚者，用金匮肾气、独活寄生汤加减，"击靶药"为重用怀牛膝 30~60g，杜仲 15~30g，桑寄生 9~15g。

（3）对脘腹胀满，气短乏力，便溏，舌淡有齿痕，苔白或腻，脉弦滑之脾肺湿盛水肿者，辨证使用胃苓汤、苓桂术甘汤及当归芍药散加减，"击靶药"重用茯苓 60~80g（可用 100g），泽泻 15~30g，黄芪 30~60g。

（4）对头痛，头晕，畏寒肢冷，项、肩、背部紧、胀、凉、不适，畏风寒，舌淡苔白，脉沉乏力之脾肾阳虚者，辨证使用葛根汤（葛根、麻黄、桂枝、生姜、炙甘草、白芍、大枣）、金匮肾气汤加减。"击靶药"重用葛根 30~60g（可用 100g），独活 6~12g，仙灵脾 6~9g（可用 18g）。

2. 现代临床研究

（1）具有降压药物的方剂：天麻钩藤饮、牛黄降压片、复方罗布麻片、杞菊地黄丸、镇肝熄风汤等。有研究表明，①天麻钩藤饮加减治疗原发性高血压疗效大于复方降压片、硝苯地平联合甲巯丙脯酸方案。②对阴虚阳亢高血压用二仙汤（仙茅、仙灵脾、巴戟天、当归、知母、黄柏）；对痰浊中阻证高血压应用半夏白术天麻汤（半夏、橘红、茯苓、天麻、白术、甘草、生姜、大枣）及养肝息风汤（石决明、菊花、牡蛎、全蝎、牛膝等）配合西药治疗，多数报道均获良好疗效或优于单用西药疗效。

（2）具有降压效果的常用中药：①夏枯草、天麻、钩藤、葛根、决明子、黄芪、牛膝等重用具有良好降压作用。②具有不同程度降压作用的中药：牛黄、大黄、罗布麻、羚羊角、茯苓、泽泻、大青叶、杜仲、桑寄生、龙胆草、水蛭、地龙、僵蚕、全蝎、独活、丹皮、赤芍、生地黄、黄连、苦参、龙骨、牡蛎、白芍等。

随着中西医结合临床与实验研究进展，今后会有更多、更好的降压中药出现，从而提高中西医结合、辨证论治治疗高血压的效果。

3. 针灸是高血压病非药物治疗中的有效方法。有报道在口服基础降压药物同时，配合针刺治疗，可有效降低血压。大数据研究总结：常用膀胱、胃、肝胆经穴位曲池、涌泉、降压沟、俞穴等，可使血压平稳下降达到平冲降逆、滋阴潜阳、宁心安神功效。

附　低血压

原发性低血压病一般是指发病机理未明，以动脉收缩压低于 90mmHg、舒张压低于 60mmHg 为特征且多伴有疲乏无力、心悸气短、精神萎靡、失眠健忘、头痛头晕甚或晕厥等症状，多见于体质瘦弱的青年女性及老年人，往往具有家族遗传史。医学界很少像高血压病一样重视和单独研究，但低血压往往与人群的死亡率、心脑血管病、抑郁症及痴呆等疾患密切相关，且在人群中有一定规模的流行，是一个潜在的、被忽视的疾病。本文所讲低血压一般指原发性低血压，继发性低血压不在本文的叙述范围之内。

一、病因病机

原发性低血压病因尚未明确，多数认为与基因遗传、营养不良、植物神经功能紊乱、体内一氧化氮及血浆中内皮素升高、血管 β 受体数量增加、空腹血糖及血清胰岛素等有关。本病属于中医"虚劳""眩晕""心悸""失眠"等范畴。本病病因诸多，常见者为禀赋虚弱、劳累过度；忧愁、思虑七情所伤；饮食不节损伤脾胃，气血化源不足、内脏失养、精血亏虚，真阴不足及外感六淫，久病失治、邪气久留耗伤正气等，终致气血阴阳亏虚，心脾两虚、肝肾失养，脉道不充、脉气乏力而发生低血压。

二、治疗

（一）西医治疗

除增加营养，治疗原发病（多表现为"虚弱"，找不到原发病），应用升压药（为临时性疗效而且有一定不良反应，不宜久用）外，并无良好有效方法。

（二）辨证论治

中医学从整体出发调节机体阴阳、气血平衡，应用益气养心、健脾补血之归脾汤、舒肝养血之逍遥散、滋阴补肾之肾气丸配合生脉散辨证加减，有良好治疗作用。对无明显疾病、体质虚弱低血压患者，较长期服用具有良好升高血压而无不良反应的升脉饮（人参、麦冬、五味子具有双相调节血压作用，使血压维持在正常范围，不会致血压增高）具有良好疗效。

（张　辉、姚冬梅）

第十二节　冠状动脉粥样硬化性心脏病

冠状动脉粥样硬化性心脏病简称冠心病，系冠状动脉粥样硬化使血管腔阻塞导致心肌缺血、缺氧和冠状动脉持久性痉挛而引起的心脏病。本病属于中医学"胸痹""真心痛""厥心痛"等范畴。心绞痛是冠状动脉供血不足，心肌急剧、暂时缺血与缺氧引起的前胸部胸骨后阵发性压榨样疼痛，可向心前区或左上肢放散。多因情绪激动或劳动诱发，持续数分钟，休息或含硝酸甘油后消失。心肌梗死系由于冠状动脉急性闭塞，使部分心肌因严重而持久缺血而发生的局部坏死。

一、病因病机

正常人的心脏血管分布于心脏表面，由主动脉根部发出左冠状动脉和右冠状动脉。左冠状动脉起始为一短干，为左主干，其再分为向前下方走形于左右心室之间的室间沟的前降支和向后走形于左心房心室房室沟的回旋支。前降支再分为对角支和间隔支。主要提供左心室前壁、前上 2/3 室间隔、右束支及左前分支的血供。

心主血脉。血液在经脉中周流不息，全由"心气"推动，任何一种或多种因素引起心气不足、阳气虚衰或心络痹阻，均可引起冠心病疼痛发作。主要因素有：①年老体衰，肾气不足，肾阳虚亏，心失温煦进而心气不足，血流不畅，脉道受阻或肾阴虚，阴虚火旺，灼伤津液成痰，痰郁化热上犯于心。②饮食失调，损伤脾胃，生湿化热成痰。③七情内伤，气滞血瘀、心脉痹阻及思虑劳累，心脾虚亏或寒凝胸中，心阳不振。但阳气虚衰是本病病变的根本，而气滞、血瘀、痰浊、阴寒等是本病之标。

本病诊断：①静息或负荷后有心电图 ST 段压低，T 波减低、变平或倒置等心肌缺血的心电图改变，发作性胸骨后疼痛伴胸闷并向左肩、臂放散，持续数分钟，休息或含化硝酸甘油片很快缓解。②心肌梗死者疼痛时间较长，伴恐惧、濒死感、大汗甚而出现恶心欲呕，经休息或含化硝酸甘油片不能缓解，有时并发严重心律失常、心源性休克。心电图 ST 段与 T 波融合形成弓背向上抬高的单向曲线及病理性 Q 波。③血清谷草转氨酶（AST）、乳酸脱氢酶（LDH）升高。④冠脉造影可确定诊断并对治疗方法选择提供帮助。

二、治疗

冠心病的治疗包括生活习惯改变、药物治疗、血运重建治疗和外科冠状动脉旁路移植术。药物治疗是所有治疗的基础，介入和外科手术治疗后也要坚持长期标准药物治疗。中医药对扩张冠状动脉、侧支形成、改善心肌供氧具有良好作用。中西医结合可提高本病疗效。

（一）西医治疗

1. 卧床休息、吸氧、纠正低氧血症、降脂、抗凝是基本治疗，强调二级预防用药，易患因素治疗，控制高危因素，如高血压、高血糖、高血脂，以及情绪激动、饱餐、寒冷、吸烟等，还应及时使用扩张冠状动脉药物。

2. 药物治疗主要包括抗血栓（抗血小板、抗凝）、减轻心肌氧耗（β 受体阻滞剂）、缓解心绞痛（硝酸酯类）、调脂稳定斑块（他汀类）等药物。冠状动脉介入治疗术后双联抗血小板治疗（肠溶阿司匹林、氯吡格雷）通常至少一年以上。

（二）辨证论治

辨证论治见本书第二篇第十一节胸痹。

三、临证经验

冠心病心绞痛临床多表现为寒凝、痰浊、气滞、气虚、血瘀、气阴两虚等而且多相兼为病，病机错杂，但其总属本虚标实证。实者为气滞血瘀、寒凝等，虚则为阴阳气血亏虚。临床工作中予据本病常见病因：气滞、血瘀、气虚、阳虚、痰浊等将之分为心血（脉）瘀阻、气滞（虚）血瘀证、痰浊（瘀）痹阻、阳虚寒凝、气阴两虚、心肾阴虚、心肾阳虚七种证（类）型进行标本兼治、辨证论治。①对心脉（血）瘀阻证治以活血化瘀、通脉止痛，血府逐瘀汤或丹参饮合失笑散加减。②对气阴两虚证治以益气养阴生脉散合炙甘草汤加减。③对肾阳虚证治以温补阳气、振奋心阳，参附汤合右归饮加减等。实践表明：治疗冠心病应采用温通心阳、活血化瘀、行气化痰类为主方药为佳。④痰浊（瘀）痹阻证，治以通阳泄浊、豁痰开结，瓜蒌薤白半夏汤加减。本方药具有活血化瘀、理气止痛作用，能改善心肌缺血，对损伤心肌有保护作用，对心肌耗氧量有明显降低作用。实验表明其对血小板聚集和血栓形成有明显抑制作用。予治疗胸痹心痛等证以自研方剂扩冠芎桂饮（丹参、葛根、桂枝、川芎、延胡索、丹皮，生桃仁、枳壳、五味子、炒白术、云苓、陈皮）辨证加减治之（并以三七粉 2g、西洋参 3g，重者加水蛭粉 1g，冲服，1~2 次/日），有良好疗效。

研究表明：一组研究（白彩云等，中医活血化瘀法治疗冠心病患者的临床效果，2019；张烁，冠心病心绞痛运用中医活血化瘀法治疗的疗效观察，2020；徐峰，活血化瘀中药在冠心病中现代临床应用，2019）显示，活血化瘀药实验组患者较之对照组疗效显著提高（$P<0.05$）。此与予等经验一致，丹参、三七、地龙、水蛭、红花、川芎等活血化瘀药多具有抗血小板聚集、保护血管内皮、改善循环作用。有研究（郭惟等，血府逐瘀汤辅助治疗不稳定型心绞痛的 Meta 分析，2017）表明，血府逐瘀汤辅助治疗不稳定型心绞痛疗效较好，可显著改善患者血脂和炎症因子水平。对单味中药研究表明，①活血化瘀药能通心脉。丹参有减少冠脉阻力，增加冠脉血流量作用。②黄芪能降低高血糖，增强心肌收缩力，扩张冠状动脉作用。③葛根能补心阴、入微循环，有降糖、降血压和扩张冠状动脉作用。④川芎具有行气活血、祛风止痛作用，能行血中气滞，为活血化瘀之要药。⑤三七为活血、止血药，能扩张冠状动脉，增加冠脉血流量，为治疗心绞痛之良药。本药配人参有人称之为"弹力素"，能消除颈动脉斑块。⑥水蛭能活血散坚，通畅血管，用于颈动脉斑块治疗有一定作用。

（姚冬梅、张　辉）

第十三节　心律失常

心律失常为临床常见的征象。其种类很多、原因复杂，临床意义亦大不相同。有的为功能性，预后良好。有的见于器质性心脏病，是心脏病的常见并发症。严重心律失常是引起患者死亡的重要原因之一。因此，心律失常的诊断、治疗在临床上占有重要地位。心律失常属于中医学"心悸、怔忡及厥证"等范畴。

一、病因病机

本病多因患心脏病或体质虚弱或久病体虚或外邪侵袭、情志刺激、酒食所伤等引发。①体弱、久病耗气伤血或患某些心脏病气血亏虚、心无所奉、心神不宁而发病。如遇劳倦、耗气伤血或有惊恐更易发病。②六淫或疫毒之邪侵袭，邪热内传，化火伤阴，心神失养、火旺扰动心神发病。③心胸狭隘，忧愁思虑，伤及心阴，心失血养或长期精神刺激，心气不舒，气郁化火伤阴，均可诱发本病。④酒食所伤，偏嗜烟酒浓茶，燥热内生，阴伤火旺，酿湿生痰，痰热内扰可发病。

在心律失常发病、病情演变中，偏实证者因病邪留滞经脉，可致气血瘀阻；证虚者多先见气虚、血虚或阴虚；严重者可引起心阳虚衰，如气血不足、血循无力，可引起气血瘀阻病证。不少现代中医学专家认为心律不齐的发生主要病因病机与"虚、瘀、火"密切相关。虚、瘀、火三者胶结聚集，缠绵难解，认为"热"是重要发病环节，即气阴亏虚、热毒瘀血、心神失养。

本病诊断除心悸、怔忡等症状外主要靠心脏听诊、脉诊及心电图确定。

二、治疗

中、西医对心律失常的治疗各有所长，可中西医配合治疗。对室性心动过速、心房颤动、房室传导阻滞等严重心律失常主要为西医治疗。

（一）西医治疗

1. 早搏

（1）对无器质性病变心脏病，偶发早搏且无症状者无须特殊治疗。除消除病因外必要时可给安定，每次 2.5mg，每日 3 次。如早搏较多，症状明显，病因一时又难以确定者，可用抗心律失常药物治疗。

（2）慢性冠心病、心肌病、心肌炎及其他慢性器质性心脏病引起的早搏，除病因治疗外，可据早搏类型选用下列口服抗心律失常药物。

1）房早：①异搏定，每次 40~80mg，每日 3 次。②倍他乐克，每次 25~50mg，每日 2~3 次。以上二药对有心动过缓、心力衰竭或支气管哮喘者慎用，一般不联用。③心律平，每次150~200mg，每日3次。

2）室早：①首选美西律，每次150~200mg，每日3~4次。②心律平，每次150~200mg，每日3次。③倍他乐克，每次25~50mg，每日2~3次。心律平与倍他乐克联用效佳。④胺碘酮口服给药每日400~600mg，分2~3次服用，1~2周后根据需要改为一日200~400mg维持。

3）对急性冠心病（尤其急性心肌梗死）、急重症心肌炎、严重低血钾或洋地黄中毒致室早应按急诊处理，除针对病因治疗外，均应静脉给药。①首选胺碘酮静脉滴注，负荷剂量5mg/kg，加入5%葡萄糖液250mL中，于20~120分钟内静脉滴注，24小时可重复2~3次。维持剂量10~20mg/kg/d，加入5%葡萄糖液250mL中，维持数日。②普鲁卡因胺100mg静脉注射，每5分钟加用100mg直至室早消失或总剂量达1000mg（可用1000mg加入5%~10%葡萄糖液500mL中静脉滴注），稳定后改为口服。③心律平常用量为1~1.5mg/kg或70mg加入5%葡萄糖注射液中稀释，于10分钟内缓慢静脉注射，必要时10~20分钟重复1次，总量不超过210mg。静注起效后改为静脉滴注（滴速为0.5~1mg/min）或口服维持。

2. 阵发性室上性心动过速

（1）终止发作：刺激迷走神经。①可用自己食指刺激咽部引发恶心。②深吸气后屏气。③压迫一侧眼球上部，每次10秒钟。④按压一侧（先右后左）颈动脉窦，每次10秒（宜取平卧位进行同时听诊心脏，有效即停止按压）。

（2）药物治疗：①首选心律平1~2mg/kg，用5%的葡萄糖稀释1倍静脉注射，如无效，可每隔10~15min重复，共3次，总量一般不超过6mg/kg，有效后改口服5mg/kg/次，Q8h。②异搏定，0.1~0.3mg/kg，用5%的葡萄糖稀释，缓慢静脉注射，发作停止停注，禁用于低血压、心功能不全者。③次选三磷酸腺苷（ATP），ATP 0.1mg/kg，3~5秒内快速静脉推注，如无效，3min后可重复第2剂，每次按0.05~0.1mg/kg递增，直至最大量0.25~0.3mg/kg。老年人及病窦综合征者禁用。④洋地黄类，西地兰0.4mg加葡萄糖液20mL缓缓静注，必要时2~4小时后可等量重复应用。对于病情较重，发作持续24小时以上，有心衰表现者可首选。室性心动过速或洋地黄中毒者禁用，亦禁用于房室折返性心动过速逆传型。⑤胺碘酮加葡萄糖液，静脉注射，效果较毛花苷C（西地兰）快。⑥紧急情况时，如急性心衰、休克等，有条件可用同步直流电复律。⑦经导管射频消融术安全有效，并发症少，可有效治疗大多数患者。

3. 室性心动过速（简称室速）

室速为重症心律失常，一经发现即应住院进一步诊治。如患者有器质性心脏病或有明确病因、诱因者，则需根据检查进行危险分层，并针对不同的疾病、不同的室速形态进行治疗。根据阵发性、持续性、双向性、多形性等不同类型选用不同药物与方法。一般治疗：①静脉滴注利多卡因或心律平、普鲁卡因胺、胺碘酮等。②口服美西律、心律平、胺碘酮等预防发作。③室速伴低血压者可首选同步直流电复律（25~50ws可奏效）。④药物难以控制且有室颤发作者宜置入心脏自动复律除颤器（ICD）。

4. 心房颤动

（1）慢性持续性房颤

1）药物：①控制心室率。慢性持续性房颤大多并发于严重器质性心脏病，心率增快时不论有无心功能不全均应用西地兰 0.2～0.4mg 加葡萄糖 20mL 静脉缓缓注射，待心室率减至每分钟 70～80 次时可改用地高辛维持量。②无心功能不全者可同时口服倍他乐克。③可用心律平 70mg 加葡萄糖液 20mL 静脉缓慢注射。

2）除颤：适用于新发（不超过一年）房颤、心房内无血栓，心功能在Ⅰ～Ⅱ级，无风湿活动、栓塞、感染、低血钾者，对风湿性心脏病已进行二尖瓣术后 3 个月以上仍有房颤者，尤为适宜。以同步直流电除颤为首选。口服心律平有一定疗效。

3）抗凝治疗：常用口服肠溶阿司匹林每日 100mg。

（2）阵发性房颤：主为针对甲亢、冠心病等病因治疗。多数原因不明者，在短暂发作后可自行消失。如发作时间较长，症状明显者可予西地兰 0.4mg 加葡萄糖 40mL 静脉缓慢注射，可望恢复。可口服地高辛、心律平、异搏定等预防复发。

5. 病态窦房结综合征（简称病窦）

（1）阿托品：每次 0.3～0.6mg，每日 3 次。

（2）重症患者须安置永久性心脏起搏器。

6. 房室传导阻滞

（1）病因治疗：急性心肌梗死和心肌炎应静脉滴注肾上腺皮质激素，高血钾引起者应静脉滴注乳酸钠或血液透析，低血钾者静脉滴注氯化钾；洋地黄中毒和抗心律失常药物过量者应立即停药。

（2）对症治疗：增加心室率，促进传导。高位二、三度房室传导阻滞心率较慢有症状者，给阿托品 0.3～0.6mg，每日 3 次。必要时可每次 0.5～1.0mg 肌注或静脉注射，视病情可重复注射。无症状者可不治疗。低位阻滞有症状者可舌下含服异丙肾上腺素，每次 5～10mg，每日 4 次。对症状明显或有晕厥者需用 0.02μg/kg/min 异丙肾上腺素连续静脉滴注。

（3）人工心脏起搏：对二度Ⅱ型或低位三度房室传导阻滞有昏厥或心功能不全症状者均需要安置永久性心脏起搏器。急症抢救时可作临时心脏起搏。

（二）辨证论治

心律失常有虚有实，但以虚证居多。虚者为气血阴阳亏虚，治以益气养血、滋阴温阳；实者多为痰火、瘀血所致，治当清火化痰、活血化瘀，配合镇心安神法。

1. 气血不足证

主症：心悸胸闷，神疲，短气，自汗，头晕目眩，失眠多梦，面色无华，唇舌淡，苔白，脉沉细而数或结代。

治疗：益气养血，镇心安神。归脾汤加减。

方中党参、黄芪、白术、甘草益气健脾，当归、龙眼肉养血补心，茯神、远志、酸枣仁养心安心，木香调气行滞使补而不滞，姜、枣调和诸药。

加减：①口干舌红，脉结代，心阴虚加麦冬、阿胶、桂枝益气养阴，通阳复脉。②心气虚、心神不敛、心悸自汗加龙骨、牡蛎、柏子仁敛心安神。

2. 气血瘀阻证

主症：心悸不安，气短胸闷，头晕目眩，唇面紫黯，舌青有瘀斑，脉沉涩或结代。

治疗：活血化瘀，宁心安神。血府逐瘀汤、丹参饮加减。

血府逐瘀汤中桃仁、红花、赤芍、川芎、当归、生地黄活血化瘀，和血养心，清血分郁热，用柴胡、枳壳、桔梗开胸散结，引祛瘀药于胸胁，牛膝破血行瘀导引胸中瘀血下行，甘草调和诸药。丹参饮中丹参配当归活血化瘀，养血宁心，清心除烦，配檀香、砂仁加强行气活血和胃作用。

加减：①心烦口苦、口干、苔黄腻者，加瓜蒌、菖蒲、郁金。②心悸不安者，加琥珀、牡蛎镇心安神。

3. 痰火扰心证

主症：心悸易惊，胸闷烦躁，头晕失眠，口干苦黏，舌红，苔黄腻，脉弦滑结代。

治疗：清心化痰，宁心安神。黄连温胆汤加减。

本方清心化痰加枣仁为宁心安神良方。

加减：①痰热内扰，郁闷不安者，加菖蒲、郁金。②胸闷气喘或心胸闷痛者，加瓜蒌、丹参、红花。③痰热伤阴，舌红少津，脉细数者，加生地黄、麦冬、五味子。

4. 阴虚火旺证

主症：心神不安，烦躁易怒，每因精神刺激、惊恐发作，头晕，颧红，失眠多梦，口干口苦，舌红苔黄，脉细滑而数。

治疗：滋阴清热。天王补心丹去人参。

方中玄参、天冬、麦冬、生地黄滋阴清热；五味子收敛气阴；丹参、当归养血宁心；茯神、桔梗、柏子仁、酸枣仁养心安神。

加减：①情绪紧张，心烦不安者，加龟板、磁石。②郁闷烦躁者，加合欢皮、首乌藤、石菖蒲、黄连。③腰酸耳鸣者，加杜仲、首乌、熟地黄。

5. 心阳虚衰证

主症：心悸怔忡，胸闷气短，神倦，面色苍白，肢冷，舌质胖淡、有齿痕，脉沉细弱或迟数、结代。

治疗：温养心阳。桂枝甘草龙骨牡蛎汤或炙甘草汤加减。

前方中桂枝、甘草甘温复阳，龙骨、牡蛎敛阳安神。炙甘草汤为常用益气养血、滋阴复脉方剂。方中重用地黄配麦冬、麻仁、阿胶滋养阴血，养心复脉，其中地黄又有"通血脉"作用；炙甘草配人参温补中气，用桂枝温心阳通血脉，生姜、大枣调和营卫。全方以阴药为主，阳药为辅。重用阴药补阴血，配以阳药推动血脉运行。

加减：①汗出肢冷，脉沉伏者，加附子、干姜。②气短者，加人参、黄芪。③额汗昏厥者，加人参、附子、五味子益气养心。④头晕眩、泛吐痰涎加茯苓、清夏、白术化饮降逆。

三、临证经验与研究

心律失常的病因病机主为"虚、热、瘀"。临床常表现为气阴亏虚、热毒瘀血、心神失养多见。近代中医药学家治疗本证多从"虚火、痰、瘀"论治，有者应用自拟方药治疗均获得良好疗效。①王氏（王永成等，炙甘草汤对心律失常气阴两虚证患者心率变异性及炎症因子的影响，中国实验方剂学杂志，2017）研究发现炙甘草汤能提高心律失常临床疗效，调节心律失常患者心率变异性指标，抑制炎症细胞因子，改善患者临床症状，对心律失常患者心脏自主神经病变及炎症损伤有修复作用。②何氏（何煜宇等，颜德馨运用黄连温胆汤验案举隅，辽宁中医杂志，2013）述颜德馨对心律失常患者治以化痰活血，取桃红四物汤合黄连温胆汤加减发现其可缓解胸闷胸痛诸症，明显减轻心悸症状。③张氏（张小沛，参芪复脉汤治疗心律失常 52 例，河南中医，2012）等观察参芪复脉汤对心律失常疗效，结果表明治疗组总有效率为 88.89%，对照组总有效率为 72.00%，其治疗心律失常疗效显著。④魏氏（魏执真等，调脉饮及拆方对实验性室性心律失常的作用和分子机制研究，2017）观察调脉饮全方及拆方对 2 种实验性心律失常动物模型的作用及相关机制，结果发现调脉饮全方组与凉血清热药组具有对抗实验性室性心律失常作用。⑤梁氏（梁艳芳，平律汤治疗顽固性心律失常 60 例，陕西中医，1999）采用自拟平律汤（黄芪、人参、苦参、丹参、茯苓等）治疗顽固性心律失常 60 例，总有效率为 90.03%，提示补气活血、清热解毒法是治疗本病的有效方法。⑥吴氏等（吴乐文，自拟安神汤治疗 232 例快速型心律失常临床疗效分析，中医临床研究，2014）给予快速型心律失常患者服用自拟的安神汤，临床疗效明显优于采用胺碘酮的治疗效果，且该种治疗方法无明显副作用。⑦李氏（李柏森，苦黄增液汤治疗阴虚火旺型快速心律失常临床观察，山西中医，2012）使用苦黄增液汤治疗阴虚火旺型快速型心律失常发现在心电图疗效方面与心律平相似，在改善症状方面明显优于心律平。

近代中医药学专家使用中药注射剂研究发现：①黄芪注射液治疗心律失常患者的临床疗效观察发现，在常规治疗基础上加用黄芪注射液治疗，可有效缓解心律失常患者的临床症状，改善心功能，提高临床治疗效果（常良，黄芪注射液治疗心律失常患者的临床疗效，中国药物经济学，2015）。②董氏等（董佰冰，生脉注射液治疗缓慢型心律失常有效性和安全性的 Meta 分析，中医药临床杂志 2018）对缓慢性心律失常 Meta 分析表明，生脉注射液治疗缓慢性心律失常具有一定的疗效，可以减轻患者的症状，显著提升患者的 24 小时的平均心率。③邹氏（邹飞虎，川芎注射液治疗心律失常临床疗效观察）用川芎注射液对心悸、胸闷及动态心电图监测有一定程度改善作用。

心律失常治疗药物异搏定、倍他乐克、心律平、美西律、利多卡因、普鲁卡因胺等疗效确切，但限于某些药物的不良反应且对病窦、传导阻滞等除安装心脏起搏器外尚无有效治疗。

中医药从整体出发，辨证论治，调和机体阴阳平衡治疗疾病。上述研究表明中医药温阳益气、养阴（血）、活血化瘀、宁心安神等治法及炙甘草汤、桂枝甘草汤、黄连温胆汤、生脉散、酸枣仁汤等清热化痰方药对某些心律失常治疗具有良好疗效而无不良反应，值得进行中医药与中西医结合用药随机（盲法）对照临床、实验进一步研究。

（张　辉、姚冬梅）

第十四节　心功能不全

心功能不全亦名心力衰竭，是指各种原因引起的心肌机械收缩障碍或心脏前后负荷过重，不能将静脉回心血量充分排出心脏，从而导致静脉系统瘀血及动脉系统血流灌注不足而出现充血性心力衰竭或称慢性心功能不全（简称心力衰竭），是各种器质性心脏病最严重的并发症之一。

本病属中医学"心痹""胸痹""心水""支饮""喘证""水肿"等范畴。

一、病因病机

心功能不全的最常见病因为冠状动脉粥样硬化性心脏病、高血压性心脏病、瓣膜病、心肌病和肺源性心脏病，其他原因有心肌炎、肾炎和先天性心脏病。较少见者有心包疾病、甲状腺功能亢进与低下、贫血、脚气病、动静脉瘘、心房黏液瘤、结缔组织病、高原病及少见的内分泌病等。

心功能不全的基本证候特征是本虚标实。各种上述病因导致心气虚为慢性心功能不全病机的根本。阳气衰微，久虚不复，气血津液运行失调可致血瘀水泛、水气凌心。心功能不全一般是心气（阳）虚，"痰""瘀"致病，痰浊、瘀血内阻，水湿水饮内停，气阴两虚的螺旋式发展病机演变而成。其病位主要在心，但与肺、肾及肝、脾关系密切，即"心动则五脏六腑皆摇"，终致五脏六腑皆病，从而出现心功能不全的各种临床表现。

本病诊断主要根据：①具有高血压、心脏扩大、心肌损伤、心脏瓣膜病或其他器质性心脏病。②有心慌、气短、呼吸困难、端坐呼吸、咯吐白或粉红色泡沫样痰。③有发绀、颈静脉怒张，心脏扩大、瓣膜杂音、两肺底湿啰音或肝大、浮肿、腹水。④心脏超声可协助诊断。

二、治疗

对于心功能不全患者需采取综合治疗，主要包括祛除诱因、针对病因治疗及对症治疗，治疗手段包括药物、心脏再同步化治疗（CRT）、植入型心律转复除颤器（ICD）等。药物治疗主要包括强心药（如洋地黄、毛花苷丙、毒毛花苷K等），利尿剂，血管扩张剂（如硝酸甘油等）以及中医中药治疗。

（一）西医治疗

1. 一般治疗

半卧位、吸氧、限盐，防止便秘。

2. 药物治疗

（1）利尿剂：主要为噻嗪类利尿药及袢利尿药，通常从小剂量开始，并逐渐增加剂量至尿量增加，以体重每日减轻 0.5~1kg 为宜。注意预防电解质紊乱，特别是强心苷类合用时更易发生。应注意补充钾盐及与保钾利尿药合用。

（2）肾素-血管紧张素系统抑制药：如血管紧张素转换酶抑制剂（ACEI）、血管紧张素受体拮抗剂（ARB）及血管紧张素受体脑啡肽酶抑制剂等。ACEI/ARB 是心力衰竭治疗金三角之一。ACEI 应用的基本原则是从较小剂量开始，逐渐递增，直至达到目标剂量，一般每隔 3~7 天剂量倍增 1 次。双侧肾动脉狭窄、血肌酐升高〔>225.2μmol/L（3mg/dL）〕、高血钾症（>5.5mmol/L）、低血压（收缩压<90mmHg）应慎用 ACEI；不能耐受 ACEI 者可应用 ARB，其不良反应较少；沙库巴曲缬沙坦钠片（ARNI）可代替 ACEI 或 ARB 与其他心力衰竭治疗药物合用，开创了心衰治疗的新纪元，目前已成为心衰治疗的一线药物。

（3）抗醛固酮药：螺内酯是心力衰竭治疗金三角之一，它可明显降低心力衰竭病死率，防止左室肥厚时心肌间质纤维化，改善血流动力学和临床症状，与 ACEI 抑制药合用则可同时降低 AngⅡ 及醛固酮水平。

（4）β受体阻滞剂：是心力衰竭治疗金三角之一，适用于心功能Ⅱ级、Ⅲ级患者病情稳定，LVEF<40%者，除非有禁忌证或不能耐受。应用方法是需从极低剂量开始，可每隔 2~4 周将剂量加倍，如前一较低剂量出现不良反应，可延迟加量直至不良反应消失。β受体阻滞剂的个体差异很大，治疗应个体化。制剂主要有以下选择：选择性 $β_1$ 受体阻滞剂美托洛尔、比索洛尔和非选择性 $β_1$ 兼 $α_1$ 受体阻滞剂卡维地洛。支气管痉挛性疾病、心动过缓（心率<60 次/分）、二度及以上房室传导阻滞（除非已安装起搏器）均不能应用。

（5）洋地黄制剂：心力衰竭是其主要适应证，尤其适宜于心力衰竭伴有快速心室率的心房颤动患者。应用方法是地高辛 0.125~0.25mg/d；对于 70 岁以上或肾功能受损者，地高辛宜用小剂量（0.125mg），每日 1 次或隔日 1 次。窦房传导阻滞、二度或高度房室传导阻滞、无永久起搏器保护的患者均不能应用地高辛。

（二）辨证论治

心功能不全虚实夹杂证多见，临证须对之辨明本虚标实的主次。本虚者为气血阴阳亏虚，治以益气养血，滋阴温阳；标实者系血瘀水泛，治以活血化瘀、利水渗湿。一般于心功能不全发作期当以治标为主，而于非发作期当从本图治。

1. 气血亏虚证

主症：心悸气短，劳动加著，神疲体倦，面色苍白，易于出汗。舌淡，脉细弱或细数无力。

治疗：益气养血。归脾汤（人参、白术、黄芪、当归、茯神、远志、酸枣仁、木香、龙眼肉、甘草）加减。

方中人参、黄芪、白术、炙草益气健脾，资生气血之源为君药；当归、龙眼肉补血，酸枣仁、远志、茯神宁神，五味药配伍应用养心补血而安神，共为臣药；木香理气醒脾使上药补而不滞；生姜、大枣健脾开胃、调和营卫。诸药合用共奏补益心脾、气旺血生，惊悸、失眠自愈之效。

加减：①心悸重、惕动慌恐者，加龙骨、牡蛎收敛心神。②血虚重者，加熟地黄。③有热象者加栀子。④月经不调，忽多忽少，淋漓不尽者，加山萸肉、五味子以养肝收涩止血，血崩有寒者，加艾叶、炮姜、五味子、仙鹤草温中止血。⑤浮肿者加泽泻、茯苓、大腹皮。

2. 气阴两伤证

主症：心悸气促，动则喘，神疲乏力，自汗盗汗，头晕，颧红，舌红苔薄黄，脉细数或结代。

治疗：益气养阴。生脉散加减。

方中人参补肺益气而生津为君药，麦冬养阴清热生津，五味子敛肺止汗生津，为益气生津，敛阴止汗方剂。

加减：①心悸、惕动慌恐者，加龙骨、牡蛎敛阴安神。②气短者，加黄芪、炙草。③脉结代者，加桂枝、干姜通阳复脉。④咳痰带血者，加仙鹤草、小蓟。⑤水肿者，加茯苓、大腹皮。

3. 气虚血阻证

主症：心悸怔忡，汗出气短，面色晦滞，口唇青紫，下肢浮肿，尿短少或咳嗽咯血。舌紫黯，脉细涩或结代。

治疗：活血化瘀，益气补虚。参附汤合桃红四物汤加减。

参附汤温阳益气；后方活血化瘀，调血补血。

加减：①咳嗽多痰者，加茯苓、陈皮理气化痰。②痰中带血者，加仙鹤草、侧柏叶。

4. 阳虚水泛证

主症：心悸气短，不能平卧，全身浮肿，尿少，畏寒肢冷，面色苍白或紫黯，口唇指甲青紫。舌淡紫，脉沉细乏力或结代。

治疗：温阳利水。真武汤加减。

方中附子温肾阳，行气利水；茯苓、白术健脾渗湿利尿，白芍敛阴，既治阴液之虚又缓和附子之辛燥；生姜助附子温阳化气又助茯苓、白术温中健脾。全方共奏健脾暖肾，温阳利水疗效。

加减：①一般可加防己、车前子、桂枝增加温阳利水疗效。②气短神疲者，加党参、黄芪补气行水。③气短不能平卧者，加沉香、琥珀降气宁心。④腹大痞满，尿涩少者，加椒目、葶苈导水下行。⑤面紫黯，口唇青紫者，加丹参、红花活血化瘀。⑥咯痰带血者，加茜草、三七消瘀止血。

5. 阳气虚脱证

主症：心悸怔忡，烦躁不安，气促鼻煽，额汗肢冷，面唇青黯，身肿尿少。舌淡而泛紫，脉微细欲绝。

治疗：回阳益气固脱。参附龙牡汤加减。

方中人参益气，附子温阳；龙骨、牡蛎收敛阳气。

加减：①敛阴固脱加山萸肉；强心利尿加防己、大腹皮。②伤阴口干者，加麦冬、五味子。

三、案例

患者杨某，女，53岁。因咳喘发热10天，水肿不能平卧3天于1976年12月16日入院。既往每逢冬日有类似发病史。体温38℃，BP140/80mmHg，端坐位，巩膜无黄染，口唇发绀，桶状胸，两肺叩诊过清音，散在湿啰音，以左肺下为著，心界无明显扩大，律整，有2级收缩期吹风样杂音，$P_2 > A_2$，腹稍膨隆，软，有腹水征，下肢中度水肿，诊断为肺源性心脏病、心力衰竭。

入院后给予吸氧，青霉素每日800万单位，口服氨茶碱0.1g，3/日或肌注、必嗽平、氢氯噻嗪、氨苯蝶啶小剂量间断使用，缓慢利尿等治疗，同时给予西地兰0.4mg加5%葡萄糖40mL静脉缓缓推注，次日病情好转。上、下午各注西地兰0.2mg，当日晚出现恶心、呕吐等洋地黄中毒性反应，第3天停用西地兰请中医治疗。患者发热不恶寒，口唇发绀，心悸喘咳，痰多稀薄稍黄，肢冷水肿，尿少，舌淡，脉沉细。诊为阳虚血瘀肺热，水气凌心，给予"温阳活血利水汤"加减。制附子6g，人参10g，黄芪30g，桂枝8g，炙草6g，炒白术18g，丹参25g，云苓30g，泽泻18g，葶苈子6g，桑白皮10g，鱼腥草18g，川贝8g，炒杏仁8g，黄芩12g，水红花子9g。三剂。

1976年12月22日复诊。病情明显好转，发热退，咳喘、肢冷、唇绀减轻，腹胀好转，水肿有消减，前方去附子、葶苈子、桑白皮，加砂仁8g，赤芍18g，六剂。病情好转，水肿消退。

按语：治疗肺源性心脏病心功能不全，除吸氧、抗感染、利尿药等措施外，强心剂应用系重要环节，但有的心功能不全者对洋地黄类强心剂敏感，易于发生毒性反应而加重病情，本例竟对作用快、排除亦快的一般剂量西地兰发生毒性反应，使治疗处于困难境地，最终配合中医治疗得到良好疗效。

据研究附子具有强心作用，中药方剂中针对脾肾阳虚、阳气暴脱辨证使用大热有毒，具有温里助阳、助心阳、复血脉作用的附子、人参为主方剂参附汤、附子理中汤、真武汤、金匮肾气汤等治疗心功能不全具有一定抢救意义，效果良好。附子有毒，药用为制（炮）附子，但予等经验是将制附子先煎1.5~2小时再与诸药同煎。

四、临证经验

心功能不全重症，阳虚血瘀兼水气凌心证多见。治疗上以益气温阳活血为主兼化痰利水。予采用研制方"温阳活血利水汤"（人参、黄芪、桂枝、甘草、炒白术、丹参、赤芍、枳壳、云苓、泽泻、水红花子、砂仁）加减（①重症阳虚、阳气虚脱、面唇紫黯、肢冷、脉微细者，用人参加制附子，重用桂枝、炙草。②对咳喘、痰涎壅盛者，加葶苈子，重用茯苓、泽泻，皮水重加大腹皮）多获良好疗效。

（张　辉、姚冬梅）

第十五节 休克

休克是以微循环障碍为特征的急性循环衰竭，是临床常见的综合病证，为急症医学的重要内容之一，属中医学"厥脱"范畴。

一、病因病机

常见病因有：①出血。大量出血、失水，使血容量急剧减少发生低血容量休克。②感染。细菌、病毒等感染造成感染中毒性休克。③心脏病。如急性心肌梗死、急性心包填塞、各种严重心肌炎、心肌病、严重心律失常，以及慢性心力衰竭等致心排血量降低发生心源性休克。④接触某些药物、生物制品、毒虫、花粉等过敏原导致胸闷、气短、窒息感、呼吸困难、四肢厥冷、脉细弱、血压下降的过敏性休克。⑤外伤、剧痛、脊髓损伤、麻醉意外等导致神经源性休克。

本病诊断：血压降低（收缩压低于80mmHg）且伴有心率增快、脉搏细弱、脉压小、皮肤湿冷、面色苍白或发绀、烦躁、尿量减少等周围循环衰竭表现（原有高血压者，收缩压应较原有水平下降30%以上）。

二、治疗

中西医结合治疗可提高抢救疗效。

（一）西医治疗

1. 紧急抢救

①平卧（心力衰竭者半卧位），尽快静脉穿刺输液给药。②如血压迅速下降而静脉输液通路尚未建立时可先用去氧肾上腺素（新福林）5~10mg，间羟胺5~10mg，暂时维持血压。③吸氧。

2. 补充血容量为抗休克重要措施

①扩容所用液体包括胶体液（血浆、白蛋白、全血或低分子右旋糖酐等）和晶体液。②失血性休克应及时输给新鲜血液，必要时应动脉输血。

3. 血管活性药物

（1）首选缩血管药物：①间羟胺，每次10~30mg加入5%葡萄糖液100mL中静脉滴注。②多巴胺，每次10~30mg加入5%葡萄糖中静脉滴注。

（2）解痉、疏通微循环。可用扩张血管药物：①硝普钠，每次5~10mg加入5%葡萄糖液100mL中静脉滴注，要据血压情况掌握滴速，为防止血压过低与去甲肾上腺素、间羟胺或多巴胺合用。②酚妥拉明，每次10~20mg加入5%葡萄糖液100mL中静脉滴注。

4. 胆碱能受体阻滞剂

常用阿托品和山莨菪碱（654-2）。

5. 肾上腺皮质激素

激素可减轻毒血症，提高血管活性药物效应，尤对过敏性休克、感染中毒性休克有效。

6. 抗生素

对感染中毒性休克应及时给予有效抗生素。

7. 纠正酸中毒和电解质紊乱

（二）辨证论治

1. 热厥证

主症：先出现热证。初起身热头痛，继则壮热烦渴，烦躁不宁，畏热喜凉，唇干舌燥，大便干结，尿短赤，舌质红绛，苔黄腻或干有芒刺，甚则神昏、谵语。多见于严重感染致之中毒性休克。

治疗：清热解毒、开窍通灵。清瘟败毒饮、清营汤加减。

清瘟败毒饮广为用于中毒性休克，为综合白虎汤、犀角地黄汤、黄连解毒汤三方加减而成。方中生石膏、知母、甘草即白虎汤去粳米，可清阳明经大热；犀角、生地黄、丹皮、赤芍、玄参即犀角地黄汤加玄参，可清营凉血解毒；黄芩、黄连、栀子、连翘即黄连解毒汤去黄柏加连翘，可清热泻火解毒，竹叶清心除烦，桔梗载药上行，为气血两燔治疗有效方剂。

加减：①咽喉肿痛者，加山豆根。②便秘者，加大黄、枳实。③尿赤涩者，加车前草、滑石。④危急患者可先鼻饲紫雪丹或安宫牛黄丸。

2. 寒厥证

主症：四肢厥冷，面色苍白，畏寒喜热，汗多，不渴，下利清谷，舌淡，脉沉微，多见于心源性休克和重症休克。

治疗：回阳救逆。四逆汤加减。

本方适用于阳气衰微而四肢厥冷者。方中附子壮肾阳祛寒救逆，配伍大辛大热的干姜温阳祛寒，增强回阳救逆之力，炙草调和诸药，防止大热伤阴弊害。现代药效研究表明，附子、干姜有强心、升压、改善微循环功能。

加减：对呼吸微弱，脉微欲绝，阳气暴脱重症休克，加人参（重用一味名独参汤）为抢救垂危症良方。

3. 血脱证

主症：眩晕，面色苍白，肢冷汗出，心悸烦躁，舌淡，脉细数，见于失血性休克。

治疗：摄血固脱，独参汤治之，宜重用人参（20~30g）水煎为浓汁急服，以补气固脱，力挽狂澜，同时急谋输血等措施渡过濒危。

加减：阳气衰微，四肢厥冷可加制附子同服。

4. 气脱证

主症：猝然昏仆，神志不清，面色苍白，口唇发绀，胸闷气憋，呼吸微弱，汗出肢冷，舌淡，脉微细欲绝，为正气外脱而致，多见于心肌梗死。

治疗：补气固脱。独参汤或参附汤治之，气阴两虚者可用生脉散。

三、案例

患者，男，38 岁。因高热 3 天，身痛、意识障碍 2 小时入院。一周前有下肢外伤史。体温 39.8℃，神志不清，烦躁，BP 80/60mmHg，全身皮肤有散在出血点，双腋下淋巴结轻度肿大，压痛，巩膜微黄，心界不扩大，律整无杂音。左肺下有叩浊，湿啰音。腹软，无压痛，肝可触及，轻压痛，脾未触及，左下肢皮肤有 2cm 长伤口，有红肿溢脓。白细胞 $16.5×10^9$/L，中性粒细胞百分比 90%，谷丙转氨酶 20U/L。诊断为败血症，中毒性休克。

入院后即予吸氧，肌注间羟胺 10mg，并以 30mg 加入 5% 葡萄糖液中静脉滴注，维持血压并输给氢化可的松 100mg，给头孢曲松（菌必治）2g 加入生理盐水中静脉滴注等处理，次日神志好转，但虽增加缩血管药物剂量，血压难以维持，出现四肢厥冷、皮肤发花等末梢循环不良征象。遂给予 654-2（山莨菪碱）肌注并服用安宫牛黄丸一粒，羚羊粉 2g，1 小时后病情无明显改变，服制附子 9g，人参 12g，麦冬 15g，五味子 10g，葛根 30g，浓煎汤剂一剂，次日病情好转，血压趋于稳定，维持在（110~115）/（55~65）mmHg，体温在 39~40℃，继续治疗。血培养为金黄色葡萄球菌。服清瘟败毒饮方剂加减：金银花 40g，连翘 12g，黄连 12g，黄芩 9g，栀子 10g，玄参 12g，知母 9g，赤芍 18g，制附子 6g，人参 8g，升麻 8g，甘草 6g。三剂。患者逐渐恢复正常。

四、临证经验

1. 为消除附子毒性，一般应用制附子并将之煎煮 1~2 小时使用。

2. 感染中毒性休克：常表现为突然面色苍白，口唇发绀，大汗淋漓，四肢厥冷，呼吸微弱，脉微欲绝或神志障碍等心阳暴脱、末梢循环衰竭征象，病情多危急难于治疗。中西医结合互有所长密切配合，对抢救具有重要作用。

中医采用四逆汤、参附汤辨证加减治疗心阳暴脱伴有末梢循环衰竭，重度顽固性休克，尤其对感染中毒性休克具有补气、回阳救逆、升高并维持血压稳定的良好作用，配合西医补充血容量，应用血管活性药、肾上腺皮质激素、抗生素等治疗具有挽救危急作用。予从医执教多年来采用参附汤加减抢救成功心阳暴脱重度感染中毒性休克数十例，兹举其中 1 例。

（姚冬梅、张　辉）

第十六节　食管贲门失弛缓症

食管贲门失弛缓症是肌肉运动功能障碍，下端食管括约肌呈失弛缓状态，食物无法顺利通过而滞留，从而逐渐发生食管张力减退、蠕动消失及食管扩张的一种疾病。无痛性咽下困难为本病的突出表现。随病情发展，晚期咽下困难转为持续性，往往合并食管炎或溃疡。多出现胸骨或上腹部不适或疼痛。曾用名为食管痉挛、巨大食管、食管失蠕动或食管扩张运动异常综合征等。多发于 20~40 岁。

本病属于中医学的"噎膈""食管痹"范畴。

本病并非罕见，发病率一般为食管疾病的 4%~7%。据河北医科大学第二、第四医院两院 31 年来不完全统计，占同期食管疾病患者（1671 名）的 6.01%。本病典型的 X 线表现为钡餐通过困难，食管下段呈对称性黏膜纹正常的漏斗状或鸟嘴状狭窄，其上段食管明显扩张，蠕动波减弱或消失。但本病早期症状隐匿，咽下困难往往时轻时重或间歇出现，诊断较困难。予认为，本病早期有时仅有咽下困难时，出现的哽噎停留感应引起注意，以下有助于诊断：①本病无论对固体或液体都会发生咽下困难。②咽下困难往往因情绪波动、过食辛辣等刺激性食物而诱发。③对可疑为本病者首先进行饮水试验。食管下端括约肌压力（LESP）及食管体部腔内压力测定与醋甲胆碱试验，对诊断有很大帮助。

一、病因病机

本病病因尚未完全明了，发病往往与以下因素有关：

1. 饮食损伤

饮酒食辛与本病的发生有关。酷饮热酒，损伤津液，咽管干涩，有所谓"酒客多噎"之说。平素嗜食辛酸及过热食物，积热伤阴，致津亏血燥，日久瘀热内聚，阻于食道，亦为发病诱因。

2. 情志失调

忧思郁怒，为本病发生的重要因素。《景岳全书》云："噎膈证以忧愁、思虑、积郁而成。"思虑伤脾，脾伤则气结，气结则津液不得输布，聚而成痰；情志不遂，肝郁气滞，积聚成瘀。痰瘀互结，阻塞食道，发为噎膈。

二、治疗

本病尚乏良好治法，宜以中医为主，结合西医疗法。

（一）西医治疗

1. 进流质饮食，宜少量多餐，避免过冷过热和刺激性食物。精神紧张者给予镇静剂。
2. 给予硝苯地平。

3. 对用药乏效，具有食管扩张、潴留而无显著迂曲的重症患者，可采用食管扩张术。

4. 对食管极度扩张，扩张术无效及不能耐受者，可行食管贲门黏膜外肌层纵行切开术（Heller 手术）。

（二）辨证论治

本病常见者有以下四种证型。

1. 肝郁气滞证

主症：吞咽不畅或困难，不论饮水或食用固体食物均可发生，常随情绪波动时轻时重，或有反食，胸闷不适，舌质淡红，苔薄白或微黄，脉弦细。本型多见。

治疗：疏肝理气，和胃降逆。旋覆代赭汤合四逆散加减。

方中旋覆花善于消痰散结，下气降逆；代赭石降冲逆之气止呕，配合主药能增强降气化痰作用；胃气（胃动力）虚弱为本病之本，故方中用人参益气健脾养胃，强化胃功能；大枣、甘草共助人参益气和中。治疗本病宜重用代赭石，予治疗本病常用量为 30g，本药有解痉止呕作用。本病肝郁气滞型多见，配合四逆散加强疏肝理气作用。用柴胡调畅气机；配白芍收散结合，增强疏肝解郁作用；配枳实调中焦运化，泻脾气的壅滞；芍药、甘草同用可解痉缓急。诸药合用，共奏疏肝理气、和胃降逆之效。

加减：①胃气虚寒，苔白或腻，脉细弱者，重用人参，加炒白术、肉桂、藿香。②胃寒呕逆者，加公丁香。

2. 脾胃虚寒证

主症：咽下困难，泛吐清涎，神倦畏冷，尿清长，便溏软，面色㿠白，舌淡而胖，有齿痕，苔白，脉细弱或沉细无力。

治疗：健脾温中和胃。香砂六君子汤加减。

方中人参益气补中，为君药，白术、茯苓健脾燥湿，配炙甘草补气健脾；陈皮、半夏、木香、砂仁、生姜和胃理气降逆。诸药合用，共奏健脾温中和胃之效。

加减：①治疗本病一般加代赭石、公丁香。②胃寒重者，加高良姜、荜茇。③胸腹胀满，舌苔白腻者，加枳壳、藿香。

3. 痰气交阻证

主症：吞咽梗阻，胸膈痞满隐痛，反食夹痰涎，口干，便结，舌淡红，苔薄黄，脉弦或滑细。多见于本病合并食管炎者。

治疗：理气化痰，开郁散结。小陷胸汤加减。

方中瓜蒌清热化痰，下气宽胸为君药；黄连清热降火（消炎）除心下痞满；半夏降逆消痰，散结除痞。三药合用共奏清热化痰，宽胸散结之效。

加减：①胸膈痞满者，一般加枳实、郁金行气解郁。②兼呕恶者，加竹茹、生姜和胃止呕。③兼气虚者，加党参。④食后脘胀者，加厚朴、神曲。一般应用代赭石一味有效。

4. 阴亏血瘀证

主症：咽下困难，梗涩，胸痛，心烦少寐，口燥，舌红或绛，苔少或剥，有瘀点

（斑），脉细数兼涩。多见于本病的中后期患者。

治疗：益胃活血。益胃汤合丹参饮加减。

方中沙参、玉竹养阴生津，配生地黄、麦冬养阴清热，凉血解毒，合丹参饮行气活血。

加减：①瘀血，便干者，加当归、丹皮。②呃逆反胃者，加公丁香。

（三）中成药治疗

1. 香砂养胃丸

每次 9g，每日 3 次。

2. 逍遥丸

每次 6~9g，每日 3 次。

三、案例

患者陈某，男，56 岁。1991 年 1 月 2 日初诊。

平素性急，生活处境多有不顺，易激动。因咽下困难加重，经常服用消心痛，治疗 1 个月不效来诊。初起有饮食咽下不顺，后则经常咽下障碍，呕吐，伴胸膈闷胀，经食管钡餐检查证实为本病。舌边尖稍红、苔薄白微黄，脉弦涩。证属肝郁气滞，治宜疏肝理气，和胃降逆。仍服消心痛。

代赭石 30g（先煎），清夏 8g，生姜 6g，党参 20g，炒白术 9g，云苓 8g，柴胡 8g，木香 8g，枳壳 8g，郁金 9g。3 剂。

二诊：服药 3 剂，症有好转，便干、胃脘时有凉感、呕逆。原方去枳壳、木香、郁金，加枳实 8g、公丁香 5g。

又服药 5 剂，能进少量牛奶，后改为代赭石 30g 单味药服用，病情好转。

四、临证经验

本病欲取得较好疗效，应早期辨证持续用药。联用硝苯地平、普鲁卡因（饭前 15~20 分钟口服 2% 普鲁卡因 50~60mL）、代赭石、公丁香等中西药物，可使贲门较长时间弛缓。中药辨证应用或单味使用代赭石 30g，或与公丁香、旋覆花煎剂合用，颇为有效。

第十七节 反流性食管炎

反流性食管炎是由于酸性胃液或碱性肠液长期反复逆流入食管内所致之食管黏膜的慢性炎症。主要临床表现为烧（灼）心，反流严重者可出现胸痛、吞咽困难和 Barrett 食管等并发症。

本病属于中医学"泛酸""嘈杂""噎膈""反胃"等范畴，现称"食管痹"。本病诊断主要依据烧心、酸水反流、反胃等症状。食管镜见黏膜糜烂、溃疡，黏膜活检有慢性炎症，并可见到病理反流或（和）酸灌注试验、酸反流试验阳性。本病重者、病久者可出现Barrett 食管（食管下段黏膜的鳞状上皮为柱状上皮取代，可发生食管狭窄、溃疡、出血和食管腺癌）。

一、病因病机

本病系因酸性胃液和含胰酶、胆汁的肠内容物反流于食管致黏膜损伤。产生反流的原因主要为胃及食管抗反流功能不全。多见于食管裂孔疝、食管下括约肌功能不全、食管腹段过短及横膈膜脚的"弹簧夹"机械作用减弱等。

中医学认为，本病病机在脾（胃）和肝，因肝气郁结，脾（胃）气上逆而致。常见原因：①饮食过饱难以消化，使胃气失和，郁热内生而吞酸嗳气。②寒邪犯胃或过食生冷、胃阳被遏，寒滞失运则呕酸吐水。③嗜食煎炸炙煿及辛热食物使胃阴亏损，嘈杂不已。④情志不畅，肝失条达，犯胃化火而嘈杂吞酸。⑤忧思伤脾，脾（胃）伤则气结，运化失司则嘈杂不舒，泛吐清涎酸水。

二、治疗

（一）西医治疗

治疗本病，应戒除烟酒，注意饮食，避免饮咖啡和浓茶，有效治疗主要为抗酸。最为有效抑酸药首推质子泵抑制剂（PPI），常用者有奥美拉唑、耐信、兰索拉唑、泮托拉唑等，但存在停药复发问题，为此，须长期维持用药。为了防止长期用药可能带来的一些不良反应，可采取按需用药法（停药后症状复发则再度用药）。促动力药（常用吗丁啉）配合抑酸药可提高疗效。

（二）辨证论治

中医学从整体出发，辨证论治，可抑酸、促动力和保护胃黏膜，有调整机体阴阳平衡作用。因此，配合 PPI 应用见效快，可取得较为满意疗效。

1. 肝胃气逆证

主症：情志抑郁，胸脘灼热、嗳气、泛酸上溢口咽，或伴胸胁痛，尿淡黄，舌边尖红，苔薄白或黄，脉弦。

治疗：疏肝理气，和胃降逆。丹栀逍遥散加减。

方中当归、白芍养血柔肝；白术、云苓、甘草健脾益气；甘草、白芍缓急止痛，敛阴益血；柴胡能疏肝解郁，与甘草共为引经药，甘草并调和诸药；薄荷泻肝经郁热；丹皮、栀子可加强泻肝经郁热作用。

加减：①肝郁化火，嘈杂反酸者，加黄连、郁金，或瓦楞子、乌贼骨。②脘腹胀痛，食少嗳气者，加山楂、鸡内金、木香、枳壳。③呃逆反酸者，加公丁香、旋覆花。

2. 脾虚胃逆证

主症：胃脘痞满，灼痛反酸，食后加剧，遇冷加重，便溏，苔薄白，脉细弱。

治疗：补脾健运，和胃降逆。香砂六君子汤加减。

方中党参补中益气，白术、云苓健脾渗湿，木香、砂仁行气祛胀，炙甘草和中健脾，半夏、陈皮理气降逆，诸药合用，共奏健脾和胃降逆之效。

加减：①气短乏力，面色无华者，加黄芪。②纳呆，食后撑胀，偏寒者，加高良姜、乌药、鸡内金。

3. 胃热阴虚证

主症：胃脘灼痛，空腹或午后加重，嘈杂吐酸，口干舌红，苔黄少津，脉细数。

治疗：调肝清热，养阴和胃。一贯煎加减。

方中生地黄、枸杞子滋阴养肝；沙参、麦冬益胃清肺；当归补血活血；川楝子疏泄肝气。

加减：①去方中枸杞子，加黄连、栀子，可加强清热作用。②胃脘胀痛，气滞不畅者，加青皮、乌药、延胡索。③舌红，便结，苔少而干者，加百合、石斛。

（三）中成药治疗

1. 逍遥散

每次 6~9g，每日 3 次。

2. 香砂养胃丸

每次 9g，每日 3 次。

三、案例

患者范某，女，31 岁。2014 年 2 月 4 日初诊。

因烧心、吐酸水伴胁脘部不适 5 个月来诊。

2 年来平素易急，经常烧心，时有嗳气反酸，近 5 个月症状加重，伴脘闷胁痛，曾服奥美拉唑、吗丁啉、胃舒平、胃复春等药物不效，巩膜（-），心肺（-），腹软，无压痛，肝脾未触及。胃镜示反流性食管炎。尿淡黄，舌边尖红，苔白稍黄，脉弦稍数。

据烧心、反酸等症，舌象及脉象，胃镜有胃-食管反流，可确诊为反流性食管炎。奥美拉唑加倍（40mg/d）给予，配合中医药治疗，按肝胃气逆证，给予疏肝理气，和胃降逆之剂。

柴胡 8g，当归 12g，白芍 18g，炒白术 8g，云苓 8g，丹皮 9g，郁金 9g，黄连 6g，厚朴 8g，甘草 3g。5 剂。

2014 年 2 月 10 日二诊：服药 2 天后症状减轻，今日已无明显症状，继续用奥美拉唑，4~6 周后减为 20mg/d，以后逐渐减量，每周减量一次，直至减至出现症状不再减量，然后持续服用，否则减除用药。

柴胡 8g，当归 10g，白芍 12g，炒白术 8g，云苓 8g，丹皮 9g，木香 6g，枳壳 8g，瓦楞子 10g。服用 30 天后，可改为每周 3 剂。

2014 年 4 月 1 日三诊：无明显不适来复查，已将奥美拉唑减为 10mg，每周 2 次；每周中药 2~3 剂。舌淡红，薄白苔，脉滑稍弦。可将奥美拉唑减为每周 1 次或停药，可间断服用中药或中成药。逍遥散每次 6g，每日 3 次。香砂养胃丸，每次 10g，每日 2 次。

四、临证经验

1. 临床上有的反流性食管炎患者，症状以胸前或心前区痛为主，而烧心、反酸并不明显，易被误诊为冠心病、心绞痛，值得警惕。

2. 治疗本病 PPI 具有良好疗效。为了解决停药复发与长期用药或按需治疗问题，在 PPI 治疗 4~6 周完成疗程后予创用"逐渐减量、停药法"，即每周减量一次，例如 40mg/d→20mg/d→10mg/d，用药次数 7 次/周→6 次/周→5 次/周→4 次/周。当减量过程中出现症状则暂停减，按此继续用药，待无症状时，可以再减。如此，不少患者可减除用药，有的使用很小剂量维持用药，再配合中药治疗，获较为满意疗效。

3. 反流性食管炎往往伴有胃-食管动力障碍，现代医学多配合使用吗丁啉、莫沙必利，中医健脾（党参、黄芪、白术）、行（理）气（木香、枳实、厚朴、枳壳、沉香、公丁香等）、温里（经）补肾（肉桂、高良姜）、升阳（升麻）、活血化瘀（丹参、当归）、消导（莱菔子）药等均有良好促胃肠动力作用，不少研究表明，木香、厚朴行气宽中导滞，有明显促进胃肠动力作用。

第十八节　慢性胃病

慢性胃病包括慢性胃炎及消化性溃疡等，是以上腹痛为主要表现的常见病证。属于中医学"胃脘痛""胃痛"范畴。

关于慢性胃炎，2006 年中华医学会消化病学分会在悉尼分类基础上将之分为慢性非萎缩性胃炎、慢性萎缩性和特殊类型胃炎（包括化学性、淋巴细胞性及嗜酸性粒细胞性等），慢性胃炎与消化性溃疡二者往往同时存在。

一、病因病机

本病病变部位在胃与十二指肠，其发病常与肝、脾有关。中医学所说的脾胃概括了消化系统。肝喜舒畅条达，以疏泄为用；脾主运化，以升发为常；胃居中焦，主受纳，以和为顺。生理情况下，肝、脾、胃三者相互配合，保证消化、吸收功能的正常运行。

慢性胃病病因较多，病机复杂，常因寒暖失宜、饮食失调、情志不舒等诱发或加重。可为脾胃脏腑本身自病，亦可由其他脏腑病变影响所致，如肝郁及脾（病）等。本病病久常呈寒热虚实错杂证，如虚中夹实、夹寒、夹热及兼郁等。

1. 饮食失常

过于饥饱，过食生冷，损害胃气，胃气不降，致气滞而痛。

2. 忧思恼怒

气郁伤肝，肝失疏泄，横逆犯胃，和降失常，导致胃病（肝病及脾的木侮土证）。

3. 病久失治或误治

病久失治或误治，气机阻滞（气郁），生热化火，灼伤胃阴，或病久入络，导致血瘀，或脾病而不统血，可出现呕血、便血证。

值得注意的是，现代医学研究发现，幽门螺杆菌（Hp）在慢性胃炎尤其是十二指肠溃疡者中有较高检出率（80%~90%）。Hp 系本病重要病因，亦为本病顽固不愈和消化性溃疡复发的重要因素。

本病诊断主要依靠临床特点、胃镜和直视下胃黏膜活组织检查确定。Hp 检查多做^{13}C 呼气试验或^{14}C 呼气试验。

二、治疗

（一）西医治疗

现代医学对慢性胃病的治疗主要是根除 Hp，可治疗消化性溃疡顽固不愈，有效防止复发，有利于慢性胃炎活动性炎症恢复。除此之外，经常用于治疗的还有：①质子泵抑制剂（PPI）为治疗消化性溃疡的有效药物（4~6 周治疗，有 90%以上溃疡愈合率），对慢性胃炎有反酸、烧心及胃黏膜糜烂者可以应用。②胃黏膜保护剂，如硫糖铝、铋制剂及铝碳酸镁。③促动力药，其对慢性萎缩性胃炎尚无有效治疗方法。

（二）辨证论治

中医学辨证论治对慢性胃病具有良好疗效，对萎缩性胃炎病变逆转有可喜苗头。

治疗上，首应辨寒热、虚实及病变在气在血。①辨寒热：胃脘冷痛，喜热恶寒，得热则舒，遇寒则甚者，为寒；灼热急痛，恶热喜凉，得凉而舒，遇热加重，烦渴思饮者，为热。②辨虚实：疼痛重、拒按，食后加重者，为实；反之为虚。③辨气血：胃脘胀痛满闷，时作时止，痛无定处者，病在气分，多为气郁证；持续刺痛，痛有定处，按之加重者，病变多在血分。

慢性胃病，临床类型以脾胃虚寒、肝气犯胃、胃热阴虚等常见。慢性胃炎伴消化性溃疡及肝病者，气滞血瘀型多见。

1. 脾胃虚寒证

本型常见。须注意本型有时发生突发胃痛、喜暖畏寒，苔白、脉多弦紧，属寒邪犯胃证。

主症：胃脘胀满隐痛，泛吐清水，喜温喜按，打嗝，纳差便溏，舌质淡，苔薄白，脉沉细无力。

治疗：益气健脾，温中和胃。香砂六君子汤加减。

方中重用党参益气补中；白术、云苓健脾燥湿；半夏燥湿并能降逆止吐；陈皮、木香、砂仁行气止痛；炙甘草甘缓和中，常配白芍缓急止痛。寒邪犯胃者，用良附丸加味，用香附理气止痛，高良姜温胃散寒。寒重者，用理中汤（人参、白术、干姜、甘草）加减。

加减：①一般加白芍，与方中炙甘草配合缓急止痛，或加香附理气止痛，痛重加延胡索；寒重加乌药者、荜茇、高良姜温胃散寒（高良姜温胃散寒，干姜温中散寒，适用于便溏者）。②胃脘胀满者加厚朴、枳壳，与方中木香配伍，共奏行气宽中祛满之效。③脾胃食积，餐后撑胀，食欲差者，加鸡内金、麦芽，兼气滞者加莱菔子。④夹湿，吐清涎，舌苔白腻，脉滑者，加藿香、厚朴化湿行气和中。⑤呃逆者，加公丁香或（和）沉香（可用沉香粉冲服）。⑥乏力，面色无华者，加黄芪、当归益气养血。

2. 肝胃不和（肝气犯胃）证

主症：胃脘及两胁胀痛、呃逆，嗳气频频，每因情志不舒而诱发或加重。苔薄白脉弦。

治疗：疏肝理气，和胃止痛。四逆散或柴胡疏肝散加减。

方中柴胡疏肝解郁，配白芍柔肝和里，二者收散结合，为疏肝解郁之妙用；甘草和中，使枳壳（枳实）行气而不伤正，与芍药配合又可缓急止痛；枳壳、香附、陈皮、川芎行气祛胀，活血止痛；柴胡、枳壳同用，一升一降，肝胃两调。

加减：①肝（胆）逆伤脾者配伍白术芍药散（白术、白芍、陈皮、防风）。方中白术、陈皮健脾理气；白芍柔肝滋阴；防风散肝疏脾胜湿，为理脾引经专药。②胁痛者，加延胡索、佛手、乌药理气止痛。③呃逆、嗳气者，加公丁香。④夹食滞、脘痛撑胀者，加鸡内金、谷麦芽或山楂。⑤木（肝）郁化火，泛酸灼热，嘈杂者，加瓦楞子、左金丸（黄连、吴茱萸一般按6∶1剂量搭配）疏郁清热，并有制酸作用。

3. 胃热阴虚证

本型有时出现胃脘灼痛牵及两胁，系肝郁化火而致，即所谓肝郁胃热型。

主症：胃脘灼痛隐隐，空腹或午后加重，嘈杂不适，纳呆，口燥而苦，咽干，多有便秘，舌红，苔黄少津或无苔，脉弦细或细数。

治疗：调肝滋阴清胃（热）。益胃汤或一贯煎。肝郁胃热者，疏肝清热，和胃止痛，多用丹栀逍遥散或化肝煎（栀子、丹皮、芍药、陈皮）为主加减。

益胃汤中沙参、麦冬、玉竹益胃养阴；生地黄清热凉血，滋阴生津。一贯煎中当归、白芍、川楝子调肝止痛。丹栀逍遥散中白术、云苓、甘草健脾益气；甘草、白芍配合缓急止痛；柴胡疏肝解郁，与甘草共为引经药；丹皮、栀子加少量薄荷可泄肝经郁热。

加减：①一般加白芍，配方中当归柔肝养血敛阴；肝郁化火，烧心嘈杂者，配左金丸，方中黄连加强清热作用。②腹胀痛明显，气机不畅者，加青皮、延胡索理气止痛。③口干，舌红而干裂，苔少者，加石斛、百合益胃养阴。

4. 饮食停滞证

慢性胃病患者往往因受凉、饮食不适出现饮食停滞，常并发于各型患者中。

主症：胃脘胀痛，多有嗳腐吞酸或恶心呕吐，往往便秽臭如败卵，苔多黄腻，脉滑。

治疗：消食导滞。保和丸加减。

方中山楂能消一切饮食积滞，尤善消肉食油腻积滞；神曲健胃（脾）消食，长于消化酒食陈腐积滞；莱菔子消食下气，善消面食积滞；半夏、陈皮行气化滞，和胃止呕；茯苓健脾渗湿；连翘能清热散结，防止食积化热。

加减：①方中常用炒白术、鸡内金、木香、厚朴，加强健脾渗湿、行气消积作用。②对出现胃气不和，心下痞满，呕吐下利者，用半夏泻心汤（半夏、黄连、黄芩、人参、大枣、甘草）治之。一般于保和丸方中加黄连、清半夏、干姜。

5. 气滞血瘀（瘀血阻络）证

主症：胃脘痛为刺痛或刀割样痛，痛有定处，多有泛酸烧心，入夜或饥饿加重，或有呕血、便血，舌紫黯，有瘀点或瘀斑，脉涩。

治疗：活血化瘀，理气止痛。桃红四物汤加丹参饮（丹参、檀香、砂仁）合失笑散（蒲黄、五灵脂）加减。

方中选用当归、桃仁、红花、赤芍、丹参、蒲黄、五灵脂活血化瘀止痛；檀香、砂仁理气和胃。予治疗此证（型），方中常重用丹参，加归尾、丹皮活血化瘀，并用参、术、茯苓、陈皮、厚朴、砂仁理气健脾，和胃消胀，多能奏效。

加减：①胁痛者，加延胡索、三七或佛手。②便血者，加地榆、三七粉或云南白药。

按语：上述各证尤其胃热阴虚证有时出现，胃气失和、寒热互结、心下痞满等症予应用半夏泻心汤加减并注意气机调畅效佳。

（三）中成药治疗

1. 摩罗丹

摩罗丹由白术、当归、云苓、延胡索、鸡内金、白芍、百合、麦冬、石斛、三七、地榆等药组成，具有健脾柔肝、养阴止痛、活血化瘀作用，治疗胃脘胀满，灼痛不适，有改善胃黏膜血流、修复胃黏膜病变作用。本药适用于慢性胃炎肝胃不和（肝郁脾虚）、胃热阴虚等证型患者。本药有浓缩丸剂，豆粒大小，便于服用。

2. 胃复春

由人参、香茶菜等药组成，具有健脾行气、活血解毒功效，适用于脾胃虚弱兼气滞证。

3. 沉香化气胶囊

由沉香、木香、藿香、香附、砂仁、陈皮等组成，具有行气降逆，消食和胃作用，适用于脘腹胀满的气滞患者。

4. 达立通颗粒

由柴胡、枳实、木香、陈皮、槟榔、延胡索、半夏等组成。具有理气和胃导滞作用，适用于肝胃不和等证。

5. 香砂养胃丸

由木香、砂仁、白术、云苓、藿香、厚朴等组成，适用于脾胃虚寒证。

三、案例

患者闫某，男，68岁。2014年6月25日初诊。

胃部不适数年，常有隐痛、烧灼感，不吐酸，喜热饮，近日加重。口干舌痛，便秘。胃镜检查示慢性非萎缩性胃炎，Hp阴性。舌稍红少津、舌苔稍黄。脉弦细。证属脾虚夹胃热（火）证，治宜健脾清热。

党参20g，云苓8g，黄连8g，升麻3g，鸡内金6g，木香6g，枳壳8g，乌药8g，白芍12g，炙甘草4g。3剂。

2014年6月28日二诊：电话联系，症有好转，舌痛消失，原方再进3剂。

2014年7月2日三诊：胃部隐痛、烧灼感显著减轻，乏力、口干、大便稍干，舌被白苔，舌稍红。予以健脾行气兼滋胃阴法。

党参30g，云苓8g，生地黄12g，丹皮9g，鸡内金8g，木香6g，枳实6g，当归20g，延胡索9g，石斛8g，天冬6g，砂仁8g。3剂。

2014年7月6日四诊：症消，苔薄白，脉弦滑。

党参30g，云苓8g，鸡内金8g，木香8g，厚朴8g，当归15g，延胡索8g，石斛8g。3剂。

按语：慢性胃病病因较多，病机复杂，病久者往往呈寒热虚实错杂证，如虚中夹实、夹寒、夹热等，宜详辨。本例病已数年，经常胃部不适，喜热饮，属脾胃虚寒。近日症状加重，灼热隐痛，口干舌痛，便秘，舌稍红少津，为夹胃热（火）。治疗除健脾和中外，由于本例胃虚伤冷，郁遏阳气于脾（土），故用黄连泻火，为矫黄连寒性，尤其对素有脾胃虚寒者，可用吴茱萸（左金丸）、肉桂或升麻。本例予选用升麻以升散火邪，黄连得升麻，泻火而无凉遏之弊；升麻得黄连，则散火而无升焰之虑。二药清上彻下，降浊升清，能宣达抑遏伏火，使上炎之火得散，内郁之热得释，故症速效。

四、临证经验

在临床诊疗工作中，主张辨病与辨证相结合，首先要辨明何病、何证。在治疗上则适中则中，宜西则西，中西医结合，联合用药疗效更好者，则采用中西医结合治疗。

1. 十二指肠球部溃疡90%～100%伴有胃窦炎，87%患者Hp阳性。Hp与慢性胃病的发生、复发及加重具有较为密切的关系，并与溃疡的顽固不愈和早期复发有关，遇之，应首先进行根除Hp治疗。

随着抗生素对众多Hp阳性慢性胃炎、消化性溃疡的广泛应用，Hp对抗生素的耐药性不断增加，根除率在不断下降。当前PPI或铋剂加两种抗生素的三联疗法，例如PCA（PPI、克拉霉素、阿莫西林）、PAQ（PPI、阿莫西林、喹诺酮）、丽珠胃三联（铋剂、克拉霉素、替硝唑）等方案的疗效降至70%～80%或以下。为了改变Hp根除率下降局面，虽不断更新抗生素，采用左氧氟沙星、莫西沙星等新一代药物，仍然还会面对发生耐药的严酷现实。

予采用中西医结合方法，应用所研制的"灭 Hp 胶囊"，配合 PPI 或铋剂三联用药，Hp 根除率达 87.5%。灭 Hp 胶囊系在治疗慢性胃病有效药——"胃忧康"方中加入对 Hp 有抑杀作用的黄连、丹皮、乌梅、白芍（乌梅、白芍系方中原有者）。此外，中西医结合用药还可减少抗生素联用的某些不良反应，并能提高消化性溃疡的愈合质量，对慢性胃炎的慢性炎症和萎缩性病变具有良好治疗作用。

根除 Hp 可抑制慢性胃炎病变发展，但对 Hp 所致慢性胃炎萎缩性病变，当前西医尚乏有效治疗手段，为了有效消除慢性胃炎的急慢性炎症和萎缩性病变，提高溃疡的愈合质量，结合临床实践和实验研究，予在家传治疗慢性胃病有效中药"胃优愈"基础上，加入沉香（强化温中降逆）、丹参（增加胃黏膜血流、恢复胃黏膜病变）、乌梅（和胃调中）成方，改名"疗胃煎剂"，亦名"胃忧康"。研究表明，本药能消除慢性胃炎急慢性炎症，对萎缩性病变有良好治疗作用，能增加胃窦部黏膜固有膜层厚度和胃体黏膜固有腺层厚度，增加壁细胞计数。（见图 1、图 2、图 3）

"胃忧康"以沉香为君，芳香辛散，温经散寒，行气止痛，暖肾纳气，温中止呕。本药温而不燥，达肾而引火归原，有降逆之功而无破气之害，为良好促动力药。以白术、云苓为臣，健脾益气。基于"久病必瘀"，方中加丹参活血通经（能增加胃黏膜血流与供氧状况），促进病变恢复。云苓、白芍、厚朴补脾益肾，消除腹胀。用白芍平肝养血敛阴，厚朴行气宽中，与砂仁共佐沉香健脾燥湿，下气散结。使以鸡内金运脾健胃、消积化谷。诸药同用，共成健脾和胃、理气散结、活血化瘀、消肿止痛之效，为补中有通、虚实兼顾、寒温并施方剂，适用于脾胃虚寒、肝胃不和等多种证型患者。

2. 慢性胃病伴功能性消化不良者不少，症见胃脘痞闷，呃逆作痛，纳呆，脉多弦涩。胃镜检查除有轻度胃炎、胃排空障碍外，多无重要器质性病变。治疗常给予吗丁啉、莫沙必利等促动力西药，药效远不及健脾行气中药，如柴胡疏肝散，香砂六君子汤，平胃散（苍术、厚朴、陈皮、甘草），木香槟榔丸，四逆散，六磨汤（沉香、槟榔、人参、乌药为四磨汤，去人参，加木香、枳壳为六磨汤），大小承气汤（大黄、芒硝、枳实、厚朴为大承气汤，去芒硝为小承气汤）及补中益气汤等，这些方剂中多含有沉香、藿香、木香、香附、砂仁、升麻、柴胡、厚朴（包枳实、枳壳）等理气疏肝等药，具有良好促胃肠动力作用，厚朴行气宽中祛满，实践证实，本药配木香具有良好促胃肠动力作用。凡脘腹胀满，舌淡，苔白或腻，脉滑者均可应用。对脘腹痞满，便结者可用枳实破气消积除痞。对体弱无便结或便溏者可用枳壳，本药药方较缓和，长于理气消胀祛满。中成药中，具有良好行气宽中祛满作用的促胃肠动力药首推沉香化气胶囊（沉香、木香、藿香、香附、砂仁、陈皮、神曲等），可辨证配合应用。

3. 慢性胃病治疗行气导滞、调理气机升降使气机畅通是治疗的关键。慢性胃炎，脾胃虚寒、肝胃不和证多见，多伴胃气失和，出现呃逆等症。丁香柿蒂散（丁香、柿蒂、人参、生姜）辨证使用有良效。予多在健脾化湿、温中祛寒（常用党参、白术、茯苓、鸡内金、藿香、厚朴、荜茇、高良姜）治疗中，应用沉香粉行气化滞，降逆止呕（呃），中焦虚寒或兼肾阳虚呃逆者用公丁香或（和）沉香粉冲服。对脾胃虚寒或伴肝郁（肝胃不和）之胃脘及两胁隐隐作痛者应用当归、白芍、甘草柔肝养阴（血）止痛。胃寒痛明显者，加延胡索、乌药温中散寒，行气止痛。对胃热阴虚证加生地黄、石斛或（和）沙参养胃生津，滋阴清热。

4. 辨证准确，提高疗效。掌握疾病主要症状及舌象、脉象很重要。胁痛，左脉（关）沉弦细弱，舌质淡，苔薄白者，多用当归、白芍柔肝养血，敛阴止痛；肝郁重、嗳气频频者，配柴胡或（和）佛手、延胡索疏肝解郁止痛；便秘者，重用当归润燥滑肠；血虚者，重用白芍。脾为后天之本，予用药都会顾及脾胃（脾胃一般就概括了消化系统）功能。消化功能好，食欲佳，恶心呕吐消失至关重要。因此，对脾胃虚弱，胃脘胀满不适，右侧脉弱者，宜用四君子汤补之。但须注意，不可一味滋补，否则会"补而致壅"，收不到良好效果。为此，在应用滋补药物时，应辨证使用木香、枳壳、厚朴、丹皮、丹参等药物调理气机（功能），活血化瘀。例如对脾虚生湿，舌体胖嫩，有齿痕，舌苔白腻，脉滑者，加用藿香、半夏、厚朴、砂仁等芳香化浊燥湿药等。对脾虚或肝郁脾虚，纳呆，胃脘胀满，苔白厚，脉弦滑，有气滞食积者，在注意疏肝理气、健脾温中情况下，用鸡内金、莱菔子消食磨积，下气导滞。有肉食积滞者加山楂有良好作用。遇胃脘灼痛，嘈杂不适，纳呆，口燥而苦，咽干，舌红少苔，脉细数或虚数，阴虚火旺（胃热）者，应注意应用沙参、麦冬、石斛、生地黄等益胃养阴生津，清热凉血。

5. 对消化性溃疡酸多痛著者，治疗上应根除 Hp，可辨证应用健脾温中、理气止痛、活血化瘀中药，应用 PPI 4~6 周能快速止痛，溃疡愈合率 90%~95% 以上。应注意：①症消病愈后，继续用健脾益胃中药维持一段时间。②PPI 不宜骤停，应采用逐渐减量停药法。

值得提出的是，慢性胃炎脾胃虚寒证，有时发生"寒疝"（为寒气攻冲致之阴寒性腹痛）或"寒积"实证。中西医治疗往往难以奏效，常危及生命。予在临床工作中曾遇"寒疝"二十余例，采用温补法，对"寒积"实证者，采用温下法，均获满意疗效。

第十九节　功能性消化不良

功能性消化不良（functional dyspesia，FD）系指非器质性病变所致慢性或反复发作性上腹痛、烧灼感、饱胀、早饱、嗳气等胃功能障碍症候群。

本病属于中医学"痞满""胃脘痛""嘈杂""反胃"等范畴。

一、病因病机

病因尚不完全明了，目前认为与精神、社会和应激等多种因素有关。情志因素常为本病诱因。七情所伤，肝气郁结，进而脾胃受伤，脾运失司，气血失调，从而发病。

本病诊断主要依据 FD 罗马Ⅲ诊断标准，须包括下列一项或多项：①餐后饱胀。②早饱。③上腹痛。④上腹烧灼感。缺乏器质性疾病诊断证据，病程至少 6 个月，近 3 个月病情符合上述标准者可以诊断。

二、治疗

本病中西医治疗均可获效，但中医治疗疗效更佳。

（一）西医治疗

除上腹痛、嘈杂、烧心使用质子泵抑制剂（PPI）有效外，主要使用促动力药西沙必利或多潘立酮（吗丁啉）。近年发现西沙必利可产生严重心脏不良反应，改用与西沙必利作用机制相似的莫沙必利尚未发现不良反应。吗丁啉临床应用疗效欠佳。

（二）辨证论治

本病以肝气犯胃、脾胃气虚证多见。

1. 肝气犯胃证

主症：胃脘痞满，闷胀不舒，胀及两胁，嗳气泛酸，可因情志变化而诱发或加重，舌淡红，苔薄，脉弦。

治疗：疏肝理气，和胃降逆。柴胡疏肝散加减。

方中柴胡疏肝解郁，调畅气机，且可升发清阳之气；白芍柔肝养血和血，与柴胡相配，散收结合，能助柴胡疏肝解郁之效；枳壳、香附、陈皮泻脾气壅滞，调中焦运化；白芍、甘草同用，可缓急止痛。

2. 脾胃气虚证

主症：脘闷隐痛，纳呆，食后作胀，嗳气时作，神疲乏力，便溏软，舌淡，有齿痕，苔薄白，脉沉细。

治疗：健脾理气，益气和中。香砂六君子汤加减。

方中人参益气补中，白术健脾燥湿，茯苓渗湿健脾，炙甘草和中，陈皮、半夏理气祛湿，木香、砂仁加强行气益胃作用，诸药合用，为治疗脾胃气虚、益胃和中良方。

加减：①纳呆，食后撑胀，脾虚兼食积者，加乌药、麦芽、鸡内金、莱菔子。②胃寒喜热者，加干姜或荜茇、桂枝。③胃脘闷胀、呃逆者，加公丁香。

（三）中成药治疗

1. 香砂六君子丸

适用于脾虚气滞证。每次 8g，每日 3 次。

2. 沉香化气胶囊

适用于肝郁脾虚气滞证。每次 2 粒，每日 3 次。

3. 胃复春

适用于脾胃虚弱、脘腹胀满证。每次 4 粒，每日 3 次。

4. 摩罗丹

适用于阴虚胃脘灼热胀闷及脾胃虚弱等证。每次 8 粒，每日 3 次。

三、案例

患者叶某，女，36 岁。于 2013 年 4 月 1 日初诊。

胃脘隐痛 2 年，有凉胀感，早饱，餐后加重，便干，喜热喜按，消瘦乏力，舌淡有齿痕，苔白稍厚腻，脉沉而乏力。胃镜检查无异常，Hp 阴性，诊为功能性消化不良，曾服吗丁啉、莫沙必利等药无明显疗效。证属脾胃虚寒，治当健脾理气，温中祛寒。

党参 30g，炒白术 9g，云苓 8g，陈皮 6g，清半夏 6g，木香 8g，藿香 8g，枳壳 8g，乌药 8g，高良姜 8g，白芍 12g，炙甘草 3g。3 剂。

2013 年 4 月 5 日二诊：症有好转，胃脘凉胀感明显减轻，仍早饱，苔薄白，前方去藿香、清半夏、炙甘草，改枳壳为枳实 6g，改高良姜为肉桂 6g，加鸡内金 9g，又服 3 剂后明显好转。

四、临证经验

中医学的"脾胃"概括了消化系统。本病与肝脾有关，病位在胃，病原在肝，为本虚标实证。脾胃（气）虚弱、胃阴不足为"本"，胃中气滞，气机不畅，气、血、痰、火、湿、食等郁阻为"标"。因此，本病治疗应以健脾疏肝、调理气机、宣通三焦为主。证属肝气犯胃者，常用柴胡疏肝散；证属脾胃气虚者，常用香砂六君子汤加减，多能见效。

临证时应注意辨证加减。①痞满，早饱，用木香加厚朴，二药配合，具有促进胃肠动力作用。脘腹胀满、便结用枳实，枳壳与枳实作用相同，但药性较缓和，长于祛胀。②呃逆者，加公丁香或（和）沉香粉 1~3g 冲服。③气郁，嗳气频发者，加柴胡、郁金。④胸闷有痰，舌苔白腻者，加半夏、藿香、陈皮。⑤餐后早饱，纳呆者，加焦山楂、鸡内金、神曲、麦芽。⑥便秘者，方中加当归、天冬、桑叶。便溏，加诃子肉。

据研究，中药的行气、理气和芳香化湿药（木香、厚朴、香附、藿香、砂仁、青皮、沉香、莱菔子等），健脾补气药（人参、黄芪、白术）及丹参、升麻、柴胡等具有良好促进胃肠动力作用，能明显缩短胃排空时间，提高大鼠胃窦组织中胃动素及胃泌素含量。

第二十节　胃下垂

胃下垂系指患者站立位时，胃下缘达盆腔，胃小弯弧线最低点降至髂嵴连线以下。本病常是内脏下垂的一部分。常见于瘦长体型的女性、经产妇、消耗性疾病者及卧床少动者。多由于膈肌悬吊力不足，胃膈韧带、胃肝韧带及胃脾韧带松弛，腹肌松弛，以及腹内压下降等因素所致。常伴有肝、肾、结肠等脏器下垂。

一、病因病机

先天禀赋不足，体质素虚，后天失于调养锻炼，脾气亏虚，腹肌及胃系韧带松弛而致。

本病多见于瘦长体型女性，腹胀餐后加重，平卧位减轻，可有腹痛、恶心。立位检查可见胃的位置下移（胃小弯弧线低于髂嵴连线水平）。上消化道钡餐造影或胃镜检查可确诊。

二、治疗

加强腹肌锻炼，增加腹肌张力，增加营养，辅以助消化药物，进食不宜过饱。

（一）辨证论治

1. 脾虚气陷证

主症：脘腹胀满，食后、站立或劳后加重，嗳气纳呆，形体消瘦，乏力，舌淡苔白，脉缓乏力。此型较多见。

治疗：健脾补气，益胃升阳。补中益气汤加减。

方中黄芪补中益气，人参、白术、炙甘草健脾益气，陈皮理气和胃，当归养血调营，升麻、柴胡升提下陷的阳气。

加减：①脘腹胀满者，一般加木香、枳壳。②食欲差者，加鸡内金、神曲。③胃部不适、隐痛者，加乌药、高良姜、香附。

2. 肝郁脾虚证

主症：脘胁胀痛，嗳气频作，饥而不欲食，食后胀满加重，舌淡红，苔薄白或稍黄，脉弦细。

治疗：疏肝健脾，理气和胃。四君子汤合四逆散加减。

方中人参益气补中，白术健脾燥湿，茯苓、炙甘草健脾渗湿和中。配柴胡疏肝解郁，调畅气机；白芍养阴和血；柴胡、枳实同用，能加强疏肝理气作用；枳实、白芍配合，行气和血，善治气血郁滞腹痛；甘草调和诸药，白芍、甘草同用，还可缓急止痛；两方合用，共奏疏肝健脾、理气和中缓急之效。

加减：①胃脘痛，吐酸者，加左金丸（黄连、吴茱萸）。②食积腹痛者，加鸡内金、山楂、麦芽。③夹瘀血作痛者，加当归、延胡索、香附。

3. 阳虚饮停证

主症：脘腹胀满，胃中振水，或呕吐清涎，喜温喜按，畏冷肢乏，便溏，舌淡，苔白滑，脉沉弱。此型较为常见。

治疗：健脾温胃，化饮和中。理中汤合苓桂术甘汤加减。

理中汤方中用干姜温中散寒，振奋脾胃运化功能；人参健脾益气，助干姜壮脾阳；白术、炙甘草健脾和中祛湿。苓桂术甘汤中用茯苓健脾渗湿，桂枝温阳化气。二者配伍温化水饮，白术配桂枝温运利湿作用更佳，甘草益气和中。诸药配伍，共奏健脾渗湿、温化痰饮之效。

加减：①呕吐者，加清半夏、生姜。②里寒重者，则重用干姜。③气虚明显者，则重用人参。

4. 气阴两虚证

主症：胃脘痞满，食后则甚，呃逆口干，便干，舌红苔少，脉细数。此型较为少见。

治疗：健脾和中，润养胃阴。参苓白术散合养胃汤加减。

方中人参、白术、茯苓、甘草健脾补气，扁豆、莲子肉、山药、大枣健脾补中，薏苡仁配茯苓、砂仁健脾渗湿，理气和胃，桔梗宣肺化湿，合养胃汤（沙参、麦冬、玉竹、生扁豆、桑叶、甘草）养胃阴，共奏健脾补气，滋养胃阴之效。

加减：①胃脘痞满、消化不良者，加焦麦芽、焦山楂、神曲。②呃逆、便干者，加公丁香、当归、白芍。

（二）中成药治疗

1. 补中益气丸

益气升阳，健脾和胃，主治脾胃气虚，中气下陷，脘腹胀满。每次9g，每日3次。

2. 参苓白术散

健脾益气，和胃祛湿，主治脾虚夹湿，脘腹胀满，便溏。每次9g，每日3次。

三、临证经验

本病主要为中气虚陷证，补中益气汤为治疗本证升阳补气代表方剂，辨证使用要点是少气懒言，四肢乏力，饮食乏味，脘腹胀满，舌淡苔白，脉软乏力。方中黄芪应重用，柴胡、升麻用量宜轻。为了防止人参、黄芪、炙甘草等甘温益气药物可能"补而致壅"，除考虑全方用药剂量不宜太大外，宜辨证加入木香、厚朴、枳壳等行气药物，以及丹参、赤芍等活血药物。

第二十一节 胃柿石症

在盛产柿子、黑枣地区，因空腹食入过量未成熟柿子、黑枣常发生胃柿石症。因柿子、黑枣含有较多量鞣酸、果胶，在胃酸的作用下，不溶于水的鞣酸蛋白沉淀于胃内并与果胶凝集，将柿皮、柿核、纤维和胃液等凝结于一起，形成坚硬的胃柿石。

本病属于中医学"食滞""癥积"范畴，现称胃柿石症。

一、病因病机

本病多因过食柿子、黑枣而致。涩柿性冷易结，损伤脾胃，脾失健运，食积不化，阻滞气机，脉络失和，气血不畅，积而成石。尤其脾胃素虚者易于发病。饥饿情况下，过多食入涩柿和（或）黑枣，上腹部触及坚硬团块，X 线上消化道钡餐、胃镜检查可确诊。

二、治疗

（一）西医治疗

现代医学针对胃酸对柿子、黑枣所起作用，给予碱性药物（碳酸氢钠每次 2g，每日 3 次）治疗，疗效有限，多数难以将柿石消除。胃镜下治疗（用活检钳钳碎胃柿石）可促使柿石碎块由肠道排出，必要时须外科手术治疗。

（二）辨证论治

中医学行气活血、温中化结、消积泄下法辨证应用，具有良好疗效。

1. 脾胃虚寒证

主症：脘腹隐痛，喜温，纳呆，口吐清涎，上腹部可触及活动性包块，舌淡苔白，脉沉细。本证多见。

治疗：温中散寒，消痰散结。理中汤合化积丸（三棱、莪术、槟榔、香附、阿魏、海浮石、苏木、瓦楞子、五灵脂、雄黄）加减。

理中汤方中干姜重用，温中散寒，振奋脾胃运化功能，配人参健脾益气，助干姜温经壮脾阳，白术、炙甘草健脾和中，为治疗本病主药。针对脘腹包块，采用化积丸中三棱、莪术等消积软坚，用五灵脂、香附通脉行气，散瘀止痛，一般不用方中雄黄、苏木，常予适量槟榔消积化滞。

加减：①一般去方中雄黄、苏木、阿魏，便结者，加大黄。②方中加肉桂温经止痛，可增强疗效。③脘腹胀满者，加木香、厚朴。

2. 食积胃脘证

主症：胃脘胀痛，纳呆，嗳腐吞酸，上腹部有较硬包块，大便黏腻不爽，舌淡红，苔厚或腻，脉滑或弦滑。本证较为常见。

治疗：消食化积，和胃导滞。六磨汤加减。

方中沉香、木香、乌药行气止痛散寒，槟榔、大黄化积导滞，木香配枳壳可祛胀，共奏消食化积、导滞通便之效。

加减：①方中一般加温中活血消积药，如吴茱萸、干姜、丹参、三棱等。②食欲差者，加鸡内金、神曲。③嗳腐吞酸者，加黄连。

3. 痰瘀阻胃证

主症：胃脘刺痛，胀满嗳气，恶心作呕，上腹部可触及积块，舌黯有瘀斑，苔少，脉弦涩。此型少见。

治疗：活血化瘀，消积祛痰散结。桃红四物汤合二陈汤加减。

方中桃仁、红花、当归、川芎活血化瘀，兼顾血虚；合二陈汤增强祛痰化结作用。

加减：①方中一般加白术、木香、枳实，健脾行气，消积祛胀。②胃脘痛者，加乌药。③恶心、苔白腻者，加藿香。

三、案例

患者范某，男，61岁。1966年2月9日初诊。

因胃脘胀痛，自行扪到胃部肿块来诊。病前7~8天有饥饿空腹多次食用大量柿子、黑枣史，时有恶心，吐清涎，喜用暖水袋热敷，病后便结，腹软，上腹部触及一个小馒头大小质硬肿物，稍活动，无明显压痛，舌淡，苔白稍腻，脉沉弱。

给予"柿石汤"加减，重用辛热药。

肉桂8g，干姜12g，丹参30g，枳实8g，大黄10g，鸡内金8g，木香8g，炒白术8g，云苓8g，乌药8g，清半夏8g。3剂。

1966年2月13日二诊：服药后次日腹痛、呕吐好转，能进少量饮食，泻下粥样便2~3次。上方去乌药、清半夏，大黄改为6g，加三棱3g，6剂。

1966年2月20日三诊：服药后脘腹胀痛逐渐好转，自扪及肿块似有变小，能进一般饮食，胃部有热感。检查示上腹部肿块明显缩小，变软，舌淡红，苔薄白，脉沉，稍现有力。上方三棱加至6g，并加莪术4g，10剂。

1966年3月5日四诊：症状全消，饮食如常，唯有口干。检查示上腹部可触及鸽蛋大小、中等硬度、边界不清肿物，舌稍红，苔白稍干，脉滑。

肉桂6g，干姜8g，丹参25g，枳实6g，大黄6g，鸡内金8g，木香8g，炒白术8g，云苓8g，三棱6g，莪术3g，石斛8g。10剂后病愈。

四、临证经验

予1965~1968年遇到胃柿石症患者多例，为了探求有效治疗方法，曾做以下体外试验：将手术得到的胃柿石挑选制成枣或鸽卵大小团块物9~12块，将之平均放入4个茶杯中。A杯放入碳酸氢钠200mL；B杯放入中药（丹参、大黄、枳实、鸡内金、木香、三棱）水煎液200mL；C杯放入中药（上述6味中药加肉桂，高良姜重用）水煎液200mL；D杯放入中药同C，但为加热35℃。试验时分别由4个人持木棒对A、B、C、D杯进行快速搅动1小时。比较结果为A杯变化不大，仅有少量渣状物析出，柿石块仍坚硬；B杯10%~15%柿石团块轻度软化，10%左右团块有缩小；C杯柿石团块大多软化，缩小一半左右；D杯柿石团块全部软化，60%以上有缩小。

以上说明：①予之行气活血（温中化结）、消积导滞经验方（丹参、鸡内金、枳实、三棱、大黄、木香）对治疗柿石有效。②据"热则流通"理论，方中加入辛甘大热和辛热的温经补火助阳的肉桂、干姜成方，名为"柿石汤"，将其作为予治疗本病的基础方剂，进行辨证加减治疗。

予1965~1968年用"柿石汤"治疗柿石症（有的为与黑枣混合石）数十人，一般治疗20~40天，除2人外均痊愈。治疗10天与12天不见好转的2例，柿石团块均大若碗口，均因腹痛、呕血手术治疗。

第二十二节 慢性肝炎（病）、肝纤维化、肝硬化

慢性肝炎（病）、肝纤维化、肝硬化常见者主要为慢性乙型和丙型肝炎（简称慢乙肝和慢丙肝）。酒精性、药物性肝炎（病）亦较多见。此外，还有自身免疫性肝炎（简称自免肝）及原发性胆汁性肝硬化（PBC）等。这些疾病是由于慢性肝炎、酗酒、药物损伤及胆汁淤滞等各种因素导致的反复或持续性慢性实质炎症、坏死、纤维组织增生所致。从许多慢性肝炎（病）的临床及病理演变看，慢性肝炎早期就有少量纤维组织增生。随着病变发展，纤维组织增生益重。肝纤维化是肝硬化的必经发展过程。因此，肝纤维化不断向前发展，肝小叶结构遭到破坏及结节形成，即成为肝硬化。

一、病因病机

肝纤维化的发生机制虽相当复杂，但已逐渐阐明：①肝星状细胞（HSC）是产生各种肝脏细胞外基质（ECM）的主要来源。②在肝细胞损伤、坏死等始动因素作用下，血管内皮细胞、肝细胞、Kupffer细胞及HSC均参与肝纤维化形成，尤其Kupffer细胞在起始活化中起着重要作用。③在肝纤维化的发生发展过程中，肝损伤可导致大量脂质过氧化产物外溢，激活HSC，同时，可产生转化生长因子（TGF）等细胞因子。正常肝脏血窦内皮下的功能性基底膜（Ⅳ型胶原和层粘连蛋白LN）对维持HSC呈静止状态起重要作用；一旦基底膜遭到破坏，HSC被激活，转变为肌成纤维细胞（myofibroblast cell，MFB），表达大量肌性骨架蛋白，例如平滑肌肌动蛋白（α-smooth muscle actin，α-SMA）起重要作用。HSC的激活是肝纤维化发生的中心环节。④在HSC增殖、活化及合成ECM的过程中，转化生长因子（TGF-α、β）、血小板衍生生长因子（PDGF）、肿瘤坏死因子（TNF）等多种细胞因子发挥重要调控作用。PDGF通过α和β型受体对HSC的增殖有促进作用，TGF-β可加强这一作用；PDCF是最为强烈的HSC增殖促进剂；TGF-β可促进HSC表达和分泌Ⅰ、Ⅱ、Ⅳ型胶原和FN、细胞黏合素等，并且可通过自分泌作用促进TGF-β自身的表达，而且对基质金属蛋白酶（MMPs）和纤溶酶原激活物的表达有抑制作用，可促进内皮细胞和HSC表达纤溶酶原激活物抑制因子（PAI-1）和金属蛋白酶组织抑制物（TIMPs），因此TGF-β是最强的肝纤维化促进剂。

内皮素（ET-1）在肝脏主要由窦内皮细胞和激活的HSC产生，HSC表达高水平的

ET-1 受体，通过旁分泌和自分泌作用引起激活的 HSC 和胶原纤维束收缩，从而导致血窦的血流改变和肝小叶结构扭曲，最终导致 ECM 大量沉积，发生肝纤维化。（见下图）

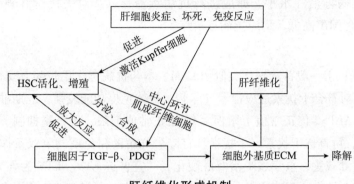

肝纤维化形成机制

中医学无肝纤维化、肝硬化名称。依据其临床表现、体征及其纤维组织增生的内在病理特征，本病当属于中医学"胁痛""黄疸""血瘀""癥积"范畴。主因正气不足，机体抵抗力差，湿浊邪毒乘虚而入，加之饮食失当，以致湿郁热熏，脾失健运，肝失疏泄，如迁延不愈，湿热停留，气滞血瘀，即转为慢性。肝纤维化是肝脏纤维的过度沉积，病毒性肝炎等各种原因所致肝实质的慢性炎症、坏死可导致肝脏持续不断地纤维增生而形成肝纤维化。肝纤维化是肝硬化的早期和必经阶段。慢性肝炎（病）早、中期肝实质即发生纤维组织增生并逐渐加重。但肝纤维化症状轻微而非特异，与慢性肝炎（病）多无区别。临床上肝纤维化与肝硬化的鉴别有时亦非容易，但肝脾大、质地变硬为肝纤维化特征。出现门脉高压表现为肝硬化诊断的依据。肝脏活体组织学检查为诊断肝纤维化和肝硬化的"金标准"。B 型超声、CT、MRI 等检查对本病诊断具有帮助。

二、治疗

乙肝病毒、丙肝病毒活跃复制是慢乙肝、慢丙肝、肝纤维化、肝硬化进展的根源。抗病毒治疗可抑制疾病发展。因此，抗病毒治疗是慢乙肝、慢丙肝治疗的关键。

当前西医干扰素、核苷类似物，如拉米夫定（Lamivudin，LAM）及恩替卡韦（Entecavir，ETV）等抗病毒已获肯定疗效。当前治疗、研究探索中的中药如苦参、山豆根、当药（肝炎草）、茵陈、大黄、山栀、板蓝根、西红花、赤芍、贯众、虎杖等，除苦参、山豆根等可能有一定作用外，迄今尚未发现对 HBV-DNA、HCV-RNA 有确切疗效的药物。研究表明，中医药对慢乙肝、慢丙肝的肝细胞炎症、坏死具有良好疗效。因此，对慢乙肝、慢丙肝、肝纤维化应采取中西医结合治疗。

（一）西医治疗

1. 抗病毒治疗的指征

（1）慢乙肝：HBV-DNA≥10^5 copies/mL。HBeAg 阴性者≥10^4 copies/mL，ALT≥2 倍正常值上限。

（2）慢丙肝：HCV-RNA 阳性。

（3）肝硬化：①对无其他原因可解释的疾病活动或进展，可检测到 HBV-DNA 的患者，尚未达到抗病毒治疗水平，亦应进行抗病毒治疗。②对失代偿肝硬化只要能检出 HBV-DNA，不论 ALT 高低，均应抗病毒治疗。

2. 抗病毒治疗

（1）慢乙肝：①一般首选核苷类似物 LAM。本药抗病毒作用较强，安全，耐受性好，但耐药率较高。对符合干扰素适应证者（年轻，机体免疫功能较强，近期准备生育，期望短期完成治疗，ALT>2 倍正常值上限但≤10 倍正常值上限，无骨髓抑制、精神异常、肝硬化等反指征），可首选干扰素。干扰素具有持久抗病毒和免疫调节双重作用，不易产生耐药。②对高病毒载量、重症、难治及肝硬化者，宜首选 ETV。ETV 为强力抗病毒药物，具有起效快、安全性高、耐药率低、不良反应少等特点，一般每日 1 次，每次 0.5mg，必要时增至 1.0mg。③LAM、阿得福韦酯（Adefovir，ADV）联用具有疗效高、耐药率低等特点，可用于高病毒载量、重症患者。

按语：对联用 LAM、ADV 或 ETV 失效者，可改用或 ETV 联用替诺福韦（Tenofovir，TDF）。后者为一种强力新型核苷酸类抗乙肝病毒药物。

（2）慢丙肝：早期采取干扰素、利巴韦林联合治疗，有良好疗效。聚乙二醇干扰素 α-2α 注射液（派罗欣）180μg，肌注，每周 1 次；利巴韦林每天 800~1200mg。

（二）辨证论治

当前西医尚乏对慢性肝炎、肝纤维化的有效治疗手段。中医药对慢乙肝、慢丙肝、肝纤维化、肝硬化病变及酒精性肝炎（病）、脂肪肝等均有良好疗效。中医学对本病证临床分型较多，又欠一致，为便于掌握、运用，予将之分为下列六种类型。

1. 肝郁气滞型

主症：胸胁胀满，两胁窜痛或胀痛，疼痛每因情志而诱发或加重，胸闷气短，苔薄，脉弦。部分患者兼有口苦，呕吐，饮食减少，嗳气频繁。系临床最多见类型。

治疗：疏肝理气。丹栀逍遥散合柴胡疏肝散加减。

丹栀逍遥散方中丹皮活血化瘀，栀子清利湿热，当归、白芍柔肝养血，柴胡疏肝解郁，配薄荷增强疏散功能，配云苓、白术、甘草可补脾胃，清热利湿。本方有疏肝解郁兼清利湿热作用。柴胡疏肝散方中柴胡疏肝，配香附、枳壳、陈皮以理气，川芎活血，芍药、甘草缓急止痛。胁痛重者，酌加青皮、川楝子及郁金，以增强理气止痛作用。

加减：①若气郁化火，症见胁肋掣痛，心急烦躁，口干口苦，尿黄便秘，舌红苔黄，脉弦数，可去川芎，加丹皮、山栀、薄荷、柴胡、黄芩、黄连、川楝子、延胡索等，以清泄肝（郁）火，活血止痛。②若气郁化火伤阴，症见胁肋隐痛，遇劳加重，心烦头晕，睡眠欠佳，舌红苔薄，少津，脉弦细，可去川芎，加当归、何首乌、生地黄、麦冬、石斛、枸杞子、丹皮、山栀、菊花等以滋阴清热。③若肝气横逆，脾运失常，症见胁痛，肠鸣腹泻者，可加白术、茯苓、泽泻、薏苡仁等以健脾止泻。④若兼胃失和降，症见恶心呕吐，舌被白腻苔者，可加陈皮、生姜、半夏、藿香、砂仁等以和胃止呕。

2. 肝脾（胃）不和型

主症：胸胁胀闷，嗳气食少，呃逆反酸，饮食不消，大便溏泄，常因抑郁恼怒或情绪紧张而加重，舌苔多白，脉多弦滑。系较常见类型。

治疗：疏肝调气健脾。逍遥散合香砂六君子汤或平胃散与金铃子散加减。

方中柴胡疏肝理气，当归、白芍养血滋阴柔肝，党参、白术、茯苓补气健脾渗湿，陈皮、木香理气健脾，炙甘草可补中和胃，调和诸药。两方结合，功能疏肝解郁，补气健脾。平胃散中，苍术燥湿健脾，厚朴除满宽胸，陈皮理气健脾，甘草调理脾胃，配延胡索、川楝子可行气活血止痛。诸药配合，共奏疏肝理气、健脾和胃之功。

加减：①脾虚明显者，加山药、扁豆以助健脾之力。②肝郁明显者，可合用四逆散以疏肝理脾。③中焦虚寒、呃逆者，加公丁香；脾胃气滞或（和）肾虚气逆者加沉香粉冲服。④脾胃食滞，餐后撑胀，嗳腐酸臭，苔黄腻者，用莱菔子、枳实（或小剂大黄）消食导滞，加黄连（连翘）清热散结防食积化热。

3. 脾胃虚弱型

主症：食欲不振，腹胀，便溏，疲乏无力，舌质淡，舌苔薄白或腻，脉细无力。

治疗：健脾理胃。香砂六君子汤加减。

方中党参补气健脾，配白术以增强其功效，配茯苓、陈皮、清夏行气健脾渗湿，木香、砂仁理气健脾化湿，炙甘草可补中和胃，调和诸药。

加减：①腹胀者，加厚朴、枳壳。②恶心者，加生姜、半夏。③腹泻较重者，可加薏苡仁、山药、莲子肉。④滑泄者，加五味子、白豆蔻、诃子肉。⑤久泻，舌淡，脉细弱者，加党参、黄芪、升麻。⑥肢冷加炮姜。

4. 气滞血瘀或血瘀型

本型最多见于慢性肝炎。病毒性肝炎越趋于慢性，肝纤维化越明显，血瘀征象也越突出。

主症：胁痛，肝脾肿大，皮肤瘀斑或有蜘蛛痣，舌质青或有瘀点，苔白，脉弦。

治疗：疏肝理气，活血化瘀。逍遥散合桃红四物汤加减。

方中桃仁破血行瘀，配当归、赤芍以增强活血作用；柴胡、香附、郁金疏肝理气止痛；白芍、甘草缓急止痛。诸药配合，共收行气、疏肝、活血化瘀功效。

加减：①若瘀血久留，积而不去，胁下触及痞块，而正气未衰者，可加三棱、莪术、地鳖虫破血消坚，或单服鳖甲煎丸。②兼有外伤者，加服三七粉，或煎剂中加入路路通、王不留行、乳香、没药等祛瘀通络之品。

5. 肝肾阴虚型

主症：心烦，口干咽燥，齿鼻出血，手足心热，或有低热，两颧微红，舌质红绛，脉弦细稍数。有些患者还常有头晕，失眠，目昏干涩，爪甲不荣，腰酸痛，腿软肢麻等表现。多见于肝炎后期，具有明显肝纤维化趋向肝硬化表现。

治疗：滋养肝肾。一贯煎合滋水清肝饮。

一贯煎方中沙参、麦冬养阴生津；当归、生地黄及枸杞子滋养肝肾，养阴柔肝；川楝子疏肝理气。滋水清肝饮中，熟地黄可滋补肾阴；山药、大枣补脾肾；山萸肉补肝肾，增强补阴作用；配泽泻可泄肾利湿，使熟地黄补而不腻；配茯苓可健脾渗湿，使山药补而不滞；配丹皮、栀子、柴胡，可清肝泻火，并能利胆；白芍柔肝而不伤阴。

加减：①若心烦不宁，失眠少寐者，加枣仁、栀子、首乌藤清热安神。②头晕目眩者，可加黄精、女贞子、菊花、桑椹益肾清肝。

按语：上述两方均为滋养肝肾重要方剂。需要注意，两方中滋腻药物较多，对脾胃虚弱者宜慎用。

6. 肝郁胆热型

主症：胁肋疼痛，口苦咽干，烦热，头昏目眩，胸闷纳呆，恶心呕吐，或出现目赤，或目黄身黄，大便燥结，尿少黄赤，舌苔黄腻，脉弦滑数。多有胆系感染。

治疗：疏肝解郁，清热利胆。龙胆泻肝汤加减。

方中龙胆草为清泄肝胆经实火的专药，与栀子、黄芩相配，可增强泻火作用；柴胡可疏肝解热，并有良好利胆作用；甘草可泻火解毒；再配泽泻、木通、车前子泻火利湿，可使湿热从尿排出；应用当归、生地黄滋阴养血，是泻中有补，使邪去而不伤正；川楝子、青皮、郁金、半夏疏肝和胃，理气止痛。

加减：有胆系感染时宜重用柴胡。①有黄疸者，可加茵陈、黄柏，或合用茵陈蒿汤清热利湿退黄。②若疼痛剧烈，呕吐蛔虫者，先以乌梅丸安蛔，继则驱蛔。③若胁肋绞痛，痛连肩背，病属湿热煎熬，结为砂石，阻滞胆道者，酌加金钱草、海金沙、郁金及硝石矾石散等利胆排石。④若兼胃肠燥热、便秘、腹部胀满者，可加大黄、芒硝泻热通便，或选用大柴胡汤疏肝利胆，泄热通便。

（三）中成药治疗

1. 当飞利肝宁胶囊（为当药加水飞蓟而成）

每次 4 片，每日 3 次。

2. 强肝胶囊

每次 4 粒，每日 3 次。

3. 扶正化瘀胶囊

每次 5 粒，每日 3 次。

4. 复方鳖甲软肝片

每次 4 粒，每日 3 次。

5. 鳖甲煎丸

每次 3g，每日 2~3 次。

三、案例

患者男，52 岁。2013 年 2 月 2 日初诊。

因胁痛、腹胀 3 年来诊，伴有食欲减少，时有呃逆，巩膜（-），心肺（-），腹软，肝于肋下 2~3cm 可及，质中等，脾可触及。ALT 120U/L，HBsAg（+），HBeAg（-），抗-HBe（+），HBV-DNA $2.1×10^6$ copies/mL。舌稍淡，有齿痕，舌边稍绛青，苔白，脉弦。诊为慢乙肝，属肝郁脾虚型。有乙肝病毒复制，给予恩替卡韦 0.5mg/d 抗病毒，并服用疏肝健脾的"益肝康"中药加减。

丹参 30g，黄芪 30g，赤芍 18g，归尾 9g，厚朴 8g，鸡内金 8g，炒白术 9g，云苓 8g，当药 8g，公丁香 4g。14 剂。

2013 年 2 月 17 日二诊：症状减轻，呃逆消失，大便溏，苔白，脉弦，原方去当归、公丁香，加白扁豆 12g，14 剂。

2013 年 3 月 4 日三诊：症状基本消退，大便正常，舌被薄白苔，脉弦滑。继续用恩替卡韦治疗，并用"益肝康"袋装煎剂治疗，2 个月后复查。

2013 年 5 月 5 日四诊：无明显症状，肝于肋下 <2cm，脾刚可触及，ALT 50U/L，HBV-DNA<1000 copies/mL。继续治疗，每 4~6 个月复查一次。

四、临证经验

1. 血液瘀滞为慢性肝炎（病）、肝纤维化的主要病机，因此，治疗本病应以活血化瘀为主。一般治疗方剂中宜重用丹参，同时还要辨证应用一组活血化瘀药物，如归尾（活血补血并有滑肠作用）、丹皮（散瘀血、清血热）、生桃仁（活血化瘀）、红花（破瘀生新、活血止痛）、血竭（活血散瘀止痛）、琥珀（化瘀宁神）、赤芍（活血止痛、兼清肝热）、茜草（活血止痛）、泽兰（活血疏肝消水）等。一般辨证选用上述 2~3 味。

2. 活血化瘀药配合益气健脾药，如丹参配黄芪，较单独应用效果更佳。

3. 治疗肝病应注意顾全脾胃功能，所谓"见肝之病，知肝传脾，当先实脾"，实脾则肝病自愈，此治肝补脾之要妙也。①常用人参、白术、茯苓等健脾益气，并且常将厚朴与柴胡合用，行气宽中，疏肝解郁，调畅气机。厚朴行气宽中，与健脾药配合，可收一补一运之效，使健脾药免于壅滞。②对脾虚或肝郁脾虚，纳呆，腹胀，脉弦滑，苔白厚滞者，用鸡内金加莱菔子，或联用木香、厚朴、枳壳（枳实），可增强行气、消化功能。③对苔白或腻，脉沉滑者，加藿香、砂仁；恶心，加姜半夏。④对无烧心者加焦山楂。⑤对肝细胞炎症、坏死者，重用赤芍，加西红花。

4. 凡肝脾明显肿大，尤其质地较硬者，经过治疗，在病体改善、症状不多时，即开始在治疗方剂中加入消积软坚药，如山甲珠（散血通络）、三棱（行气破血消积）或鳖甲（消癥散结而滋阴），必要时可酌用水蛭或蟅虫（破瘀散结）。其剂量宜由小量开始，逐渐增加。实践证明，在应用丹参、丹皮、生桃仁、归尾（或加红花、赤芍）等药活血化瘀情况下，加三棱可软缩肝脏，加鳖甲或（和）水蛭，对脾脏有软缩作用。

5. 对 ALT 升高，烦热，口苦，尿黄少，舌红苔黄，脉弦滑而数者，可辨证加用板蓝根、丹参、丹皮、栀子。当药（肝炎草）为降 ALT 有效药物，主要用于肝胆湿热患者。对 ALT 升高或升降不稳定，尤对肝肾阴虚者，可用西洋参、五味子、白芍、山茱萸。

6. 有胆系感染（胆汁淤积、感染）者，宜重用柴胡，酌加金钱草、郁金、黄芩、公英。

7. 对机体免疫功能低下者，可选用健脾益气补肾中药。灵芝、人参及黄芪可提高机体非特异性免疫力，可酌情使用。

8. 当前西医对控制慢乙肝、慢丙肝病毒，抑制病情发展，具有良好作用，但对病毒导致慢性肝脏病变却乏有效办法。为此，抗病毒应采用西药，对慢性肝炎（病）、肝纤维化病变应采用中医药治疗。予在家传治疗肝病有效方剂——"益肝丸"基础上，研制的"益肝冲剂"，对本病有明显治疗效果，用药后 2 周即可使 90.3% 的食欲不振、86.5% 的腹胀及 76.2% 的肝区痛改善，用药后 1~3 个月可使 83.9% 的 ALT 下降与复常，用药后半年 84.1% 的肝脾有不同程度的回缩。在益肝冲剂基础上，经临床、病理、拆方药物筛选（淘汰）研究发现，活血化瘀方剂，以及丹参配黄芪加归尾、赤芍等药物具有明显抗肝纤维化作用。在充分认识本病发病机制基础上，确立了本病"血瘀证"本质。在以"血瘀证"立论，取得良好疗效基础上，对原方修改为重用丹参配黄芪为主的新一代组方，改名"益肝康"（丹参、黄芪、归尾、赤芍、白术、云苓、厚朴等）。研究发现，"益肝康"对慢性肝炎（病）、肝纤维化治疗具有确切疗效，总有效率 82.1%~88.3%，能降酶，恢复肝功能，有效降低肝纤维化指标，82.6% 炎症、坏死改善，肝纤维化逆转的总有效率为 92.8%。具有消除肝纤维化、肝脂肪变、炎症、坏死，恢复肝细胞器功能，改善肝功能作用。（见图 4、图 5、图 6、图 7、图 8、图 9）

9. 值得注意，病毒性肝炎主要病因是由于病毒感染导致的肝脏损害，除有肝细胞变性、坏死或再生等病变外，多有不同程度的纤维组织增生、胆系病变及肝脏血循环障碍，在临床上出现皮肤瘀斑、蜘蛛痣，舌质青或有瘀点，舌下络脉粗长或有结节、色泽紫青及肝脾肿大等瘀血征象。随着肝脾肿大，质地逐渐变硬，瘀血征象亦越突出，故尽管临床上脾胃虚弱或肝肾阴虚等并不少见，但若不能从瘀血和毒热的病变实质入手，仅从脾胃虚弱、肝肾阴虚外在征象出发，而单纯应用健脾理胃、补益肝肾药物，如人参、黄芪、熟地黄、沙参、枸杞等，往往效果不佳，又有导致纳差、腹满甚而便溏的弊害。故无论上述何种类型，在治疗上均应提高对血瘀证本质的重视。在治疗上应以活血化瘀为主，辨证选用有关方药。随着肝纤维化发病机制的逐渐阐明，中医药抗慢性肝炎（病）、肝纤维化研究不断深入，并获得一些可喜成果。研究表明，活血化瘀、健脾益气中药，例如丹参、归尾、赤芍、生桃仁、红花、郁金（姜黄）、黄芪（配丹参抗肝纤维化作用显著）、人参、白术、炙甘草等，具有良好抗肝纤维化作用。研究还表明，中药的抗肝纤维化作用系多靶点，作用于肝纤维化形成的多个不同环节，既通过保肝抗炎、调节免疫等作用减少肝纤维化形成诱发因素间接发挥作用，也可通过抑制 HSC 活化，调节 TGF-β、PDGF 等细胞因子，促进 HSC 凋亡，影响 ECM 合成。此外，还可通过促进已沉淀的胶原纤维降解、重吸收等途径直接干预肝内 ECM 代谢，发挥抗肝纤维化作用。中医药抗肝纤维化的临床与实验研究为临床治疗提供了许多宝贵经验，显示出独特的优势。

附1 中西医结合肝纤维化治疗研究

慢性肝炎、肝纤维化乃至肝硬化相当常见，少数可癌变，危害很大。美国肝病学家Hans Poper 指出：谁能阻止或延缓肝纤维化的发生，谁就将治愈大多数慢性肝病。随着肝纤维化发病机制的逐渐阐明，本病治疗成为可能。但西医对之尚无良药，目前以中医理论为指导，中西医结合对慢性肝炎（病）、肝纤维化治疗的研究已获明显进展，疗效显著。

1. 中西医结合抗肝纤维化治疗的研究现状与前景

近年来的研究已阐明 HSC 是肝纤维化形成的关键细胞。[1~3]肝脏受到肝炎病毒及毒性因素等各种损伤因子刺激时，炎症细胞及肝组织间叶细胞可释放各种激活 HSC 的因子，其中最主要的是血小板衍生的生长因子 PDGF 和转化生长因子 TGF-β₁[4~9]，促使 HSC 活化、增殖，活化的 HSC 又可以自分泌的形式增加 PDGF 和 TGF-β₁ 的作用。这样就形成了肝组织内的放大环，形成巨大的 HSC 活化池[8]，HSC 活化后以胞质中表达 α-平滑肌肌动蛋白（α-SMA）为特征，并表达和产生大量Ⅰ型胶原及其他细胞外基质（ECM）[10]。过度活化的 HSC 同时表达和分泌高度活性的基质金属蛋白酶组织抑制因子（TIMPs），使胶原合成和降解的平衡过程被打破，胶原酶的分泌和活性受到抑制，其结局则是下调胶原的降解过程，造成间质胶原的过度沉积，形成肝纤维化[11~13]。形成这种状况的原因固然与各种损伤因子如乙型、丙型肝炎病毒侵入肝组织有关，但肝炎病毒对肝细胞的直接损伤通常有一定限度，而这种损伤引发的机体免疫系统功能障碍、氧化应激反应与过氧化损伤、内毒素血症，以及基因突变、整合等一系列继发性系统性改变却使肝脏病变走向慢性化、肝纤维化乃至肝硬化，少数发生癌变。

以上概括阐述了慢性肝病肝纤维化发病机制的总体轮廓，同时也是药物抗肝纤维化机制的主要环节。以病毒性肝炎为病因的慢性肝病肝纤维化形成机制是机体对肝炎病毒的系统反应过程，涉及发病机制的多个层面和靶点，仅针对某一层面或靶点的作用来治疗肝纤维化，往往不能起到总揽全局的作用。当前对肝纤维化治疗西药尚乏有效方法，一些药物的毒副反应较大（如青霉胺、秋水仙碱等），中医中药抗肝纤维化治疗已获明显疗效[14~20]。中医治疗疾病是从整体出发，遵循辨证施治原则，因之在很大程度上弥补了西医之不足。但古老的药物剂型及药物性能的不均一性，往往影响药效的充分发挥，起效慢，可重复性较差。中西医结合抗肝纤维化治疗具有潜在优势与发展前景。近年来以阻断细胞内信号转导通路为手段的新型抗肝纤维化生物疗法有了长足进步，肝纤维化的基因治疗方兴未艾，但这些研究还处在实验阶段，距真正的临床应用还有一段过程。但充分利用中药抗肝纤维化的有效优势，中西医结合研究、发展基因治疗将会进一步推动抗肝纤维化治疗的进展。

2. 中西医结合深化抗肝纤维研究

当前我国在抗肝纤维化研究取得的良好疗效赋予了中西医结合的时代特色。不少成功的研究已经不是单纯将具有抗肝纤维化作用的中药与西药联合，而是在对疾病作用机制充分认识的前提下，发挥各自的优势，达到更深层次的结合。当前，肝纤维化的发病机制已逐渐阐明，以发病分子机制的某些环节去阐明中医治则的西医内涵，以中药疗效机制的现代理论去丰富和拓展中医传统的、经典的理论，这又是中西医结合的另一种方式。近年来，中医抗肝纤维化研究取得的成就是在中医药理论的指导下，利用现代医学理论、先进的科学研究方法和实验技术手段，从细胞、分子学机制阐明中医、中药的疗效机制，揭示和完善中药抗肝纤维化研究中的基本和关键问题。这就是现代中西医结合抗肝纤维化研究的本质特征，也是近年来取得显著成就的根本原因。

3. 中西医结合抗肝纤维化药物治疗的研究

鉴于中药抗肝纤维化已获明确疗效[14~20]，中西医结合治疗肝纤维化的研究已为热点科研课题，研究多是在中医的整体观和辨证施治原则指导下，用现代化科学研究方法和实验技术手段，探索中药抗肝纤维化治疗的有效组方或药物。采用萃取、蒸馏、层析或电泳、色谱或液相色谱等方法将中药复方或复方中单味中药的有效成分甚至单体成分提取出来，采用动物模型（肝纤维化模型）或离体细胞（HSC）培养的方法，从组织学和体外细胞培养的抗肝纤维化机制的各个靶点，研究中药抗肝纤维化的机制和疗效。抗肝纤维化药物的筛选系本项研究的一个重要环节，不少研究是依据中医学对慢性肝病经验理论，针对具有抗纤维化潜在应用价值的药物进行筛选，研究最多的也是目前认为具有确切疗效的活血化瘀类药物。有些研究是针对疏肝健脾、健脾活络、健脾补气及补肾养肝等方剂进行筛选。盲目的筛检研究既不科学也不经济。体外细胞培养是最直接、快捷的筛检方法。筛检的程序原则上应沿着复杂复方→简单复方→单味中药→单体中药的路线，发现在治疗机制上具有峰点作用的组方或药物。目前正在从事中药筛检研究工作的专家认为，在某一疗效机制上具有峰点作用的药物多集中在简单组方或单味中药阶段，过度纯化中药的某些成分往往可致疗效降低，且某些毒性反应开始出现，呈现出类似西药的某些特征或者说中药西药化。这一规律的发现不仅证实了西药化方法研究中药的路子并不可取，也表明了从整体出发是中西医结合中药研究的出发点。同时从西医学治疗机制方面也说明，要想使药物发挥最高疗效，须让药物在某一疗效机制的多个靶点上起作用。对发现的抗肝纤维化较为理想的药物用于模型动物。在接近或模拟人类肝纤维化发病机制的动物模型上，采用与体外实验研究相同的研究方法去证实或检验体外实验结果，更为重要的是对之作出病理学疗效鉴定。选用何种研究方法由所选研究的作用机制、靶点的特点及实验室条件决定。

现代医学关于中药作用机制的研究方法十分丰富，总体说不外乎中药化学组学、蛋白质组学和基因组学三个方面。所谓中药化学组学研究即指药物产生疗效或与疗效有关的化学组成，包括成分分析、理化特性鉴定等，是中药现代化、中药新药研究的重要组成部分。所谓中药蛋白质组学，并非指中药的蛋白质成分组成，而是指中药发挥药理特性时本身演变或诱导机体内产生的活性蛋白的种类、氨基酸序列及其生物特性方面的作用及其变化规律。由此可见非蛋白质或非含氮类中药也有其蛋白质组学特性，可以说蛋白质组学是任何药物得以发挥药理性能或产生对疾病治疗效应的最终的、最直接的参与者。所谓中药基因组学研究是指中药发挥药理特性或疗效时在基因组学水平及其 mRNA 表达水平的作用及其规律，其中对 mRNA 表达水平的作用规律研究是目前中药疗效机制研究的热点。

表达水平的筛检研究是一项庞大系统研究工程。目前国内外在抗肝纤维化治疗的研究中，对某一或某些机制方面的研究较多，不少研究在重复着同样的工作。研究目的也往往仅集中于抗肝纤维化机制的单一环节或靶点，研究方法往往是经典的细胞分子生物学技术，对某一基因或蛋白质表达水平进行研究，效率很低。基因或蛋白质芯片技术在这方面的研究中发挥了极大优势，芯片技术为药物筛检研究提供了高信息通量的研究手段，是研究药效多层次水平作用机制的快速、高效、准确的研究方法。如将传统的生物化学方法比作用手和笔计算一道数学题，那么芯片技术则可当之无愧地比作程序化电子计算机。鉴于我国传统医学对肝纤维化及诸多内科慢性病具有独特优势，基因芯片技术已在一些单位开展，其必将促进肝纤维化治疗研究的发展，加速有关疾病中药新药的开发。

4. 中西医结合抗肝纤维化研究成果

慢性肝病在我国以慢性病毒性肝炎（主要为乙型、丙型病毒性肝炎）所致，属临床多发病和常见病，严重影响着我国人民的身体健康。肝纤维化是各种慢性肝病发展至肝硬化的必经阶段，是临床治疗慢性肝病的关键环节[21~25]，预防慢性肝病、肝硬化的发生和发展，最为重要的是进行早期治疗及预防肝纤维化。随着肝纤维化机制的逐步阐明，抗肝纤维化治疗已成为可能。但目前西药尚乏抗肝纤维化的良药，干扰素、青霉胺、秋水仙碱、己酮可可碱等药物疗效不佳，毒性反应较大，尚难应用于临床。近年来广泛开展的中药抗肝纤维化的实验与临床研究，为临床治疗提供了宝贵经验，显示出独特的优越性。活血化瘀药及某些补气健脾中药对肝纤维化具有显著的治疗作用。贾继东、姚希贤等报道，以丹参为主的复方制剂即中药861、益肝康及扶正化瘀319复方[26,27,28~53]，可不同程度地减轻大鼠肝纤维化的发生和发展，可抑制大鼠四氯化碳实验性肝纤维化的形成，并可促进已经形成的肝纤维化发生逆转，表明活血化瘀药及某些健脾补气药对肝纤维化治疗具有良好前景。当前干扰素及核苷类药物能有效控制乙肝病毒、丙肝病毒，但对病毒致之慢性肝炎、肝纤维化病变尚无有效治疗，而中医药已获良好疗效，所以慢性肝炎、肝纤维化应采用中西医结合治疗。此外，由于肝炎病毒所致慢性肝病并非完全由肝炎病毒本身直接侵入所致，而与感染病毒后所致的机体免疫功能失调有关，因此，调整机体免疫功能的失衡也是中西医结合抗肝纤维化疗法的重要组成部分。

（1）肝纤维化的治疗研究

1）活血化瘀为主药物对肝纤维化治疗的研究：国内学者对活血化瘀、补气健脾中药的抗肝纤维化作用进行了较为广泛的研究，获得了一些可喜成果。研究表明，活血化瘀及某些补气健脾中药具有良好的抗肝纤维化作用，其疗效机制作用在肝纤维化发生的多个层面和靶点。因难以进行两次或以上的肝穿刺病理活检，中药对肝纤维化治疗研究多仅限于临床及血清透明质酸（HA）、纤维连接蛋白（FN）、层连蛋白（LN）、Ⅲ型前胶原（PCⅢ）等肝纤维化标志物检查方面，病理资料则十分珍贵。樊万虎等[28]运用复方丹参滴丸治疗20例早期肝硬化患者，结果表明血清甘胆酸、HA、PⅢP、LN均有降低，其中血清甘胆酸、PⅢP、LN明显降低。程明亮等[29~30]采用汉丹制剂治疗肝纤维化30例，结果肝功能、肝纤维化明显改善，HA、LN、PCⅢ下降，显示本制剂具有抑制胶原蛋白合成、促使肝纤维组织转化及促进胶原分解的作用。张国梁等[18]用软肝饮治疗30例肝硬化患者，发现本方能提高红细胞超氧化物歧化酶（SOD）活性，降低血浆过氧化脂质（LPO）水平，血清 HA、LN 的含量也同步下降，提示本药抗肝纤维化作用与其增强肝脏抗过氧化有关。陈焰[31]用凉血活血中药加减治疗 6 例活动性肝硬化患者，不仅 ALT、胆红素、γ-球蛋白复常，并有 HBeAg 转阴，肝穿刺病理证实肝组织中小叶结构紊乱、纤维组织增生、假小叶形成与结节外纤维包裹等主要病变均有明显好转，提示凉血活血中药对肝硬化有较好的逆转作用。王宝恩等[32]运用中药复方 861 治疗慢性肝炎 22 例，治疗前及治疗 6 个月后分别肝穿刺做病理检查，结果治疗后炎症及纤维化指标明显好转，提示中药复方 861 对慢性肝炎、肝硬化有明显减轻炎症、减少或逆转肝纤维化（包括早期肝硬化）的作用。项阳等[33]观察百草柔肝胶囊逆转肝纤维化及早期肝硬化作用，52 例患者中，根据肝穿刺的病理检查结果，肝纤维化程度 S_1 期 15 例，S_2 期 24 例，S_3 期 3 例，S_4 期 10 例，治疗 3 个月后肝穿刺及血清学复查，血清Ⅳ型胶原、HA、LN 与治疗前比较有显著性差异，肝纤维化逆转率分别为 S_1 期 13.3%（2/15）、S_2 期 62.5%（15/24）、S_3 期 66.7%（2/3）、S_4 期 80.0%（8/10），除 S_1 期疗效不明显外，其他各期纤维化逆转率均较好。潘雪飞等[34]研究肝宝冲剂抗肝纤维化作用，治疗慢性乙型肝炎患者 56 例，治疗后血清 HA、PCⅢ、LN 三项指标均有明显下降。有人用复方丹参颗粒剂治疗慢性肝炎 26 例、肝硬化 14 例、脂肪肝 9 例，比较治疗前后血清肝纤维化指标，结果治疗前肝硬化患者的Ⅳ型胶原、HA 检测指标升高最明显，其次为慢性肝炎、脂肪肝，检测指标中 LN 以慢性肝炎及脂肪肝变化明显，治疗后血清Ⅳ型胶原、HA、LN 均有显著下降。有人运用丹参注射液和黄芪注射液每日各 20mL 静脉滴注，治疗肝硬化门脉高压患者 33 例，治疗 3 个月后复查血清 HA、PCⅢ、LN 水平明显下降，临床上可明显改善肝硬化门脉高压。杨柳明等[35]观察强肝胶囊治疗肝硬化患者 45 例，结果治疗后血清 HA、Ⅳ型胶原、LN 水平明显改善，组织学检查肝纤维化明显好转，有效率达 75.6%。予运用益肝冲剂、"益肝康"分别治疗慢性肝炎 324 例和 365 例，多中心观察发现[14,77]，益肝冲剂、益肝康可明显改善慢性肝炎患者的食欲不振、腹胀或肝区痛等症状，总有效率 82.1%～94.4%，80.9% 的患者 ALT 下降或正常，84.1% 的患者肝脾有不同程度回缩，提示有良好保肝降酶及抗肝纤维化作用。

2）中西药物联用治疗肝纤维化研究：程明亮等[38]进行了 α_1 型基因工程干扰素联合汉丹冲剂治疗早期肝硬化的组织学研究。入选的 16 例均经临床和肝活检证实为慢性肝炎早期肝硬化。治疗方法为汉丹冲剂（由汉防己、丹参等药物组成）15g，开水冲服，每日 3 次；α_1 型基因工程干扰素 300 万 U，隔日肌内注射 1 次，1 个月后改为每周肌内注射 2 次；加服维生素 E、C。经 3 个月治疗全部患者肝功能指标（血清 ALT、白蛋白与 γ 球蛋白等）均获得恢复和明显改善，其中 14 例完全恢复正常；血清 HA 和 PCⅢ明显下降，HA 大于 140ng/mL 者治疗前 15 例，治疗后仅剩 1 例；PCⅢ高于 160ng/mL 者治疗前 16 例，治疗后仅 2 例。治疗前肝活检汇管区或沿肝小叶延伸纤维增生者 8 例，可见弓形纤维形成及多细胞板者 5 例，初步假小叶形成者 9 例。治疗后肝穿刺 6 例，其中有 3 例系早期肝硬化，汇管区或沿小叶延伸增生的纤维组织基本消失；2 例弓形纤维和假小叶获得明显改善，周边纤维减少，并见有较多的新生肝细胞出现。结果表明，干扰素有抗乙型肝炎病毒的作用，汉丹冲剂则可能有抑制胶原合成和促进胶原分解的作用，两者联用对早期肝硬化具有较好的治疗作用。叶红军等[37]应用人血清白蛋白制备大鼠免疫性肝纤维化模型，探讨丹参注射液和重组白细胞介素-2（IL-2）对肝纤维化的防治作用。实验设正常对照、模型对照和秋水仙碱对照组。实验 8 周后从股动脉抽血进行肝纤维化相关指标的检测，并处死全部动物，在动物的肝左、右叶各取组织做匀浆。结果表明，丹参和 IL-2 联合组与丹参组 HA 水平和免疫复合物阳性率明显低于模型组与秋水仙碱对照组，炎症细胞浸润和肝细胞变性坏死程度也均低于模型对照组，肝组织羟脯氨酸含量、肝胶原和网状纤维增生程度也明显低于各个对照组，并发现联合组与丹参组以 I 型胶原增生的数量减少为主，反映出丹参主要抑制 I 型胶原增生。提示丹参联合 IL-2 治疗免疫性大鼠肝纤维化模型，可减轻人血清白蛋白导致的大鼠肝细胞的免疫性损伤，具有明显防止免疫性肝纤维化的协同作用。

（2）抗肝纤维化的有效组方

表 1　抗肝纤维化有效方剂

方剂名称	方剂组成	研究机构	文献
益肝康[14,38~51]	丹参、当归、黄芪、赤芍、柴胡等	河北省消化病研究所	益肝冲剂（投产 17 年）的换代产品
强肝胶囊[35,52~53]	丹参、茵陈、板蓝根、当归、白芍等	广东省廉江市人民医院肝病研究基地	胃肠病学和肝病学杂志，2001，10（3）：247-249
复方 861[27,54~55]	丹参等	首都医科大学北京友谊医院	中华肝脏病杂志，2000，8（2）：78-80
扶正化瘀方[56]	丹参、桃仁、松黄、虫草菌丝、七叶胆等	上海中医药大学肝病研究所	中医杂志，2000，41（10）：620-621
抗纤复方[57]	丹参、黄芪、紫河车、郁金		中国中西医结合杂志，2002，22（9）：694-697
汉丹肝乐[30]	丹参、汉防己、银杏、黄芪、赤芍等		中华肝脏病杂志，2000，8（2）：108-109
肝心康[58]	丹参、桃仁、红花等	重庆医科大学病毒肝炎研究所	中华肝脏病杂志，1998，6（1）：38-39
复方桃仁软肝胶囊[60]	丹参、桃仁、当归、柴胡、赤芍、冬虫夏草、郁金、黄芪、䗪虫		中国中西医结合杂志，2002，22（9）：660-663
抗纤保肝汤[61]	丹参、桃仁、当归、赤芍、柴胡、鳖甲、黄芪、鸡血藤、水飞蓟、苦豆子、生地黄、甘草	山东省立医院	中国中西医结合杂志，2002，22（5）：332-334
复方丹参滴丸[62]		山东省济宁市传染病医院	中国中西医结合杂志，2002，22（5）：382-383
双甲五灵胶囊[64]	鳖甲、穿山甲、柴胡、黄芪、灵芝、丹参、五味子等	第四军医大学唐都医院	中国中西医结合消化杂志，2002，10（3）：159-161

国内在抗肝纤维化研究中组方名称很多，但对抗肝纤维化有良好作用的方剂，主要为含有活血化瘀药物方剂，主要者有益肝康（益肝煎剂）[14,38~51]、强肝胶囊[35,52~53]、复方861合剂[27,54~55]、扶正化瘀319方[56]等。探其组方构成，抗肝纤维化有效者主要有下列中药：①以活血化瘀、消积软坚为主的丹参、当归、赤芍、丹皮、生桃仁、红花、汉防己甲素、泽兰、鸡血藤、血竭、郁金、延胡索、山甲、鳖甲、三棱等。②健脾补气助阳药黄芪、虫草，以及柴胡、广木香及厚朴等疏肝理气药。其中丹参、黄芪联用具有一定程度的抗肝纤维增生作用，为多数组方采用的药物。其他药味则按中医组方原则辅助构成。

（3）抗肝纤维化有效中药的复方与机制研究

1）抗纤复方：赵钢等[57]探讨了抗纤复方对人 α_1（Ⅰ）前胶原基因启动子活性的作用及其机制。以含有 α_1（Ⅰ）前胶原基因上的 2.3kb、0.8kb、476bp、173bp 启动子片段为研究靶序列，以氯霉素乙酰基转移酶（CAT）为报告基因，构建基因重组质粒，转染成纤维细胞（NIH_3T_3），建立稳定的 α_1（Ⅰ）前胶原启动子转染细胞体系，用抗纤复方和（或）$TGF \beta_1$ 处理 NH_3T_3 细胞，测定 CAT 活性。结果表明，抗纤复方能够抑制 α_1（Ⅰ）前胶原启动子报告基因质粒 phCAT-Cα_1（Ⅰ）2.3、phCAT-Cα_1（Ⅰ）0.8、phCAT-Cα_1（Ⅰ）0.4 的活性，拮抗 $TGF \beta_1$ 促进 phCAT-Cα_1（Ⅰ）2.3 活性。抗纤复方能够作用于胶原 α_1（Ⅰ）基因调控片段，抑制胶原合成。为比较观察原代培养正常肝和纤维肝肝细胞型胶原表达，并研究抗纤复方对纤维肝肝细胞生成胶原的影响，有研究用血清药理学方法以抗纤复方体外干预纤维肝的肝细胞，免疫细胞组化染色示踪其对胶原表达的影响，结果表明，正常肝细胞极少表达胶原，纤维肝的肝细胞胶原表达增加，抗纤复方能抑制纤维肝的肝细胞生成胶原。说明抗纤复方抗肝纤维化的机制之一是抑制肝纤维化时肝细胞过量合成胶原，减少肝脏细胞外基质的形成。

2）扶正化瘀方：刘成海等[56]将扶正化瘀方全方及拆方扶正组、化瘀组、虫草组、丹参组及丹参加虫草组制备各组含药血清，分离培养大鼠 HSC，观察含药血清对培养 HSC 增殖活化、Ⅰ型胶原蛋白及其 mRNA 表达的影响。复制二甲基亚硝胺（DMN）大鼠肝纤维化模型，以全方及拆方组治疗，观察模型大鼠肝脏羟脯氨酸（Hyp）含量与胶原沉积的变化。结果表明：各组含药血清均可抑制 HSC 的增殖和活化，其中化瘀药效果最明显；各组含药血清均可抑制 HSC Ⅰ型胶原 mRNA 及其蛋白的生成，以扶正组效果最佳。在 DMN 模型肝纤维化的治疗中，以全方组降低肝组织 Hyp 含量与胶原沉积最为明显，化瘀组与扶正药配伍后能进一步抑制胶原生成，全方具有较好的综合效果。扶正化瘀方有较好的抑制 HSC 增殖与胶原基因表达作用，是该方抗肝纤维化作用的重要机制，其中扶正药重在抑制 HSC 胶原生成，化瘀药长于抑制 HSC 活化、增殖，而全方具有综合效果。扶正化瘀方还可抑制四氯化碳实验性肝纤维化的形成，并促进已形成肝纤维化的逆转。对稳定期肝纤维化，可显著提高肝组织胶原酶的活性，促进肝内胶原降解。与对照组比较其抗肝纤维化作用具有较为明显的优势。

3）复方861：北京友谊医院[27,54~55]研究了复方861对慢性乙型肝炎的肝组织及体外培养的 HSC 增殖与凋亡的影响，阐明其抗肝纤维化作用机制，方法与体外研究 HSC，系采用 MTT 比色法测定 HSC 增殖，采用电镜、流式细胞仪和 TUNEL 法检测 HSC 凋亡。临床研究对象是慢性乙型肝炎患者。结果表明：复方861能显著抑制体外培养的HSC增殖，随着药物剂量的增加和时间的延长，HSC凋亡率明显增加，呈剂量和时间依赖。TUNEL法检测，用5mg/mL复方861作用48小时后，HSC凋亡率为25.9%，对照组仅为9.2%，差异有显著性（$P<0.01$）。在慢性乙型肝炎患者中，HSC大量活化增生，复方861治疗6个月后，活化的HSC数量显著减少，可观察到HSC凋亡，不同浓度的复方861作用于体外培养的HSC。以RT-PCR方法可见随药物浓度的增加，TIMP-ImRNA的表达被抑制，表明促进组织胶原酶活性也是此药抗肝纤维化机制之一。

4）强肝胶囊：对强肝胶囊的抗肝纤维化作用的研究已有不少报道，是近年来新投产、用于治疗慢性肝纤维化的有效药物之一。姚希贤[52~53]等以四氯化碳诱导大鼠肝纤维化模型，分为治疗组、预防组、模型自然恢复组，并设正常对照组。用药剂量为每千克1.5g。疗程为10周。届时测定肝组织羟脯氨酸（Hyp）含量，光镜、电镜观察肝脏病理形态变化。结果表明：预防组和治疗组Hyp显著降低，胶原沉积及脂肪变性明显减轻。电镜显示预防组肝细胞内脂滴明显减少，狄氏间隙内胶原纤维增生明显减轻。杨柳明等[35]进一步研究了强肝胶囊对慢性乙型肝炎肝纤维化患者的临床病理疗效。选取了63例慢性乙型肝炎患者接受试验。随机分为2组，其中治疗组45例，对照组18例，治疗组给予强肝胶囊每日1.2g，至少6个月；对照组给予肝泰乐及复合维生素B治疗6个月。试验前3个月和试验终止后1个月内，分别进行血清肝纤维化指标检测和肝穿刺病理学检查。结果为治疗组治疗后HA、Ⅳ型胶原和LN等均显著改善，肝组织病理学显示炎症、坏死活动性改善的总有效率为82.6%，肝纤维化改善或停止发展的总有效率为92.8%，而对照组治疗后在炎症坏死活动性及肝纤维化方面均无显著性改变。因此，强肝胶囊能有效地减轻肝内炎症坏死，稳定甚至逆转肝纤维化（图10、图11），可作为治疗慢性乙型肝炎的良好药物。应用方法为每日3次，每次3粒，3~6个月为一个疗程，据情可服药1~2疗程。

5）益肝康：益肝康[14,38~51]是在益肝冲剂的基础上进一步改进而成。益肝冲剂在临床应用17年来获良好疗效，治疗肝纤维化的总有效率为82.1%。治疗后2~3周，90.3%患者的食欲不振、86.5%患者的腹胀、76.2%患者的肝区痛等症状明显好转；84.1%患者的肝脾有不同程度回缩；83.9%患者的ALT、79.6%患者的TTT降至正常。本药用法为每日3次，每次1包。近年研究发现，益肝康在治疗肝纤维化方面具有独特优势，对90例慢性肝病、肝纤维化患者的治疗（大于6个月）观察表明，总疗效为88.3%，90%的患者症状减轻，86.67%的患者ALT下降与复常，66.67%的患者白蛋白升高，对纤维化指标研究表明，除Ⅳ型胶原（7.57 VS 6.35，$P>0.05$）无明显改变外，HA（173.97 VS 121.53）、LN（165.27 VS 125.40）与PCⅢ（145.50 VS 115.95）明显降低，表明益肝康能有效减轻肝纤维化，改善肝功能，本药浓缩煎剂应用方法为每日2次，每次1袋（投产后为颗粒剂），3~6个月为一疗程，可酌情用药1~2个疗程。河北省消化病研究所采用四氯化碳与猪血清两种不同机制诱导肝纤维化的大鼠模型，采取中药干预14周，造模前4周预防和造模结束前4周治疗的设计方案，研究其对肝纤维化的防治作用。结果显示猪血清（PS）法造模第10周时，对照组纤维化间隔呈网状分隔肝组织，已有假小叶形成；预防组肝小叶结构完整，肝细胞排列整齐，无变性，中央静脉清晰可见，无纤维间隔形成；此时治疗组尚未出现改善。治疗至第 14 周及 20 周时，对照组仍有较多纤维间隔，预防组则仍保持较好的肝小叶结构，此时治疗组的肝脏病变出现明显改善表现。进一步的研究证实，在造模和中药干预的同时，以表达 α-SMA 和 TMP-1 为表型特征的活化型肝组织 HSC，也表现出与组织学相平行的活化特征，同时 I 型胶原在肝内表达也呈相似的规律。由此表明，益肝康可有效地抑制肝组织 HSC 活化，且可通过抑制 TMP-1 活性而间接增强基质金属蛋白酶（MMP）的活性，促进肝内已沉积的胶原降解。研究还发现，造模前 4 周开始给药预防较造模结束前 4 周进行治疗更为有效。因此得出结论，肝纤维化是慢性肝病治疗的关键环节，宜采取早期预防用药，对有效地防止肝硬化发生、改善已硬化的肝脏病理结构具有明显疗效。

益肝康、强肝胶囊为抗肝纤维化有确切疗效的药物，两药均是以活血化瘀为主的药物，各有特色。益肝康对四氯化碳大鼠模型的抗肝纤维化作用较强，可有效地消除炎症、坏死，对消除肝脂肪变性、恢复肝细胞器病变、恢复肝功能及对IV型胶原结构恢复方面均稍优于强肝胶囊。为了既方便患者用药，又适当体现辨证论治的原则，可将益肝康与强肝胶囊作为姊妹药辨证应用。在益肝冲剂应用 17 年的良效基础上，研制换代产品——"益肝康"颗粒剂组方，药性偏温，适用于一般慢性肝病（炎）、肝纤维化出现肝郁（气滞）脾虚，表现为胁痛、上腹胀满不舒或纳差患者。强肝胶囊为当前正式批准投产的三类中药新药，对无明显脾虚（食欲尚可）、阴虚内热（口干）者适于应用。

（4）抗肝纤维化有效单味中药或单体中药研究

1）丹参及丹参单体：丹参微寒味苦，入心肝经，有活血凉血、通经活络之功。"一味丹参，功同四物"，能行血而不破血，生血而不致瘀，予治疗慢性肝炎肝纤维化用量较大，一般用量为 45~60g，慢性肝炎后期肝硬化者用至 60~100g，并配合黄芪，增强抗纤维化作用，配合赤芍、红花、归尾增强活血化瘀作用。丹参系唇形科鼠尾草属植物丹参的根，能破癥瘕、积聚（肝纤维化属中医学癥瘕、积聚范畴），止烦渴，益气。丹参有多种有效成分，具有多方面的药理作用。主要成分为多种呋喃菲醌类色素丹参酮 II（tanshinone II）（包括 II A、II B），异丹参酮 I、II，隐丹参酮，异隐丹参酮、丹酚酸（Salvianolic acid，SA）A、B 等。研究表明，丹参具有改善肝脏微循环、抑制胶原生成、促进胶原降解和调控免疫作用。有报道[68,69]应用丹参注射液或丹参煎剂对大鼠多种肝病模型进行实验研究，提示丹参具有明显降低急慢性肝损伤的动物血清转氨酶活力，减轻急性肝损伤时肝组织内甘油三酯的含量，并能促进肝细胞再生，抑制胶原纤维增生，还可促进已经形成的胶原纤维降解和肝纤维重吸收。南京医科大学用丹参注射液 20~30g 加入 10% 葡萄糖注射液中静脉滴注，每日 1 次，30 日为一疗程，对 29 例肝肿大的慢性活动性肝炎患者治疗，恢复正常者或肝回缩者 15 例。白玉良等用丹参注射液治疗经病理组织学证实的慢性活动性肝炎27 例，治疗前后肝组织病理学检查显示，丹参液对肝细胞再生、炎症消退、坏死组织吸收作用良好。刘三都等[69]用丹参注射液 30~40g 加入葡萄糖注射液中静脉滴注，每日 1次，20~30 日为一疗程，总疗程 3 个月，对慢性乙型病毒性肝炎的总有效率为 82.5%，同时观察治疗前后血清 PCIII 和 HA 值显著下降。丹参的这种保肝、降酶和抗肝纤维化作用的机制基础可能在于其抗脂质过氧化（LPO）作用。笔者所在研究所研究了丹参对大鼠纤维化肝组织匀浆和离体线粒体的 LPO 作用，结果表明，丹参的提取物可有效地抑制肝纤维化大鼠 LPO 产物丙二醛（MDA）的产生，并可增强过氧化物歧化酶（SOD）活性，两者均呈剂量及时间依赖性规律[47]。进一步研究证实，丹参单体 IH764-3 能显著降低四氯化碳大鼠肝纤维化的程度，对大鼠 HSC 呈剂量和时间依赖性增殖抑制效应，能显著降低肝羟脯氨酸和 I、III 型前胶原 mRNA 含量，降低血清 HA、LN 水平，改善肝功能，组织学显示具有抗肝纤维化的作用，并可减少肝组织 MDA 的含量。

2）桃仁提取物：生桃仁性平，入肝、心、大肠经，主要功能为活血化瘀，润肠通便。桃仁提取物主要成分是苦杏仁苷，有增加肝脏血流量、提高肝纤维化的肝组织胶原酶活性、促进纤维肝胶原分解代谢、降低肝组织胶原含量等抗肝纤维化作用。徐列明[70]等用四氯化碳法制作大鼠肝纤维模型，于造模停止时即给予桃仁提取物 0.1g，皮下注射，每日1 次，共 5 周，肝组织胶原纤维染色和网状纤维染色，半定量标准判定胶原纤维增生程度。结果表明：桃仁治疗组各例肝脏内纤维间隔短少而菲薄。I、III、IV、VI 及 FN 组化染色显示桃仁治疗组均较治疗对照组分布减少。治疗对照组的肝脏内由胶原纤维和网状纤维共同组成的纤维组织增生明显，形成大量较薄的纤维间隔，破坏界板，分割包绕肝小叶。

3）当归：当归性温，入心、肝、脾经，能补血调经，活血止痛，系伞形科当归属植物。主要成分为阿魏酸、丁二酸、烟酸、尿嘧啶、腺嘌呤、亚丁基苯肽、藁本内酯及维生素 B_{12}、维生素 E 等。当归在肝病治疗上有多方面的作用。黄自平等在进行当归对大鼠四氯化碳慢性肝损伤保护作用的研究中发现，当归不仅可有效预防及治疗门脉高压症，而且可显著抑制成纤维细胞增生，抑制胶原沉积和促进肝细胞再生，并用形态测量学方法研究了当归对大鼠慢性四氯化碳损伤时胶原的变化，结果表明，当归能抑制胶原沉积，但不能促使胶原降解。当归对 D-半乳糖胺所致的大鼠急性肝损伤有防治作用，表现为对肝细胞膜、线粒体及细胞核等的损伤，以及肝糖原的降低均有明显保护作用，同时还能维护内质网上 6-磷酸葡萄糖酶活性；对体外培养肝细胞 DNA、RNA 合成有促进作用，能促进肝细胞合成白蛋白。

4）黄芪：系豆科属植物，主要成分为二羟基二甲氧基异黄酮、熊竹酮、葡萄糖醛酸等。黄芪抗肝纤维化机制为减少胶原在肝内的沉积，通过多环节的抗肝细胞变性坏死、促进再生及调节免疫，间接抑制肝纤维化的形成。马红等采用大鼠白蛋白免疫损伤性肝纤维化动物模型，通过光镜、电镜观察，胶原免疫组化染色及胶原蛋白生化测定，观察黄芪对动物模型肝纤维化的治疗作用。结果表明：黄芪可使大鼠肝纤维化程度及超微结构的病理改变明显减轻，减少总胶原及 I、III、V 型胶原在肝内的沉积，随着疗程的延长，作用更为显著。同时以肝总胶原蛋白为指标，证明单用黄芪治疗肝纤维化的作用不如含黄芪、丹参等的中药复方，提示黄芪与其他成分组成复方可加强抗肝纤维化的效果。药理研究也证明，黄芪对实验性肝炎有保护作用，可促进血和肝脏蛋白质更新。黄芪皂苷为调节细胞功能的重要活性物质，可使家兔血浆 cAMP 含量升高，进而引起组织功能改变。

5）虫草多糖：虫草为麦角菌科植物冬虫夏草的子座及其寄主蝙蝠蛾等的幼虫尸体的复合体，主要成分为脂肪、粗蛋白、组纤维、碳水化合物、虫草酸、冬虫夏草素及维生素 B_{12} 等。有人研究虫草多糖脂质体的抗肝纤维化作用。采用小剂量虫草多糖脂质体（虫草多糖量为15g/100g,隔日1次)治疗四氯化碳所致雄性大鼠肝纤维化10周,运用地高辛自由引物法标记的1.7kb胶原酶探针行斑点印迹杂交检测大鼠肝组织中的胶原酶mRNA含量。结果:小剂量虫草多糖脂质体使大鼠肝组织中胶原酶mRNA表达,可促使Ⅰ、Ⅲ型胶原降解,可能为其抗肝纤维化的主要机制之一。有用冬虫夏草治疗慢性乙型肝炎肝纤维化29例,全部患者经服用天然冬虫夏草单味1个月后,对其中的11例慢迁肝行肝活检复查,7例肝细胞结构和形态恢复正常;5例慢活肝治疗后行肝活检复查,2例呈慢迁肝表现,1例好转;全部患者临床症状、体征及辅助检查结果均有不同程度的改善。提示冬虫夏草对阻断慢性肝炎肝纤维化有一定临床价值,对肝纤维化形成后的治疗也有较好疗效。

6)汉防己甲素:汉防己甲素是从防己科植物粉防己根中提取的一种生物碱,主要作用于钙离子通道。范列英等[71]研究发现,其在$10 \sim 50 \mu g/mL$浓度范围能明显抑制离体大鼠肝细胞和HSC DNA及胶原的合成,抑制的程度与浓度、作用时间均呈正相关。李定国等[72]则观察到小剂量汉防己甲素能降低大鼠四氯化碳肝纤维化模型线粒体MAO和N-乙酰β-D氨基葡萄糖苷酶的活性,增加线粒体内膜表层和中心处的流动性及巯基含量,具有良好的线粒体保护作用和抗肝纤维化作用。

7)氧化苦参碱:氧化苦参碱(OM)是从中药苦豆子中提取的生物碱,研究认为有抗炎、平喘、降酶退黄、免疫调节和抗肿瘤作用。近期发现有抗乙、丙型肝炎病毒作用及抑制胶原活动度的作用。有研究观察OM预防和治疗大鼠肝纤维化的疗效并探讨其作用机制。采用半乳糖胺诱发肝纤维化模型,观察OM 90mg/kg干预前后血及肝组织生化、羟脯氨酸含量、TGF-β_1mRNA表达水平及病理组织学改变。结果表明:OM干预后肝组织羟脯氨酸含量较干预前显著下降,血清ALT、AST亦显著下降,Ⅰ、Ⅲ型胶原沉积减少,纤维间隔纤细,数量减少;组织匀浆SOD活性升高,MDA含量降低;RT-PCR显示TGF-β_1mRNA水平降低。实验表明,氧化苦参碱对半乳糖胺诱导的肝纤维化有预防和治疗作用,其部分机制为抗LPO而保护肝细胞、抑制纤维生成等。

8)川芎嗪:川芎嗪是从中药川芎中分离提取的生物碱单体。王红等[73]以四氯化碳诱导大鼠肝纤维化模型,分成两组,一组给予川芎嗪注射液20mg/kg,腹腔注射,每日1次,每周6次,共6周,于第45天留取肝组织,进行Van Gieson胶原染色,观察肝组织内纤维增生程度,并行半定量分析比较;同时测定血清中ALT、HA,PCⅢ和肝组中MDA和SOD。结果为,川芎嗪组的肝细胞变性、坏死及纤维增生程度较四氯化碳组轻,免疫组织化学染色示肝组织HSC数量明显减少,MDA变化与HSC细胞数变化相平行;血清HA、PCⅢ水平较四氯化碳组明显降低。表明川芎嗪具有保护肝细胞、抗LPO损伤及抗肝纤维化作用。

9)柴胡:为伞形科植物柴胡的干燥根。有效成分为柴胡皂苷和皂苷元。柴胡煎液对四氯化碳所致大鼠肝损伤能使肝细胞变性坏死明显减轻,肝细胞内蓄积的糖原及RNA含量大部分恢复或接近正常,对实验性肝病有显著抑制肝纤维增生的作用。有人对"小柴胡汤"进行了深入研究,结果表明,"小柴胡汤"方剂水醇提取物可显著抑制猪血清和二甲基亚硝胺(DMN)两种大鼠肝纤维化模型肝纤维化的形成,减少肝内胶原含量,抑制肝组织线粒体的耗量和过氧化产物MDA的形成。同时研究了对模型大鼠离体HSC培养的作用，证实了"小柴胡汤"水醇提取物可显著抑制肝纤维化离体 HSC I 型胶原的产生和 I 型胶原 mRNA 的表达。

（5）抗肝纤维化简单小复方研究

1）丹参、汉防己：程明亮等采用由汉防己、丹参等制成的汉丹制剂（汉防己、丹参、赤芍、黄芪与银杏叶 5 味）治疗肝纤维化 30 例，对照组 30 例（采用垂盆草冲剂），结果，治疗组患者的肝功能及肝纤维化有明显改善，HA 水平由（184.0±42.2）ng/mL 降至（85.0±38.4）ng/mL，LA 由（420.0±68）μg/L 降至（112.1±31.3）μg/L，PC Ⅲ 由（148.5±46.7）μg/L 降至（81.4±32.6）μg/L。对其中 8 例（治疗组 6 例，对照组 2 例）患者进行治疗前后肝穿刺病理学诊断，结果，治疗组治疗前示汇管区或沿肝小叶延伸纤维增生者 6 例，可见弓形纤维形成及多细胞板 4 例，初步假小叶形成 2 例；治疗后有 3 例沿小叶延伸增生的纤维基本消失，2 例弓形纤维及假小叶获得改善，周边纤维减少，并见有较多新生的肝细胞出现。对照组 2 例治疗前后肝活检对比无明显变化。

2）丹参、柴胡：王胜春等[74]研究柴胡与丹参配伍对大鼠肝纤维化形成的影响，采用四氯化碳法诱导产生大鼠肝纤维化模型，分成两组，一组给予丹参、柴胡小复方，分别检测其酶谱及相关生化指标和肝组织病理学变化，结果表明，柴胡与丹参合用可显著降低肝纤维化大鼠的 ALT、AST、MAO、ALP、PC I 及 PC Ⅲ 水平。病理组织学检查显示，可明显减轻肝纤维化大鼠肝细胞变性坏死，阻止纤维隔形成，胶原纤维增生程度显著低于模型组。认为柴胡与丹参配伍能有效保护肝细胞，阻止纤维化的形成。

3）丹参、黄芪：谭文友等[75]观察了丹参、黄芪对肝硬化门静脉高压血流动力指标及肝纤维化指标的影响。将 84 例患者随机分为常规治疗组 42 例和常规治疗加丹参、黄芪治疗组 42 例，分别于治疗前及治疗后 1、2、3 个月后监测门静脉内径、脾静脉内径、门静脉血流速度、脾静脉血流速度、门静脉血流量、脾静脉血流量，同时观察血清 HA、PC Ⅲ、LA，并做对比分析，结果表明，常规加丹参、黄芪治疗组的上述血流动力学指标明显改善，HA、PC Ⅲ、LA 明显下降，认为丹参、黄芪能较好地改善肝硬化门静脉高压，作用机制可能与改善肝纤维化程度有关。

4）赤芍、丹参和葛根：杨大国等[15]应用以赤芍、丹参和葛根为基本方的中药治疗 10 例慢性乙型活动性肝炎纤维化患者，疗程 3 个月。药物剂量为赤芍 60g，丹参 30g，葛根 30g。观察指标为肝功能、疗程结束时第二次肝穿刺肝组织学检查。结果表明：治疗后肝功能指标明显改善，其中 ALT 平均下降 60%，8 例肝功能完全恢复正常；治疗前肝穿刺组织纤维化"+++"者 4 例，治疗后 3 例改善至"++"；治疗前"++"者 6 例，治疗后有 4 例小叶间纤维完全吸收。肝细胞炎症明显减轻，6 例片状坏死均消失，7 例桥形坏死中 4 例消失，10 例碎屑样坏死中 4 例消失，各例的点灶状坏死均有不同程度的减轻。

5）丹参、红花：有人观察了丹红注射液对慢性病毒性肝炎、肝硬化的疗效。治疗组 50 例在常规护肝治疗基础上，静脉点滴丹红注射液，连续两个疗程，对照组 30 例则给予常规护肝治疗，动态检测两组患者肝功能及肝纤维化指标。结果，治疗组各项主要指标均有显著改善，认为丹红注射液能有效地改善肝病患者的肝功能，阻断肝纤维化的形成。

6）桃仁提取物与虫草菌丝：刘成等[76]通过临床病理观察，发现桃仁提取物与虫草菌丝联合使用对肝炎后肝硬化具有较好的治疗效果。共观察了 65 例应用桃仁提取物联合中草药虫草菌丝胶囊加减对症治疗，同时以单纯用葡萄糖滴注加对症治疗 20 例作对照。两组患者均有明确的肝炎病史和（或）HBV 血清标志物阳性，B 型超声检查有典型的肝硬化声像学改变，并排除其他原因引起的肝硬化可能。65 例中有 29 例经腹腔镜与病理学检查确诊。治疗方法为 15% 桃仁提取物 10mL 加入 5% 葡萄糖注射液 500mL 内静脉滴注，隔日 1 次，同时服用虫草菌丝胶囊，每日 4.5g，分 3 次口服。结果，桃仁提取物合虫草菌丝可使患者血清白蛋白含量明显升高，门、脾静脉径线减小；5 例治疗后复查腹腔镜和病理学检查，其中 3 例肝脏的质地有不同程度的软化，色泽转红，肝表面情况好转，5 例标本均未见完整的假小叶；电镜示治疗后 4 例胞质电子密度基本恢复正常，细胞器完整，细胞核规则，肝细胞间隙正常。

综上所述，有关慢性肝病、肝纤维化，中西医结合治疗方面的研究很多，各有千秋。作者[14,17,35,38~53]的临床资料（包括肝活检 63 例病理组织学检查）及系列实验研究表明，以重用丹参为主的中药益肝康及姊妹药——强肝胶囊对抗肝纤维化具有明显、确切的疗效。但限于既往临床报道在病例选择、选取例数、疗效标准，以及设计的合理性、严谨性等问题，同类研究间疗效差异很大，且缺乏诊断确切、可比性强、有足够病例的随机对比、盲法研究。况且治疗前后经肝穿刺病理组织学检查的病例尚少，因此，对既往抗肝纤维化疗效的资料难以作出明确评价。但这些研究十分可贵，确能反映以中医理论为主，中西医结合对慢性肝病（炎）、肝纤维化治疗出现了良好疗效的可喜苗头与良好发展前景，唤起了医学同道对此类病研究的极大热情，为此类病有关治疗方面的研究提供了良好的研究方法与可贵的参考资料，为后继研究获得进一步成功奠定了基础。

（6）基因治疗研究

基因靶向治疗一般以天然细胞表面受体作载体，将目的基因导入肝细胞内，抑制特异性 mRNA 的表达。目前这项核酸转移技术已获成功。近期研究有 TGF-β 和 TGF-β Ⅱ 型受体的靶向治疗，即使用 TGF-β 拮抗剂进行治疗。此种由受体介导的 DNA 导向于靶细胞（肝脏）的研究正在兴起。

动物肝脏靶向基因研究，通过释放胶原酶活性，促进 ECM 降解，抑制 TβR-1 的表达，阻止 TGF-β_1 信号传递，使之不能发挥刺激 HSC 活化、增殖的作用，减少 ECM 沉积，为抗肝纤维化治疗提供了有效途径。最近有报道特异的受体分子可靶向于肝脏 HSC，治疗前景喜人。

运用基因重组技术，中西医结合，将活血化瘀为主治疗慢性肝炎、肝纤维化的有效中药益肝康及拆方丹参、黄芪、赤芍、红花、水蛭，以及丹参小组方（①丹参、黄芪；②丹参、当归；③丹参、当归、水蛭）等。经提取、提纯、精制，构建特异性受体分子表达质粒或 TCF-β 离体真核细胞表达载体，靶向于肝脏进行基因治疗，通过抑制 HSC 或 TGF-β 受体表达，发挥抗肝纤维化的作用，有关中西医结合基因治疗方面的研究将会发挥更佳的作用。

参 考 文 献

［1］Wu J, Zern MA. Hepatic stellate cells: a target for the treatment of liver fibrosis. J Gastroenterol, 2000, 35（9）: 665-672.

［2］Pinzani M, Marra F, Carloni V. Signal transduction in hepatic stellate cells. Liver, 1998, 18（1）: 2-13.

［3］Pinzani M, Marra F, Cytokine receptors and signaling in hepatic stellate cells. Semin Liver Dis, 2001, 21（3）: 397-416.

［4］Brenner DA. Transforming growth factor-β and hepatic fibrosis: cause or effect? Hepatology, 1991, 14（4）: 740.

［5］Ramadori G, Neubauer K, Odenthal M, etal. The gene of hepatocyte growth factor is expressed in fat-storing cells of rat liver and is downregulated during cell growth and by transforming growth factor-beta. Biochem Biophys Res Commun, 1992, 183（2）: 738.

［6］Matsouka M, Tsukanto H. Stimulation of hepatic lipocyte collagen production by Kupffer cell-derived transforming growth factor: implication for a pathogenic role in alcoholic liver fibrogenesis. Hepatology, 1990, 11: 599.

［7］Peterson TC. Petoxifylline prevents fibrosis in an animal model and inhibits PDGF-driven proliferation of fibroblasts. Hepatology, 1993, 17（3）: 486.

［8］Gressner AM. Hepatic fibrogenesis: the puzzle of interacting cells, fibrogenic cytokines, regulatory loops and extracellular matrix molecules. J Gastroenterol, 1992, 30 Suppl Ⅰ: 5-16.

［9］Ramadori G, Knittel T, Odenthal M, etal. Synthesis of cellular fibronectin by rat liver fat-storing（Ito）cells: regulation by cytokines. J Gastroenterol, 1992, 103: 1313.

［10］Svegliati Baroni G, D Ambrosio L, Curto P, etal. Interferon gamma decreases hepatic stellate cell activation and extracellular matrix deposition in rat liver fibrosis. Hepatology, 1996, 23: 1189-1199.

［11］Arhur MJ, Mann DA, Iredale JP. Tissue inhibitors of metallo-proteinases, hepatic stellate cells and liver fibrosis. J Gastroenterol Hepatol, 1998, 13 Suppl: 33-38.

［12］Benyon RC, Arthur MJ. Extracellular matrix degradation and the role of hepatic stellate cells. Semin Liver Dis, 2001, 21（3）: 373-384.

［13］Yoshiji H, Kuriyama S, Miyamoto Y, etal. Tissue inhibitor of metalloproteinases-1 promotes liver fibrosis development in a transgenic mouse model. Hepatology, 2000, 32（6）: 1248-1254.

［14］姚希贤，傅玉玲，李秀兰，等．益肝冲剂治疗慢性肝炎324例多中心疗效观察．河北医学院学报，1989，10（4）: 231-233.

［15］杨大国，王林杰，宋为云，等．重用赤芍治疗慢性肝炎纤维化前后肝穿组织学的比较．中国中西医结合杂志，1994，14（1）: 207.

［16］樊万虎，贺玉民，刘琰珠．复方丹参滴丸抗慢性肝病纤维化作用的研究．实用中西医结合杂志，1997，10（9）: 361.

［17］程明亮，丁一生，冷祥康，等．汉防己丹参制剂抗肝纤维化的血清学及病理组织学对照研究，中医杂志，1997，38（6）：361.

［18］张国梁，高复安，李明，等．软肝饮对肝硬化患者红细胞 SOD、血浆 LPO 与血清 LN、HA 的影响．中西医结合肝病杂志，1996，6（2）：8.

［19］刘毅，黄自存．大黄䗪虫丸在抗肝纤维化治疗中的作用．中西医结合肝病杂志，1996，6（4）：40.

［20］吴嘉赓，李凫坚，张立煌．疏肝健脾活血法治疗乙型肝炎肝纤维化的研究．中国中西医结合杂志，1994，14（12）：744.

［21］Fridman SL. The cellular basis of hepatic fibrosis. Mechanisms and treatment strategies. N Engl J Med, 1993, 328: 1828-1825.

［22］王宝恩．肝纤维化的诊断与严重度评估．中华肝脏病杂志，1998，6（4）：193-194.

［23］Herbst H, Wege T, Milani S, etal. Tissue inhibitor of metalloproteinase-1 and-2 RNA expression in rat and human liver fibrosis. Am J Pathol, 1997, 150: 1647-1659.

［24］Guedez L, Stetler-Stevenson WG, Wolff L, etal. In vitro suppression of programmed cell death of B cells by tissue inhibitor of metalloproteinases -1. J Clin Invest, 1998, 102: 2002-2010.

［25］Li GY, Fridman R, Kim HRC. Tissue inhibitor of metalloproteinase -1 inhibits apoptosis of human breast epithelial cells. Cancer Res, 1999, 59: 6267-6275.

［26］贾继东，王宝恩，董忠，等．中药861合剂对实验性肝纤维化的预防作用及治疗效果．中华肝脏病杂志，1996，4（1）：28.

［27］贾继东，王宝恩，崔林，等．中药861合剂及丹参对实验性肝纤维化大鼠肝脏胶原 mRNA 的影响，临床胃肠病和肝病学杂志，1993，1：71-72.

［28］樊万虎，刘琰珠，贺玉民．复方丹参滴丸抗慢性肝病纤维化作用的研究．全国复方丹参制剂学术研讨会论文集，1996，9：39.

［29］程明亮，丁一生，罗永芳，等，汉丹必妥治疗慢性肝炎肝纤维化的临床研究．中国中西医结合杂志，1996，16（7）：431-432.

［30］陆萌英，陆彤，程明亮，等．汉丹肝乐对猪血清免疫性肝纤维化大鼠胶原酶活性的影响．中华肝脏病杂志，2000，8（2）：108-109.

［31］陈焰．凉血活血中药治疗前后6例活动性肝硬化的肝脏病理比较．中西医结合肝病杂志，1996，6：11-13.

［32］王宝恩，赵洪涛，王泰玲．复方861对肝炎肝纤维化疗效的病理组织学分析．中华肝脏病杂志，1997，5（1）：77-78.

［33］项阳，钱林学，王宝恩，等．百草柔肝胶囊逆转肝纤维化和早期肝硬化的临床研究．中国中西医结合杂志，1999，19（12）：709-711.

［34］潘雪飞，张长法，邱蔚莉，等．慢性肝病患者血清层连蛋白及透明质酸变化．新消化病学杂志，1996，4：373-374.

［35］杨柳明，徐克成，赵延龙，等．强肝胶囊治疗慢性乙型肝炎肝纤维化的临床病理研究．临床胃肠病学和肝病学杂志，2001，10（3）：247-249.

［36］程明亮．α基因工程干扰素和汉丹冲剂治疗早期肝硬化的组织学研究．中国中西医结

合杂志，1995，15（5）：300.

［37］叶红军.白细胞介素2对慢性乙型肝炎和肝硬化患者的治疗探讨.中华实验与临床病毒学杂志，1991，5：206.

［38］姚希贤，唐有为，姚冬梅，等.益肝煎剂对实验性肝纤维化大鼠Ⅰ、Ⅲ型胶原蛋白表达的影响.世界华人消化杂志，2001，9（3）：263-267.

［39］Xixian Yao, Youwei Tang, Dongmei Yao, etal. Effecls of Yigan decoction on proliferation and aupoplosis of hepatic stellate cells. World Journal of Gastroenterology，2002，8（3）：511-514.

［40］Xixian Yao, Donglai Cui, Yufeng Sun, etal. Study on the anti-liver fibrosis effeet of Benefit Liver Granule（益肝冲剂）and its mechanism in rats. Chinese Journal of Integrated Traditional and Western Medicine，2002，8（2）：1l8-121.

［41］姚希贤，姚欣，修贺明，等.益肝浓缩煎剂等活血化瘀药抗大鼠肝纤维化作用实验研究.临床胃肠病学和肝病学杂志，2001，10（3）：217-222.

［42］蒋树林，姚希贤，孙泽明，等.活化瘀中药对大鼠纤维化肝间质胶原的抑制作用.中华实用医学杂志，2002，4（9）：10-13.

［43］唐有为，姚希贤，姚洪森.益肝康对实验性肝纤维化大鼠肝细胞的保护作用及超微结构观察.中国中西医结合消化杂志，2002，10（2）：76-78.

［44］唐有为，姚希贤，姚洪森，等.益肝煎剂对实验性肝纤维化大鼠Ⅰ、Ⅲ型胶原蛋白表达的影响.中国消化病学杂志，2002，3（1）：16-19.

［45］姚冬梅，姚欣，唐有为，等.益肝浓缩煎剂与强肝胶囊对肝纤维化形成的预防作用.中国全科医学，2002，5（12）：779-781.

［46］蒋树林，李校天，姚希贤.益肝康对大鼠肝纤维化的防治作用.中国全科医学，2002，5（7）：525-527.

［47］蒋树林，姚希贤，吕涛.丹参抑制大鼠肝纤维化线粒体脂质过氧化.世界华人消化杂志，2002，10（11）：1253-1256.

［48］孙玉凤，姚希贤，崔东来.益肝浓缩煎剂抗肝纤维化的实验研究.中国中西结合消化杂志，2002，10（2）：84-86.

［49］姚欣，姚希贤，姚金锋，等.益肝浓缩煎剂对实验性大鼠肝纤维化防治作用的研究.河北医科大学学报，2002，23（4）：202-204.

［50］姚欣，姚希贤，修贺明，等.活血化瘀中药益肝浓缩煎剂对大鼠肝纤维化的作用.世界华人消化杂志，2002，10（5）：544-548.

［51］Yao Xixian, Cui Donglai, Sun Yufeng, etal. Clinnical and experimental study of effect of Raondix Salviae Militiorrhiza and other blood-activating and stasis-eliminating Chinese herbs on hemodynamics of portal hypertension. W J Gastroenterol，1998，4（5）：439-442.

［52］姚欣，姚希贤，孙泽明，等.强肝胶囊对大鼠实验性肝纤维化防治作用.胃肠病学和肝病学杂志，2001，10（3）：223-226.

［53］姚欣，姚希贤，修贺明，等.强肝胶囊抗肝纤维化作用实验研究.中国消化病学杂志，2002，3（5）：5-7.

［54］段钟平，王宝恩，王泰龄，等.复方中药861冲剂治疗乙型肝炎肝纤维化.中华肝

病杂志, 1999, 7 (1): 38.

[55] 尤红, 王宝恩, 马雪梅. 复方861对肝星状细胞的增殖和凋亡的干预作用. 中华肝病杂志, 2000, 8 (2): 78-80.

[56] 刘成海, 王晓玲, 王臻楠, 等. 扶正化瘀方影响肝脏胶原生成的拆方配伍研究。中医杂志, 2000, 41 (10): 620-621.

[57] 赵钢, 张斌, 陈建杰, 等. 抗纤复方对人 α_1（I）前胶原基因启动子活性的影响. 中国中西医结合杂志, 2002, 22 (9): 694-697.

[58] 石小枫, 张定风, 徐曼. 中药肝心康对实验性肝纤维化的作用. 中华肝脏病杂志, 1998, 6 (1): 38-39.

[59] 杨玲, 朱清静, 张赤志. 抗纤软肝冲剂药物血清对激活肝星状细胞表达I型前胶原及 $TGF-\beta_1 mRNA$ 的影响. 中国中医基础医学杂志, 2001, 7 (8): 38-40.

[60] 李明, 王爱珍, 杨齐英, 等. 复方桃仁软肝胶囊治疗慢性乙型肝炎肝纤维化患者的临床观察. 中国中西医结合杂志, 2002, 22 (9): 660-663.

[61] 梁铁军, 张伟, 张才擎, 等. 抗纤保肝汤治疗慢性乙型肝炎肝纤维化的临床研究. 中国中西医结合杂志, 2002, 22 (5): 332-334.

[62] 梁玉国, 楚秀菊. 复方丹参滴丸联合心得安对肝纤维化及门脉高压的影响. 中国中西医结合杂志, 2002, 22 (5): 382-383.

[63] 李家富, 张会琴, 石鹏辉, 等. 软肝缩脾片治疗慢性乙型肝炎肝纤维化的临床观察. 中国中西医结合杂志, 2002, 22 (3): 188-189.

[64] 许佳平, 白宪光. 双甲五灵胶囊治疗肝纤维化的临床研究. 中国中西医结合消化杂志, 2002, 10 (3): 159-161.

[65] 王灵台, 任进余, 王泰龄, 等. 复方清肝冲剂治疗慢性丙型肝炎的病理学研究. 中华肝脏病杂志, 2000, 8 (2): 91-93.

[66] 张学海, 李召忠, 隋在云, 等. 血隆冲剂抗肝纤维化的临床与实验研究. 中国中西医结合杂志, 2001, 21 (11): 813-815.

[67] 张步锁. 心肝宝胶囊与复方丹参颗粒冲剂合用抗肝纤维化的疗效观察. 中国中西医结合杂志, 2002, 22 (2): 87.

[68] 纪永水, 陶兴忠, 张亚斌, 等. 丹参注射液治疗慢性肝炎及肝硬化52例疗效观察. 中医杂志, 2002, 43 (1): 43-44.

[69] 刘三都, 程明亮, 谢朝良. 大剂量丹参为主治疗慢性乙型病毒性肝炎160例. 中西医结合肝病杂志, 1993, 3 (3): 23.

[70] 徐列明, 刘平, 刘成. 桃仁提取物抗实验性肝纤维化的作用观察. 中国中药杂志, 1994, 19 (8): 491.

[71] 范列英, 孔宪涛, 高春芳. 汉防己甲素对大鼠肝细胞、贮脂细胞DNA及胶原合成的影响. 中华消化杂志, 1994, 14 (5): 281.

[72] 李定国, 刘玉兰, 陆汉明. 汉防己甲素对肝纤维化大鼠线粒体的影响. 中华消化杂志, 1994, 4 (6): 339-340.

[73] 王红, 陈在忠. 川芎嗪对大鼠肝纤维化脂质过氧化的影响. 中华肝脏病杂志, 2000,

8（2）：98.

［74］王胜春，胡咏武，赵辉萍．柴胡与丹参配伍抗大鼠肝纤维化作用的实验研究．中国药房，2001，12（10）：586-588.

［75］谭文友，殷玉梅，於学军，等．丹参、黄芪对肝硬化门静脉高压患者血流动力学及肝纤维化指标的影响．中国中西医结合杂志，2001，21（5）：351-353.

［76］刘成，刘平，徐列明，等．桃仁提取物合虫草菌丝治疗肝炎后肝硬化的观察．中医杂志，1991，32（7）：20-23.

［77］姚洪森，姚希贤．益肝康治疗慢性乙型肝炎、肝纤维化365例疗效观察．临床荟萃，2006，（2）：84-85.

附2 肝纤维化实验系列研究

肝纤维化是多种病因导致肝硬化的病理基础，是判断慢性肝病进程与预后的重要标志，抗肝纤维化治疗是慢性肝病治疗的重要组成部分，四氯化碳诱导的肝纤维化模型是目前实验治疗最常用的模型之一。"益肝康"对大鼠实验性肝纤维化的形成有明显抑制作用并能消除脂肪变性。

1."益肝康"抗肝纤维化消除肝细胞脂肪变性、炎症、坏死的作用

（1）抗肝纤维化作用：应用不同染色方法对比观察"益肝康"与强肝胶囊及秋水仙碱的抗肝纤维化作用，实验表明，"益肝康"对实验性肝纤维化具有明显的防治作用。

1）造模不同时间的肝组织假小叶数目：四氯化碳造模的预防组和治疗组在造模第10周与对照组相比，假小叶明显减少 [（0±0）VS（4.33±2.89）VS（3.92±1.81），$P<0.01$]；造模结束第4、10周时虽已停止治疗，但与对照组比较假小叶数仍明显减少 [（0.11±0.19）VS（4.17±2.46）VS（3.48±1.66），$P<0.05$；（0±0）VS（3.43±1.2）VS（1.50±1.78），$P<0.05$]。猪血清免疫法（PS）的造模各组也取得与四氯化碳相似的结果。

2）对肝组织纤维化间隔数的影响：四氯化碳预防组和治疗组于造模第10周和造模结束后第4、10周与对照组相比，纤维间隔数明显减少 [（0.83±0.29）VS（6.17±2.75）VS（5.44±1.71），$P<0.05$；（1.44±0.51）VS（5.88±3.23）VS（5.06±1.40），$P<0.01$；（0.78±0.39）VS（4.29±1.78）VS（3.27±2.19），$P<0.05$]。猪血清免疫法造模各组也取得与四氯化碳造模各组相似的结果。

3）对肝组织纤维间隔宽度的影响：猪血清免疫法造模的预防组和治疗组在造模第10周和造模结束后第4、第10周与对照组相比有明显改善 [（2.47±2.45）VS（9.22±2.52）VS（5.04±1.29），$P<0.05$]。

上述结果表明，"益肝康"对上述两种造模方法所致的肝纤维化均具有明显的防治作用。造模前4周开始用药，无论四氯化碳还是PS造模前后共14周预防用药可有效地防止大鼠肝纤维化乃至肝硬化形成。造模前4周预防用药比造模结束前4周开始用药（治疗组）的效果更为理想，表明本病宜早期用药，应在诊断慢性肝炎早期使用抗肝纤维化药

物。(见图 12、图 13)

（2）对消除肝细胞变性的作用

益肝煎剂组较秋水仙碱组更能消除肝细胞的变性。

2."益肝康"能恢复肝细胞器病变，提高糖原含量，改善肝功能

益肝冲剂、丹参、黄芪治疗后，血清 ALT、AST 比对照组下降，接近正常组。表明益肝冲剂、丹参、黄芪具有保护肝细胞、降低转氨酶的作用（P<0.01）。治疗后 ALT、GLB 下降，AIB 上升，表明"益肝康"具有保护肝细胞的作用。光镜下观察本药具有减轻肝细胞坏死、变性，促进肝细胞再生的作用。电镜示肝细胞脂滴减少或消失，线粒体和内质网损伤减轻。证明"益肝康"具有拮抗四氯化碳毒性、保护肝细胞的作用。

3."益肝康"作用机制研究

中药"益肝康"抗肝纤维化具有多层次、多靶点的作用。可抑制 HSC 活化、增殖，促进 HSC 凋亡；具有抑制 TGF-β 等细胞因子作用；促进 Ⅰ、Ⅲ 型胶原降解，减少胶原积分，恢复Ⅳ型胶原及亚结构。(见图 14、图 15、图 16)

表 2　"益肝康"及拆方各组对胶原纤维积分的影响（$\bar{X} \pm s$）

组别	n	胶原纤维增生	P 值
模型对照组	12	2.33±0.82	
秋水仙碱组	14	1.76±0.64[a]	P_a<0.05
益肝煎剂组	17	1.32±0.57[b]	P_b<0.01
益肝冲剂组		2.5%±0.6%	
丹参组		2.4%±0.5%	P<0.01
黄芪组		2.1%±0.4%	
病变组		5.8%±0.7%	

表 3　"益肝康"对 HSC 增殖的影响（$\bar{X} \pm s$）

组别	中药浓度（g/L）	OD 值	增殖率（%）
益肝康	144	0.08±0.02[b]	21.62
	72	0.15±0.04[b]	40.54
	36	0.20±0.03[a]	54.05
	18	0.17±0.02[a]	45.95
	9	0.19±0.05[a]	51.35
	4.5	0.31±0.04	83.78
正常组		0.37±0.03	100

4. 有关"益肝康"对清除氧自由基与抗脂质过氧化的研究

MDA 为脂质过氧化的终末产物，SOD 是抑制脂质过氧化反应的重要酶类。益肝冲剂、

丹参、黄芪治疗后肝组织 MDA 较病变组显著下降（$P<0.01$），SOD 水平升高（$P<0.05$），表明上述药物具有清除氧自由基及抗脂质过氧化作用。

5. "益肝康"颗粒剂、强肝胶囊联合对比研究

"益肝康"、强肝胶囊均为良好治疗慢性肝病（炎）的药物，具有确切的抗肝纤维化作用。"益肝康"是在"益肝冲剂"17 年临床应用基础上研制的换代新药（现正在做临床前申报工作），强肝胶囊为当前正式批准投产的国家中药三类新药。研究表明：①强肝胶囊能有效地减轻肝脏炎症、坏死，稳定以至逆转肝纤维化。②"益肝康"对四氯化碳大鼠抗肝纤维作用较强，可有效消除炎症、坏死，对消除肝脂肪变性、恢复肝细胞器病变、恢复肝功能及对Ⅳ型胶原结构恢复均稍优于强肝胶囊。（见图 17、图 18、图 19、图 20）

6. 丹参等活血化瘀中药对肝硬化门静脉高压血流动力学的影响

临床及实验研究表明：①静脉滴注丹参、当归后肝硬化犬门静脉压（PPV）、嵌塞肝静脉压（WHVP）、肝静脉压力梯度（HVPG）显著降低（$P<0.05\sim0.01$）。其与硝苯地平不同点为丹参等中药作用缓慢，但对平均动脉压和心率无明显影响（$P<0.05$）。②丹参、丹参+硝苯地平、丹参+水蛭+硝苯地平口服用药 10~12 周，能显著降低肝硬化患者门静脉内径（DPV）、脾静脉内径（DSV）、门静脉血流量（QPV）、脾静脉血流量（QSV）（$P<0.05\sim0.01$），当归作用较弱。研究表明：益肝冲剂、丹参、当归、水蛭等中药具有良好的降低肝硬化门静脉高压作用，与硝苯地平相比，对降低门静脉压力作用缓慢但较持久而无不良反应。丹参+水蛭或丹参+水蛭+硝苯地平组合有良好疗效。本组联合降低门静脉压作用显著而无明显不良反应。

参考文献

[1] 姚希贤，唐有为，姚冬梅，等. 益肝煎剂对实验性肝纤维化大鼠Ⅰ、Ⅲ型胶原蛋白表达的影响. 世界华人消化杂志，2001，9（3）：263-267.

[2] 姚希贤，任锡玲，张振科，等. "益肝冲剂"治疗慢性肝炎 90 例的多中心疗效观察. 河北医学院学报，1983，4（3）：162-166.

[3] 姚希贤，傅玉玲，李秀兰，等. "益肝冲剂"治疗慢性肝炎 324 例的多中心疗效观察. 河北医学院学报，1989，10（4）：231-233.

[4] 贾继东，王宝恩，董忠，等. 中药 861 合剂对实验性肝纤维化的预防作用及治疗效果. 中华肝脏病杂志，1996，4（1）：28-30.

[5] 刘平，胡义扬，徐列明，等. 扶正化瘀 319 方抗大鼠肝纤维化的研究. 中国实验方剂学杂志，1997，3（1）：20-22.

[6] 姚希贤，姚欣，修贺明，等. "益肝浓缩煎剂"等活血化瘀药抗大鼠肝纤维化作用实验研究. 胃肠病学和肝病学杂志，2001，10（3）：217-222.

[7] 樊万虎，贺玉民，刘琰珠. 复方丹参滴丸抗慢性肝病纤维化作用的研究. 实用中西医结合杂志，1997，10（9）：361-363.

［8］杨柳明，徐克成，赵延龙. 强肝胶囊治疗慢性乙型肝炎肝纤维化的临床病理研究. 胃肠病和肝病学杂志，2001，10（3）：247-249.

［9］姚欣，姚希贤，孙泽明，等. 强肝胶囊对大鼠实验性肝纤维化防治作用. 胃肠病和肝病学杂志，2001，10（3）：223-226.

［10］Yao Xixian, Cui Donglai, Sun Yufeng, etal. Study on the anti-liver fibrosis Effect of Benefit Liver Granule（益肝冲剂）and its mechanism in Rats. Chinese Journal of integrated traditional and western medicine, 2002, 8（2）：118-122.

［11］Yao Xixian, Tang Youwei, Yao Dongmei. Effects of Yigan Decoction on proliferation and apoptosis of hepatic stellate cells. World Journal of Gastroenterology, 2002, 8（3）：511-514.

［12］蒋树林，李校天，姚希贤. 益肝康对大鼠肝纤维化的防治作用. 中国全科医学，2002，5（7）：525-527.

［13］孙玉凤，姚希贤，崔东来. 益肝浓缩煎剂抗肝纤维化的实验研究. 中国中西医结合消化杂志，2002，10（2）：84-88.

［14］唐有为，姚希贤，姚洪森. 益肝康对实验性肝纤维化大鼠肝细胞的保护作用及超微结构观察. 中国中西医结合消化杂志，2002，10（2）：76-78.

［15］唐有为，姚希贤，姚洪森，等. 益肝康对实验性肝纤维化大鼠 I、IV 型胶原蛋白表达的影响. 中国消化病学杂志，2002，3（1）：16-19.

［16］姚欣，姚希贤，姚金锋，等. "益肝浓缩煎剂"对实验性大鼠肝纤维化防治作用研究. 河北医科大学学报，2002，23（4）：202-204.

［17］蒋树林，姚希贤，孙泽明，等. 活血化瘀中药对大鼠纤维化肝间质胶原的抑制作用. 中华实用医学，2002，4（9）：10-13.

［18］姚欣，姚希贤，修贺明，等. 活血化瘀中药益肝浓缩煎剂对大鼠肝纤维化的作用. 世界华人消化杂志，2002，10（5）：544-548.

［19］崔东来，姚希贤，姚金锋，等. 丹参抗大鼠肝纤维化作用与机制研究. 中华临床医药，2002，3（13）：5-7.

［20］姚欣，姚希贤，姚金锋，等. 水蛭煎剂对大鼠肝纤维化降解过程的影响. 河北医药，2001，23（12）：892-894.

［21］Yao Xixian, Cui Donglai, Sun Yufeng, etal. Clinieal and experimental study of effect of Raondix Salviae Militiorrhiza and other blood-activating and stasis－eliminating Chinese herhs on hemodynamics of portal hypertension. World Journal of Gastroenterology, 1998, 4（5）：439-442.

［22］姚希贤，李校天，李迎武，等. 丹参等活血化瘀药对门脉高压血流动力学影响的临床与实验研究. 中华消化杂志，1998，18（1）：24-27.

［23］李校天，姚希贤，李涛，等. 丹参对门脉高压血流动力学影响的实验与临床研究. 中华内科杂志，1997，36（7）：450-453.

［24］李校天，姚希贤，白文元，等. 当归对肝硬化门脉高压的临床与实验研究. 胃肠病与肝病学杂志，1998，7（2）：158-161.

［25］姚希贤，蒋树林. 肝纤维化的治疗. 胃肠病与肝病学杂志，1999，8（4）：318-320.

［26］姚希贤，孙玉凤. 肝纤维化的治疗现状与进展. 现代医药卫生，2001，17（8）：

603-605.

[27] 姚希贤,姚树坤,崔东来,等.肝纤维化的诊断和治疗.世界华人消化杂志,2000,8(6):681-687.

[28] 白文元,姚希贤,冯丽英.肝纤维化的研究现状.世界华人消化杂志,2000,8(11):1267-1268.

[29] 唐有为,姚希贤.中药防治门脉高压的研究进展.中国中西医结合消化杂志,2001,9(2):124-126.

第二十三节 肝硬化腹水

肝硬化患者出现腹水,属于中医学"鼓胀"范畴,为本病失代偿的主要标志之一,其特点是腹部胀大如鼓,皮色苍黄,腹筋暴露(腹壁静脉曲张)或肢肿。"鼓胀"名称较多,一般分为①因寄生虫例如血吸虫病等引起者名为"蛊胀""虫胀""虫臌"。②因病因、腹水性质不同名为"气胀""血胀""虫胀"。③因腹胀情况不同名为"鼓胀""膨脝""单腹胀""单腹蛊"或"蜘蛛蛊(腹)"等。

现代医学中的"鼓胀"因肝硬化引起者为主。结核性腹膜炎及腹腔内肿瘤等引起的腹水亦属"鼓胀"范畴。根据中医学的同病(证异)异治、异病(证同)同治原则,均可根据本节进行辨证论治。

一、病因病机

肝硬化腹水发生机制比较复杂,除与肝内血流动力学障碍(门脉血液回流受阻、门静脉高压窦后梗阻、肝淋巴液大量形成)、肝功能损伤、血浆白蛋白减少、胶体渗透压下降有关外,还与肾血流动力等改变、抗利尿激素与醛固酮分泌增多致钠水潴留等有关。近年来研究发现还与肝病时血管舒缓素、前列腺素及利钠激素的变化有重要关系。

中医学认为,鼓胀的发生多由黄疸(湿热蕴积)、癥瘕失治或误治、酒食所伤、情志不畅、劳倦过度及疫毒(包括乙、丙肝病毒)等所致。肝脏损伤,肝病及脾,中焦壅滞,运化失司,加之肝脾日虚,进而累及肾脏(肾脾阳不足、肝肾阴虚),肝失滋润,气滞血瘀,水湿互结停积腹内而成鼓胀。

本病多有较长时间酗酒、肝炎等病史,肝脾肿大,质度变硬,肝功能损伤,白蛋白减少,球蛋白增加,白球蛋白比例倒置,有门脉高压征象(食管-胃底静脉曲张,腹壁静脉怒张等)。肝脏活组织病理学检查,有假小叶形成可确诊。本病晚期有腹水(鼓胀)发生。

二、治疗

肝硬化出现腹水为本病发展至晚期病重的标志,治疗较为棘手。误治或失治腹水将日益增多，治疗难度加大。中西医结合治疗可提高疗效。

（一）腹水的治疗

1. 饮食与限钠

宜给予富含营养、易消化吸收的饮食，并少量多餐。①限制入水量：除顽固性腹水、严重低钠血症（每日饮水限制在500mL）外，每日饮水量一般限制在1500mL左右，情况好转可酌情放宽。②限制钠盐：一般给予无盐饮食（含钠量3~4g）。腹水顽固者应严格忌盐（含钠量不超过1~1.5g），应用利尿剂。

2. 补充白蛋白

对贫血者可输全血（200mL），对血浆蛋白降低者可输入体白蛋白（每次10~20g）。有氨基酸代谢失衡者，静脉滴注六合氨基酸（每次250mL，每日或隔日1次）。

3. 利尿剂应用

根据利尿剂的不同作用机制（有的可抑制肾小管对电解质的再吸收，有的改变肾小管内渗透压，有的具有拮抗醛固酮作用）与患者具体情况，选择合适的利尿剂。一般采用中药五苓散、胃苓汤及予之消水去胀丹等辨证加减，药疗效确实，且无电解质紊乱等不良反应发生。对重症腹水应联合使用排钾与保钾类利尿剂。氢氯噻嗪为排钾利尿剂，每次50mg，每日3次，或速尿（呋塞米），每次20~40mg，每日2次，疗程2~3日。安体舒通（螺内酯），为保钾利尿剂，每次40mg，每日3次。本药作用缓慢，通常多于应用3~5日后加用氢氯噻嗪或呋塞米。疗效不佳，醛固酮增高者，可将螺内酯剂量增至300mg左右。据研究，腹水的腹膜吸收量每日为100~930mL。因此，应用利尿剂排除腹水，来自腹水的排除量每日不超过930mL。在腹水排除过程中切忌大量利尿，急于求成，否则，大量利尿超过此限度必导致有效循环血量下降。应用利尿剂量宜使有效利尿，使腹水缓缓消退为佳，借以防止有效血容量急剧减少，发生电解质紊乱。一般对无周围水肿的单纯腹水者，要求每日体重下降<300g为度，有周围水肿者每日体重下降<1000g。

（二）辨证论治

鼓胀的治疗要首辨虚实。初期多以邪实为主，治疗宜从标病入手，着重祛邪。选用疏肝行气、活血化瘀、利水消胀法，必要时可暂用峻下逐水法。腹水中后期往往表现为本虚标实，对正虚邪实证应采取攻补兼施法或扶正祛邪法交替使用。如邪（腹水）实渐消，正虚突出，又需注意补虚，辨证采用健脾益气、滋阴养肝和温阳补肾等法。

1. 气滞湿阻证

主症：腹大胀满，嗳气或矢气后胀减，两胁胀痛，食后胀重，纳呆，尿少，苔白或腻，脉弦滑。

治疗：疏肝理气，利水消胀。柴胡疏肝散合四苓散加减。

前方疏肝理气，后方利水消胀。

加减：①腹胀者，加木香、厚朴、砂仁理气宽中。②腹大尿少者，加车前子、大腹皮；脉沉细、肢冷者，加桂枝、干姜温阳暖中。③胁痛者，加延胡索、郁金活血理气止痛。④便秘者，加大黄。

2. 水湿困脾证

主症：腹大胀满，胸脘胀闷，神倦身重，怯寒肢肿，尿少，便溏，苔白腻，脉缓。

治疗：温中化湿，利水消胀。实脾饮。

实脾饮中附子、干姜、草果温阳散寒祛湿；大腹皮、茯苓、白术健脾利水；厚朴、木香理气消胀；木瓜柔肝；甘草调和诸药。

加减：①尿少者，加川椒目、肉桂温阳化气利水。②胸胁胀痛者，加青皮、延胡索、川楝子疏肝理气止痛。③胸腹闷胀者，加郁金、枳实、砂仁理气宽中。

3. 肝脾血瘀证

主症：腹大坚满，腹壁脉络怒张，胁下癥积疼痛，面色黧黑，头、颈、臂红点赤丝，舌质紫红，脉细或弦涩。

治疗：活血化瘀，行气利水。桃红四物汤合胃苓汤加减。

方中桃仁、红花、当归、川芎活血化瘀；用熟地黄、白芍配当归重在补血养阴。胃苓汤中苍术、厚朴、陈皮、甘草理气除胀祛湿，强化茯苓、猪苓、泽泻的利尿作用。

加减：①一般方中可加丹参、泽兰、丹皮加强活血作用。②可加白蔻、砂仁加强消胀除湿作用。③尿少，脉细，肢冷者，加肉桂、干姜、车前子温阳利水。

4. 湿热蕴结证

多见于肝硬化、肝炎活动期，肝细胞炎症、坏死，转氨酶升高，病毒复制的重症患者。

主症：腹大坚满，腹水停聚日益增多，脘腹撑急疼痛，烦热口苦，尿赤少，便结或溏垢，巩膜、皮肤发黄，舌尖边或全舌红，苔黄腻，脉弦或滑数。

治疗：清热利湿，攻下逐水。茵陈五苓散合小承气汤加减。

方中用茵陈清热利湿退黄，大黄泄热导滞通下，枳实、厚朴行气宽中，五苓散利尿祛湿。

加减：发热，黄疸重，舌苔黄腻者，加黄连、栀子、郁金、大黄；谷丙转氨酶增高者，加当药（肝炎草）。发热，黄疸，腹胀急，或热迫血溢，呕血、便血或出血倾向者，可急用犀角地黄汤凉血止血。

5. 脾肾阳虚证

主症：腹大胀满，脘闷纳呆，面色苍黄，神倦嗜卧，畏寒肢冷，尿清白短少，舌质淡紫，脉沉细而弦。

治疗：温补脾肾，行气利水。济生肾气丸加减。

方中地黄滋阴补肾；山茱萸、山药补肝肾精血；附子、桂枝温阳暖肾；茯苓、泽泻配桂枝温阳化气利水；丹皮、桂枝活血化瘀，通畅肾之血运，促进肾功能恢复以利肾的气化；牛膝、车前子增强温阳补肾利水作用。

6. 肝肾阴虚证

主症：腹大胀满，唇紫，面色晦滞，口燥，心烦，齿衄，尿少，手足心热或低热，舌质红绛少津，脉弦细而数。

治疗：滋养肝肾。一贯煎或滋水清肝饮加减。

一贯煎中沙参、麦冬养阴生津；当归、生地黄、枸杞子滋养肝肾以养阴柔肝；配川楝子疏肝理气。

滋水清肝饮中熟地黄可滋补肾阴；山药、大枣补脾肾；山萸肉补肝肾，增强补阴作用；配泽泻泄肾利湿，使熟地黄补而不腻；配茯苓健脾渗湿，使山药补而不滞；配丹皮、栀子、柴胡可清肝泻火，并能利胆；用白芍柔肝而不伤阴。

加减：①内热口干，舌绛少津者，加玄参、麦冬、石斛清热生津。②兼潮热、烦躁者，加银柴胡、地骨皮、竹叶、栀子清热除烦。③尿少腹胀者，重用茯苓，加泽泻、猪苓。

按语：①中医学认为，水之泛滥系由于气的凝滞，气行才能推动水的运行。而肺主一身之气，掌管气化功能，故利尿药通过肺的正常气化作用，才能充分发挥作用。此外，"气为血帅，气行则血行"。肝病则气滞血瘀，脉道瘀阻；脾病则水湿不能运行；肾虚既不能温运脾阳，又不能气化膀胱，造成水湿停滞。因此，在治疗腹水水肿时，应注意行气，采用活血化瘀、健脾利尿等法。②本病腹水重症，多有虚弱、腹水压迫而被忽略的心阳虚（心悸气短，胸闷，舌淡苔白，脉细弱或结代）。有者心肾阳虚，应予注意，对之配伍桂枝、甘草汤加石菖蒲有良效。

（三）顽固性腹水的治疗

顽固性腹水是指腹水量较大，持续 3 个月以上。顽固性腹水对常规疗法失去反应，对水、钠平衡均不能耐受，血钠减低（<130mmol/L），尿钠<10mmol/L，尿钾<10mmol/L，尿钠/尿钾<1，自由水清除率<1，GFR（肾小球滤过率）和 RPF（肾血浆流量）均低于正常。这种腹水患者具有明显循环功能障碍，尽管内脏血管床显著淤血，但心排出量、有效血容量及肾血流量均减少。如继续使用利尿剂，非但利尿效果不佳，往往使 RPF 及 GFR 更为减少，可导致肾功能衰竭，电解质严重紊乱，甚至危及生命，需注意以下治疗方法。

1. 纠正利尿失效因素

对于顽固性腹水，应注意寻找并纠正以下因素。

（1）纠正有效血容量不足：血液分布异常，有效血容量减少和肾灌注不足，往往是引起顽固性腹水的重要原因之一。对具有明显低蛋白血症和组织水肿的患者，可静脉滴注血浆、人体白蛋白或右旋糖酐以提高血浆渗透压，增加循环血量，加强利尿作用，以减少腹水。但须注意滴注速度要慢，快速滴注多量血浆白蛋白等可使血容量骤增，引起门静脉压和下腔静脉压的显著升高，偶可诱发食管静脉曲张破裂出血。

（2）纠正低钾血症：肝硬化腹水患者常存在低钾血症，重者多伴有低氯血症和碱中毒，此时应用利尿剂易于诱发和加重肝昏迷。这是因为，正常情况下有充足 H^+ 供应，在肾小管上皮细胞内的 NH_3（游离氨）与 H^+ 结合为 NH_4^+ 后，从尿中排出体外。低钾、碱中毒时，H^+ 供应减少，以致肾静脉内氨的含量增多。碱血症情况下，$NH_4 \rightleftharpoons H^+ + NH_3$ 的反应向右侧转化而 NH_3 生成增加。因此，对低钾血症应注意纠正。

（3）治疗心功能不全：肝硬化时由于腹水或伴有胸水压挤心脏、低钾、营养障碍（蛋白质、维生素 B_1 缺乏）、感染及心血管可能遭到肝炎病毒所致的免疫性损害等，加上肝硬化腹水患者心脏代偿功能不良，易于出现心力衰竭。有此种情况时应予以西地兰等强心药物治疗。

（4）缓解腹压过高：大量腹水可引起心肺症状，并因腹内压过高压迫肾静脉而使利尿剂不能发挥作用。但放腹水过速、过多可导致损失电解质、蛋白质，并导致血浆胶体渗透压下降，从而加剧腹水的渗出；右心房压力骤降，可引起血管舒缩性晕厥；腹压突降，门静脉血管可舒张，入肝血液一时减少，易致肝细胞坏死；血容量减少，肾脏供血不足等，可致肝昏迷及肾功能衰竭。因此，放腹水应严格掌握指征，并注意以下几点：①一般一次放腹水量不宜超过 $2 \sim 3L$。②可在输鲜血或输液（10% 葡萄糖 500mL，50% 葡萄糖 250mL，10% 氯化钾 30mL，维生素 C 3g）过程中放腹水。③放腹水速度宜缓。放水后宜用腹带将腹部包起。

（5）自发性细菌性腹膜炎（SBP）：肝硬化腹水易并发 SBP，有时表现隐匿，有的竟以对利尿剂失去反应为主要表现。因此，凡遇肝硬化腹水利尿剂疗效不佳者，首先应考虑到本病可能性，对之进行早期诊治。

2. 中医辨证治疗

根据辨证论治，宜应用行气活血化瘀、健脾补肾利尿等法。常用方剂为胃苓汤、金匮肾气丸等方加减。慢性肝病常有蜘蛛痣、眼眶青黑、唇紫黑、舌有瘀斑、舌下静脉怒张、腹壁青筋等血络瘀阻体征，结合本病有肝脾肿大，病理基础有肝细胞坏死，纤维组织增生，假小叶形成，导致肝内血流不畅，侧支循环开放等"瘀阻"表现，根据"气行血行"之理，予研制了活血化瘀、健脾利尿方剂"消水去胀丹"（广木香、丹参、黄芪、桂枝、丹皮、泽兰、炒白术、白蔻、鸡内金、水红花子、茯苓、猪苓、泽泻、车前子），辨证治疗肝硬化腹水有较好疗效。

3. 峻泻法

本法治疗肝硬化腹水临床应用已久。为了探讨其临床实用价值，作者于 1959 年 10 月~1978 年 10 月进行了如下对比治疗观察：选择 20~45 岁无明显黄疸及感染、呕便血等并发症的门脉性肝硬化中等量以上腹水患者为对象，除基础治疗相同外，随机分为两组，峻泻组共 38 例，有效率 73.68%，非峻泻组 31 例，有效率 45.16%。选择 20~45 岁上述同样条件的顽固性腹水患者 45 例，能收到 44.4% 的疗效，远非对照组（硫酸镁 16 例均乏效）所能比。

作者的峻泻方为巴豆霜、甘遂、代赭石等，用药后随泻下水样便，腹水逐渐减少，应用大剂量维生素 B_6 和代赭石镇呕止吐，在 83 例用药过程中未曾见到显著呕吐副作用。因此，对无肝昏迷、上消化道出血的顽固性腹水患者可试用。

4. 自身腹水回输法

腹水回输是近年来顽固性腹水治疗上的一大进展。顽固性腹水之所以难治，可能在于本病存在有效血容量不足，肾脏利尿排钠功能障碍。故如片面强调利尿，不但不能奏效，还可导致低血压、肝肾综合征等严重后果，一般扩容措施不但难于显效，往往还会使腹水蓄积，腹胀加重。实践证明，腹水回输是积极扩容和消除腹水的好方法。腹水超滤回输可以纠正有效血容量不足及电解质紊乱，补充蛋白质，改善肾功能，恢复对利尿剂的反应。超滤后尿量迅速增加，短期内腹水清除，全身症状改善。因此本法为一经济有效的治疗方法，但对有严重心力衰竭、近期上消化道出血、严重凝血障碍及感染性腹水者均不宜进行本法治疗。

5. 利水剂与血管活性药

（1）对稀释性低钠血症的顽固性腹水可应用考尼伐坦（conivapton）或托伐普坦（tolvaptan）等利水剂。

（2）血管活性药：对大剂利尿剂无效的顽固性腹水可给特利加压素 2～4mg/日，抑制交感神经（RAA）系统而发生利水。近有研究，血管活性药盐酸米多君和托伐普坦联用（分别为每次 7.5mg，每日 3 次与第 1 日 15mg，每日 1 次，24 小时后可 30mg）优于单药治疗，能显著增加尿量。

6. 经颈静脉肝内门体分流术（TIPS）

TIPS 可有效解除门静脉阻力，降低门脉压；促进尿钠排泄，改善肾功能，促进腹水吸收。对需要频繁进行 LVP（大量放腹水）疗效不佳者可 TIPS 治疗。

7. 肝移植

对顽固性肝硬化腹水患者可考虑肝移植。

三、案例

案例一

患者武某，男，28 岁。1979 年 7 月 12 日初诊。

因腹部胀大，尿少 3～4 个月来诊。

面色苍黄，神倦乏力，巩膜黄染，颈胸部有蜘蛛痣，腹部膨隆，腹张力大，腹壁青筋暴露，有中等以上量腹水，肝脾触诊不满意，下肢有凹陷性水肿。ALT 65U/L，白蛋白 28g/L，球蛋白 46g/L，腹水为漏出液。畏寒肢冷，舌质淡，稍胖大，有齿痕，苔薄白，脉弦滑。诊断为肝硬化腹水，属脾肾阳虚证，予以"消水去胀丹"加减。

丹参 30g，丹皮 9g，生桃仁 8g，炒白术 10g，鸡内金 8g，木香 8g，白蔻 8g，水红花子 10g，泽泻 18g，猪苓 10g，云苓 18g，车前子 20g（包），桂枝 10g，川椒目 8g。3 剂。

1979 年 7 月 16 日二诊：服药后次日排尿逐渐增加，腹胀减轻，仍乏力，原方去桃仁、丹皮、白蔻，加黄芪 30g，姜黄 8g，大腹皮 8g，7 剂。

1979 年 7 月 24 日三诊：腹胀轻，腹水消除大半，下肢肿消退，精神转佳，进食量增加，脉弦稍滑有力。

丹参 30g，黄芪 30g，桂枝 10g，姜黄 8g，鸡内金 8g，木香 8g，厚朴 8g，炒白术 10g，云苓 12g，泽泻 18g，白蔻 8g，10 剂。

1979 年 8 月 1 日四诊：腹水消失，给予消水去胀丹丸剂，每次 9g，每日 3 次。

案例二

患者钱某，男，38 岁。1980 年 3 月 6 日初诊。

因腹部胀大、胁痛、尿少、纳呆 8 个月来诊，无出血史。

曾服用氢氯噻嗪等利尿剂及中药，尿量无明显增多，近半个多月以来腹部胀大，胁痛加重，尿极少，面色晦黄，巩膜（－），腹壁静脉怒张，腹部膨隆，大量腹水征，下肢轻肿，ALT 60U/L，白蛋白 24g/L，球蛋白 37g/L，腹水为漏出液。舌稍绛，苔白稍腻，脉弦滑。诊断为肝硬化腹水，属气滞湿阻证，予以"消水去胀丹"加减，并服氢氯噻嗪 50mg，每日 2 次，安体舒通 40mg，每日 3 次。

丹参 30g，炒白术 10g，云苓 12g，泽泻 18g，鸡内金 8g，厚朴 8g，木香 6g，砂仁 8g，姜黄 8g，水红花子 9g，清半夏 8g，柴胡 6g，延胡索 8g。3 剂。

1980 年 3 月 10 日二诊：治疗 3~4 天，尿量无明显增多，腹胀不减，停氢氯噻嗪，继服安体舒通及中药原方，当晚 9 点给服予研制的峻下药"破瘀泻水丹"（巴豆霜、甘遂、代赭石等）6g。当晚不久开始腹泻，共泻出水样便 4 次。次日见腹水消除明显，胁部胀痛减轻，能进少量饮食。继服中药原方，并于晚 9 点再服"破瘀泻水丹"一次，连服 2 日。

1980 年 3 月 13 日三诊：每晚服用"破瘀泻水丹"后，均泻下水样便 4~5 次，腹水已大半消退，腹胀胁痛消除，尿量近 2 日增多，停西药利尿剂及峻泻剂，给输人体白蛋白 10g，继服中药，上方去柴胡、清半夏、延胡索，加人参 6g，黄芪 30g，3 剂。

1980 年 3 月 17 日四诊：尿量增多明显，继服中药原方而愈。

四、临证经验

予从 1978 年以来，采用中西医结合疗法共治疗各种不同程度肝硬化腹水六百余例均获良好疗效，同时还对中医峻泻法治疗本病的临床价值进行了研究。

1. 对不同程度肝硬化腹水的治疗

轻度（少量）腹水患者（主为钠、水潴留），休息，限盐（给钾盐），多有自发性利尿，加服中药健脾利尿剂。予用自拟方"消水去胀丹"辨证加减治疗。对腹水患者给本药丸剂，每次 1 丸（9g），每日 3 次效佳，往往随缓缓利尿，腹水逐渐消退。中药具有利尿和整体调节作用，对一般状况改善、肝功能好转有良好影响。

中度（中等量）腹水患者（醛固酮升高，心钠素等舒血管物质代偿良好），给予"消水去胀丹"加减，或加螺内酯，每次 40~80mg，每日 3 次，于用药第 3 日加呋塞米 40mg，每日 3 次，疗程 3 天。

重度（大量）腹水患者（醛固酮等缩血管物质增多，心钠素舒血管物质代偿不足），在联合应用中药、螺内酯（将剂量加大至每日 300~800mg）、氢氯噻嗪或呋塞米仍乏效的顽固性腹水，在无自发性细菌性腹膜炎（SBP）情况下，可予自身腹水回输，服予之峻泻方"破瘀泻水丹"，每次 6g，睡前服。每次服药后有水样便 4~6 次伴以腹水消除。在腹水大部消除情况下，继用中等量腹水治疗方法治之，并发 SBP，对利尿、峻泻均乏效，或在不便应用峻泻利情况下，可在输注人体白蛋白 20~40g 过程中，排放腹水 3000mL 左右，然后向腹腔注入氨苄西林等抗菌药物。

2. 峻泻法治疗肝硬化腹水的临床实用价值

历代学者对本法运用有着不同的见解，多数学者十分赏识，另一些学者却抱有戒心，不敢应用，况且剂量、方法及适应证的掌握也有不同，为此予就峻泻法的临床价值、峻泻方法及腹泻反应与处理等问题进行了研究。研究结果表明，峻泻剂对治疗肝硬化腹水确有临床实用价值，非但对中等量以上腹水患者疗效较非峻泻组为高，且对顽固性腹水患者，能收到 44.4% 的疗效，远非硫酸镁所能相比。

值得注意：①中药峻泻剂的特点是，随泻下水样便而腹水逐渐消退，对电解质的干扰并不显著；服硫酸镁后虽亦有水样便，但腹水并不消减，其原因有待探讨。随着泻下，服硫酸镁有电解质紊乱发生。②凡服用中药峻泻剂后泻下良好者，疗效佳，反之疗效差。③"破瘀泻水丹"中有镇呕止呕药物，因此，服用本前后多无明显恶心、呕吐发生。对少数恶心呕吐者，均予大剂量维生素 B_6 注射，故未曾遇到由于呕吐导致上消化道出血者，因此在防止恶心呕吐情况卜，应用中药峻泻剂是安全的。

3. 峻泻方法的探讨

峻泻法是应用峻烈致泻药物，强迫达到排除腹水的一种方法。由于药物猛烈且有一定毒性作用，而有先攻后补、先补后攻及攻补兼施三法，灵活运用，借以预防由于腹泻所致之体力衰弱现象。一般体力尚佳者，多主张先攻后补或攻补兼施，无任何分歧意见。然对于体虚脉弱者，是否可用峻泻剂有着不同意见。有的认为，体虚脉弱经不起攻（峻）泻，有的认为，"病邪不去，脾元难复"，祛邪才能扶正，主张攻、补、利兼施，如中医研究院附属医院在注意强补情况下运用峻泻剂挽救了患者。作者于 1959 年 10 月，治疗门脉性肝硬化腹水，采用攻、补、利兼施法获 94.9% 的疗效。因此体会，对体虚脉弱者，单纯温补，往往腹水量增加而死于呕血、昏迷并发症，如酌予小量峻泻剂配合健脾利湿、输血或人体白蛋白强补法多能显效。

关于峻泻剂应用程度的意见亦不一致，有的主张腹水全消再投以补剂，有的主张攻补兼施直至腹水消失，有的主张腹水减少即停用泻剂。李士材云："病去其大半，再以甘温调养，使脾土健运，则残留之余邪不攻自除。"多数学者主张，腹水减少即可停用泻剂，继用健脾利湿药物。如于停药后腹水继续增长，仍可再度加用峻泻剂。因此，有三七、七三、一三（即一次攻泻，三次补正）等攻补方法。予对一般腹水量大者，在治疗开始配合"消水去胀丹"加减，应用 3~5 次峻泻剂（短攻法，腹水大部分消除为度），获得良好疗效。因此，峻泻剂不要一用到底，这样可避免长期应用造成体力过弱。

第二十四节 胆囊炎与胆石症

胆囊炎有急慢性两种，均为常见病。

急性胆囊炎是胆囊的急性细菌性炎症，病变初期仅限于胆囊的黏膜层，继之侵及胆囊全层，或发生壁层组织坏疽、穿孔。本病一般分为急性单纯性胆囊炎、急性化脓性胆囊炎和急性坏疽性胆囊炎。病因有胆囊出口梗阻（多为结石）、细菌感染和胰液反流等。

胆囊穿孔可引起胆汁性腹膜炎、胆囊周围脓肿、胰腺炎、肝脓肿等。慢性胆囊炎是胆囊的慢性炎症。由于长期反复胆囊的炎症过程，致使胆囊纤维组织增生，囊壁增厚，囊腔变小或胆囊萎缩，并与周围组织粘连。病因主要为胆系感染、化学损伤、代谢因素、结石刺激及急性胆囊炎迁延等，可并发胆囊脓肿、胆囊癌等。胆石症系因代谢紊乱、胆汁淤滞、细菌感染及异物的核心等引起，多见于慢性胆囊炎。

胆囊炎与胆石症属中医学"黄疸""胁痛""腹痛"等范畴。

一、病因病机

中医学认为，胆囊炎与胆石症的发生主要因情志所伤、饮食不节引起。胆附于肝，肝胆互为表里，关系密切。本病起始多因肝胆疏泄失常，或湿热内蕴，火毒内盛，影响肝胆而发病，甚则内陷心营而病势急危。

1. 情志所伤

郁郁寡欢，恼怒忧思，肝气不舒，胆液不得疏泄，郁滞化热，酿成本病。

2. 饮食不节

嗜食肥甘，过食辛辣，损伤脾胃，酿湿生热，熏蒸肝胆，肝失疏泄，湿热邪郁，或结为砂石，阻滞胆道，引发本病。

诊断要点：①急性胆囊炎：右上腹痛，多向右肩背部放射，伴有恶心、呕吐、发热，墨菲（Murphy）征阳性，多有白细胞、ALT升高及黄疸。②慢性胆囊炎：多有上腹部不适、厌食油腻、消化不良症状。③胆石症：右上腹有阵发性绞痛，向右肩背部放射，右上腹压痛，有肌紧张，墨菲征阳性。B型超声、CT检查可作出诊断。

二、治疗

中医治疗急性单纯性胆囊炎及慢性胆囊炎有良好疗效；对急性化脓性、坏疽性胆囊炎及胆石症胆绞痛应即进行手术治疗。中西医结合治疗可提高疗效。

（一）西医治疗

对急性胆囊炎和慢性胆囊炎急性发作者，输液纠正水、电解质平衡紊乱，给氨苄西林或头孢菌素等广谱抗生素。经24~36小时治疗病情无改善、有胆石阻塞或出现坏疽性胆囊炎有穿孔征象者应手术治疗。

（二）中医治疗

1. 急性胆囊炎

急性胆囊炎以肝郁气滞、湿热内蕴的实证多见，治疗以疏肝理气、清热利湿为主，对火毒炽盛者应泻火解毒、疏肝利胆。

（1）肝胆气滞证

主症：右上腹闷痛或绞痛，呈阵发性加剧，右上腹压痛，口苦，恶心欲吐，发热，尿黄，舌淡红，苔薄黄，脉弦或弦紧。

治疗：疏利肝胆，清热理气。柴胡疏肝散（柴胡、白芍、枳壳、川芎、陈皮、香附、甘草）加减。

方中柴胡疏肝解郁，调畅气机，使郁热得以外达；白芍柔肝养血清热，与柴胡相配，散收结合，能助柴胡疏肝解郁作用；与枳壳、川芎、陈皮相配，泻脾气壅滞，调中焦运化，活血止痛；白芍、甘草同用，可缓急止痛。

加减：①高热，舌红苔黄，脉洪数者，加黄连、公英、生地黄、玄参和（或）龙胆草、丹皮。②胁肋绞痛者，加郁金、延胡索、川楝子。③胃失和降，恶心呕吐者，加竹茹、代赭石。④食欲不振，便溏者，加白术、云苓、麦芽。

（2）肝胆湿热证

主症：右上腹持续性疼痛，痛引肩背，胃脘胀满拒按，发热恶寒，口苦，恶心呕吐，或身目发黄，尿黄便结，舌红，苔黄腻或燥，脉弦数或滑数。本型多见。

治疗：清热利湿，疏肝利胆。大柴胡汤（柴胡、大黄、枳实、黄芩、半夏、白芍、生姜）合茵陈蒿汤（茵陈、大黄、山栀）加减。

大柴胡汤方中柴胡疏肝解郁，使郁热得以外达；大黄泻火解毒，清热燥湿；配黄芩、白芍加强养阴清热作用；加枳实消积导滞，治疗脘腹痞满；生姜、半夏降逆开痞。茵陈蒿汤中茵陈清利湿热，配栀子助茵陈清利三焦湿热，配大黄能通泄瘀热。两方合用，共奏清热利胆、泻火解毒之效。

加减：①发热，舌红苔黄干，脉洪或滑数者，加银花、连翘、公英、生地黄、玄参。②恶心呕吐者，加竹茹、黄连。③胆石阻滞，右胁绞痛牵及右肩者，加金钱草、海金沙、鸡内金。④胁痛者，加延胡索、郁金。⑤湿重者，加苍术、厚朴。

（3）肝胆脓毒证

主症：胁腹绞痛，身目黄染，胀满拒按，高热寒战，口渴，喜冷饮，尿短少，呈浓茶色，便结，舌红绛，苔黄燥或有芒刺，脉弦或洪数。

治疗：清热解毒，疏肝利胆。黄连解毒汤（黄连、黄芩、黄柏、栀子）合茵陈蒿汤加减。

方中黄连泻中焦火兼清心火；以黄芩泻上焦火；用黄柏泻下焦火；用栀子通利三焦，泻火导热下行，以解毒热；合茵陈蒿汤加强泻火解毒、清热利胆作用。

加减：①便秘者，加芒硝以泻实热。②热重，舌红绛，苔黄干，发斑者，加玄参、生地黄、丹皮、大青叶，重用银花、连翘。③黄疸重者，加金钱草、海金沙清利肝胆。

2. 慢性胆囊炎

慢性胆囊炎除可见肝胆气滞、肝胆湿热证外，还多见以下两种证型：

（1）肝郁脾虚证

主症：右上腹胀痛，脘闷不舒，嗳气纳呆，头晕乏力，尿清便溏，舌淡，苔薄白，脉弦细乏力。

治疗：疏肝理气，健脾和中。白术芍药散（白术、白芍、陈皮、防风）或柴芍六君子汤加减。

白术芍药散方中白术健脾升阳；用白芍柔肝养阴（血），肝血足则肝不急；配陈皮助脾升清，理气和中；配防风疏肝理脾祛湿。六君子汤为健脾理气和胃有效药，加柴胡疏肝解郁，用白芍柔肝养肝阴。

加减：①胁痛者，加延胡索、佛手。②纳呆者加鸡内金、焦山楂。③脘腹胀满者加厚朴。

（2）肝郁阴虚证

主症：右胁隐痛，口燥咽干，急躁易怒，胸中烦热，头晕目眩，尿黄，便干，舌红，苔少，脉细数。

治疗：滋阴养肝，疏郁理气。滋水清肝饮（熟地黄、茯苓、丹皮、山药、山萸肉、泽泻、白芍、柴胡、栀子、大枣）或一贯煎（沙参、麦冬、当归、生地黄、枸杞子、川楝子）加减。

予治疗本证赏识滋水清肝饮，本方中熟地黄滋补肾阴；山药、大枣补脾肾；山萸肉补肝肾，增强补阴的作用；配泽泻可泄肾利湿，使熟地黄补而不腻；配茯苓可健脾渗湿，使山药补而不滞；配丹皮、栀子、柴胡清泄肝火，并能利胆；用白芍柔肝而不伤阴。

加减：①有胆结石、黄疸者，加金钱草、海金沙、郁金。②脘闷纳呆者，加厚朴、鸡内金或焦山楂。③恶心，舌红少苔者，加竹茹。

（三）中成药治疗

1. 消炎利胆片

每次6片，每日3次。

2. 胆石通

每次4~6粒，每日3次。

3. 茴三硫

每次2粒，每日3次。

三、临证经验

予治疗胆囊炎，在使用抗生素的同时，均采用解毒利胆汤（茵陈、大黄、黄连、黄芩、郁金、丹皮、枳实、金钱草、白术、云苓、生甘草）加减，均获良效。①高热，舌红，苔黄而干，脉洪或滑数者，加生地黄、玄参、银花、公英。②高热便结者，加芒硝。③恶心呕吐者，加竹茹。

对胆石者，以健脾排石汤（茵陈、柴胡、大黄、芒硝、金钱草、海金沙、郁金、鸡内金、延胡索、枳壳、白术、云苓、香附）加减，重用金钱草（60~100g），有确切疗效。

对胆道蛔虫证者，辨证使用乌梅汤方剂化裁。予常将健脾排石汤方中鸡内金、香附、枳壳去除，加乌梅、川椒、细辛或桂枝，治之多效。

对黄疸明显，高热，内科治疗24~36小时病情无改善，考虑有胆石或微胆石者，均据病情采取内镜逆行胰胆管造影（ERCP）、Oddi括约肌切开术、内镜取石术或体外冲击波碎石术。

第二十五节　胆道蛔虫病

胆道蛔虫病是由于蛔虫袭入胆道所致的一种消化系统急症。蛔虫成虫寄生于小肠，成虫喜碱厌酸，有钻孔嗜好。当肠道环境发生改变，胃酸分泌减少时，可刺激蛔虫进入十二指肠，经十二指肠乳头钻入胆道，引起胆道 Oddi 括约肌痉挛，出现上腹部阵发性钻顶样绞痛，常伴有恶心、呕吐或吐蛔虫、发热等症状。

本病中医学称"蛔厥"。

一、病因病机

蛔虫有喜温畏寒怕热、喜甘畏辛恶苦酸及善于钻孔的特点。肠道寄生的蛔虫，在患者发热、过食辛辣（热）、肠中积热情况下，蛔为热迫，窜动不安，或脾虚受凉，腹痛腹泻等，均可使蛔虫扰动，上窜钻入胆道，出现恶心呕吐等症状，继发细菌感染，可出现发热。

本病诊断要点是阵发性上腹部剧烈疼痛并向右肩背部放射，常伴恶心、呕吐，或吐蛔虫，腹壁多柔软，发作间歇期多无疼痛，结合蛔虫病史（或大便有虫卵）可作出诊断，诊断困难者可行 B 型超声等影像学检查，见胆道内条索状蛔虫体可确诊。

二、治疗

发作时剧烈疼痛、呕吐者可禁食，脱水者可输液；给予阿托品 0.5mg（有剧痛时可加杜冷丁 50mg）肌注；有继发感染者可予氨苄西林（每日 4~6g）或头孢菌素。

中医中药对本病有良好治疗作用。

本病治疗应以安蛔止痛为法，待疼痛缓解后再行驱蛔。由于蛔虫特性"得酸则静，得辛则伏，得苦则下"，此本病治疗多以辛苦酸法。

1. 寒热错杂证

主症：上腹或右上腹部钻顶样疼痛，时作时止，坐卧不宁，心烦喜呕，得食则痛发，苔白稍黄，脉弦滑。

治疗：辛苦酸并用，寒热并投。乌梅丸加减。

方中乌梅味酸能安蛔，蛔虫多因寒而动，故用细辛、川椒驱蛔温脏，用干姜、炮附子、桂枝大辛大热药物温寒，大辛可驱杀蛔虫；黄连、黄柏可清热，苦味可下蛔，使蛔不上窜；人参、当归补养气血。

加减：①热重者，去附子、桂枝。②寒重者，去黄连。③呕吐者，加半夏。④便结者，加槟榔、大黄。⑤夹食滞者，加炒莱菔子、焦槟榔。⑥腹痛重者，加延胡索、川楝子、木香。

2. 肝胆湿热证

主症：右上腹或胃脘部绞痛或胀痛，阵发性加剧，并牵引右肩背部，发热，身目微黄，尿黄便结，舌红，苔黄干或腻，脉弦或滑数。

治疗：清热通腑，利胆安蛔。大柴胡汤合乌梅丸加减。

方中柴胡、白芍、枳实疏肝利胆宽中；黄芩、大黄通腑泄热；半夏、生姜、大枣和中降逆；乌梅丸安蛔止痛。

加减：①便结者，加芒硝。②发热者，加银花、连翘、栀子。③身目发黄者，加茵陈、金钱草。

三、案例

患者尤某，男，16 岁。1972 年 11 月 1 日初诊。

因右上腹部钻顶样痛 3 天来诊。其痛发窜及右肩背部，坐卧不宁，时发时止，于进餐时发作或加重，病后次日曾去诊所给肌注阿托品 0.5mg 并服四环素。病后第三天开始发热，今晨曾吐出蛔虫一条。

痛发剧烈，窜及右肩，患者痛苦貌，坐卧不宁，时有恶心、呕吐，体温38℃，巩膜（-），腹软，未触及肿物，无明显压痛，舌红，苔薄黄干。诊断为胆道蛔虫症，属寒热错杂证。

乌梅8g，黄连9g，细辛1.5g，川椒6g，生姜8g，清半夏8g，大黄8g，延胡索8g，川楝子8g，柴胡8g，白芍18g，连翘12g，3剂。

1974 年 11 月 5 日二诊：服药后腹痛逐渐减轻，次日发热退，未呕吐，现时有轻度腹痛，苔白稍黄，大便欠爽。

上方去川楝子、柴胡、连翘，加槟榔8g，苦楝根皮9g，炒白术8g，云苓8g。服5剂痊愈，曾于用药后第三天便出蛔虫两条。

四、临证经验

胆道蛔虫病农村常见，诊断不难。中医学采用乌梅丸辨证加减治疗，效果显著。予于1968～1972 年几次下乡巡回医疗、带教期间，曾遇胆道蛔虫症约 20 例，均经乌梅汤辨证加减治愈，无一例手术治疗者。

第二十六节 急性阑尾炎

急性阑尾炎是指阑尾发生炎症及其他病理改变引起的疾病，以右下腹痛为主要临床表现，按病理解剖和临床变化可分为急慢性阑尾炎两种。急性阑尾炎是临床最常见的急腹症之一，按其病理变化可分为单纯性、化脓性和坏疽性三种，阑尾穿孔可导致弥漫性腹膜炎。

阑尾炎的发病机制较为复杂。细菌感染、管腔梗阻和血运障碍既是发病条件，又是初期病理变化的结果。阑尾细长而游离，容易扭曲梗阻；位于盲肠下端，常易被粪块、寄生虫等异物堵塞；腹泻、便秘、腹胀等也可促进肠内容物流入阑尾腔，形成粪石或粪块，堵塞阑尾腔；阑尾的远端 1/3 通常缺乏系膜，梗阻时管腔膨胀容易发生压迫性缺血，一旦发生供血障碍，常导致缺血坏死。在发病过程中管腔梗阻和细菌感染可相继出现，互为影响。

本病中医学称为"肠痈"。

一、病因病机

肠痈之为病，系由热毒内聚肠中所致。由于热毒内聚，营卫壅遏于阑门，所以少腹肿痞。营遏卫阻，经脉不通，病证属实，故少腹肿痞按之痛。因肠居下，按之可逼迫胞系，则疼痛如淋；其痛虽如淋状，但病在肠而不在膀胱，故小便尚通畅，与淋病有别。营卫壅遏，营气郁蒸，则时时发热，自汗出；卫气内阻，不能畅达则恶寒。脉见迟紧，为营卫壅遏，结实不通之象，故脓未成；脉见洪数，为热盛肉腐，壅遏得通之证，故主脓已成。

急性阑尾炎主要靠右下腹痛（典型者有转移性右下腹痛，对诊断有帮助）和麦氏点压痛及腹膜刺激征进行诊断。发热，白细胞或中性粒细胞增高，B 型超声检查发现阑尾低回声区，横切面呈月样"靶状"，直径超过 12mm，有助于诊断。慢性阑尾炎，右下腹痛较轻，一般多于餐后活动时出现，麦氏点局限性压痛。

二、治疗

中医治疗急性单纯性阑尾炎、轻型化脓性阑尾炎具有良好疗效。临床使用大黄牡丹皮汤（大黄、丹皮、冬瓜子、桃仁、芒硝）辨证加减，数十年来予治疗大量急性阑尾炎患者。

1. 气滞血瘀证

脏腑气机痞塞不通，属正盛邪轻证，多见于急性单纯性阑尾炎及阑尾周围脓肿炎症消退后期。

主症：转移性右下腹痛，阵发性加重，发热，恶心，或伴脘腹胀满，麦氏点压痛，腹肌紧张多不明显，有反跳痛，舌质或舌尖稍红，苔微黄，脉弦滑稍数。

治疗：行气活血，清热解毒。大黄牡丹皮汤加减。

方中大黄清泻毒热，排除肠间瘀滞；丹皮清热凉血，助大黄祛瘀；芒硝润肠软坚，助大黄宣通壅滞，荡涤实热；桃仁破血散瘀，并能通下；冬瓜子清利湿热，排脓散结消痈，是治疗本病（内痈）之要药。诸药配伍应用，共奏泄热逐瘀、散结消痈之效。

加减：①脘腹胀满者，加枳壳。②便结者，加枳实、芒硝。③血聚成块者，加红藤。

2. 瘀滞蕴热证

脏腑因湿热积结疼痛加剧者，属邪实正盛证，多见于化脓性阑尾炎、急性阑尾炎并发阑尾周围炎或脓肿。

主症：右下腹痛加剧，压痛明显，有反跳痛，肌紧张，可扪及局限性包块，发热，口干思饮，便结，舌红，苔黄腻，脉弦或滑数。

治疗：行气活血，清热利湿解毒，通里攻下。大黄牡丹皮汤加减。

加减：①湿热重者，加黄连、黄芩、银花。②湿重者，加藿香、云苓。③大便燥结者，加芒硝。④痛重者，加延胡索。

3. 热毒炽盛证

脏腑湿热瘀阻，热极肉腐，属正虚邪陷证，多见于急性阑尾炎并发局限性腹膜炎或已形成的阑尾周围脓肿有扩散趋势。

主症：腹痛剧烈，有弥漫性压痛、反跳痛、肌紧张，高热持续，面红目赤，烦渴欲饮，口干，恶心呕吐，便结，腹胀，舌红，苔黄干或黑，脉洪大或滑数。

治疗：清热解毒，通里攻下。大黄牡丹皮汤加减。

加减：①大热大渴者，加生石膏。②便结者，重用大黄，加枳实。

三、案例

患者纪某，女，28岁。2014年11月8日初诊。

因右下腹痛2天来诊。病前2天晨起突感右下腹痛，恶心，诊所给予阿莫西林并注射一针安痛定。次日腹痛加重，伴发热，曾呕吐一次，病后便干。体温38.5℃，腹软，麦氏点明显压痛，有反跳痛，无肌紧张，白细胞$14.3×10^9$/L，中性粒细胞81%。诊断为急性阑尾炎，不愿手术。舌边尖稍红，苔薄黄，脉滑稍数。

大黄10g，冬瓜子30g，丹皮18g，桃仁9g，银花30g，连翘15g，败酱草12g，赤芍18g，延胡索9g，川楝子12g，竹茹8g，生甘草3g，元明粉6g（冲服）。1剂服后，当日晚排软便2次。

二诊：腹痛减轻，恶心消失，体温37.7℃，麦氏点压痛减轻，前方去元明粉、竹茹、川楝子、败酱草，加木香8g，厚朴8g，公英30g。3剂后痊愈。

四、临证经验

急性阑尾炎病情急，变化快，中医治疗须严密观察病情变化，严格掌握手术适应证。

1. 对急性单纯性阑尾炎、轻型化脓性阑尾炎均采用中医辨证用药治疗。①对少腹肿满痞硬、压痛，发热，脉迟紧，脓肿尚未形成者，治疗以"下法"为主，大黄牡丹皮汤加减。②对高热、脉洪数者，均加用羚羊角粉冲服。③一般均加用银花、连翘、公英、赤芍。④对高热，痛重，热毒蕴结大肠较重患者，均加用红藤、败酱草清热解毒，消肿排脓。⑤对热入血分，高热烦渴，舌质红绛而干，脉弦滑细数者，则加入生地黄、玄参、黄连。⑥对便结干燥者，一般除重用大黄外，多配合大黄冲服元明粉。⑦对腹痛重者，一般均用延胡索、川楝子、木香、赤芍。⑧对腹胀者，一般方中均用木香、枳壳。⑨对高热持续，腹痛较重，白细胞、嗜中性粒细胞明显升高，舌红苔黄，脉数者，均应用抗生素（一般用氨苄西林、左氧氟沙星或头孢菌素及灭滴灵等）。

2. 对坏疽性阑尾炎、重型或有梗阻因素的化脓性阑尾炎均立即进行手术治疗。

予数十年来，应用中医或中西医结合疗法治疗各种不同程度急性阑尾炎数十例，收到良好疗效，多数患者避免了手术，减少了抗生素应用和不良反应发生。

第二十七节　急性胰腺炎

急性胰腺炎系由胰酶对胰腺自身消化引起的化学性炎症，往往伴有细菌感染。临床常将本病分为急性水肿性、出血性、坏死性或出血坏死性和化脓性胰腺炎。

一、病因病机

急性胰腺炎属中医学"脾心痛""胃心痛"和"结胸"证范畴。中医称胰腺为"膵"，与肝胆关系密切。急性胰腺炎病因主要为胆道结石、胆固醇沉积、炎症、寄生虫、肿瘤、手术，以及先天性胆总管囊肿、胆总管囊性扩张等，尤以胆石症最为常见。酗酒为重要发病诱因。急性胆源性胰腺炎，因胆石嵌顿，往往发病急，病情严重，我国发病率高，约占本病的60%。近年来认识到胆石的移动及胆道微结石（microlithiasis）对 Oddi 括约肌损伤是本病尤其是反复发作的原因之一。

中医学认为，本病主因肝气郁滞，湿热蕴结于肝胆及胃肠，证属阳热实证，病位在胰，表现为肝胆脾胃功能失调。病机关键是实热内蕴，腑气壅滞不通，津伤热瘀互见。

本病诊断主要靠急性发作的剧烈持续的上腹痛、恶心呕吐、发热症状，血淀粉酶升高，影像学（B 型超声、CT）检查提示有形态学变化。

二、治疗

当前现代医学对急性重症胰腺炎尚缺乏有效治疗，应重视中医辨证与中西医结合治疗。

（一）西医治疗

包括禁食、胃肠减压、抑制胃酸（应用质子泵抑制剂）及胰液分泌、纠正休克与电解质失衡、防治感染等。治疗的关键是解除胆道梗阻、胃肠减压和抑制胰腺分泌。为此，应尽早应用生长抑素类药物（常用奥曲肽 100μg 静脉滴入，并以每小时 25μg 维持），对胆源性胰腺炎、胆道梗阻者及早行 Oddi 括约肌切开取石引流术，解除梗阻。

（二）辨证论治

本病主要为邪热偏盛，疾病初期多表现为气血瘀闭，发展成急性重症胰腺炎多因腑气壅滞不通，常表现为痞、满、燥、实的里热实证（毒热炽盛）。临床常见发热，腹痛胀满，黄疸，大便秘结，常伴腹膜炎（腹痛、拒按）、肠麻痹表现，舌红，苔黄腻或燥，脉多滑数。本病治疗以通腑为主（通则不痛），兼顾清热调气，虚实互见时当顾及脾胃。

本病临床以脾胃实热、肝胆湿热证为多见。

1. 肝郁气滞证

主症：高热，脘（胁）腹痛，胸腹胀闷不舒，恶心呕吐，口苦咽干，舌苔薄白或微黄，脉弦细数。

治疗：疏肝理气，泄热通腑（里）。清胰汤（柴胡、大黄、芒硝、黄连、黄芩、白芍、木香、延胡索）加减。

方中用柴胡、白芍、木香、延胡索疏肝理气止痛；黄连、黄芩清热解毒；大黄、芒硝攻积导滞，泻火解毒，为治疗的关键。

加减：①脘腹胀闷者，加枳壳、厚朴理气宽中。②恶心者，加竹茹。③高热者，一般加银花、连翘、公英；热邪入血伤阴者，加玄参、生地黄。④高热，痛剧拒按，或扪及脘腹包块者，加红藤、败酱草。

2. 脾胃实热证

主症：高热，痞满燥实并见，腹痛拒按，口干渴，尿赤，便结，舌红，苔黄厚腻或干，脉滑数。

治疗：通腑攻下。大承气汤合清胰汤主之。

大承气汤用于阳明腑实证，方中大黄、芒硝通腑（里）泄热、导滞攻下，枳实、厚朴破气散结除满，有良好除腹胀作用。清胰汤疏肝理气，泄热和里。

加减：①高热者，加银花、连翘、败酱草、公英。②腹痛减，大便通，去芒硝，大黄减量，酌加蔻仁、陈皮。③恶心呕吐者，加竹茹、陈皮。④热重正虚者，加太子参、黄芪。

3. 肝胆湿热证

主症：发热，脘胁痛，口苦干，胸闷心烦，舌红，苔黄白或腻，脉弦滑而数，多见于胆源性胰腺炎。

治疗：清热利湿，疏利肝胆。清胰汤合茵陈蒿汤加减。

前方疏肝理气，攻积导滞，泄热和里，解毒；后方清热利湿退黄。

加减：①发热，口苦者，加黄芩、柴胡和解退热。②胁痛，脘腹胀满者，加郁金、枳实、金钱草疏肝行气，利胆止痛。③恶心呕吐，纳呆者，加竹茹、清半夏、鸡内金和胃止呕。

4. 气滞食积

主症：发热，脘胁胀痛，或左或右攻窜不定，嗳气干呕，或有便秘，舌苔薄白或微黄，脉弦滑而数。多见于轻症急性胰腺炎。

治疗：行气消积止痛，通腑泄热。清胰汤加减。

加减：①腹痛，发热，拒按者，加红藤、丹皮。②脘腹胀痛者，加枳实、莱菔子。

（三）中成药治疗

清开灵注射液 5mL 加入 5% 葡萄糖生理盐水 500mL，静脉滴注，每日 1 次，可作为配合治疗。

三、案例

患者徐某，女，36 岁。因发热、腹痛 2 天入院。

病前曾赴宴饮少量白酒。体温 39℃，血压 130/80mmHg，巩膜中度黄染，心肺（−），腹胀明显，上腹部腹肌稍紧张，压痛明显，肝脾未触及，叩诊鼓音，无移动性浊音。白细胞 $18.5×10^9/L$，中性粒细胞 87%，血淀粉酶 320～360U/L，诊断为急性胆源性重症胰腺炎。经胃肠减压、输液、抗炎、抑酸（给予生长抑素）等治疗 1 天后，高热、腹痛、腹胀加重，有少量腹水，穿刺出少量浅粉色腹水，请予会诊。

2013 年 4 月 10 日初诊：同意当前治疗。患者高热，巩膜黄染，B 型超声胆管正常，胆囊、胆管有泥沙样结石，腹胀痛拒按，便秘，尿黄赤，舌稍红，苔黄干，脉滑数有力，证系阳明实热，腑气不利。治当通里攻下，泄热和里。清胰汤加减。

柴胡 8g，黄连 10g，黄芩 12g，红藤 8g，败酱草 15g，木香 8g，枳实 8g，厚朴 8g，延胡索 9g，生地黄 20g，地榆 12g，生大黄 12g，芒硝 6g。1 剂。

2013 年 4 月 11 日二诊：服药后腹泻 3 次，为稀软便，腹胀痛减轻，舌红，苔黄白稍腻，脉见虚数。治当清热利湿，疏肝利胆。

柴胡 8g，胡黄连 10g，黄芩 12g，金钱草 30g，茵陈 30g，败酱草 20g，炒白术 8g，云苓 8g，地榆 10g，厚朴 8g，生大黄 6g。3 剂。

2013 年 4 月 14 日三诊：发热、腹痛、腹胀减轻，白细胞降至 $10.1×10^9/L$，中性粒细胞 73%，血淀粉酶 120U/L，苔白稍腻舌红，巩膜微黄，脉滑稍数。治当清热化湿，疏肝利胆，兼顾健脾。

胡黄连 10g，升麻 3g，茵陈 20g，白芍 18g，木香 8g，延胡索 8g，太子参 12g，云苓 10g，枳实 8g，生大黄 6g。3 剂。

2013 年 4 月 18 日四诊：仍低热，精神好转，腹胀痛明显减轻，腹水消，舌稍红，苔白稍腻，脉沉滑。治当清热化湿，益气健脾，促进疾病恢复。

柴胡 8g，黄连 8g，升麻 3g，木香 8g，厚朴 8g，延胡索 8g，党参 30g，黄芪 30g，清半夏 6g，云苓 8g，生大黄 6g。7 剂。

四、临证经验

1. 治疗本病成功的关键

（1）重视解除胆道梗阻、胃肠减压、抑制胰腺分泌：①尽早应用生长抑素类药物（可用施他宁 250μg 缓慢静注，250μg/h 维持）。②对黄疸、病情重、胆道梗阻治疗乏效者，尽早行 Oddi 括约肌切开取石引流术，解除胆道梗阻。

（2）重视中医治疗：急性重症胰腺炎阳明实热、肝胆湿热为常见证型。发热、脘腹胀痛、拒按、便结、舌红、苔黄白厚干、脉数为共同表现。胆源性胰腺炎多为肝胆湿热证，表现为黄疸，胁痛，口干黏，苔黄腻，脉多弦滑而数。

2. 清胰汤辨证加减

本病在治疗上不拘何证型，均可用清胰汤辨证加减用药。清胰汤为治疗实热积滞的大承气汤合表里双解的大柴胡汤（柴胡、大黄、枳实、黄芩、白芍、半夏、生姜）加减（去枳实、厚朴、半夏、生姜，加黄连、木香、延胡索）而成。

六腑以通为用，"通则不痛"，本方系针对本病发热及"痛而闭"（痞、满、燥、结）的阳明实热、腑气不通特点而设。方中主药大黄、芒硝通腑泄热通便。治疗时往往加枳实、厚朴行气除满，涤荡积滞，配黄连（阴虚者改用胡连）、黄芩等收清热解毒、抑制胰腺分泌、去腹胀之功，是本病治疗的关键。肝胆湿热者加茵陈、栀子、金钱草清利湿热，利胆退黄。金钱草有良好排石和清热作用。对高热，白细胞增多，尿短赤，舌红，脉数者，可重用公英、地丁、败酱草、银花、连翘。腹中有结块，拒按者，加红藤，能加强清热解毒消痈作用。方中柴胡、白芍疏肝缓急止痛。木香、厚朴（枳实）行气导滞，配合大黄、芒硝，具有良好祛腹胀、恢复胃肠功能作用。

本病轻者常表现为少阳经证未罢（半里半表证），阳明里证已急，症见往来寒热，胸胁苦满，呕恶，口苦，便结，苔白或黄干，脉弦数有力。可予大柴胡汤表里双解。本病病位一般多在气分，属阳热实证，为清胰汤适应证。危重患者出现瘀斑（血性腹水），舌质红绛，脉细数，为邪（实）热已入血分。可冲服羚羊角粉，并重用黄连，加生地黄、太子参。大黄善治血热瘀滞，配地榆、赤芍清热凉血，多获满意疗效。

3. 通腑攻下法

予治疗本病善用通腑攻下法。本病来诊时起病不久，病位在气分，属阳明实证，症见痞、满、燥、结，有腹部胀痛，拒按，便结，使用清胰汤辨证加减用药，常获良效。通腑导滞、行气除满是治疗本病的关键。

对急性胆源性胰腺炎，肠麻痹腹胀，配合清胰汤中大黄、芒硝，辨证选用破气消积的枳实，行气导滞的厚朴，或长于理气宽中、消胀除满的枳壳加木香，具有调理胃肠功能的良好作用。在具体治疗用药上，如痞、满、燥、实俱重，常加用赤芍、莱菔子。仅见痞满而无燥结者去芒硝。如痞满轻可减少枳实、厚朴剂量。如仅燥热内结，无痞满，可去枳实。

本病肝胆湿热证尤其黄疸重症，常因胆石嵌顿或微结石堆积排泄不畅，治疗乏效。治疗上除急需内镜治疗或手术者外，配合清胰汤中大黄、芒硝，加茵陈，重用金钱草，利胆排石退黄，经治多例获效，需行 Oddi 括约肌切开手术者大为减少。

4. 清瘟败毒饮

对一些继发细菌严重感染中毒性高热属气血两燔者，应用清瘟败毒饮（为综合白虎汤、犀角地黄汤、黄连解毒汤三方而成）加败酱草、红藤，清热凉血，解毒救阴。对邪入营血者加用羚羊角粉冲服。中西医结合用药，在解除感染尤其在解除中毒性症状方面会起到单用三代头孢菌素起不到的作用。需指出，治疗高热，应据"阳证必阴虚"及"阳无阴无以化"之理，方中加入生地黄、玄参、知母等滋阴退热药，疗效显著。

5. 应辨证治疗

辨证应严谨，在使用黄连时应注意其性寒。遇患者热象不重或现寒象而又须用黄连者，应辨证配伍吴茱萸（即左金丸）、肉桂或升麻。黄连得升麻则泻火而无凉遏之弊，升麻得黄连则散火而无升焰之虑。黄连、胡黄连二药作用类同，但黄连长于泻心火，胡黄连善退虚热。

第二十八节　急性胃炎与急慢性胃肠炎

急性胃炎因受凉、食入不洁食物（进食细菌或其毒素污染的食物所致者亦名细菌性食物中毒，多为肉食或蛋类）引起。往往有同食者突然发病的现象。本文所述内容不包括因化学损伤（饮烈酒，误服 DDV、砷、汞、强酸、强碱、来苏水，以及服非甾体抗炎药、抗癌药等）及过敏反应等所致者。

急性胃肠炎的起病往往呈急性胃炎表现，有恶心、呕吐、脘腹胀痛不适，稍后发生腹泻，腹泻呈水样或豆汤样，每日数次至十多次，重者有脱水发生，常伴有发热或畏寒，体温可达 38~39℃。病程迁延 2 个月以上持续不愈则成慢性肠炎。

急性胃（肠）炎诊断要点：①食入不洁食物。起病有上腹痛、恶心、呕吐，稍后腹痛、腹鸣、腹泻稀软或水样便。②可有发热，腹部或脐周轻压痛。③往往有同食者发病史。

急性胃（肠）炎属中医学"呕吐"或"泄泻"范畴。

一、病因病机

感受寒、湿、暑、热、疫毒外邪，或过食生冷、不洁食物，损伤脾胃，脾失运化，升降失调，水反为湿，胃不化谷，谷反为滞，而致胃气不和，心下痞满，恶心呕吐。精华之气不能输化，下趋肠道，而为泄泻。

二、治疗

胃肠炎中西医治疗均有良好疗效，可据情选择。

（一）西医治疗

诺氟沙星（氟哌酸），每次 0.2g，每日 4 次。对高热，病情较重者，可予庆大霉素，每次 8 万 U 肌注，每日 2~3 次，或氨苄西林，每日 2~4g，静脉滴注。为防止较重者脱水，给予口服补液盐，维持水及电解质平衡。

（二）辨证论治

1. 胃热炽盛证

主症：胃脘灼热剧痛、拒按，口干喜冷饮，恶心呕吐，吐出物为胃内容物，并有酸臭或苦味，纳呆，尿黄，舌红，舌苔干黄、脉弦滑数。本证多见。

治疗：清热化湿，调胃降逆。半夏泻心汤加减。

半夏泻心汤中半夏辛开散结，苦降止呕，配以黄连、黄芩苦寒清热，加干姜温脾胃，并佐制黄连之寒性，用人参、大枣、甘草健脾和中，运化水谷。

加减：①湿热蕴于中焦，呕吐而痞满者，去人参、干姜、甘草，加枳实，用生姜。②夹湿苔腻者，加苍术。③兼食滞者，加焦山楂、麦芽、谷芽。

2. 食滞胃脘证

主症：胃脘胀满，疼痛拒按，嗳腐吞酸，呕出难闻酸腐积食，大便秽臭稀溏，舌淡红，苔黄腻，脉细而滑。

治疗：消食导滞，和胃降气。保和丸加减。

方中山楂能消一切饮食积滞，尤其善消肉食油腻积滞；神曲健脾消食、长于消化酒食陈腐积滞；莱菔子消食下气，善消面积及痰壅气滞；半夏、陈皮行气化滞、和胃止呕；茯苓健脾渗湿，和中止泻；连翘清热散结，以防止食积化热。

3. 暑湿困胃证

主症：发热汗出，胸脘闷痛，恶心呕吐，便溏，尿短赤，伴头身重着，舌红，苔黄腻，脉濡数。

治疗：清暑祛湿，理脾和胃。藿香正气散。

方中藿香为君药，化浊解表；苏叶发汗以开肌腠而解表；白芷祛湿邪，止头痛；配白术、厚朴、陈皮理气宽中除湿；半夏、姜、枣、大腹皮消积调中健脾；甘草调和诸药。

加减：①夹暑湿者，加黄连、荷叶。②脘痛重者，加延胡索。③恶心，口干，脘腹胀痛者，加竹茹、赤白芍、枳实。

（三）中成药治疗

1. 保和丸

适用于急性胃炎食滞胃脘证。每次 6g，每日 2~3 次。

2. 藿香正气软胶囊

适用于急性胃炎寒邪犯胃证。每次 3 粒，每日 2~3 次。

3. 枳实导滞丸

适用于急性胃肠炎胃热证。每次 6~9g，每日 2 次。

4. 香连丸

适用于急性肠炎湿热蕴肠证。每次 3~6g，每日 3 次。

三、案例

患者秦某，男，48 岁。2014 年 7 月 1 日初诊。

因脘痛腹泻来诊。晚餐进食粉皮凉菜，半夜时胃脘灼热疼痛，恶心欲吐，不久腹泻 1 次粥样便。体温 37.8℃，尿黄少，舌红有黄白苔，脉弦滑而数。诊为急性胃肠炎，属胃热炽盛证。

黄连 9g，干姜 5g，赤白芍各 20g，秦皮 9g，枳实 6g，炒白术 9g，清半夏 8g，云苓 8g，甘草 3g。2 剂。

服药半天后恶心呕吐、腹泻停止，未再发热，腹痛消失而愈。

四、临证经验

1. 急性胃肠炎

急性胃肠炎多由细菌及其毒素引起，以胃热炽盛证为多见，即使是食滞胃脘、暑湿困胃等证，往往继发细菌感染，因此对无热证表现者，予经验在处方用药中配用黄连、赤白芍或（和）大黄等清热解毒、抑杀肠胃道细菌药，方能收到良好疗效。

2. 慢性肠炎

慢性肠炎往往伴有肠微生态失调，常因受凉、饮食不适时急性发作腹泻，经久不愈。治疗本病须较长时间使用有效抗生素，并注意调节菌群状态才可获效。为了提高疗效，减少长期使用抗生素可能发生的耐药及微生态失衡等，予创用分组、交替、按疗程用药（每周交替一、二组中西药用药，一次为一疗程，一般需 2~4 个疗程），治愈患者多例。

一组药物：①"肠康"袋装煎剂：每次 1~2 袋，每日 2 次。②微生态制剂：美常安或双歧杆菌四联活菌。

二组药物：①氟哌酸：每次 0.3g，每日 3 次，或（和）呋喃唑酮，每次 0.1g，每日 3 次。②思密达：每次 3g，每日 3 次。

（姚冬奇、姚希贤）

第二十九节　炎症性肠病

炎症性肠病（inflammatory bowel disease，IBD）系病因尚未明确的肠道非特异性炎症，是溃疡性结肠炎（ulcerative colitis，UC）和克罗恩病（crohn disease，CD）的总称。二者为独立疾病，但有诸多共同特点。

溃疡性结肠炎（UC）是一种病因尚不十分清楚的肠道慢性非特异性炎症，病变主要位于直肠、乙状结肠，可遍及整个结肠，病变呈均匀连续性、弥漫性分布，主要累及黏膜与黏膜下层，病情轻重不一，常反复发作，可发生在任何年龄，但最常发生于20~29岁的青壮年期。

Crohn病（CD）是一种病因尚不十分清楚的消化道肉芽肿性疾病，病变可累及从口腔至肛门的各段消化道，以末段回肠和邻近结肠为多见。本病发病年龄多在18~35岁，但首次发作可出现在任何年龄，男性患病率略高于女性。

溃疡性结肠炎和Crohn病均属于中医学的"痢疾""久痢""肠澼"范畴。

一、病因病机

本病以脾气虚弱为发病基础，饮食不节、药物影响、感受外邪、情志失调等可导致本病的发生。近有研究，感染、肠道菌群失调导致肠道黏膜免疫系统调节紊乱在发病中起重要作用。①感受湿、热之邪与本病的发生有关。《素问·六元正纪大论》言："风湿交争民病……注下赤白。"湿热客于大肠，积滞与湿热阻滞，与气血相搏结，脂膜和血络损伤，化腐成脓而成。②饮食不节：平素饮食肥甘厚味，酿生湿热，湿热内蕴，腑气受阻，气血凝滞，脂膜和血络损伤，化腐成脓而成。③情志失调：肝气乘脾，伤及中焦，中焦运化失司，水湿内停，郁而化热，湿热下注大肠而为泄为痢。④脾主运化，脾气虚弱，不能运化水湿，日久郁而化热，湿热下注大肠而成本病。

UC诊断主要依据慢性腹痛、腹泻、脓血便，排除痢疾、肿瘤、血吸虫病、放射性结肠炎等病可作出诊断。肠镜发现溃疡、结肠袋消失等特殊病变能帮助诊断。

CD诊断系根据中青年患者有慢性反复发作的右下腹或脐周痛、腹泻、腹部包块、发热等作出。影像学和内镜发现回肠末端与邻近结肠呈节段性炎性病变，除外结核、淋巴瘤，结合病理可确诊。

二、治疗

本病中西医治疗均有不同疗效，中西医结合治疗可提高疗效。近来研究发现，肠道菌群失调在本病发病中有重要作用，因此，治疗上应给予金双歧、思联康等益生菌。

（一）西医治疗

1. 溃疡性结肠炎

①氨基水杨酸制剂：柳氮磺吡啶是治疗本病的常用药物，适用于轻、中度患者。②激素：适用于对氨基水杨酸制剂治疗乏效、病变较广泛者。③免疫抑制剂：适用于激素无效或依赖者。④生物制剂：对传统方法治疗无效、激素和免疫抑制剂抵抗的重度UC，可选择用英夫利昔单抗。⑤手术治疗：内科治疗无效或并发大出血、穿孔、癌变等情况时，应

进行手术治疗。

2. Crohn 病

①氨基水杨酸制剂：适用于结肠型、回肠型和回结肠型。②激素：适用于中度活动期 Crohn 病的治疗。③免疫抑制剂：适用于激素治疗无效或对激素依赖的患者。④生物制剂：英夫利昔单抗用于传统方法治疗无效，激素或免疫抑制剂抵抗的重型患者。⑤手术治疗：术后复发率高，因此手术主限于肠梗阻、腹腔脓肿与瘘管、急性穿孔，以及不能控制的大量出血等。

（二）辨证论治

中医学辨证论治治疗溃疡性结肠炎、Crohn 病具有良好疗效。治疗上，首应辨虚实。实证以湿邪、瘀热、热毒等病理因素为主，表现为黏液脓血便、腹痛、肛门灼热或发热。虚证以脾虚湿恋为主，黏液脓血便或可不甚，但迁延反复，伴随食少、腹胀、纳差等脾虚证。

1. 大肠湿热证

主症：腹泻，便下黏液脓血，腹痛，里急后重，肛门灼热，腹胀，小便短赤，口干口苦，舌质红，苔黄腻，脉滑。

治疗：清热化湿，调气和血。芍药汤加减。

方中黄连、黄芩清热泻火，解毒燥湿；白芍、当归调血和营，缓急止痛；木香、槟榔行气导滞；大黄泄热通便，除肠中积滞；肉桂可加强当归、白芍行气和血功效，防苦寒伤中；甘草益胃和中，调和诸药。

加减：①脓血便者加白头翁、地锦草、马齿苋。②血便者加地榆、槐花、茜草。③小腹胀满者加乌药、小茴香、枳实理气除满。

2. 热毒炽盛证

主症：便下脓血或血便，量多次频，腹痛明显，发热，里急后重，腹胀，口渴，烦躁不安，舌质红，苔黄燥，脉滑数。

治疗：清热祛湿，凉血解毒。白头翁汤加减。

方中白头翁清热解毒、凉血止痢；黄连、黄柏清热解毒、燥湿止痢；秦皮清热燥湿、收涩止痢。诸药配伍，共奏清热祛湿，凉血解毒之功。

加减：①血便频多者，加仙鹤草、紫草、槐花、地榆、牡丹皮等。②腹痛较甚者，加延胡索、徐长卿；腹痛怕凉加炮姜、乌药温经散寒；寒重加炮附片、细辛。③发热口干者，加金银花、葛根；高热，毒性症状重者，加败酱草、白花蛇舌草等。

3. 脾虚湿蕴证

主症：黏液脓血便，白多赤少，或为白冻，腹泻便溏，夹有不消化食物，脘腹胀满，腹部隐痛，肢体困倦，食少纳差，神疲懒言，舌质淡红，边有齿痕，苔薄白腻，脉细弱或细滑。

治疗：益气健脾，化湿和中。参苓白术散加减。

方中党参、白术益气健脾燥湿；茯苓健脾利水渗湿；山药益气补中；莲子肉补脾涩肠；白扁豆、薏苡仁健脾化湿；砂仁化湿醒脾，行气和中；桔梗宣通肺气；甘草益气和中。

加减：①大便白冻黏液较多者，加苍术、白芷、仙鹤草等。②纳呆，湿重苔厚腻者，加木香、薏苡仁、藿香。③久泻气陷者，加黄芪、升麻、炒柴胡等。

4. 寒热错杂证

主症：下痢稀薄，夹有黏冻，反复发作，肛门灼热，腹痛绵绵，畏寒怕冷，口渴不欲饮，饥不欲食。舌质红，或舌淡红，苔薄黄，脉弦，或细弦。

治疗：温中补虚，清热化湿。乌梅丸加减。

方中干姜、附子、桂枝温中；党参、当归补虚；黄连、黄柏清热燥湿；乌梅涩肠止泻。

加减：①大便稀溏者，加山药、炒白术等。②久泻不止者，加石榴皮、诃子等。

5. 肝郁脾虚证

主症：情绪抑郁或焦虑不安，常因情志因素诱发大便次数增多，大便稀烂或黏液便，腹痛即泻，泻后痛减，排便不爽，饮食减少，腹胀肠鸣，舌质淡红，苔薄白，脉弦或弦细。

治疗：疏肝理气，健脾化湿。痛泻要方合四逆散加减。

方中痛泻要方中白术健脾燥湿，白芍缓急止痛，扶土抑木；陈皮理气燥湿；防风散肝舒脾。四逆散方中柴胡疏肝理气，枳实畅脾调滞，二者并调肝脾；甘草健脾和中。

加减：①腹痛、肠鸣者，加木香、木瓜、乌梅等。②腹泻明显者，加党参、茯苓、山药、芡实等。

6. 脾肾阳虚证

主症：久泻不止，大便稀薄，夹有白冻，或伴有完谷不化，甚则滑脱不禁，腹痛喜温喜按，腹胀，食少纳差，形寒肢冷，腰酸膝软，舌质淡胖，或有齿痕，苔薄白润，脉沉细。

治疗：健脾补肾，温阳化湿。附子理中丸合四神丸加减。

附子理中丸方中附子、干姜温阳；党参、白术、甘草健脾益气。四神丸方中补骨脂补命门之火以温暖脾土；肉豆蔻温中涩肠；吴茱萸温中散寒；五味子收敛止泻。

加减：①腰酸膝软者，加菟丝子、益智仁等。②畏寒怕冷者，加肉桂等。③大便滑脱不禁者，加赤石脂、乌梅、石榴皮、禹余粮等。

7. 阴血亏虚证

主症：便下脓血，反复发作，大便干结，夹有黏液便血，排便不畅，腹中隐隐灼痛，形体消瘦，口燥咽干，虚烦失眠，五心烦热，舌红少津或舌质淡，少苔或无苔，脉细弱。

治疗：滋阴清肠，益气养血。驻车丸合四物汤加减。

驻车丸中黄连清热燥湿；阿胶、当归滋阴养血；干姜温中。四物汤方中熟地黄、当归滋阴补血；白芍养血敛阴；川芎缓急止腹痛。

加减：①大便干结者，加麦冬、玄参、火麻仁等。②面色少华者，加黄芪、党参等。

（三）中成药治疗

1. 克痢痧胶囊

一次 2 粒，一日 2~3 次。

2. 固本益肠片

一次 4 片，一日 3 次。

3. 固肠止泻丸

一次 1 袋，一日 3 次。

三、案例

患者张某，男，53 岁。2019 年 1 月 21 日初诊。

因腹泻、便血 4 个月就诊。

患者 4 个月前出现大便频数，日十余次，便鲜血，伴有脐周疼痛，发热、乏力、厌食，电子结肠镜提示溃疡性结肠炎，回肠末端淋巴组织增生，曾用艾迪莎、糖皮质激素等药物不效。患者来诊时精神状态差，体重下降约 15kg，心肺（−），腹软，脐周压痛，舌红，苔黄腻，脉滑数。

据腹泻、便血、腹痛等症及肠镜表现，可确诊为溃疡性结肠炎。继服艾迪莎，配合中医药治疗。结合舌象及脉象，按热毒炽盛证，给予清热祛湿，凉血解毒之剂。

白头翁 30g，秦皮 15g，败酱草 20g，黄芩 9g，马齿苋 30g，葛根 20g，仙鹤草 30g，地榆 15g，地榆炭 15g，三七 5g（冲），当归 10g，赤石脂 15g，白芍 15g，山药 20g，党参 15g，甘草 6g。5 剂。

2019 年 1 月 26 日二诊，服药后 3 日腹泻、便血好转，发热减轻，舌质红，舌苔变薄，脉滑数。

前方去地榆炭、三七、赤石脂，加黄芪 30g，7 剂。

2019 年 2 月 2 日三诊，服药后热退，脐周疼痛减轻，食欲好转，舌淡红，苔薄黄腻，脉滑。

上方去败酱草，14 剂。

2019 年 2 月 16 日四诊，患者腹泻、腹痛症状逐渐好转，大便次数日 3 次，便血不明显。查体：心肺（−），腹软，脐周无压痛。舌淡红，苔薄黄，脉滑。

黄芩 9g，马齿苋 30g，葛根 20g，仙鹤草 30g，当归 10g，白芍 15g，黄芪 30g，山药 20g，党参 15g，白术 15g，甘草 6g。7 剂。患者病情好转。

四、临证经验

1. 炎症性肠病（IBD）为难以治愈的疾病。溃疡性结肠炎、Crohn 病临床表现复杂，辨证分型亦多，治疗有异。但本病病因病机共同特点为脾胃（或脾肾）虚弱、免疫功能失调，多兼血瘀。因之，治疗本病应以健脾（胃）或补肾、调节免疫兼顾活血散瘀治本；清热解毒、缓急止泻、生肌敛疮促进溃疡愈合治标，标本兼治。①予在辨证治疗用药中，常用黄芪、人参（或据病情用太子参、西洋参）、白术、茯苓健脾益气。参、芪、白术有提高免疫功能作用，甘草有皮质类固醇作用。②健脾补肾用药应注意调畅气机。木香、厚朴（枳实、枳壳）补气宽中、导滞，有促进肠道蠕动作用。炒杏仁可宣通肺气，白蔻仁、藿梗、荷梗、石菖蒲可理中焦，薏苡仁健脾止泻、清热利湿为调理下焦良药。

2. 对腹泻频频、脓血便、高热、毒血症表现难治性患者应中西医结合治疗。

（1）西医治疗：加强胃肠外支持疗法。①柳氮磺吡啶（SASP）每日4～6g，分次服用（或艾迪莎每日4～6g，分次服）。②糖皮质激素为控制病情有效药物，常用泼尼松每日30～40mg，分次服用（病重者静脉用药）。症状缓解后每日5～10mg维持3～6个月。③对传统方法治疗乏效，激素、免疫抑制剂抵抗的重症可给英夫利昔单抗治疗。

（2）中医治疗：常用白头翁汤、犀角地黄汤加减。犀角（可用代用品）或羚羊角为清心肺肝毒热要药。用白头翁、黄连、黄柏、白花蛇舌草、僵蚕、蝉蜕清热解毒、凉血止痢抗过敏。重用生地黄、大青叶清热凉血助犀角清解血分毒热。在石菖蒲、藿梗、蔻仁调畅气机情况下，重用太子参配黄芪、仙灵脾、山萸肉健脾补肾，并用丹皮、赤芍、地榆凉血散瘀，辨证加减治疗常获良好疗效。

（3）保留灌肠：常用苦参、槐花、地榆、青黛，水煎100～150mL，加1%～2%普鲁卡因10mL（重症可加地塞米松5mL）保留灌肠，每晚一次，有良好配合治疗作用。

（杨　倩、姚希贤）

第三十节　慢性肠梗阻

肠梗阻是大肠传导功能失常，导致肠内容物不能正常运行，或通行障碍的统称，是急腹症的常见病证。常见者有机械性（粘连性、蛔虫性、肠扭转、肠套叠等）、动力性（麻痹性、痉挛性）肠梗阻。本病属中医学"关格""肠结""腹痛""积聚"等范畴。

一、病因病机

饮食入胃，经脾胃运化，吸收其精华后，所剩糟粕由大肠传导而出，成为粪便。"大肠者，传导之官，变化出焉""六腑以通为用"。若外感时邪，毒邪内盛、气滞血瘀，日久气血亏虚、运化无力，湿毒瘀血阻滞于肠道，通降失调等可致肠梗阻。

本病诊断主要根据阵发性腹痛伴有腹胀、呕吐、排气排便停止，可见肠型和蠕动波，肠鸣音亢进等。X线立位腹部透视或摄片肠腔内有多个液气平面或见成团蛔虫体阴影有助于诊断。

二、治疗

本病根据病因病情不同，选择治疗方法。除非手术治疗无效或治疗过程中出现腹膜炎、中毒性休克，以及绞窄性腹外疝、肿瘤致之肠梗阻，一般均可进行非手术治疗。中医治疗具有良好作用。

（一）西医治疗

主为禁食，胃肠减压，纠正水、电解质及酸碱平衡失调，应用抗生素等支持治疗。

（二）辨证治疗

1. 肠腑虫积证

主症：腹痛时作时止，面黄肌瘦，或颜面有白色虫斑，突发腹中剧痛，痛在脐周，按之有块，呕吐食物或清水，苔白，脉弦。

治疗：安蛔驱虫，通里攻下。乌梅丸合大承气汤加减。

乌梅丸中重用乌梅，味酸以安蛔，配细辛、干姜、桂枝、附子、川椒辛热之品以温脏驱蛔，黄连、黄柏苦寒之品以清热下蛔；更以人参、当归补气养血，以顾正气之不足。全方合用，具有温脏安蛔，寒热并治，邪正兼顾之功。大承气汤中用大黄通实，芒硝润燥，枳实消痞，厚朴除满，共奏"釜底抽薪，急下存阴"之功。

加减：①一般去附子、人参、当归，加白术、云苓。②重用乌梅40~60g。

2. 肠腑热积证、食积与气滞证

治以通里攻下、导滞、行气、活血、止痛。予常用自拟基础方〔丹参、黄芪、莪术、大黄、芒硝（冲）、枳实、厚朴、木香〕加减。

本方中丹参、黄芪、木香活血化瘀、行气导滞、降逆止痛、调理升降；大黄、芒硝、莪术、枳实、厚朴坠降通气、破血行气、消除痞满、通里攻下、消积止痛。

加减：①一般加党参、白术、云苓、内金。②阳虚加桂枝、干姜。③痞满重、体实脉壮者重用枳实（>30g）。④症见痞满，燥结不重或能排便而不畅者可去芒硝。⑤痞满燥实重、气滞、腹胀明显者，加莱菔子（15~30g）、赤芍（30~40g）、木香、乌药。⑥发热有感染征象者，加黄连（必要时可重用15~30g或更多）、白花蛇舌草等药。

三、临证经验

肠梗阻非手术治疗者予之治疗经验：①本证由肠套叠引起者，早期可采用空气或钡剂灌肠复位。②丹参、莪术、黄芪配伍有减少肠粘连，防治纤维组织增生作用。③活血化瘀药丹皮、赤芍、当归（尾）、桃仁、红花、水蛭有减轻肠粘连作用。④大承气汤配伍枳实、莱菔子、红藤治疗粘连性肠梗阻之腑实燥满证有良效。⑤行气活血、化瘀止痛药木香、乌梅、枳壳、厚朴、丹参、丹皮、赤芍、桃仁、红花、当归、川芎、延胡索，用3~4味辨证配伍，可改善微循环与局部血运，有利于肠道功能恢复。⑥对严重便秘燥结梗阻，体实脉壮者，大承气汤中重用大黄（15~20g，后下），芒硝（20~40g，冲服），枳实（30~40g），辨证加减用药，可获良好治疗效果。

（冯玉彦、赵丽梅）

第三十一节 肠寄生虫病

I 蛔虫病

蛔虫病系蛔虫寄生于人体所引起的疾病，为最常见的肠道寄生虫病，临床多无症状，但儿童感染后常有不同程度消化道症状。蛔虫是人体最大的线虫之一，虫长15~25cm，形似蚯蚓。成虫主要寄生于小肠，少数因虫体迷路于胆道、肝脏及阑尾而引起相应器官病变，出现临床表现。本病分布于全球，寄生人口之多居其他寄生虫病之首。国内分布广泛，感染率一般为50%~80%。肠道蛔虫感染者及患者为本病的传染源，经口吞入为主要传播途径。人感染蛔虫后，体弱者、儿童或营养不良者可出现症状。最常见的并发症为胆道蛔虫病，其次为蛔虫性肠梗阻，尚有发生肠穿孔、腹膜炎者。

中医学曾称之为"蛟蛕""蚘""长虫"。

一、病因病机

本病系因吞食具有感染性的蛔虫卵而发病。蛔虫卵进入人体后，部分被胃酸杀灭，部分进入小肠孵化为蚴虫，蚴虫钻进肠黏膜，经门静脉入肝脏，再经下腔静脉、右心而达肺，或经淋巴管沿胸导管、奇静脉入右心达肺脏，穿破微血管进入肺泡，再经气管达咽部，然后被咽下，经胃到小肠后发育为成虫，寄生于肠道。蚴虫移行到肺、胃则咳呕。若蛔虫窜入胆道，阻滞其中，致气滞不通，肝胆疏泄不畅，引起右上腹绞痛，呕吐蛔虫，甚则致厥，称为蛔厥（胆道蛔虫症）；如于剧痛后出现高热、寒战，持续右上腹痛，肝大，有叩击痛或压痛，白细胞升高，则有蛔虫性肝脓肿发生可能；如右下腹剧痛伴肌紧张、反跳痛，则有发生蛔虫性阑尾炎可能；如腹部剧烈疼痛，部位固定，呕吐胆汁或蛔虫，腹胀，可见肠型，腹部能扪及包块或条索状物（"虫瘕"），应考虑蛔虫性肠梗阻可能。

本病表现为阵发性脐周痛，痛无定处，可自行缓解；有饮食不洁及吐或排蛔虫史。粪检见蛔虫卵可确定诊断。面部有白色"虫斑"，巩膜有浅蓝色小斑，下唇内有砂粒样小泡，嗜酸性粒细胞增高，有助于诊断。

二、治疗

肠道蛔虫症，中西医治疗均有良好疗效。

（一）西医治疗

可选择应用：①驱蛔灵（枸橼酸哌嗪）：3~3.5g（儿童每日 160mg/kg，总量<3g）空腹或睡前顿服，连服 2 日，便秘者可加服轻泻剂。②中药苦楝根皮 50~70g，水煎，空腹顿服（小儿 15~30g/d，总量<50g），连服 2 日，或炒使君子 10g（小儿每岁 1g，总量<10g）空腹顿服，2 小时后给番泻叶 3~4g 泡水饮。对有明显症状、疗效不佳或有并发症者可服用中药汤剂。

（二）辨证论治

1. 气机阻滞（蛔虫内踞、虫痛）证

主症：阵发性脐周痛，食欲不振，恶心吐涎，下出蛔虫，消瘦，面色萎黄，面有虫斑，舌淡，脉弦。

治疗：行气化滞，驱蛔杀虫。使君子散加减。

方中使君子杀虫消积，苦楝子驱杀蛔虫，配芜荑、甘草增强驱杀蛔虫作用，减少不良反应。

加减：一般方中加槟榔，增强驱排蛔虫作用。方中加雷丸，可通过破坏虫体，加强驱杀蛔虫作用。

2. 阻滞肠道（蛔虫扭结、虫瘕或关格）证

主症：突然腹痛加剧，呈阵发性，频频呕吐，或吐出蛔虫，腹部胀满，可扪及形状不定、移动性条索状包块，无明显压痛，伴随肠鸣音亢进，便结不通，苔黄干，脉沉弦。

治疗：解散蛔团，驱蛔通下。大承气汤加减。

方中大黄荡涤胃肠积滞，泄热通便；芒硝除协助大黄泄热除积外，更有软坚润燥功能，推动积滞力大增；枳实破气散结，厚朴下气除满，共利胃与大肠之气。诸药配伍，对解除蛔虫扭结、肠梗阻具有良好疗效。

加减：①一般方中加使君子或（和）苦楝子。②恶心呕吐，加清半夏。③腹痛，加乌药、甘草。

3. 气逆成厥（蛔虫窜胆、蛔厥）证

参见本书胆道蛔虫病。

（三）中成药治疗

1. 乌梅丸

适用于蛔厥证，有麻醉虫体、增强胆囊收缩、增加胆汁分泌、松弛 Oddi 括约肌、抑菌、镇痛作用。每次 9g，每日 1~3 次，温开水送服。

2. 使君子丸

适用于肠道蛔虫症，有驱蛔作用。每次 9g，每日 1 次，空腹糖水送服。服用 1~2 天，不宜连续服用。

Ⅱ　绦虫病

绦虫病是由绦虫定居肠腔所致的消化道疾病。猪带绦虫和牛带绦虫的成虫为乳白色，扁长如带状，可分为头节、颈节、体节三部分。头节为其吸附器，其上有 4 个吸盘，颈节为其生长部分，体节分为未成熟、成熟和妊娠 3 种节片。牛带绦虫寄生于人体小肠上部，其虫卵和妊娠节片随粪便排出，污染饲料或牧场。人受猪带绦虫卵感染可罹患囊虫病。

绦虫病临床表现以腹痛、腹泻、大便排出绦虫节片为主症。常发生于有生食或食用未煮熟的猪、牛肉习惯者。如直接吞入成熟的绦虫卵，虫卵中的六钩蚴在肠内孵化，钻入肠壁，随血液流经全身，逐渐发育成囊尾蚴，则引起猪囊尾蚴病（囊虫病）。

本病属中医学"寸白虫""白虫"范畴。

一、病因病机

《景岳全书·诸虫》云："此虫长寸许，色白，其状如蛆，母子相生，有独行者，有个个相接不断者，故能长至一二丈。"成虫寄生肠道，扰乱气机，损及脾胃，引起恶心呕吐，腹痛腹泻，食欲不振。成虫居于肠中劫取精微，耗损气血，使人消瘦乏力，面色萎黄。若虫卵进入十二指肠孵化出六钩蚴，随血循播散周身，引起全身各个不同部位的猪囊尾蚴病，以脑、肌肉和皮下组织最为多见。虫夹痰瘀凝滞形成结节；蒙蔽清窍则头痛头晕，视物不清；痰瘀阻络则肢体麻痹。

本病诊断主要依靠进食未煮熟或生猪、牛肉史，大便见带状白色节片，镜检发现绦虫卵。

二、治疗

一般采用中西医结合疗法。南瓜子对绦虫后节片有致瘫痪作用，槟榔对绦虫头部及前段有麻痹作用，两者合用，可使整个虫体麻痹变软，借槟榔、硫酸镁的泻下作用，将虫体随粪便排出体外。方法为成人晨起空腹口服南瓜子粉 60～90g，2 小时后服槟榔煎剂（槟榔 80g，加水 500mL，煎至 200mL），再过半小时服硫酸镁 20～30g，一般 3 小时即有完整活动的虫体排出。须注意：欲排便前采取蹲位大便姿势，下放盛有温水的便盆接便（虫）。要使虫体连同头部整体自然排出，不可用外力牵拉，防止虫体被拉断虫头不能排出。

予数十年临床工作中遇绦虫病十多例，均采用本法治疗，除 1 例虫体被拉断治疗失败外，均获成功。虫体被拉断，需要重复以上方法。

Ⅲ　蛲虫病

蛲虫病为蛲虫寄生于人体所致的一种常见寄生虫病。蛲虫虫体为乳白色细线状，长约 1cm，寄生于人体小肠下部、盲肠、结肠及直肠等处，多见于儿童。虫卵通过肛门-手-口传播，为发生自身感染的重要途径，亦可经污染的衣物、尘埃传给他人。有时虫卵在肛周孵化为幼虫，并爬回直肠、结肠，引起逆行感染。以肛周、会阴部夜间瘙痒为主要症状。

中医学亦称之为"蛲虫病"。

一、病因病机

本病系因吞食蛲虫卵污染的食物而发病。《寿世保元》说：蛲虫"在于肠间，若脏腑气爽则不妄动，胃弱阳虚则蛲虫乘，轻者或痒，或虫从谷道中溢出，重者侵蚀肛门疮烂"。

本病主要表现为肛门或外阴部时时作痒，瘙痒时在肛周可见到蛲虫成虫，夜间发作，肛门外棉拭子法或玻璃纸法检查可发现蛲虫卵。

二、治疗

蛲虫病中西医均有良好疗效，可选择应用。必须指出：中西药均易于杀灭本虫，但蛲虫易于自体传播反复感染，因此本病要防治同时进行才能彻底治愈。预防上要注意个人卫生。提倡小儿穿封裆裤，以免直接用手搔抓肛门部；饭前便后洗手，常剪指甲；勤洗外阴部，勤换内裤、褥单，并将之煮沸或用开水烫洗以灭虫卵。

1. 驱蛔灵

枸橼酸哌嗪（驱蛔灵）1~2g，早晚分 2 次口服，连服 7~10 日，儿童每日 50~60mg/kg，总量<2g。以后每周服药 2 日，共 4 周，可防止再感染。

2. 中药

槟榔、苦楝皮、百部、使君子、乌梅、雷丸等均有驱杀蛲虫作用。予采用自制"治蛲散"（槟榔、百部、苦楝根皮等量，共为细末），成人每次 3~4.5g，每日 2 次，温开水冲服，连续 7 日，以后每周服 2 日，每次 2g，每日 2 次。几十年来共治数十例，均获佳效。

3. 局部用药

为防治蛲虫病佳法，于每次排便后或睡前，用温水洗净肛门，涂以蛲虫软膏（内含 30%百部浸膏、0.2%甲紫）。

Ⅳ 姜片虫病

姜片虫病系由生食水红菱、藕等水生植物感染。主要症状为腹痛、腹泻、食欲减退、营养不良、贫血。

本病诊断依据为粪便直接涂片或沉淀集卵法找到姜片虫卵。

重症患者首应调整营养，纠正贫血，驱虫治疗。①可选用吡喹酮，5~10mg/kg 1 次顿服，治愈率在 80%以上。剂量加大至 15mg/kg 以上，疗效更佳。②槟榔有良好驱虫疗效。可用槟榔 50~60g（儿童 2~3g/岁，每日总量不超过 30g），水煎 1 小时，浓缩至 100~200mL，晨起空腹 1 或 2 次服用，连服 3 日。槟榔粉 20~30g，空腹顿服疗效良好。

本药副作用有头晕、恶心、呕吐，可发生腹痛。

第三十二节　消化道真菌病

消化道真菌病系指由致病性真菌侵及人体消化系统所致的以鹅口疮、念珠菌性食管炎、肠炎等为主要表现的疾病。真菌多属条件致病菌。由于慢性消耗性疾病（白血病、糖尿病、恶性肿瘤等），以及长期使用广谱抗生素、糖皮质激素、免疫抑制剂、抗肿瘤药、放射治疗等，本病发病率不断提高。一般从口腔开始，可蔓延到食管、肠道。最早表现为鹅口疮，食管和胃肠可表现为炎症、糜烂或溃疡，重者有发热。

本病属中医学"鹅口疮"和"泄泻"范畴。

一、诊断

本病有真菌易感因素。鹅口疮者表现为局部黏膜呈潮红斑片，表面覆有乳白色膜似牛乳凝块；食管炎者表现为受累食管为斑片状或弥漫性白色伪膜覆盖，剥脱后呈充血的黏膜面、溃疡。局部出现疼痛、咽下痛、胸骨后灼痛、腹泻等表现。经口腔、分泌物及内镜细胞刷检涂片或组织活检病理检查，寻找到念珠菌可确定诊断。

二、治疗

（一）西医治疗

一般首选制霉菌素溶液含漱，然后将之咽下。每次50万~100万U，每日3~4次。病情重者可选用酮康唑，每次0.2g，每日2次，或用氟康唑，每次50~200mg，每日1次或静脉滴注，疗程均应在半个月以上，重者疗程延长。注意本药有肝毒性，可使转氨酶升高，有胃肠道反应、过敏反应和神经系统反应等。碳酸氢钠液漱口，每1~2小时一次，有辅助治疗作用。

（二）辨证论治

中医治疗本病有效，黄连、蒲黄、土槿皮、肉桂、大蒜、儿茶、苦参、黄柏、甘草、公丁香、木香、地榆等，均证明为有效抗真菌药物。辨证论治应用健脾补肾中药，能增强体质，提高免疫功能，对本病治疗可收良好疗效，而且无不良反应。因此，本病治疗，除重症考虑中西医结合用药外，应先行中医治疗。

1. 脾虚湿阻证

主症：大便水样或豆腐渣样，泡沫多，呈黄或绿色，腹痛肠鸣，面色少华，纳呆，神疲乏力，舌淡胖，边有齿痕，苔白腻，脉沉细。本证较常见。

治疗：健脾祛湿。参苓白术散加减。

方中人参、茯苓、白术、甘草为四君子汤，健脾补气；白扁豆、莲子肉、山药、大枣健脾补中；薏苡仁配茯苓健脾祛湿；砂仁芳香化湿，理气和胃；用桔梗宣肺化湿。

加减：①一般方中加黄连、肉桂、蒲黄等杀真菌药。②消化不良，便溏者，加焦麦芽、焦山楂、神曲、诃子肉。③腹胀者，加木香、枳壳。

2. 阴虚内热证

主症：大便发绿，呈泡沫黏液或豆腐渣样，口腔有白斑，厌食，口干，舌红，苔薄黄，脉细数，有时发热。此型多见。

治疗：养阴清热。左金丸合麦门冬汤加减。

方中黄连善清胃热，又治真菌；配吴茱萸（二者用量比为6∶1）既能助黄连和胃降逆，又可制约黄连之寒性。麦门冬汤方中重用麦冬养胃生津，又清肺胃虚热；用人参、甘草、大枣健脾益胃，又可助麦冬滋养中焦（胃）气阴；用半夏下气降逆，开胃化痰。

加减：①一般方中加蒲黄、地榆等抑杀真菌药。②发热，舌红者，加生地黄、玄参。③口干者，加石斛、生甘草。④大便不爽，呈绿色泡沫样者，加大黄、地榆、赤芍。

3. 脾肾双虚证

主症：大便稀如水样夹泡沫，每日十多次，五更泄泻，腹痛肠鸣，喜温喜按，神疲乏力，舌淡苔白，脉沉细。此型少见。

治疗：温补脾肾，益气祛寒。附子理中汤加减。

方中附子温补脾肾，祛寒止泻；干姜温中散寒，振奋脾胃运化功能；人参健脾益气，助干姜壮脾阳；用白术助健脾祛湿；炙甘草和中健脾，调和诸药。

加减：①一般于方中加肉桂、蒲黄抑杀真菌并助阳。②便溏或稀便者，加赤芍、诃子肉、补骨脂、肉豆蔻。③湿重、便溏者，改方中白术为苍术，加茯苓。

三、案例

患者温某，男，34岁。2014年9月6日初诊。

因咽下灼痛3天来诊。

病前1年因"肾病"一直服用小剂量泼尼松。半年来经常咽痛、舌痛，时有溃疡，经常服用抗生素，不发热。检查：咽部充血，舌红，口腔黏膜、舌边黏膜有黄豆大小数个潮红斑片，表面覆以白膜，棉棒触挑有触痛，呈充血黏膜面及小溃疡，食管镜见与口腔类似表现，刷检涂片见大量念珠菌。诊断为鹅口疮、霉菌性食管炎。舌红，苔薄黄，口干，脉细数，证属阴虚内热，治宜清热解毒（治霉），扶脾益阴法。

黄连9g，蒲黄10g，生地黄18g，麦冬8g，丹皮9g，肉桂4g，延胡索8g，西洋参6g，云苓8g。3剂。

蒲黄散（蒲黄10g，黄连9g，薄荷6g）水煎含漱，每日6次。

2014年9月10日二诊：用药后次日口腔疼痛显著减轻，咽下灼痛减轻，现症状大部减退，能进半流质饮食。检查：白膜全消，黏膜斑片处局部稍充血，有小溃疡，舌仍红，干而少苔，脉沉细。

上方去肉桂，加升麻6g、苦参8g，5剂，仍用蒲黄散含漱，每日3~4次。药后病愈。

第三十三节 消化道肿瘤

消化道常见肿瘤有食管癌、胃癌、肝癌、胰腺癌和大肠癌等。对这些肿瘤迄今尚乏特效疗法，贵在早期发现，及时治疗。发现延迟，诊断时已属中晚期，发生转移，往往由于体力衰弱而失去手术机会，或则肿瘤切除不净易于复发，预后严重。

中医学对消化道肿瘤的治疗，辨证用药能缓解症状，增强体质，提高免疫功能，有些药如黄药子、石上柏、半枝莲、蟾酥、全蝎等对肿瘤生长有抑制作用。因此，配合手术，合理使用放疗、化疗药，辨证论治可以缓解症状，提高免疫功能，减少放疗、化疗不良反应，从而能完成疗程，对提高生存质量，延长生存期，有良好作用。

肿瘤的病因尚不完全清楚。①食管癌与食用霉变食物和含亚硝胺类化合物有关。吸烟、喝酒、慢性炎症为易感因素。②胃癌除与食物中亚硝酸盐等有关外，还与幽门螺杆菌感染有关。③原发性肝癌与乙肝病毒、丙肝病毒感染和黄曲霉毒素等有关。④大肠癌与高脂低纤维饮食有关，肠道慢性炎症、血吸虫病、慢性溃疡性结肠炎、克罗恩病为促发因素。⑤胰腺癌与慢性胆囊炎、胆石症、慢性胰腺炎、糖尿病、肝硬化等有关，大量长期饮酒、吸烟及高脂高蛋白饮食等为促发因素。

中医学认为，情志失畅、饮食失常、酗酒及外邪毒热感染等因素，引起阴阳失衡、功能失调，导致体虚（久病及肾）邪实，与气滞血瘀、痰凝、热瘀有关。①情志失畅、郁怒、酗酒或浊毒（乙肝、丙肝病毒及黄曲霉毒素）伤肝，肝伤则气郁，使血液运行不畅，积而为瘀，气结血瘀，壅塞脉络，或忧愁、思虑伤脾，或肝病及脾，气结津伤而失输布，反聚为病，痰凝、气结、血瘀相互交杂成癥（积）而致肝癌。②气血痰凝，阻塞食管，出现吞咽困难，而致食管癌。③饮食不节、酗酒、浊毒（幽门螺杆菌）内侵，或多食辛辣烧烤之品，使胃气失调，郁热内生，积热伤阴，以致津伤血燥、气血郁结，可致胃癌。④胰为脾脏，与肝胆关系密切，肝气郁结，湿热结于肝胆，脾胃热毒（实热）内炽，损伤血络，累及脾脏，诱发胰癌；饮食不洁、酗酒或恣意膏粱厚味，损伤脾胃肠腑，酿湿生热，湿热内积或熏蒸肝胆，可致肠癌或胰癌。

针对消化道肿瘤正气亏虚、气滞血瘀、毒热及痰凝的病变实质，本病的治疗原则应为扶正祛邪、清热解毒、化瘀祛痰。

一、食管癌（噎膈）

食管癌为常见恶性肿瘤，属多病因致病性疾病。主要病因是长期食用发霉变质食物，食物及饮水中亚硝胺类化合物含量增高，慢性炎症刺激、酗酒、吸烟等为促癌因素。

本病应重视早期症状发现。凡有肯定而间断的吞咽障碍者，应进行上消化道钡餐、拉网或胃镜活组织病理检查。

（一）西医治疗

早期食管癌，病灶<6cm，尤其在食管下端者，首选手术切除；中期可放疗（鳞癌对放疗敏感）或配合手术；晚期患者可采用化疗。中医药可用于各种不同病期患者。

（二）辨证论治

1. 气滞热瘀证

主症：吞咽障碍，时有哽噎感，并进行性加重，可伴有胸膈闷痛，舌淡红，薄黄，白苔，脉弦细或涩。

治疗：理气开郁，清热利膈。半夏厚朴汤加旋覆花、代赭石等药。

方中半夏化痰开结，和胃降逆；配厚朴行气开郁，下气除满，散胸中滞气；茯苓助半夏健脾祛湿；用生姜散逆气，助厚朴降逆；用苏叶芳香宣肺，顺气宽胸，散胸中郁滞。一般方中加入旋覆花、代赭石，化痰降气，重镇降逆；加冬凌草、西洋参，提高机体免疫力和抗癌作用；脘腹胀满用木香、枳壳。

2. 痰瘀内结证

主症：吞咽困难，食不得下，食入复吐，甚者水饮难入，便结，舌青黯，脉细涩。

治疗：化瘀破结，消痰利膈。桃红四物汤加减。

方中熟地黄滋阴补血，当归补血活血，白芍养血敛阴，川芎活血行滞，加桃仁、红花配当归、川芎增强活血作用。一般于方中加山慈菇、冬凌草、瓜蒌、西洋参，加强抗癌、祛痰开胸和调节机体免疫功能作用。

3. 阳虚痰瘀证

主症：吞咽困难日益加重，泛吐清涎，神疲，面色㿠白，消瘦，舌淡黯，苔白，脉沉细而弱。

治疗：温补脾肾，化瘀祛痰。金匮肾气丸加减。

方中地黄滋阴为主；山茱萸、山药补益肾之精血；附子、桂枝温阳暖肾；茯苓配桂枝通阳补肾，化气利水；丹皮配桂枝散瘀活血，通畅肾之血运，并利气化。一般配伍冬凌草、西洋参使用。

4. 阴虚痰瘀证

主症：进行性吞咽困难，有黏痰，口燥咽干，脘中灼热，或五心烦热，便结，舌红而边青黯，苔少或薄黄干苔，脉细数。

治疗：养阴化瘀，消痰润燥。六味地黄丸合益胃汤加减。

方中六味地黄丸滋阴补肾，配益胃汤消痰润燥，一般加丹参活血化瘀，加冬凌草、西洋参抗癌，兼健脾益气，强化机体免疫功能。呕吐加竹茹。

（三）中成药治疗

1. 六神丸

由珍珠粉、牛黄、麝香、雄黄、冰片、蟾酥、百草霜等制成，适用于食管癌的热毒证。本药过量服用易中毒，少数人有过敏反应，不宜久服，体弱者慎用，孕妇禁用。每次10 粒，每日 2 次。

2. 安替可胶囊

由蟾皮、当归制成，能解毒散结，养血活血，适用于食管癌之瘀毒证。本药少数患者服用后有恶心、血细胞降低，过量久服可致心悸。一般每次 1~2 粒，每日 3 次，餐后温开水化服。

按语：食管癌晚期汤水难下，而又不能手术者，可考虑食管扩张术或（和）放入网状支架，亦可临时对症服用中药开道散。硼砂 60g，火硝 30g，硇砂 6g，沉香、冰片各 9g，礞石 15g。共为粉末，每次 1g，徐徐咽下，每小时 1 次，待黏沫吐尽，能进流食后，改为3 小时 1 次，连用 2 日后停药。

二、胃癌

胃癌是胃黏膜上皮组织的恶性肿瘤，可发生于胃内的任何部位，以胃窦部多见，是我国最常见的肿瘤之一。本癌发生与幽门螺杆菌感染，饮食中亚硝酸盐、多环芳烃等化合物含量高，进食熏烤、高盐及反复加热的油炸食物有关。真菌感染、遗传因素、慢性胃炎的癌前病变等为促癌因素。

胃癌中晚期多有上腹部症状，通过 X 线钡餐及胃镜检查，诊断不难确定。早期胃癌常无明显症状，易于延误诊断，临床医生应提高对胃癌的警惕。凡中年以上患者，近期出现持续性上腹部不适、食欲不振、体重减轻、黑便或多次粪便隐血试验阳性，尤其久居胃癌高发区、有慢性萎缩性胃炎伴肠腺化生及不典型增生、有胃溃疡病史、进行过胃肠吻合术及亲属中有胃癌史者，均应进行 X 线钡餐及胃镜检查。

本病属中医学"胃痛"和"癥积"范畴。

（一）西医治疗

胃癌早期，手术是唯一有效方法。对中晚期患者只要有可能均应尽量切除，虽达不到根治目的，亦能减轻痛苦，延长生命。①化疗于术前、术中和术后使用，以抑制癌细胞扩散和杀伤残存癌细胞微栓，从而提高手术疗效。②中医中药辨证论治可减轻症状，提高机体免疫功能，并对防止恶心呕吐、纳呆及血细胞减少等化疗反应，帮助完成化疗有作用。有些中药如半枝莲、白花蛇舌草、蟾酥、石上柏、全蝎、斑蝥、槲皮素等具有一定抗癌作用，值得进一步研究。

（二）辨证论治

1. 肝郁脾虚证

主症：胃脘胀痛窜及胁胁，口苦纳呆，时有呕恶，便溏或欠爽，苔白或微黄，脉弦细。

治疗：疏肝健脾，理气和胃。白术芍药散合香砂六君子汤加减。

方中党参、白术健脾升阳为主，用白芍柔肝滋阴；用陈皮、木香、砂仁理气和中，配云苓、半夏强化健脾化浊作用；白芍配炙甘草可缓急止痛；防风理脾引经，以其辛散肝，香能舒脾，风能胜湿。诸药合用，共奏疏肝健脾、调畅气机之效。

2. 胃热伤阴证

主症：胃脘灼痛，口干咽燥，心烦少寐，便干，舌红少津，苔薄，脉细或细数。

治疗：滋阴清热，养胃生津。益胃汤加减。

方中沙参养胃生津，配麦冬、生地黄、玉竹滋阴清热，强化养胃生津作用。

3. 痰瘀互结证

主症：胃脘胀满刺痛，纳呆，呕吐黏痰秽涎，便黑，或可扪及脘腹硬块，舌绛或有瘀斑，苔白滑，脉细涩。

治疗：理气化瘀，和胃祛痰。血府逐瘀汤合二陈汤加减。

血府逐瘀汤方中桃仁、红花、赤芍、川芎、当归活血化瘀；配生地黄滋阴养血，清血分瘀热；配柴胡、枳壳、桔梗开胸散结，引祛瘀药达胸胁；更用牛膝破血行瘀，引胸中瘀血下行；以甘草调和诸药。二陈汤中用半夏燥湿化痰、降逆止呕为主，配橘红理气燥湿祛痰，加茯苓健脾渗湿，生姜能降逆止呕，助半夏、橘红行气消痰，且可监制半夏之小毒。诸药合用，共奏活血化瘀、燥湿化痰、理气和中之效。

4. 脾胃虚寒证

主症：胃脘隐痛，喜热喜按，时有口吐清涎，纳呆，便溏或色黑，肢冷，舌暗有瘀斑，苔白滑，脉沉细。

治疗：健脾益气，温中祛痰。香砂六君子汤加减。

方中用人参益气补中为主，用白术、茯苓健脾燥湿，炙甘草甘缓和中，加陈皮、半夏、木香、砂仁行气和胃燥湿。诸药合用，共奏健脾益气、燥湿化痰之效。

5. 气血双虚证

主症：胃脘痛胀，时作恶呕，心悸气短，头晕乏力，纳食乏味，面色㿠白无华，舌暗淡，苔薄白，脉沉细无力。

治疗：补气养血，和胃调中。十全大补汤加减。

方中用四君子汤健脾益气，四物汤补血调血，黄芪升阳补气，肉桂温经助阳，诸药合用，共奏和胃调中、双补气血之效。

三、原发性肝癌

原发性肝癌系原发于肝细胞或肝内胆管细胞的肿瘤。发病原因主要与乙型、丙型肝炎病毒感染和黄曲霉毒素有关，寄生虫感染、吸烟、饮酒、微量元素缺乏等可能对本癌发生有促发作用。

本病贵在早期诊断。对中晚期患者诊断并无困难，甲胎蛋白（AFP）检测，B型超声、CT及选择性肝动脉造影的临床应用，使<3cm的小肝癌、亚临床肝癌的早期发现与定位诊断成为可能。因此，对乙型或丙型肝炎、肝硬化者，应定期（3～6个月）进行B型超声检查和AFP检测。

本病属中医学"黄疸""肝积""癥积""胁痛""鼓胀"等范畴。

（一）西医治疗

原发性肝癌的治疗贵在早期对亚临床、小肝癌的治疗。尤应注意对慢乙肝、丙肝的抗病毒治疗，借以防止肝炎病毒复制、肝炎病变发展及小肝癌继续发生。目前认为，凡属慢乙肝、慢丙肝、肝硬化者，HBV-DNA或HCV-RNA阳性，不论复制水平高低，均应进行抗病毒治疗。

对亚临床、小肝癌尤其<3cm者手术切除或无水酒精瘤内注射，有相当多的患者可望治愈。对中晚期大肝癌一般采用肝叶切除术，并进行肝动脉插管化疗、肝动脉结扎和术中栓塞、液氮冷冻、高功率激光气化等治疗。

（二）辨证论治

中医学针对本病采用活血化瘀、软坚散结、疏肝健脾、清热解毒等治法，具有广泛适应证。对无手术指征，一时不能进行放疗或化疗者，栓塞化疗的间歇期，伴有严重肝硬化，或年老体衰，免疫功能低下者，均宜服用中药治疗。

1. 肝郁脾虚证

主症：右胁疼痛，嗳气得舒，口苦脘闷，大便不爽，舌红，苔白或稍黄，脉弦细。

治疗：疏肝健脾，理气开胃。逍遥散合香砂六君子汤加减。

方中当归、白芍、柴胡疏肝柔肝养血；配白术、茯苓、砂仁、木香、陈皮健脾理气和胃；甘草为引经药，并调和诸药；加入少量薄荷、生姜疏肝和胃。诸药合用，共奏疏肝健脾、养血和胃之效。

2. 肝瘀热蕴证

主症：右胁刺痛，口苦或低热，黄疸，时有恶呕，纳呆，尿黄，便干，舌红而暗，苔黄腻或干，脉弦数。

治疗：凉血化瘀，清热解毒利湿。茵陈蒿汤合犀角地黄汤加减。

方中茵陈清热利湿，为退黄之要药；配山栀助茵陈清利三焦湿热；用犀角清热凉血解毒；配生地黄助犀角（用代用品）清理血分毒热；加丹皮、赤芍清热散瘀。诸药合用，共奏清热利湿、解毒祛黄、凉血化瘀之效。

3. 阴虚瘀热证

主症：右胁刺痛，口燥咽干，心烦，潮热盗汗，尿淡黄，便溏或干结，舌红绛，有瘀斑，苔少或干，脉细数而涩。

治疗：清热化瘀，滋肾柔肝。滋水清肝饮加减。

方中熟地黄滋补肾阴；山药、大枣补脾肾；山萸肉补肝肾，增强补阴的作用；配泽泻可泻肾利湿，使熟地黄补而不腻；配茯苓健脾渗湿，使山药补而不滞；配丹皮、栀子、柴胡可清肝泻火并能利胆；用白芍柔肝而不伤阴；丹皮配栀子有化除瘀热作用。

四、胰腺癌

胰腺癌是分布于胰头、胰体、胰尾或全胰腺的胰外分泌腺的恶性肿瘤，目前发病率有逐渐增高趋势。病因尚未完全明了，可能与吸烟，长期大量饮酒、咖啡，脂肪和蛋白质摄入过多，从环境中摄入致癌物质，以及慢性胆囊炎、胆石症、慢性胰腺炎、糖尿病、肝硬化等有关。

由于胰腺癌早期无明显症状或症状不典型，以及胰腺深处于腹膜后，肿瘤较小时往往不易发现，早期诊断有时出现困难。因此，凡遇窜及腰背部、夜间发作加重的腹痛，均应考虑到患本病的可能。对 40 岁以上，具有黄疸、消瘦者尤应注意，应进行相关检查。首选 B 型超声、CT，必要时配合低张上消化道钡餐造影、B 型超声引导下细针胰腺穿刺抽吸细胞学检查等，以提高早期诊断率。

本病属于中医学"癥积""黄疸""腹痛"等证范畴。

（一）西医治疗

胰腺癌早期治疗以手术切除为主。中晚期或术后者应化疗，对严重阻塞性黄疸，可行胆总管或胆囊与十二指肠或空肠吻合术，以减缓症状。

（二）辨证论治

中医学辨证论治，采用疏肝健脾、活血化瘀、利湿退黄等治法，对消除症状、提高机体抵抗力、防止化疗不良反应具有良好作用。

1. 湿热毒盛证

主症：脘腹痛窜及左腰背部，黄疸，恶呕时作，伴发热，皮痒，大便色淡或呈白色，舌红，苔黄而腻或干，脉弦数。

治疗：清热解毒，化瘀祛黄。茵陈蒿汤（茵陈、山栀、大黄）合黄连解毒汤（黄连、黄芩、黄柏、栀子）加减。

方中茵陈清利湿热退黄，大黄通泄瘀热，合黄连解毒汤泻火解毒，可防治本病往往继发的细菌感染。

2. 瘀血阻滞证

主症：脘腹痛窜及腰背，夜间加重，恶呕纳呆，面色黧黑，舌青暗，苔厚腻，脉细涩，或可触及包块。

治疗：活血化瘀，和胃止痛。血府逐瘀汤合金铃子散加减。

血府逐瘀汤为活血化瘀、行气止痛要方，方中桃仁、红花、赤芍、川芎、当归活血化瘀，配生地黄滋阴养血，兼清血中瘀热，用柴胡、枳壳、桔梗、牛膝开胸散结，破血行瘀，导引瘀血下行。合延胡索、川楝子（金铃子）疏肝泻火止痛。

3. 阴虚内热证

主症：上腹痛窜及腰背，口燥咽干，潮热盗汗，舌红，苔少而干，脉细数。

治疗：滋阴清热。滋水清肝饮加减。

方中熟地黄滋补肾阴；山药、大枣补脾肾；山萸肉补肝肾；用泽泻、山药健脾利湿，使熟地黄、山药补而不滞不腻；配丹皮、栀子、柴胡清肝利胆；用白芍柔肝而不伤阴。

五、大肠癌

结肠癌和直肠癌总称大肠癌，是指大肠黏膜上皮在多种致癌因素作用下发生的恶性肿瘤，为胃肠道最常见的恶性癌肿。其发病原因尚不完全清楚，主要与高脂、低纤维、高蛋白饮食及肠道慢性炎症、溃疡性结肠炎、克罗恩病、血吸虫病有关，亚硝基类化合物、微量元素如钼的缺乏、石棉纤维、免疫缺陷等为促发因素。

大肠癌早期起病隐匿，可无症状，诊断困难。进展期大肠癌常有不同程度临床表现，值得警惕。凡中年以上出现原因不明贫血、黏液便、血便、大便习惯改变、大便变形及肠梗阻等症状，尤其对大肠癌高危人群（大肠癌家族史，本人患肠多发性息肉病、溃疡性结肠炎、克罗恩病）应进行 X 线钡剂检查及纤维结肠镜检查。

本病属于中医学"肠蕈""肠澼""便血""腹痛"和"肠风下血"范畴。

（一）西医治疗

大肠癌的治疗倡导以手术切除为主的综合治疗。对不能施行根治术者仍应行姑息性切除并进行放化疗，配合中医治疗，加强支持治疗，改善营养状况，增强体质，提高免疫功能。

（二）辨证论治

1. 湿热下注证

主症：腹部时痛，便血，恶心，舌红，苔黄腻，脉滑数。

治疗：清热利湿，行气止血。白头翁汤合槐角散（槐角、地榆、黄芩、防风、当归、枳壳）加减。

方中白头翁、秦皮、黄连、黄芩、黄柏清热解毒，凉血止血；地榆、槐角凉血止血；当归、防风加枳壳调气和血。诸药合用，共奏清热利湿、凉血止血、行气调中之效。

2. 脾肾阳虚证

主症：腹痛，腹泻，血便，黎明泄泻，畏寒肢冷，腰膝酸软，面色苍白，舌淡胖暗，苔白，脉沉细乏力。

治疗：温补脾肾，和中化瘀止血。理中汤合四神丸加减。

方中用干姜温中散寒；人参健脾益气，助干姜壮脾阳；白术健脾燥湿；炙甘草和中补脾，调和诸药；合四神丸温肾暖脾止泻；并加地榆止血。

3. 肝肾阴虚证

主症：腹部隐隐作痛，口燥咽干，纳呆，便结，头晕耳鸣，盗汗，腰酸，烦热，舌绛苔少，脉细数。

治疗：滋阴降火，补养肝肾。知柏地黄丸加减。

方中熟地黄滋肾填精；用山萸肉养肝肾而涩；配山药益脾肾；加泽泻清泻肾火，并防熟地黄之滋腻；用丹皮清泻肝火，并制山萸肉之温；茯苓渗湿。此六味药，三补（熟地黄、山茱萸、山药）、三泻（泽泻、丹皮、茯苓），补泻开合，相辅相成，以补为主，达到补虚而不伤正、不滞邪的目的。配用知母、黄柏意在强化滋阴降火作用。

4. 气血双虚证

主症：腹部隐隐作痛，大便时溏或夹血，口淡肢乏，神疲气短，或脱肛下坠，少气无力，舌淡苔白，脉沉细无力。

治疗：气血双补，健脾化瘀。八珍汤合当归补血汤加减。

方中八珍汤可双补气血，当归补血汤（黄芪、当归）补血生血，并能活血化瘀。

六、案例

患者邵某，男，42 岁。

因胃脘灼痛 3 年，加重伴消瘦近 2 个月，于 2009 年 4 月 1 日住我院消化科。面色苍白，巩膜无黄染，周身淋巴结无肿大，心肺（-），腹软，肝脾未触及，于上腹部触及一个约杯口大小质硬肿物，无压痛。红细胞 $3.25×10^{12}/L$，白细胞 $4.6×10^9/L$，大便隐血（+++）。胃镜检查诊断为胃癌，于住院后第 4 天转外科手术，手术中发现胃窦部 7.2cm×7.4cm 进展期黏液腺癌，侵及胃肌层及部分浆膜，边界欠清，肿瘤中心有蚕豆大小较深溃疡，胃附近及胃左动脉旁等处有淋巴结转移，行胃次全切除术。术后进行 MMC 方案综合化疗，5 周为一疗程。于化疗第一周末注射丝裂霉素后出现恶心呕吐，不能进食。第二周注射 5-FU 后频频呕吐，虽经甲氧氯普胺等治疗不见好转，于 2009 年 4 月 17 日来诊。

胃脘灼痛，口干咽燥，恶心、呕吐，消瘦，面色苍白，舌红少津，苔薄，脉细数。诊为胃癌术后。辨为胃热伤阴证，给予参苓解毒汤加减，并暂停化疗。

人参 6g（文火先煎），丹参 15g，云苓 8g，黄连 8g，吴茱萸 1g，鸡内金 8g，竹茹 8g，姜半夏 8g，生地黄 18g，麦冬 10g，代赭石 20g（打碎先煎）。3 剂。

2009 年 4 月 21 日二诊：恶心好转，无呕吐，能进流食，腹胀，舌质稍红，少津，脉细稍数。

人参 6g，丹参 15g，云苓 8g，鸡内金 8g，姜半夏 8g，生地黄 18g，麦冬 8g，陈皮 8g，枳壳 8g，玉竹 6g。5 剂。

2009 年 4 月 27 日三诊：恶心呕吐消失，食欲可，时有脘腹胀感，便结，舌质淡红，薄白苔，脉弦滑。恢复化疗并服中药。

人参 5g，丹参 12g，云苓 8g，鸡内金 8g，姜半夏 8g，木香 6g，枳实 8g，大黄 6g。3 剂。

2009 年 5 月 2 日四诊：已经注射化疗药 3 次，无明显恶心、呕吐发生。计划完成 5 周化疗后，如无明显症状则将中药汤剂改为西洋参每日 3~5g，并服灵芝孢子粉胶囊，每次 2 粒，每日 2 次。对幽门螺杆菌进行根除治疗。

七、临证经验

1. 消化道癌肿贵在早期诊断，及时进行手术治疗；对中晚期患者宜采取放疗、化疗及支持疗法，中医药辨证论治可缓解病情，消除症状，减少放化疗不良反应，提高机体抗病能力。

2. 益气健脾补肾、活血化瘀、清热解毒药人参（西洋参）、黄芪、灵芝、补骨脂、仙灵脾、黄精、丹参、姜黄，以及犀角、黄连等清热解毒药均具有一定提高机体免疫力、解毒抗癌作用，可辨证使用。予从事临床数十年，治疗各种消化道癌肿很多。对经癌肿成功切除及正进行放化疗等治疗的中晚期患者，一般加用西洋参、黄芪、丹参与灵芝孢子粉胶囊健脾补气，活血化瘀，提高机体免疫力。

3. 对各种消化道癌，各种证型患者均采用予创制的参苓解毒汤健脾化瘀，清热化痰，行气开结，常获较为满意疗效。参苓解毒汤药物组成为：人参、丹参、云苓、黄连、干姜、鸡内金、清半夏、枳壳。

症状加减：①脘腹胀满，食欲不振者，一般加木香、厚朴或枳壳，行气除满，促进胃肠功能；并加神曲健脾养胃，本药善于消化饮食、增进食欲；加谷（麦）芽消谷（面）食积滞；加山楂消肉食及油腻积滞；用鸡内金消食磨积，善治脘腹胀满，消化不良。②呕吐者，加清半夏；有发热、苔黄者，加竹茹。③便溏脾虚无热（无炎症）者，加诃子肉。肾阳虚者，加肉豆蔻、补骨脂。④腹泻，发热，有炎症（肠炎）者，加赤白芍、吴茱萸（用相当于黄连用量 1/6 的吴茱萸矫治黄连寒性）。⑤脾胃虚寒者，重用人参、干姜；肾阳虚者，加肉桂，重者加炮附子。⑥阴虚内热者，加生地黄、麦冬、石斛、玉竹、沙参。⑦少气无力，气虚者，加黄芪。⑧痰瘀互结者，加半夏、陈皮、生姜、云苓。⑨食管癌呕吐，加代赭石，呃逆加公丁香。⑩原发性肝癌患者，肝区（右胁）疼痛，加延胡索、川楝子、佛手；肝郁气滞者，加柴胡、郁金。⑪胰腺癌者，黄疸，苔黄或腻，一般加金钱草、茵陈；腹痛加延胡索；瘀血作痛者，可加失笑散（蒲黄、五灵脂）。⑫大肠癌便血者，加地榆、槐角炭，可用云南白药。

疾病加减：①食管癌者，方中加冬凌草。②胃癌者，加冬凌草、半枝莲或白花蛇舌草；或服用抗癌平丸（由珍珠菜、半枝莲、白花蛇舌草、蛇莓、藤梨根、蟾酥、香茶菜、肿节风、兰香草、石上柏等组成），清热解毒，散瘀止痛，适用于热毒血瘀证，每次 1g，每日 3 次。③肝癌者，加半枝莲、石上柏、白花蛇舌草；或服用鳖甲煎丸（由鳖甲、人参、射干、黄芩、阿胶、鼠妇虫、土鳖虫、硝石等组成），养阴清热，化瘀散结，适用于肝癌阴虚瘀热证，每次 3g，每日 2～3 次。④胰腺癌者，加半枝莲、龙葵、冬凌草、白花蛇舌草。⑤大肠癌，加白花蛇舌草、苦参。

4. 胃癌患者，如幽门螺杆菌阳性，应进行根治。主要用 PPI（质子泵抑制剂）三联疗法，如 PCA（PPI+克拉霉素+阿莫西林）、PCN（PPI+克拉霉素+硝基咪唑）、PAF（PPI+阿莫西林+硝基呋喃）、PAN（PPI+阿莫西林+硝基咪唑）及 PAQ（PPI+阿莫西林+喹诺酮）。由于 PPI 三联疗法耐药性增加，根治率下降，现多采用铋剂+PPI 三联的四联疗法，根治率在 90% 以上。加用清热解毒（黄连、黄芩、黄柏、银花、连翘、公英、地丁）、滋阴清热（玄参、知母、白芍）、清热凉血（生地黄、地榆）、活血化瘀（丹参、赤芍、丹皮）及行气（木香、厚朴）等药辨证使用，可减少多种抗生素联用所致的不良反应，并可提高幽门螺杆菌根治率。

5. 其他具有一定抗癌作用中药，如半枝莲、石上柏、白花蛇舌草、冬凌草、山慈菇、黄药子、龙葵、全蝎、蜈蚣、急性子、斑蝥、槲皮素等，一般远不如丝裂毒素、5-氟尿嘧啶、阿霉素、顺氯氨铂等西药抗癌作用强，也有一定毒性，故一般不宜专恃应用。

第三十四节　贫血

贫血是指人体外周血红细胞容量减少，低于正常范围而产生的临床综合征。根据国内资料，成年男性红细胞数 $<4.0 \times 10^{12}/L$，血红蛋白 $<120g/L$，成年女性（非妊娠期）红细胞数 $<3.5 \times 10^{12}/L$，血红蛋白 $<110g/L$，孕妇血红蛋白 $<110g/L$ 就可诊断为贫血。

一、病因病机

贫血的原因很多，往往是综合因素引起。通常以下因素多见：①白血病、骨髓瘤、骨髓纤维化，以及铁、钴等微量元素，维生素 B_{12}，叶酸等缺乏导致造血功能不良。②某些化学、物理、机械、感染、自身免疫等因素导致红细胞过度破坏发生溶血性贫血与造血功能障碍等。③急慢性失血等均可引起贫血。

在中医学古籍文献中，没有贫血这个名词，但早有类似描述。《内经》中所述的"血虚""血枯"类似于当代血液病中的贫血。如《素问·腹中论》云："有病胸胁支满者，妨于食，病至则先闻腥臊臭，出清液，先唾血，四肢清，目眩，时时前后血，病名血枯，此得之年少时，有所大脱血。"清代《类证治裁》指出："黄胖多肿，其色黄中带白，眼目如故，或洋洋少神，多虫与食积所致。"其说明虫及食积可引起贫血。

二、治疗

贫血为一症状，除急性大失血须紧急输血抢救外，一般应针对病因治疗：①对缺铁与

维生素 B_{12}、叶酸缺乏所致贫血分别给予相应治疗可获良效。②对白血病、骨髓纤维化、骨髓瘤等病，骨髓移植参见有关疾病治疗。③对慢性肾病所致贫血及再生障碍性贫血，采用激素等治疗多乏效。中西医结合治疗多获良效。

（一）辨证论治

1. 脾胃虚弱证

主症：面色苍黄，口唇黏膜、爪甲苍白，不思饮食，体倦乏力，便溏泄，舌淡、齿痕，苔白或腻，脉细无力。

治疗：健脾和胃，益气养血。参苓白术散加减。

方中党参、茯苓、白术、扁豆、山药健脾益气，黄芪、当归益气养血，陈皮、砂仁行气和中使补而不滞，鸡内金、谷芽健脾消食。

加减：①大便稀溏者，加苍术、薏苡仁、焦山楂以助脾运。②畏寒肢冷者，加干姜、附子以温脾阳。③大便查有钩虫卵者，可先服贯众汤（贯众、苦楝根皮、土荆芥、紫苏）以祛虫，虫去后再拟健脾和胃之法。

2. 心脾两虚证

主症：面色萎黄或苍白，发枯易脱，倦怠无力，食少纳呆，心悸气短，头昏目眩，唇色苍白，爪甲色淡，舌质虚胖，苔薄白，脉细弱。

治疗：补脾养心，益气生血。归脾汤加减。

方中党参、黄芪、白术、甘草健脾益气，当归、白芍、熟地黄、龙眼肉、酸枣仁滋补血、养心安神，木香行气和中。

加减：①纳差腹胀，大便溏薄者，去当归、熟地黄，加苍术、陈皮、焦山楂以调脾助运。②心悸明显者，加柏子仁、首乌藤以养心安神。

3. 肝肾阴虚证

主症：面色苍白，两颧潮红，目涩耳鸣，腰腿酸软，头晕目眩，潮热盗汗，口舌干燥，指甲枯脆、肌肤不泽，舌红少苔，脉细数。

治疗：滋养肝肾，补阴养血。左归丸加减。

方中山茱萸、熟地黄、当归、枸杞子、菟丝子、何首乌滋阴补血以养肝肾；龟甲胶、鹿角胶大补精血；山药、焦山楂健脾胃助消化，以防滋腻补药碍滞脾运之弊。

加减：①伴有低热者，加鳖甲、地骨皮、银柴胡滋阴清热。②神疲乏力者，加太子参、黄芪益气。③血虚明显者，加紫河车、阿胶滋阴补血。

4. 脾肾阳虚证

主症：面色苍白，口唇淡白，畏寒肢冷，食少便溏，或完谷不化，发育迟缓，精神萎靡，少气懒言，舌质淡，舌体胖，脉沉细无力。

治疗：温补脾肾，益气养血。右归丸加减。

方中山茱萸、熟地黄、当归、枸杞子益肾滋阴养血；肉苁蓉、鹿角胶、肉桂温补肾阳，补养精血；山药、焦山楂益气健脾，消食助运，亦防滋腻之品有碍脾运。

加减：①畏寒肢冷者，加仙茅、附子以温补脾肾。②腹胀、腹泻者，去熟地黄、当归、肉苁蓉，加煨木香、苍术、白术以行气助运。③血虚重者，加紫河车、阿胶以补精血。

5. 虫积证

主症：除有血虚表现外，尚有腹胀或有嗜食生米、茶叶、泥土等，善食易饥，恶心呕吐，大便干结或溏薄有奇臭，神疲肢软及其他虫积见症，舌淡苔薄，脉虚弱。

治疗：杀虫消积。化虫丸加减。

方中榧子、槟榔、苦楝子皮、百部、雄黄、大蒜均有杀虫之功效，槟榔、红藤理气，化瘀，止痛。

加减：①血虚明显者，加当归、黄芪、熟地黄。②恶心呕吐者，加半夏、竹茹止呕。

（二）中成药

1. 健脾生血颗粒

用于心脾两虚型贫血。每次 15g，每日 3 次，口服。

2. 人参归脾丸

用于心脾两虚型贫血。每次 2 丸，每日 3 次，口服。

3. 生血宝合剂

用于脾肾两虚型贫血，每次 15mL，每日 3 次，口服。

（杨　倩）

第三十五节　过敏性紫癜

过敏性紫癜是一种血管变态反应性疾病，是机体对细菌、病毒、寄生虫、鱼、虾、蟹、蛋、奶、花粉或抗生素、水杨酸等物质发生变态反应引起的广泛性小血管炎伴渗出性出血和水肿、荨麻疹，累及皮肤、黏膜最多见。但亦可发生于胃肠道、关节和肾脏。发生于胃肠道（腹型）者常伴腹痛、恶心、呕吐、便血，称亨诺（Henoch）综合征，以儿童、青年多见。病程一般 2 周左右，可反复发作，预后大多良好，少数患者可转为肾病综合征或慢性肾炎。

一、病因病机

现代中医学认为，紫癜乃风热毒邪侵袭机体，损伤脉络，使离经之血外溢肌肤黏膜而成。其病因以感受外邪、饮食失节、七情内伤、瘀血阻滞、久病气虚血亏为主，临床以阳证、热证、实证为多见；若迁延不愈，反复发作亦可见虚证及虚实夹杂之证。

1. 过敏性紫癜的发生乃风热毒邪入侵，郁蒸于肌肤，致使邪热伤血络脉受损，血液外溢所致。风热之邪从口鼻而入，与气血相搏，灼伤脉络，血不循经，渗于脉外，溢于肌肤，积于皮下，则出现紫癜。过敏性紫癜起病迅速，病情变化多端，皮肤紫癜、皮疹多形易变，关节肿痛多无定处，并有皮肤瘙痒，符合"风者，善行而数变"及"无风不作痒"的性质特点。若风热夹湿，未得表解，于内蕴之，湿热相搏，下注膀胱，灼伤下焦之络，则尿血；湿热蕴滞肠络，中焦气血阻遏，则腹痛便血；湿滞于关节内，则关节肿痛；瘀热在里，可使病情反复发作，迁延日久。故在治疗时应注重在急性发作期清热解毒，缓解期应扶助正气，防止外邪侵袭，诱使疾病复发。

2. 气虚、阴虚乃久病之病机。正气不足也是导致本病的重要因素。若禀赋不足，或疾病反复发作，气血耗损，虚火内生，闭阻脉络，脏腑受累，使气不能摄血，脾不能统血，血失统摄，不循常道，溢于脉外，留于肌肤脏腑之间而出现紫癜、便血、尿血等症；病程日久，随着血液流失，阴液受损，气随血耗；或因反复使用泼尼松等类燥热药物致使气阴两虚，阴血暗耗，故慢性期病机以气虚或阴虚为主，气虚则行血无力，易致血瘀，阴虚则易致火旺，气阴两虚；脏腑功能失调，易内生痰湿或感受外邪而使病情迁延难愈。

本病诊断主靠药物、食物及花粉过敏病史与典型皮肤表现：反复或分批出现，多见于四肢，臀部的对称分布、大小不等、新旧不一的紫癜。紫癜常高于皮面，呈斑丘疹样或渗出性红斑，可伴有荨麻疹、水肿。血小板、凝血时间正常为本病特点。

二、治疗

本病中西医结合治疗可提高疗效；对急性、腹型肠出血重症患者应予激素、免疫抑制剂，对反复发作，治疗乏效的肾病中医药治疗可获佳效。

（一）西医治疗

1. 去除病因应用氯苯那敏等抗组胺药。
2. 改善血管通透性，静滴钙剂及多量（3~8g）维生素 C。
3. 糖皮质激素或（和）硫唑嘌呤、环孢素等免疫抑制剂，应用泼尼松（30~40mg/d），病情较重者可用氢化可的松（100~200mg/d）或地塞米松（5~15mg/d）静脉滴注。

（二）辨证论治

1. 血热风盛证

主症：病情较急，发热恶风，口渴引饮，皮肤紫癜成片，可见荨麻疹、关节肿痛、腹痛、便血、尿血等症，便秘溲赤。舌质红，苔薄黄，脉浮数。

治疗：疏风清热，凉血祛瘀。犀角地黄汤合消风散（当归、生地黄、防风、蝉蜕、知母、苦参、胡麻仁、荆芥、苍术、牛蒡子、石膏、甘草、木通）加减。

本方中犀角、丹皮清热凉血止血，生地黄、白芍滋阴养血，共奏清热解毒、凉血止血之功效。荆芥味辛性温，善祛血中之风，防风，发表祛风胜湿，长于祛一切风邪，二药相伍，疏风以止痒。苦参性寒，清热燥湿止痒，苍术燥湿，辟秽，发汗，健脾，两者相配，既能燥湿止痒，又能散风除热。牛蒡子疏散风热透疹，解毒。蝉蜕疏散风热，透疹。石膏、知母清热泻火。木通利湿热。胡麻仁、生地黄、当归滋阴养血润燥，且生地黄善清血中之热，与清气分热之石膏、知母共除内热。当归兼可活血，有治风先行血，血行风自灭之理。甘草清热解毒，又可调和诸药。

加减：①风热偏盛而身热、口渴者，加银花、连翘以疏风清热解毒。②湿热偏盛，胸脘痞满，身重乏力，舌苔黄厚而腻者，加地肤子、车前子、栀子等以清热利湿。③血分热甚，五心烦热，舌红或绛者，加赤芍、丹皮、紫草以清热凉血。④腹泻呕吐者加藿香、佩兰、竹茹。⑤便血者加地榆炭、槐花。⑥尿血者加白茅根、墨旱莲、大小蓟、侧柏叶。⑦蛋白尿者加黄芪、玉米须、芡实。⑧兼有瘀血者加大黄。

2. 气不摄血证

主症：病程较长，紫癜反复发作，隐约散在，色淡，形体消瘦，面色不华，体倦乏力，头晕心悸，食少纳呆，便溏；舌淡，苔薄白，脉细弱或沉弱。

治疗：归脾汤加减。

方中党参、黄芪、白术、甘草补气摄血；配伍当归、阿胶养血补血；茯神、酸枣仁、远志养血安神，调补心脾；木香理气健脾；生姜、大枣健脾益气。

加减：①皮下瘀斑多者，加仙鹤草、三七止血散瘀消斑。②月经淋漓不断者，加棕榈炭、仙鹤草、益母草、艾叶炭以益肾涩经止血。③腹泻便溏肢冷者，加补骨脂、肉桂，以温经散寒止泻。

3. 阴虚火旺证

主症：紫癜色黯红，时发时隐，或紫癜消失后，仍感腰膝酸软，五心烦热，潮热盗汗，头晕耳鸣，口燥咽干。舌红少津，脉细数。

治疗：知柏地黄丸加减。

方中知母、黄柏苦寒而甘，清虚热而坚肾阴；生地黄、山茱萸滋阴养血；丹皮清热凉血止血；泽泻、山药、茯苓生血养血，清邪热于小便外出。诸药合用共同发挥清热养阴、凉血止血之功效。

加减：①阴虚甚者，加龟甲、鳖甲、旱莲草、女贞子以养阴清热。②血热偏盛者，加紫草、赤芍以凉血化瘀。

三、案例

患者李某，女，37岁，教师。2019年1月21日初诊。

主因皮肤紫癜2月余就诊。患者2月余前感冒发热、咽痛后出现双下肢丘疹样皮肤紫癜，对称分布，突出皮肤表面，色红，伴双膝关节疼痛，自行服用感冒清热颗粒，感冒好转，皮肤紫癜无缓解，就诊于社区医院，查血常规未见异常，尿隐血阳性，诊断为"过敏性紫癜"，给予"氯雷他定、维生素C"口服后皮肤紫癜好转，仍有尿隐血阳性，遂就诊于我院。初诊：患者双下肢皮肤紫癜，乏力，精神差，手足不温，腰膝酸软，食后腹胀，大便稀溏，舌淡红，齿痕舌，苔薄白，脉沉迟。尿液分析：隐血（++），红细胞3~4/HP；血常规正常；肾功能正常；双肾彩超未见异常超声影像回声。诊断为过敏性紫癜，中医诊断为紫癜风，证属脾肾阳虚，治当温肾健脾，温阳摄血。

桑螵蛸15g，海螵蛸15g，山茱萸15g，茅根炭20g，杜仲15g，益母草15g，菟丝子10g，小蓟10g，黄芪30g，白术10g，仙灵脾10g，炙甘草10g。14剂。

2019年2月3日二诊：患者乏力症状消失，双下肢皮肤紫癜明显减轻，手足不温、腹胀症状好转，腰膝酸软好转，大便成形，舌淡红，齿痕舌，苔薄白，脉沉细。实验室检查：尿潜血（+），红细胞镜下1~2/HP。患者肾阳渐复，但仍不足以固摄血液，故重用黄芪60g，山萸肉加至30g，以养阴固摄、阴中求阳，又服14剂，明显好转。

四、临证经验

1. 过敏性紫癜急性患者以毒热伤阴、阴虚火旺者多见，辨证采用清热解毒、凉血滋阴、散瘀等法；慢性者多有不同程度脾、肾虚损，治疗上顾及温阳补肾、健脾摄血法常获佳效。

李爽等用清热解毒、凉血养阴法（羚羊角粉10g冲服，生地黄15g，白茅根12g，赤芍10g，丹皮9g，茜草10g，生黄芪15g，荆芥6g，防风6g，甘草10g）配合西药抗过敏治疗过敏性紫癜30例。结果显示，治疗组疗效明显优于仅用西药疗法的对照组。邵克武应用清热解毒凉血散瘀法（黄芩、金银花、蒲公英、赤芍、水牛角、连翘、荆芥各15g，丹皮、茜草、藕节、生地黄、乌梅、桃仁各12g，甘草6g）治疗过敏性紫癜50例，疗效明显优于西药对照组。裴胜等应用清热解毒、凉血化瘀法（鲜茅根15~30g、鲜芦根15~30g、青黛3~5g、紫草10~15g、牡丹皮3~10g、赤芍10~30g、大蓟15~30g、小蓟15~30g、藕节15~30g、金银花炭10~30g）治疗实证为主的过敏性紫癜58例，结果显示清热解毒、凉血化瘀法治疗过敏性紫癜可以收到较为满意的疗效。刘玲等应用凉血化瘀，清热解毒方〔生地黄、紫花地丁、茜草、郁金、地榆各15g，牡丹皮、赤芍、金银花、连翘各10g，白茅根、卷柏、生石膏（先煎）各30g，琥珀粉（冲服）4g〕治疗过敏性紫癜性肾炎20例，提示凉血化瘀、清热解毒方治疗过敏性紫癜性肾炎血热妄行证有减轻症状与体征的作用。杨亚莉观察清热解毒化瘀汤（水牛角10~30g，丹皮10~20g，赤芍、金银花、紫草、仙鹤草、小蓟、白茅根各10~20g，防风5~10g，生甘草5g）配伍西药治疗过敏性紫癜的疗效，总有效率达95%，提示本方法治疗过敏性紫癜疗效确切。李彩霞探索清热解毒、凉血类中药配伍（黄芩、板蓝根、连翘、公英、威灵仙、生地黄、赤芍、丹皮、茜草、紫草、仙鹤草、旱莲草、白鲜皮、地肤子、白茅根、珍珠母各10g，甘草6g，大枣7枚，花生米7个）治疗过敏性紫癜的疗效，结果全部有效，提示本方对本病有清热解毒，凉血止血的效果。朱莉娜应用清热解毒、凉血化瘀法（连翘15g，公英15g，茅根15g，紫草15g，丹皮15g，赤芍15g，土茯苓15g，水牛角10g）治疗小儿过敏性紫癜30例，痊愈19例，好转11例。

2. 本病腹型患者，腹痛、便血，有时便血量大，情况危急，一般治疗包括肾上腺皮质激素难于奏效。肾上腺素或加用肾上腺皮质激素常获佳效。

王丽霞等观察持续静脉点滴小剂量肾上腺素治疗小儿腹型过敏性紫癜的疗效，将患者随机分为对照组和治疗组。对照组：按常规治疗，避免过敏性食物和药物，激素采用地塞米松，初始用量为 0.5mg/（kg·d）静脉点滴，同时辅以西咪替丁和扑尔敏治疗。治疗组：在常规治疗基础上，加用肾上腺素 0.5mg 加入 0.9%氯化钠注射液 500mL 中以 12~16 滴/分持续静脉给药，2~3 天后腹痛减轻、消失，肾上腺素停药。结果显示：治疗组患者腹痛症状明显减轻且腹痛消失快，与对照组差异有统计学意义（$P<0.05$）。

老师曾遇不少 Henoch 腹型紫癜大量便血者，应用肾上腺素 0.3~0.5mg 肌注，每 15~30 分钟一次，一般 3~4 次后止血。表明持续静点小剂量肾上腺素或配合激素治疗腹型过敏性紫癜效果肯定。

（杨　倩、姚希贤）

第三十六节　再生障碍性贫血

再生障碍性贫血（aplastic anemia，AA）简称再障，是一种骨髓造血衰竭（BMF）综合征，以进行性贫血、乏力、出血及反复感染为主要表现。

本病属于中医学"髓劳""虚劳""血枯""血证"等病证范畴。

一、病因病机

本病有原发性、继发性两种，继发性较为常见，多由先天禀赋不足，劳伤其肾，情志失调等引起，或与使用氯霉素、抗肿瘤药及有机磷农药等毒物或邪毒包括病毒等相关。

本病与心、肝、脾、肾亏损有关，关键在于脾肾两脏虚损，其病位在骨髓，《素问·阴阳应象大论》曰"肾生骨髓"，故本病病机以"肾虚髓枯"为本。肾中存元阴元阳。元阴为生血之基础，元阳为血生化之动力。脾统血，其运化的水谷精微是气血化生之源，同时补养先天之肾。肾藏精，肝藏血，精血同源。所以，本病发病以肾虚为本，涉及多个脏腑，表现出多脏腑虚损证候。

二、治疗

（一）西医治疗

本病西医治疗包括环孢素 A 和（或）雄激素、造血生长因子等，重型再障可给予 ATG/ALG 和环孢素 A，以及激素、造血干细胞移植。西医对再障、重型再障治疗有重要进展，中医药治疗有良好作用。

（二）辨证论治

本病急证急性再障起病急骤、病程短。高热、出血、贫血严重，伴乏力、头晕、心悸等症状甚至神昏等，属髓枯毒盛，虚实夹杂证。慢性患者往往发病隐匿、病程较长。治疗本病应首辨缓急、阴阳、虚实。急性再障治疗以清热解毒、凉血止血为主；慢性者以补益气血、健脾补肾为主。

1. 髓枯毒盛证

急性再障本型多见。

主症：高热，神疲乏力，面色苍白，鼻衄，牙龈出血，皮肤片状出血、紫斑，甚或便血、尿血，舌红绛苔黄，脉弦滑或细数。

治疗：清热解毒，凉血止血。犀角地黄汤或清瘟败毒饮加减。

方中犀角（以水牛角代替犀角，需10倍于犀角剂量）为君，清营凉血，清心解毒，配生地黄加强清血分热毒作用为臣；丹皮、赤芍清热、凉血、散瘀。清瘟败毒饮方中石膏、知母、竹叶、甘草清热解毒、凉血保津，黄连、黄芩、栀子通泄三焦火热，水牛角、生地黄清热凉血，芍药养血敛阴，助生地黄凉血和营泄热，丹皮凉血清热，活血散瘀。连翘、玄参解散浮游之火，桔梗载药上行。

加减：①高热、口渴、汗出、口腔溃疡，脉大数者，加生石膏、知母。②高热感染、败血症者，加黄连、栀子、玄参、大青叶、白花蛇舌草、银花。③热盛动风者，加羚羊角、钩藤。④出血严重者，加生地榆、鸡血藤、丹参、仙鹤草、白茅根。⑤头痛者，加菊花、夏枯草。

2. 肾阴虚证

主症：潮热盗汗，眩晕耳鸣，手足心热，口渴咽干思饮，失眠多梦，出血明显，舌红，少苔，脉细数。

治疗：滋阴益肾，填精益髓。左归丸加减。

方中山茱萸、熟地黄、当归、枸杞子、菟丝子、何首乌滋阴补血以养肝肾；龟甲胶、鹿角胶大补精血；山药、焦山楂健脾胃助消化，以防滋腻补药碍滞脾运之弊。

加减：①神疲乏力者，加太子参、黄芪益气。②血虚明显者，加紫河车、阿胶滋阴补血。③出血明显者，可加生地黄、赤芍、丹皮、生地榆、水牛角、三七、仙鹤草、白茅根等凉血活血以止血。④潮热盗汗明显者，可加五味子、浮小麦等收敛止汗。⑤低热者，可加地骨皮、青蒿、鳖甲、银柴胡等退虚热。⑥便秘者，可加玄参、火麻仁、肉苁蓉润肠通便。

3. 肾阳虚证

主症：面色㿠白，头晕无力，畏寒肢冷，腰膝软弱，夜尿多，便溏，舌质淡，舌体胖，边有齿痕，脉沉迟细或滑。

治疗：温补肾阳，填精益髓。右归丸加减。

方中山茱萸、熟地黄、当归、枸杞子益肾滋阴养血；肉苁蓉、鹿角胶、肉桂温补肾阳，补养精血；山药、焦山楂益气健脾，消食助运，以防滋腻之品有碍脾运。

加减：①腹胀、腹泻者，去熟地黄、当归、肉苁蓉，加煨木香、苍术、白术以行气助运。②血虚重者，加紫河车、阿胶以补精血。③脾虚便溏者，可加党参、白术、肉蔻、茯苓等健脾化湿止泻。④鼻衄、肌衄、月经量多者，可加三七、小蓟、白及等活血止血。

4. 脾肾阳虚证

主症：面色㿠白，畏寒肢冷，腹胀、便溏，腰膝酸痛，或小便不利，或颜面浮肿，舌淡胖，苔白滑，脉沉细。

治疗：温阳健脾，补肾助阳。真武汤合肾气丸加减。

方中附子温壮肾阳，兼能暖脾，桂枝温通阳气，干地黄滋补肾精，山茱萸、山药补益脾精，泽泻、茯苓淡渗利水，丹皮活血散瘀，生姜温中散寒，白术健脾燥湿，白芍敛阴缓急止痛。

加减：①畏寒肢冷甚者去桂枝，加肉桂。②便溏者加党参、薏苡仁。③鼻衄、肌衄、月经量多者，可加三七、小蓟、白及等活血止血之品。

5. 肾阴阳两虚证

主症：面白无华，畏冷，心悸气短，盗汗自汗，手足心热，渴不思饮，失眠遗精，便溏，少量出血，舌淡苔少，脉细数后虚大而数。

治疗：滋阴壮阳，填精益髓。左归丸合右归丸加减。

方中山茱萸、熟地黄、当归、枸杞子益肾滋阴养血；肉苁蓉、鹿角胶、肉桂、附子温补肾阳，补养精血；山药、焦山楂益气健脾，消食助运，以防滋腻之品有碍脾运。

加减：①鼻衄、肌衄、月经量多者，可加三七、小蓟、白及等活血止血。②腹胀纳呆者，可加白术、茯苓、焦三仙、陈皮等理气健脾消食。③失眠多梦者，可加枣仁、首乌藤等养心安神。

（三）中成药治疗

仙芪生血颗粒

一次 15g，一日 3 次。适用于气阴两虚所致的五心烦热、盗汗、心烦不眠；慢性再障贫血见上述证候者。

三、案例

患者，女，33 岁。

因乏力、间断皮肤紫癜 2 个月，反复发热 1 个月来诊。

患者 2 个月前感冒后出现乏力、四肢间断出现指甲大小出血点，白细胞 1.59×10^9/L，中性粒细胞 0.8×10^9/L，红细胞 1.67×10^{12}/L，血红蛋白 50g/L，血小板 7×10^9/L。经骨髓穿刺活检，确诊为再生障碍性贫血。先后予免疫抑制、促造血、止血、抗感染及输血（悬浮红细胞和单采血小板）支持治疗，病情稳定后出院。出院时白细胞 3.9×10^9/L，中性粒细胞 2.1×10^9/L，红细胞 1.98×10^{12}/L，血红蛋白 62g/L，血小板 11×10^9/L。出院后予环孢素软胶囊 50mg 口服，2 次/日，十一酸睾酮胶丸 80mg 口服，2 次/日，规律撤减泼尼松片，每月输血 1 次。1 个月前月经后开始发热，体温波动在 37.5～38.8℃，仍乏力、间断牙龈出血，伴双大腿内侧疼痛，再次住院查血常规：白细胞 2.3×10^9/L，中性粒细胞 1.2×10^9/L，红细胞 1.73×10^{12}/L，血红蛋白 42g/L，血小板 12×10^9/L。空腹血糖升高（8.2mmol/L）、肝功能受损（谷丙转氨酶 102U/L，谷草转氨酶 98U/L），骶髂关节核磁考虑股骨头坏死。予抗感染、保肝、输血等对症治疗。有乏力，间断牙龈出血，发热，体温 38.0~38.5℃，急躁易怒，无咳嗽、咳痰、咽痛，近 5 个月月经淋漓不尽，平素性情急躁，有农药接触史。患者面白无泽，唇上方胡须浓密，精神差，声音低沉沙哑，舌黯红，苔薄黄，舌边有瘀斑，左脉沉弦数，右脉沉弱。诊断为再生障碍性贫血，肝功能不全，类固醇糖尿病，股骨头坏死。中医诊断：髓劳（元气亏虚、肝经郁热）；给予益气培元、疏肝泄热法治疗。

生杜仲 30g，桑寄生 30g，生黄芪 30g，柴胡 6g，黄芩 10g，川楝子 10g，蝉蜕 6g，僵蚕 10g，姜黄 6g，赤芍 10g，丹参 10g，茜草 10g，血余炭 10g，淡豆豉 10g，炒栀子 6g，金银花 10g，连翘 10g，白茅根 10g，芦根 10g。14 剂水煎服，1 剂/日，分 2 次口服。

二诊：患者发热已退 3 天，月经量、牙龈出血减少，乏力略缓解，仍腰膝酸困，舌脉同前。上方去淡豆豉、炒栀子，加续断 10g，鸡血藤 60g，14 剂水煎服，1 剂/日，分 2 次口服。此后患者规律复诊，2~4 周 1 次。于 2013 年 12 月因故停服环孢素和十一酸睾酮。一直守益气培元、疏肝泄热大法加减中药治疗，患者日益好转，输血间隔由每月 1 次逐渐延长至每 2 个月 1 次、3 个月 1 次，2015 年 5 月至今已 25 个月未再输血；发热频次逐渐减少，2016 年 6 月至今已 12 个月未发热；月经量、月经天数恢复正常，偶有皮下出血，乏力、腰酸明显缓解，男性化体征逐渐消退，血糖和转氨酶恢复正常。

按语：该患者为青年女性，平素性情急躁，肝经郁热，复感外邪，内外相合，灼伤营血，血热则溢，可见发热、间断牙龈出血、月经过期不止、左脉沉弦数；血为气之母、血伤则气伤，则见乏力、腰膝酸困、面白无泽、精神差、右脉沉弱、舌边有瘀斑；血热流行不畅则成瘀，舌黯红，苔薄黄。病属髓劳，证属元气亏虚、肝经郁热。故治疗以益气培元、疏肝泄热为大法。中药以生黄芪、生杜仲、桑寄生益气培元为本，在柴胡、黄芩、川楝子疏泄肝胆，丹参、赤芍等凉血活血情况下，对髓劳毒（郁）热进行强力治疗，以栀子宣发三焦郁热，用蝉蜕、僵蚕、姜黄取升降散之意，宣散透热于外而不伤正，用金银花、连翘清热解毒，白茅根、芦根引热下行；之后各诊，以益气培元、疏肝泄热为大法，随证加减，乃获佳效。

四、临证经验

1. 本病慢性者多兼肾虚血瘀，治疗上应注意补肾、活血化瘀。一般多在健脾养血情况下，重用黄芪、人参（或辨证用西洋参、太子参），辨证使用鹿角胶、仙灵脾、补骨脂、山萸肉、肉桂（桂枝）、巴戟天、地黄、女贞子、葛根、丹参、当归等药多获良好效果。

2. 急性患者伴严重感染，贫血、高热、意识障碍、出血倾向，病情危笃。及时输血，给予激素，三代头孢抗生素等治疗往往乏效，联合犀角地黄汤、黄连解毒汤、白虎汤（即清瘟败毒饮用于气血两燔、热毒炽盛证）辨证加减多获良效。

（1）对发病急，高热、烦渴、多汗，脉大或滑数，邪在气分者，使用生石膏、知母、玄参或加地骨皮。

（2）对热入血分，三焦热盛，高热不退，出血发斑，弥漫性血管内凝血（DIC），神昏者：①羚羊粉 1g，水蛭粉 3g，西红花 0.3g，三七粉 2g，水冲服，每日 2~3 次。②犀角地黄汤、黄连解毒汤加减，白花蛇舌草、大青叶、公英、地丁、大黄、僵蚕、蝉蜕清热解毒、凉血止血、通腑泄热，往往获效。

（杨　倩）

第三十七节　白血病

白血病是以造血系统中白细胞及其幼稚细胞异常增生，广泛浸润全身各种组织与脏器，血液中的白细胞增多或减少，有异常的幼稚细胞出现的恶性疾病。临床以发热、出血、贫血，以及肝、脾、淋巴结肿大等为主要临床表现。

中医学中没有"白血病"这一名称，当属于中医学的"虚劳""血证""温病""癥积""恶核"等病证。西医学的各种急慢性白血病可参考本节进行辨证论治。

一、病因病机

本病基本病机是热毒、痰浊、血瘀。多因正气不足，精气内虚，温热毒邪入侵，其病位在血、骨髓，肝主藏血，脾主生血，肾主骨生髓，故与肝脾肾关系密切。常因虚而得病，温热毒邪易伤津耗气而以气阴两虚、肝肾阴虚多见，久病则以气血亏虚为主；实则不外热毒、血瘀、痰浊为患。临床上多虚实互见，病机演变复杂多样，如急性期热毒不解，可内传心包而出现神昏谵语的症状；热毒炽盛，引动肝风而出现颈强、抽搐之症；晚期则由于邪伤正气，正气日衰，而出现脾肾阳虚、气血两虚之证。

本病诊断主靠典型的骨髓学表现，急性白血病起病急，病程短，多有发热、幼稚型白细胞异常增生、出血、进行性贫血、肝脾及淋巴结肿大；慢性白血病起病较缓，以肝脾肿大（尤其是脾肿大）、白细胞与幼稚细胞显著增多、胸骨压痛、贫血为特点。

二、治疗

（一）西医治疗

主要是采用化学、放射、靶向、免疫及干细胞移植等综合治疗方法。部分骨髓移植患者可获得治愈或长期稳定。

（二）辨证论治

在提高缓解率，延长生存期，改善体质，防治化疗副作用等各方面都显示了良好的效果。中医药已经成为治疗白血病不可缺少的治疗。

1. 急性白血病

本型以热邪炽盛，毒热伤阴为多见。

（1）热邪炽盛证

主症：急性发作，高热骤起而持续，发热不恶寒或微恶寒，汗出热不解，口渴喜冷饮，烦躁不安，鼻衄，齿衄，紫斑，骨关节疼痛，或颈、腋下触及痰核，或胁下癥结，便秘，尿黄，舌红，苔黄，脉洪大。

治疗：清热解毒，凉血救阴。清瘟败毒饮加减。

本方由白虎汤、犀角地黄汤、黄连解毒汤三方加减而成。石膏、知母、甘草、竹叶清肺、胃气分的邪热；犀角、地黄、丹皮、赤芍、玄参清营凉血解毒救阴，清血分热；黄连、黄芩、栀子、连翘清热泻火解毒。

加减：①骨节疼痛明显者可加羌活、独活，祛风除湿止痛。②便秘加大黄、枳实通腑泄热。

（2）毒盛伤阴证

主症：壮热谵语，胸中烦闷，口干而渴，皮肤黏膜瘀点、瘀斑，色鲜红或紫红，全身各部均可出血，如鼻衄、齿衄、尿血、便血等，舌红绛，苔黄，脉细数。

治疗：清热解毒，凉血止血。神犀丹（犀角、生地黄、玄参、板蓝根、紫草、金银花、连翘、黄芩、天花粉、淡豆豉、石菖蒲）加减。

方中犀角（用代用品）、生地黄、玄参、板蓝根、紫草清营凉血，金银花、连翘、黄芩、天花粉清热解毒，佐淡豆豉宣达郁热，石菖蒲芳香开窍。

加减：①虚热盛者，加桑枝、青蒿、知母。②口干渴者，加石斛、麦冬。③出血严重者，可加大蓟、小蓟、仙鹤草凉血止血。④神昏谵语者，可加服安宫牛黄丸、至宝丹，以清心开窍。

（3）气阴两虚证

主症：体倦乏力，语音低微，自汗盗汗，口渴，手足心热，反复低热，头晕目眩，皮肤紫斑或衄血，眠差，纳差，舌淡红，少苔（花剥苔）或无苔，脉细弱。

治疗：益气养阴。生脉散加减。

方中人参、麦冬、五味子益气生津。

加减：①气虚症状突出者，可合四君子汤健脾益气。②阴虚症状突出者，可合六味地黄丸滋阴补肾。③出血症状突出者，可加仙鹤草、蒲黄、三七等止血。④眠差者，加酸枣仁、首乌藤养心安神。⑤低热者加胡黄连、银柴胡、秦艽。

2. 慢性白血病

（1）正虚阳衰证

主症：面色㿠白，畏寒肢冷，四肢浮肿，头晕、自汗、腰酸膝软，纳呆、便溏，皮肤紫斑，舌淡，有齿痕，苔白润，脉弱无力。

治疗：温补脾肾。右归丸加减。

本方温补之力颇强，方中肉桂、附子、鹿角胶温补肾阳，填精补髓，熟地黄、山茱萸、山药、菟丝子、枸杞、杜仲滋阴益肾，养肝补脾，当归补血养肝。

加减：①一般宜加党参、黄芪。②自汗者加龙骨、牡蛎、五味子。本型以脾肾阳虚、肝肾阴虚兼气滞血瘀多见。

（2）瘀血内阻证

主症：形体消瘦，胸胁胀痛痞闷，腹中坚硬癥积，肝脾肿大，神疲乏力，面色黧黑，发热，舌黯或紫、瘀斑，苔薄，脉涩。

治疗：活血化瘀。膈下逐瘀汤加减。

方中红花、桃仁、五灵脂、延胡索、丹皮、赤芍、当归、川芎活血化瘀，消癥止痛，香附、乌药、枳壳调气疏肝，甘草调和诸药。

加减：①贫血明显者，可合当归补血汤即黄芪、当归，以补气养血。②肝脾肿大者，可在益气健脾情况下加丹参、三棱、鳖甲（小剂开始）。

（3）毒热伤阴（阴虚火旺）证

主症：低热不退，夜热早凉，咽喉肿痛，口腔糜烂，颈腋痰核肿大，头晕耳鸣，口渴咽干，盗汗，腰酸，全身骨节疼痛，鼻衄齿衄，或见吐血、便血、尿血，皮肤紫斑，舌质红，薄黄苔，脉细数。

治疗：养阴清热，凉血解毒。青蒿鳖甲汤加减。

方中青蒿清透邪热，引邪出表，鳖甲养血滋阴，两药合用共呈滋阴透热之效；知母、丹皮助青蒿凉血清热解表；生地黄助鳖甲滋阴。

加减：①本证阴虚高热，加犀角、胡黄连、银柴胡、地骨皮。②口干渴加石斛、麦冬。③咽喉肿痛，口腔糜烂，加银花藤、鱼腥草、射干清热解毒利咽。④颈腋痰核肿大质硬者，加三棱、莪术、胆南星破血逐瘀，化痰散结。

（4）肝肾阴虚证

症状：头晕眼花，目涩，视物不清，口干舌燥，心烦失眠，耳鸣耳聋，腰膝酸软，五心烦热，皮肤紫斑，舌红少苔，脉弦细数。

治疗：滋补肝肾。麦味地黄丸加减。

方中六味地黄丸滋补肝肾，麦冬、五味子养阴敛阴。

加减：尿、便血者，辨证加仙鹤草、旱莲草、地榆、血余炭、侧柏炭止血。

（5）气血两亏证

主症：面色萎黄，神疲多汗，心悸气短，皮肤紫斑，舌体胖，边有齿痕，舌质淡，苔薄白，脉细弱无力。

治疗：补益气血。八珍汤加减。

方中人参、白术、茯苓、甘草补气健脾，熟地黄、当归、川芎、白芍补血调肝。

加减：①低热不清青蒿、秦艽、地骨皮。②头晕目眩加菊花、桑叶。③出血较重者，加阿胶、何首乌、仙鹤草补血止血。

三、临证经验

白血病是一种造血系统的恶性肿瘤，目前治愈率低。中西医结合治疗已使预后改观。在化疗同时辨证使用清热解毒、益气养阴、活血化瘀、扶正方药，选加犀黄丸、白花蛇舌草、蛇莓及半枝莲、青黛、野菊花、黄连、丹参等能增强抵抗力，提高缓解率并能巩固治疗效果。西药化疗等治疗以攻毒散邪杀灭白血病细胞结合中医药益气养血、扶正以理其虚。①化疗后骨髓抑制，根据肾主骨，生髓，可以补肾入手；以阴虚为主者给予熟地黄、枸杞、女贞子、黄精、山萸肉、菟丝子、肉苁蓉、补骨脂，补肾阴兼顾补肾阳。②以阳虚为主者，用仙灵脾、补骨脂、巴戟天、仙茅、肉苁蓉、熟地黄、何首乌、西洋参、百合补肾阳兼补肾阴；阴阳两虚应滋阴助阳兼重，再据周围血象加药。③对化疗后有胃肠道反应者，辨证多属于脾（胃）虚湿阻，胃失和降，治以健脾化湿、调畅气机，减少消化道症状，给予党参、炒白术、半夏、内金、木香、川朴、云苓、陈皮、藿香、砂仁。据研究，白花蛇舌草、半枝莲等可通过刺激网状内皮细胞的吞噬作用发挥抗肿瘤作用。对持续高热、多部位出血、颅内出血等危证，要加强支持疗法配合使用抗生素、激素、输血等疗法。近年来研究，骨髓移植可治愈部分患者，值得深入观察研究。

（孙玉凤、姚希贤）

第三十八节　急性泌尿系感染

急性泌尿系感染是指病原体在尿路中生长、繁殖而引起的感染性疾病。病原体包括细菌、真菌、支原体、病毒等。根据感染的部位可分为上尿路感染和下尿路感染，前者主要为肾盂肾炎，后者主要为膀胱炎。

急性泌尿系感染多属中医"淋症"范畴，可参照此病辨证论治。

一、病因病机

急性泌尿系感染主要由革兰阴性杆菌所致，其中大肠埃希菌最为常见，其次为克雷白杆菌、变形杆菌和柠檬酸杆菌，少数由革兰阳性菌引起。上行感染即病原体经尿道口上行到膀胱、输尿管、肾盂引起的感染是主要感染途径。医源性因素、机体防御功能，以及机体免疫力低下，如导尿或留置导尿管、膀胱镜检查、糖尿病、长期卧床、妊娠等是重要的诱因。

中医认为，本病的病机主要为食辛热肥甘之品，或嗜酒过度，酿成湿热，下注膀胱，或下阴不洁，湿热秽浊毒邪侵入膀胱，酿成湿热，或肝胆湿热下注，湿热蕴结下焦。

二、诊断

有急性泌尿系感染症状和体征，如尿路刺激症状（尿频、尿急、尿痛），耻骨上方疼痛和压痛，发热、腰部疼痛或叩击痛，尿细菌培养菌落数 $\geq 10^5/mL$，即可诊断为急性泌尿系感染。

三、治疗

（一）西医治疗

西医治疗主要是抗感染治疗，一般选用：①氧氟沙星 0.2g，每日 2 次。②头孢地尼每次 0.1g，每日 3 次，或头孢呋辛 0.25g，每日 2 次，疗程 5~7 日。③严重感染伴全身中毒症状明显者应住院治疗，可选用头孢噻肟 2.0g，每 8 小时 1 次，静脉点滴；头孢曲松钠 2.0g，每 12 小时 1 次，静脉点滴；左氧氟沙星 0.2g，每 12 小时 1 次，静脉点滴。经过上述治疗好转，可于热退后 3 天改为口服，完成 2 周疗程。

（二）辨证论治

1. 湿热蕴结膀胱

主症：小便频急短涩，尿道灼热刺痛，尿色黄赤，少腹拘急胀痛，口苦，下腹痛拒按，大便秘结，苔黄腻，脉滑数。

治疗：清热解毒，利湿通淋。八正散加减。

方中木通、萹蓄、瞿麦、滑石利尿通淋，大黄、山栀子仁、甘草（炙）清热解毒。

加减：①呕吐者加半夏、竹茹。②尿血者加侧柏叶、白茅根。③尿中有砂石者加海金沙、金钱草、鸡内金。

2. 肝胆湿热证

主症：寒热往来，胸胁苦满，口苦纳呆，恶心呕吐，腰酸痛，小腹胀满，小便频急，短赤涩痛，舌苔黄，舌质红，脉数。

治疗：清肝利胆通淋。龙胆泻肝汤加减。

方中龙胆草大苦大寒，既能清利肝胆实火，又能清利肝经湿热，黄芩、栀子苦寒泻火、燥湿清热，泽泻、木通、车前子渗湿泄热，导热下行，当归、生地黄养血滋阴，柴胡舒畅肝经之气，甘草调和诸药。

加减：①发热重者加大青叶、生石膏、金银花。②呕吐者加半夏、竹茹。

（崔东来）

第三十九节　急性肾小球肾炎

急性肾小球肾炎简称急性肾炎，是一种临床常见的多由溶血性链球菌感染引起的肾小球急性免疫性炎症，最常继发于上呼吸道感染、链球菌性咽峡炎、扁桃体炎、猩红热等，多发于青年人或儿童，临床主要表现为少尿或无尿（癃闭）、血尿、蛋白尿、水肿、高血压

本病可归属于中医学"风水""水肿""肾风"等范畴。

一、病因病机

中医认为急性肾炎的发病与外感水湿之邪，毒邪内蕴，饮食不节，风邪外袭及先天禀赋不足关系密切。本病病位在肾、肺、脾三脏，其中与肾脏关系最为密切。肺失宣降，不能通调水道，脾失健运，不能正常转输水谷精微物质，肾失开合，不能排泄糟粕之物，最终都可诱发本病。

本病诊断主要根据：①突发少尿、无尿、血尿（或镜下血尿）、蛋白尿、管型尿及水肿、高血压。②发病前有咽炎、扁桃体炎、猩红热感染史可辅助诊断。肾脏活体组织检查有弥漫性、渗出性、增殖性病变可确定诊断。

二、治疗

本病中医治疗具有良好作用。对水肿、高血压重度患者配合西医治疗。肾功能衰竭者配合肾脏透析。

（一）西医治疗

①卧床休息。低盐、低蛋白、高维生素饮食。②使用青霉素、红霉素等无肾毒性抗生素抗感染。③水肿者可临时应用利尿剂如呋塞米、氢氯噻嗪。

（二）辨证论治

1. 阳水

（1）风水外袭证

主症：眼睑浮肿，或咽痛，继之周身浮肿，病情发展迅速，尿少而黄赤，肢节酸重，常常出现恶风寒，发热，舌质红，苔白，脉浮或浮紧。

治疗：疏风宣肺，利水消肿。越婢加术汤加减。

方中麻黄宣肺气、利水消肿，石膏解肌清热，白术、甘草、生姜、大枣健脾化湿，培土制水。

加减：①若见喘嗽明显者，可酌加苦杏仁平喘止咳。②若见无汗、恶寒者，加防风、苏叶。③若见热象偏重者，可酌加金银花、连翘，脉实有力者可加重石膏用量以清热解毒。④若见咽喉红肿热痛明显者，可酌加板蓝根、蒲公英、银花、牛蒡子以利咽解毒。

（2）水湿浸淫证

主症：水肿呈全身凹陷性，下肢尤甚，身体困重，神疲乏力，倦怠懒言，脘闷腹胀，小便量少，舌淡苔白腻，脉沉迟。

治疗：化湿运脾，利水消肿。五苓散合五皮饮加减。

方中前方中泽泻利水渗湿，茯苓、猪苓淡渗利水，白术健脾燥湿，桂枝温通阳气助膀胱化气；后方中生姜皮、陈皮、桑白皮、茯苓皮、大腹皮化湿利水。

加减：①若见湿邪困阻中焦，腹部胀满不适者，可酌加川椒目、干姜以温脾化湿。

②若见大便干结，排出艰涩者，可酌加火麻仁、郁李仁以润肠通便。③若见心烦不寐者，可酌加酸枣仁、柏子仁以安神除烦。

（3）湿热蕴结证

主症：遍体浮肿，皮肤绷急光亮，胸脘痞闷，烦热口渴，小便短赤，大便干结，苔黄腻，脉沉数或濡数。

治疗：分利湿热。疏凿饮子加减。

方中羌活、秦艽疏风透表，大腹皮、茯苓皮、生姜皮化湿利水，泽泻、木通、椒目、赤小豆、商陆、槟榔通利二便。

加减：①若腹满、大便不通者，可合己椒苈黄丸。②若水肿，兼有气喘者，加葶苈子以泄肺。③若尿痛、尿血者，加大蓟、小蓟、白茅根等以凉血止血。

2. 阴水

（1）肾阳虚衰证

主症：水肿迁延反复，身面俱浮肿，下肢尤甚，常伴有畏寒肢冷，神疲乏力倦怠，尿量减少，有甚者胸闷气短，喘息，但坐不得卧，卧则加剧，腹部胀满，舌淡苔白，舌体胖大，脉沉迟无力。

治疗：温补肾阳，利尿消肿。真武汤合肾气丸加减。

方中熟地黄、怀山药、茯苓、牡丹皮、泽泻、山萸肉组成六味地黄丸以滋补肾阴，附子、肉桂温补肾阳，白术、茯苓通利小便，生姜温散水寒之气，芍药调和营阴。

加减：①若见小便量多清长，去茯苓、泽泻，加用益智仁、鹿茸、补骨脂以温补下元。②若见纳呆食少，腹胀，可酌加焦山楂、炒神曲、炒麦芽以消食和胃。

（2）脾阳虚衰证

主症：周身浮肿，日久不愈，面色萎黄无华，肢冷倦怠，身重体乏，四肢无力，时时欲睡，水肿呈全身凹陷性水肿，但尤以下肢明显，食少纳呆，大便溏薄，舌淡苔白滑或白腻，脉沉弱。

治疗：温阳健脾，行气利水。实脾饮加减。

方中干姜、附子、草果温阳散寒，白术、茯苓、甘草健脾补气，大腹皮、茯苓、木瓜利水祛湿，木香、厚朴理气行气。

加减：①若见声低气弱者，可酌加黄芪、人参补气之品。②若见气滞者，可酌加砂仁，加重厚朴用量以行气。③若见小便量极少，身肿明显者，可酌加猪苓、泽泻，并加重茯苓用量，以利水消肿。

（三）中成药治疗

1. 小青龙冲剂

每次 1 袋，每日 3 次。

2. 济生肾气丸

每次 20 丸，每日 1 次，米汤送服。

3. 金匮肾气丸

每次 20 丸，每日 2 次。

三、案例

患者邹某，女，57 岁。2017 年 4 月 3 日初诊。

主因四肢浮肿，伴有腹胀就诊。

患者 3 年前无明显诱因出现四肢浮肿，尿少，纳呆食少，经常腹部胀满，偶有恶心呕吐，近半个月出现肢体肿胀加重，腹胀明显，食欲明显减退，体重下降 2kg，面色无华，就诊于我门诊。症见：腹胀，肢体浮肿，纳呆食少，大便溏薄，乏力困倦。舌淡苔白腻，脉沉。

根据症状及相关舌脉表现，诊断为脾阳虚衰证。予中药汤剂。

茯苓 12g，白术 10g，木瓜 9g，木香 15g，炮附子 6g，厚朴 9g，大腹皮 9g，干姜 3g，炙甘草 3g，焦山楂 12g，炒神曲 15g，炒麦芽 9g。7 剂。

2017 年 4 月 11 日二诊：身体困重好转，腹胀亦缓解，饮食明显好转，大便偶有偏稀，偶有梦多。舌红苔白微腻，脉缓。

原方去大腹皮、焦山楂，加用炒酸枣仁 20g、柏子仁 15g。5 剂。

2017 年 4 月 17 日三诊：无明显症状，予方剂调整，以温健脾阳，养心安神，巩固疗效。

茯苓 9g，薏苡仁 6g，木香 6g，炒白术 9g，陈皮 6g，炒酸枣仁 10g，柏子仁 9g。5 剂。

四、临证经验

治疗本病水肿会较多应用利水药物，尤对尿少、重度水肿患者不可一味使用中、西药利尿剂，要注意辨证配伍益气健脾药并对药物剂量随时进行适当调整，以防利水伤正，导致水、电解质平衡紊乱。

（杨　倩）

第四十节　肾病综合征

肾病综合征是由多种病因引起，以肾小球基膜通透性增加，表现为大量蛋白尿、低蛋白血症、高脂血症、高度水肿的一组临床症候群。严重者可出现感染、血栓等并发症。

本病属于中医学"水肿""虚劳""腰痛"的范畴。

本病诊断主要依据：①高度水肿。②大量蛋白尿（>3.5g/d）。③低蛋白血症（血清白蛋白<30g/L）。无持续性肾功能不全，肾活检对确定诊断与病理类型及疗效有重要价值。

一、病因病机

本病是由多种病因引起的，可分为原发性和继发性肾病综合征，前者诊断主要依靠排除继发性肾病综合征，而糖尿病、系统性红斑狼疮、过敏性紫癜、淀粉样变、药物及感染皆可引发后者。

中医学认为，本病病机在肺、脾和肾，因肺失通调，脾失健运，肾失开合而致。常见原因：①风邪侵袭肺卫，肺宣发肃降、通调水道等功能失调，使水液泛溢肌肤而发为水肿。②疮疡肿毒火热内攻，伤及肺脾，致津液气化失常，发为水肿。③寒邪水湿内侵，困厄脾阳，运化无力发为水肿。④嗜食肥甘厚味及辛热食物，损伤脾胃，使湿热内生，聚而发为水肿。⑤先天禀赋不足，肾气亏虚，膀胱开合不利，气化失常，水溢肌肤发为水肿。

二、治疗

本病中西医结合治疗可获良好疗效。中医药对本病易于合并的高凝状态发生血栓并发症，使用三七、丹参等活血止血药，能有效抗凝血而无出血弊害。

（一）西医治疗

1. 应卧床休息，低盐低脂优质蛋白饮食，避免饮咖啡与浓茶；有咽喉、上呼吸道等处感染病灶者应用青霉素等抗生素。

2. 免疫抑制剂：①强的松每日 30~60mg，清晨一次服，疗程 8~12 周，用药 4 周不佳则改变方案。尿蛋白转阴后，缓慢减少激素用量至最少有效量并维持用药较长时间。②环磷酰胺或与激素联用，环磷酰胺 0.1~0.2g 加生理盐水 200mL，静脉滴注，每日一次，总疗程 6~8g。必要时可联合细胞毒类药物如环磷酰胺或环孢素 A 治疗。

3. 有显著水肿者可选用：①氢氯噻嗪 25~50mg。②速尿 20~40mg 联用螺内酯 20~40mg，每日 3 次。注意宜间断用药预防低钾为主的电解质紊乱的发生。

（二）辨证论治

中医学从整体出发，辨证论治，可发汗利尿，有调整机体阴阳平衡作用。配合糖皮质激素应用见效快，可取得较为满意的疗效。

1. 风水相搏证

主症：眼睑浮肿，继则四肢及全身皆肿，来时迅速，多有恶寒发热，肢节酸楚，小便不利，舌质红，脉浮滑数。

治疗：越婢加术汤（麻黄、石膏、生姜、甘草、白术、大枣）加减。

方中白术健脾化湿，与麻黄配伍，外散内利，祛一身皮里之水，石膏清热宣肺，大枣、甘草补中益气。

加减：①风寒偏盛者，去石膏，加紫苏叶、桂枝、防风祛风散寒。②风热偏盛者加连翘、桔梗、板蓝根、芦根清热利咽，解毒散结。③咳喘较甚者，加杏仁、前胡降气定喘。

2. 湿毒浸淫证

主症：眼睑浮肿，延至全身，皮肤光亮，尿少色赤，身发疮痍，甚则溃烂，伴恶寒发热，舌红、苔薄黄，脉浮数或滑数。

治疗：宣肺解毒，利湿消肿。麻黄连翘赤小豆汤合五味消毒饮加减。

方中麻黄、杏仁、生姜解表散邪；桑白皮、赤小豆宣肺利水；甘草、大枣甘平和中；连翘、金银花、野菊花、蒲公英、紫花地丁、天葵子清热解毒。

加减：①疮痍甚者，重用蒲公英、紫花地丁清热解毒。②湿盛糜烂者，加苦参、土茯苓。③风盛者加白鲜皮、地肤子。④血热盛而红肿者，加牡丹皮、赤芍清热凉血。⑤大便干结者，加大黄退热清腑通便。

3. 水湿浸渍证

主症：全身水肿，下肢尤甚，按之凹陷，小便短少，身体困重，纳呆食少，胸闷恶心，苔白腻，脉沉缓。起病缓慢，病程较长。

治疗：运脾化湿，通阳利水。五皮饮合胃苓汤加减。

方中桑白皮、陈皮、大腹皮、茯苓皮、生姜皮化湿行水；苍术、厚朴、陈皮燥湿健脾；桂枝、白术、茯苓、猪苓、泽泻温阳化气行水。

加减：①肿甚而喘者，加麻黄、杏仁宣肺平喘。②面肿，胸满，不得卧者，加紫苏子、葶苈子降气行水。③湿困中焦，脘腹胀满者，加椒目、厚朴、干姜温脾化湿。

4. 湿热壅盛证

主症：遍体浮肿，皮肤绷急光亮，胸脘痞闷，烦热口渴，小便短赤，或大便燥结。舌红，苔黄腻，脉沉数或濡数。

治疗：分利湿热，疏肝理气。疏凿饮子加减。

方中羌活、秦艽、大腹皮疏风解表，发汗消肿；茯苓、泽泻、木通、椒目、赤小豆清热利尿消肿；商陆、槟榔通便逐水消肿。

加减：①腹满便秘，小便短赤者，加生大黄、牵牛子泄热通便，利水逐饮。②肿势严重，喘促不得平卧者，加葶苈子、桑白皮泻肺利水。③尿痛、尿血者加白茅根、大蓟、小蓟清热凉血止血。

（三）中成药治疗

1. 金水宝片

每次 4 片，每日 3 次。

2. 黄芪片

每次 1.64g，每日 2 次。

三、临证经验

1. 攻下逐水法的应用：攻下逐水法是治疗阳水的一种方法，即《内经》"去菀陈莝"

之意，只宜用于病初体实肿甚，正气尚旺，用发汗、利水法无效，症见全身高度水肿，气喘，心悸，腹水伴胸水、小便不利，脉沉而有力者。使用该法，宜抓住时机，使水邪从大便泻出，可用十枣汤，但应中病即止，以免过用伤正。

2. 灵活应用活血化瘀利水：本病水肿日久，水湿停积，有者久病入络气机不利，血流不畅，成为瘀血；有者脏腑阳气受损，血失温运而水液潴留；有者尿少，腹水量大，形寒肢冷，舌淡胖，齿痕苔白，脉沉滑，多伴有不同程度脾肾阳虚。对于此类患者，单纯采用宣肺、行气、利水、温阳法，往往水肿难除，因此应使用活血化瘀利水法，重视健脾温阳，常能提高疗效。对湿热瘀积之水肿，可选用五苓散、血府逐瘀汤，以清热利湿，祛瘀利水；对寒湿瘀结之水肿，可用麻黄附子细辛汤合桃红四物汤，以散寒除湿，逐瘀消肿；对气虚阳微，瘀水交阻之水肿，可用附桂八味丸合桃红四物汤加黄芪，以温阳益气，逐瘀利水。

3. 慎防药毒伤肾：水肿日久，脾肾阳虚，分清泌浊功能失司，湿浊、水毒、瘀血内停，尤其是肾性水肿，西医检查大多伴有肾功能下降。对于此类患者，须考虑药物对肾脏的毒副作用，合理选择药物，调整剂量及用药时间。近年研究发现，含有马兜铃酸的中药如马兜铃、关木通、木防己、益母草等有一定肾毒性，应避免使用。

（苏春芝、姚希贤）

第四十一节　慢性肾功能衰竭

慢性肾功能衰竭是各种原发或继发性慢性肾脏疾病，因肾单位受损而出现缓慢进行性的肾功能减退以致衰竭。主要临床表现为肾功能减退，代谢产物潴留，水、电解质和酸碱平衡失调引起的各系统损害，可发展至尿毒症期。

本病属于中医学"癃闭""关格"等范畴。

本病诊断主要依据病史、肾功能检查及相关临床表现。慢性肾功能衰竭患者出现表情淡漠、嗜睡、血压高、贫血、尿液色黄等，应考虑本病。血氮升高，肾功能障碍可诊断为本病，肾活检对诊断及其病因有重要作用。

一、病因病机

本病系因肾单位受损出现肾功能减退以致衰竭。主要病因为慢性肾炎，占本病发生的50%~60%，其他有糖尿病肾病、高血压肾小动脉硬化、慢性肾盂肾炎、系统性红斑狼等较为常见，遗传性肾病、多囊肾、肾结核较少见。

本病病因较多，病机分化有别，本病的发生由肺脾肾三脏功能衰竭而致。初起多因急性肾炎等疾病急性期未得到合理、有效治疗，病情反复发作以致邪气久羁，渐伤及肺，肺失肃降而牵及脾肾，脾失健运，酿生湿热，不能化生精微、资生精血，致肺脾肾三脏损伤。气化功能衰惫，运化输布衰竭，肾阳不足，命门火衰，开合失利，膀胱三焦气化失司，肾之分清泌浊功能丧失，水液泛滥、贫血、水肿日益加重。

二、治疗

（一）概述

本病西医主要为对症治疗，维持营养，限制蛋白，纠正水、电解质、酸碱平衡失调，控制感染。肾透析为病时维持生命重要措施。有条件者进行肾移植。中医治疗具有消除尿蛋白、恢复肾功能的良好作用。因此，本病宜中西医结合治疗。

（二）辨证论治

本病除少数出现或兼肺气虚、脾阳虚、肾阴虚外，重症患者以下列类型多见。

1. 肾阳虚衰，水湿滞留

主症：小便不通或点滴不爽，排尿无力，面白神萎，神气怯弱，畏寒肢冷，腰膝冷而酸软虚衰。舌淡胖，苔薄白，脉沉细而弱。

治疗：温补肾阳，化气行水。济生肾气丸加减。

方中附子、肉桂温肾通阳；地黄、山药、山茱萸补肾滋阴；车前子、茯苓、泽泻利尿。

加减：①形神萎靡，腰脊酸痛，可用香茸丸加减。②肾阳衰惫，命门火衰，甚至无尿、烦躁、呕吐、神昏，宜用温脾汤合吴茱萸汤。

2. 脾肾衰败，浊阴内盛

主症：小便短少，色清，甚则尿闭，面色晦滞，形寒肢冷，神疲乏力，水肿以腰下为主，纳差，腹胀，泛恶呕吐，大便溏薄，舌淡体胖，边有齿痕，苔白腻，脉沉细。

治疗：温补脾肾，滋阴降浊。温脾汤合吴茱萸汤（人参、大枣、生姜）加减。

方中干姜、附子温阳散寒，人参、甘草、大枣补脾益气，吴茱萸温胃散寒又具下气降浊之功，生姜温胃散寒，和胃止呕。

加减：若嗜睡，神志昏迷，可加石菖蒲、远志、郁金芳香开窍，甚则可用苏合香丸以芳香开窍。

3. 肝肾阴虚，肝阳上亢

主症：小便量少，呕恶频作，头晕头痛，面部烘热，腰膝酸软，手足抽搐，舌红，苔黄腻，脉弦细。

治疗：滋补肝肾，平肝息风。杞菊地黄丸合天麻钩藤饮或羚角钩藤汤加减。

方中熟地黄、山茱萸、山药滋补肝肾，茯苓、泽泻渗湿降浊，牡丹皮引血中之浊下行，羚羊角、天麻、钩藤凉肝息风，清热解痉，配桑叶、菊花以加强平肝息风之效，白芍、生地黄养阴增液以柔肝舒筋，贝母、竹茹清热化痰，茯神安神，生甘草调和诸药。甘草与白芍配伍，又能酸肝化阴，舒筋缓急。

加减：①肝火盛者加山栀、黄芩。②补益肝肾加杜仲、桑寄生、牛膝。③安神定志可加茯神、首乌藤。

(三) 中成药治疗

1. 黄葵胶囊

每次 5 粒，每日 3 次。

2. 金匮肾气丸

每次 9g，每日 3 次。

三、案例

患者杜某，男，45 岁。2013 年 6 月 12 日初诊。

患者主因浮肿 2 年余，加重 1 月余就诊。

患者 2 年前有颜面及下肢浮肿，乏力，经医院检查，血肌酐 727.65μmol/L，贫血明显，尿蛋白（++），隐血（++），诊断为慢性肾功能衰竭。1 个月前上述症状加重，神疲乏力，面色萎黄，面肢浮肿，腰腿酸软，手足发凉，恶心呕吐，舌淡，苔白润，脉弦细而弱。属中医水肿日久并发关格重症。处方如下：西洋参 5g，黄芪 40g，枸杞 12g，制附子 10g，仙灵脾 15g，炒白术 18g，茯苓 18g，炙甘草 9g，牛膝 15g，柴胡 12g，黄芩 8g，生姜 3g，猪苓 15g，虎杖 12g。7 剂。

2013 年 6 月 19 日二诊：服药后精神好转，浮肿减轻，手足转温，已不呕吐，予西洋参 5g，黄芪 40g，枸杞 12g，制附子 10g，仙灵脾 15g，炒白术 18g，茯苓 15g，炙甘草 9g，牛膝 15g，柴胡 12g，黄芩 8g，生姜 3g，陈皮 10g，山楂 12g。10 剂后好转。

四、临证经验

慢性肾功能衰竭系因久病而肾阳虚，但通常多以不同程度脾肾阳虚出现或者出现脾肾功能虚衰，体内代谢性废物（湿浊瘀毒）排出障碍，浊阴内盛发生尿毒症。舌淡胖，齿痕，苔白，黄或浊腻，脉沉细。气机上逆发生恶心、呕吐、意识障碍，出现少尿或尿多而清长。肾阳受累时久，甚者出现阴损，发生肝肾阴虚、脉弦细之更为复杂局面。

本病治疗应益气健脾、温肾壮阳，结合清热解毒降浊法治疗。根据急则治其标，首先应降浊，多用温泻法，使用温脾汤温阳补虚，通便祛积，排出体内毒性物质。方中应用大辛大热制附子（先煎 2 小时再与其他药物同煎）温肾暖脾、逐散寒凝以壮阳敷布生机。同时配大黄，涤荡积滞、通腑泻浊，促进体内毒物排泄，共为君药；用干姜辛热助附子温中散寒，人参益气健脾，预防大黄泻下伤气，共为佐药，疗效确实。

本证多有肾虚、血瘀，根本治疗要益气活血、健脾温肾，常用济生肾气丸、真武汤合抵当汤（水蛭、虻虫、桃仁、大黄）辨证加减。予多用创立经验方芪黄附蛭汤（附子、大黄、黄芪、桂枝、细辛、水蛭、炒白术、云苓、地黄、玉米须）加减治疗多获疗效。

据现代医学研究：①黄芪、当归、红参、大黄、仙灵脾对肾小球滤过率有明显改善作用。②大黄通腑泄热，攻积导滞，活血化瘀，清热泻浊，对促进毒性物质排泄起重要作用。③黄芪能补中益气，温脾升阳，利水消肿，改善肾功能，对消除尿蛋白有重要作用。④玉米须利水消肿，据研究，对慢性膜性肾病肾功能衰竭患者，每日用玉米须 60g，当茶饮，6~12 个月乃至 24 个月后尿蛋白消除，肾功能明显恢复。有人将黄芪、益母草、玉米须，或杜仲、桑寄生，用作慢性肾病辨证加减的重要药物，认为这些药物对消除尿蛋白，改善肾功能具有良好作用，将之命为"肾病三或五宝"。

上述种种及予对慢性肾病、肾功能衰竭这些难以治疗疾病的经验，温脾汤、济生肾气汤、抵当汤辨证加减对慢性肾病、肾功能障碍具有确切疗效。①附子、黄芪、大黄、水蛭为排出毒素，恢复肾功能主要药物。②黄芪、玉米须、杜仲、桑寄生、地黄可消除尿蛋白。③湿浊化热者多用黄连、黄柏、竹叶等辨证加减使用。

（苏春芝、姚希贤）

第四十二节　糖尿病

糖尿病（diabetes）是一种病因和发病机制尚未完全阐明的内分泌代谢性疾病，其发病多与素食膏粱厚味、饮酒、遗传、免疫功能紊乱、微生物及其毒素感染、精神因素等各种致病因子有关。上述因子作用于机体导致胰岛功能减退、胰岛素抵抗等而引发糖、蛋白质、脂肪、水和电解质等一系列代谢紊乱而发病。临床以多饮、多食、多尿、乏力、消瘦或尿有甜味为主要表现。糖尿病（血糖）一旦控制不好会引发多种并发症，导致心、肝、脑、肾、眼、足等部位的严重病变，病死率高，应积极防治。

糖尿病为西医病名，根据其多饮、多食、多尿、身体消瘦的临床特点，本病属中医学"三消""消渴""消瘅""消中""膈消""肺消"范畴。

一、病因病机

1. 中医认为，本病是由禀赋不足、饮食失节、情志失调、劳欲过度等原因导致，病变脏腑主要在肺、胃、肾，病机主要是阴津亏损，燥热偏盛，阴虚为本，燥热为标。病机特点：气虚阴虚为本，燥热血瘀痰浊为标。内热伤阴耗气是贯穿糖尿病病程始终的基本病机，病位主要在于肺、脾胃、肾，也可兼及他脏，久病多虚，可见气阴两虚，甚或阴阳俱虚，多脏同虚，病入络，络脉瘀结，可累及五脏六腑、四体百骸。消渴病虽有在肺、脾胃、肾的不同，但常常互相影响，如肺燥津伤，津液失于敷布，则脾胃不得濡养，肾精不得滋助；如脾胃燥热偏盛，上可灼伤肺津，下可耗伤肾阴；肾阴不足则阴虚火旺，上灼肺胃，终至肺燥胃热肾虚。故三多之证常可相互并见。

2. 中医认为本病发生脏腑功能减退，机体阴阳、气血、津液失衡影响胰岛素而致糖代谢功能紊乱：①"消渴之疾，皆起于肾"，先天不足，阴精匮乏，精气失充，肾失固涩，精微下注发为消渴。②脏腑虚弱，功能失调，肺主宣发，输布精微，通调水道；脾主运化水谷精微，化生气血；肝主疏泄，心主血脉，营养全身，相互制约，共同进行正常生理活动。如某一脏腑功能失调，均可影响气血津液内环境稳定。脾气虚则生化无源、水精不布则心失所养、肝失所藏、肾精失充、肺失肃降等整体功能失调而发病。故体质肥胖和"五脏皆柔弱者，善病消瘅"。③情志失常，劳逸失度。情绪过度紧张，肝郁气滞，郁久化热，心火炽盛，灼伤阴津；肺胃燥热，治节失职，布津、滋肾障碍，肾精暗耗，阴不敛阳，肝阳上亢；懒于动作，嗜食肥甘厚味则肥胖等，均可诱发本病。④饮食不节、偏食偏嗜、贪凉饮冷，脾阳受损皆可发为消渴。⑤滋补太过，药物、激素、利尿剂等长期服用以致气滞血瘀，气血运行受阻，经脉脏腑失养等均可引发消瘅。

本病诊断主要依据：①有糖尿病症状，一日中任何时间血糖≥11.1mmol/L，可作出诊断。②有或无糖尿病症状，多次空腹血糖≥7.0mmol/L 或餐后血糖≥11.1mmol/L，可作出糖尿病诊断。

二、治疗

西医治疗为主，配合中医治疗可使本病控制在较为良好的状态，使患者掌握防治知识使之主动配合治疗，学会自测血糖，把血糖控制在正常范围（老年患者可稍高于正常）。为此一般应住院治疗：①据年龄、体质、活动和劳动强度酌情增减，比较均衡饮食种类与热量。②每餐前后，据血糖情况决定应用药物与剂量。待饮食谱、活动强度比较合理，血糖控制稳定后可出院进行长期治疗。

对早期 2 型轻、中度患者，即时住院使用胰岛素，血糖控制在正常范围 2 周以上，使胰腺得到充分休息借以恢复正常功能，有望治愈本病。

（一）西医治疗

1. 口服抗糖尿病药物

（1）磺酰脲类：此组药物有多种。目前国内较多选用达美康和优降糖等。

（2）双胍类：对正常人并无降血糖作用，故单独应用不会引起低血糖反应；双胍类对胰岛素分泌并无刺激作用，故不引起高胰岛素血症。

二甲双胍（商品名包括美迪康、二甲双胍肠溶片），0.25~0.5g，每日 3 次。作用平和，副作用少。

（3）α-葡萄糖苷酶抑制剂：主要通过竞争抑制小肠黏膜刷状缘的α-葡萄糖苷酶，延迟蔗糖、糊精、麦芽糖等多糖分解为单糖及在肠道的吸收，因此主要降低餐后高血糖和缓解高胰岛素血症。本类药物被应用者为阿卡波糖（acarbose，拜唐苹）。

（4）瑞格列奈（诺和龙）：为新型、短效促胰岛素分泌降糖药，常与拜糖苹、二甲双胍合用。每日 3 次，每次 0.3~0.5mg。

2. 胰岛素

适应证为：①1 型糖尿病，必须终身替代治疗。②2 型糖尿病患者口服降糖药失效或经饮食和口服降糖药物治疗未获得良好控制。③糖尿病酮症酸中毒或反复出现酮症者。④合并严重感染。⑤严重慢性并发症，如增殖性视网膜病变、糖尿病肾病、神经病变、心脏病变等。⑥肝功能及肾功能不全，娠期和哺乳期。⑦各种继发性糖尿病（胰腺切除、皮质醇增多症等）。

（二）辨证论治

首辨病位。消渴病的"三多"症状往往同时存在，但根据其表现程度的轻重不同，而有上、中、下三消之分，以及肺燥、胃热、肾虚之别。通常以肺燥为主，多饮症状较突出者偏于肺，称为上消；以多食胃热为主者，偏于脾胃，称为中消；以肾虚为主，多尿症状较为突出者偏于肾，称为下消。再辨标本。一般本病以阴虚为本，燥热为标，两者互为因果常因病程长短及病情轻重的不同，而阴虚和燥热之表现各有侧重。一般初病多以燥热为主，病程较长者则阴虚与燥热互见，日久则以阴虚为主，进而由于阴损及阳，可见气阴两虚，并可导致阴阳俱虚之证。

本病治疗以清热生津、益气养阴为基本法则，随病情发展应针对不同具体情况使用清热泻火、益气健脾、滋阴补肾等法。

1. 肺热津伤（上消）

主症：烦渴多饮，口干舌燥，尿频量多，舌边尖红，苔薄黄，脉洪数。

治疗：清热润肺，生津止渴。消渴方或二冬汤加减。

方中重用天花粉以生津清热，佐黄连清热降火，生地黄、藕汁、蜂蜜等养阴增液，尚可酌加葛根、麦冬以加强生津止渴的作用。

加减：若烦渴不止，小便频数，而脉数乏力者，为肺热津亏，气阴两伤，可选用玉泉丸或二冬汤。玉泉丸中，以人参、黄芪、茯苓益气，天花粉、葛根、麦冬、乌梅、甘草等清热生津止渴。二冬汤中，重用人参益气生津，天冬、麦冬、天花粉、黄芩、知母、荷叶、甘草清热生津止渴。二方同中有异，前者益气作用较强，而后者清热作用较强，可根据临床需要加以选用。

2. 胃热炽盛（中消）

主症：多食易饥，口渴，尿多，形体消瘦，大便干燥，苔黄，脉滑实有力。

治疗：清胃泻火，养阴增液。玉女煎加减。

方中以生石膏、知母清肺胃之热，生地黄、麦冬滋肺胃之阴，川牛膝活血化瘀，引热下行以降上炎之火。

加减：①可加黄连、栀子清热泻火。②大便秘结不行者，可用增液承气汤润燥通腑、"增水行舟"，待大便通后，再转上方治疗。③本证亦可选用白虎加人参汤。方中以生石膏、知母清肺胃、除烦热，人参益气扶正，甘草、粳米益胃护津，共奏益气养胃、清热生津之效。④对于病程较久，以及过用寒凉而致脾胃气虚，表现为口渴引饮，能食与便溏并见，或饮食减少，精神不振，四肢乏力，舌淡，苔白而干，脉弱者，治宜健脾益气、生津止渴，可用七味白术散。方中用四君子汤健脾益气，木香、藿香醒脾行气散津，葛根升清生津止渴。

3. 肾阴（肝肾）亏虚（下消）

主症：尿频量多，浑浊如脂膏，或尿甜，腰膝酸软，乏力，头晕耳鸣，口干唇燥，皮肤干燥、瘙痒，舌红，脉细数。

治疗：滋阴补肾，润燥止渴。六味地黄丸加减。

方中以熟地黄滋肾填精为主药；山萸肉固肾益精，山药滋补脾阴、固摄精微，该二药在治疗时用量可稍大；茯苓健脾渗湿，泽泻、丹皮清泄肝肾火热。诸药共奏滋阴补肾，补而不腻之效。

加减：①阴虚火旺而烦躁，五心烦热，盗汗，失眠者，可加知母、黄柏滋阴泻火。②尿量多而浑浊者，加益智仁、桑螵蛸、五味子等益肾缩尿。③气阴两虚而伴困倦，气短乏力，舌质淡红者，可加党参、黄芪、黄精补益正气。

4. 阴阳两虚

主症：小便频数，浑浊如膏，甚至饮一溲一，面容憔悴，耳轮干枯，腰膝酸软，四肢欠温，畏寒肢冷，阳痿或月经不调，舌苔淡白而干，脉沉细无力。

治疗：温阳滋阴，补肾固摄。金匮肾气丸（熟地黄、山萸肉、山药、附子、肉桂、茯苓、泽泻、丹皮）加减。

方中熟地黄滋阴益精，山萸肉、山药补益肝肾精血，附子、肉桂温阳暖肾，茯苓、泽泻配肉桂（桂枝）通阳补肾利尿，丹皮配肉桂活血化瘀、通畅血运，利于肾功能恢复，共奏温补肾阴、肾阳作用。

按语：本方以温阳药和滋阴药并用为组方特点，正如《景岳全书·新方八略》所说："善补阳者，必于阴中求阳，则阳得阴助，而生化无穷；善补阴者，必于阳中求阴，则阴得阳升，而泉源不竭。"《医贯·消渴论》更对本方在消渴病中的应用进行了较详细的阐述："盖因命门火衰，不能蒸腐水谷，水谷之气，不能熏蒸上润乎肺，如釜底无薪，锅盖干燥，故渴。至于肺亦无所禀，不能四布水津，并行五经，其所饮之水，未经火化，直入膀胱，正谓饮一升溲一升，饮一斗溲一斗，试尝其味，甘而不咸可知矣。故用附子、肉桂之辛热，壮其少火，灶底加薪，枯笼蒸溽，槁禾得雨，生意维新。"①对消渴而症见阳虚畏寒的患者，可酌加鹿茸粉 0.5g，以启动元阳，助全身阳气之气化。②本证见阴阳气血俱虚者，则可选用鹿茸丸以温肾滋阴，补益气血。上述两方均可酌加覆盆子、桑螵蛸、金樱子等以补肾固摄。

此外，本病容易发生多种并发症，应在治疗本病的同时，进行积极治疗。①白内障、雀盲、耳聋，主要病机为肝肾精血不足，不能上承耳目所致，宜滋补肝肾，益精补血，可用杞菊地黄丸或明目地黄丸。②对于并发疮毒痈疽者，则治宜清热解毒，消散痈肿，可用五味消毒饮（金银花、野菊花、蒲公英、紫花地丁、天葵）、四妙勇安汤（金银花、玄参、当归、甘草）加减治之。

（三）中成药治疗

1. 金匮肾气丸（水丸）

适用于肾阳虚衰所致肢体冷痛、麻木不仁之神经病变。每服 20 粒，每日 3 次。

2. 活血止痛胶囊

适用于血瘀阻滞，筋脉不通，肢体麻木者。每服 4 粒，每日 3 次。

3. 筋脉通胶囊（协和医院内部制剂）

适用于气阴两虚，肾虚血瘀，筋脉不通所致周围神经病变。由生黄芪、生地黄、丹参、葛根、桂枝、菟丝子等组成。每服 5 粒，每日 3 次。

4. 糖足康

适用于 1~4 级糖尿病足患者及糖尿病足预防。由藏红花、海螵蛸、红花、桃仁、黄芩等组成，外用，摇匀后喷涂于患处，每日 2~3 次，或以敷料形式填充溃疡处，早晚各一次。

三、临证经验

本病起病以燥热为主，病程较长者，则阴虚与燥热互见，日久则以阴虚为主，临床以气阴（肝肾）两虚证多见，进而阴损及阳导致阴阳俱虚，脏腑功能日益衰退，因此治疗原则应以益气养阴、清热生津为主，兼顾脾肾阳虚。实践表明，生脉散、增液汤、地黄汤、六君子汤、白虎汤等方剂具有滋阴润燥、益气养阴、清热生津作用。因此，治疗上消可以生脉散、白虎汤为基础，润肺清胃，防止胃火伤肺；治疗中消以白虎汤、增液汤为基础，以防胃火伐肺，相火不致攻胃，阳明腑实热者可用调胃承气汤，急下存阴，再用养阴清胃之剂以治其本；下消病则以地黄汤、生脉散为基础治疗，滋阴补肺。对久病不愈，正气虚衰、汗出乏力应配用参芪六君子汤益气健脾。对病程久长，阴损及阳，肾阳虚衰者应予金匮肾气丸温补元阳。

据现代临床研究：①人参、熟地黄、葛根、天花粉、黄连、苦参、大黄、黄芪、五味子具有降低血糖的作用。②玉米须、黄芪、益母草、杜仲、桑寄生能消除尿蛋白，对糖尿病肾病有一定治疗作用，可辨证使用，以提高疗效。此外，口渴者加葛根、天花粉；潮热用地骨皮、丹皮；脾虚消瘦者加苍术、内金、怀山药益生化之源；血瘀用当归、赤芍、益母草、丹参、川芎、郁金、红花等有效。

（苏春芝）

第四十三节　系统性红斑狼疮

系统性红斑狼疮（SLE）是一种涉及多器官、多系统的自身免疫性疾病，发病缓慢，起病隐匿，临床表现变化多端，可累及皮肤、黏膜、关节、肾以及中枢神经系统等。本病以青年女性为多见，主要临床特点是两颊部有水肿性红斑，鼻梁上的红斑常与两颊部红斑相连，形成蝴蝶状的皮疹。

本病属于中医学"蝴蝶丹""阴阳毒""脏腑痹""日晒疮""温毒发斑""红蝴蝶斑"等范畴。本病诊断主要依据典型蝴蝶状面部皮疹、关节痛、低热、疲乏等症状，及无其他原因的溶血性贫血、脱发、光过敏等，结合抗核抗体阳性，有助于诊断。

一、病因病机

中医认为，本病病机主要为先天禀赋不足，阴阳失衡，气血失和，气滞血瘀，肝肾阴亏，复感淫邪，或因情志、劳累、日晒、妊娠生产等致真阴不足，瘀热内盛，瘀血阻络，侵袭肌表，流注肌表、肌肉、四肢关节，进而进入五脏六腑。基本病理是肝肾虚损为本，热毒瘀血为标，本虚标实，互为因果。

本病病因尚未完全明确，除遗传、内分泌紊乱、药物、紫外线照射等因素外，主要与自身免疫有关。SLE 患者体内有多种自身抗体以及由其形成的免疫复合物，循环免疫复合物随着血流经肾小球沉积于肾小球基底膜，造成狼疮肾炎。同时还可以在全身组织、器官小血管壁沉积，形成血管炎等。

二、治疗

本病尚无良好治法，宜以中医为主，结合西医疗法。

（一）西医治疗

1. 本病急性活动期应卧床休息，避免诱发因素和刺激，避免皮肤直接暴露于阳光。生育期妇女应严格避孕。

2. 急性或暴发性病例，主要脏器如心、脑、肺、肾、浆膜受累，或发热，发生自身免疫性溶血或血小板减少出血倾向时，应用糖皮质激素或免疫抑制剂治疗。

（二）辨证论治

中医认为，本病病机为素体禀赋不足，肝肾亏虚，复感外邪，或劳累或情志失调，致使真阴不足，瘀热内盛，痹阻脉络，外侵皮肤，内损脏腑，病位在经络血脉，以三焦为主，与心、脾、肾密切相关，可累及肝、肺、大脑、皮肤、肌肉、营血、关节等全身多个部位和脏腑。

本病处于急性期（活动期）时，急则治其标，一般采用清热解毒、凉血散瘀之法，同时应当注意顾护阴液。缓解期一般可见肝肾阴虚、脾肾阳虚、心阳不足等类型，由于肝肾阴液本已损伤，多从顾护阴液、养阴滋阴着手。阴阳互根，阴损必然累及人体阳气，在疾病后期，脾肾多阳气不足，应温补脾肾。

1. 热毒炽盛证

主症：见于急性发作型。高热、面部、手、胸部等处出现红疹红斑，颜色鲜红，灼热，或手足出现瘀斑，关节肌肉酸痛，头痛，目赤，咽痛，口干口苦，气促喘急，尿赤便秘，烦躁，重者谵妄，四肢不时抽搐，或吐血、鼻血、尿血，舌质红绛或少津，苔黄糙，脉多弦数。

治疗：清热解毒，凉营清心。清营汤（犀角、生地黄、玄参、竹叶、麦冬、丹参、黄连、银花、连翘）或犀角地黄汤、竹叶石膏汤、化斑汤加减。

方中犀角（现以水牛角代）清解营分热毒，凉血化斑，为君药。热伤营阴，又以生地黄凉血滋阴，麦冬清热养阴生津，玄参滋阴降火解毒，三药共用，既可甘寒养阴保津，又可助君药清营凉血解毒，共为臣药。金银花、连翘、竹叶心（初出的卷状嫩叶）清热解毒，轻清宣透，使营分之邪热转出气分而解，此即叶天士所谓"入营犹可透热转气"之法。黄连苦寒，清心解毒；丹参清心凉血，活血散瘀，防热与血结。五药均为佐药。本方的配伍特点是以清营解毒为主，配以养阴生津和"透热转气"，使入营之邪透出气分而解，诸症自愈。高热不退加安宫牛黄丸。

加减：①神志昏迷者加神犀丹、紫雪丹。②手足抽搐者加钩藤、全蝎。

2. 气血瘀滞证

主症：多见于静脉痹阻型。关节肌肉酸痛，肝脾肿大，淋巴结肿痛，胸胁掣痛，部位固定，脘腹胀闷，纳少，头晕心烦，月经不调，面颊及指尖红斑色褐或不甚鲜红，或有雷诺现象，唇舌紫或有瘀斑，脉弦细而涩。

治疗：养阴柔肝，活血通络。血府逐瘀汤或复元活血汤（柴胡、瓜蒌根、当归、红花、甘草、甲珠、大黄、桃仁）加减。

血府逐瘀汤方用桃仁、红花、当归、生地黄、川芎、赤芍活血化瘀而养血，柴胡行气疏肝，桔梗开肺气，枳壳行气宽中，牛膝通利血脉，引血下行。若瘀血严重，有明显外伤史者，应以逐瘀为主，方选复元活血汤。方以大黄、桃仁、红花、穿山甲活血祛瘀，散结止痛，当归养血祛瘀，柴胡疏肝理气，天花粉消肿化痰，甘草缓急止痛，调和诸药。还可加三七粉另服，以助祛瘀生新之效。

加减：①肝脾肿大者，加鳖甲煎丸。②关节痛者加威灵仙。③肢端紫绀者加生地黄、益母草。④皮肤发斑者，加生桃仁、蒲黄。

3. 肝肾阴虚证

主症：多见于缓解期及稳定期。头晕耳鸣，神疲乏力，不耐劳作，低热缠绵，午后颧红，手掌、手指尖红斑隐隐，腰膝酸软，脱发，月经不调，苔薄舌红，脉细数。

治疗：滋养肝肾，清热通络。六味地黄丸或一贯煎合膈下逐瘀汤加减。

六味地黄丸中熟地黄、山茱萸、山药滋养肝肾，茯苓、泽泻、丹皮淡渗利湿。一贯煎中生地黄、沙参、麦冬、枸杞滋养肝肾，当归、川楝子养血活血疏肝。膈下逐瘀汤中五灵脂、赤芍、桃仁、红花、丹皮活血化瘀，川芎、乌药、延胡索、香附、枳壳行气活血，甘草调和诸药。偏肾阴虚以六味地黄丸为主，合用膈下逐瘀汤；偏肝阴虚以一贯煎为主，合用膈下逐瘀汤。

加减：①潮热不退者加青蒿、地骨皮。②脱发者加首乌、枸杞子、女贞子。③面颊、口腔红斑溃烂者加碧玉散。④腰膝酸痛，月经量多者，加女贞子、墨旱莲。

4. 脾肾阳虚证

主症：多见于肾损害后期。面色苍白，颜面、下肢浮肿，精神萎靡，周身无力，畏寒肢冷，纳少便溏，心悸气短，手足紫绀，甚则出现胸水、腹水，尿少气急，舌质淡胖，脉沉细无力。

治疗：温补脾肾。附子理中丸合五苓散、济生肾气丸加减。

偏于脾阳虚者可用附子理中丸合五苓散；偏于肾阳虚者用济生肾气丸，或与附子理中丸交替使用。附子理中丸方用附子、干姜温中散寒，党参、白术、甘草补气健脾除湿。五苓散中猪苓、茯苓、泽泻淡渗利尿，白术苦温健脾燥湿，桂枝辛温通阳化气。济生肾气丸中附子、肉桂温补肾阳，化气行水；熟地黄、山茱萸、山药、牛膝滋肾填精；茯苓、泽泻、车前子利尿消肿；丹皮活血化瘀。

加减：①尿少腹胀者加车前草。②尿中有蛋白者加玉米须、金樱子。

三、案例

患者，女，26 岁，2012 年 6 月 10 日初诊。

因高热，颜面、手足出现圆形红斑 1 月余来诊。

1 个月前新婚，比较劳累，感冒高热，而后出现颜面、手足圆形红斑，当地医院确诊为红斑狼疮，先后给予强的松、羟氯喹、复方环磷酰胺治疗。现症：颜面、手足圆状红斑，暗红色，眼干涩，口干欲饮，睡眠不实，多梦，烦躁易怒，纳少，月经先期，量中等，色深红，有血块，白带色黄量多，腰酸，形体瘦，面色无华，舌质红，舌体瘦，边有齿痕，苔薄，脉沉细尺弱。治当益气阴，清营热，和脾胃。

南沙参 12g，炒麦冬 12g，生地黄 12g，玄参 12g，生石膏 30g（先煎），知母 10g，丹皮 12g，紫珠草 15g，炒杏仁 9g，炒薏苡仁 30g，炒白术 15g，生山药 15g，白芍 15g，炒三仙各 12g，八月札 12g，炒枳实 12g，紫石英 30g（先煎），水煎服，14 剂。

2012 年 6 月 24 日二诊：服用上方后，患者临床症状减轻，夜寐好转，食纳好转，无烦躁易怒，腰酸缓解。

四、临证经验

本病为本虚标实证。高热活动期主为阴虚血热证，久病、慢性期虚证多见，除心脾不足外，气阴两虚、肾虚瘀血常见。因此，高热活动期应以滋阴清热解毒、凉血化斑为主。慢性期应注意：①补气养血，调理心脾：参苓白术散、生脉散、归脾汤加减治之。常用药物有太子参、白术、云苓、莲子、芡实、砂仁、麦冬、当归、葛根等。②滋补肝肾，活血化瘀：丹栀逍遥散、杞菊地黄丸、桃红四物汤加减治之。常用药物有当归、白芍、太子参、白术、茯苓、枸杞子、地黄、山萸肉、丹皮、桃仁、丹参、仙灵脾、女贞子、桑寄生等。③狼疮性肾炎蛋白尿、肾功能障碍者以金匮肾气丸、黄芪建中汤加减治之。但本病多为阴虚之证，治疗时宜选用平和清补、健脾补肾药物，太子参、黄芪、玉米须、白茅根、益母草、杜仲、桑寄生对消除蛋白尿、改善肾功能有良好的疗效。

本病急性活动期高热，治疗常用犀角地黄汤、竹叶石膏汤、化斑汤加减治之。①毒盛邪热，常用银花、连翘、竹叶、知母、玄参；瘀血为主者常用水牛角、生地黄、赤芍、丹皮、青蒿、鳖甲。②常用水牛角、生地黄、赤芍、玄参、丹皮清热凉血滋阴，对高热、多汗、口渴、脉弦滑而数者，配伍生石膏辛寒解热、活血化瘀。生地黄、生石膏配伍气血两清，解毒化斑，对热盛迫血妄行，鼻衄出血、发斑者有效。白花蛇舌草、半枝莲清热解毒有效。

（苏春芝、姚希贤）

第四十四节 湿疹

湿疹是指由多种内（过敏体质、精神神经因素）外（化妆品、肥皂、搔抓或食鱼、虾、蛋类食物）因素引起的具有多形性皮肤损害和明显渗出倾向伴剧烈瘙痒、易反复发作的皮肤炎症性疾病，临床表现以红斑、丘疹、水疱、糜烂、渗出、瘙痒为主要特征。根据病程和临床特点，湿疹可分为急性、亚急性和慢性等型。湿疹可发生于任何年龄，好发于手足、乳房、肛门、外阴、阴囊和小腿等处，多对称发病。

中医古籍对此记载有"旋耳疮""湿癣""干癣""肾囊风""四弯风""乳头风""脐疮""肛门圆癣""血风疮"等不同名称。

一、病因病机

湿疹的发病机制可能与个体遗传因素、免疫机能失调、微生物感染及机体对自由基的清除能力降低等有关。

二、治疗

西医对慢性或反复发作者疗效不佳。

（一）西医治疗

去除病因，避免搔抓。①赛庚啶，每次 2~4mg，每日 3 次，口服。②维生素 C，每次 2g，每日 3 次。③瘙痒无明显渗出时，用炉甘石洗剂。④皮疹广泛、严重者，给强的松，每次 10~15mg，每日 3 次，口服。

（二）辨证论治

1. 湿热交阻证

主症：起病急骤，患处鲜红肿胀，迭起丘疹、水疱，糜烂流滋，浸淫蔓延，剧烈瘙痒，便秘溲赤，舌质红，苔黄腻，脉滑数。

治疗：清热利湿。龙胆泻肝汤加减。

龙胆泻肝汤，泻肝胆实火，清下焦湿热。方中龙胆草大苦大寒，上泻肝胆实火，下清下焦湿热，为泻火除湿两擅其功的之药。黄芩、栀子具苦寒泻火之功，配伍龙胆草，为臣药。泽泻、木通、车前子清热利湿，使湿热从水道排出。用生地黄、当归滋阴养血，以标本兼顾。柴胡为引诸药入肝胆而设，用甘草调和诸药。

加减：①热重于湿者，症见红斑、丘疹泛发，融合成片，皮肤红肿，水疱较轻，渗出较少，酌情选加黄连、黄柏、水牛角粉、生地黄、牡丹皮、赤芍、紫草、玄参等药物。②湿重于热者，可见红斑较轻，丘疹水疱迭起，糜烂，酌情选加茯苓、泽泻、猪苓、滑石、赤小豆、地肤子等药物，并可加重薏苡仁、冬瓜皮的用量。③大便不通者，加玄参、麦冬、枳实、厚朴、芒硝等药物，并加重生大黄用量。

2. 脾虚湿盛证

主症：皮色淡红或不红，丘疹水疱反复发作，瘙痒滋水，伴面色萎黄，腹胀便溏，胸闷纳差，舌质淡，苔白腻，脉濡或滑。

治疗：健脾化湿。胃苓汤加减。

加减：①偏于脾虚者，皮色淡红隐隐，丘疹，水疱较轻，滋水较少或无，可伴见腹胀便溏、面色萎黄、胸闷纳差，可选加人参或党参、生黄芪、清半夏、鸡内金、焦三仙、炒山药、白扁豆等。②偏于湿盛者，见皮色淡红，丘疹、水疱较多，瘙痒滋水严重，并伴有脘胀纳呆、口淡便溏、头身困重、面色晦暗发黄，甚或小便短少，肢体浮肿，酌加滑石、藿香、佩兰、赤小豆、车前子、地肤子等药。③热象未退者，皮色鲜艳，尿黄，口苦，舌红，苔黄腻，脉濡数，选加龙胆草、黄芩、黄连、黄柏、栀子、水牛角粉、生地黄、牡丹皮、赤芍等药。

3. 湿瘀互结证

主症：病程已久，皮肤肥厚粗糙，干燥脱屑，皮色发暗，伴头晕、乏力、便秘，舌质紫黯，有瘀点，苔薄白，脉细弱或涩。

治疗：养血活血祛湿。二妙丸、六味地黄丸、桃红四物汤加减。

加减：①偏于湿者，可见病情反复，丘疹色淡，皮屑细碎，不思饮食，肢体困重，面色不华，大便或干或溏，可选加滑石、赤小豆、车前子、藿香、佩兰、地肤子、薏苡仁等。②偏于瘀者，症见病情经久不愈，皮疹肥厚粗糙，皮色紫暗，甚或皮肤皲裂，面色黧黑，肌肤甲错，舌质紫黯，有瘀点，脉涩，则选加三棱、莪术、丹参、鸡血藤、土鳖虫、水蛭、全蝎等，以提高疗效。③久病气血虚者，见头晕目眩，少气懒言，乏力自汗，面色淡白或萎黄，可选加人参（或太子参）、生黄芪、鸡血藤、黄精、龙眼肉、阿胶等。④见口燥咽干、腰膝酸软、骨蒸潮热、颧红盗汗等阴虚表现者，可酌加黄精、麦冬、百合、石斛、女贞子、枸杞子等。⑤见畏寒肢冷、腰膝冷痛、久泻久利等阳虚表现者，可选加制附子、肉桂、干姜、肉苁蓉、仙茅、巴戟天、仙灵脾、菟丝子、补骨脂等药物。

三、临证经验

湿疹易于复发，急性期宜辨证服用汤剂，加冷敷泡洗，据病情选用下列方药均有疗效。

1. 蛇床子、地肤子各6g，煎汤，热洗患处。

2. 蛇床子9g，黄柏6g，苍术15g，荆芥6g，防风6g，煎汤，洗患处。

3. 苦参30g，蛇床子15g，煎液冷敷。

4. 莪术 8g，苦参 30g，白矾 3g，煎汤泡洗。

慢性者可服用经验方（防风 8g，苍术 10g，云苓 9g，枳壳 8g，薏苡仁 15g，土茯苓 30g，白鲜皮 8g，蝉蜕 8g，丹皮 9g，生地黄 18g，金银花 15g，甘草 3g），并以局部洗、敷为主，持续用药至愈。

（崔东来）

第四十五节　荨麻疹

荨麻疹是一种常见的发生于皮肤、黏膜的瘙痒性风团，发生和消退较快，发无定处，时隐时现，消退后不留痕迹。相当于中医学"瘾疹"。

一、病因病机

本病多由食物、药物、动植物及物理、精神等因素引起。瘾疹发病主要是由于素体禀赋不耐，外加六淫之邪的侵袭，或饮食不节，肠胃湿热，或平素体弱，气血不足，卫外不固所致。临床按病程常将荨麻疹分为急性和慢性两型，病程在 6 周以上者属于慢性。

二、治疗

本病中医治疗有良好疗效。急性患者可加用西药治疗。

（一）西医治疗

1. 去除病因。

2. 急性荨麻疹

①赛庚啶，每次 2~4mg，每日 3 次，口服。②维生素 C，2~3g 加入 5% 葡萄糖注射液 500mL，静脉滴入。③皮疹广泛、严重者，给强的松，每日 30~40mg，分次口服。

（二）辨证论治

根据荨麻疹的致病因素和病程，中医一般分为风热证、风寒证、肠胃湿热证、毒热炽盛证和气血亏虚证 5 个证型进行治疗。治疗原则实证者以疏风清热、疏风散寒或清热利湿、凉血解毒祛邪为主；虚证者以益气养血、固表扶正为主；虚实夹杂者扶正与祛邪并用。

1. 风热证

主症：风团色红，扪之有灼热感，自觉瘙痒，遇热则剧，得冷则缓，或伴发热恶风，心烦，口渴，咽干，舌质红，苔薄黄，脉浮数。

治疗：疏风清热止痒。银翘散或消风散加减。

银翘散辛凉透表，清热解毒。方中银花、连翘气味芳香，既能疏散风热，清热解毒，又可辟秽化浊，在透散卫分表邪的同时，兼顾了温热病邪易蕴结成毒及多夹秽浊之气的特点，故重用为君药。薄荷、牛蒡子辛凉，疏散风热；荆芥穗、淡豆豉辛而微温，解表散邪，此二者虽属辛温，但辛而不烈，温而不燥，配入辛凉解表方中，增强辛散透表之力；芦根、竹叶清热生津；桔梗、甘草属佐使之用。

加减：热甚者，可酌加生地黄、黄芩等。

2. 风寒证

主症：风团色淡红，自觉瘙痒，遇冷则剧，得暖则减，或伴恶风畏寒，口不渴，舌质淡红，苔薄白，脉浮紧。

治法：疏风散寒，调和营卫。桂枝麻黄各半汤或荆防败毒散加减。

此二方具有祛风解表之功效。

加减：恶寒较重者，可加制附子、细辛、干姜皮等。

3. 肠胃湿热证

主症：风团色泽鲜红，风团出现与饮食不节有关，多伴腹痛、腹泻，或呕吐、胸闷，大便稀烂不畅或便秘，舌红，苔黄腻，脉数或濡数。

治疗：清热利湿，祛风止痒。防风通圣散或除湿胃苓汤加减。

防风通圣散具有解表攻里、发汗达表、疏风退热之功效。方中防风、荆芥、薄荷、麻黄轻浮升散，解表散寒，使风热从汗出而散之于上；大黄、芒硝破结通幽；栀子、滑石降火利水，使风热从便出而泄之于下；风淫于内，肺胃受邪，桔梗、石膏清肺泻胃；风之为患，肝木受之，川芎、归、芍和血补肝；黄芩清中上之火；连翘散气聚血凝；甘草缓峻而和中；白术健脾而燥湿。

加减：①腹痛便秘者，酌加大黄。②食积者，酌加山楂、麦芽、神曲等。

除湿胃苓汤，具有清热燥湿、健脾燥湿、和中利水功效，亦可酌情使用。

4. 毒热炽盛证

主症：发病突然，风团鲜红灼热，融合成片，状如地图，甚则弥漫全身，瘙痒剧烈，或伴壮热恶寒，口渴喜冷饮，或面红目赤，心烦不安，大便秘结，小便短赤，舌质红，苔黄或黄干燥，脉洪数。

治疗：清营凉血，解毒止痒。犀角地黄汤合黄连解毒汤加减。

犀角地黄汤具有清热解毒、凉血开窍的功效，由犀角（用水牛角代）、生地黄、芍药、丹皮组成。方中苦咸寒之水牛角，凉血清心解毒，为君药。甘苦寒之生地黄，凉血滋阴生津，一可助水牛角清热凉血止血，二可恢复已失之阴血；赤芍、丹皮清热凉血，活血散瘀，故为佐药。

黄连解毒汤为清热剂，具有清热解毒之功效。黄芩泻肺火于上焦，黄连泻脾火于中焦，黄柏泻肾火于下焦，栀子通泻三焦之火，从膀胱而出。

加减：①大便秘结者，可加大黄、芒硝等。②痒甚者，可加苦参、徐长卿、地肤子等。

5. 气血亏虚证

主症：风团色泽淡红，或者与肤色相同，反复发作，迁延数月乃至数年不愈，或劳累后加重，伴有头晕心慌，神疲乏力，唇色白，失眠，舌质淡，苔薄白，脉细。

治疗：益气养血固表。八珍汤合玉屏风散或当归饮子加减。

八珍汤为补益剂，具有益气补血之功效。方中人参与熟地黄相配，益气养血，共为君药。白术、茯苓健脾渗湿，助人参益气补脾，当归、白芍养血和营，助熟地黄滋养心肝，均为臣药。川芎为佐，活血行气，使地、归、芍补而不滞。炙甘草为使，益气和中，调和诸药。

玉屏风散具有益气固表止汗之功效。方中黄芪甘温，内补脾肺之气，外可固表止汗，为君药。白术健脾益气，助黄芪以加强益气固表之功，为臣药。佐以防风，走表而散风邪，合黄芪、白术以益气祛邪。

当归饮子方由四物汤合荆芥、防风、黄芪、白蒺藜、何首乌组成。适合于心血凝滞，内蕴风热，皮肤疥疮，或肿或痒，或脓水浸淫，或发赤疹风团。四物、首乌滋阴养血，宜于血虚风燥者。故凡各类皮肤疾患日久，伤及阴血，或肿或痒，均可考虑本方。

三、临证经验

急性荨麻疹可用经验方（荆芥 8g，防风 8g，炒白术 10g，云苓 9g，砂仁 8g，蝉蜕 8g，白蒺藜 9g，僵蚕 6g，白鲜皮 18g，金银花 15g，苦参 6g，丹皮 9g，薄荷 6g，甘草 6g）加减，也可以用地肤子 120g 煎水，遍身热洗，效佳。

（崔东来）

第四十六节　白塞病

白塞病（Behcet's disease，BD）是以复发性咽喉、口腔、眼及皮肤、外阴溃疡为主症，可累及心血管、消化道、神经系统、肺、脾、肝及关节等器官的一种血管炎性、系统性疾病，本病多侵犯眼、口、生殖器，发生血管炎与溃疡，称眼-口-生殖器三联综合征。本病与中医之"狐惑病"相似。

一、病因病机

本病的发病原因尚不完全清楚，可能与遗传、感染、生活环境及免疫因素有关。

本病与湿邪密切相关。常因素体脾虚，或精神紧张、情志不畅或嗜食肥甘辛辣生冷损伤脾（胃），使脾（胃）运化失司，积湿成痰，痰郁化热，湿浊毒热蕴结，郁滞血脉，湿热毒瘀胶结发病。本病病理机制为本虚标实，实多于虚，病位在肝脾二脏，日久多涉及肝肾，病情虚、痰、湿、毒、热夹杂。

本病诊断主要依据眼、口腔、生殖器、皮肤复发性特殊表现的溃疡（单个或多个，边界清，周围有红晕，底部覆以白或淡黄色分泌物）。一般有口、眼、生殖器、皮肤中任何3或4个部位发病即可作出诊断。

二、治疗

尚乏有效根治方法，宜于中西医结合治疗。

（一）西医治疗

1. 对有眼、大血管、中枢神经系统病变、关节痛及高热、消化道病变者，早期应用肾上腺皮质激素。一般用强的松，每日30~40mg，分次口服。

2. 对有眼底病变或出血者，给予环孢素A，每日5~10mg/kg，疗程6~24周。

3. 对有血栓性静脉炎者，给予肠溶阿司匹林，每日75~100mg。

4. 口腔溃疡可局部给予锡类散。

（二）辨证论治

1. 热毒炽盛证

主症：高热，口舌、前后二阴多发溃疡，疡面红肿疼痛，皮肤结节性红斑或痤疮，关节肿痛，面红目赤，烦渴喜饮，小便短赤，大便干结，舌红，苔黄燥，脉滑数。

治疗：清热解毒，凉血养阴。清营汤加减。

方中水牛角清解营分之热毒，故为君药。生地黄凉血滋阴，麦冬清热养阴生津，玄参滋阴降火解毒，三药共用，既清热养阴，又助清营凉血解毒，共为臣药。温邪初入营分，故用银花、连翘、竹叶清热解毒，使营分之邪外达，此即"透热转气"的应用。黄连清心解毒，丹参清热凉血、活血散瘀，可防血与热结。以上五味药为佐药。

加减：①若兼热痰者，可加竹沥、天竺黄、川贝母之属，清热涤痰。②营热多系由气分传入者，如气分热邪犹盛，可重用银花、连翘、黄连、石膏、知母，或加大青叶、板蓝根、贯众之属，增强清热解毒之力。

2. 肝脾湿热证

主症：口舌、外阴溃疡，疡面红肿，覆有脓苔，目赤疼痛，畏光羞明，下肢结节红斑，时有低热，口苦黏腻，少腹胀满，男子睾丸隐痛坠胀，女子外阴痒痛，带下黄，小便赤黄，大便欠爽或溏薄、黏液便，舌红，苔黄腻，脉弦数或滑数。

治疗：疏肝健脾，清利湿热。龙胆泻肝汤合甘草泻心汤加减。

龙胆泻肝汤方中龙胆草大苦大寒，既能清利肝胆实火，又能清利肝经湿热，故为君药。黄芩、栀子苦寒泻火，燥湿清热，共为臣药。泽泻、木通、车前子渗湿泄热，导热下行；实火所伤，损伤阴血，当归、生地黄养血滋阴，也可使邪去而不伤阴血。共为佐药。柴胡疏畅肝经之气，引诸药归肝经，甘草调和诸药，共为佐使药。甘草泻心汤方即半夏泻心汤加重甘草用量而成。甘草为君药，以补中缓急，使胃虚得补，急利得缓，余药可和胃消痞。

加减：①肝胆实火热盛者，去木通、车前子，加黄连泻火。②若湿盛热轻者，去黄芩、生地黄，加滑石、薏苡仁，以增强利湿之功。③阴囊肿痛，红热甚者，加连翘、黄芩、大黄以泻火解毒。

3. 阴虚热毒证

主症：口舌、二阴溃疡，疡面暗红，双目干涩不适，午后低热，五心烦热，失眠多梦，腰膝酸软，口干口苦，小便赤黄，大便秘结，舌质红，少苔，脉细数。

治疗：滋阴清热，活血解毒。知柏地黄丸（知母、熟地黄、黄柏、山茱萸、山药、牡丹皮、茯苓、泽泻）合四妙勇安汤加减。

知柏地黄丸为六味地黄丸加知母、黄柏成方。六味地黄丸方中重用熟地黄，滋阴补肾，填精益髓，为君药。山萸肉补养肝肾，并能涩精；山药补益脾阴，亦能固精，共为臣药。三药相配，滋养肝脾肾，称为"三补"。但熟地黄的用量是山萸肉与山药两味之和，故以补肾阴为主，补其不足以治本。配伍泽泻利湿泄浊，并防熟地黄之滋腻恋邪；牡丹皮清泄相火，并制山萸肉之温涩；茯苓淡渗脾湿，并助山药之健运。三药为"三泻"，渗湿浊，清虚热，平其偏盛以治标，均为佐药。六味合用，三补三泻，其中补药用量重于泻药，是以补为主。肝脾肾三阴并补，以补肾阴为主。加用知母、黄柏滋阴潜阳清热，更适于阴虚火旺。

四妙勇安汤方中银花甘寒入心，善于清热解毒，故重用为主药。当归活血散瘀，玄参泻火解毒，甘草清解百毒，配银花以加强清热解毒之力，用量亦不轻，共为辅佐。四药合用，既能清热解毒，又能活血散瘀。

加减：①如湿热重者，加川柏、苍术、知母、泽泻。②血瘀明显者，加桃仁、红花、虎杖。③气血两虚者，加党参、炙黄芪、生地黄、白术、鸡血藤。

4. 气虚瘀毒证

主症：口舌、外阴、皮肤溃疡反复发作，疮面色淡，久不收口，伴头晕眼花，面色少华，倦怠无力，心急失眠，易汗，纳差，便溏，舌淡，边有齿痕，苔薄白，脉细缓或沉细。

治疗：益气扶正，清化瘀毒。托里消毒饮加减。

君以生黄芪，升麻益气升阳，白芷、白术、茯苓、薏苡仁健脾化湿，金雀根、银花、连翘、莪术以散结，当归、赤芍、川芎活血祛瘀，生甘草调和诸药。

加减：①阴虚甚者加生地黄、熟地黄、麦冬、白芍、龟甲、阿胶、石斛等滋阴壮水，以补其源。②热毒盛者加黄芩、黄连、黄柏、竹叶、丹皮清热解毒。

三、中成药治疗

1. 牛黄解毒丸

主治火热内盛，咽喉肿痛，牙龈肿痛，口舌生疮，目赤肿痛。口服。大蜜丸一次 1 丸，一日 2~3 次。

2. 龙胆泻肝丸

主治肝胆湿热，头晕目赤，耳鸣耳聋，胁痛口苦，尿赤，湿热带下。口服。一次 3~

6g，一日 2 次。

3. 知柏地黄丸

主治阴虚火旺，潮热盗汗，口干咽痛，耳鸣遗精，小便短赤。口服。一次 8 丸，一日 3 次。

4. 补中益气丸

用于体倦乏力。口服，一次 8~10 丸，一日 3 次。

5. 雷公藤多苷片

用于风湿热瘀、毒邪阻滞所致的类风湿关节炎、肾病综合征、白塞病、麻风反应、自身免疫性肝炎等。每次 3 片，每日 2~3 次，饭后服用。

四、临证经验

本病病变以肝脾为中心，以湿为主，属本虚标实证。因此，治疗应先辨证，使用清热解毒、祛湿化浊、补益肝肾等法。

1. 清热解毒，祛湿化浊法

白塞病往往湿热证夹杂阴虚证，要注意：①滋阴而不留湿助热。丹参、生地黄、玄参、石斛、百合、沙参、麦冬、白芍为常用药物，尽量少用龟甲、黄精、熟地黄等厚腻之药。②祛湿化浊宜选用甘淡、甘平药物，如茯苓、泽泻、车前子、滑石、通草、薏苡仁等，尽量少用藿香、苍术、砂仁、石菖蒲等药。③对口干、口苦、口疮、口气秽浊、发热、关节痛、舌紫暗、苔黄或腻、脉弦滑而数者，辨证选用白花蛇舌草、土茯苓、黄连、秦皮、厚朴花、半枝莲、甘草，结合使用炒白术、半夏、西洋参、葛根、丹参等药，有良好疗效。

2. 滋阴养血，调补肝肾法

对湿热化燥、肝肾阴虚者，应补益肝血肾阴，佐以清热利湿药物，可选用滋水清肝饮（六味地黄丸加柴胡、白芍、栀子）加味，宜重用生地黄，加用沙参、枸杞子、当归、麦冬。在疾病后期，阴损及阳，出现形寒肢冷，神疲食少，尿清频数，便溏，属脾肾阳虚者，要首顾其阳气，可用理中汤、肾气丸等方加减变化。

3. 辛开苦降，寒温并用法

对口苦而黏，尿赤便溏，舌红苔腻，脉弦滑而数者，应清热解毒燥湿结合调理脾胃为要。常用甘草泻心汤加减。用半夏开窍散结，除散郁结湿热。方中甘草，重在清热解毒，并配黄连、黄芩加强清热泻火燥湿作用，可辨证选用苦参、土茯苓、黄柏、草决明等药。苦参性寒，可治疗毒疮，清热燥湿作用良好，为治疗本病重要药物。

（孙玉凤）

第四十七节 干燥综合征

干燥综合征（Sjögren syndrome，SS）是一种以侵犯泪腺、唾液腺等外分泌腺体，具有高度淋巴细胞浸润为特征的慢性炎症性自身免疫病。临床上主要表现为干燥性角膜、结膜炎及口腔干燥症，此外还可累及肺、肝、肾脏及血液系统等重要器官而出现多系统损害。本病分为原发性和继发性两类，后者是指与另一诊断明确的结缔组织病（connective tissue disease，CTD）如系统性红斑狼疮、类风湿关节炎等并存的干燥综合征。本节主要叙述原发性干燥综合征（primary Sjögren syndrome，PSS）。PSS 在我国人群的患病率为 0.29% ~ 0.77%，在老年人群中患病率为 2% ~ 4.8%，好发年龄为 30 ~ 60 岁，女性患者明显多于男性。

本病与中医学的"燥痹"相似，可归属于"燥痹""痹证"等范畴。

一、病因病机

干燥综合征起病于燥，"燥盛则干"，"诸涩枯涸，干劲皴揭，皆属于燥"。由于感受风暑燥火之外邪，或先天不足，或年高体弱，或失治误治，或久病失养之内伤等，致使阴津耗损，气血亏虚，使诸窍、肢体、筋脉失养而成本病。干燥综合征既可初起在口、眼等清窍，继而累及四肢肌肉、关节、筋骨（齿），甚则内舍脏腑，也可以首先出现肌肉、关节症状及脏腑损害，而后出现口眼干燥征象。

本病的基本病机为津液耗伤，精血亏虚，或津液输布障碍，导致机体失于濡润而致病。津液不足，脉道滞涩，气血运行不畅，或邪气阻滞，或津液输布障碍，燥结成痰，阻滞气血，可致瘀血阻络，出现皮肤紫癜、关节肌肉疼痛等症，久则内舍脏腑，出现干咳、气喘、乏力、纳呆、腹胀、尿多等症。其病位在口、眼、鼻、咽等清窍，亦可累及全身。病性属本虚标实，阴虚为本，燥热为标。

本病诊断主要依据：干燥性角膜、结膜炎，口腔干燥症，其他外分泌腺分泌异常及泪腺分泌试验阳性。高丙球蛋白血症及抗核抗体、抗可溶性酸性核蛋白（SS-A、SS-B）等自身抗体阳性，唇黏膜活检有助于诊断。

二、治疗

（一）西医治疗

本病无特殊有效治疗，主要为对症治疗。①干燥性角膜炎可用 0.1% 玻璃酸钠滴眼液滴眼。②口腔干燥可用 2% 甲基纤维素液涂抹口腔；③激素仅用于重症或合并其他自身免疫病者，但疗效不确定。

（二）辨证论治

中医学系根据患者的情况辨证论治，以滋阴润燥、益气养阴，配合疏肝理气、清热解毒、祛湿化浊、活血化瘀、滋补肝肾等法，使患者的症状缓解。

1. 阴虚津亏证

主症：口、眼、鼻干燥少津，咽干，干咳无痰，或痰少黏稠，难以咳出，头晕耳鸣，五心烦热，腰膝酸软，夜尿频数，舌红少苔或裂纹，脉细数。

治疗：滋养阴液，生津润燥。沙参麦冬汤合六味地黄丸加减。

沙参麦冬汤方中沙参、麦门冬清养肺胃，玉竹、天花粉生津解渴，生扁豆、生甘草益气培中、甘缓和胃，且甘草能生津止渴，配以桑叶，轻宣燥热，合而成方，有清养肺胃、生津润燥之功。

六味地黄丸方中重用熟地黄，滋阴补肾，填精益髓，为君药。山萸肉补养肝肾，并能涩精，山药补益脾阴，亦能固精，共为臣药。三药相配，滋养肝脾肾，称为"三补"。但熟地黄的用量是山萸肉与山药两味之和，故以补肾阴为主，补其不足以治本。配伍泽泻利湿泄浊，并防熟地黄之滋腻恋邪；牡丹皮清泄相火，并制山萸肉之温涩；茯苓淡渗脾湿，并助山药之健运。三药为"三泻"，渗湿浊，清虚热，平其偏盛以治标，均为佐药。六味合用，三补三泻，其中补药用量重于泻药，是以补为主，肝脾肾三阴并补，以补肾阴为主。

加减：①若余热未清者，加芦根、金银花；②若阴虚热盛者，加玄参、生地黄；③若咳甚痰中带血者，加白茅根；④潮热、盗汗、舌红者，加炙鳖甲、青蒿。

2. 气阴两虚证

主症：口眼干燥，神疲乏力，心悸气短，食少纳呆，大便溏泄，舌淡少苔，脉细弱。

治疗：益气养阴，生津润燥。当归补血汤合沙参麦冬汤。

当归补血汤方中重用黄芪，其用量五倍于当归，用意有二：一是滋阴补血，因里不及，阳气外亡，故重用黄芪补气而专固肌表；一是有形之血生于无形之气，故用黄芪大补脾肺之气，以资化源，使气旺血生。配以少量当归养血和营，则浮阳必敛，阳生阴长，气旺血生，虚热自退。疮疡溃后，久不愈合，用本方补气养血，扶正托毒，有利于生肌收口。沙参麦冬汤方中沙参、麦门冬清养肺胃，玉竹、天花粉生津解渴，生扁豆、生甘草益气培中、甘缓和胃，且甘草能生津止渴，配以桑叶，轻宣燥热，合而成方，有清养肺胃、生津润燥之功。

加减：①若阴虚热盛者，加玄参、生地黄；②脾虚便溏者，加炒白术、陈皮、茯苓健脾祛湿。

3. 阴虚热毒证

主症：口干，眼干，咽干，咽痛，牙龈肿痛，鼻干鼻衄，目赤多眵，发颐或瘰疬，身热或低热稽留，大便干结，小便黄赤，舌质干红或有裂纹，苔少或黄燥苔，脉弦细数。

治疗：清热解毒，润燥护阴。养阴清肺汤加减。

方中重用生地黄甘寒入肾，滋阴壮水，清热凉血，为君药。玄参滋阴降火，解毒利咽；麦冬养阴清肺，共为臣药。佐以丹皮清热凉血，散瘀消肿；白芍敛阴和营泄热；贝母清热润肺，化痰散结；少量薄荷辛凉散邪，清热利咽；生甘草清热，解毒利咽，并调和诸药，以为佐使。诸药配伍，共奏养阴清肺、解毒利咽之功。

加减：①若阴虚甚者，加熟地黄滋阴补肾；②热毒甚者，加银花、连翘以清热解毒；③燥热甚者，加天冬、鲜石斛以养阴润燥；④若兼气虚者，加黄芪、黄精等；⑤阴虚内热者，可加地骨皮、白薇、鳖甲等。

4. 阴虚血瘀证

主症：口干，眼干，关节肿痛，肌肤甲错，肢体瘀斑瘀点，肢端变白变紫交替，皮下脉络隐隐，舌质暗或瘀斑，苔少或无苔，脉细涩。

治疗：活血通络，滋阴润燥。沙参麦冬汤合四物汤加减。

沙参麦冬汤方中沙参、麦门冬清养肺胃，玉竹、天花粉生津解渴，生扁豆、生甘草益气培中、甘缓和胃，且甘草能生津止渴，配以桑叶，轻宣燥热，合而成方，有清养肺胃、生津润燥之功。四物汤方中，当归补血养肝，和血调经，为君；熟地黄滋阴补血，为臣；白芍药养血柔肝和营，为佐；川芎活血行气，畅通气血，为使。四味合用，补而不滞，滋而不腻，养血活血。

加减：关节肿痛，皮肤瘀斑且粗糙者，加水蛭、丹参、鸡血藤等。

三、中成药治疗

1. 雷公藤多苷片

用于干燥综合征阴虚内热或热毒偏盛者。口服，每次 10~20mg，每日 3 次。

2. 杞菊地黄丸

对本病肝肾阴虚所致的口眼干燥有一定疗效。口服，每次 6~9g，每日 2 次。

四、临证经验

干燥综合征病因病机，既有阴伤津亏，又有痹阻不通。疾病后期往往燥瘀搏结，脉络痹阻，日久脾虚，气、血、痰、火、湿、食邪气互见，夹热、夹毒，而多寒热杂见，内伤外感并存，治疗棘手。遇之应辨证撷粹，治以益气养阴为本，重视脾胃，兼顾燥邪毒热。①益气养阴为主。在使用金银花、白花蛇舌草、连翘时注意防止燥毒内生，损伤气阴，常用太子参、生黄芪、黄精等药益气养阴。②注意治脾升阳并注意调畅气机。可用杏仁宣通肺气；用藿梗、苏梗、荷梗、白蔻、石菖蒲宣通中焦；用薏苡仁、枳实、大黄通利下焦。要重视调理易于忽视的脾（胃）阴亏。症见饥不欲食，化热则口苦思凉饮，舌红少津，脉细数等，治宜使用滋阴药，佐以化湿药；清热药佐以温散药，以防滋阴生湿、清热致寒，使伤阳发生。③活血药宜使用性温不燥、养血通经药物，如丹参、当归、乌梢蛇等。

（孙玉凤）

第四十八节　痛风

痛风是嘌呤代谢紊乱所致之疾病，临床特点为高尿酸血症，伴痛风性关节炎、关节畸形、痛风石反复发作，后期常并发肾功能衰竭。痛风见于世界各地区，我国痛风的患病率为 0.34%~2.84%，较以前明显升高。多见于 40 岁以上的男性，女性多在更年期后发病，近年发病有年轻化趋势。常有家族遗传史。本病属于中医学的"痹证"（痛痹）范畴。

一、病因病机

病因和发病机制不清。本病继发性者与饮酒、素嗜膏粱厚味有关。中医学认为，本病的发生与体质因素、气候条件、生活环境等有密切关系。素有血热、脾虚胃弱、正虚卫外不固是本病发生的内在基础，感受外邪是本病发生的外在条件。风寒湿热之邪，乘虚袭入人体，引起气血运行不畅，经络阻滞，或痰浊瘀血，阻于经络，深入关节筋骨，甚则影响脏腑。

本病诊断可根据病史、典型临床表现、X 线片发现和高尿酸血症，必要时可做痛风石活检或穿刺鉴别。

二、治疗

（一）西医治疗

1. 节制饮食，防止过胖，避免进食高嘌呤食物如动物肝、肾、心、脑及沙丁鱼等海产品、排骨、蘑菇、豆类、发酵食物，不饮酒，避免劳累、紧张、受寒，多饮水，使尿量每天不少于 2000mL，有利于尿酸排出。尿 pH 值低于 6.0 时，宜服碱性药物。

2. 重症患者给予别嘌醇治疗，每日 1 次，每次 0.1g。1 周后疗效不佳，如无不良反应，可增加剂量，每日 2 次，每次 0.1g。秋水仙碱不良反应较多，现已少用，新药非布司他疗效良好而乏不良反应，效量为每日 20~40mg，初始有效剂量为 20mg。

3. 手术治疗。必要时可选择手术剔除痛风石，对残毁关节进行矫形等手术治疗。

（二）辨证论治

1. 风寒湿痹证

主症：关节肌肉疼痛、酸楚，游走不定，或关节疼痛遇寒加重，得热痛减，或关节重着，肿胀散漫，肌肤麻木不仁，关节屈伸不利，舌质淡，舌苔薄白或白腻，脉弦紧或濡缓。

治疗：祛风散寒，除湿通络。薏苡仁汤加减。

方中羌活、独活、防风祛风散寒除湿；桂枝、川乌、麻黄温经散寒；苍术、薏苡仁健脾燥湿；当归、川芎活血通络。

加减：①风邪偏盛，疼痛游走者，加寻骨风、秦艽。②寒邪偏盛，疼痛固定，拘急冷痛者，加细辛、制附子、制草乌。③湿邪偏重，关节肿胀重着者，加防己、木瓜、茯苓、五加皮等。④痛在颈项、上肢者，加姜黄、葛根。⑤痛在下肢者，加牛膝、木瓜。

2. 风湿热痹证

主症：关节疼痛，游走不定，关节活动不利，局部灼热红肿，痛不可触，得冷则舒，常有发热，汗出，口渴，烦躁，舌质红，舌苔黄或黄腻，脉滑数或浮数。

治疗：清热通络，祛风除湿。白虎加桂枝汤合宣痹汤加减。

方中生石膏、知母、连翘清热坚阴；桂枝疏风解肌通络；防己、杏仁、薏苡仁、滑石、赤小豆清热利湿，通络宣痹。

加减：①风热偏盛，关节疼痛，游走不定者，加银花藤。本药善清解经络之风、湿、热之邪，常与秦艽、桑枝、地龙等同用。②发热，咽痛者，加薄荷、牛蒡子、桔梗疏风清热，解毒利咽。③湿热偏盛，关节肿胀明显，重着不利者，加土茯苓、萆薢。④口舌反复破溃，口渴明显者，加马勃、天花粉清热泻火生津。

按语：《金匮要略·疟病脉证并治》云："温疟者，其脉如平，身无寒但热，骨节疼烦，时呕，白虎加桂枝汤主之。"遇骨节肿痛，阳明热盛，汗出，渴饮，尿黄，苔黄腻者，用白虎加桂枝汤清热通络，加防己、薏苡仁、土茯苓、忍冬藤祛风清热利湿，制乳没、乌梢蛇、全蝎活血止痛，通络除痹，效佳。白虎汤为治疗热病有效方剂，高热、烦渴、多汗、脉洪大（四大）为其适应证。面色㿠白、肢凉、脉虚无力、脾虚老人、恶寒无汗者慎用。

3. 寒热错杂证

主症：关节灼热肿痛，而又遇寒加重，恶风怕冷，或关节冷痛喜温，而又手心灼热，口干口苦，尿黄，舌红苔白，脉弦或紧或数。

治疗：温经散寒，清热除湿。桂枝芍药知母汤加减。

方中桂枝、防风、秦艽、羌活祛风胜湿，温经通络；麻黄、细辛温经散寒；芍药、知母、黄柏清热化湿通络。

加减：①寒重热轻者，加制川乌、仙灵脾、威灵仙温阳散寒通络。②热重于寒者，加生石膏、络石藤清热通络。

4. 痰瘀痹阻证

主症：关节肌肉刺痛，固定不移，或关节肌肉紫黯、肿胀，甚则关节僵硬变形，屈伸不利，有硬结、瘀斑，舌质紫黯或有瘀斑，舌苔白腻，脉弦涩。

治疗：化痰行瘀，蠲痹通络。双和汤加减。

方中桃仁、红花、当归、川芎、白芍活血化瘀，通络止痛；茯苓、半夏、陈皮健脾化痰。

加减：①瘀血明显，关节疼痛、肿大、强直、畸形、活动不利，舌质紫黯，脉涩者，加莪术、三七。②关节、脊柱僵硬、强直、变形、疼痛较甚者，加乳香、没药、延胡索以活血祛瘀止痛。

（三）中成药治疗

1. 益肾蠲痹丸

一次 8g，疼痛剧烈可加至 12g，一日 3 次，饭后温开水送服。

2. 复方伸筋胶囊

一次 4 粒，一日 3 次，饭后服用。

3. 痛风舒片

一次 2~4 片，一日 3 次，饭后服用。

三、案例

患者谢某，男，58 岁，2013 年 3 月 26 日初诊。

因全身关节酸痛 10 天来诊。

患者 10 天前因劳累过度出现全身关节酸痛，逐渐发展到双足背与双足拇趾疼痛，行走不便，局部红、肿、热、痛，触痛明显，不敢活动，夜难入眠。曾在单位医务所诊治，服用消炎止痛片等无效。双足局部触之痛甚，右足拇趾关节处有痛风石，不能行走，腰部酸痛。舌质淡，苔薄白腻，脉弦细。体温 37℃，脉搏 78 次/分，血压 130/84mmHg。白细胞 $7.5×10^9/L$，血红蛋白 145g/L，血沉 13mm/h，抗链 "O" <500U，类风湿因子（-），尿酸 560μmol/L。双足背动脉搏动良好。确诊为痛风。此乃血与寒湿之邪瘀结经脉，阻滞运行，脉络郁闭，致气血运行不畅。治当散寒祛湿，通络止痛。

桂枝、地龙、苍术、羌活、秦艽、牛膝各 10g，丹参 6g，蜈蚣 3 条，当归、茯苓、海风藤、乌药各 10g，10 剂。

2013 年 4 月 5 日二诊：足拇趾关节疼痛稍有缓解，局部红肿已消，但行走时仍作痛，膝踝关节酸痛。此为湿邪未除，续用上方加制草乌 5g，甘草 3g。

续服 15 剂，尿酸 400μmol/L，痛风石消失，诸症悉除。

四、临证经验

1. 治疗大法

痛风病的治疗一般用健脾化湿、清热燥湿、活血通络，加上治疗本病专药土茯苓、萆薢、木瓜。肾功能障碍者，加益母草、黄芪、玉米须、车前草，有良好疗效。现代研究表明，此类药物有降低尿酸、改善肾功能作用。予治疗本病：①急性发作期常用忍冬藤、黄柏、连翘、虎杖、半枝莲、白花蛇舌草。②慢性期注意健脾化湿，疏风止痛，补肾通络。脾虚湿盛，重用苍术、黄芪、薏苡仁、萆薢、木瓜、蚕砂；中焦湿阻用藿梗、荷梗理气化湿；肾虚者仙灵脾、牛膝、山萸肉、桑寄生、川续断、杜仲；兼有风邪，游走疼痛，加防风、威灵仙、海风藤；阳虚寒盛，加桂枝（肉桂）、附子、细辛；痰瘀阻络者，常用桃仁、红花、当归、川芎活血，用二陈汤加白芥子祛痰通络。

2. 辨病位用药

根据痹证的病位不同，在辨证的基础上有针对性地使用药物，以提高疗效。①病位在上肢可选用片姜黄、羌活、桂枝、秦艽以通经达络，祛风胜湿。②病位在下肢可选用独活、川牛膝、木瓜以引药下行。③疼痛累及颈项，出现颈部僵硬不适，可重用葛根，选用伸筋草、桂枝以舒筋通络，祛风止痛。④腰部疼痛、僵硬，弯腰活动受限者，可选用桑寄生、杜仲以补肾强腰，化瘀止痛。⑤两膝关节肿胀，或有积液者，可用土茯苓、薏苡仁以清热祛湿，消肿止痛。⑥尿路结石者，加金钱草、海金沙、车前草。

3. 谨慎应用有毒药物

治疗顽固性痹证，常选择具有毒性的药物如川乌、草乌、马钱子等，往往获得显效。但在运用时，应注意以下几点：①注意炮制法。如马钱子一般不用煎剂，川草乌应制用，先煎 1 小时以上以减毒。②要严格掌握用量。药量应根据病情、体质而定，一般应由小量递增。如制川草乌初用 3~5g，无不良反应者，可增加至 6~12g；马钱子单用散剂，每日 0.3~0.6g。③为防止中毒，可加甘草同煎。④注意药后反应，如有唇舌发麻、恶心、头晕、心悸、脉迟有歇止者，为中毒反应，应立即停药，并予解毒处理。

（苏春芝、姚希贤）

第四十九节　类风湿关节炎

类风湿关节炎是一种以慢性、对称性多关节炎为主要表现的全身性自身免疫性疾病。如累及其他脏器，可引起心包炎、心肌炎、胸膜炎、间质性肺炎以及血管炎、眼部疾患、末梢神经损害等。多侵犯手足和腕部小关节，是常以肌肉、关节发生疼痛、麻木、重着、屈伸不利甚至关节肿大、灼热为主要表现的病证。多为发作与缓解交替的慢性过程，致残率高。

本病属中医"痹证"，统属于"风湿病"范畴。

一、病因病机

本病的病因尚未完全明确，目前认为与自身免疫反应以及遗传因素、病毒感染等因素有关。

正气不足，卫阳不固情况下，感受风寒湿和风湿热邪致病。①居处潮湿，涉水冒雨，或睡卧当风，或冒雾露，气候变化，冷热交错等原因，以致风寒湿邪乘虚侵袭人体所致。②感受风湿热邪，可因工作于湿热环境所致，如农田作业，野外施工，处于天暑地蒸之中，或处于较高湿度、温度的作坊、车间、实验室里，风湿热之邪乘虚而入。亦可因阳热之体，阴虚之躯，素有内热，复感风寒湿邪，邪从热化，或因风寒湿郁久化热，而为风湿热之邪。

风、寒、湿、热之邪往往相互为虐致病。风为阳邪，开发腠理，又具穿透之力，寒借此力内犯，风又借寒凝之积，使邪附病位，而成伤人致病之基。湿邪借风邪的疏泄之力，寒邪的收引之能，而入侵筋骨肌肉，风寒又借湿邪之性，黏着、胶固于肢体而不去。风、热均为阳邪，风胜则化热，热胜则生风，狼狈相因，开泄腠理而让湿入，又因湿而胶固不解。

风、寒、湿、热病邪留注肌肉、筋骨、关节，造成经络壅塞，气血运行不畅，肢体筋脉拘急、失养，为本病的基本病机。但风寒湿热病邪为患，各有侧重，风邪甚者，病邪流窜，病变游走不定；寒邪甚者，肃杀阳气，疼痛剧烈；湿邪甚者，黏着凝固，病变沉着不移；热邪甚者，煎灼阴液，热痛而红肿。

病初以邪实为主，邪在经络，累及筋骨、肌肉、关节。邪痹经脉，络道阻滞，影响气血津液运行输布，血滞为瘀，津停为痰，痰浊瘀血在疾病发展过程中起着重要的作用。

符合下列条件 3 项以上可诊断为本病：①腕、掌指末端指间关节肿胀 6 周以上；②3 组关节肿胀 6 周以上；③对称性关节肿胀；④有类风湿结节；⑤晨僵至少 1 小时，存在至少 6 周；⑥类风湿因子阳性。

手 X 线影像改变，有骨质疏松和关节腔狭窄，可确定诊断。

二、治疗

目前无特效疗法，可中西医结合治疗。

（一）西医治疗

1. 非甾体抗炎药物

首选非甾体抗炎药物，一般用消炎痛（吲哚美辛），25～50mg，每日 3 次，10 天为 1 疗程。

2. 肾上腺皮质激素

对消炎痛无效，有眼疾、中枢神经损害、心脏传导阻滞、关节持续活动性滑膜炎等严重血管炎病变者，可应用肾上腺皮质激素。可给强的松，每日 40～60mg，症状控制后逐渐减量，维持治疗。

3. 免疫抑制剂

必要时给予硫唑嘌呤或新型免疫抑制剂环孢素 A（每日 5～10mg/kg），疗程为 6～24 周。

4. 手术治疗

经内科治疗不能控制及严重关节功能障碍患者，外科手术是有效的治疗手段。治疗范围从腕管综合征的松解术、肌腱撕裂后修补术至滑膜切除及关节置换术。

5. 其他治疗

关节肿痛明显者，应强调休息及关节制动，而在关节肿痛缓解后应注意早期开始关节功能的锻炼，理疗、外用药等辅助治疗可快速缓解关节症状。

（二）辨证论治

1. 风寒湿致病

（1）风邪兼夹寒湿证

主症：肢体关节、肌肉酸痛，上下左右关节游走不定，但以上肢为多见，以寒痛为多，亦可轻微热痛，或见恶风寒，舌苔薄白或薄腻，脉多浮或浮紧。

治疗：祛风通络，散寒除湿。防风汤加减。

方中防风、麻黄、桂枝、杏仁、葛根、秦艽祛风散寒，解肌通络止痛；当归养血活血通络；黄芪益气固表；茯苓、生姜、炙甘草健脾渗湿，调和营卫。

加减：①若以肩肘等上肢关节为主者，为风盛于上，可选加羌活、白芷、桑枝、威灵仙、姜黄、川芎祛风通络止痛。②若以下肢关节为主者，为湿盛于下，选加独活、牛膝、防己、萆薢、松节等祛湿止痛。③以腰背关节为主者，多与肾气不足有关，酌加杜仲、桑寄生、仙灵脾、巴戟天、续断等温补肾气。④若见关节肿大，苔薄黄，邪有化热之象者，宜寒热并治，投桂枝芍药知母汤加减。

（2）寒邪兼夹风湿证

主症：肢体关节疼痛较剧，甚至关节不可屈伸，遇冷痛甚，得热则减，痛处多固定，亦可游走，皮色不红，触之不热，苔薄白，脉弦紧。

治疗：温经散寒，祛风除湿。乌头汤加减。

方中以制川乌、麻黄温经散寒，宣痹止痛；芍药、甘草缓急止痛；黄芪益气固表，并能利血通痹；蜂蜜甘缓，益血养筋，制乌头燥热之毒。

加减：①可选加羌活、独活、防风、秦艽、威灵仙等祛风除湿。②加姜黄、当归活血通络。③寒甚者可加制附片、桂枝、细辛温经散寒。

（3）湿邪兼夹风寒证

主症：肢体关节疼痛重着、酸楚，或有肿胀，痛有定处，肌肤麻木，手足困重，活动不便，苔白腻，脉濡缓。

治疗：除湿通络，祛风散寒。薏苡仁汤加减。

方中以薏苡仁、白术健脾渗湿；羌活、独活、防风祛风胜湿；川乌、麻黄、桂枝温经散寒；当归、川芎养血活血；生姜、甘草健脾和中。

加减：①关节肿胀者，加秦艽、萆薢、防己、木通、姜黄除湿通络。②肌肤不仁，加海桐皮、豨莶草祛风通络，或加黄芪、红花益气通痹。③痰湿盛者，加半夏、天南星。

2. 风湿热证

主症：肢体关节疼痛，痛处焮红灼热，肿胀疼痛剧烈，得冷则舒，筋脉拘急，日轻夜重，多兼有发热，口渴，烦闷不安，舌质红，苔黄腻或黄燥，脉滑数。

治疗：清热通络，祛风除湿。白虎加桂枝汤加减。

方中白虎汤清热除烦，桂枝疏风通络。

加减：①可加银花藤、连翘、黄柏清热解毒；海桐皮、姜黄、木防己、威灵仙等活血通络，祛风除湿。②若皮肤有瘀斑者，酌加丹皮、生地黄、地肤子清热凉血散瘀。

3. 肝肾亏虚证

主症：类风湿关节炎日久不愈，关节屈伸不利，肌肉瘦削，腰膝酸软，或畏寒肢冷，阳痿，遗精，或骨蒸劳热，心烦口干，舌质淡红，舌苔薄白或少津，脉沉细弱或细数。

治疗：培补肝肾，舒筋止痛。独活寄生汤加减。

方中独活、桑寄生祛风除湿，养营和血，活络通痹，为主药；牛膝、杜仲、地黄补益肝肾，强壮筋骨，为辅药；川芎、当归、芍药补血活血；人参、茯苓、甘草益气扶脾，均为佐药，使气血旺盛，有助于祛除风湿；又佐以细辛搜风治风痹，肉桂祛寒止痛，秦艽、防风祛周身风寒湿邪。

加减：①肾气虚，腰膝酸软，乏力较显著，加鹿角霜、续断、狗脊。②阳虚，畏寒肢冷，关节疼痛，加制附子、干姜、巴戟天。

三、临证经验

1. 本病中晚期虚痹、顽痹多见。常因实痹久治不愈或多用温燥苦寒、攻逐药物损伤正气而致，呈一派气血阴阳亏虚的表现。对之治疗应以健脾补气扶正为主，佐以祛邪通络药物。不应一味专逐攻邪，而伤正气，致邪深陷。①气虚者，给予太子参、黄芪、白术、陈皮。②血虚者，用首乌、当归、阿胶。③阴虚者，用生地黄、白芍、女贞子；阴虚热痛用秦艽、银柴胡、地骨皮、地龙、龟甲；肝肾亏虚治以独活寄生汤加木瓜、枸杞子。④阳虚者给予济生肾气丸加鸡血藤、威灵仙、伸筋草、杜仲、桑寄生、巴戟天、肉苁蓉；阳虚感寒加川乌、炮附子。

顽痹是虚痹的进一步发展。脏腑功能损伤日剧，邪气久留，经脉闭阻日甚，血滞为瘀，湿凝为痰，痰瘀胶结，由经络入骨髓。症见面黯神疲，关节肿硬变形，骨节疼痛，舌紫暗，有瘀斑。治疗上应从活血、补气血、健脾胃、滋肝肾、利关节入手。常用方剂为当归补血汤、独活寄生汤、桂枝芍药知母汤等。辨证加减白花蛇舌草、白花蛇、地龙、全蝎、益母草、水蛭、当归、红花、鸡血藤、乳香、没药等活血止痛药，多有收效。

2. 治疗本病应考虑到痰、瘀、燥、毒常互结存在，应辨证使用祛痰、活血、解毒、润燥药物以期良效。

（1）本病初期或急性发作期，气分热盛者，加石膏、知母；血分有热者，加生地黄、水牛角、丹皮、白芍、玄参等；热毒炽盛，加蒲公英、紫花地丁、野菊花、白花蛇舌草、连翘或败酱草；热盛口渴，加玄参、天花粉。

（2）寒痹用制川乌，初用1.5g，无不良反应可加至3~5g，煎药时间应在1.5小时以上，可加甘草同煎以解毒性；寒重，加细辛、肉桂、鹿角胶。

（3）按肿痛部位用药：①痛在手臂者，用秦艽、桑枝、桂枝、羌活、防风、威灵仙、海桐皮等药。②下肢痛者，一般用独活、木瓜、地龙、牛膝；湿热者，加防己、黄柏、僵蚕；肌肉痉挛者，加白芍、甘草。③项背痛者，用羌活、葛根、防风，可加独活、防己、威灵仙。④腰痛者，用独活、杜仲、桑寄生、川断、狗脊、牛膝。⑤骨质破坏、关节变形者，加骨碎补、补骨脂、生牡蛎、丹参等。

此外，雷公藤为治疗尪痹的有效专药，有大毒，用量从 5g 递增至 15g，去皮先煎 1 小时减毒后入复方，应间歇使用。持续用药对肝肾和造血系统有损伤；对妇女可致闭经；服用过量有腹痛、吐泻反应，可服用莱菔子或生萝卜汁 100g 解之。

（苏春芝）

第三章 常用治疗内科病证方剂与临床用药经验择粹

第一节 常用治疗内科病证方剂

一、解表剂

（一）辛温解表剂

1. 麻黄汤

为治疗外感风寒表证的主要方剂。

（1）药物组成：麻黄、桂枝、杏仁、甘草。

（2）功能主治：具有发汗解表，宣肺平喘作用，主治风寒表实证。

（3）辨证要点：本方为治疗外感风寒表实证主方，临床以恶寒重、发热轻、全身无汗、脉浮紧为辨证要点。

（4）方义：方中麻黄性辛温，辛能发散，温能散寒，故外能发汗解表，内能宣肺平喘，配伍桂枝温经通阳，发汗解肌；用杏仁能降肺气止咳平喘，散肺邪，祛风寒；甘草可缓和麻黄烈性。四药配伍，共奏发汗解表、宣肺平喘功效。

（5）按语：①本方去桂枝（甘草生用）加生姜名三拗汤，主治感冒风邪，鼻塞声重，语音不出，咳嗽多痰，胸满气短症。②本方去桂枝，加紫苏子、桑白皮、陈皮、赤茯苓，名华盖散，主治外感风寒，肺气失宣，痰阻气滞咳嗽，吐痰不利等症。③本方倍用麻黄、炙甘草，加石膏、生姜、大枣，名大青龙汤，主治风寒表实兼内热者，发热恶寒俱重，身痛无汗，脉浮紧症。方中重用麻黄、炙甘草，配石膏加强清热除烦作用，又可制约麻、桂之辛温，奏解表发汗而不助热疗效。

2. 桂枝汤

为治疗外感风寒表虚证的主要方剂。

（1）药物组成：桂枝、芍药、甘草、生姜、大枣。

（2）功能主治：解肌发表，调和营卫，主治外感风寒表虚证。

（3）辨证要点：临床以恶风、汗出、脉浮缓为辨证要点。

（4）方义：方中桂枝温经通阳，解肌发汗，配白芍敛阴养血而和营气。桂芍同用，散收结合，使桂枝辛散而不伤阴，芍药酸敛而不恋邪。生姜助桂枝发散表邪。大枣、生姜配合加强营卫调节。甘草调和诸药。诸药合用，共奏解肌发表、调和营卫疗效。

（5）按语：太阳病，头项强痛、拘急不能转动，可连及项背，痛不堪言，多为风寒湿邪，滞于经脉而致，难于诊治，对之重用桂枝、生姜、葛根，加羌活、威灵仙、细辛温经通脉，祛风除湿，行气止痛，常获佳效。

（二）辛凉解表剂

1. 桑菊饮

为治疗风温初起，邪在卫分的常用方剂。

（1）药物组成：杏仁、连翘、桑叶、菊花、桔梗、苇根、薄荷、甘草。

（2）功能主治：疏风清热，宣肺止咳，主治风温初起，咳嗽，微热，稍渴等症。

（3）辨证要点：临床用于风温初起，邪袭于肺，以咳嗽、微热为辨证使用要点。

（4）方义：方中桑叶、菊花清泄肺肝之热，尤其桑叶善搜肺络中风热，菊花能疏风透邪，二药同用，善散上焦风热。薄荷协助疏散风热；杏仁降气止咳，桔梗开肺解表，二药一升一降，以恢复肺之宣降功能而止咳。用芦根清热生津止渴，甘草调和诸药，配桔梗利咽祛痰，共奏疏散风热、宣肺止咳功效。

2. 银翘散

为治疗温病初起，风热表证的常用方剂。

（1）药物组成：金银花、连翘、桔梗、薄荷、淡竹叶、荆芥穗、牛蒡子、淡豆豉、甘草。

（2）功能主治：清热解毒，辛凉透表，主治温病初起，发热，微恶风寒，无汗或汗出不畅，头痛，口渴，咽痛，咳嗽，舌尖红，苔薄白或少黄，脉浮数等症。

（3）辨证要点：本方广泛用于温病初起，以发热、微恶风寒、口渴咽痛、舌尖红、脉浮数为辨证使用要点。

（4）方义：本方以银翘为名，重在清热解毒，银花用量亦较重，连翘除解毒散结消肿外，还有轻宣解表作用，二药合用，共为君药；荆芥、豆豉、薄荷辛散表邪，透热外出而不伤津；牛蒡子、桔梗、甘草利咽喉，祛风疾，宣肺解表；竹叶、芦根清热生津止渴；甘草为使，调和诸药。诸药合用，共奏辛凉透表、清热解毒疗效。

（5）按语：温热病易伤津耗液，故使用本方应加玄参并重用。

3. 麻杏石甘汤

为治疗热邪壅遏于肺的常用方剂。

（1）药物组成：麻黄、杏仁、石膏、甘草。

（2）功能主治：辛凉宣泄，清肺平喘，主治风邪化热，壅遏于肺，发热，咳逆气急或喘，口渴，苔黄，脉浮滑而数。

（3）辨证要点：本方为辛凉重剂，适用于表邪化热，壅遏于肺，以发热、喘急、苔黄、脉数为辨证用药要点。

（4）方义：本方以麻黄为君，清宣肺热。但须同时配伍石膏，二者相配，才能宣泄肺热，平喘。加杏仁降逆，加强平喘止咳之效。方中甘草为使，且调和诸药。

（5）按语：方中麻黄、石膏比例一般为1：5，无汗者，麻黄用量要大些，但本方中石膏用量应始终大于麻黄用量。

二、清热泻火剂

（一）清气分热剂

1. 白虎汤剂

为治疗阳明经证或温病热在气分的方剂。

（1）药物组成：生石膏、知母、甘草、粳米。

（2）功能主治：清热生津，主治温（热）病，邪热在气分者。

（3）辨证要点：临床以大热、大渴、大汗、脉洪大为辨证要点。

（4）方义：本方剂以清热生津立法。方中生石膏辛甘大寒，清热生津止渴，为主药，一般多重用；配知母加强清热生津作用；粳米、甘草护津和胃。临床遇里热盛，身热烦渴，脉浮大无力，而无表证者，用本方加人参治之，名白虎加人参汤。

（5）按语：本方剂临床用于流行性乙型脑炎、急性肠炎以及败血症等疾病证属气分者。对胃火牙龈肿痛，发热便结，口干渴者，可加大黄、黄芩。对邪热入血，气血两燔，症见高热，神昏，舌质红绛，苔黄而干，脉数者，方中加入水牛角、羚羊角、生地黄、玄参治之，疗效确切。

2. 竹叶石膏汤

为治疗热病后期，余热未尽，气津两伤的常用方剂。

（1）药物组成：竹叶、石膏、半夏、麦冬、人参、甘草、粳米。

（2）功能主治：清热生津，益气和胃，主治热病后期，余热未尽，气津两伤。

（3）辨证要点：临床以热病后期身热汗多、烦渴思饮、舌红、脉虚数为辨证要点。

（4）方义：竹叶、石膏清阳明经余热，并除烦，共为主药；配人参、麦冬益气滋阴生津；用半夏和胃降气；配粳米、甘草和胃，并可预防石膏寒凉伤胃。

（5）按语：①本方主要用于热病后期余热未尽证，但对热病、暑湿证过程中，有气津两伤而体温不高者均可使用。②本方对胃热呕逆、口舌糜烂、舌红苔黄而干者有良效。对胃阴虚重者，可加石斛、百合或天花粉。

（二）清营凉血剂

1. 清营汤

为治疗热入营分证的方剂。

（1）药物组成：犀角（用代用品）、生地黄、黄连、银花、连翘、玄参、竹叶心、丹参、麦冬。

（2）功能主治：清营解毒，养阴退热，主治营分证。

（3）辨证要点：临床以高热、心烦、时有谵语、斑疹、出血点、舌绛干、脉细数为辨证要点。

（4）方义：方中犀角（用代用品）咸寒，能清营解毒，清心安神，为主药；配玄参、生地黄滋阴清热，麦冬清心养阴；加黄连、竹叶、银花、连翘清热解毒；用丹参凉血清营散瘀。诸药合用，共奏清营泄热解毒之效。

（5）按语：本方剂多用于温热病，如流行性乙型脑炎、严重细菌感染、败血症，证属热邪由气分转入血分，高热，烦躁，舌绛而干，脉数者。如气分之邪未尽，可重用银花、连翘、竹叶、公英；兼痉厥者，加地龙、钩藤，并冲服羚羊角粉，每次 1g。

2. 犀角地黄汤

为治疗温热病热入血分证的代表方剂。

（1）药物组成：犀角（用代用品）、生地黄、白芍、丹皮。

（2）功能主治：清热解毒，凉血散瘀，主治热入血分证。

（3）辨证要点：临床以神昏谵语、红斑色紫黑、舌绛起芒刺或见出血为辨证要点。

（4）方义：本方剂以清热解毒、凉血散瘀立法。方中以犀角（用代用品）为主药，清营凉血，解毒清心；配生地黄清热凉血滋阴，助犀角（用代用品）清血热；用丹皮、赤芍清热凉血散瘀。诸药合用，共奏清热养阴散瘀之效。

（5）按语：近年临床多采用本方剂治疗急性重症肝炎、紫癜、败血症等疾病证属热入血分者。一般加黄连、黄芩、大青叶、栀子清心泻火，并冲服羚羊角粉，对这些重危疾病治疗有一定帮助。

（三）气血两清剂

清瘟败毒饮

为治疗温热病气血两燔的有效方剂。

（1）药物组成：生石膏、知母、犀角（用水牛角代）、生地黄、赤芍、丹皮、黄连、黄芩、栀子、玄参、连翘、竹叶、甘草、桔梗。

（2）功能主治：清热解毒，凉血救阴，主治气血两燔证。

（3）辨证要点：临床以高热烦渴、神昏谵语、发斑吐衄、舌红绛而干、苔黄唇焦、脉数为辨证要点。

（4）方义：本方以清热凉血解毒立法。本方系综合白虎汤、犀角地黄汤和黄连解毒汤三方加减而成。方中生石膏、知母、甘草即白虎汤去粳米，能清阳明经中大热；犀角（用代用品）、生地黄、丹皮、赤芍、玄参即犀角地黄汤加玄参，可清营凉血解毒；黄芩、黄连、栀子、连翘即黄连解毒汤去黄柏加连翘，可清热泻火解毒；用竹叶清心除烦，桔梗能载药上行。诸药合用，共奏清热解毒、凉血救阴之效。

（5）按语：本方剂用于严重感染、败血症，症见高热、烦渴、发斑、神昏、舌红绛、苔黄唇焦、脉沉数或虚数者，辨证加减，或配合抗生素使用，对治疗或抢救重危患者会起到良好作用。

（四）泻火解毒剂

1. 黄连解毒汤

为治疗三焦大热、火毒炽盛的有效方剂。

（1）药物组成：黄连、黄芩、黄柏、栀子。

（2）功能主治：泻火解毒，主治一切火热证。

（3）辨证要点：临床以高热、烦躁、口燥咽干、舌红苔黄干、脉数有力为辨证要点。

（4）方义：本方剂以泻火解毒立法。方中用黄连泻火清心，为主药，黄芩泻上焦火，黄柏泻下焦火，更用栀子，通利三焦而泻火，导热下行而出。

（5）按语：本方剂治疗火（热）毒充斥三焦证，如痈肿疔毒、菌痢、泌尿系感染、重症肝炎等症有效。

2. 普济消毒饮

为治疗冬春两季的大头天行、痄腮、时疫瘟毒等证良方。

（1）药物组成：黄芩、黄连、玄参、连翘、甘草、牛蒡子、板蓝根、马勃、升麻、僵蚕、陈皮、柴胡、薄荷、桔梗。

（2）功能主治：清热解毒，疏风散邪，主治大头瘟等时疫证。

（3）辨证要点：以头面红肿、咽喉不利、恶寒发热、脉浮数有力为辨证要点。

（4）方义：方中黄芩、黄连清上中焦热毒；连翘、薄荷、僵蚕、桔梗、牛蒡子助疏上焦风热；玄参、马勃、板蓝根、甘草清咽喉及上焦热；陈皮、柴胡疏肝理气散结，用升麻载药上行，共解时邪疫毒。

附：四妙勇安汤

（1）药物组成：金银花、玄参、当归、甘草。

（2）主治功效：清热解毒，活血止痛，主治脱疽。

（3）按语：本方内服，配合紫金锭细研，局部外敷，效佳。

（五）清脏腑热

1. 泻心汤

为泻火解毒常用方剂。

（1）药物组成：大黄、黄连、黄芩。

（2）功能主治：泻火解毒，清热化湿，主治火热证。

（3）辨证要点：临床以眼赤肿、心烦热、口舌生疮、大便秘结、苔黄脉数为辨证要点。

（4）方义：本方以泻火解毒、清热化湿立法。方中黄芩、黄连清泻上焦、中焦之火，大黄泻下焦大肠之火。此外三黄均苦寒，故有清热燥湿的功效。如外感表证未解，三焦里热已重，壮热，面红目赤，神昏脉数，加生石膏、栀子、麻黄、豆豉，名三黄石膏汤。本方加枳实、六神曲、白术、茯苓、泽泻，名枳实导滞丸，主治湿热夹食积滞。

（5）按语：本方与黄连解毒汤都有泻火清心作用，但二者有所不同，前者除用黄连、黄芩清心泻火外，用大黄泻火，通利大便，导热外出，而黄连解毒汤除用黄连、黄芩清心泻火外，用黄柏泻下焦火，用栀子通利三焦，使火热之邪自小便而出。

2. 导赤散

为治疗心经有热的代表方剂。

（1）药物组成：生地黄、竹叶、木通、生甘草梢。

（2）功能主治：清心热，利小便，主治心经有热或心移热于小肠的病证。

（3）辨证要点：临床以心胸烦热、口舌生疮或小便赤热涩痛、舌红脉数为辨证要点。如心火炽盛可加黄连，名泻心导赤汤，能加强清心作用。

（4）方义：本方剂以清心热立法。方中生地黄性寒，入心肾经，既能入心清心热，又可入肾滋阴制火，配伍性寒的木通通利小肠以降心火，共为主药。加竹叶导热下行自小便出。甘草清热解毒，调和诸药。诸药合用，共奏清心热、利小便之效。

（5）按语：本方主治心经有热诸证，口糜舌疮、口腔炎以及小儿鹅口疮等证均可使用本方。心经实热加栀子、黄连，虚热者重用生地黄。

本方与泻心汤均有清心火作用，但泻心汤泻火解毒作用较强，兼可化湿，主治眼目赤肿、大便秘结、湿热黄疸等症。本方重在导引心火（热）下行，兼有滋阴作用，主治口糜舌疮、小便短赤涩痛等证。

3. 龙胆泻肝汤

为治疗肝胆经实火湿热的方剂。

（1）药物组成：龙胆草、栀子、黄芩、柴胡、当归、生地黄、泽泻、木通、车前子、甘草。

（2）功能主治：清泻肝胆经实火湿热，主治肝胆经实火湿热证。

（3）辨证要点：临床以头痛、胁痛、目赤、口苦、耳聋等为辨证要点。

（4）方义：本方剂以清泻肝胆经实火湿热立法。方中用大苦大寒的龙胆草泻肝胆经实火，为主药；加黄芩、栀子清上焦火，导三焦热，助主药泻火作用；加车前子、木通导湿热随小便排出；用泽泻、栀子将湿热经肾、三焦排出；配生地黄、当归养血，矫治苦燥利湿伤阴，并柔肝清热；用柴胡疏肝利胆；加甘草缓急，调和诸药。诸药合用，共奏清泻肝胆经实火、湿热作用。

（5）按语：本方剂清泻肝胆经实火利湿。近年来常将本方用于急性肝胆病、高血压、急性肾盂肾炎以及偏头痛等疾病，证属肝胆实火上逆或湿热下注而津液并无大伤者，均可获较为满意疗效。可辨证加减用药。

4. 左金丸

（1）药物组成：黄连、吴茱萸。

（2）功能主治：清泻肝火，降逆止呕，主治肝胃郁热证。

（3）辨证要点：临床以胁痛吞酸、嗳气嘈杂、口苦、舌红苔黄、脉弦数为辨证要点。

（4）方义：方中主用黄连，既清心胃之火，又能清肝之热，一举三得；吴茱萸（黄连与吴茱萸用量比例为 6：1）性温，既可制约黄连的寒性，又能开郁散结，和胃降逆止呕。本方去吴茱萸加木香，名香连丸，为治痢有效方药。

5. 泻白散

为泻肺热治疗肺中伏火咳嗽方剂。

（1）药物组成：地骨皮、桑白皮、甘草。

（2）功能主治：清肺泄热，平喘止咳，主治肺热喘咳，舌红苔黄，脉细数。

（3）辨证要点：以咳嗽气急、皮肤蒸热、舌红、脉细数为辨证要点。

（4）方义：方中桑白皮泻肺气、清肺热、平喘咳，地骨皮清肺中伏火，甘草缓桑、骨二皮之力而行于下。

附：葶苈大枣泻肺汤

（1）功能主治：泻肺行水，下气平喘，主治痰涎壅盛，喘咳胸满。

（2）按语：本方与泻白散均有泻肺作用，但泻白散泻肺中伏火，本方则泻肺火痰水。

6. 苇茎汤

为治疗肺痈专方。

（1）药物组成：苇茎、薏苡仁、冬瓜仁、桃仁。

（2）功能主治：清肺化痰，逐瘀排脓，主治肺痈。

（3）辨证要点：以咳吐腥臭黄痰脓血、舌红苔黄为辨证使用要点。

（4）方义：以苇茎为君，善清肺热，利肺窍而排脓血。配冬瓜仁清热化痰，利湿排脓，与苇茎合用清肺宣壅，涤痰排脓；用桃仁活血逐瘀通便；配冬瓜仁、薏苡仁上清肺热而排脓，下行肠胃而渗湿，共奏清肃肺气、消瘀祛痰作用。

7. 泻黄散

为泻脾（黄色属脾）热的方剂。

（1）药物组成：藿香叶、栀子、石膏、防风、甘草。

（2）功能主治：泻脾胃伏火，主治脾热伏火证。

（3）辨证要点：临床以口疮口臭、口燥唇干、舌红脉数为辨证要点。

（4）方义：方中生石膏辛甘寒，能直入脾经清解伏火；栀子清利三焦，使热邪从小便出，共为主药；用藿香叶芳香悦脾，理气和中，又可助防风疏散脾火；加甘草益胃和中，调和诸药。诸药合用，共奏泻脾胃伏火之效。

（5）按语：本方剂治疗脾热口疮有良好疗效。对脾胃火盛口臭、口腔糜烂、鹅口疮者，酌加黄连泻火解毒，其效更佳。

8. 清胃散

为治疗胃有积热的常用方剂。

（1）药物组成：黄连、当归、生地黄、丹皮、升麻。

（2）功能主治：清胃凉血，主治胃火牙痛。

（3）辨证要点：临床以牙痛、口气热臭或牙宣出血或牙龈红肿溃烂或唇舌腮颊肿痛、口干舌燥、舌红苔黄、脉滑数为辨证要点。

（4）方义：方中苦寒药黄连清胃腑积热，为方中主药；配升麻散火解毒，升麻得黄连则散火而无升焰之虑，黄连得升麻则泻火而无寒凉之弊；更用生地黄、丹皮清热养阴凉血，除血中伏火。诸药合用，共奏清胃凉血之效。

（5）按语：本方与泻黄散均为清胃热方剂，但二者有所不同：泻黄散重在泻脾胃伏火，治疗脾胃积热，口疮口臭等症；本方兼有凉血滋阴功效，主治胃热牙痛或牙宣出血等症。

9. 玉女煎

为治疗阴虚火盛牙齿疼痛的常用方剂。

（1）药物组成：生石膏、熟地黄、麦冬、知母、牛膝。

（2）功能主治：清胃滋阴，主治胃热阴虚所致之牙痛。

（3）辨证要点：临床以牙痛、齿衄、舌红苔干黄、脉虚大而数为辨证要点。

（4）方义：本方剂以清胃滋阴立法。方中生石膏清胃生津，为治疗胃火牙痛之要药，配熟地黄滋阴制火，共为本方之主药；加知母助石膏清胃热、滋阴液而止渴；麦冬配熟地黄强化滋阴润燥作用；用牛膝导热引血下行。诸药合用，共奏清理胃热、降火止血之效。

（5）按语：本方剂治疗急性口腔炎、舌炎或口舌糜烂属阴（水）虚火旺证者，有良好疗效。对胃火炽盛，肾阴虚不明显者，可重用生石膏，并以生地黄易熟地黄，加强清热凉血作用；牙龈出血较重者，加入丹皮、白茅根，并以生地黄易熟地黄。

本方与清胃散均可清胃，治疗胃火牙痛。二者不同点在于：清胃散以清胃凉血为主，兼散火解毒，主治胃有积热；本方则以清胃滋肾（阴）为主，兼降火止衄，主治胃热阴虚。

10. 白头翁汤

为治疗热毒血痢的常用方剂。

（1）药物组成：白头翁、黄连、黄柏、秦皮。

（2）功能主治：清热解毒，凉血止痢，主治热毒血痢。

（3）辨证要点：临床以下痢脓血、腹痛、里急后重、舌红苔黄、脉弦或滑数为辨证要点。

（4）方义：本方剂以清热解毒、凉血止痢立法。方中白头翁性寒味苦，清热解毒，凉血止痢，为治热毒赤痢之要药；黄连、黄柏泻火燥湿，助白头翁清热解毒、燥湿止痢作用；秦皮味苦性涩，清热解毒，凉血燥湿止痢。

（5）按语：本方与黄芩汤（黄芩、芍药、炙甘草、大枣）均能治疗腹痛下利，二者的不同在于：白头翁汤凉血解毒，主治热毒血痢，并能治疗阿米巴痢疾；黄芩汤则治疗湿热泄泻，大便不爽，口苦等症。为了加强热毒血痢疗效，本方可加地榆、丹皮；壮热口渴，舌绛者，可加生地黄、丹皮。

11. 芍药汤

为治疗湿热痢疾的常用方剂。

（1）药物组成：白芍、槟榔、大黄、黄连、黄芩、官桂、当归、木香、甘草。

（2）功能主治：清热解毒，调和气血，主治湿热痢。

（3）辨证要点：临床以痢下赤白、腹痛里急、舌淡红、苔腻稍黄为辨证要点。

（4）方义：方中芍药调气血，止下痢，为主药；用木香、槟榔行气导滞；黄芩、黄连清热燥湿，止泻痢；大黄凉血散瘀，清血分热毒，助槟榔涤荡积滞；加肉桂制约黄芩、黄连之寒性，又可加强白芍、当归和血作用。本方为治疗痢疾的有效方剂。

（六）清虚热剂

1. 青蒿鳖甲汤

为治疗温（热）病后期，热邪阴伤的常用方剂。

（1）药物组成：青蒿、鳖甲、知母、生地黄、丹皮。

（2）功能主治：养（滋）阴清热，主治热病后期，热邪伤阴证。

（3）辨证要点：临床以午后低热、热退无汗、舌红少苔、脉细数为辨证要点。

（4）方义：本方剂以养阴透热立法。方中青蒿清虚热；鳖甲、知母滋阴液、退虚热；生地黄滋阴降火，助鳖甲养阴退热；丹皮可助青蒿泻阴分伏火，退无汗骨蒸。诸药合用，共奏养阴透热之效。

（5）按语：对原因未明的久热不退证属阴虚者，可应用本方辨证加减：阴虚火旺者，加沙参、地骨皮、石斛；骨蒸劳热，盗汗，舌红，脉细数者，加银胡、胡黄连、白薇等。

2. 当归六黄汤

为治疗盗汗，大力滋阴，大力泻火专用方剂。

（1）药物组成：当归、生地黄、熟地黄、黄连、黄芩、黄柏、黄芪。

（2）功能主治：滋阴清热，固表止汗，主治阴虚有火，盗汗发热，面赤口干，唇燥心烦，便干，尿黄赤，舌红，脉数等症。

（3）辨证要点：以潮热、盗汗、心烦尿赤、舌红、脉数为辨证使用要点。

（4）方义：方中当归养血增液；生地黄、熟地黄滋补肾阴，肾水足则能制火；三黄（黄芩、黄连、黄柏）清上、中、下三焦之火，三者合用，清热泻火力量加强，火热去则不再内扰阴分，汗液则不外泄。

（5）按语：阳虚卫外不固则自汗，阴虚则盗汗，盗汗过多，必然会损伤阳气，可致卫外不固，故宜重用黄芪益气固表，配合当归、地黄可使益气养血功能加强。气血充旺，则实卫固表，腠理密固，阴液内潜，虚火不生，盗汗可止。

三、补益剂

（一）补气剂

1. 四君子汤

为治疗气虚证的基础方剂。

（1）药物组成：人参、白术、茯苓、甘草。

（2）功能主治：健脾益气，养胃和中，主治脾胃气虚，运化乏力。

（3）辨证要点：脾为气血生化之源，补气应从补脾着手。临床以面色苍白、四肢无力、纳呆、便溏、吐逆、舌淡、苔薄白、脉虚软无力为辨证要点。

（4）方义：方中人参健脾益气，白术苦温，健脾燥湿，配茯苓健脾渗湿，配甘草甘缓和中，诸药合用，共奏健脾补气之效。

（5）按语：①本方加陈皮名异功散，主治脾胃虚弱兼气滞（食少、便溏、脘腹痞闷）之证。②本方加半夏、陈皮（生姜、大枣）名六君子汤，主治脾胃虚弱兼痰湿（食少、便溏、咳嗽、痰多稀白、嗳气吞酸、痞满）之证。③本方加陈皮、半夏、木香、砂仁（生姜）名香砂六君子汤，主治气虚痰饮、呕吐痞闷、纳呆等证。

2. 参苓白术散

为治疗脾虚夹湿腹泻的方剂。

（1）药物组成：人参、茯苓、白术、白扁豆、陈皮、山药、莲子肉、砂仁、薏苡仁、桔梗、甘草。

（2）功能主治：健脾补气，渗湿止泻，主治脾胃气虚夹湿泄泻。

（3）辨证要点：临床以面色萎黄、消瘦乏力、脘腹胀满、饮食不化、腹泻、苔白腻、脉虚缓为辨证要点。

（4）方义：本方系由四君子汤加味而成。方中人参、茯苓、白术、炙甘草健脾补气，为主药。白扁豆、莲子肉、山药（大枣）补中，加强健脾作用；用茯苓配薏苡仁健脾渗湿止泻；砂仁理气和胃，芳香行气化湿；用桔梗快膈宽胸，载药上行。诸药配伍，共奏健脾补气、渗湿止泻之效。

3. 补中益气汤

为治疗中气虚陷证的代表方剂。

（1）药物组成：黄芪、白术、橘皮、升麻、柴胡、人参、当归、甘草。

（2）功能主治：健脾调胃，升阳益气，主治脾胃气虚，中气下陷。

（3）辨证要点：临床以脏器下垂、少气懒言、四肢乏力、饮食无味、舌淡苔白、脉虚软无力为辨证要点。

（4）方义：方中黄芪健脾补（中）气，升阳固表，宜重用，为主药；人参、白术、炙甘草健脾益气；用陈皮理气和胃；当归养血调血；配升麻、柴胡升提下陷的阳气。诸药合用，共奏益气升阳之效，主治胃下垂、肾下垂、脱肛、子宫脱垂等。

（5）按语：方中加入木香、枳壳（或枳实）疗效更好。

4. 生脉散

为治疗气阴不足的常用方剂。

（1）药物组成：人参、麦冬、五味子。

（2）功能主治：健脾益气，敛阴止汗，生津止渴，主治气阴不足证。

（3）辨证要点：临床以气短多汗、咽干口渴、脉虚弱为辨证要点。

（4）方义：方中人参微苦性温，能健脾补肺，益气生津，为主药，配麦冬养阴清热生津，五味子敛肺止汗生津，三药配伍应用，一补一清一敛，共奏益气生津、敛阴止汗之效。

（5）按语：①本方用于热病后，气虚津伤者，可以西洋参易人参。西洋参甘微苦性寒（凉），长于清虚火，益肺阴，生津止渴，对不耐人参温补者用西洋参为佳。②临床经常遇到体弱乏力，时有头晕，并无贫血、心血管疾病而血压偏低者，现代医学对之并无良法。生脉散对心血管、血压具有双向调节作用，既能升高血压，但又不会将之升得过高，而是能将血压保持在正常水平。③亦可辨证用于治疗冠心病、心肌梗死、血压下降、休克等症。

（二）补血剂

1. 四物汤

为治疗血虚证的基础方剂。

（1）药物组成：当归、熟地黄、白芍、川芎。

（2）功能主治：补血调血，主治营血虚滞证。

（3）辨证要点：临床以唇爪无华、头晕、耳鸣目眩、舌淡、脉细为辨证要点。

（4）方义：方中熟地黄滋阴补血，为主药；配当归、白芍补血、活血、敛阴；用川芎活血行滞，为使。诸药合用，共奏补（血）而不滞，活（血）而不破，补血活血之效。①本方加桃仁、红花名桃红四物汤，主治少腹疼痛如刺。可用之治疗慢性肝炎、肝纤维化气滞血瘀诸证，疗效良好。②本方加黄芩、黄连名芩连四物汤，主治血虚兼有实热诸证。③本方合四君子汤（加生姜、大枣）名八珍汤，治疗各种慢性病气血两虚证等。

（5）按语：本方功能补血调经并可活血。①如重在补血，应重用熟地黄、白芍、当归。②如重在活血则重用当归、川芎，以赤芍易白芍。③若兼气虚则加人参、黄芪。④兼瘀血可加桃仁、红花、丹参。⑤兼虚寒加炮姜、肉桂。⑥兼虚热则加丹皮、黄芩、胡黄连。⑦如用于行血活血，去方中白芍，改为赤芍。⑧用于止血，则去方中川芎，加入地榆、大蓟、小蓟。

2. 当归补血汤

为治疗劳倦内伤、血虚气弱的常用方剂。

（1）药物组成：黄芪、当归。

（2）功能主治：补血生血，主治血虚气弱证。

（3）辨证要点：临床以血虚发热，脉洪大而虚、重按无力为辨证要点。

（4）方义：方中黄芪大补脾肺之气，以资生血之源，当归补血和营，两药配伍，使阳生阴长，气旺而生血。

（5）按语：本方以黄芪补气为主药，用药剂量是黄芪五倍于当归。机理是补气固脱，使阳气不再继续浮越，以有利于化生阴血。用于血虚阳浮的假热证和气虚不能摄血的失血诸证有效。

3. 归脾汤

为治疗思虑过度、劳伤心脾的常用方剂。

（1）药物组成：白术、人参、黄芪、当归、茯苓、远志、酸枣仁、木香、龙眼肉、甘草、生姜、大枣。

（2）功能主治：健脾养心，益气补血，主治思虑过度、劳伤心脾诸证。

（3）辨证要点：临床以面色萎黄、乏力、食少、心悸怔忡、健忘失眠、舌淡苔白、脉沉细而弱为辨证要点。

（4）方义：方中人参、白术、黄芪健脾补气以资气血之源，共为主药；当归、龙眼肉补血；茯苓（神）、远志、酸枣仁安神益智；加木香行气醒脾，使以上用药补而不滞；加生姜、大枣健脾和胃。诸药配伍，共奏健脾养心、气旺生血之效。

（5）按语：本方特点是健脾养心并重，气血双补，可治疗心脾气血不足引起的各种病证。脾胃虚寒，脘腹胀闷者，加高良姜、香附、枳壳；食欲差，消化不良者，加神曲、鸡内金；血虚较重者，加熟地黄；心悸者，加五味子。现代多将本方辨证加减，用于治疗各种贫血、营养不良、神经衰弱以及慢性肝胆、胃肠等疾病属于心脾两虚者，有良好疗效。

4. 炙甘草汤（复脉汤）

为治疗脉结代、心动悸的常用方剂。

（1）药物组成：人参、桂枝、生姜、麦冬、地黄、阿胶、大枣、麻仁、炙甘草。

（2）功能主治：益气养血，滋阴复脉，主治血虚气衰，心悸，脉结代。

（3）辨证要点：临床以心悸气短、舌淡少苔、脉结代或虚数为辨证要点。

（4）方义：全方以滋补阴血的药物为主，益气助心阳的药物为辅。重用阴药滋补阴血，配以阳药推动血脉运行，为本方用药的主要特点。方中重用地黄为主药，配伍麦冬、阿胶、麻仁滋阴养血，养心复脉；炙甘草配人参健脾补气，两药并用，补气生血，益气助阳；加桂枝温心阳，通血脉；用大枣、生姜调和营卫。诸药合用，共奏温心阳、通血脉之效。

（5）按语：炙甘草汤功能养阴血，温心阳，滋阴复脉，主要用于气虚血少，心阳失宣所致之心悸气短、脉结代等证。不用于阴虚火旺证。

（三）补阴剂

1. 六味地黄丸

为治疗肾阴不足的基础方剂。

（1）药物组成：熟地黄、茯苓、丹皮、山药、山萸肉、泽泻。

（2）功能主治：滋阴补肾，主治肾阴不足证。

（3）辨证要点：临床以头晕耳鸣、腰酸肢软、手足心热、舌红少苔、脉细数为辨证要点。

（4）方义：方中熟地黄滋阴补肾，为主药；配山萸肉、山药养肝脾肾而固（涩）精；用泽泻清泻肾火，并防止熟地黄的滋腻；加丹皮清泻肝火，防止山萸肉之温；配茯苓健脾渗湿，增强山药益脾的作用。本方加知母、黄柏，即知柏地黄丸，功能滋阴降火，用于治疗阴虚火旺证。本方加麦冬、五味子即麦味地黄丸，功能滋阴敛汗，用于潮热盗汗、阴虚咳喘的治疗。本方加枸杞、菊花，名杞菊地黄丸，功能养肝明目，用于肝肾阴虚眼花、头晕、视力减退的治疗。

（5）按语：本方为滋阴补肾的良方，其特点是补肾阴与补肝脾相结合，而以补肾阴为主，补泻相结合而以补为主。方中六味药是三补三泻，即熟地黄配泽泻、山茱萸配丹皮、山药配茯苓，分别针对肾、肝、脾，补泻开合，相辅相成，而且三味补药用量较大，三味泻药用量较小，如此配伍，使滋补药不黏腻滞邪，降泻药不伤正，组方合理，补虚效佳。现代使用本方辨证加减，治疗慢性肝炎、慢性胃炎以及糖尿病、高血压等病属于肝肾阴虚证者多能获效。

2. 一贯煎

为治疗肝肾阴虚、肝气不疏的常用方剂。

（1）药物组成：沙参、生地黄、当归、枸杞子、麦冬、川楝子。

（2）功能主治：滋养肝肾，疏肝理气，主治肝肾阴虚、肝气不疏证。

（3）辨证要点：临床以胁痛、呕吐酸苦、口燥咽干、舌红少津、脉弦或虚弦为辨证要点。

（4）方义：方中生地黄、枸杞子滋养肝肾阴血，为主药；配沙参、麦冬清肺养胃生津；川楝子疏泄肝气；当归补血而能活血。诸药合用，共奏滋养肝肾阴血、疏肝理气之效。

（5）按语：本方滋腻药较多，不宜用于兼有痰饮患者。滋水清肝饮（熟地黄、茯苓、丹皮、泽泻、柴胡、白芍、栀子、山药、山萸肉、大枣）滋补肝肾阴血，兼疏理肝气，用于治疗慢性肝炎、慢性胃炎等属于肝肾阴虚者，由于方中有泽泻可泄肾利湿，茯苓能健脾渗湿，滋腻作用减少，并有丹皮、栀子、柴胡清肝泻火并可利胆，又有白芍柔肝而不伤阴，因此，对脘腹胀满者用之较宜。

（四）补阳剂

金匮肾气丸

为治疗肾阳不足（肾阳虚）的代表方剂。

（1）药物组成：地黄、茯苓、丹皮、山药、山茱萸、泽泻、炮附子、桂枝。

（2）功能主治：温补肾阳，主治肾阳不足。

（3）辨证要点：临床以面色㿠白、畏寒肢冷、精神萎靡、腰膝酸软、舌淡或胖、尺脉沉细或沉微为辨证要点。

（4）方义：方中地黄滋阴补肾，为主药；配山茱萸、山药补益肝肾精血；以附子、桂枝温暖肾阳；方中以茯苓、泽泻配桂枝温阳利水，丹皮配桂枝能活血化瘀，畅通血行，促进肾气恢复。各药配伍应用，共奏温肾补阳之效。本方加牛膝、车前子即为济生肾气丸，功能温（肾）阳利水。

（5）按语：张景岳曾指出："善补阳者，必于阴中求阳，则阳得阴助而生化无穷。"补阳药与补阴药合用为本方剂的特点。现代将本方用于慢性肾炎、糖尿病以及慢性肝病等肾阳不足者，辨证加减，有一定疗效。须注意：本方为温补方药，对口干咽燥、舌红少苔属肾阴不足、虚火上炎者忌用。

四、温里剂

（一）温中祛寒剂

1. 理中丸

为治疗脾胃虚寒证的代表方剂。

（1）药物组成：人参、干姜、白术、炙甘草。

（2）功能主治：温中祛寒，健脾益气，主治脾胃虚寒。

（3）辨证要点：临床以胃脘痛、喜温、遇寒加重、溲清便溏、畏寒肢冷、舌淡苔白而滑、脉沉细或沉缓为辨证要点。

（4）方义：本方以温补立法。方中干姜重用，温中散寒，为主药；配人参健脾益气（补虚），助干姜壮脾阳，共治脾胃虚寒；加白术健脾燥湿；炙甘草和中健脾，调和诸药。诸药合用，共奏温中祛寒、健脾补气之效。本方加附子名为附子理中丸，善治脾肾虚寒证。

（5）按语：在本方具体应用上，凡里寒重者，则应重用干姜；如气虚明显，则应重用人参；如虚寒并重，则应参、姜并用，且宜等量；久病及肾，如脾肾虚寒，则加炮附子；夹湿者，以苍术易方中白术。

对慢性胃炎、肝炎、消化性溃疡、胃下垂以及慢性肠炎等病见脾胃虚寒证者均可使用本方辨证治疗。

2. 小建中汤

为治疗虚劳里急、气血阴阳失调的方剂。系由桂枝汤倍用芍药加入饴糖组成。

（1）药物组成：桂枝、白芍、生姜、甘草、大枣、饴糖。

（2）功能主治：温中补虚，主治虚劳里急，腹中时痛，阴阳气血俱虚者。

（3）辨证要点：临床以腹中时痛、喜热喜按、面色无华、苔白、脉沉缓无力为辨证要点。

（4）方义：本方以温中补虚立法。方中重用白芍（倍用桂枝汤中白芍剂量）养阴补血，桂枝温阳，调和阴阳，为主药。并用生姜、大枣调和营卫；炙甘草配白芍补虚，缓急止痛；加饴糖温中补虚。诸药合用，共奏建中补虚之效。本方加黄芪，名黄芪建中汤，主治小建中汤证兼气虚自汗者；加当归名当归建中汤，主治小建中汤证兼血虚腹痛证。

（5）按语：对慢性肝炎、胃肠炎、消化性溃疡等疾病，证属阴阳气血俱虚者，可用本方辨证加减治疗。

3. 吴茱萸汤

为治疗肝胃虚寒的常用方剂。

（1）药物组成：吴茱萸、人参、生姜、大枣。

（2）功能主治：温肝暖胃，降逆止呕，主治肝胃虚寒证。

（3）辨证要点：临床以呕吐涎沫、舌淡苔白滑、脉沉迟为辨证要点。

（4）方义：本方以温中补虚、降逆散寒立法。方中吴茱萸，中温脾胃，下暖肝肾，并可降逆下气，为主药。生姜温中，并可降逆；人参健脾补气；大枣和中健脾，并制吴茱萸、生姜之辛燥，又助人参补虚。各药配伍，共奏健脾温中、降逆散寒之效。

（二）回阳救逆剂

1. 四逆汤

为治疗阴寒内盛、肾阳衰微证的代表方剂。

（1）药物组成：炮附子、干姜、炙甘草。

（2）功能主治：回阳救逆，主治阴寒内盛、肾阳衰微证。

（3）辨证要点：本方剂能治疗恶寒蜷卧、四肢厥逆、吐利腹痛之阳气衰微证，临床以畏寒肢冷、神疲欲寐、舌淡、苔白滑、脉沉迟细弱为辨证要点。

（4）方义：本方以回阳救逆立法。方中炮附子能壮肾阳，祛寒救逆；配伍大辛大热的干姜，温阳祛寒、回阳救逆之力更大；炙甘草调和诸药。本方加人参，名四逆加人参汤，主治恶寒脉微，能益气温阳救逆。本方倍用干姜，名通脉四逆汤，主治手足厥逆、下利清谷、面赤、脉微欲绝之真寒假热证。

（5）按语：对急性胃肠炎、冠心病、心肌梗死等病所致阴盛阳衰证，本方用之有效。

2. 参附汤

为治疗阳气暴脱证的著名方剂。

（1）药物组成：人参、炮附子。

（2）功能主治：回阳救逆，主治元气大亏，阳气暴脱证。

（3）辨证要点：临床以手足厥逆、冷汗自出、呼吸微弱、脉微欲绝为辨证要点。

（4）方义：本方以大温大补立法。方中人参大补脾肺之气，为主药，配炮附子温壮元阳，两药配伍，既补元气，又壮元阳，具有强大温补作用，为救脱良方。本方去附子，名独参汤，主治气虚欲脱，面色苍白，肢冷汗多，脉微欲绝。重用一味人参煎汤顿服，取其益气固脱作用。本方去人参，加黄芪，名芪附汤，主治阳虚自汗，取黄芪的补气固表助阳作用。本方去人参，加白术，名术附汤，主治寒湿肢痛证。

（5）按语：参附汤与四逆汤均为回阳救逆方剂，但二者有所不同：参附汤证为阳气极衰而气暴脱，病情更为危急，除有四逆汤证外，尚见冷汗淋漓、气息微弱、脉微欲绝等症；而四逆汤证是阳气虽衰，但气并未脱。因此，参附汤以人参为主药，配伍附子，用以回阳而固脱；四逆汤则以附子为主，配伍干姜，用以回阳救逆。

本方中人参不能用党参替代。病危者，可加大参、附用量。本方用于急性中毒性肺炎、菌痢等中毒性休克以及冠心病、心肌梗死导致的血压下降等症，可收到血压稳步回升效果，如能结合病情，中西医结合用药，将会收到更为良好疗效。

3. 真武汤

为治疗肾阳虚水肿的常用方剂。

（1）药物组成：附子、茯苓、白术、白芍、生姜。

（2）功能主治：温阳化气，主治肾阳衰微，水饮内停证。

（3）辨证要点：临床以四肢沉重、水肿或腹水、尿少、苔白不渴、脉沉滑为辨证要点。

（4）方义：方中以附子温肾阳，化气利水，为主药；茯苓、白术健脾利尿；用白芍缓和附子的辛燥，又能敛阴；生姜协助附子温阳化气，又助茯苓、白术健脾温中。诸药合用，共奏温肾健脾、暖阳利水之效。

（三）温经散寒剂

当归四逆汤

为治疗手足厥冷的方剂。

（1）药物组成：当归、白芍、桂枝、细辛、通草、大枣、炙甘草。

（2）功能主治：温经散寒，养血通脉，主治寒凝经脉证。

（3）辨证要点：临床以手足厥冷、舌淡苔白、脉沉细为辨证要点。

（4）方义：本方以温经散寒、养血通脉立法。方中用当归温经补血，为主药；配桂枝温通经脉，加白芍养血和营，两药配伍，能调和营卫；细辛辛温，能散寒通脉；大枣、炙甘草同用，调和营卫。诸药合用，共奏温补通脉之效。

（5）按语：当归四逆汤与四逆散、四逆汤均为治疗四肢厥逆的方剂，但三者大有不同，用药各有侧重：当归四逆汤与四逆汤均为治疗寒厥（阴厥）的方剂，但四逆汤证是为回阳而设的治疗肾阳虚衰、阴寒内盛的方剂，症见肢冷严重，过肘过膝，脉多沉微，使用大辛大热的四逆汤以回阳救逆；而当归四逆汤系因肝血不足，经脉血少，寒邪内侵，客于经脉而致病，肢厥程度较四逆汤证轻，并见舌淡、脉沉细表现，宜应用补血温经、通脉散寒法治之。与当归四逆汤、四逆汤相反，四逆散和里解表，是治疗热厥（阳厥）的方剂，临床用以治疗阳气不达肢末而见厥冷，冷不过膝，而在肢端，或见身热、脉弦表现者。

五、理气剂

（一）行气剂

1. 越鞠丸（芎术丸）

是治疗六郁证（气、血、痰、火、湿、食郁）而以气郁为主的常用方剂。

（1）药物组成：苍术、香附、川芎、神曲、栀子。

（2）功能主治：疏肝理脾，行气解郁，主治胸膈痞满、脘腹胀痛等。

（3）辨证要点：临床以胸痞、纳差、呕吐、吞酸、烧心、苔薄白、脉弦为辨证要点。

（4）方义：本方以行气为主。气行则血行，则湿化，湿去痰消，则诸郁可解。本方用香附疏肝调气，以解气郁，为主药。配川芎行气活血，治血郁；加苍术健脾燥湿，治疗湿郁；栀子能清热除烦，善消火郁；用神曲和胃消食，而消除食郁。痰与湿有关，湿去则痰消，故本方未单设化痰药。

（5）按语：本方剂虽仅五味药，但能通治六郁，而以气郁为主。临床具体应用本方时，要根据六郁之侧重，轻重缓急的不同，在辨证论治时以其相应的药物做主药，加入一些其他解郁药物。对气郁较重者，重用香附，可加入木香、枳壳增强行气解郁作用。血郁较重者，则重用川芎，加入丹参、赤芍、桃仁、红花等药加强活血化瘀作用。火郁较重者，重用山栀，并加黄芩、黄连、银花或生石膏。湿郁偏重者，重用苍术，并加茯苓、藿香，加强化湿利湿作用。食郁较重者，重用神曲，可加入鸡内金、焦楂、麦芽消食化积。对痰郁重者，可加入清半夏、瓜蒌、橘红，增强祛痰作用。

本方与四逆散均有疏肝理气作用，其主要区别在于：本方除疏肝理气外，还有理气和中、祛湿化痰作用，而四逆散则以疏肝理脾为主，理气和中之力较差。

2. 半夏厚朴汤

为治疗"梅核气"或"癔球"（咽中有炙脔，即咽部自觉有物梗阻，咯之不出，咽之不下）的方剂。

（1）药物组成：半夏、厚朴、茯苓、生姜、苏叶。

（2）功能主治：行气开郁，降逆化痰，主治痰气郁结致之"梅核气"。

（3）辨证要点：临床以咽中炙脔梗阻、吞咽不得、苔腻、脉弦滑为辨证要点。

（4）方义：本方功能行气开郁，降逆化痰。方中半夏化痰开结，降逆和胃；配厚朴行气宽中，开郁降气，能散胸中滞气。两药配伍，辛开苦降，共为本方主药。用茯苓渗湿，助半夏祛除痰湿；加生姜发散逆气，助厚朴降逆；用苏叶芳香宣肺（咽者，肺之门户），顺气宽胸，宣散胸中郁滞。诸药配伍，共奏行气开郁、降逆化痰之效。

（5）按语：予治疗"梅核气"多例，采用半夏厚朴汤辨证加减，多获满意疗效。对气郁重者，加柴胡、郁金、香附。胸闷者，加枳壳、佛手、郁金或瓜蒌。呃逆者，加公丁香。胁痛者，加延胡索、川楝子。脘腹胀满者，加木香、砂仁。咽痛者，加玄参、生地黄。痰气郁结，黏稠不易咯出者，加沙参、麦冬、枇杷叶。夹食滞者，加鸡内金、焦麦芽。

本方与越鞠丸、逍遥散均有行气解郁的作用，但越鞠丸治疗疾病广泛，善治以气郁为主的六郁；逍遥散为疏肝解郁、健脾养血方剂，主治情志不畅、肝郁气滞兼脾虚证；本方行气开郁，降逆化痰，善治痰气凝结的"梅核气"证。

3. 良附丸

是治疗寒凝气滞胃痛的有效方剂。

（1）药物组成：高良姜、香附。

（2）功能主治：温中祛寒，行气止痛，主治肝郁气滞、胃脘寒凝所致之胃痛。

（3）辨证要点：临床以胃脘痛、喜温、苔白、舌质淡、脉沉滑为辨证要点。

（4）方义：本方以温中祛寒、行气止痛立法。方中高良姜味辛大热，功能温胃散寒止痛；香附味辛性平，善于疏肝开郁，行气止痛。两药相配，香附助高良姜散寒，高良姜助香附行气，使气行寒散而痛止。

（5）按语：本方高良姜、香附用量一般相等，但如遇寒凝偏重者可重用高良姜或可加入川椒、吴茱萸，增强温中祛寒作用；如气滞较重者，可重用香附，亦可加入青皮、延胡索等行气止痛药物；兼有血瘀者，可加丹参、赤芍、红花等活血化瘀药物。

对慢性胃炎、消化性溃疡以及慢性肝炎等疾病属于胃寒气滞证者，可用本方剂辨证加减治疗。

本方与小建中汤均为温中祛寒方药，但小建中汤温中补虚，和里缓急，主治中焦虚寒，里急腹痛；本方则温中祛寒，行气止痛，主治肝气郁滞、寒凝胃脘疼痛。依证候用药来说，小建中汤治疗病证偏虚（虚寒证），本方治疗证候偏实。

4. 金铃子散

为治疗肝郁气滞或化火所致之脘胁疼痛的常用方剂。

（1）药物组成：金铃子（川楝子）、延胡索。

（2）功能主治：疏肝泄热，行气止痛，主治肝郁气滞或化火所致之脘胁痛。

（3）辨证要点：临床以胸腹脘胁痛、口苦、舌红、苔黄或薄白、脉弦为辨证要点。

（4）方义：本方以疏肝泄热、行气止痛立法。方中金铃子味苦性寒，擅长疏肝行气分之滞，又能降火清肝，为主药。延胡索苦温，能行气散结而止痛。二药配伍，气血同治，气行则血行，血行则气亦行，使气行血和，肝热得清，胁痛则止。

（5）按语：①对消化性溃疡、慢性肝胆疾病以及慢性胃炎等疾病，证属肝郁气滞或兼化火（热）脘胁痛证，可用本方治疗，疗效显著。本方与左金丸（黄连、吴茱萸）能疏肝清热，治疗肝火犯胃，但二者有所不同，左金丸能清热泻火，和胃降逆，本方则疏肝泄热，行气止痛。此外，本方与良附丸均为行气止痛药，但本方重在疏肝泄热，而良附丸则在温中祛寒。

5. 瓜蒌薤白白酒汤

为治疗胸痹心痛的有效方剂。

（1）药物组成：瓜蒌、薤白、白酒。

（2）功能主治：通阳散结，行气祛痰，主治胸痹证。

（3）辨证要点：以胸部隐痛、苔白腻、脉沉弦为辨证应用要点。

（4）方义：方中瓜蒌祛痰降浊，开胸散结为君；薤白善通阳散结，行气止痛；用酒在于加强薤白行气通阳功效。

（5）按语：本方加桂枝、干姜温振胸阳，加丹参、川芎、赤芍、降香等活血祛瘀药，效果更佳。

6. 橘核丸

为治疝要方。

（1）药物组成：橘核、海藻、昆布、海带、川楝子、桃仁、厚朴、木通、延胡索、桂心、木香。

（2）功能主治：行气止痛，软坚散结，主治睾丸、阴囊肿痛、诸疝证。

（3）辨证要点：以阴囊肿胀、痛引脐腹为辨证应用要点。

（4）方义：橘核散结止痛为治疝主药；川楝子、木香、桃仁、延胡索行气活血，散结止痛；桂心散寒；枳实、厚朴、行气破结止痛；昆布、海带软坚散结；木通导药下行，泻火除湿。

（二）降气药

1. 苏子降气汤（附：人参蛤蚧散）

为上实下虚痰喘证的常用方剂。

（1）药物组成：紫苏子、半夏、前胡、厚朴、肉桂、当归、甘草、生姜、大枣。

（2）功能主治：降气平喘，温化寒痰，主治上实下虚的喘咳短气，痰涎壅盛，胸膈满闷，苔白滑或腻。

（3）辨证要点：以喘咳短气、痰多色白、苔白腻为辨证要点。

（4）方义：方中苏子为君药，下气消痰，润肺宽肠，痰去则咳逆平，大肠通则肺气得以肃降；半夏降逆祛痰，厚朴降气平喘，宽中降满，前胡宣肺下气，止咳平喘，三药共辅苏子降气祛痰平喘；用肉桂温补下元不足，纳气归根。方中当归养血润燥，血调而气和，用甘草润肺止咳，益气和中，生姜和胃降逆。诸药合用，上下兼顾，标本兼治，补泻兼施，治疗上实下虚痰喘证效佳。

（5）按语：①临床咳喘重，痰涎壅盛者，加沉香温肾降气，加陈皮行气祛痰；对咳喘短气，气虚脉弱者，加人参、五味子收敛肺气；兼风寒表证时，加麻黄、杏仁。②对久病体虚兼有肺热之喘咳，可服人参蛤蚧散（人参、蛤蚧、杏仁、桑白皮、知母、茯苓、贝母、甘草）加强扶正清肺作用。

2. 定喘汤

为治疗痰热喘咳的有效方剂。

（1）药物组成：白果、麻黄、苏子、款冬花、杏仁、桑白皮、半夏、黄芩、甘草。

（2）功能主治：宣肺降气，清热化痰，主治痰热内蕴，肺失宣降所致之哮喘症。

（3）辨证要点：哮喘证属痰热内蕴，以喘息胸闷、痰稠量多、脉滑数为辨证应用要点。

（4）方义：本方以麻黄为君药，配杏仁利肺降气，止咳平喘。半夏、苏子降逆化痰定喘，桑白皮、黄芩清泄肺热，款冬花润肺下气化痰，又配白果敛肺定喘，共用可奏宣（麻黄）、敛（白果）、清（桑白皮、黄芩）、降（苏子、杏仁、半夏）作用，为止咳平喘常用方剂。

（5）按语：本方主要功能为宣肺定喘，不在发汗解表。①用发汗药，须"顿服""温服""温覆"（加衣盖被）。本方并非上述用法。②本方久煎（水煎百沸），与发汗用药煎法不同，亦不用生姜及其他解表药，因此，本方解表之力不足，而宣肺定喘功效显著。③如确兼有风寒表证，可去方中桑白皮，加入苏叶、荆芥、豆豉等解表药。

近年来对慢性气管炎、支气管哮喘，痰热蕴结于肺者，常用本方治疗。配蛤蚧散治疗慢性阻塞性肺气肿有一定疗效。

3. 旋覆代赭汤

为治疗胃虚气逆、噫气反胃证的常用方剂。

（1）药物组成：旋覆花、代赭石、人参、半夏、生姜、甘草、大枣。

（2）功能主治：降逆化痰，益气和胃，主治胃气虚弱，痰浊内阻，噫气呕吐症。

（3）辨证要点：临床以噫气呕恶、苔白而滑、脉弦为辨证要点。

（4）方义：本方以降逆化痰、益气和胃立法。方中旋覆花擅长下气降逆，祛痰散结，代赭石善降逆气、坠痰、止呕，两药共为主药；配半夏降逆止呕，燥湿化痰，散结消痞，加强降气化痰作用；加人参健脾益气养胃；用甘草、大枣助人参和中益气。诸药合用，共奏降逆和胃之效。

（5）按语：作为降逆和胃药，本方疗效确实，应用广泛。予认为，胃气虚较重者，要重用人参补气；气逆重者，宜重用代赭石镇逆止呕；胃寒重者，加丁香、柿蒂温胃降逆止呃；痰多者，加云苓、陈皮；病情偏热者，加竹茹、麦冬养阴清热。

对神经性呕吐与消化性溃疡等病所致不完全性幽门梗阻，属胃虚痰阻者，应用本方辨证加减有效。代赭石味苦性寒，有平肝潜阳、重镇降逆作用，能消炎、解痉、消除局部水肿、止呕逆，予曾以本药30g用于消化性溃疡所致不完全幽门梗阻（疤痕、水肿或痉挛）多例，均获良好疗效。

小半夏汤（半夏、生姜）与旋覆代赭汤均有降逆止呕、祛痰和中作用，二者的不同在于旋覆代赭汤能止呕并有补虚作用，而小半夏汤则无补虚作用，是治疗痰饮呕恶的基础方剂。

4. 丁香柿蒂汤

为治疗中焦（胃）虚寒呃逆证的常用方剂。

（1）药物组成：丁香、柿蒂、人参、生姜。

（2）功能主治：温中降逆止呃，主治胃气虚寒，失于和降所致呃逆。

（3）辨证要点：临床以呃逆不止、舌淡苔白、脉沉迟为辨证要点。

（4）方义：本方以温中祛寒、降气止呃立法。方中丁香温胃散寒，降逆止呃，为治疗胃寒呃逆之要药；柿蒂苦平，入胃经，降逆止呃，是治疗呃逆的专药；配生姜温胃散寒，降逆止呃，加强止呕作用；用人参健脾补虚，与丁香配合，构成温补并行之法。四药伍用，温中有散，行中有补，行气而顾正，补气而不敛邪，为治疗呃逆的常用方剂。如胃寒重，改方中生姜为干姜，名扁鹊丁香散。对胃寒不重者，去生姜，名柿钱散。对胃气不虚者，去人参，名柿蒂汤。

（5）按语：呃逆症十分常见，予在临床工作中，经常遇到胃病（胃气虚寒）呃逆、腹部手术后膈肌痉挛以及神经性呃逆等诸多呃逆，如证属胃气虚寒，给予丁香柿蒂汤辨证加减，多获良好疗效。

本方与旋覆代赭汤均有降气作用，用以治疗胃虚气逆引起的呃呕症。但临床应用有所不同：旋覆代赭汤是治疗痰浊呕吐的益气和胃、降逆化痰药；丁香柿蒂汤则是治疗胃气虚寒的温中补虚、降逆止呃方。

六、理血剂

(一) 活血化瘀剂

1. 血府逐瘀汤

为治疗血瘀胸胁的常用方剂。

(1) 药物组成：桃仁、红花、生地黄、赤芍、当归、川芎、柴胡、枳壳、甘草、牛膝、桔梗。

本方系桃红四物汤（桃仁、红花、熟地黄、白芍、当归、川芎）合四逆散（柴胡、枳实、白芍、甘草），并将桃红四物汤中的熟地黄易生地黄、白芍易赤芍，将四逆散中的白芍易赤芍、枳实易枳壳，加入桔梗、牛膝而成。

(2) 功能主治：活血化瘀，行气止痛，主治瘀血内阻，血行不畅。

(3) 辨证要点：临床以胸胁疼痛、痛有定处、唇黯或两目黯黑、舌质黯红或有瘀斑、脉涩或弦紧为辨证要点。

(4) 方义：本方以活血化瘀、行气止痛立法。方中桃仁、红花、川芎、赤芍、当归共用，活血化瘀；配生地黄滋阴养血，清血分瘀热；加柴胡、枳壳、桔梗开胸散结，引祛瘀药达于胸胁；更用牛膝破血行瘀，使胸中瘀血下行排出；加甘草调和诸药，缓急止痛。诸药合用，共奏行气止痛、活血化瘀之效。本方特点是：①气血同治：气为血帅，气导血行。以活血化瘀为主，配以柴胡、枳壳等行气疏肝。②升降同用：用桔梗载祛瘀药上行胸中，化胸胁瘀血，以牛膝破血行瘀，导胸胁中瘀血下行，两味药配合应用，一升一降，可宣畅气机，活血化瘀，调和气血。

(5) 按语：本方与膈下逐瘀汤（桃仁、红花、赤芍、当归、川芎、丹皮、香附、枳壳、乌药、延胡索、五灵脂、甘草）、桃仁承气汤（桃仁、桂枝、大黄、芒硝、甘草）、少腹逐瘀汤（当归、肉桂、干姜、小茴香、赤芍、川芎、延胡索、没药、蒲黄、五灵脂）、抵当汤（大黄、桃仁、水蛭、虻虫）均能活血化瘀，治疗某些气滞血瘀的病证。①本方与膈下逐瘀汤同为治疗血瘀胸膈的有效方剂，本方偏重疏肝理气，膈下逐瘀汤行气止痛作用较强。在临床工作中，予使用两方加入丹参、黄芪、白芍、郁金或姜黄，治疗慢性肝炎、肝纤维化数百例，俱获佳效。②桃仁承气汤、抵当汤及少腹逐瘀汤与上述两方不同之处，均为治疗下焦蓄（瘀）血，少腹痛胀硬满瘀块（痛经、月经不调等妇科病及肠梗阻、阑尾炎等）的方剂。桃仁承气汤善治下焦蓄血，血热互结证，重症患者使用抵当汤；少腹逐瘀汤重在温经止痛，适用于少腹血瘀兼寒之证。

2. 补阳还五汤

为治疗中风后遗症半身不遂的常用方剂。

(1) 药物组成：生黄芪、当归尾、赤芍、地龙、川芎、桃仁、红花。

(2) 功能主治：补气活血通络，主治中风后半身不遂，语言謇涩，气虚血瘀证。

(3) 辨证要点：以中风后半身不遂、语言不利、小便频数、脉缓无力为辨证使用要点。

（4）方义：本方以补气、活血、通络为主。方中重用黄芪，辅以川芎、红花、赤芍、桃仁、当归养血活血。用地龙通经活络，得黄芪之助则"走""行"之性加强，周行全身，以通经络。诸药合用，共奏气旺血行，活血通脉，经脉通畅，机体半身不遂恢复之功。

（5）按语：本方适用于中风后半身不遂，而脉缓无力，气虚者。方中重用黄芪配地龙为主活血化瘀药。用生黄芪一般 30~60g 开始，无不良反应可增剂量使疗效增强，但注意症状基本消除要缓慢停药，不宜突然断药。

3. 失笑散

为治疗瘀血疼痛的常用方剂。

（1）药物组成：五灵脂、蒲黄。

（2）功能主治：活血化瘀，散结止痛，主治瘀血停滞，产生恶露不行，腹痛，以及月经不调、痛经等症。

（3）辨证要点：以产后恶露不行或疼痛如针刺刀割、痛处固定为辨证应用要点。

（4）方义：方中五灵脂散瘀止痛，蒲黄活血化瘀而止血，二药配合，共奏活血化瘀、散结止痛疗效。

（5）按语：临床遇瘀血，血色紫暗，夹杂血块痛经者，本方效佳。蒲黄兼有止血作用，故使用本方不会因活血化瘀导致出血过多弊害，但需注意五灵脂易伤中气，胃弱者慎用或用量宜轻。

（二）止血剂

1. 十灰散

为治疗血热出血诸证的代表方剂。

（1）药物组成：大蓟、小蓟、侧柏叶、荷叶、茅根、茜草、大黄、栀子、丹皮、棕榈皮。本方 10 味药均"烧炭存性"，制成散剂备用。

（2）功能主治：清热凉涩止血，主治血热出血（呕血、咯血、口干咽燥、脉数）诸证。

（3）辨证要点：临床以上部出血、血色鲜红、口干、咽燥、脉数为辨证要点。

（4）方义：本方以凉血止血立法。方中大蓟、小蓟、侧柏叶、荷叶、茅根、茜草凉血止血；棕榈皮收涩止血；重用山栀清热泻火；大黄导热下行，使随大便而出，使血不妄行；茜草凉血散瘀；丹皮配大黄，意在凉血止血而不凝瘀。诸药合用，为治上部血热出血的良方。

（5）按语：本方散剂用于上部（上消化道）血热出血，疗效确实。对口咽干燥、脉数的血热出血，于血止后，可改用汤剂（方中宜重用山栀、大黄，并加地榆或生地黄）继服几日，以维持疗效。

2. 小蓟饮子

为治疗下焦热结血淋的方剂。

（1）药物组成：生地黄、小蓟、滑石、木通、蒲黄、当归、淡竹叶、藕节、山栀子、炙草。

（2）功能主治：凉血止血，利水通淋，主治下焦热结所致之血淋、尿血，小便频数，灼热刺痛，少腹拘急，舌红苔白，脉数等症。

（3）辨证要点：以尿中带血或排尿热涩刺痛、舌红、脉数为辨证治疗要点。

（4）方义：本方系由导赤散（生地黄、淡竹叶、木通、甘草）加味而成。

方中小蓟凉血止血，利尿通淋。生地黄清热凉血，滋肾养阴。二药配合，为君药，止血而滋肾阴。祛瘀用蒲黄；藕节止血消瘀；栀子泻火，利三焦；加木通、竹叶清心泻火，下达小肠。滑石开窍利水通淋，使湿热自膀胱而出。用当归导血归经并滋阴血。甘草为使。诸药合用，共奏凉血止血、利水通淋功效。

（5）按语：予常用本方配石韦、知母、玄参、黄柏等治疗急性泌尿系感染、泌尿系结石等症。

3. 槐花散

为治疗大便下血属热伤血络的方剂。

（1）药物组成：槐花、侧柏叶、荆芥穗、枳壳。

（2）功能主治：清热止血，主治肠风下血。

（3）辨证要点：以便血、色泽鲜红、先血后便为辨证应用要点。

（4）方义：方中槐花清大肠湿热，凉血止血，配侧柏叶、荆芥穗，佐枳壳，共奏清热疏风、凉血止血功效。

（5）按语："肠风""脏毒"有别。"肠风"是先血后便，色泽鲜红，属近血（即距肛门近）；"脏毒"是先便后血，色泽紫暗，与粪便混杂，属远血。

七、和解剂

（一）和解少阳剂

小柴胡汤

为治疗少阳病的主要方剂。

（1）药物组成：柴胡、半夏、人参、黄芩、生姜、大枣、甘草。

（2）功能主治：和解少阳，主治少阳病。

（3）辨证要点：临床以口苦、咽干、胸胁苦满、往来寒热、苔薄白、脉弦为辨证要点。

（4）方义：方中以柴胡宣透少阳之邪，为本方主药；以黄芩清热泻火解毒，协助柴胡清除胆腑（少阳）邪热；用半夏降逆和胃，消痞散结；用人参、甘草健脾益气和胃，防止半里半表之邪气内陷，并可扶正，祛邪外出；加生姜、大枣调和营卫。诸药配伍，共奏和解少阳、降逆和胃、扶正祛邪之效。

临床以小柴胡汤为基础加减形成小柴胡汤类方。①本方加芒硝，名柴胡加芒硝汤，治疗少阳病兼里实潮热证。②本方合桂枝汤，名柴胡桂枝汤，治疗发热、恶寒、肢痛、心下支结（胃脘堵胀不舒）证。③本方去人参、半夏、生姜、大枣，加桂枝、干姜、瓜蒌、牡蛎，名柴胡桂枝干姜汤，治疗胸胁满结、往来寒热、心烦而渴证。④本方去人参、甘草，加大黄、枳实、芍药，名大柴胡汤，主治邪在少阳兼阳明（胃）腑实的少阳阳明同病证，症见往来寒热、胸胁苦满、恶心呕吐、心下痞硬或满痛、便结、苔黄、脉弦实有力。

（5）按语：大、小柴胡汤临床广为应用。不少医者将小柴胡汤用于急慢性肝炎、胆囊炎等病，症见往来寒热、口苦、胸胁痛满者。大柴胡汤具有疏肝解郁、泄热通导等作用，近年来医家常用本方辨证加减治疗急性胰腺炎。有的应用由大柴胡汤加减变化而来的清胰汤（柴胡、胡连、黄芩、大黄、芒硝、白芍、木香、延胡索）治疗急性胰腺炎上百例，均获良好疗效。予使用大柴胡汤辨证加减治疗急性胰腺炎（包括急性坏死性胰腺炎重症）多例，体会：本病的病机关键是阳热实证，肝气郁滞、肝胆蕴热导致阳明实热，治当以通腑为主，清泄阳明，疏肝调气。高热，舌红，脉细数者，加玄参、生地黄，并冲服羚羊角粉；腹胀者，一般加木香、厚朴或枳壳、莱菔子调节胃肠功能。

（二）调和肝脾剂

1. 四逆散

是治疗少阴病阳郁四肢厥逆（四逆）及肝脾气滞的基础方剂。

（1）药物组成：柴胡、枳实、白芍、炙甘草。

（2）功能主治：和解表里，调和肝脾，主治阳郁厥证及肝脾不和。

（3）辨证要点：临床以手足厥冷、身热、胸胁脘腹疼痛、脉弦为辨证要点。

（4）方义：方中柴胡疏肝解郁，调畅气机，能升清阳之气，使阳气郁热疏透达外，为本方主药；配白芍柔肝养阴和血，散收结合，助柴胡疏肝解郁；配枳实泻壅滞之脾气，调中焦运化功能；柴胡、枳实同用，升降结合，加强疏肝理气功能；枳实配白芍行气和血，善治气血郁滞所致之腹痛；白芍、甘草同用，缓急止痛。诸药合用，共奏疏肝理脾、透郁解热、缓急止痛之效。本方加川芎、陈皮、香附，将枳实易枳壳，名柴胡疏肝散，主治肝郁气滞，胁肋疼痛病证。

（5）按语：本方药味不多（仅四味药），配伍严谨，为治疗急慢性肝炎、胆囊炎、慢性胃炎等病证属阳郁四逆、肝脾气滞者的有效方剂。可辨证用药：①本方治疗胃病吐酸者，可加左金丸（黄连、吴茱萸）抑酸止痛。②治疗黄疸一般加茵陈、郁金。③食积腹痛者，加鸡内金、焦山楂、麦芽。④夹瘀血胁痛者，加当归、延胡索；腹胀者，加木香、厚朴或枳壳。

2. 逍遥散

为治疗血虚肝郁证的常用方剂。

（1）药物组成：当归、白芍、柴胡、茯苓、白术、甘草、生姜、薄荷。

（2）功能主治：疏肝养血，健脾和营。主治血虚肝郁，头痛目眩。

（3）辨证要点：临床以两胁痛、舌淡红、脉弦为辨证要点。

（4）方义：本方以疏肝、健脾、补血立法。方中当归、白芍柔肝养血，为主药；配白术、茯苓、炙甘草健脾益气；白芍配甘草可缓急止痛；加柴胡能疏肝解郁，并与甘草为引经药。诸药合用，共奏疏肝养血健脾之效。本方为健脾柔肝兼养血有效名方。将之加入丹皮、栀子，名丹栀逍遥散，对肝经郁热（火）兼血虚者有效。丹栀逍遥散合六味地黄丸，名滋水清肝饮，可治疗肝郁（热）阴虚胁痛。

（5）按语：临床对急慢性肝炎、胆囊炎、慢性胃炎等，属肝郁血虚有热证，症见胁肋疼痛，脘膈不舒，舌淡红，脉弦细而虚者，常用丹栀逍遥散治疗；对肝郁阴虚胁痛，舌红无苔，脉弦或弦细而软者，用滋水清肝饮治疗，多获满意疗效。

3. 白术芍药散（痛泻要方）

为治疗木旺克土（肝病及脾）腹痛腹泻的常用方剂。

（1）药物组成：白术、白芍、陈皮、防风。

（2）功能主治：补脾而泻肝，主治肝郁（火）脾虚证。

（3）辨证要点：临床以泄泻、腹痛、反复发作、舌边红、苔白、脉弦为辨证要点。

（4）方义：本方以理脾为主。方中以白术为主药，健脾益气，配白芍柔肝滋阴，用陈皮理气和中，防风能散肝舒脾胜湿，四药合用，共奏柔肝补脾、调理气机之效。

（5）按语：本方重用白芍加赤芍、黄连，用于治疗急性胃肠炎疗效可靠，如再配伍四君子汤，可增强疗效。

（三）调和肠胃剂

1. 半夏泻心汤

为治疗胃气不和、心下痞满、呕吐下利的常用方剂。

（1）药物组成：半夏、黄连、黄芩、人参、干姜、大枣、甘草。

（2）功能主治：和胃降逆，祛满除痞，主治寒热错杂，胃脘痞满，呕吐下利。

（3）辨证要点：临床以痞满、肠鸣吐利、苔薄黄而腻、脉滑或数为辨证要点。

（4）方义：本方以半夏配干姜，辛开散结，温胃止呕；加黄连、黄芩苦降胃气，清热燥湿；用人参、大枣、炙甘草健脾益气。诸药合用，共奏泻心消痞、健脾扶正、清热除湿之效。

（5）按语：①临床工作中，予常将本方中人参、大枣、甘草除去，加赤白芍、秦皮、白术、云苓、肉桂（为矫黄连寒性，加肉桂，二者比例为3：1），名"肠康""肠炎煎剂"，为本方之袋装剂，用之治疗急性肠炎、菌痢百余例，均获佳效。②半夏泻心汤为五个泻心汤的代表方剂。生姜泻心汤、甘草泻心汤均以之加减而来。生姜泻心汤为减少半夏泻心汤中干姜用量，加生姜而成，主治胃虚水与热结，水饮食滞，便下热臭，其治在脾；甘草泻心汤系重用炙甘草，健脾益气，治疗腹泻、肠鸣、干呕胃虚气结证；大黄黄连泻心汤善治热痞，胃热气滞，尿黄，大便失爽，舌红苔黄，脉数；附子泻心汤系在大黄黄连泻心汤基础上加附子而成，主治阳虚郁热，恶寒汗出，表阳不固，心下痞满症。上述五泻心汤病机多为寒热错杂，虚实可见，主症为心下痞满，兼症各有侧重，故一般多寒热药物并用、补泻兼施，在开结散痞情况下，仅仅各方剂几味药物变异，其主治重心不同，制方微妙。

八、消导剂

1. 保和丸

为治疗食积停滞、消化不良的常用方剂。

（1）药物组成：山楂、神曲、茯苓、半夏、陈皮、连翘、莱菔子。

（2）功能主治：消食化积和胃，主治食积停滞。

（3）辨证要点：临床以脘腹胀满、嗳腐吞酸、厌食恶呕、苔白厚或腻、脉滑为辨证要点。

（4）方义：本方以消食和胃立法。方中山楂能消一切饮食积滞，尤善消肉食油腻积滞，为本方主药；神曲健脾消食，善于消化酒食陈腐积滞；莱菔子消食下气，善消面积及痰壅气滞；半夏、陈皮行气和胃止呕；茯苓健脾渗湿；加入连翘在于防止食积化热。诸药合用，共奏消食和胃之效。本方加白术，名大安丸，用于脾虚食积证。

（5）按语：本方应用颇广，为治疗伤食消化不良和泄泻的良方。对腹胀食积较重者，可加枳实、厚朴、鸡内金。脘腹胀痛，苔黄，脉滑数，大便溏薄者，加黄连、吴茱萸（用吴茱萸矫黄连寒性，二者用量比为6∶1，即左金丸）、赤芍、白扁豆。

2. 枳术丸

为治疗脾胃虚弱、饮食停滞的常用方剂。

（1）药物组成：枳实、白术、荷叶。

（2）功能主治：健脾消痞，主治脾胃虚弱，饮食停滞。

（3）辨证要点：临床以脘腹痞满、食欲不振为辨证要点。

（4）方义：本方以健脾消痞立法。方中白术健脾祛湿助运，为主药；配枳实消痞祛满，下气化滞；以荷叶升脾胃清气，助白术健脾和中。本方遵循了"脾气宜升，胃气宜降"之理，升清降浊，则脾胃调和。以本方为基础，加入半夏、陈皮，名橘半枳术丸，用于脾虚痰滞痞闷；加入木香、砂仁，名香砂枳术丸，用于脾虚食少，宿食不消，胸脘痞闷；加入神曲、麦芽，名曲麦枳术丸，治疗消化不良，脘腹胀满等。

（5）按语：对慢性胃炎、胃下垂以及慢性肝炎等病证属脾胃气滞者，应用本方或以本方为基础辨证加减，有良好治疗作用。

保和丸与枳术丸均为治疗饮食停滞证方剂，枳术丸善治脾胃虚弱性饮食停滞，以补为主，消导为辅；保和丸则治疗一般性饮食停滞，以消食化积、强化消化功能为主。

3. 木香槟榔丸

为治疗食积停滞的常用方剂。

（1）药物组成：木香、槟榔、青皮、陈皮、莪术、黄连、黄柏、大黄、香附、黑牵牛。

（2）功能主治：行气导滞，攻积泄热，主治积滞内停。

（3）辨证要点：临床以脘腹胀痛、便秘或下痢赤白、苔黄腻、脉弦或数为辨证要点。

（4）方义：本方以行气导滞、攻积泄热立法。方中木香、香附、青皮、陈皮、莪术除胃肠积滞，破积；槟榔、牵牛、大黄攻积导滞而泄热；加黄连、黄柏清热燥湿。诸药合用，共奏行气导滞、攻积泄热之效。

（5）按语：本方去莪术、牵牛子、槟榔，加入白头翁、赤白芍、秦皮，脾虚者再加白术、云苓，用于湿热痢疾，疗效确实。

九、祛湿剂

（一）燥湿化浊剂

1. 藿香正气散

为治疗外感风寒、内伤湿滞的常用方剂。

（1）药物组成：藿香、大腹皮、紫苏、陈皮、茯苓、白术、厚朴、白芷、半夏、桔梗、甘草。

（2）功能主治：解表化湿，理气调中，主治外感风寒，内伤湿滞。

（3）辨证要点：临床以寒热头痛、呕吐腹泻、脘腹闷胀、苔白而腻、脉滑为辨证要点。

（4）方义：本方以解表和中、理气化浊立法。方中藿香芳香能解表化湿，为主药，配苏叶帮助藿香发汗以解肌，用陈皮理气祛湿，桔梗宣肺解表，苍术健脾渗湿，半夏化痰止呕，大腹皮宽中下气行水，生姜、大枣益气调中，用甘草调和诸药，共奏解表祛湿、理气调中之效。

（5）按语：本方为治夏令感冒，寒热头痛，脘腹闷胀，呕恶腹泻的常用方。本方亦可用于急性肠胃炎、消化不良以及中暑等症。

2. 平胃散

为治疗脾胃湿阻的常用方剂。

（1）药物组成：苍术、厚朴、陈皮、甘草。

（2）功能主治：健脾燥湿，行气和中，主治脾胃湿阻。

（3）辨证要点：临床以脘腹胀满、不渴或渴而不欲饮、厌食、乏力、苔白腻、脉滑为辨证要点。

（4）方义：方中苍术健脾燥湿，为主药。配厚朴行气宽中祛满；陈皮、炙甘草健脾理气，燥湿和胃；甘草并可调和诸药。本方与五苓散合方，名胃苓汤，主治脾虚湿阻水肿（腹水）等证。

（5）按语：本方为燥湿理气常用方剂，临床常将之用于慢性肝炎、慢性胃肠炎、消化性溃疡等病属于脾胃湿滞者。胃苓汤多用于脾胃湿阻证肝硬化腹水的治疗，多有疗效。

（二）清热利湿剂

1. 茵陈蒿汤

为治疗湿热黄疸的常用方剂。

（1）药物组成：茵陈、栀子、大黄。

（2）功能主治：清热利湿，消退黄疸，主治湿热黄疸证。

（3）辨证要点：临床以黄疸鲜明、尿黄不利、苔黄而腻、脉沉滑为辨证要点。

（4）方义：方中重用茵陈，清热利湿退黄，为主药；山栀味苦性寒，入三焦经，帮助茵陈清利三焦湿热从尿而出；大黄苦寒，导滞泄热。三药配伍，共奏退黄利湿、清热泄降之效。

（5）按语：当前临床治疗急性黄疸型肝炎，大多以本方为基础进行辨证加减，疗效可靠。对寒热往来，口苦头痛者，加黄芩、柴胡。脘腹胀满者，加郁金、枳实、香附。胁痛者，加延胡索、川楝子。恶心呕吐，纳呆食少者，加竹茹、清半夏、鸡内金。发热重，苔黄，脉数者，加银花、连翘。肝胆湿热蕴结，ALT 升高者，加当药（肝炎草）。本方亦可用于中毒性肝炎、胆囊炎、胆石症等病证属肝胆经湿热者，具有良好疗效。

2. 三仁汤

为治疗湿温病初起，尚未化燥的常用方剂。

（1）药物组成：杏仁、白蔻仁、生薏苡仁、竹叶、厚朴、滑石、半夏、通草。

（2）功能主治：清利湿热，主治湿温初起，头痛，身痛，恶寒，胸闷，苔白，脉弦细而濡等症。

（3）辨证要点：以湿为主或湿重于热的病证为辨证要点。

（4）方义：方中以三仁为君。杏仁善开上焦，宣通肺气；白蔻仁健脾醒胃宣中；薏苡仁渗利湿热以渗湿于下。半夏、厚朴燥湿健脾，行气除满，配滑石、通草、竹叶，共奏宣通畅中，清利湿热，而上下分消功效。

3. 二妙散

为治疗湿热下注所致之痿痹疮疡等证的方剂。

（1）药物组成：苍术、黄柏。

（2）功能主治：清热燥湿，主治湿热下注所致之下肢痿软无力，足膝红肿热痛，以及下部湿疮，湿热带下，尿黄，苔黄腻症。

（3）辨证要点：以湿热下注所致之痿痹、疮疡，苔黄腻为辨证要点。

（4）方义：方用苍术健运脾湿，用黄柏清下焦湿热，二药配伍，具有清热燥湿之功，为治疗湿热下注湿疹、疮疡等疾病常用方剂。

（5）按语：本方中苍术应以米泔水浸炒，借以促进脾的运化功能，并借谷气养胃而不致燥伤正气，黄柏炒用去其苦泻，有利健脾。此外，配制用药可加姜汁以和胃气，少伤脾气。当辨证使用，治有妙用。

4. 八正散

为治疗湿热下注致之淋闭不通的常用方剂。

（1）药物组成：木通、车前子、萹蓄、大黄、滑石、瞿麦、栀子、甘草。

（2）功能主治：清热泻火，利水通淋，主治湿热下注膀胱，尿频涩痛，淋沥不畅，少腹胀满，舌红苔黄，脉数实者。

（3）辨证要点：以尿频涩痛、舌红苔黄、脉数为辨证要点。

（4）方义：方中萹蓄、瞿麦清利湿热而通淋；木通、车前子清心利尿；用滑石清热通淋；栀子、大黄清热泻火导热下行；甘草缓急止痛。诸药合用，共奏清热泻火、利水通淋作用。

（5）按语：现代医学的尿道炎、膀胱炎、急性肾盂肾炎以及泌尿系结石等下焦湿热证均可用本方加减治疗。血淋者酌加小蓟、白茅根；石淋者加金钱草、海金沙等化石通淋。

（三）利水渗湿剂

1. 五苓散

为治疗脾虚水肿、痰饮等证的常用方剂。

（1）药物组成：白术、泽泻、猪苓、茯苓、桂枝。

（2）功能主治：温阳化气利水，健脾祛湿，主治阳不化气之水肿、痰饮证。

（3）辨证要点：临床以小便不利、苔白腻或白厚、脉滑或沉滑为辨证要点。

（4）方义：本方以温阳化气、健脾利尿立法。方中猪苓、茯苓、泽泻导水下行，通利小便；配白术健脾燥湿，助茯苓等实脾利水；用桂枝温经通阳，化气利水。

（5）按语：本方加茵陈，名茵陈五苓散，主治黄疸证。本方合平胃散，名胃苓汤，主治脾虚水湿内停、泄泻等证。本方去桂枝，名四苓散，主治脾虚水湿内停证。本方加人参，名春泽汤，主治气虚伤湿，小便不利。

2. 猪苓汤

为治疗小便不利兼伤阴的常用方剂。

（1）药物组成：猪苓、茯苓、泽泻、阿胶、滑石。

（2）功能主治：滋阴利水，主治水便不利兼阴伤证。

（3）辨证要点：临床以小便不利、口渴欲饮为辨证要点。

（4）方义：本方以利水养阴立法。方中猪苓、茯苓、泽泻渗湿利水；配滑石清热利水通淋；用阿胶滋阴养血。诸药合用，共奏利水而不伤阴之效。

（5）按语：本方可用于热淋与阴虚内热尿血的治疗，前者一般加萹蓄、瞿麦、银花、栀子，后者加大小蓟、白茅根、生地黄、竹叶。

3. 五皮饮

为治疗皮水的常用方剂。

（1）药物组成：生姜皮、桑白皮、陈橘皮、大腹皮、茯苓皮。

（2）功能主治：健脾利湿，理气消肿，主治四肢头面悉肿，胸腹胀满，小便不利。

（3）辨证要点：临床以身肿体重、小便不利为辨证要点。

（4）方义：本方以健脾利湿、理气消肿立法。方中茯苓皮健脾渗湿；生姜皮可辛散皮表水气；桑白皮宣降肺气，通畅水道；大腹皮、陈皮理气除湿。诸药配伍，共奏健脾消肿之效。

（5）按语：本方常与五苓散或胃苓汤合用，治疗心肾病水肿。胃苓汤加丹参、赤芍、水红花子、鸡内金、车前子、砂仁，重用泽泻，去猪苓，予命名为"消水去胀丹"，治疗脾虚湿困肝硬化腹水，疗效显著。

4. 防己黄芪汤

为治疗风水身肿、表虚湿盛证常用方剂。

（1）药物组成：防己、黄芪、白术、甘草。

（2）功能主治：益气健脾，利水消肿，主治风水或风湿，汗出恶风，身重，小便不利，舌淡苔白，脉浮症。

（3）辨证要点：以汗出、恶风、身重、小便不利、脉浮为辨证要点。

（4）方义：方中重用黄芪，益气固表；防己祛风利水，除湿通痹；白术健脾祛湿；甘草、姜枣共为佐使；甘草益气健脾。诸药合用，共奏祛风固表、健脾消除水肿作用。

（四）温化水湿剂

1. 实脾饮

为治疗脾阳虚水肿兼气滞的常用方剂。

（1）药物组成：白术、茯苓、木瓜、木香、大腹子、草果仁、炮附子、干姜、厚朴、炙甘草。

（2）功能主治：温阳健脾，行气利水，主治阳虚水肿。

（3）辨证要点：临床以全身浮肿、腹胀纳呆、尿少便溏、舌淡、苔白或腻、脉沉迟或滑为辨证要点。

（4）方义：本方以温阳健脾、行气利水立法。方中用炮姜、炮附子温运脾阳，温肾助阳；配白术、茯苓健脾利水；木瓜除湿利水；加厚朴、木香、大腹子、草果仁行气导滞，祛湿消肿；用甘草调中。诸药合用，共奏温阳健脾、行气利水之效。

2. 苓桂术甘汤

为治疗痰饮病的常用方剂。

（1）药物组成：茯苓、桂枝、白术、炙甘草。

（2）功能主治：健脾渗湿，温化痰饮，主治痰饮证。

（3）辨证要点：临床以胸胁胀满、目眩、心悸、短气而咳、苔白、脉弦或滑为辨证要点。

（4）方义：本方以温化为主兼以渗湿立法。方中重用茯苓为主药，配桂枝温阳化气，并与茯苓、白术合用，健脾利水作用增强，加甘草益气和中，共奏健脾渗湿、温化痰饮之效。以本方为基础，加减一些药物，组成方剂较多。①以方中桂枝易桂心，名甘草汤，主治胸胁支满痰饮病。②本方去茯苓、甘草，加干姜，桂枝改为肉桂，名倍术汤，主治痰饮之五饮诸证。③本方去桂枝、甘草，加半夏，名白术汤，主治咳嗽痰多证。

（5）按语：临床遇脾虚湿盛者，常以本方合平胃散辨证加减治疗，多获满意疗效。

3. 草薢分清饮

为治疗阳虚白浊、小便频数的方剂。

（1）药物组成：川草薢、益智仁、石菖蒲、乌药。

（2）功能主治：温肾化气，去浊分清，主治膏淋、白浊及尿频。

（3）辨证要点：以尿频、尿白浊如膏糊、脉沉细为辨证要点。

（4）方义：方中川草薢分清化浊利尿；益智仁温补脾肾、缩尿；乌药、石菖蒲温肾化气，通窍利尿。诸药合用，共奏温肾化气、去浊分清作用。

（5）按语：现代医学的乳糜尿，应用本方剂治疗有良好作用，但辨证属肾虚寒湿者用之有效，对膀胱湿热者慎用。中气不足者可加党参、黄芪。

十、祛痰剂

1. 二陈汤

为治疗湿痰的基础方。

（1）药物组成：半夏、陈皮、茯苓、甘草、生姜、乌梅。

（2）功能主治：理气和中，燥湿化痰，主治湿痰证。

（3）辨证要点：临床以咳嗽、胸膈胀满、恶心呕吐、苔白润、脉滑为辨证要点。

（4）方义：本方以燥湿化痰、理气和中立法。方中半夏燥湿化痰，降逆止呕，为主药；配陈皮理气燥湿；用茯苓健脾渗湿；生姜降逆止呕，制半夏之毒，又助半夏、陈皮行气化痰；甘草可调和诸药。咳喘者加乌梅，能收敛肺气。方中陈皮配半夏，体现"治痰先治气"原则；半夏配茯苓，体现治痰必健脾原则。本方去乌梅，加枳实、竹茹、大枣，名温胆汤，功能燥湿化痰，主治胆虚痰火（热）上扰证。

（5）按语：治疗慢性胃炎、肠炎、肝炎以及消化不良等证属脾虚生湿（浊）者，本方合枳术丸，治之多效。

2. 清气化痰丸

为治疗热痰的常用方剂。

（1）药物组成：瓜蒌仁、陈皮、黄芩、杏仁、枳实、茯苓、半夏、胆南星。

（2）功能主治：清热化痰，下气止咳，主治痰热内结，咳吐黄痰，黏稠难咯，舌红，苔黄腻，脉滑数等症。

（3）辨证要点：以咳嗽、痰黄、黏稠难于咯出、舌红、苔黄腻、脉滑数为辨证要点。

（4）方义：本方系二陈汤去甘草加胆南星、瓜蒌、杏仁、黄芩、枳实而成。胆南星清热化痰，黄芩、瓜蒌仁助胆南星清热化痰，枳实、陈皮下气消痰，茯苓健脾燥湿，杏仁宣肺下气，半夏燥湿化痰，共奏清热化痰、下气止咳功效。

（5）按语：①急性支气管炎、慢性支气管炎急性发作以及支气管扩张继发感染等痰热证，使用本方剂辨证加减用药多效。②"治痰者必降其火，治火者须顺其气"，常用胆南星、黄芩、瓜蒌仁等治痰，多用枳实、陈皮、杏仁等顺气治火。

3. 小陷胸汤

为治疗痰热互结、胸脘痞满的常用方剂。

（1）药物组成：黄连、半夏、瓜蒌实。

（2）功能主治：清热化痰，宽胸散结，主治痰热互结，咳吐黄痰，胸脘痞闷，咳振胸痛，苔黄而腻，脉深或滑数症。

（3）辨证要点：以痰热互结、咳吐黄痰、胸闷、胸痛、苔黄腻为辨证要点。

（4）方义：方中瓜蒌实清热化痰，下气宽胸；用黄连清热降火；半夏降逆化痰，开结除痞。诸药合用，共奏清热化痰、宽胸散结功效。

（5）按语：对痰稠难于咳出伴胸痛，连及两胁者，可加胆南星、川贝、天花粉、柴胡、黄芩。

4. 贝母瓜蒌散

为治疗燥痰常用方剂。

（1）药物组成：贝母、瓜蒌、花粉、茯苓、橘红、桔梗。

（2）功能主治：润肺清热，理气化痰，主治肺燥，咳痰不利，咽干而痛。

（3）辨证要点：以咳嗽、咯痰不利、咽喉干燥、舌红少苔为辨证要点。

（4）方义：本方为二陈汤去甘草、半夏，加贝母、瓜蒌、花粉、桔梗而成。方中贝母清热润肺，止咳化痰；瓜蒌清热化痰，润肺止咳；天花粉清化热痰，并润肺止咳；茯苓、橘红健脾理气祛痰；桔梗宣肺利气。诸药合用，共奏清热润肺、理气化痰作用。

（5）按语：二陈汤与本方均为治痰方剂，但二陈汤以治脾虚湿痰为主，本方系治疗燥痰，咯痰难出，并有清热化痰作用，二者常配合应用。

5. 三子养亲汤

为治疗老年人食欲不佳、咳喘痰多常用方剂。

（1）药物组成：白芥子、苏子、莱菔子。

（2）功能主治：顺气降逆祛痰，主治老人咳喘，痰壅气滞，脉滑苔白腻等。

（3）辨证要点：以咳喘痰多、食少、胸痞为辨证要点。

（4）方义：方中白芥子、苏子、莱菔子均为行气祛痰药，但各有所长，三药合用，共奏顺气消痰疗效。

（5）按语：本方多配合二陈汤、贝母瓜蒌散使用治疗慢性气管炎、肺气肿等病。①胸闷咳喘，痰多不利者，加杏仁、厚朴。②兼表邪者，加苏叶、前胡、荆芥、防风。③发热，痰多色黄，舌红，脉滑数者，加银花、连翘、玄参、甘草。

6. 止咳散

为治疗外感咳嗽的方剂。

（1）药物组成：桔梗、白前、紫菀、荆芥、陈皮、百部、甘草。

（2）功能主治：止咳化痰，疏表宣肺，主治风邪犯肺，咳嗽，恶风发热，苔白等症。

（3）辨证要点：以外感咳嗽、发热、恶风、苔薄白为辨证要点。

（4）方义：方中紫菀、百部润肺止咳；桔梗、白前宣肺祛痰；陈皮理气化痰；荆芥疏风解表；甘草调和诸药。诸药合用，共奏止咳化痰、疏表宣肺之功。

7. 半夏白术天麻汤

为治疗风痰眩晕头痛方剂。

（1）药物组成：半夏、天麻、白术、茯苓、橘红、甘草。

（2）功能主治：化痰息风，健脾祛湿，主治风痰所致之头痛、眩晕兼胸膈痞闷，苔白腻，脉弦滑等症。

（3）辨证要点：以头晕、苔白腻、脉弦滑为辨证要点。

（4）方义：方中二陈汤燥湿化痰，白术、茯苓健脾和胃，用天麻息风止眩晕。

（5）按语：本方为治疗眩晕头痛常用方剂，临床常用以治疗耳源性眩晕属风痰上扰者，眩晕重可加僵蚕，头痛重加蔓荆子。

十一、治燥剂

（一）轻宣润燥剂

1. 杏苏散

为治疗风寒凉燥的方剂。

（1）药物组成：苏叶、杏仁、生姜、半夏、橘皮、前胡、枳壳、桔梗、茯苓、甘草、大枣。

（2）功能主治：轻宣凉燥，宣肺化痰，主治外感风寒（凉燥），头痛，鼻塞，恶寒，无汗，咽干，咳吐稀痰，苔白，脉弦等症。

（3）辨证要点：以头痛、恶寒、鼻塞、咳吐清稀痰、咽干为辨证要点。

（4）方义：方中杏仁降气润肺；苏叶、前胡助杏仁宣肺解表，降气化痰；用桔梗、枳壳调气机升降；加陈皮、半夏、茯苓、甘草化痰和胃；生姜、大枣调和营卫。诸药合作，共奏解表化痰、调畅肺气作用。

2. 桑杏汤

为治疗外感风热温燥的方剂。

（1）药物组成：桑叶、象贝、沙参、栀子、豆豉、梨皮。

（2）功能主治：轻宣凉润，主治外感风热（温燥），发热，干咳无痰，口渴，舌红，苔白燥，右脉数大等症。

（3）辨证要点：以干咳无痰、舌红苔白燥为辨证要点。

（4）方义：方中桑叶、豆豉辛凉解表；沙参、梨皮清热养阴润肺，治燥咳；用栀子皮清肌表热，配杏仁、象贝，共奏轻宣燥热、润肺止咳功效。

3. 清燥救肺汤

为治疗温燥伤肺，气阴两伤的方剂。

（1）药物组成：桑叶、人参、枇杷叶、石膏、杏仁、麦冬、甘草。

（2）功能主治：清燥润肺，主治温燥伤肺，气阴两伤，头痛身热，干咳无痰，气逆而喘，鼻唇咽干作痛，口渴，舌干无苔等症。

（3）辨证要点：以干咳少痰、咽干口渴，或气逆作喘、舌干无苔为辨证要点。

（4）方义：方中重用桑叶轻宣肺燥，透邪外出；石膏辛甘而寒，清泄肺热；麦冬甘寒，养阴润肺；人参益气生津，合甘草以培土生金；胡麻仁、阿胶助麦冬养阴润肺；杏仁、枇杷叶苦降肺气；甘草调和诸药。全方宣、清、润三法并用，气阴双补，宣散不伤耗气，清热不伤中，滋润不腻膈，是本方的配伍特点。

（5）按语：杏苏散、桑杏汤及清燥救肺汤三方分别是外感风寒、风热及热燥伤阴治疗方剂，宜辨证使用，方得良效：①对外感风寒，恶寒无汗，脉弦紧者，可加羌活解表；头痛，眉棱骨痛，加白芷、葛根；发热者，加黄芩、芦根。②外感风热，咽喉干痛多用牛蒡子；声音嘶哑者，加射干、诃子肉、玄参，多效。③气阴两伤者，一般用生地黄、沙参、麦冬；对高热者，可予羚羊粉0.6g冲服，以防热重扰心。

（二）甘寒滋润剂

1. 百合固金汤

为治疗肺肾阴虚，虚火上炎所致之咳嗽、痰中带血的常用方剂。

（1）药物组成：生地黄、熟地黄、当归、玄参、贝母、桔梗、麦冬、白芍、甘草、百合。

（2）功能主治：养阴清热，润肺化痰，主治肺肾阴虚，虚火上炎，咽喉燥痛，咳嗽气喘，或痰中带血，手足烦热，舌红少苔，脉细数症。

（3）辨证要点：以干咳气喘、咽喉燥痛、舌红少苔、脉细数为辨证要点。

（4）方义：方中以百合、生地黄、熟地黄为君。百合清热生津，止咳除烦；二地合用，配百合，滋阴生津，并养肺肾之阴；麦冬养肺胃阴，助百合润肺止咳；玄参滋阴降火，助地黄养阴清热；当归、白芍柔肝养血，制约肝火；贝母、桔梗清肺化痰，理气止咳；以甘草为使。诸药合用，共奏滋阴降火、止咳消痰功效。

（5）按语：脾胃功能差者慎用本方，或加白术、陈皮、砂仁健脾胃；对痰多者，可加瓜蒌，清润祛痰。

2. 养阴清肺汤

为治疗上呼吸道感染、急慢性气管炎等广为应用的清热养阴、凉血解毒、润肺止咳方剂。

（1）药物组成：生地黄、麦冬、玄参、白芍、贝母、丹皮、薄荷、甘草。

（2）功能主治：养阴清肺，主治急慢性气管炎，口唇干燥，咳嗽，痰吐不爽症。

（3）辨证要点：以咳嗽、痰吐不爽、口唇干燥、咽喉肿痛等为辨证要点。

（4）方义：方中生地黄、玄参为君药，滋阴清热，凉血解毒；麦冬、白芍、丹皮养阴清肺润燥，凉血解毒，而消咽痛；贝母、薄荷、甘草润肺止咳，清化热痰，散风解毒，而利咽喉。

3. 麦门冬汤

为治疗肺痿的主要方剂。肺痿系慢性气管炎、支气管扩张、肺气肿、肺纤维化等慢性肺部疾病，经久不愈，致咳嗽气短、咳吐浊唾涎沫为特征的慢性虚弱性病证。多属阴虚或阴虚内热证。

（1）药物组成：麦冬、人参、半夏、大枣、粳米、甘草。

（2）功能主治：益胃生津，降逆下气。主治肺胃阴伤，气火上炎，咳吐涎沫，咽干口渴，舌红，脉虚数症。

（3）辨证要点：以咳吐涎沫、舌干红少苔、脉虚数为辨证要点。

（4）方义：本证病位在肺，病源在胃，系因胃虚有热，经久津液不足，虚火上炎而致。方中应用大剂量麦冬养胃阴、生肺津，并清肺胃虚热，为君药；人参、大枣、甘草、粳米健脾益胃，助麦冬滋养中焦气阴，使津液得以上归于肺，使肺得以滋养；半夏下气降逆，畅通胃气，而化其痰涎。为防止重用麦冬与滋阴益气药影响脾之运化功能，中焦壅塞，加半夏以燥湿化痰，健脾和胃，此为妙用。

（5）按语：对肺痿干咳津伤较重者，可加北沙参、玉竹、石斛，以养肺胃之阴；有潮热者，可加银柴胡、地骨皮等。

4. 增液汤

为治疗肠胃津气不足，大便秘结方剂。

（1）药物组成：玄参、生地黄、麦冬。

（2）功能主治：增液润燥，主治阴津亏损，便秘，舌红，脉细稍数或沉而乏力症。

（3）辨证要点：以便秘、舌干红、脉细稍数为辨证要点。

（4）方义：方中重用玄参养阴生津，清热解毒；麦冬滋阴润燥；生地黄养阴清热。三药合用，共奏增液润燥通便作用。

（5）按语：老年人津液气血不足便秘常见。长期使用大黄、番泻叶、芦荟会发生不良反应，予在本方剂基础上，重用生白术、当归、瓜蒌仁，加肉苁蓉、莱菔子（必要时加火麻仁），辨证用药，多效。

十二、泻下剂

（一）寒下剂

1. 大承气汤

为治疗胃肠实热积滞的常用峻下方剂。

（1）药物组成：大黄、枳实、厚朴、芒硝。

（2）功能主治：峻下热结，主治阳明腑实证。

（3）辨证要点：临床以"痞"（脘腹部闭塞重压感）、"满"（脘腹胀满）、"燥"（肠内有硬结粪块，按之坚硬）、"实"（肠胃内有燥屎、宿食之有形实邪）为辨证要点，临床症见腹满硬痛，日晡潮热，舌苔焦黄起芒刺，或焦黄（黑）燥裂，脉沉实。

（4）方义：本方为峻下阳明实热积滞而设。方用味苦性寒的大黄荡涤胃肠积滞，泄热通便，为主药；芒硝泄热除积，软坚润燥，加强涤荡积滞力量；厚朴行气除满；枳实破气散结。本方去芒硝，名小承气汤。如仅有燥热结内，无痞满，则去枳实、厚朴，加入甘草，名调胃承气汤。

（5）按语：临床应用承气类方剂时，一般掌握：大热大实者应用大承气汤；小热小实者用小承气汤；如实热尚在胃中，则用调胃承气汤。关于方中大黄、厚朴的用量，一般应大黄用量多于厚朴，对痞满较轻者宜减厚朴用量。

对急性阑尾炎、急性胆囊炎、肠梗阻以及某些急性病（包括流行性乙型脑炎、败血症）过程中高热、神志障碍证属阳明腑实证者，以本方为基础辨证加减，多能获效。此外，外科腹部手术后，辨证使用本方剂，可起到防治术后胀气鼓肠、提前恢复胃肠功能的作用。

2. 大黄牡丹（皮）汤

为治疗肠痈的常用方剂。

（1）药物组成：大黄、丹皮、冬瓜子、桃仁、芒硝。

（2）功能主治：泄热化瘀，消结散痈，主治肠痈。

（3）辨证要点：临床以右少腹疼痛拒按、局部有痞块、发热、舌红、薄黄苔、脉滑数为辨证要点。

（4）方义：本方为治疗肠痈（急性阑尾炎）的代表方。本方以清下消痈、活血逐瘀立法。方中用大黄苦寒清泻毒热，逐肠间瘀滞；配丹皮清热凉血，加强大黄祛瘀之力。两药共泄瘀热，为主药。芒硝润下软坚，助大黄荡涤实热，化除壅滞；加桃仁破血散瘀；用冬瓜子清热散结，消痈排脓。诸药合用，共奏泄热祛瘀、消痈散结之效。

（5）按语：本方对急性阑尾炎属湿热内蕴者疗效肯定。对急性重型化脓性或坏疽性阑尾炎或并发腹膜炎者应及时行外科手术治疗。予应用本方时，对高热、腹痛者，加黄连、银花、公英、赤芍、败酱草、红藤清热解毒散瘀，加延胡索活血止痛，多获良效。

3. 凉膈散

为治疗上中焦热邪炽盛的常用方剂。

（1）药物组成：大黄、芒硝、栀子、连翘、黄芩、薄荷、甘草。

（2）功能主治：泻火通便，主治上中二焦热邪炽盛。

（3）辨证要点：临床以口舌生疮、口渴便秘、舌红苔黄、脉滑或稍洪而数为辨证要点。

（4）方义：本方以泻火通便立法。方中重用连翘清热解毒，开结泄热，并清心火，除膈热，为主药；配大黄、芒硝泻火通便；加甘草缓和大黄、芒硝之峻性，又可扶正祛邪；薄荷、栀子、黄芩清热泻火解毒；薄荷疏散风热。诸药合用，共奏清上泻下、消除上中焦膈中实热之效。

（5）按语：本方对咽喉红肿、口舌生疮之上中二焦热邪炽盛者疗效肯定。壮热、烦渴、唇焦、口舌生疮、舌红苔黄者，去大黄、芒硝，加生石膏、知母；高热、烦躁者，加羚羊角粉 0.5~1g 冲服。

(二) 温下剂

1. 大黄附子汤

为治疗寒积实证的常用方剂。

(1) 药物组成：大黄、炮附子、细辛。

(2) 功能主治：温里散寒，通便止痛，主治寒积实证。

(3) 辨证要点：临床以腹中冷痛、大便不通、脉弦紧为辨证要点。

(4) 方义：本方以散寒实、荡积滞立法。方中附子温里散寒，回阳通脉，治疗腹中冷痛；本病证寒实郁结，非峻泻不能去，故用大黄荡涤实结（邪）；加用细辛，散寒破结之力得以增强。

(5) 按语：临床工作中有时遇到脘腹胀满、恶心呕吐、腹中冷痛、手足厥逆之寒积患者，往往久治不愈，予使用本方剂辨证加减（腹满痛可加木香、厚朴，痛重者加桂枝、白芍、炙甘草等），多获良效。

2. 温脾汤

为治疗寒积的常用方剂。

(1) 方剂组成：大黄、人参、干姜、附子、甘草。

(2) 功能主治：温补脾阳，泻下冷积，主治脾阳不足，冷积结于胃肠。

(3) 辨证要点：临床以腹痛、便结、手足欠温、舌淡苔白润、脉沉滑为辨证要点。

(4) 方义：本方剂以温阳补虚、通便去积立法。方中用大辛大热的附子温肾暖脾，疏散寒凝，配大黄泻下冷积，共为本方主药。加干姜助附子温中散寒，用人参益气，防大黄泻下伤气，加甘草补中，调和诸药，并助人参补气。诸药合用，共奏温补脾（肾）阳、攻逐冷积之效。

(5) 按语：临床对冷积实证，单用补法，多不奏效，须用大辛大热猛药附子，配伍苦寒泻下药大黄和暖中药干姜，才能撼动冷（寒）积，泻下排除。须指出，在遇到寒凝气滞突出的冷积腹痛时，予常加入肉桂、木香、厚朴（枳实），呕吐者加半夏、砂仁、白蔻，可获满意疗效。

(三) 润下剂

1. 麻子仁丸

为治疗肠胃燥热津亏、大便秘结的常用方剂。

(1) 药物组成：麻子仁、白芍、杏仁、大黄、枳实、厚朴。本方系在小承气汤（大黄、枳实、厚朴）基础上减轻大黄、厚朴分量，加入白芍、麻仁、杏仁而成。

(2) 功能主治：润肠通便，主治肠胃燥热伤津便结。

(3) 辨证要点：临床以脘腹胀满、腹痛、大便干硬燥结、舌红、苔微黄少津、脉沉涩为辨证要点。

（4）方义：方中以麻仁为主，润肠通便；配杏仁、白芍降气润肠，养阴和血；用枳实、厚朴破气行滞；大黄泄热通便。诸药合用，共奏润肠通便之效。

2. 济川煎

为治疗肾虚气弱或病后虚损便秘的常用方剂。

（1）药物组成：当归、牛膝、肉苁蓉、泽泻、枳壳、升麻。

（2）功能主治：温润通便，主治肾虚气弱、病后虚损便秘。

（3）辨证要点：临床以腰酸背冷、大便秘结、舌淡苔白、脉沉细、尺脉尤甚为辨证要点。

（4）方义：本方以温润通便立法。方中肉苁蓉补肾降逆润肠，为主药，用当归滋阴养血，牛膝补肝肾，枳壳行气厚肠，泽泻利尿，加升麻升清阳，共奏温肾养脾、升清（阳）降浊、润肠通便之效。

（5）按语：本方适用于老年人肾阳不足或大病后肾精不足便秘患者。对兼气虚者可加党参、黄芪；肾虚者加熟地黄；肠燥便秘日久者去泽泻，加火麻仁润肠通便；腰背酸痛者，去泽泻，加杜仲、枸杞子。

（四）逐水剂

十枣汤

为治疗悬饮及腹水的常用方剂。

（1）药物组成：甘遂、芫花、大戟、大枣。

（2）功能主治：攻逐水饮，主治悬饮（胸水）、腹水。

（3）辨证要点：临床以水停胁下或腹水、苔白滑、脉沉弦或弦滑有力为辨证要点。

（4）方义：方中甘遂、芫花、大戟均为峻下剂，有较强的逐水作用。甘遂长于祛经隧中水湿，芫花一般用于治疗胸胁伏饮，大戟走胸胁，三种药配伍使用，逐水力更强。三味药均有一定毒性，用大枣扶正补脾，可缓和诸药毒性，减少药物不良反应。

（5）按语：十枣汤等逐水剂，须空腹服用，一般用散剂（三味药各等分，为粉末），每日 1 次，从小剂量（1g）开始用药，以后酌情增至 3g。

当前临床多将峻下逐水剂，例如十枣汤，用于渗出性胸膜炎（悬饮）、慢性肾炎等病。予用之治疗肝硬化腹水（臌胀）。为了增加泻出水样便作用，消除呕吐等不良反应，使用自拟方"破瘀泄水丹"（用巴豆霜、甘遂为主药，配合代赭石降逆镇呕，山甲、䗪虫活血化瘀等），空腹服，晚上 9 点服 3g，连服 3~4 日，遂泻出水样便 4~6 次，腹水逐日消除，共治疗 69 例（其中 31 例对照），获良好疗效。夜晚服药用意在于，患者泻下数次虽然影响睡眠，但由于腹水消除，日间能进食、休息，有利患者疾病恢复。须指出：中药巴豆、甘遂、芫花等峻下逐水剂的特点是，随泻下而腹水逐渐消退，而服硫酸镁后虽有水样便，但腹水并不消减。

十三、固涩剂

（一）涩肠固脱剂

1. 真人养脏汤

为治疗脾肾虚寒泻利的常用方剂。

（1）药物组成：人参、肉桂、肉豆蔻、诃子、罂粟壳、白芍、当归、白术、木香、甘草。

（2）功能主治：温中补虚，涩肠止泻，主治脾肾虚寒泻利。

（3）辨证要点：临床以大便滑脱不禁、腹痛、喜温喜按、倦怠纳呆、舌淡苔白、脉沉细或迟为辨证要点。

（4）方义：本方剂以温中补虚、涩肠止泻立法。方中人参、白术健脾补气，为主药。用肉豆蔻、肉桂温脾暖肾，以诃子肉、罂粟壳涩肠止泻，用当归、白芍养血和阴，木香理气，甘草和中，合白芍缓急止痛。诸药合用，共奏温中补虚、涩肠止泻之效。

2. 四神丸

为治疗脾肾虚寒、五更泄泻的主要方剂。

（1）药物组成：肉豆蔻、补骨脂、五味子、吴茱萸。

（2）功能主治：温肾暖脾止泻，主治脾肾虚寒所致之五更泄泻。

（3）辨证要点：临床以黎明前肠鸣泄泻、舌淡、苔白滑、脉沉细或迟弱为辨证要点。

（4）方义：本方剂以温补脾肾、固肠止泻立法。方中补骨脂补命门之火以温运脾阳，为主药；配吴茱萸、肉豆蔻温中散寒，涩肠止泻；五味子酸敛固涩。诸药合用，共奏温肾补脾、涩肠止泻之效。补骨脂与肉豆蔻相配，名"二神丸"，温补脾肾，涩肠止泻。五味子、吴茱萸相配，名"五味子散"，温中止泻。

（5）按语：现代常将本方用于慢性肠炎、肠结核等疾病证属脾肾虚寒的久泻或五更泄泻，多获良效。对肾阳虚，泄泻无度，腰酸肢冷者，加炮附子、肉桂；兼少腹痛者，可加小茴香、木香暖肾行气止痛；久泻脱肛者，加黄芪、升麻。

（二）固表止汗剂

1. 牡蛎散

为治疗卫气不固、心阳不潜而致自汗的常用方剂。

（1）药物组成：煅牡蛎、黄芪、麻黄根、浮小麦。

（2）功能主治：敛汗固表，主治体虚卫外不固，自汗，心悸，气短，舌淡红，脉细弱等症。

（3）辨证要点：以自汗、气短、舌质淡红、脉细弱为辨证要点。

（4）方义：方中牡蛎潜阳涩汗，黄芪益气固表，麻黄根收敛止汗，浮小麦清心热而止汗，共奏益气固表、敛阴止汗疗效。

（5）按语：本方为治疗卫外不固、心阳不潜自汗的方剂。①如兼气虚则加党参、白术益气健脾；兼血虚则加熟地黄、当归；如兼阳虚则加附子、桂枝、白术；兼阴虚者加生地黄、白芍。②用药后疗效不佳，汗仍不止，可加五味子敛汗养心安神。

2. 玉屏风散

为治疗表虚自汗的常用方剂。

（1）药物组成：黄芪、白术、防风。

（2）功能主治：益气固表止汗，主治表虚卫阳不固，恶风自汗，舌淡苔白，脉浮或虚弱，易感风邪者。

（3）辨证要点：以自汗、面色㿠白、舌淡苔白、脉浮或虚软为辨证要点。

（4）方义：方中黄芪益气固表为主；配白术益气健脾，固表止汗；防风走表祛风邪，助黄芪御风。三药合用，共奏益气固表止汗功效。

（5）按语：本方与桂枝汤均为自汗恶风治疗方剂，但本方治疗表虚、卫阳不固自汗，重点在于益气固表止汗，而桂枝汤治疗营卫不和自汗，治疗重点在于调和营卫。

（三）涩精止遗剂

金锁固精丸

为肾虚不固、遗精滑泄的常用方剂。

（1）药物组成：沙苑蒺藜、芡实、莲须、莲子、龙骨、牡蛎。

（2）功能主治：固肾涩精，主治肾虚不固，遗精滑泄，神疲乏力，腰痛耳鸣，舌淡苔白，脉细弱症。

（3）辨证要点：以遗精滑泄、腰痛耳鸣、舌淡苔白、脉细弱为辨证要点。

（4）方义：方中沙苑蒺藜补肾益精止遗为主药；芡实、莲子补肾涩精，益气宁心；龙骨、牡蛎、莲须固精止遗，收敛固脱。诸药合用，共奏固肾涩精之效。

十四、治风剂

（一）疏散外风剂

1. 川芎茶调散

为治疗伤风感冒头痛的常用方剂。

（1）药物组成：荆芥、防风、细辛、白芷、薄荷、羌活、川芎、甘草。

（2）功能主治：疏散风邪，升清泄热，主治外感风邪，偏正头痛，颠顶痛，恶寒发热，鼻塞，舌苔薄白，脉浮滑症。

（3）辨证要点：以外感风寒头痛、偏正头痛或颠顶痛、脉浮为辨证要点。

（4）方义：方中川芎主治少阳、厥阴经（头部两侧或颠顶痛）头痛，羌活治疗太阳经（头后部痛，牵及项部）头痛，白芷主治阳明经（前额、眉棱骨部）头痛。细辛、薄荷、荆芥、防风升散向上，疏散上部风邪以止痛。茶叶清散风热，降火生津，可防止风药升散过度。川芎善走窜，上行颠顶，下至血海，散风活血，为治疗头痛要药。配羌活、白芷、细辛、荆芥、防风等共奏疏散风邪止痛功效。

（5）按语：本方剂适于风寒头痛；治疗风热头痛可去细辛、羌活，加菊花、僵蚕、蔓荆子；对经久不愈头痛，应查找病因，可加全蝎、僵蚕、桃仁、红花以加强搜风止痛、活血通络作用。

2. 牵正散

为治疗风中经络、口眼歪斜的常用方剂。

（1）药物组成：白附子、僵蚕、全蝎。

（2）功能主治：祛风化痰，主治风痰阻于太阳、阳明经络，症见口眼歪斜。

（3）辨证要点：以中风面瘫、口眼歪斜为辨证要点。

（4）方义：方中白附子入阳明经，善上行，散风止痛，能祛头面风，并有燥湿化痰作用，为君药。僵蚕祛风化痰散结；全蝎息风止痉，长于通络。三药配伍，共奏息风止痉镇痛作用。

（5）按语：①有报道，应用本方治疗面神经麻痹、三叉神经痛获良好疗效。面神经麻痹急性期常加用防风、荆芥、白芷等疏散风邪药，慢性期加黄芪、当归、川芎、地龙、赤芍等补气活血化瘀药物；治疗三叉神经痛配伍蜈蚣加强祛风镇痉止痛作用。②口眼歪斜，因风痰阻络，偏于风寒湿而致者，为本方适应证。肝风内动所致之半身不遂、口眼歪斜等症不宜单独使用本方。

（二）平息内风剂

天麻钩藤饮

为治疗肝阳上亢、头晕目眩、头痛耳鸣常用方剂。

（1）药物组成：天麻、钩藤、石决明、杜仲、桑寄生、栀子、黄芩、益母草、茯神、首乌藤、牛膝。

（2）功能主治：平肝息风，清热安神，主治头晕，头痛，眩晕，舌红，脉弦等症。

（3）辨证要点：用于肝阳上亢，肝经有热者，以头晕目眩、头痛、耳鸣、失眠、舌红、脉弦为辨证要点。

（4）方义：方中天麻平抑肝阳，而治眩晕，兼息风止痉；配钩藤、石决明加强平肝潜阳、息风止晕作用，并可安神；配伍栀子、黄芩、杜仲、桑寄生、牛膝、益母草清肝热，补肝肾，活血化瘀。诸药合用，共奏平肝息风、清热安神之效。

十五、安神剂

（一）重镇安神剂

朱砂安神丸

（1）药物组成：朱砂、黄连、炙甘草、生地黄、当归。

（2）功能主治：镇心安神，清热养血，主治心神烦乱，怔忡，失眠多梦，舌红，脉细数症。

（3）辨证要点：以心烦失眠、舌红、脉细数为辨证要点。

（4）方义：方中朱砂清心火、镇浮阳、安心神，配黄连清心除烦，用当归养血，生地黄滋阴补肾，阻抑心火上炎，甘草和中调药，共奏清热养血、镇心安神作用。

（5）按语：朱砂有毒（含硫化汞），不宜增量多服，亦不入煎剂。对严重阴虚内热、严重失眠而肝肾功能正常者可临时服用，不能久服。

（二）滋养安神剂

1. 酸枣仁汤

为治疗肝血不足，阴虚内热所致之虚烦不眠方剂。

（1）药物组成：酸枣仁、茯苓、知母、川芎、甘草。

（2）功能主治：养血安神，清心除烦，主治虚劳虚烦不眠，心悸盗汗，头晕目眩，口干咽燥，脉弦或细数症。

（3）辨证要点：以心悸头晕、脉弦或细数为辨证要点。

（4）方义：方中酸枣仁养肝血而安神，为君药。川芎畅气血，调肝气，与枣仁一收一散，有利于发挥养血安神功效，用茯苓（或茯神）健脾宁心，知母滋阴降火，加甘草和中，调和药性，共奏养血安神、清热除烦作用。

2. 天王补心汤

为治疗阴亏血少，心悸、失眠的常用方剂。

（1）药物组成：生地黄、天冬、麦冬、玄参、酸枣仁、柏子仁、当归、人参、丹参、桔梗、远志、茯苓。

（2）功能主治：滋阴清热，补心安神，主治阴亏血少所致之心悸、失眠、脉细数等症。

（3）辨证要点：以阴虚内热、心悸失眠、舌红少苔、脉细数为辨证要点。

（4）方义：方中生地黄、玄参滋阴清热，壮水制火；天冬、麦冬协助君药加强滋阴清热；丹参、当归除烦热，养心血；人参、茯苓益气安神；柏子仁、酸枣仁、远志宁心安神；五味子敛心气。诸药合用，共奏养阴安神作用。

十六、开窍通关剂

（一）凉开剂

1. 安宫牛黄丸

（1）药物组成：牛黄、郁金、犀角（用代用品）、黄连、黄芩、山栀、梅片、珍珠、麝香、雄黄、朱砂、金箔衣。

（2）功能主治：清热解毒，豁痰开窍，主治中风窍闭或温热病热邪内陷心包、痰热蒙蔽心窍所致之高热烦躁，神昏谵语，舌蹇肢厥等症。

（3）辨证要点：本药是清热、开窍并重方剂，以高热、神昏为辨证使用要点。

（4）方义：方中牛黄善清心经大热，宣达心包络之邪，能豁痰开窍，息风定惊；犀角（用代用品）长于清心经热毒，凉血解毒，安神开窍；麝香芳香走窜，长于通关开窍，共为君药。黄连、黄芩、栀子助犀角（用代用品）、牛黄清心泻火解毒，栀子通泻三焦；雄黄解毒，助牛黄豁痰开窍；郁金、水片芳香走窜，开窍散邪；朱砂、珍珠清心热，安心神；用金箔为衣。诸药合用，共奏清热解毒、豁痰开窍、镇心安神作用。

（5）按语：①流行性乙型脑炎、脑脊髓膜炎、脑血管意外、肝昏迷等疾病，属热入营血、痰热内闭而昏厥者可用本方辨证加减治疗。予于 1969 年治疗乙型脑炎重症患者 76 名，治愈率 91.2%（单西医治疗为对照组为 40.0%）。体会：对邪入心包者，辨证治疗方剂中须用犀角或安宫牛黄丸（水牛角 10 倍于犀角剂量，疗效远不及犀角），否则疗效不佳，可见安宫牛黄丸（方中有犀角）在治疗暑温邪入营血重症的良好作用。②安宫牛黄丸专为救急而用，不能口服者可鼻饲给药。

牛黄清心丸，由牛黄、朱砂、黄连、黄芩、栀子、郁金组成。功用与安宫牛黄丸相似，但较之疗效为差，尤其在解毒开窍方面，如加入犀角（用代用品）则清热解毒等作用增强。

2. 紫雪丹

为治疗热病神昏痉厥的重要方剂。

（1）药物组成：石膏、寒水石、磁石、滑石、犀角屑（用代用品）、羚羊角屑、青木香、沉香、玄参、升麻、芒硝、硝石、麝香、朱砂、黄金、丁香、甘草。

（2）功能主治：清热解毒，镇痉开窍，主治温热病热邪内陷心包所致之高热烦躁、神昏谵语、痉厥、尿赤便闭等症。

（3）辨证要点：以高热、神昏、痉厥为辨证要点。

（4）方义：方中生石膏善清气分大热，生津止渴除烦；寒水石助石膏清热泻火；滑石寒滑利窍，善于引热下行，使热从尿出；犀角（用代用品）清营凉血解毒；羚羊角屑清心凉肝，息风止痉；麝香开窍醒神；升麻、玄参、甘草清热解毒，滋阴生津；朱砂、磁石、黄金重镇安神；芒硝、硝石通腑泄热散结；木香、沉香、丁香行气解郁，助麝香开窍。诸药合用，共奏清热解毒、开窍、息风止痉功效。

（5）按语：安宫牛黄丸、紫雪丹均为凉开剂，都有清热解毒、开窍醒神作用。但二方又有不同：安宫牛黄丸清热之力较强，善于豁痰，适于热陷心包，痰热蒙蔽心窍，高热、神昏并重者；而紫雪丹清热之功较差，具有清热开窍、息风止痉特点，适于高热神昏、痉厥抽搐者。

（二）温开剂

苏合香丸

为治疗阴闭证的代表方剂。

（1）药物组成：白术、青木香、乌犀屑（用代用品）、香附子、朱砂、诃子、白檀香、安息香、沉香、麝香、丁香、荜茇、龙脑、苏合香油、乳香。

（2）功能主治：温通开窍，行气化浊，主治中风所致之突然昏倒、牙关紧闭、不省人事。

（3）辨证要点：以突然昏倒、牙关紧闭、面白、脉沉迟有力为辨证要点。

（4）方义：方中苏合香、麝香、安息香等10种香药开窍启闭。丁香、沉香行气散寒，又有犀角（用代用品）清心解毒，朱砂镇心安神，并用白术健脾益气、和中化浊，共奏芳香开窍、行气化浊作用。

十七、驱虫剂

乌梅丸

为治疗蛔厥证的常用方剂。

（1）药物组成：乌梅、细辛、蜀椒、黄连、黄柏、干姜、桂枝、人参、当归、炮附子。

（2）功能主治：温脏安蛔，主治蛔厥（胆道蛔虫症）证。

（3）辨证要点：临床以腹痛时作、呕吐蛔虫、手足厥逆、苔白、脉弦滑而紧为辨证要点。

（4）方义：方中乌梅味酸，能安蛔，为主药；细辛、川椒温脏驱蛔；附子、干姜、桂枝大辛大热，温脏驱虫；黄柏、黄连清上焦热，并驱蛔下行；人参、当归扶正养血。

（5）按语：本方剂为治疗蛔厥（胆道蛔虫症）的良好方剂，但其作用只在安蛔止痛，对蛔虫并无杀灭作用。为此，应于症状消退后，选用适当驱杀蛔虫药物，如苦楝根皮、使君子或驱蛔灵等。

附　方剂名录

一画

一贯煎：沙参、麦冬、当归、生地黄、枸杞子、川楝子。

二画

二妙散：苍术、黄柏。

二陈汤：半夏、陈皮、茯苓、甘草、乌梅。

十灰散：大蓟、小蓟、侧柏叶、荷叶、茅根、茜草、大黄、栀子、丹皮、棕榈皮。

十全大补汤：人参、白术、茯苓、炙甘草、熟地黄、当归、白芍、川芎、黄芪、肉桂。

十枣汤：甘遂、芫花、大戟、大枣。

丁香柿蒂汤：丁香、柿蒂、人参、生姜。

七味白术散：人参、白术、茯苓、炙甘草、木香、藿香叶、葛根。

八珍汤：人参、白术、茯苓、甘草、当归、白芍、川芎、熟地黄。

八正散：萹蓄、瞿麦、木通、车前子、大黄、滑石、栀子、甘草。

人参蛤蚧散：人参、蛤蚧、杏仁、知母、茯苓、桑白皮、贝母、甘草。

九味羌活汤：羌活、防风、苍术、细辛、川芎、白芷、生地黄、黄芩、甘草。

三画

三仁汤：杏仁、白蔻仁、生薏苡仁、厚朴、白通草、竹叶、半夏、滑石。

三子养亲汤：白芥子、苏子、莱菔子。

大建中汤：人参、蜀椒、干姜、胶饴。

大承气汤：大黄、芒硝、枳实、厚朴。

大柴胡汤：柴胡、黄芩、半夏、枳实、白芍、大黄、生姜、大枣。

大黄牡丹汤：大黄、丹皮、桃仁、冬瓜子、芒硝。

大黄附子汤：大黄、炮附子、细辛。

大黄黄连泻心汤：大黄、黄连。

大黄硝石汤：大黄、黄柏、栀子、硝石。

小半夏汤：半夏、生姜。

小青龙汤：麻黄、白芍、细辛、干姜、桂枝、五味子、半夏、甘草。

小建中汤：桂枝、白芍、甘草、生姜、大枣、饴糖。

小承气汤：大黄、枳实、厚朴。

小柴胡汤：柴胡、黄芩、人参、半夏、生姜、大枣、甘草。

小陷胸汤：黄连、半夏、瓜蒌实。

川芎茶调散：川芎、荆芥、防风、细辛、白芷、薄荷、羌活、甘草。

四画

止嗽散：桔梗、白前、紫菀、荆芥、陈皮、百部。

贝母瓜蒌散：贝母、瓜蒌、花粉、茯苓、橘红、桔梗。

牛黄清心丸：牛黄、朱砂、黄连、黄芩、栀子、郁金。

开道散：硼砂、火硝、硵砂、沉香、冰片、礞石。

开噤散：人参、黄连、石菖蒲、丹参、石莲子、茯苓、陈皮、冬瓜子、陈米、荷叶蒂。

天台乌药散：小茴香、天台乌药、木香、青皮、高良姜、槟榔、川楝子、巴豆。

天王补心丹：酸枣仁、柏子仁、天冬、麦冬、生地黄、当归、五味子、人参、玄参、丹参、茯苓、远志、桔梗。

天麻钩藤饮：天麻、钩藤、石决明、杜仲、桑寄生、栀子、黄芩、益母草、茯神、牛膝、首乌藤。

木香顺气散：木香、香附、青皮、陈皮、枳壳、川楝子、川芎、苍术、厚朴、槟榔、生姜、甘草。

木香槟榔丸：木香、槟榔、青皮、莪术、黄连、黄柏、大黄、炒香附、黑牵牛。

五仁丸：桃仁、杏仁、柏子仁、郁李仁、松子仁、陈皮。

五皮饮：生姜皮、桑白皮、陈橘皮、大腹皮、茯苓皮。

五苓散：白术、泽泻、猪苓、茯苓、桂枝。

五淋散：赤芍、栀子、赤苓、当归、甘草。

少腹逐瘀汤：小茴香、干姜、延胡索、没药、蒲黄、五灵脂、肉桂、赤芍、当归、川芎。

升陷汤：生箭芪、知母、桔梗、升麻、柴胡。

化虫丸：鹤虱、槟榔、苦楝根皮、炒铅粉、枯矾。

化肝煎：栀子、丹皮、白芍、青皮、陈皮、泽泻、土贝母。

化积丸：三棱、莪术、海浮石、阿魏、香附、雄黄、瓦楞子、槟榔、苏木、五灵脂。

化斑汤：石膏、知母、玄参、犀角（用代用品）、粳米、甘草。

化瘀汤：当归、赤芍、丹皮、桃仁、红花、丹参、山甲、白术、青皮、牡蛎、泽泻。

丹参饮：丹参、檀香、砂仁。

丹栀逍遥散：丹皮、栀子、当归、白芍、柴胡、茯苓、白术、甘草、生姜、薄荷。

乌梅丸：乌梅、细辛、干姜、黄连、当归、炮附子、蜀椒、桂枝、人参、黄柏。

六合汤：砂仁、半夏、杏仁、人参、白术、藿香、扁豆、赤茯苓、木瓜、厚朴、甘草。

六君子汤：人参、白术、茯苓、甘草、陈皮、半夏。

六味地黄丸：熟地黄、茯苓、丹皮、山药、山萸肉、泽泻。

六神丸：珍珠粉、牛黄、射干、雄黄、冰片、蟾蜍、百草霜。

六磨汤：沉香、大黄、槟榔、木香、枳壳、乌药。

五画

玉女煎：生石膏、熟地黄、麦冬、知母、牛膝。

玉屏风散：黄芪、白术、防风。

甘露消毒丹：茵陈、黄芩、连翘、藿香、射干、薄荷、滑石、石菖蒲、川贝母、木通、白蔻仁。

左金丸：黄连、吴茱萸。

布袋丸：人参、白术、茯苓、炙甘草、夜明砂、芜荑、芦荟、使君子。

龙胆泻肝汤：龙胆草、黄芩、栀子、泽泻、木通、车前子、当归、柴胡、生地黄、甘草。

平胃散：苍术、厚朴、陈皮、甘草。

归脾汤：白术、人参、茯苓、黄芪、龙眼肉、酸枣仁、木香、当归、远志、甘草。

四君子汤：人参、白术、茯苓、甘草。

四苓散：白术、泽泻、猪苓、茯苓。

四物汤：熟地黄、白芍、当归、川芎。

四逆汤：附子、甘草、干姜。

四逆散：柴胡、枳实、白芍、甘草。

四神丸：肉豆蔻、补骨脂、五味子、吴茱萸。

四磨汤：沉香、槟榔、人参、乌药。

四妙勇安汤：银花、当归、玄参、甘草。

瓜蒌薤白白酒汤：瓜蒌、薤白、白酒。

生脉散：人参、麦冬、五味子。

生姜泻心汤：半夏、黄芩、人参、黄连、生姜、大枣、甘草。

失笑散：蒲黄、五灵脂。

白术芍药散（亦名痛泻要方）：白术、白芍、陈皮、防风。

白头翁汤：白头翁、黄柏、黄连、秦皮。

白虎汤：生石膏、知母、甘草、粳米。

半夏泻心汤：半夏、黄连、黄芩、人参、干姜、大枣、甘草。

半夏厚朴汤：半夏、厚朴、茯苓、苏叶、生姜。

半夏白术天麻汤：半夏、白术、天麻、茯苓、橘红、甘草。

石韦散：石韦、术通、车前子、瞿麦、滑石、榆白皮、冬葵子、赤茯苓。

六画

百合固金汤：生地黄、熟地黄、玄参、贝母、百合、当归、麦冬、桔梗、甘草。

地榆散：地榆、黄连、茜草根、栀子、黄芩、茯神。

芍药汤：白芍、黄连、槟榔、木香、大黄、黄芩、官桂、甘草。

达立通颗粒：柴胡、枳实、木香、陈皮、槟榔、延胡索、半夏等。

当归四逆汤：当归、桂枝、细辛、白芍、通草、大枣、甘草。

当归补血汤：黄芪、当归。

当归建中汤：当归、桂枝、白芍、甘草、生姜、大枣。

当归六黄汤：当归、黄芪、黄连、黄芩、黄柏、生地黄、熟地黄。

当归龙荟丸：当归、龙胆草、芦荟、大黄、青黛、麝香、黄连、黄芩、黄柏、栀子、木香。

防己黄芪汤：防己、黄芪、白术、炙甘草。

耳聋左慈丸：熟地黄、茯苓、丹皮、山药、山萸肉、泽泻、石菖蒲、磁石、五味子。

竹叶石膏汤：竹叶、石膏、半夏、麦冬、人参、甘草、粳米。

血府逐瘀汤：桃仁、红花、当归、生地黄、赤芍、川芎、柴胡、枳壳、牛膝、桔梗、甘草。

舟车丸：甘遂、芫花、大戟、牵牛子、大黄、青皮、陈皮、木香、槟榔、轻粉。

导赤散：生地黄、木通、竹叶、甘草梢。

异功散：人参、白术、茯苓、炙甘草、陈皮。

安宫牛黄丸：牛黄、犀角（用代用品）、郁金、黄连、栀子、珍珠、雄黄、黄芩、朱砂、水片、麝香。

安神定志丸：人参、茯苓、茯神、石菖蒲、远志、龙齿。

朱砂安神丸：朱砂、黄连、生地黄、当归、炙甘草。

七画

麦门冬汤：麦冬、半夏、人参、甘草、大枣、粳米。

麦味地黄丸：麦冬、五味子、熟地黄、茯苓、丹皮、山药、山萸肉、泽泻。

抗癌平丸：珍珠菜、半枝莲、白花蛇舌草、蛇莓、藤梨根、蟾酥、香茶菜、肿节风、兰香草、石上柏。

杏苏散：苏叶、杏仁、半夏、橘皮、前胡、枳壳、桔梗、茯苓、甘草、生姜、大枣。

苏子降气汤：紫苏子、半夏、前胡、厚朴、当归、肉桂、甘草、生姜、大枣。

苏合香丸：乌犀屑（用代用品）、麝香、沉香、白檀香、丁香、龙脑、安息香、白术、青木香、香附子、朱砂、诃子、荜茇、乳香。

苇茎汤：苇茎、薏苡仁、冬瓜仁、桃仁。

芩连四物汤：黄芩、黄连、当归、熟地黄、白芍、川芎。

杞菊地黄丸：枸杞、菊花、熟地黄、山茱萸、山药、丹皮、泽泻、茯苓。

牡蛎散：黄芪、牡蛎、麻黄根、浮小麦。

身痛逐瘀汤：桃仁、红花、当归、川芎、秦艽、羌活、没药、五灵脂、地龙、香附、牛膝、甘草。

沙参麦冬汤：沙参、麦冬、玉竹、桑叶、天花粉、白扁豆、甘草。

连朴饮：制厚朴、黄连、石菖蒲、制半夏、炒香豉、山栀、芦根。

吴茱萸汤：吴茱萸、人参、生姜、大枣。

利胆汤：柴胡、茵陈、郁金、黄芩、大黄、银花、大青叶、白芍、木香、芒硝。

利胆排石汤：金钱草、茵陈、黄芩、木香、郁金、大黄、槟榔、枳实、厚朴、芒硝。

肠病康：黄连、白芍、知母、黄柏、丹皮、生地黄、升麻。

肠康：黄连、赤芍、白芍、秦皮、白术、云苓、木香、厚朴、吴茱萸。

沉呃散：公丁香、木香、厚朴、沉香。

沉香化气胶囊：沉香、木香、藿香、香附、砂仁、陈皮等。

良附丸：高良姜、香附。

启膈散：郁金、砂仁壳、川贝、茯苓、丹参、沙参、荷叶蒂、杵头糠。

补中益气汤：黄芪、人参、白术、橘皮、升麻、柴胡、当归、甘草。

补阳还五汤：桃仁、红花、当归尾、赤芍、川芎、生黄芪、地龙。

补肺汤：人参、黄芪、五味子、熟地黄、桑白皮、紫菀。

补肝汤：当归、白芍、川芎、熟地黄、木瓜、桃仁、麦冬、甘草。

附子理中丸：附子、人参、干姜、白术、甘草。

八画

定喘汤：麻黄、白果、款冬花、半夏、桑白皮、苏子、黄芩、杏仁、甘草。

青蒿鳖甲汤：青蒿、鳖甲、生地黄、知母、丹皮。

苓桂术甘汤：茯苓、桂枝、白术、甘草。

抵当汤：水蛭、虻虫、桃仁、大黄。

肾气丸：地黄、茯苓、丹皮、山药、山茱萸、泽泻、桂枝、炮附子。

知柏地黄丸：知母、黄柏、熟地黄、山萸肉、山药、泽泻、丹皮、茯苓。

使君子散：使君子、苦楝子、芜荑、甘草。

金铃子散：金铃子、延胡索。

炙甘草汤：甘草、人参、地黄、桂枝、麦冬、麻仁、阿胶、生姜、大枣。

泻心汤：大黄、黄连、黄芩。

泻黄散：藿香叶、山栀子、石膏、防风、甘草。

泻白散：地骨皮、桑白皮、甘草。

治蛲散：槟榔、百部、苦楝根皮。

实脾饮：白术、厚朴、木瓜、木香、草果仁、大腹皮、炮附子、茯苓、炮干姜、炙甘草。

参附汤：人参、炮附子。

参苓白术散：人参、白术、茯苓、山药、白扁豆、莲子肉、薏苡仁、砂仁、桔梗、甘草。

参苓解毒汤：人参、丹参、茯苓、黄连、干姜、鸡内金、姜半夏、枳壳。

参蛤散：人参、蛤蚧。

羌活胜湿汤：羌活、独活、川芎、蔓荆子、藁本、防风。

金锁固精丸：沙苑蒺藜、芡实、莲须、莲子、龙骨、牡蛎。

奔豚汤：李根白皮、葛根、半夏、生姜、当归、川芎、白芍、黄芩、甘草。

奔豚丸：附子、吴茱萸、肉桂、小茴香、川楝子、木香、橘核、荔枝核、茯苓。

九画

养阴清肺汤：生地黄、麦冬、玄参、白芍、贝母、丹皮、薄荷、甘草。

冠心Ⅱ号：丹参、川芎、赤芍、红花、降香。

茵陈五苓散：茵陈、白术、茯苓、猪苓、泽泻、桂枝。

茵陈术附汤：茵陈、白术、附子、干姜、肉桂、炙甘草。

茵陈蒿汤：茵陈、栀子、大黄。

枳术丸：枳实、白术。

枳实导滞丸：大黄、枳实、黄连、黄芩、神曲、白术、茯苓、泽泻。

枳实消痞丸：干姜、枳实、厚朴、黄连、人参、白术、茯苓、炙甘草、半夏曲、麦芽曲。

栀子豉汤：栀子、豆豉。

栀子柏皮汤：栀子、黄柏、甘草。

柿石汤：肉桂、干姜、丹参、鸡内金、枳实、三棱、大黄、木香。

厚朴三物汤：大黄、枳实、厚朴。

厚朴温中汤：厚朴、陈皮、茯苓、草豆蔻、木香、干姜、炙甘草。

胃忧康：丹参、白术、茯苓、沉香、砂仁、鸡内金、厚朴等。

胃苓汤：苍术、厚朴、陈皮、炙甘草、白术、泽泻、猪苓、茯苓、桂枝。

香连丸：木香、黄连。

香砂六君子汤：党参、白术、茯苓、炙甘草、陈皮、半夏、木香、砂仁。

香砂异功散：木香、砂仁、党参、白术、茯苓、陈皮、炙甘草。

香砂枳术丸：木香、砂仁、枳实、白术。

保和丸：山楂、神曲、半夏、茯苓、陈皮、莱菔子。

食欲丹：炒白术、云苓、陈皮、木香、厚朴、鸡内金。

独参汤：人参。

独活寄生汤：独活、桑寄生、杜仲、细辛、秦艽、茯苓、肉桂心、防风、人参、当归、白芍、熟地黄、川芎、牛膝、甘草。

急肝散：羚羊角粉、西红花等。

济川煎：当归、牛膝、肉苁蓉、泽泻、升麻、枳壳。

济生肾气丸：地黄、山药、山茱萸、泽泻、茯苓、丹皮、炮附子、桂枝、牛膝、车前子。

牵正散：白附子、僵蚕、全蝎。

十画

桂枝汤：桂枝、白芍、生姜、大枣、甘草。

桂枝甘草汤：桂枝、炙甘草。

桑菊饮：桑叶、杏仁、连翘、芦根、薄荷、菊花、桔梗、甘草。

桑杏汤：桑叶、杏仁、沙参、象贝、豆豉、栀子皮、梨皮。

都气丸：熟地黄、茯苓、丹皮、山药、山萸肉、泽泻、五味子。

桔梗汤：桔梗、甘草。

涤痰汤：制半夏、制南星、陈皮、石菖蒲、茯苓、枳实、人参、竹茹、生姜、甘草。

真人养脏汤：人参、肉桂、白芍、当归、白术、肉豆蔻、木香、罂粟壳、诃子肉、甘草。

真武汤：白术、炮附子、茯苓、白芍、生姜。

桃仁承气汤：桃仁、大黄、芒硝、桂枝、甘草。

桃红四物汤：桃仁、红花、当归、川芎、白芍、熟地黄。

桃花汤：赤石脂、干姜、粳米。

破瘀泻水丹：巴豆霜、甘遂、干漆、炒山甲、䗪虫、川军、芦荟、木香、五灵脂等。

柴芍六君子汤：柴胡、白芍、党参、白术、茯苓、陈皮、半夏、甘草。

柴芍汤：柴胡、白芍、当归、丹皮、生地黄、白术、云苓、甘草。

柴胡疏肝散：柴胡、枳壳、白芍、川芎、陈皮、香附、甘草。

秘结通：生地黄、当归、白芍、天冬、麦冬、桑叶、木香、枳实、瓜蒌仁。

射干麻黄汤：射干、麻黄、生姜、细辛、半夏、五味子。

健脾丸：白术、木香、黄连、白茯苓、人参、神曲、陈皮、砂仁、麦芽、山楂、山药、肉豆蔻。

健脾排石汤（自拟验方）：茵陈、柴胡、大黄、芒硝、金钱草、海金沙、郁金、延胡索、枳壳、白术、云苓、香附。

资生丸：人参、白术、茯苓、薏苡仁、藿香叶、白扁豆、甘草、桔梗、山药、莲子肉、芡实、炒麦芽。

凉膈散：大黄、栀子仁、芒硝、黄芩、连翘、竹叶、薄荷、甘草。

益肝冲剂：丹参、板蓝根、丹皮、生桃仁、归尾、白术、云苓、陈皮、鸡内金、广木香、川朴、山楂、郁金。

益肝康：丹参、归尾、白术、云苓、鸡内金、黄芪等。

益胃汤：沙参、麦冬、玉竹、生地黄。

消水去胀丹：丹参、丹皮、生桃仁、广木香、白术、白蔻仁、鸡内金、水红花子、茯苓、猪苓、泽泻、车前子。

消食散：鸡内金、陈皮。

消黄灵：茵陈、板蓝根、栀子、大黄、银花、泽泻、白茅根、丹参、鸡内金、郁金、白术、川朴。

消黄利胆汤：茵陈、板蓝根、栀子、黄柏、苍术、郁金、泽泻、猪苓、滑石、柴胡、白芍、甘草。

逍遥散：当归、白芍、柴胡、茯苓、白术、甘草、生姜、薄荷。

润肠丸：当归、生地黄、麻仁、桃仁、枳壳。

调胃承气汤：大黄、芒硝、炙甘草。

调营饮：莪术、川芎、当归、延胡索、赤芍、瞿麦、大黄、槟榔、陈皮、大腹皮、葶苈、赤苓、桑白皮、细辛、官桂、白芷、生姜、大枣、甘草。

通幽汤：生地黄、熟地黄、桃仁、红花、当归、炙甘草。

十一画

麻子仁丸：麻子仁、白芍、枳实、大黄、厚朴、杏仁。

麻杏石甘汤：麻黄、杏仁、石膏、甘草。

麻黄汤：麻黄、桂枝、杏仁、甘草。

麻黄连翘赤小豆汤：麻黄、连翘、赤小豆、杏仁、生梓白皮、生姜、甘草、大枣。

理中丸：人参、白术、干姜、炙甘草。

理中安蛔汤：乌梅、川椒、人参、白术、茯苓。

黄土汤：灶心黄土、地黄、白术、炮附子、阿胶、黄芩、甘草。

黄芩汤：黄芩、白芍、甘草、大枣。

黄连上清丸：黄连、黄芩、黄柏、栀子、大黄、石膏、连翘、荆芥穗、防风、白芷、薄荷、蔓荆子、川芎、旋覆花、桔梗、甘草。

黄芪汤：黄芪、陈皮、火麻仁、白蜜。

黄芪建中汤：黄芪、桂枝、白芍、甘草、大枣、饴糖。

黄连安蛔汤：胡连、川椒、白雷丸、生川柏、槟榔。

黄连解毒汤：黄连、黄芩、黄柏、栀子。

银翘散：金银花、连翘、苦桔梗、生甘草、淡竹叶、薄荷、荆芥穗、淡豆豉、牛蒡子。

猪苓汤：猪苓、茯苓、泽泻、阿胶、滑石。

旋覆代赭汤：旋覆花、人参、代赭石、生姜、半夏、甘草、大枣。

清肺饮：桑白皮、生地黄、黄芩、麦冬、山栀等。

清胃散：黄连、当归、生地黄、丹皮、升麻。

清胰汤：柴胡、大黄、芒硝、胡连、黄芩、白芍、木香、延胡索。

清营汤：犀角（用代用品）、生地黄、玄参、竹叶心、麦冬、丹参、黄连、银花、连翘。

清瘟败毒饮：生石膏、生地黄、犀角（用代用品）、黄连、栀子、桔梗、黄芩、知母、赤芍、玄参、连翘、丹皮、竹叶、甘草。

清燥救肺汤：人参、枇杷叶、石膏、桑叶、麦冬、杏仁、甘草。

清骨散：银柴胡、胡黄连、秦艽、青蒿、鳖甲、知母、甘草、地骨皮。

清肝汤：当归、白芍、柴胡、川芎、栀子、丹皮。

清神散：荆芥、防风、羌活、石菖蒲、川芎、僵蚕、菊花、木香、木通、甘草。

栀子柏皮汤：栀子、黄柏、炙甘草。

萆薢分清饮：益智仁、川萆薢、石菖蒲、乌药、茯苓、甘草。

十二画

越婢加术汤：麻黄、石膏、生姜、白术、甘草、大枣。

越鞠丸：苍术、香附、川芎、神曲、栀子。

葛根芩连汤：葛根、黄芩、黄连、炙甘草。

葛根汤：葛根、麻黄、桂枝、白芍、生姜、大枣、甘草。

普济消毒饮：黄芩、黄连、牛蒡子、板蓝根、连翘、薄荷、玄参、升麻、柴胡、陈皮、僵蚕、桔梗、甘草。

葶苈大枣泻肺汤：葶苈子、大枣。

温胆汤：半夏、橘红、茯苓、竹茹、枳实、甘草、大枣。

温脾汤：大黄、附子、干姜、人参、甘草。

滋水清肝饮：熟地黄、茯苓、丹皮、山药、山萸肉、泽泻、白芍、柴胡、栀子、大枣。

滋阴降火汤：天冬、麦冬、生地黄、熟地黄、当归、白芍、知母、黄柏。

滋阴大补丸：熟地黄、山药、茯苓、山萸肉、杜仲、五味子、枸杞子、巴戟天、小茴香、肉苁蓉、石菖蒲、远志、牛膝、大枣。

犀角地黄汤：犀角（用代用品）、生地黄、白芍、丹皮。

犀角散：犀角（用代用品）、茵陈、栀子、黄连、升麻。

犀黄丸：牛黄、麝香、乳香、没药、黄米饭。

强肝胶囊：丹参、当归、白芍、郁金、黄芪、山楂、党参、黄精、生地黄、板蓝根等。

疏凿饮子：商陆、泽泻、木通、椒目、槟榔、秦艽、羌活、茯苓皮、生姜皮、大腹皮、赤小豆。

十三画

蒿芩清胆汤：青蒿、黄芩、竹茹、半夏、赤苓、枳壳、陈皮、碧玉散。

蒲黄散：蒲黄、黄连、薄荷。

榆蓟散：地榆、大蓟、小蓟、黄芩。

暖肝煎：小茴香、当归、枸杞、肉桂、乌药、沉香、茯苓。

解毒利胆汤：茵陈、大黄、黄连、黄芩、郁金、丹皮、枳壳、金钱草、白术、云苓、生甘草。

新柴胡疏肝散：柴胡、枳壳、木香、郁金、川楝子、乌药。

槐花散：槐花、侧柏叶、荆芥穗、炒枳壳。

槐角散：槐角、地榆、当归、防风、黄芩、枳壳。

十四画以上

膈下逐瘀汤：桃仁、红花、赤芍、川芎、丹皮、香附、枳壳、延胡索、乌药、甘草、当归。

增液汤：玄参、麦冬、生地黄。

增液承气汤：玄参、麦冬、生地黄、大黄、芒硝。

摩罗丹：白术、当归、云苓、延胡索、鸡内金、白芍、百合、麦冬、石斛、三七、地榆等。

橘皮竹叶汤：橘皮、竹茹、生姜、人参、甘草、大枣。

橘核丸：橘核、海藻、昆布、川楝子、桃仁、厚朴、枳实、木香、延胡索、木通、桂心。

藿朴夏苓汤：藿香、半夏、赤苓、杏仁、生薏苡仁、白蔻仁、猪苓、淡豆豉、泽泻、厚朴。

藿香正气散：藿香、紫苏、白芷、大腹皮、茯苓、白术、半夏、陈皮、厚朴、桔梗、甘草。

鳖甲煎丸：鳖甲、乌扇、黄芩、柴胡、鼠妇、干姜、大黄、白芍、桂枝、葶苈子、石韦、厚朴、丹皮、瞿麦、半夏、紫葳、人参、䗪虫、阿胶、蜂房、赤硝、桃仁、蜣螂。

酸枣仁汤：酸枣仁、茯苓、知母、川芎、甘草。

缩泉丸：益智仁、乌药、山药。

橘枳姜汤：橘皮、枳实、生姜。

薏苡仁汤：薏苡仁、麻黄、桂枝、防风、羌活、独活、当归、川芎、川乌、苍术、生姜、甘草。

礞石滚痰丸：青礞石、沉香、大黄、芒硝、黄芩。

蠲痹汤：羌活、独活、桂心、秦艽、桑枝、海风藤、当归、川芎、乳香、木香、炙甘草。

碧玉散：六一散（滑石、甘草）、青黛。

第二节　临床常用中药经验择粹

（药物按药名拼音字首 A……Z，ch，sh，zh 排序）

A

1. 艾叶

辛、苦，性温，芳香辛散，具有理气血、温经脉、逐寒湿、止冷痛作用。①用于温经止血。常配伍熟地黄、阿胶、当归、白芍、川芎、甘草等治疗月经过多，崩漏下血，产后出血等症。②用于散寒止痛。对下焦虚寒、腹中冷痛、痛经、经血不调，常与桂枝、香附、地黄、黄芪、当归、白芍、川芎、川断等同用。

此外，本药有燥湿、杀虫、止痒和温通经络作用：①与地肤子、白鲜皮、苍术、黄柏配伍，煎汁熏洗患部，治疗皮肤湿疹瘙痒症。②本药制成艾绒条，用于穴位烧灸，治疗关节冷痛，屈伸不利，寒痹等证。

B

2. 白术

甘，苦，性温，具有健脾益气、燥湿利水、固表止汗作用，适用于脾胃气虚、痰饮水湿内停、自汗、多汗等症。①用于脾胃气虚、脘腹胀满、便溏等症，常与党参、黄芪、茯苓、薏苡仁、山药、甘草等同用。②用于脾虚食积，胃脘痞胀，消化不良，常与枳实或木香、砂仁配伍（枳术丸或香砂枳术丸）。③用于脾虚、水湿内聚、痰饮证，常与茯苓、桂枝、甘草同用（苓桂术甘汤）。④用于体弱表虚不固、自汗、多汗证，多与黄芪、防风同用（玉屏风散）。

白术善补中焦，能健脾化湿止泻。予常将之用于：①脾虚便秘，应用大剂（30~60g）生白术，并与当归30g，火麻仁30g同用。②对脾经湿热，便溏或软便但黏腻不爽，便难者，用大剂炒白术、薏苡仁或加小剂（3g）大黄，有良好疗效。此外，对脾（胃）虚寒、痰饮、口吐清涎者，配用桂枝、茯苓、半夏、干姜、益智仁，多效。

白术、苍术均有健脾燥湿作用。但白术性缓，补多于散，以补脾益气为主，能固表止汗，多用于脾胃气虚证；苍术性燥烈，散多于补，以燥湿健脾为主，并能发汗，多用于脾虚湿困证。如欲健脾除湿兼顾，可二者配伍应用。

3. 白豆蔻

辛、香，性温，具有行气化湿、温中止呕作用，主要用于脾胃寒滞、湿浊内阻证。①用于寒湿阻滞，脘腹胀满，便溏，舌被白腻苔，多与良姜、桂枝、木香、藿香、砂仁等同用。②用于脾胃虚寒，脘腹隐痛，喜热喜按，呃逆，便溏，舌质淡白，有齿痕，苔白厚或腻等，多配伍党参、白术、云苓、木香、陈皮、干姜同用。

白豆蔻能入上焦宽膈下气，达中焦暖脾胃，化寒湿。予对慢性胃炎（病），脾胃湿阻，脘腹胀满，呃逆食少，便溏症，在健脾温中情况下，注意气机调畅，常用炒杏仁宣降肺气，用苏梗或荷梗、白蔻仁、石菖蒲调畅中焦，健脾醒胃；对夹有湿热，大便黏腻不爽，舌苔浊腻者，多配伍薏苡仁、清夏、厚朴、连翘及小量（3g）大黄、大剂量炒白术（30~50g）同用，多效。

4. 白头翁

苦，性寒，具有清利湿热、凉血止痢作用，用于痢疾治疗。常配伍秦皮、赤芍治疗细菌性痢疾；也可将之用于阿米巴痢疾治疗。常用本药大剂（30~60g）配黄柏、地榆、丹皮煎服或灌肠。

5. 白薇

苦，咸，性寒，可清血热，退骨蒸，用于阴虚外感初起（或温病），发热，恶寒，无或少汗，口干，舌红，脉细数，常与银花、桔梗、薄荷等同用。血分无热，脾胃虚寒，便溏者慎用。

6. 白芥子

辛，性温，温肺化痰，利气散结。本药走散力强，多用于寒痰壅滞，肺气不宣，咳嗽气喘，痰白稀薄等症，常与苏子、莱菔子同用。气虚咳嗽及阴虚火旺、皮肤过敏者慎用。

7. 白扁豆

甘，微温，能健脾止泻，和中化湿，具有补而不腻、化湿不燥特点。可健脾化湿止泻。常与党参、白术、薏苡仁、茯苓、怀山药等同用。此外，本药对饮酒过量以及鱼、蟹、河豚等中毒，配甘草，有解毒作用。

8. 白芷 (3~9g,可>30g)

辛，气味香，燥，性温，具有发散风寒、祛风化湿止痛作用。本药能宣肺气，开腠理，散肌表风寒，通鼻窍，多将之用于风寒感冒，恶寒，无汗，头痛，鼻塞。多配伍荆芥、防风、川芎、细辛同用。

白芷系阳明经药，长于祛头面部风邪而止痛。常将之用于风寒而致之前额、眉棱骨痛（阳明经头痛），多配伍葛根、川芎、细辛、羌活、荆芥、防风等同用，有良效。忌用于阴虚火旺头痛。

9. 白鲜皮

苦，性寒，能清热燥湿，祛风毒止痒。常佐以风药，用于皮肤湿热，风毒痒疮。

本药具有一定抗过敏作用。予将之用于：①荨麻疹：本药配伍荆芥、防风、蝉蜕、白蒺藜同用，或用地肤子、白鲜皮各100g煎水去渣，遍身热洗。②慢性湿疹：本药配伍蛇床子、地肤子、苍术、苦参、黄柏、金银花、甘草煎水去渣，外用熏洗。③阴囊或阴部瘙痒：本药加地肤子、川椒、苦参、黄柏、蝉蜕、甘草煎水去渣，熏洗局部，有良好疗效。

10. 白附子

辛、甘，性大温，有毒，具有止痉厥、祛风痰作用，适用于口眼歪斜，风痰阻络。本药辛温燥烈，能升能散，尤善引药上行，为祛风痰要药。

（1）常用于风痰阻络，口眼歪斜（面神经麻痹）治疗，多配伍僵蚕、全蝎（三药等分共为细末，即牵正散，每服3g，热酒送服）同用。急性期可加防风、羌活、白芷；慢性期加黄芪、地龙、赤芍、当归等益气养血药，疗效良好。

（2）本药配伍僵蚕、全蝎、蜈蚣、防风等药，可治疗三叉神经痛。

11. 白英 (15~30g)

苦，性寒，具有清热解毒、抗肿瘤作用。①用于痈肿疮疡，常与蒲公英、野菊花、紫花地丁等同用。②用于肺癌，常配伍半枝莲、鱼腥草、黄芩同用；用于胃癌可配伍白花蛇舌草；用于肝癌常与半枝莲、石上柏、地鳖虫、白花蛇舌草同用。

实验研究表明，本药对动物肿瘤及人体肺癌均有明显抑制作用。

12. 白花蛇舌草 (15~30g)

苦、甘，性寒，具有较强清热解毒作用。

近年研究表明，本药具有抗肿瘤作用。体外试验有抑制肝癌细胞作用。体内试验对小鼠肉瘤 180 有明显抑制作用，并可增强机体免疫作用。现多用于各种癌肿尤其消化系统、淋巴系统肿瘤的治疗，亦用于肠痈、疮疡，可清热解毒，消肿止痛。

13. 白花蛇^{（研服 1~1.5g）}

甘、咸，性温，有毒，具有祛风通络、定惊止痉作用。

本药善走窜，内走脏腑，外达皮肤，能透骨祛风，舒筋通络。①风湿顽痹，肢体麻木，筋脉拘挛，四肢活动不利等症，多与防风、羌活、独活、秦艽、威灵仙、豨莶草等同用。②中风，半身不遂，口眼歪斜，语言謇涩症，常与黄芪、天麻、地龙、全蝎、川芎、红花同用。

附：乌梢蛇

作用与白花蛇类似，但药力较之为差。

蛇蜕^{（研服 1~1.5g）}

具有祛风、镇静、明目退翳、杀虫等作用。可配伍白鲜皮、防风、公英、射干等用于皮肤瘙痒、咽喉肿痛、吞咽困难、疥癣等症。

14. 白及

苦、甘、涩，性微寒，具有较强收敛止血作用，能促进出血病灶愈合作用，亦可用于疮疡痈肿的治疗。

予常将本药研末配三七粉（2∶1）用于食管、胃、十二指肠糜烂、溃疡致之上消化道出血，效佳。

15. 白蒺藜

辛、苦，性平，具有平肝潜阳、疏肝解郁、散风明目作用，适用于肝阳上亢、头晕目眩、肝郁气滞及风疹瘙痒症。①肝阳上亢，头痛，头晕，眼花，舌红或边红，脉弦等症，多配伍天麻、钩藤、石决明、菊花、白芍同用。②风疹，皮肤瘙痒症，多与荆芥、防风、白鲜皮、地肤子、当归等同用，多有良好疗效。

蒺藜有两种：①白蒺藜；②沙苑蒺藜，又名潼蒺藜或沙苑子，具有补益肝肾、固精缩尿和明目作用。

16. 百部

甘、苦，性微温，为治疗肺痨良药，具有良好润肺降气止咳疗效，对新久咳嗽、寒热咳嗽均可应用。①润肺止咳，常与沙参、川贝同用。②外感咳嗽，或感冒已解后遗咳嗽，咯痰不爽，苔白或黄，脉数，常与荆芥、款冬花、紫菀、百合、陈皮同用。③肺虚咳嗽，常与百合、麦门冬、桑白皮、黄芪同用。④百日咳，痉挛性咳嗽，常与紫菀、川贝、五味子、生姜、细辛、白术同用。

17. 半夏

辛，性温，有毒，具有燥湿化痰、降逆止呕作用。

本药长于燥脾而化痰饮，散邪郁，降逆气，并可调中。①脾湿不化，湿痰咳嗽，痰稀薄，手足发凉，苔白腻，脉沉滑等症，常与陈皮、茯苓、桂枝、干姜、细辛、白术同用。②胃气不和，脘腹痞满，便溏，苔白腻或薄黄，脉弦滑等症，多与黄连、干姜、人参、炙甘草等（半夏泻心汤）同用。对干噫食臭者，减方中干姜用量，加生姜并重用（生姜泻心汤），效佳。③湿浊阻滞中焦，胃气不降，脘闷食差，苔白腻，脉滑，多与茯苓、白术、桂枝、生姜等同用；胃虚寒，呕吐清涎，口淡，喜热饮者，常与吴茱萸、生姜、良姜同用。

半夏炮制除去毒性外，由于炮制方法不同，半夏功效有所差异。清半夏长于燥湿化痰；姜半夏善于止呕；法半夏燥湿和胃力较强；半夏曲长于消食化痰。

18. 荜茇

辛，性大热，具有温中散寒、理气止痛功效。①用于脾胃虚寒，冷痛，遇寒加重，口淡不渴，口吐清涎，常与良姜、半夏、木香、厚朴、砂仁同用。②用于肠寒滑泄，便稀，尿清长等，常与肉桂、良姜、党参、茯苓等同用。

19. 补骨脂

辛、苦，性大温，具有补肾壮阳、温脾止泻作用，适用于命门真火不足、下元不固之阳痿及腰膝冷痛，为治脾肾阳虚之要药，长于温运脾阳。黎明泄泻，常配伍肉豆蔻、五味子、吴茱萸同用（四神丸）。

本药长于温肾壮阳，予将之用于阳痿、滑精、尿频以及肾虚牙齿松脱、下肢痿软、足跟痛症，多有疗效。以尺脉虚为辨证要点。

将本药辨证配伍人参、黄芪、仙灵脾、三七用于肿瘤患者，具有提高免疫，缓解病情良好疗效。

20. 柏子仁

甘、平，具有养心安神、润肠通便作用，适用于血虚心神失养、心悸、失眠及肠燥便秘等症。①用于心悸、失眠，多与茯神、炒枣仁、五味子、当归、熟地黄同用。②用于年老阴虚津枯，多与火麻仁、郁李仁等同用。③用于阴虚盗汗，多配伍五味子、牡蛎、麻黄根同用。

酸枣仁、柏子仁均为养心安神药物，但柏子仁偏于补心气、养心血而安神，酸枣仁偏于养心阴、补肝胆而安神。

21. 薄荷

辛，性凉，具有疏散风热、清头目、利咽喉、透发疹毒作用，适用于风热犯表、两目赤肿、咽喉肿痛及麻疹不透等。

本药辛凉芳香，质轻凉散，长于疏解上焦风热。①头痛，无汗，脉浮等症，多配伍荆芥、金银花、连翘、桑叶、芦根、桔梗、甘草等同用。对外感风热，高热，多汗，口渴，脉大而数者，多与生石膏、蝉蜕、甘草、知母等同用。②风热头痛，发热，多与金银花、公英、菊花、桑叶等同用；对风热犯肺，咽喉肿痛，咳嗽，口渴等症，多配伍牛蒡子、射干、玄参、马勃、甘草、桔梗等同用。此外，本药常用于肝气不舒、胸胁胀痛等症，多与柴胡、郁金、香附、佛手等配伍应用。

22. 萹蓄

苦，性寒。本药善于下行，解清湿热，利尿通淋，杀虫止痒。①用于少腹急痛、尿短赤的热淋（泌尿系感染），多与瞿麦、栀子、黄柏、滑石、泽泻同用。②本药配伍萆薢、白茯苓、菟丝子、黄柏等，治疗乳糜尿，有良好疗效。③对湿热蕴结湿疹糜烂，配伍白鲜皮、青黛、黄柏、煅石膏，共为细末，麻油调敷患处。

本药有杀肠道蛔虫、蛲虫、钩虫作用，用量可较大，一般用20~30g。

23. 萆薢

苦，性平，有通淋化浊、祛风除湿作用，适用于湿热淋浊，风湿痹痛等症。①对下焦湿热，尿浊，尿时茎中热痛，伴发热、腰痛，常与盐知柏、莲子心、菖蒲、白术、茯苓同用。②风湿痹痛，腰膝关节不利，寒湿重者，多与羌活、独活、川乌、当归、川芎、牛膝同用。③热邪盛，关节红肿者，多与秦艽、防己、桑枝、豨莶草同用。

萆薢长于分清化浊利尿。予将之用于乳糜尿（膏淋、白浊），配伍益智仁、石菖蒲、乌药、云苓、滑石、甘草，有一定疗效。肾虚阴亏者慎用。

24. 百合

甘、淡，性微寒，具有润肺止咳、清心安神功效，适用于肺燥阴伤、虚劳咳嗽及热伤气阴、虚烦惊悸等症。

本药善于滋阴润肺（燥），清阴（血）分虚热。予多将之用于阴伤（虚）肺燥、干咳少痰（或痰中带血），配伍沙参、炒杏仁、麦冬、川贝、款冬花同用。对咳吐黄痰，肺热咳嗽，常与金银花、连翘、黄芩、生地黄等同用。

本药有良好清心安神作用。予常用之配伍生地黄、知母、菖蒲、远志、酸枣仁、茯神等治疗气阴（血）两伤之惊悸、虚烦、失眠、多梦，有良效。风寒咳嗽、脾虚便溏者慎用。

25.（川）贝母

苦，甘，性微寒。具有润肺化痰作用。本药长于清肺润燥化痰。①用于肺阴虚，肺燥咳嗽，痰少黏稠，口干咽燥，舌红，脉细数，多配伍沙参、玄参、百合、紫菀等同用。②用于痰热壅肺，咯吐黄色黏痰，多与玄参、知母、黄芩、鱼腥草、桔梗、杏仁同用。

附：浙贝母

亦名象贝或大贝。苦，性寒，长于清热散结。与乌贼骨同用（乌贝散），有一定抑酸作用。

26. 败酱草^(9~15g可30g)

辛、苦，微寒。具有清热解毒、消肿排脓作用，适用于疮痈肿毒。善治内痈，以治疗肠痈为长。①对热毒蕴结大肠，高热，腹痛，恶心，急性阑尾炎尚未形成脓肿者，多配伍金银花、大黄、丹皮、冬瓜子、桃仁、红藤等同用。②对热毒肺痈，咳吐腥臭脓痰，高热者，配伍黄芩、芦根、鱼腥草、川贝、桔梗、甘草等同用，有良好疗效。

27. 鳖甲

咸，性微寒，具有滋阴潜阳、软坚消积（结）作用，适用于阴虚发热、癥瘕积聚等证。①用于阴虚发热，骨蒸盗汗，舌红少苔，脉细数等症，常与生地黄、柴胡、地骨皮、知母、麦冬、白芍、丹皮、青蒿同用。②用于疟疾，常与青蒿、生地黄、丹皮、知母（青蒿鳖甲汤）同用。③在重用丹参和当归尾、赤芍、姜黄活血化瘀情况下，用鳖甲对消肝硬化脾大有效。

附：龟板

甘、咸，性平，具有滋补肝肾、滋阴潜阳、退热、养心补血作用。

予主要将之用于阴虚内热，骨蒸潮热，盗汗（重者脾胃郁热可见脊背部与足膝灼热）舌红少苔，脉数（有者脉虚大为数）者，辨证应用青蒿鳖甲汤（重用龟板）、当归六黄汤加减有良效。

28. 槟榔

辛、苦，性温。具有行气化滞、攻积泄热、利水消肿作用。长于驱杀肠道多种寄生虫，主用于猪绦虫病治疗。

用于食积停滞，脘腹痞满，大便秘结及痢疾，苔黄腻，脉实有力者，常配伍木香、青皮、莪术、大黄、黄连（木香槟榔丸）等同用。

驱杀绦虫，晨起空腹口服南瓜子60~90g，2小时后服槟榔（60~120g）煎剂，再过半小时服硫酸镁20~30g，3小时左右排虫。

附：大腹皮

辛，性微温，长于宽中下气、利水消肿。常用于脾虚水湿内停，小便不利，皮肤水肿等症，多配伍陈皮、茯苓皮、生姜皮、桑白皮、党参、黄芪、白术、木香等同用。

29. 巴豆

辛，性大热，有大毒。具有逐水消肿、泻下冷积作用。本药药性猛烈（峻下剂），常用巴豆霜（去油，泻下力缓）。

对肝硬化顽固性腹水，利尿失效，无上消化道出血，血压正常者，采用我所研制的破瘀泻水丹（巴豆霜、甘遂、干漆、炒山甲等，共为细末）睡前服6g。泻下水样便3~4次，腹水消减，多获良效。

30. 巴戟天

辛、苦，性微温，具有平补肾阳、益肾精、强筋骨、祛风湿作用。①肾阳虚，阳痿早泄，腰酸腿软，神疲，乏力，阴冷等症，常与党参、枸杞、鹿角胶、仙灵脾等同用。②用于肾虚尿频数、遗尿症，多与桑螵蛸、金樱子、菟丝子、山萸肉、益智仁等同服。③用于肝肾不足，筋脉失养，腰膝酸软，关节屈伸不利等症，常与狗脊、山灵脾、桑寄生、木瓜、杜仲等同用。

31. 半枝莲

辛、苦，性寒。具有清热解毒、活血化瘀作用，适用于痈肿疮毒、咽喉肿痛。近年研究表明，本药对多种动物实验性肿瘤（癌）有抑制作用。现多配伍白花蛇舌草、鱼腥草、丹参、白英、石上柏用于肺癌、胃癌、肝癌等多种肿瘤的治疗，有一定疗效。

C

32. 苍术

辛、苦，性温。具有燥湿健脾、祛风除湿作用。用于脾虚湿阻（困），脘腹闷胀，食而乏味，便溏，苔白腻等症，常与厚朴、藿香、菖蒲、茯苓、陈皮、木香等同用。

苍术、黄柏（二妙散）或配伍防风、地肤子、白鲜皮等药，用于湿热下注，下部湿疮，尿黄，苔黄腻等症。

33. 草豆蔻

辛，性温。具有燥湿散寒、温胃止呕作用。多用于脾虚胃弱，寒湿阻滞，气机升降失调等症。多配伍党参、白术、茯苓、良姜、砂仁同用。

砂仁与白豆蔻、草豆蔻性味、功能相似，均有良好行气、化湿、调中作用。但砂仁芳香浓郁，温燥性大，能入中、下两焦，善治寒湿阻滞，脘腹胀满，恶心，便溏等症；白、草豆蔻温燥性较弱，能入中、上两焦，善治湿阻气滞。

34. 磁石

辛、咸，性寒。具有平肝潜阳、纳肾平喘、镇惊安神、聪耳明目作用。

予对肝肾阴虚、痰郁、肝胆火旺所致之耳鸣、耳聋，经耳鼻喉科诊治无效者，给予耳聋左慈丸加减。方中主用磁石、菖蒲、五味子，辨证加减郁金、葛根、黄连或黄柏、升麻、丹皮、生地黄、山萸肉等药，多获良好疗效。

35. 侧柏叶

苦、涩，微寒。具有凉血、收敛止血作用。本药长于治疗一切出血病证，尤对血热妄行出血疗效更好。常配伍生地黄、小蓟、槐花、白及、地榆、仙鹤草同用。

附：卷柏

长于收敛止血，尚能活血通络，适用于便血、痔疮出血、崩漏下血等多种出血及血瘀经闭证。研究表明，本药有促血小板增加作用。

D

36. 丁香

为丁香树之花蕾，又名公丁香；丁香的成熟果实为母丁香。二者功效相似，但母丁香力弱，临床很少应用。有者将其与瓜蒂、黍米、赤小豆配合共为细末（搐鼻瓜蒂散），睡前搐鼻内，流出黄水，有消除黄疸作用。

丁香，辛，性温，具有温中降逆、止呃、温肾助阳作用，适用于胃寒呕逆及脾肾阳虚证。本药辛温芳香，能温脾暖胃，宣中降逆，下达于肾而助阳。予常将之用于脾胃虚寒呃逆，多配伍柿蒂、人参、生姜（丁香柿蒂散）应用。兼肾阳不足者加仙灵脾，效佳。

37. 大青叶

苦、咸，性大寒。具有清热解毒、凉血化斑作用。适用于：①高热、细菌感染性疾病以及丹毒、痄腮等症。常配伍玄参、知母、黄连、栀子、生地黄、金银花、公英、地丁、丹皮等同用。②用于心、胃火热上炎，口舌生疮，咽喉肿痛，多与射干、山豆根、薄荷、黄连、知母、玄参、羚羊、金银花、石膏、甘草等同用。

附：板蓝根

为大青叶的干燥根。苦，性寒，有较强清热凉血解毒作用。多用于时行瘟疫热病、痄腮及风热感冒等症。

青黛

咸，性寒。具有强力清热解毒敛疮作用。常用于肺热炽盛、温毒斑疹症。一般用散剂3~6g 冲服。

本药与黄柏等量为粉剂，用马兰汁调敷，治疗天疱疮有一定疗效。

38. 大黄

苦，性寒。具有攻积导滞、泻火解毒、通腑泄热、活血化瘀作用。本药既能荡涤胃肠积滞通便，又能泻血分实热而凉血，临床应用颇广。①用于阳明腑实证，胃肠有实热积滞，大便燥结，腹满腹痛，常与枳实、厚朴、芒硝（大承气汤）同用。②用于肠炎、湿热痢疾，常与黄连、葛根、黄芩、甘草（葛根芩连汤）同用。大便黏腻、恶臭者，配伍黄连、赤芍、木香同用。③胃火炽盛，龈肿溃疡、咽痛口臭、舌红苔黄者，常与生石膏、知母、玄参、黄连等同用。

现代研究表明，大黄牡丹皮汤（大黄、丹皮、冬瓜仁、桃仁）辨证加减用药，治疗急性单纯性阑尾炎、轻型化脓性阑尾炎有良好疗效。对因故不宜手术的慢性阑尾炎急性发作，中医治疗多获良效。

对脾虚食积湿热，大便黏腻不爽，予用大剂炒白术（30~60g）、薏苡仁配伍小剂大黄（一般用 3g），推陈出新，腑气通，胃气降，气机冲和，常获佳效。

39. 大枣

甘，性平，为调补脾胃常用药。具有补气健脾、养心安神作用，为治疗脾胃气虚、虚烦不眠常用药。①配伍党参、白术、茯苓、甘草能健脾益气止泻。②配伍当归、白芍、炒枣仁、远志、浮小麦可治疗虚烦不眠症。③十枣汤（甘遂、芫花、大戟）泻水逐饮，用大枣汤调服可少伤脾胃。大枣有助热生湿作用，对湿阻中焦、脘腹胀满症宜慎用。

40. 丹参^(6~15g,可用至40~60g)

苦，性微寒。具有凉血活血、祛瘀通经、清心除烦作用，适用于血热所致多种血瘀证。系妇科用做产后瘀阻及调经常用药。①用于腹中包块，胁痛，肝脾肿大，多配伍当归尾、赤芍、姜黄、降香、三棱、莪术、鳖甲等活血化瘀、消积软坚药同用。②用于气滞血瘀胃脘痛，配伍檀香、砂仁（丹参饮），有良效。③对月经不调，经闭腹痛，经血紫暗或有血块，常与益母草、香附、当归等同用。④用于温热病，热入营血，心烦不眠，多与玄参、生地黄、黄连、金银花、连翘、竹叶、麦冬同用。

丹参长于清心凉肝，善行血中瘀滞，为活血化瘀要药。予将之与黄芪、归尾、赤芍、郁金（姜黄）等活血化瘀药配合（即"益肝康"，予之发明专利药）治疗慢性肝炎（病）、肝纤维化，具有确切疗效。用于冠心病治疗，常与桂枝、炙草、川芎、赤芍、红花、延胡索、郁金等配合，常获佳效。予常用丹参生脉散辨证加减治疗气滞血瘀、气阴虚多汗患者，多获良效。

41. 丹皮

辛、苦，微寒。具有清热凉血、活血化瘀作用。多用于温热病，热入营分，发热，口干，口渴，斑疹，舌红，脉数症。常与犀角、生地黄、玄参、大青叶、赤芍等同用。

丹皮善清血中结热，又通行血脉而活血化瘀。予常将之配伍丹参、生桃仁、赤芍、归尾用于慢性肝炎（病）、肝纤维化治疗，具良好疗效。

此外，本药与益母草、丹参、赤芍、当归、红花等同用，治疗妇女血热瘀滞经闭、痛经有一定疗效。

丹皮、赤芍作用类似，但丹皮偏于止血，赤芍偏于活血。

42. 地丁 ^(9~30g，可60g)

苦、辛、寒。具有泻火解毒、凉血消肿作用，是治疗热毒痈肿良药，适用于疔毒、疮疖、痈肿治疗，多配伍公英、野菊花、金银花等清热解毒药同用。并可将鲜地丁捣烂敷患处。

对毒蛇咬伤，可用鲜紫花地丁捣汁吞服，并将捣烂地丁加雄黄少许拌匀敷患处。

近年来将本药配贯众加入治疗流感方药中，有一定疗效。

43. 地骨皮

甘、淡，性寒。具有清虚热、凉血作用，为退热除蒸常用药，适用于阴虚发热及肺热咳嗽等症。用于阴虚发热，常与青蒿、鳖甲、知母、丹皮、白薇等同用。对虚劳骨蒸（见于慢性感染性疾病，例如结核或温病后期余邪深伏阴液已伤等消耗性疾病）、低热经久不退，可配伍青蒿鳖甲汤加银柴胡、胡黄连、秦皮、甘草同用，有良好疗效。

44. 地龙 ^(5~15g或研末冲服1~2g)

咸，性寒。具有清热息风、清肺平喘、活络通痹等作用。①本药长于清肝热，而息风定惊。用于热性病，邪热亢盛，引动肝风，痉挛抽搐，舌红苔黄，脉数，及小儿高热、惊风，多配伍羚羊、石膏、黄连、钩藤等同用。②用于中风，半身不遂，口眼歪斜，语言謇涩，常与当归、川芎、赤芍、丹参、红花、黄芪等同用。

现代研究表明，本药有降血压作用，多与钩藤、夏枯草、茯苓等同用。用于支气管哮喘（有扩张支气管作用），有良效。

45. 地肤子

甘、苦，性寒，能清湿热、祛湿止痒、利尿。临床用于湿热淋浊，皮肤湿疮（疹）症。①用于湿热蕴结膀胱，尿黄赤，茎中热痛，尿淋沥不尽症，常与萹蓄、瞿麦、公英、猪苓、滑石同用。②用于皮肤湿疮（疹），常与白鲜皮、蝉蜕、黄柏、荆芥、青黛、丹皮、苍术、苦参等同用。③用于风疹皮肤瘙痒，常与荆芥、蝉蜕、白鲜皮等同用。④用于阴部瘙痒，常与苦参、黄柏、蛇床子、花椒等同用，水煎，洗患处。

本药长于清下焦湿热（浊）并可祛皮肤湿痒。①予将之用于阴部湿痒，配伍苍术、黄柏、苦参、花椒、白鲜皮，或者与蛇床子配伍，煎汤去渣，每晚熏洗30分钟。②用于荨麻疹，配伍苦参、白蒺藜，或地肤子单味药煎水去渣，遍身热洗，有良效。

46. 地榆

酸、苦，性微寒。具有凉血、收敛止血、泄热敛疮作用。本药善清血热而凉血收涩止血。长于凉血泄热，敛疮止血。常用于便血、尿血、血痢、痔疮出血及崩漏下血等多种出血，多配伍黄连、当归、小蓟、黄柏、蒲英、白及、大黄等同用。予常将之用于：①慢性胃炎、糜烂性胃黏膜病变，配伍丹参、黄连、葛根、石斛；②溃疡性结肠炎血痢样便，配伍苦参、黄连、槐花、白及，并重用黄芪，有良好促进溃疡愈合作用。

47. 冬虫夏草

甘，性温。具有补肾助阳、润肺止咳作用，适用于肾阳不足、阳痿遗精及肺肾双虚、气短喘咳等症。

本药具有补而不腻、温阳而不燥特点，为平补阴阳佳品。予将之用于脾肾阳虚、久咳虚喘症。对常见的体弱易于感冒兼肺阴虚、痰少黏稠、口干、舌红者，多配伍沙参、百合、炒杏仁、川贝等应用，效佳。

研究表明：①本药有提高免疫力作用；②用于慢性膜性肾病有效。由于用量较大（一般每日6g分服），费用较多，代替药为金蝉花。

48. 冬瓜皮

甘、淡，微寒。具有渗利水湿而消肿满作用。常用于水湿胀满，小便不利症。多配伍茯苓皮、生姜皮、大腹皮、陈皮治疗皮肤水肿、下肢水肿。

附：冬瓜仁

具有清肺化痰、利湿排脓作用。①冬瓜仁30~45g，配伍大黄、丹皮、桃仁、黄连，用于慢性阑尾炎治疗，有佳效。②用于急性肠痈毒热蕴结者，加金银花、公英、红藤、败酱草。③用于痰热壅肺，咳吐黄黏稠痰、脓痰，常与鱼腥草、黄芩、瓜蒌同用。

49. 当归

甘、辛、苦，性温。具有补血调经、活血止痛作用。当归须和络，归身养血，归尾活血力强。本药既能养血调营，又能理血中气，活血通脉，为妇科、内科、外科常用药。

（1）用于血虚，多与熟地黄、白芍、川芎同用。用于血虚气弱，则与黄芪（黄芪五倍于当归剂量即当归补血汤）、党参同用。用于肝血虚，冲任不足，月经后期，经色淡量少，常与人参、黄芪、熟地黄、白芍、川芎等同用；用于经色暗有瘀块、痛经，常与蒲黄、五灵脂、香附、延胡索同用；如血脉阻滞，经闭，多与益母草、红花、丹参、延胡索、牛膝同用。

（2）用于跌打外伤，瘀血肿痛，多配伍苏木、桃仁、红花、川芎、丹皮同用；用于热毒蕴结脱疽，多与金银花、玄参、甘草同用（四妙勇安汤）；用于血虚兼慢性风湿痹痛，多配伍桂枝、独活、熟地黄、白芍、鸡血藤、威灵仙、杜仲、牛膝同用。此外，本药有润肠通便作用，常将之重用（30~40g），并与火麻仁、郁李仁、生白术等同用。

50. 当药

为獐牙菜的全草，亦名肝炎草。苦，性寒。具有清热燥湿、泻肝胃实火作用，适用于肝胆湿热、胃肠及肝胃实火。

予临床实验研究表明，急、慢性肝炎（病），本药辨证配伍党参、黄芪、白术、云苓、丹参、归尾、赤芍、姜黄等健脾益气、活血化瘀等药物，具有良好降低谷丙转氨酶（ALT）作用。肝活检病理检查表明，对肝细胞坏死有一定治疗作用。

51. 党参

甘、性平。本药与人参功能基本相似，但党参的补气健脾尤其补气作用不及人参。因此，遇虚脱危重证，急须大补元气以固脱时须用人参，用于一般益气健脾（胃）复方中多用党参。

近年临床研究表明，党参、黄芪，党参、黄芪、杜仲、桑寄生，党参、黄芪、玉米须配伍可减少慢性肾炎（病）尿蛋白，恢复肾功能。

52. 杜仲

甘，性温。具有补肝肾、强筋骨作用，主治肾虚腰痛、阳痿滑精、头晕目眩，并有安胎作用。①用于寒湿腰脊疼痛，常与桂枝、秦艽、独活、川断、补骨脂、牛膝等同用。②用于安胎，多配伍桑寄生、川断、山萸肉、白术、熟地黄等同用。

本药具有降压作用，予对辨证为肾虚型高血压，在辨证方剂中加杜仲、天麻、茯苓各30g，重用牛膝（30~60g，或超过60g），对轻中度（有者单用西药疗效不佳）高血压，具有良好配合治疗作用。

53. 独活

辛、苦，性温。具有祛风湿、止疼痛作用。本药辛散温通，能通达全身，并善下行，能搜风、除湿、散寒，主用于风寒湿痹，腰膝酸痛，关节伸屈不利等症。常配伍防风、秦艽、荆芥、羌活、川芎、细辛、狗脊、桑寄生、牛膝等同用。

羌活、独活二者常相互配伍应用，但二者有所区别：羌活辛温燥烈，行气力强，善治机体上半身风寒湿痹，并治外感风寒头、身痛；独活辛散力缓，长于祛筋骨间风湿，善治机体下半身病证。

E

54. 阿胶

甘，平，具有补血止血、滋阴润燥功效，适用于血虚、失血、阴虚心烦及虚劳肺燥等证。①用于补血止血，常与熟地黄、当归、黄芪、党参等同用；用于衄血多与生地黄、蒲黄同用；用于虚劳咳血，舌红，脉数，多与生地黄、白及、黄柏、人参、麦冬、五味子同用。②用于滋润肺燥，多与沙参、知母同用；肺燥咳嗽，痰少，常配伍沙参、知母、杏仁、紫菀、款冬同用；用于阴血亏虚，筋脉失养，四肢痉厥抽搐，舌红，脉细，常配伍龟板、生地黄、白芍、麦冬、五味子同用。

本药质黏腻，不用于脾虚、消化不良、气血瘀滞证。

55. 莪术

又名广茂。苦、辛，性温。具有行气破血、消积软坚止痛作用。适用于气滞血瘀、腹中结块及宿食停滞等证，为破癥瘕积聚之要药。①用于瘀血癥块，常与行气活血散结药三棱、丹参、香附、青皮、红花、山甲等同用。②近用于宫颈癌、皮肤癌的肿瘤者，有一定疗效。

本药长于行气破血消积（块），予将之用于慢性肝病肝脾肿大。①在重用丹参、黄芪配归尾、赤芍、水蛭情况下加三棱或（与）莪术、鳖甲，具有软缩肝脾作用。②本药具有温（健）胃、调畅气机升降和导滞作用。予将之用于慢性胃病（炎）或（与）肠病化热，饮食停滞不（难）消，脘腹痞满，噫气酸腐，大便黏腻、不爽、恶臭，配伍党参、黄芪、薏苡仁、连翘或（与）黄连、清半夏、鸡内金、砂仁等药，具有良好作用。

F

56. 防风

辛、苦，性微温。具有疏风解表、祛风胜湿止痒作用。适用于风寒、风热及风湿表证以及风湿痹痛等证，为常用药。

本药善走太阳之表而达全身，以疏散风邪见长。①能胜湿止痒，常与荆芥、地肤子、白鲜皮、白蒺藜等同用。②又能疏肝理脾胜湿。对脾热或湿热，脾（胃）伏火，口臭、口疮、口燥唇干，舌红，脉数者，不能专恃清热泻火，应"火郁发之"，予常用防风疏散脾火，并用藿香悦脾，助防风疏散脾火，理气和中，振奋脾胃功能，可防专恃或单纯应用大剂寒凉清泻药，脾阳被抑不得升发，郁火加重的不良后果。

57. 防己

苦、辛，性寒。具有利水消肿、祛风湿、止痹痛作用。本药善消下焦水湿而消除水肿。常配伍黄芪、白术、甘草益气健脾，治疗风水、风湿证属表证。配伍桂枝、茯苓、生姜、大枣同用，益气温阳利水，主治皮水。

予常将之配伍附子（多用肉桂或桂枝、炙草）、生姜、白术、茯苓、猪苓、车前子、白芍、党参（真武汤加减）等用于慢性心力衰竭心肾阳虚，多获良好。

58. 茯苓

甘、淡、性平。具有淡利水湿、健脾益胃、宁心安神作用。本药长于健脾（胃）和中。常将之用于脾虚水湿停留，脘腹胀满，腹水，水肿等症，多配伍党参、白术、黄芪、猪苓、泽泻、大腹皮等同用。

予常将之用于水肿型高血压的治疗或辅助治疗，多给较大剂量（30～80g）配泽泻治疗，多效。

附：茯苓皮

长于利皮肤水湿，用于皮肤水肿、头面部浮肿及下肢水肿，多与生姜皮、陈皮、桑白皮、大腹皮同用。

赤茯苓

长于渗利湿热，用于尿短赤、灼痛，尿淋沥不畅。

茯神

长于宁心安神，多用于心神不宁、惊悸失眠等症，常与酸枣仁、远志、当归、五味子等同用。

59. 浮小麦

甘，性凉，止虚汗，退虚热，为治疗一切虚汗症药物。还有养心气作用。常配伍黄芪、麻黄根、牡蛎、五味子、生地黄、柏子仁应用。

浮小麦、麻黄根均为止汗药，二者常配合应用，但浮小麦有退虚热、疗心悸作用。

60. 佛手

辛、苦、酸，性温。具有行气止痛、和胃化痰作用。本药既能行脾胃气滞，又能疏肝郁气结，治疗胸胁疼痛、脘腹痞满、嗳气频频等症。多与香附、延胡索、白芍、半夏、砂仁等同用。此外，本药尚有宣肺化痰作用，多配伍半夏、桔梗、甘草、陈皮、茯苓等同用。

附：香橼

作用与佛手相似，但祛痰止咳疗效较佳。

61. 覆盆子

甘、酸，性微温。具有益肾固精、缩尿及养肝明目作用。适用于肾虚精关不固遗精、早泄及肝血不足目暗昏花等症。①用于遗精多与熟地黄、山萸肉、五味子、菟丝子等同用。②用于阳痿多配伍仙灵脾、山萸肉、菟丝子、蛤蚧或鹿角胶等同用。③用于肾虚不能固摄小便之尿频多配益智仁、桑螵蛸等同用。④用于肝肾不足，两目失养，视力减退，多与枸杞子、菟丝子、车前子、菊花同用。

62. 附子

为乌头块根上附生的子根。辛、甘，性大热，有毒。本品纯阳燥烈，性善走窜，强力温脾阳，峻补肾元阳，为温补命门真火、温里助阳祛寒主（专）药。适用于肾阳虚脱、脾肾阳虚及风寒湿痹等证。

一般用炮附子。需久煎（单煎本药60~120分钟后，入诸药同煎）以减毒。

附：乌头

辛，性热，有毒，长于祛风湿，散寒止痛，且较附子为胜，但补阳之力不及附子，主用于风寒湿痹，肢体酸痛，麻木不遂，以及胃脘冷痛，寒疝绕脐痛，跌打损伤，瘀阻疼痛等。

乌头、附子中毒，首先唇舌发麻，手足麻木，继而运动失调，呕吐，心慌，面色苍白，肌肤发冷，胸闷心烦，痛觉消失，心率变慢，血压下降，呼吸缓慢等。遇之洗胃导泻，输液排毒，给予阿托品注射对抗。可用生姜、绿豆、甘草大剂量水煎服等救治。

63. 番泻叶

苦、甘，性寒。具有泻实热积滞、润滑肠燥、通泻大便，治疗食积热结便秘。一般用本药3~6g（缓下用1~1.5g），开水浸泡20~30分钟，分2次服用。

G

64. 甘草

甘，性平。具有益气健脾、清热解毒、润肺止咳、缓急止痛、调和诸药等作用。适用于脾胃虚弱，中气不足，心悸，疮疡肿毒，咳嗽喘息等症。①用于脾胃虚弱，中气不足，食后胀满，乏力，便溏，舌淡苔白等症。常与党参、白术、茯苓等同用。②用于咳嗽痰喘，对风寒犯肺，常与麻黄、桂枝、杏仁、桔梗、川贝、紫菀同用；用于风热犯肺，咳吐黄痰，发热，多配伍桑叶、黄芩、芦根、牛蒡子、桔梗同用；对肺阴虚干咳，咯痰不爽，多与沙参、麦冬、石斛同用。③本药味甘，能缓急止痛。长于解除肝胃不和及胃肠肌肉痉挛疼痛，多配伍白芍、桂枝、延胡索同用。

甘草能补能泻，可升可降，能缓能和。生用能清热泻火解毒，炙用则益气健脾。本药药性甘缓，能调和诸药。与热药合用可缓和燥热而防伤阴，与寒药合用可缓寒凉而防伤阳，用途广泛，有"众药之主"（药王）之称。

予多将炙甘草用于阴血不足，气虚阳微，脉结、代（心律不齐）者，多配伍地黄、麦冬、麻仁、阿胶、桂枝、人参、生姜和甘松同用。多将生甘草用于热毒蕴结的急性感染性疾病，多与金银花、连翘、公英、地丁、黄连、玄参、红藤、败酱草等同用。

近年来研究表明，本药配伍瓦楞子、海螵蛸或（与）黄连配吴茱萸（剂量为 6∶1，即左金丸）用于消化性溃疡，吐酸、灼心、胃脘痛，有较好疗效。

甘草生用清热解毒，蜜炙（炙甘草）益气健脾。用作补药治疗脾胃虚、心气虚以及药物或食物中毒等主药时，剂量宜大（10~30g），并配合人参同用；作为使药，调和诸药，用量宜小。

此外，甘草甘缓，有助湿致胀满作用，一般不单用于脾湿证，多与行气活血药合用。

65. 甘松

亦名香松、甘松香。辛、甘，性温，具有理气止痛、醒脾开胃、活血通经及镇静安定作用。适用于脘腹胀满，食欲不振，心律失常，肠平滑肌痉挛等症。亦可用于失眠症。

本药分离得有效成分为甘松酮 A、B、C、D、E 五种，予常将之用于胃脘痛（甘松、香附、沉香等同用）。甘松、广皮同用，对肠胃痉挛有效。治疗痰湿晕眩，予常将甘松与天麻、天南星、半夏、陈皮、白术、茯苓等同用。

66. 干姜

辛，性热。具有温中散寒、回阳救逆、温肺化饮作用。本药辛热性燥，主入中焦，善逐里寒，常用于脾胃虚寒，脘腹冷痛，噫气食臭，苔白脉弱症，多干姜、生姜并用，并配伍党参、白术、甘草等同用。

本药配伍附子、肉桂、人参等，用于亡阳虚脱证，可回阳救逆。

附：炮姜

苦、辛，性温。逐寒力大减，而长于温经止血，常配伍侧柏炭、棕榈炭等止血药同用。

67. 葛根

甘、辛，性平。具有发表解肌、生津止渴、升阳止泻和透疹作用。适用于外感表证，项背强痛，泻利，津伤口渴，麻疹不透等症。用于肠炎、湿热泻利，常与黄连、黄芩、炙草、秦皮、木香、大黄、赤白芍等同用。

葛根为治疗阳明经头痛的引经药，并解阳明肌腠而发汗，透散肌邪。治疗头与项背强痛，肌挛，予常重用葛根（30~50g），并配伍麻黄、白芷、桂枝、生姜、羌活、白芍等，有良好疗效。

近年来研究表明，葛根还有补心阴、疏通微循环、降糖、降压和扩冠作用。用于寒凝型高血压，重用葛根（30~60g，可80g），配天麻、独活、当归、白芍、茯苓、白术等药；用于糖尿病伴心脏病，多配伍人参、麦冬、五味子、丹参、桂枝、甘草、川芎、降香等。

68. 公英^{（10~30g，可60g）}

苦、甘，性寒。具有泻火解毒、消散热结、消肿止痛作用。本药用途颇广，适用于痈肿疮疡、疔肿等。本药能疏散气郁，通利乳窍，是治疗乳痈要药。①乳痈初起，红肿热痛，发热，常与金银花、连翘、玄参、漏芦、炮山甲等同用；②热毒疔疮，高热，多与野菊花、地丁、金银花等同用。

近年来发现公英有良好清热解毒作用，长于治疗肺脓肿（配伍鱼腥草、大青叶、芦根、桔根、黄芩等）、肠痈（配伍大黄、丹皮、冬瓜子、红藤、败酱草）。

本药还可清膀胱湿热，用于尿道灼热疼痛之泌尿系感染，多配伍石韦、萹蓄、车前草、滑石等药。

69. 瓜蒌

甘，性寒。具有清热化痰、宽胸散结、润肠通便作用。适用于痰热咳嗽、结胸及肠燥便秘证。

本药能清肺胃热而消痰，又能开胸散结。予除常用之配伍黄芩、生地黄、沙参、金银花、杏仁、贝母、桔梗、甘草等治疗咳嗽外，对痰热互结致之胸脘痞闷或咳吐黄稠痰、胸痛，苔黄腻，脉滑数者（小结胸证），多配伍黄连、半夏、贝母、甘草、黄芩、鱼腥草等同用。

瓜蒌皮偏于清肺化痰；瓜蒌仁偏于润肠通便。通常多用全瓜蒌。

附：天花粉

为瓜蒌的根。甘、苦，性寒。多用于热病伤津，口渴，燥咳，痰稠难咯，及糖尿病之消渴证。多配伍沙参、连翘、金银花、麦冬等同用。与五味子合用，可清化热痰，宽胸散结。

天花粉注射液用于中期妊娠引产及绒毛膜上皮癌治疗，有一定疗效。

70. 高良姜

辛，大热。温中散寒止痛，善走里，达脾胃，主用于脾胃虚寒，脘腹冷痛，气逆呕吐等症。常与半夏、生姜、白术、云苓同用。

附：红豆蔻

为良姜种子。具有散寒止痛消食作用，可温中散寒，活血止痛，醒脾燥湿，用于呕吐酸腐证。

高良姜、干姜、生姜均有温中散寒作用。高良姜偏于温胃散寒；干姜偏于温散脾寒；生姜长于发散风寒（解表），和胃止呕。

71. 谷芽

甘，性平。具有生化消导、健脾开胃作用。

谷芽多用于健脾养胃、消食和中，善消谷食积滞，治疗食后腹胀，消化不良，便溏等症。常配伍神曲、麦芽、山楂、莱菔子、陈皮等同用。

72. 钩藤

甘，微寒，清热平肝，息风止痉，善清肝热，平抑肝阳。①常与天麻、石决明、白芍同用，治疗肝阳上亢头痛、头晕、眩晕；②与人参、全蝎、僵蚕同用，息风止痉。

本药配天麻、石决明、夏枯草、黄芩、栀子，具有良好降低血压作用，适用于肝热、肝阳上亢证。

73. 蛤蚧

咸，性平，长于纳肾气、定虚喘，具有补肺益肾、纳气定喘作用。适用于肺肾两虚气短喘咳及肾阳虚阳痿、遗精、尿频等症。

本药善补益精血。予将之常用于肾阳虚阳痿证，多配伍仙灵脾、菟丝子、芡实、山萸肉、熟地黄、当归、金樱子等，或单用一对蛤蚧，去头、足及鳞片，炙酥，研末服用，每次 1~2g，每日 1~2 次，有较好作用。

74. 狗脊

苦、甘，性温。具有补肝肾、壮腰脊、祛风湿、利关节作用，为治疗腰脊酸痛、筋骨痿软、足膝乏力痹痛常用药物。多与桑寄生、杜仲、川续断、牛膝、威灵仙、伸筋草等同用。

75. 贯众

苦，微寒，有小毒。具有清热解毒、杀虫作用。适用于痄腮、温疫热病等证。①用于温毒痄腮，常与大青叶、公英、穿心莲、青黛、僵蚕等同用。②用于流感高热，常配伍金银花、连翘、板蓝根、石膏、鱼腥草、大黄、麻黄、甘草等同用，有良好退热、解毒作用。

76. 骨碎骨

苦，性温。具有祛风湿、强筋骨、活血接骨的作用。予常将之用于骨折筋伤、跌仆损伤、瘀血肿痛等症，配伍土元、红花、苏木、乳香、没药同用，多有良效。

77. 枸杞子

甘，性平。具有滋补肝肾、益精明目、生津止渴疗效，适用于肝肾不足、肾虚精亏证。

本药为平补肝肾要药，常用于肝肾阴虚，腰膝酸软，阳痿滑精，多配伍熟地黄、山萸肉、怀山药、杜仲、菟丝子、当归、茯苓应用。对肝肾不足，头晕，视力模糊，当风流泪症，与菊花、沙苑子、熟地黄同用，有较为良好作用。

本药不用于脾虚湿滞、便溏及外感实热证。

78. 藁本

辛，温。具有发散风寒、祛风湿止痛作用。①善治感冒风寒头痛，尤对厥阴经颠顶头痛效佳，多配伍川芎、羌活、白芷同用。②督脉与肾经相连，对治疗棘手的风寒湿邪所致之腰脊肩背部冷（凉）痛，配伍葛根（重用）、肉桂、川芎、羌活、防风，效著。③本药气味香烈，善窜经络。与辛夷、薄荷、细辛同用能通鼻窍，治疗鼻渊头痛。

79. 龟甲

甘、咸，性平。具有滋补肝肾、滋阴潜阳、养心补血作用。予对阴虚内热，骨蒸潮热，盗汗，舌红少苔，脉数有力，或脉虚大而数者，常辨证应用青蒿鳖甲汤（鳖甲易龟甲）、当归六黄汤加减，多重用黄芪，配伍胡黄连、盐知柏、生地黄、银柴胡、地骨皮、玄参、麦冬、白芍等药，具有良效。

H

80. 黄连$^{（3~8g，重症感染可>30g）}$

苦，性寒，为清热燥湿、清热泻火解毒良药。既能直清泻心、胃、肝、胆实热，又长于燥泄肝、胆、胃、肠湿热，为常用有效药物。①热性病（细菌感染）高热，口干唇燥，舌红，苔黄（厚）腻或有芒刺，脉数有力，常与黄芩、大黄、黄柏、栀子、生石膏、生地黄、水牛角、知母、赤芍、玄参、连翘、丹皮、竹叶、甘草同用。白虎汤、犀角地黄汤、黄连解毒汤三方加减即为治疗气血两燔的清瘟败毒饮。②心胃火热上炎，口舌生疮，牙龈肿痛，舌尖红，苔黄，脉数，便结，常与竹叶、莲子心、生石膏、黄芩、栀子、丹皮、玄参、大黄等同用。③肝胆湿热，发热，恶心呕吐，腹胀，肝区痛，巩膜深度黄染，尿黄赤，脉弦滑而数，急性黄疸性肝炎（或"急黄"），常配伍水牛角、升麻、栀子、茵陈同用。

肝郁脾虚，气郁血瘀，湿邪（湿盛）化火，以及阴虚内热证，出现肝胃不和，嘈杂，腹胀，口苦，口唇干燥，口臭，龈肿腮痛，口舌生疮溃疡等，治疗棘手，往往病情反复。予对之常结合益气健脾、疏散伏火，给予黄连、栀子、升麻、柴胡等药，效佳。

此外，本药单用或与黄芩、黄柏煎液去渣外敷，用于热毒疮疡、红肿热痛，效良。

附：胡黄连

系与黄连不同科属来源药物。均有苦寒清热燥湿作用，但胡黄连善退虚热，与黄连之清热燥湿、长于泻心火不同。

81. 黄芩

苦，性寒。具有清热燥湿、泻火解毒作用，善清肺肝之火。①常用于湿热蕴结胃肠，腹痛，腹泻，如急性肠炎、痢疾等症，多配伍黄连、赤芍、秦皮、大黄、木香、白术等同用。②用于外感热病（急性感染病）气分壮热，口干便结，脉洪数等，多与黄连、知母、黄柏、大黄、石膏等同用。③用于肺经实热，咳吐脓痰，苔黄脉数者，多配伍前胡、芦根、连翘、沙参、瓜蒌、半夏、陈皮等同用。④用于少阳经病，寒热往来，口苦，咽干，脉弦，多配伍柴胡、半夏、人参、甘草、生姜等同用。

82. 黄柏

苦，性寒。具有清热燥湿、泻相火、解热毒作用。适用于下焦湿热及阴虚阳亢等证。①用于胃肠湿热积滞之急性肠炎，发热，腹痛，腹泻，大便稀臭水样，苔黄腻，脉弦滑而数，配伍黄连、木香、大黄。②肾阴不足，相火妄动，潮热，五心烦热，头晕，盗汗，多与知母、熟地黄、丹皮、山萸肉、茯苓等同用。③湿热下注膀胱，尿短赤，淋沥涩痛，泌尿系感染，常与知母、玄参、萹蓄、滑石、栀子、生地黄、黄连、车前草、甘草同用。

此外，皮炎、皮肤湿疹，常与苍术、地肤子、白鲜皮、川椒同用。马齿苋、黄柏、白鲜皮1∶1∶1合煎，清水稀释30倍，于36~38℃时，用纱布浸泡，将之敷于急性痛风红肿区20分钟，止痛、消肿作用良好。

83. 黄精

甘，性平。具有益气健脾、滋阴填精、润肺功效，系填精益寿精品。

黄精具有益气健脾补中与养阴润肺双重作用。用于脾肺双虚，肺燥咳嗽，多配伍北沙参、玉竹、川贝、杏仁、麦冬等同用。

黄精、玉竹均养阴润燥，但玉竹药力大于黄精，黄精有益气健脾、填精滋肾功效，玉竹则无。因此，临床对脾虚精亏者用黄精，对肺胃阴虚燥热者用玉竹。

84. 黄芪 (15~30g，可用至60~120g)

甘，性微温。具有补气升阳、固表止汗、利水消肿及托毒排脓作用。

黄芪善入里达表，并有外发（散）之性。能补脾肺之气，又可升举中阳，固表止汗，临床广为应用。凡脾肺气虚、气虚下陷、表虚自汗、虚性水肿以及疮疡虚证均可应用。①本药能益气健脾，托疮生肌，保护胃黏膜，与白及同用；用于脾气虚，常与人参（党参）、炒白术、茯苓、炙草等同用。②用于中气下陷，如胃下垂等内脏下垂症，常与党参、升麻、柴胡、枳壳等同用。③用于中风，半身不遂，气虚血瘀，脉弱，常治以重用黄芪为君的补阳还五汤，有良效。④固表止汗，治疗表虚自汗证，多配伍白术、防风、牡蛎、浮小麦、麻黄根同用。⑤用于脾阳虚肢肿尿少，常与防己、白术、甘草、桂枝、茯苓同用。⑥用于结肠溃疡及外科疮痈证。

予治疗慢性肾炎（病），常用黄芪30~40g，脉（右寸）沉细无力者，用大量（60~100g），加玉米须60g。辨证肾虚血瘀者，配伍杜仲、桑寄生、益母草同用，具有良好恢复肾功能、消除尿蛋白作用。

此外，黄芪重用配地榆、黄连（可冲服血竭0.5~1g），对结肠溃疡有一定疗效。本药一般不用于表实邪盛及阴虚阳亢证。

85. 厚朴

辛、苦，性温。具有行（下）气、宽中祛满和燥湿导滞功能，适用于湿困脾胃、积滞便结等症。①用于脾虚失运，食欲不佳，脘腹闷胀，苔白腻，常配党参、白术、茯苓、藿香、木香同用。②用于胃肠实热积滞，便结，脘腹痞满，舌苔黄燥，脉实，多与大黄、枳实同用。木香、厚朴能促进肠蠕动，具有调节胃肠功能作用。

附：厚朴花

功能同厚朴，但本药长于行气宽中、化湿开郁。常与苏梗、陈皮、藿香同用。

86. 藿香

辛，微温。具有芳香化湿、升清降浊、和中止呕、祛暑解表作用。

本药长于行气宽中化湿。主要用于中虚寒湿内阻，脘腹胀满，舌淡，苔白腻，脉滑，常与苍术、厚朴、清夏、茯苓、陈皮、砂仁同用。

此外，对暑邪夹湿，恶寒发热、头晕头胀，与滑石、石菖蒲、薄荷、连翘同用。

藿香叶偏于发表。藿梗长于和中，调和中焦气机，有助于祛湿益脾。

87. 红花

辛，性温。具有活血通经、消肿止痛作用。大量（15g 以上）使用能破瘀通经消癥。适用于月经不调，血瘀包块，跌打损伤及疮疡等证。①月经不调，多与当归、赤芍、刘寄奴、桂枝、甘草、益母草同用。②热毒疮痈，红肿疼痛，常与金银花、连翘、公英、野菊花等同用。③跌打损伤，瘀血青肿疼痛，多与血竭、川芎、乳香、延胡索等同用。

予常用桃红四物汤加丹参、桂枝、延胡索、降香、郁金、炙甘草等治疗气滞血瘀冠心病有良好疗效。

附：西红花

甘，性寒。功效与应用大体与红花相似，但药力较胜，并有扶正、提高免疫、凉血解毒、降脂、活血化瘀、化血管斑块作用。与西洋参配伍，用于老人血瘀、皮肤瘀斑、动脉内斑块，0.1~0.2g 泡水当茶饮，服 3~6 个月，有消减作用。慢性肝病、肝硬化，大量赤芍（40~60g，可达 80g），配伍西红花（1~3g）具有防治肝细胞坏死作用。

88. 红藤^{（15~30g,可60g）}

苦，性平。具有清热解毒、消痈散结作用。长于清解大肠热毒瘀滞。①治疗肠痈，常与大黄、丹皮、冬瓜子、桃仁、赤芍等同用。②治疗乳痈，多配伍地丁、银花、炮山甲、公英等同用。

89. 海藻

苦，咸，性寒。具有软坚散结、清热消痰作用。①用于瘿瘤结肿，软而不坚，肤色如常症（地方性或缺碘甲状腺肿），多与昆布、海带、青皮等同用。②用于睾丸肿痛、疝气、少腹痛，多与小茴香、橘核、牡蛎等同用。

90. 海马

甘、咸，性温。善补命门而助阳，又能行气活血化瘀。可补肾壮阳，活血消癥，治疗阳痿、跌打损伤。

91. 海金沙^{（9~15g,可30~60g）}

甘、淡，性寒，善泻小肠、膀胱湿热，而利尿通淋。适用于热淋、石淋、血淋证，对热淋尿痛尤为有效。①用于发热、尿急、尿频、尿痛之泌尿系感染，常与萹蓄、瞿麦、栀子、车前草、生地黄、黄芩、甘草合用。②用于石淋，常与金钱草、车前草、栀子、内金、滑石同用。③用于血淋，多与生地黄、栀子、茅根、旱莲草、大小蓟合用。

92. 滑石

甘、淡，性寒。具有泻膀胱热结、利尿通淋、清热解暑作用。适用于淋病、解暑及湿温（热）等证。①湿温（热），身重乏力，脘腹痞满，食少，苔白腻，脉滑数，常与宣通上、中、下三焦的三仁（杏仁、蔻仁、薏苡仁）、菖蒲、藿香、佩兰、茯苓、枳壳同用。

②对脾虚，大肠湿热，大便黏腻不爽，常与薏苡仁、大量炒白术（30~60g）或加小剂量大黄（3g）同用。③暑热夹湿，烦渴，与甘草同用。④滑石粉外用，有祛湿敛疮作用，常与枯矾、薄荷、黄柏同用，或单用，治疗湿疹、湿疮、痱子。

93. 旱莲草

甘、酸，性凉。具有补益肝肾、凉血止血作用。本药能滋补肝肾阴虚，又能清肝、凉血、止血，多用于阴虚血热所致之多种出血证。①用于咳血、呕血，多与生地黄、侧柏叶、藕节等合用。②用于便血，多与地榆、槐花、大黄等同用。③用于尿血，常与车前草等同用。

94. 槐花

苦，性微寒。具有良好凉血止血作用。①大肠热盛，脉络受损之大便下血、肛门灼热，配伍荆芥、侧柏叶、黄连或苦参同用。②痔漏出血以及溃疡性结肠炎血便，常配伍地榆、槐角、黄芩、黄连等同用。

研究表明，本药有抗脂质过氧化、降低血压、改善毛细血管脆性作用。配伍黄芪、地榆，用于炎症性肠病溃疡出血；配伍夏枯草、天麻、钩藤、茯苓、泽泻，配合高血压治疗，有效。

附：槐角

苦，性寒。善清大肠热而凉血止血，主治大肠热盛或湿热蕴结大肠所致之便血、痔疮出血。常与地榆、黄芩、防风、当归等同用。亦用于肝火上炎或高血压头痛、头晕症，多与黄芩、夏枯草、钩藤等同用。

95. 火麻仁

甘，性平。具有润燥滑肠、通利大便作用。本药润肠通便兼能补虚。常用于老年人、体质虚弱者大便秘结症。舌苔无厚腻者，多配伍大黄、枳实、厚朴、白芍、当归、生地黄、肉苁蓉、生白术、瓜蒌等同用效佳。

96. 何首乌

甘、苦、涩，性微温。具有补肝肾、益精血、乌须发、强筋骨作用，适用于肝肾不足、血虚精亏等症。

本药补而不腻，不寒不燥，为常用滋补良药。临床用途颇多：①用于肝肾虚头晕目眩，心悸失眠，脉细弱等，多与熟地黄、当归、枸杞子、白芍、杏仁等同用。②用于肾虚精亏，发白，脱发，多与生地黄、女贞子、山萸肉、仙灵脾、黑芝麻、当归同用。③用于血虚津少，肠燥便秘，多与当归、柏子仁、火麻仁、肉苁蓉等同用。

首乌与熟地黄均为滋补肝肾、益精血常用药物。熟地黄滋腻而伤胃气，首乌则不寒不燥，无碍脾胃之弊，且可养血祛风，为滋补良药。

97. 合欢皮

甘、平。具有解郁安神、疏肝理气、清热解毒、活血止痛、消肿作用。虚烦不眠，多用合欢皮与首乌藤、白芍、郁金等配伍。

附：合欢花

作用类似合欢皮，但更长于理气解郁安神，主要用于胸闷、情志不舒、虚烦忧郁、健忘失眠等症。本药长于理气解郁安神，可代茶饮长服：菊花10g，合欢花10g，玫瑰花10g。其中，用黄菊花清肝火；玫瑰花疏肝理气，和血调经，治疗胸膈满闷。

98. 花椒

辛、热，有小毒，能温中散寒止痛，并杀虫。适用于脘腹冷痛、寒湿、虫积腹痛及肾虚腰痛、肺寒痰喘等症。

附：椒目

为花椒种子。苦、寒，长于利水消肿，下气平喘，适用于水肿胀满、小便不利症。予治疗肝硬化腹水，常与桂枝、丹参、茯苓、泽泻、桑皮、葶苈子合用，有良好效果。

胡椒

辛、热，具温中散寒、理气止痛作用。适用于胃寒气滞、脘腹冷痛等症。

99. 虎杖

苦、酸，性寒。具有清热利湿、泄热通便、凉血解毒、活血化瘀作用，本药善清下焦湿热。①湿热下注膀胱，尿短赤，淋沥不尽，尿道热灼涩痛等症，常与萹蓄、石韦、猪苓、车前草等同用。②湿热下注阴痒症，多与苦参、黄柏、地肤子、白鲜皮、川椒等同用。予常将之用于血瘀经闭或痛经，经血紫暗、有血块等，常配伍益母草、丹参、红花、香附、泽兰等同用，效佳。

100. 琥珀^(1~3g研末冲服)

甘、淡，性平。具有镇惊安神、行血散瘀、利尿通淋作用。①心虚胆怯，心神不安，惊悸失眠，惊恐等症，多配伍朱砂、龙齿、菖蒲等同用。②气滞血瘀，癥瘕痞块，常与三棱、莪术、丹参、赤芍、桃仁等同用。③老人失眠，可用琥珀粉10g布包敷脐。

J

101. 菊花

甘、辛、苦，性微寒。具有疏散风热、清肝明目及清热解毒作用。适用于风热表证及肝阳上亢头痛、头晕等症。①常与白蒺藜同用，疏风止痛；与桑叶、薄荷、连翘、黄芩同用，疏散风热。②肝火上炎，见头痛、头晕、口苦、目赤等症，多配伍夏枯草（重用降压作用明显）、白蒺藜、栀子、草决明、天麻、钩藤、僵蚕等同用。

本药用于清热解毒须重用（30~100g），并多与金银花、连翘、公英、地丁等同用。

菊花分黄、白两种：黄菊花善清肝火，疏散风热；白菊花长于平肝（阳）养肝明目。此外，野菊花有较强清热解毒作用。

102. 荆芥

辛，性温。具有疏风解表、祛风止痉、透发疹毒等作用。本药长于疏解风邪，既能宣肺散寒，疏解风热，透疹毒，又能祛肝风而止痉。①风热表证，恶寒发热，汗出恶风，头痛头晕，咽喉肿痛，苔薄白或微黄，脉浮等，常与银花、连翘、山豆根、牛蒡子同用。②用于麻疹透发不畅，风疹、湿疹、皮痒等证，常与葛根、升麻、蝉蜕、芦根、防风、苍术、黄柏、白鲜皮、赤芍等同用。③用于止血则炒炭用。

103. 桔梗

苦、辛，性平。具有开肺消痰、排脓、消肿作用。本药善于宣通肺气，宽胸快膈，常将之用于风热咳嗽。①治疗咯痰黏稠不爽，多配伍甘草、杏仁、菊花、金银花、芦根同用。②对痰热壅肺，发热，咳脓痰，常与金银花、连翘、鱼腥草、黄芩、杏仁、川贝等同用。

此外，本药能宣肺开胸散结，能引药达胸胁，发挥引经良效。

104. 僵蚕 ^(3~9g,研末冲服1~1.5g)

辛、咸，性平。具有疏散风热、息风解痉、化痰散结作用。①用于风热上冲，壅滞咽喉，红肿疼痛，头痛，目赤肿痛等症，常与牛蒡子、射干、桑叶、薄荷、桔梗、旋覆花等同用；风疹瘙痒，多与防风、蝉蜕、白鲜皮、薄荷同用。②用于痰热壅盛，高热惊风，痉挛抽搐，常配伍全蝎、蜈蚣、黄连、天麻、胆南星等同用；面神经麻痹，多与白附子、全蝎（牵正散）同用。

予对口苦、口干、舌黯红、苔浊腻之湿热郁阻中焦者，配伍蝉蜕，清宣疏散郁火（热），效佳。

105. 金银花 ^(10~30g,可60g)

甘，性寒。具有清热解毒、疏散风热作用。本药长于清解心、胃两经热毒，为治外感风热表证、温病初起及热毒疮痈（细菌感染）的常用药。①用于风热感冒、温病初起，发热头痛，咽喉肿痛，苔薄白或黄，脉数等，常与连翘、牛蒡子、竹叶、薄荷、芦根等同用。②用于热毒疮痈、败血症，常与生石膏、知母、黄连、黄芩、黄柏、栀子、水牛角（或羚羊角）、生地黄、赤芍、丹皮（清瘟败毒饮）、公英、地丁、红藤等同用，效佳。

附：忍冬藤

为金银花的藤茎。功效与金银花类似，但本药善清解经络之风湿热邪。多用于风湿热痹，关节红肿疼痛，活动障碍症，多配伍豨莶草、秦艽、威灵仙、防己等同用。

106. 金钱草 ^(30~60g,可120g)

甘、淡、咸，性微寒。具有利胆、通淋、排石作用。本药有良好利胆作用，可排除胆系、泌尿系结石。常将之用于：①胆结石：常用健脾排石汤加减治疗，重用金钱草，结合口服硫酸镁等治疗方案，有良效。②泌尿系结石：常与海金沙、鸡内金、滑石、公英、车前草、石韦、栀子、旱莲草等同用。

107. 金铃子

亦名川楝子，性寒，行气止痛，善于疏利肝气又清肝热，常与延胡索同用，名金铃子散，治疗肝郁气滞化火证。

108. 金樱子

甘、涩，性平。具有固精缩尿、涩肠止泻作用。适用于遗精、遗尿、尿频及慢性腹泻。本药擅长固涩下焦。用于遗精、尿频，多配伍芡实、覆盆子、桑螵蛸、益智仁应用，有较好疗效。

109. 鸡血藤 $^{(9～15g,可60g)}$

苦、甘，性温。具有活血补血、舒筋通络作用，适用于肝血虚瘀滞所致之闭经、月经不调以及风湿痹痛等症。①用于月经错后，色淡量少，腰膝酸软，常与熟地黄、当归、白芍、川芎、杜仲、党参合用。②用于慢性风湿痹病，腰膝酸痛，关节痛，筋脉痉挛，四肢活动不利等症，多与桑寄生、杜仲、狗脊、秦艽、木瓜、威灵仙同用。

本药长于舒筋和营利痹，温补肝血而不滞血，为常用活血通脉（络）药物。

110. 鸡内金

甘，性平。具有健脾、消食磨积作用，是一味消化力很强的常用药。①主要用于饮食停滞，脘腹胀闷，嘈杂呕吐，暖腐吞酸，消化不良，便溏等症。可单用研末冲服，或配伍行气健脾助消化药木香、枳壳、莱菔子、党参、白术、神曲、麦芽、山楂等用，效佳。②可与金钱草、大黄、栀子、木香、枳壳、茵陈同用（排石汤）（吴成中院士方）治疗胆石症；与金钱草、石韦、海金沙、车前草等合用，治疗泌尿系结石，有一定疗效。

111. 橘皮 $^{(8～10g,可18g)}$

辛、苦，性温。具有行气健脾、燥湿化痰作用。本药入药以陈久的橘皮（陈皮）为佳。常用于脾虚、脾胃气滞、胃脘胀满、纳呆、呕逆等症，多配伍党参、白术、茯苓、甘草、半夏、木香、枳壳、砂仁等同服。较大剂量与枳实、厚朴同用，可增强行气消积疗效。此外，本药与半夏、甘草、杏仁等同用可治疗咳嗽痰多。

附：橘红

长于行气散寒，燥湿化痰。

橘络

长于通络化痰。

橘核

长于行气散结止痛，为治寒疝腹痛、睾丸肿痛之专药。常与小茴香、延胡索、乌药、川楝子等同用。

112. 绞股蓝

为葫芦科植物绞股蓝的全草，按叶片数目分有九叶、七叶、五叶、三叶、二叶绞股蓝之分。以九叶、七叶者为极品，皂苷含量高，为五叶者的 5～10 倍，三叶、二叶者为次品。

本药甘，性凉。具有益气健脾、清热解毒、化痰止咳作用。功能保肝解毒，降脂，降糖，降血压，主治虚劳精亏，体虚乏力，白细胞减少，并能防治心血管疾病，调节人体生理功能，提高免疫力，延缓衰老，现多用于保健。每日 3～5g，沸水冲泡，当茶饮。

113. 姜黄

苦、辛，性温。具有活血化瘀、行气止痛作用。适用于血滞经闭，月经不调，常与益母草、当归、红花、川芎、牛膝同用。

本药能行血中之气。近年研究表明，姜黄素具有良好活血通脉、消散瘀血、改善肝细胞病变作用。予多将之用于慢性肝炎（病）治疗。多配伍丹参、黄芪、归尾、丹皮、赤芍等活血化瘀药同用，效佳。

114. 决明子

苦、咸，性寒。具有泻肝经血热、清肝明目和润肠通便作用。①用于肝肾阴虚，肝火上扰，头痛，头晕，目赤肿痛，多配伍熟地黄、栀子、菊花、白蒺藜、桑叶、枸杞子、薄荷等同用。②对大肠实热便干，与桑叶、当归、火麻仁、瓜蒌子、白芍同用，有润肠通便作用。脾胃虚寒无实热者慎用。

115. 降香

辛，性温。具有降气化浊、行瘀止血定痛作用，适用于跌打损伤、瘀血肿痛或内外出血。临床将之与丹参、赤芍、红花、川芎配伍治疗冠心病、心绞痛，获良效。用于胃脘不适、腹痛，常与木香、藿香、白术等配伍应用。本药不用于阴虚血热便秘者。

K

116. 苦参

苦，性寒。具有清热燥湿、杀虫止痒作用。本药长于清下焦湿热，燥湿解毒。多用于：①湿热黄疸、痢疾，湿热下注所致之阴囊痒痛等症，多配伍蛇床子、地肤子、白鲜皮、黄柏、栀子等同用。②大肠湿热便血，多与地榆、丹皮等同用。③湿热蕴结膀胱，小便淋浊，尿道涩痛，多与瞿麦、公英、猪苓、车前草等同用。

117. 苦杏仁

苦，性微温，有小毒。具有泻肺下气、止咳平喘、宣散肺经风邪（寒）、润肠通便作用。①用于风寒犯肺，咳嗽痰多，喘满气短，苔白，脉浮滑症，常配伍麻黄、桂枝、甘草。②用于风热犯肺，咳吐黄脓痰，常与黄芩、金银花、连翘、桑叶、桔梗、甘草、鱼腥草同用。③用于燥热犯肺，痰黏，咳痰不爽，常与沙参、麦冬、贝母、天花粉等同用。"诸仁诸子皆降"，杏仁、桃仁、火麻仁、南瓜子、水红花子等皆有宣（泄）降肺气作用，常将之用于宣降肺气，调畅脾胃气机；润肠通便；协助利尿消水等。

附：甜杏仁

长于润肺止咳，主要用于虚劳久咳，润肠通便。

118. 苦楝根皮

苦，性寒，有毒。具有清热燥湿作用。为驱杀蛔虫药物，近年来用之较少。

附：苦楝子

四川产者效佳，名川楝子即金铃子。苦、酸，性寒。具有疏利肝气、行气止痛和清肝热作用，常与延胡索同用于肝郁气滞化火所致之胸腹胁痛，亦可配伍小茴香、木香、吴茱萸、乌药等治疗寒疝疼痛。

119. 款冬花

辛，性温。具有润肺止咳祛痰作用。本药主要用于外感肺寒咳嗽痰多，肺虚久咳，苔白，脉沉滑等症，亦可应用。常与紫菀、百合、苏子、麻黄、细辛、杏仁、甘草同用。而且对外感、内伤不拘寒热虚实均可配伍应用。

本药与紫菀功用相似，均有润肺下气、化痰止咳作用，但款冬花偏于止咳，紫菀重在祛痰。二者相须应用，治疗痰多咳嗽、久咳喘咳，有良效。

120. 诃子（肉）

苦、酸、涩，性平。具有涩肠止泻、开音利咽作用。予常将之用于脾虚便溏。对湿热便溏，慢性肠炎久泻，多配伍秦皮、黄连、木香等药。本药生用配伍射干、青黛、沙参、甘草，对急性咽喉炎声音嘶哑有良好治疗作用。

L

121. 羚羊角 $^{(0.3\sim0.6g，可1.0冲服)}$

咸，性寒。具有息风止痉、平肝明目功效。善清肝经实火，兼清心热，适用于热性病高热动风、惊厥抽搐、神昏谵语，及肝阳上亢头晕。此外，本药对暑瘟（如流行性乙型脑炎）热入于营血，高热，具有关键性退热治疗作用。对流行性感冒高热亦可应用。①对暑瘟辨证邪在气分者，常配伍生石膏、知母、甘草（白虎汤），或大黄、芒硝、枳实、厚朴（大承气汤）等同用。②对邪入营血者，常配伍牛黄、黄连、栀子、郁金、黄芩等同用（牛黄清心丸）。

附：山羊角 $^{(9\sim15g)}$

可作为羚羊角代用品。咸，性寒，善清心肝两经邪热，兼平肝潜阳，用于肝阳偏亢，见头痛、眩晕、耳鸣、烦躁、高热，多与石决明、黄连、龙胆草、天麻、钩藤、白芍等同用。

羚羊角与犀角（用代用品）均咸寒，二者常配合用以治疗热性病。犀角（用代用品）善清心热，凉血解毒，用于热性病高热神志障碍，血热毒盛发斑发疹者；羚羊角善泄肝火，凉肝息风止痉，作用优于犀角（用代用品），适用于热性病惊厥抽搐等症。

122. 鹿茸

甘、咸，性温（热），长于补肝肾之精血，能温补元阳，强筋骨，具有补肾助阳、生精补髓、强筋健骨功效，为强壮、温补之峻药、要药。适用于肾阳虚、肾精亏虚，畏寒肢冷，精神不足，腰膝酸软、阳痿遗精等症。常配伍熟地黄、山萸肉、菟丝子、覆盆子、芡实、仙灵脾、蛤蚧、杜仲等同用。本药一般不入煎剂，宜用研成细末冲服。不用于内热及阴虚阳亢证。

附：鹿角胶

功用与鹿茸相似，惟温补力次于鹿茸，不入煎剂，随药烊化服用。

123. 莱菔子

辛、甘，性平，能消食（善消面食）、导滞、通便、降（顺）气祛痰。适用于食积停滞，消化不良，腹胀，便秘症，舌苔厚腻者。本药还具有宣降肺气作用。予常用之配伍党参、内金、木香、枳壳（枳实）、莪术，用于体实食积腹胀者，有良效。

124. 连翘

苦，性微寒。可清热凉血解毒，善清心火，消肿散结，发散风热。多与金银花等清热解毒药配伍，用于高热毒痈证。

本药善于清心泻火，还有调理气机升降作用，予将之用于慢性肝胃等病属肝郁气滞，脾虚食滞化热，口舌生疮证，配伍莲子心、竹叶、芦根、防风及健脾消食药党参、黄芪、内金、莱菔子、炒杏仁、石菖蒲等，具有良好清热凉血、健脾胃、散郁火作用。

125. 莲子

甘、涩，性平。具有健脾止泻、益肾固精、养心安神作用。为治脾虚便溏、肾虚遗精及心肾不交心神不安的常用药。本药多用于脾虚夹湿便溏，消化不良，常配伍芡实、白术、茯苓、白扁豆等同用。肾虚遗精，常配伍芡实、金樱子、桑螵蛸等同用。对心虚或心肾不交，心悸失眠，常配伍枣仁、茯神、柏子仁或黄连、肉桂同用。

附：莲须

为荷花的雄花蕊（莲蕊），多与芡实、金樱子、益智仁等治疗肾虚不固药物合用。

莲子心（莲心）

性寒，专入心经，多用于温热病热入心包，烦热，谵语等症，常配伍竹叶、黄连、金银花、连翘、玄参、生地黄等同用。

荷叶

能升提脾（胃）清气，多用于清暑湿。

荷梗

长于理气宽胸，治疗胸闷不畅，常与藿梗同用。

藕节

通络利水，补中焦，有保护肠黏膜作用。

126. 龙胆草

苦，性寒。具有清热燥湿、泻肝胆实火的作用，是治疗肝胆实火湿热及下焦湿热诸证的常用药。①用于肝胆实火，头晕，目眩，口苦，咽干，面红目赤，耳鸣如潮，胁痛易怒，便结，舌红，苔黄，脉弦数，常与天麻、钩藤、石决明等同用。血压高者，多配伍夏枯草、栀子、菊花，重用茯苓、牛膝、葛根。②用于肝胆湿热，胆囊炎、胆石症，疏泄功能失常，见黄疸、发热、胁痛、口干、恶心、腹胀、尿黄、苔黄腻、脉弦数等症，常与茵陈、栀子、大黄、茯苓、泽泻同用。有胆石症者，加金钱草、木香、枳壳等。

本药大寒，脾胃虚弱、便溏者慎用。

127. 龙骨

甘、涩，性寒质重。具有镇静安神、平肝潜阳、收敛固涩作用。①心神不宁，心虚易惊，心悸失眠等症，多配伍龙齿、远志、茯神、琥珀等同用。②肝肾阴虚，虚阳浮越，症见头晕目眩、耳鸣心烦症，多与白芍、玄参、龟甲、牡蛎等同用。

予多将本药用于：①气虚卫阳不固，自（虚）汗气短，易感冒等症，多配伍黄芪、麻黄根等同用。②阴虚盗汗，多配伍生地黄、白芍、五味子、人参等同用。③肾虚遗精，多与芡实、金樱子、莲须、牡蛎、沙苑子等同用。④肾阳不足，尿频、遗尿，多配伍益智仁、桑螵蛸等同用。

附：龙齿

功效与龙骨相似，但镇静安神效力较龙骨为好。

128. 漏芦

苦，性寒，善泻阳明热毒。具有消痈肿、下乳汁作用。适用于乳房红肿、乳汁不下及疮痈肿痛等症。①用于乳腺炎，乳房肿痛，常配伍公英、穿山甲、金银花、野菊花、地丁等同用。②用于乳房胀痛，乳汁不下，常与王不留行、路路通、丝瓜络、通草、当归、红花等同用，有较好疗效。

129. 路路通

辛、苦，性平。具有祛风湿、通经利水、下乳汁作用。予常将之用于气血壅滞，乳汁不通，乳房肿痛症，多配伍王不留行、穿山甲、当归、红花等同用。

130. 刘寄奴

苦，性温。本药善于温经通脉、破血化瘀、止痛，多用于气滞血瘀、跌打瘀血疼痛诸证。①用于妇女经闭、脐腹疼痛，常与当归、赤芍、益母草、没药同用。②用于跌打损伤，瘀血疼痛，常配伍骨碎补、红花、延胡索。对金疮出血疼痛可用本药粉剂（研末）撒敷伤口。

131. 芦根

甘，寒。具有清热生津、清肺胃热及透发疹毒作用。①多用于风邪犯肺化热，慢性气管炎、肺部感染、肺炎咳吐黏痰、黄痰、脓痰，苔黄，脉滑数等症，多配伍金银花、连翘、黄芩、杏仁、桔梗、鱼腥草、甘草同用。②用于麻疹，疹出不畅，发热，咳嗽等症，与升麻、蝉蜕、薄荷等同用。

芦根长于清肺胃气分实热，并有清热而不伤阳，清淡不腻，生津而不留邪特点。予常将之用于慢性胃病（炎），湿遏热伏，及心、肝、脾（胃）等郁火治疗，辨证配伍黄连、竹叶、莲子心、柴胡、升麻、丹皮、栀子、杏仁、防风等同用，取得良好疗效。

M

132. 麻黄^(1.5~9g)

辛、苦，性温，能发汗解表、止咳平喘，可治疗风寒感冒，咳嗽气喘等。①用于风寒感冒，常与防风、桂枝、生姜同用。②用于风寒犯肺，咳逆气急，哮喘，胸闷，咳痰不爽，多与杏仁、桔梗、甘草同用。③用于外感风寒，肺有郁热，见发热、口渴、喘咳气粗者，多与石膏、杏仁、甘草同用。石膏、麻黄用量比，无汗者一般为5∶1，有汗时则石膏用量加大，麻黄用量减少，但石膏量须始终大于麻黄，一般应为麻黄的3~5倍。④用于外感风寒，内有痰饮，怕冷，发热，无汗，咳逆气喘，多与细辛、干姜、半夏同用。

净麻黄发汗力强，炙麻黄发汗力较弱。前者多用于表实无汗症，后者多用于病久、体弱者表证。表虚自汗、盗汗及肺虚咳喘者均忌用本药。本药入汤剂应先煎去沫。发汗宜温服。

133. 麻黄根

甘，性平，为止汗药，无论气虚或阴虚所致之自汗、盗汗（汗证）均可应用。

本药性专收涩。善行卫分，能固腠理而止汗。①阳虚卫气不固，多与玉屏风散（黄芪、白术、防风）同用。②卫气不固，心阳不潜，心悸惊惕，舌淡红，脉细弱者，多配伍煅牡蛎、黄芪应用。③自汗畏风，容易感冒，常与黄芪、党参、白术、桂枝、白芍同用。④盗汗，潮热，虚烦不眠，多配伍生地黄、山萸肉、柏子仁应用，疗效显著。

134. 木香

辛、苦，性温。具有行气止痛、健胃消食、宣肠止痢作用，适用于脾胃寒湿气滞、湿热郁结、痢疾等证。①脾胃虚寒气滞，脘腹胀痛，常与厚朴、枳壳、砂仁等同用。②脾胃虚弱，气滞食积，脘腹胀满，常与鸡内金、山楂、砂仁、党参、白术、麦芽等同用。

本药辛香温燥，对阴虚火旺、湿热证及血燥者宜慎用。

135. 木瓜

酸，性温。具有疏筋（肝）活络、和胃化湿作用。①风湿着痹，腰膝疼痛，关节肿痛等症，多配伍薏苡仁、萆薢、防己、地龙等同用。②外感湿邪，脘腹痞满，恶心，便溏，苔腻，多与藿香、佩兰、苏叶、生姜、清夏、薏苡仁等同用。

136. 木通

苦，性寒。具有清热利尿、通经下乳作用。常用于：①心火上炎，口舌生疮，尿短赤涩痛，多配伍生地黄、竹叶、甘草同用（导赤散）。②湿热下注，尿黄赤，淋沥不尽，涩痛，多与海金沙、瞿麦、滑石、公英、车前草同用。③乳房胀痛，乳汁不下，多与王不留行、当归、黄芪、通草等同用。

研究表明，大剂量（60g）木通煎服可引起急性肾功能衰竭，值得注意。

137. 木贼

甘、苦，性平。具有明目退翳作用。用于风热目疾，两眼红肿，目翳，头痛，常与黄芩、蝉蜕、蛇蜕、白蒺藜、甘草等同用。本药久服可致肝功能障碍。

138. 麦冬

甘，微苦，性微寒，能养阴润燥，益胃生津，清心除烦，适用于阴伤口渴，肺燥咳嗽，心热心烦等症。

本药滋养肺胃阴，清心降火，予常将之与北沙参、生地黄、玉竹、石斛等配伍，用于慢性胃炎（病），胃热阴虚，口干、口苦，胃脘灼痛，嘈杂不适，舌红少津，脉细数者，效佳。对慢性咽炎，经常咽痛，口干者，常将之配合青果（银花）当茶饮。对肺燥咳嗽，多配伍沙参、桑叶、炒杏仁等同用。

139. 麦芽(10~30g,可100g)

甘，性平。具有消食健胃作用，常用于健脾消食。本药长于消米面薯芋食积，消化不良，脘腹痞胀，嗳气酸臭等症，多与党参、白术、茯苓等同用。妇女下（通）奶，用生麦芽配伍王不留行、漏芦、路路通、黄芪、当归等同用。如用做回（断）奶，则用炒麦芽效佳。

140. 马齿苋

酸，质滑，性寒。具有清湿热、解热毒作用，多用于湿热毒血痢疾。常与黄连、苦参、木香、秦皮等同用。

141. 马勃

辛，性平。具有宣散肺热、解毒利咽作用。多用于风热犯肺，咽喉肿痛，常配伍金银花、牛蒡子、僵蚕、薄荷、甘草等同用。本药粉剂外敷伤口有良好止血作用。

142. 明党参

甘，性微寒。善于清肺润燥化痰，又能清热生津养胃。①润肺化痰，多配伍北沙参、川贝、麦冬、桑叶应用。②养胃和中，多配伍石斛、麦冬、白术、茯苓应用。

143. 明矾(1.5~3g)

酸、涩，性寒凉。具有涩肠止泻、收敛止血、祛痰开闭、燥湿止痒作用。本药内服宜生用，外用则煅为枯矾应用。①虚性久泻不止，常配黄芪、五味子、诃子肉、五倍子同用。②虚性大便出血，多配伍五倍子、地榆炭等药。用于外伤出血不止，可用下方研粉外敷患处：松香100g，白矾2g，枯矾25g。③湿疹，皮肤糜烂，流黄水，瘙痒症，可用下方研粉外敷患处：硫黄10g，黄柏90g，青黛40g，枯矾30g。④中耳炎、外耳道炎、耳部湿疹，流黄水，下方共研粉末，吹入外耳道适量：枯矾15g，黄连45g，水片1.5g。

此外，本药可用于风痰内阻，痰黏难于咳出，常用本药0.5~1g泡水100mL，小口频服，效佳。

144. 牡蛎

咸、涩，性微寒。平肝潜阳，收敛固涩，软坚散结。长于平肝潜阳，适用于肝阳上亢眩晕以及自汗、盗汗等证。①治疗肝脾肿大，多与丹参、黄芪、三棱、鳖甲配伍。②治疗自汗、盗汗、遗精等，多与黄芪、浮小麦、麻黄根同用（牡蛎散）。③阴虚潮热，失眠，盗汗，常与柏子仁、五味子、麻黄根、生地黄同用。肾虚遗精，常与芡实、莲须、山萸肉等同用。本药不用于湿热实邪。收敛固涩须煅用。

145. 蔓荆子

辛、苦，性凉。具有疏散风热、清利头目作用。本药善清头面部风邪，长于治疗风邪表证、太阳经头痛，多与川芎、菊花、薄荷、羌活等同用。对肝风头痛，多与天麻、钩藤、石决明、白芍、僵蚕、菊花同用。

146. 没药

苦，性平。可活血化瘀止痛，消肿生肌，类似乳香的功能，但活血化瘀本药独擅其长，乳香能行血中之气，兼舒筋通络，没药长于行血散瘀，无舒筋作用。故对气血瘀滞疼痛诸证，二者常相须为用。

147. 茅根

甘，性寒。具有凉血止血、清热生津作用。适用于血热出血、热病烦渴及热淋等症，又为治血淋常用药。①用于胃热吐血，常与白及、藕节同用。②用于热证衄血，多与生地黄、炒栀子同用。③用于血淋、尿血，尿道热涩疼痛，常与海金沙、生地黄、滑石、小蓟等同用。④用于热性病，津液耗伤，口渴，尿黄赤，多与芦根、生地黄、麦冬同用。

148. 猫爪草$^{(15\sim30g)}$

苦、辛，性平，有小毒。具有消痰散结、解毒作用，是治疗瘰疬痰核常用药，近年来用于颈淋巴结核，多与夏枯草、天冬、百部等同用，有一定疗效。可用于肺结核、咽喉肿痛，常与白及、百部、射干、山豆根、牛蒡子、当归等同用。

N

149. 女贞子

甘、苦，性凉。具有益肾养肝、乌须明目作用。适用于肝肾阴虚诸证。本药长于补肝肾阴而不腻，且有清虚热作用。对肝肾阴虚所致之头晕目眩、耳鸣、须发早白以及阴虚阳亢证，多配伍天麻、石决明、熟地黄、当归、白芍、牛膝等同用。研究表明，本药配伍枸杞子、菊花、菟丝子、旱莲草、熟地黄等，治疗中心性视网膜炎、早期白内障有一定疗效。

150. 牛蒡子

辛、苦，性寒。具有疏散风热、解毒利咽及透发疹毒作用。本药多用于风热毒盛、咽喉肿痛，配伍金银花、连翘、玄参、黄连、荆芥、薄荷、甘草等同用，效佳。对麻疹隐约不出或疹出不畅，与葛根、蝉蜕、芦根、连翘、薄荷等同用，效佳。

151. 牛膝

酸、苦，性平。具有活血祛瘀、引血下行、祛湿利痹、利水通淋、滋补肝肾作用，亦可强筋骨。本药善通血脉，逐瘀血，长于引血下行。①妇女血滞经血不利，脘腹痛，多配伍桂枝、赤芍、当归、木香、丹皮、延胡索、桃仁等同用。②用于肝阳上亢，多与钩藤、杜仲、石决明、桑寄生、白芍同用。

予多将之用于：①风湿痹证，腰膝关节疼痛，多配伍独活、秦艽、威灵仙、杜仲、川续断等同用。②高血压、高血压肾病证属肾虚者。重用怀牛膝（30～60g，可80g）配天麻、杜仲、杞菊地黄丸加减，具有较为良好作用。

牛膝有川牛膝与怀牛膝之分，川牛膝长于活血祛瘀，祛湿利痹，引血下行，怀牛膝则温补肝肾，强腰膝、壮筋骨之力较强。

152. 牛黄$^{(0.15\sim0.3g入丸、散剂)}$

为牛胆结石，苦，性凉，气味芳香，具有清心开窍、清热解毒、息风止痉作用。

本药善于清心经邪热而开窍豁痰，又可泄热凉肝而息风止痉。常用于急性热病、高血压脑卒中，热入心包，高热神昏，谵语烦躁，中风窍闭，痰壅喉鸣，口臭气粗，苔黄，脉大有力等症，多配伍水牛角、黄连、山栀、郁金、梅片、麝香等（安宫牛黄丸）同用。

此外，本药与蟾酥、珍珠、水片、麝香、黄连等同用，可治疗疮痈肿毒、咽喉肿痛、口舌生疮等症。

附：人工牛黄

为牛、猪胆汁提取加工而成。本药与天然牛黄作用相似，但开窍豁痰等功能较之为逊。

153. 南瓜子

甘，性温。主用于驱杀绦虫。先服南瓜子 60～120g 煎剂，2 小时后服槟榔煎剂 60～120g，再过 1～2 小时服芒硝（或元明粉）15～30g，使其泻下，促虫体排出。

P

154. 蒲黄

甘，性平。具有行血、止血双重作用，可稳妥止血，兼活血化瘀、止痛。多将之用于瘀血内阻，月经不调，小腹急痛，产后恶露不行，常与五灵脂、桃仁、红花、丹皮、当归、川芎等同用，效佳。

据研究，本药对霉菌病有治疗作用，多将之配伍黄连（3∶1）粉剂调为稀糊状，每日 4～6 次，小口缓慢吞服。

155. 佩兰

辛香，性平。具有芳香化湿、解暑辟秽作用。①用于脾虚湿浊内蕴，胃脘胀满，恶心，口甜，苔腻等症，多与藿香、石菖蒲、厚朴、白豆蔻、陈皮等同用。②用于夏日暑湿发热，头痛沉胀，身重乏力，脉滑，苔白或黄腻等症，多与荷叶、藿香叶、厚朴、陈皮、滑石、甘草同用。

156. 枇杷叶 ^(10～30g)

甘，性平。具有宣降肺胃之气、止咳化痰、降逆止呕作用。①本药善于治疗风热犯肺，肺热燥咳，咳吐黄色黏痰，常与桑白皮、沙参、杏仁、桔梗、紫菀等同用。②用于胃热，胃气上逆，恶心，苔黄，脉数症，多配伍芦根、竹茹、半夏、茯苓、生姜同用。

157. 胖大海

甘、淡，性微寒。具有开肺气、清肺热、利咽喉、清肠润便作用。①用于热邪阻肺，干咳，声音嘶哑，咽喉肿痛，常配牛蒡子、射干、青果、蝉蜕、薄荷、麦冬同用，或单用本药 2～3 枚，开水冲泡，当茶饮。②用于清肠通便，可单用泡开水服。便秘重者可与草决明、枳实、当归、火麻仁或大黄同服。

Q

158. 全蝎 ^(2～5g或0.5～1g研末冲服)

辛，性平，有毒。具有息风止痉、活络通痹作用。全蝎善于搜风邪而止痉，能通达经络而蠲痹止痛。予常将之用于中风，半身不遂，言语謇涩症，多配伍地龙、水蛭、当归、川芎、丹参、桃仁、红花、赤芍等同用。配伍蜈蚣（止痉散），用于高热、昏迷、抽搐的治疗。配伍羌活、川芎、桂枝、木瓜、牛膝、杜仲、川乌等，用于风湿痹证，筋骨挛痛，屈伸不利，步行艰难症。

159. 茜草根

苦，性寒。具有凉血止血、行瘀通经作用。适用于血热妄行所致之多种出血症以及经闭、跌打损伤等。①可凉血止血，用于血热所致之吐血、衄血、便血、血痢、崩漏下血等症，常与小蓟、侧柏叶、茅根、丹皮、栀子、大黄配伍应用。②用于紫癜，常与紫草、水牛角、丹参、连翘同用。③用于瘀血阻滞之经闭、痛经、产后腹痛、恶露不下等，可单用大剂本药，或配伍益母草、当归、红花、丹参、桃仁等同用。④用于跌打损伤，瘀血青紫肿痛，常与乳香、没药、川芎、红花等药同用。行血消瘀宜生用，止血多炒炭用。

160. 芡实

甘、涩，性平。具有健脾止泻、固肾涩精作用，适用于脾虚泄泻，肾虚精关不固，梦遗滑精等症。本药常用于脾虚便溏，腹胀，多配伍党参、白术、茯苓、内金、莲子肉同用。对肾虚滑精、尿频，常与金樱子、桑螵蛸、益智仁合用。

芡实与莲子二者功能相似，均能健脾止泻，益肾固精。但芡实以益肾固精为主，莲子肉长于健脾止泻，兼养心神，为治疗心悸、失眠常用药。二者常配伍合用。

161. 青蒿

苦、辛，性寒。具有清虚热、退骨蒸、解暑疟作用，适用于温邪伤阴发热，骨蒸劳热，外感暑热，疟疾等症。临床多用于温热病恢复期，邪伏阴分，低热不退，口干，舌红，脉细数等症。常与鳖甲、知母、丹皮、地骨皮（青蒿鳖甲汤）、生地黄同用。

从本药提取的抗疟有效成分——青蒿素是一种高效、低毒新型抗疟药。

162. 秦皮

苦、涩，性寒。具有清热燥湿、凉肝明目和止痢作用。本药善清大肠湿热，又长于清肝胆火邪。常将之用于：①细菌性痢疾、肠炎，多配伍黄连、赤芍等同用。②肝火上炎，目赤肿痛，常与菊花、黄连、夏枯草等同用。

此外，常将之配伍蛇床子、白鲜皮、苦参、黄柏、地肤子，用于湿热下注，阴部瘙痒，湿疹，熏洗（外用）治疗，多效。

163. 秦艽

苦、辛，性平。具有祛风湿、退虚热作用。适用于风湿痹痛，关节酸痛，屈伸不利，常与防风、羌活、牛膝、当归、川芎等同用。对湿热痹病，关节红肿热痛，常与银花藤、桑枝、豨莶草等配伍应用。

本药能舒筋通络，善退虚劳之热。予常将之与鳖甲、知母、地骨皮、银胡等同用于潮热、盗汗证。

164. 前胡

苦、辛，性微寒。具有降气化痰、宣散风热作用，适用于风热或痰热咳嗽。常用于风热感冒证，善于清热降气消痰，多与桑皮、杏仁、瓜蒌、贝母、黄芩、桔梗、甘草同用。

前胡、柴胡均能发散风热，于外感初期常配伍应用。前胡可降可散，治在肺经，以降气为主；柴胡可升可散，治在肝胆经，以上升为主。

165. 瞿麦

苦，性寒。善清心与小肠热，利尿而导湿热下行，兼破血通经。①用于尿短赤，淋沥不畅，湿热壅盛，尿道热痛症，多与萹蓄、栀子、滑石、车前子同用。②用于下焦热结，小腹痛急，尿道热涩刺痛，尿血，多与生地黄、栀子、茅根、大小蓟等同用。③用于石淋，腰腹痛或阵发性绞痛，尿路不畅，频急涩痛，突然尿闭，或有尿中结石，尿黄浊或尿血等，常与金钱草、海金沙、石韦、内金、滑石同用。④用于血瘀经闭，月经不调，经痛，经血有紫黑血块等，常与益母草、丹参、泽兰、红花、丹皮合用。

脾气虚者及孕妇忌用。

166. 羌活

辛、苦，性温。具有发汗解表、祛风湿作用。适用于风寒湿邪致之肌肉筋骨关节痛，尤对上半身肢节肩背酸痛，常与防风、秦艽、川芎、黄芪、威灵仙同用。

羌活能开腠理，散肌表风寒湿邪。①外感风寒，偏正头痛，常配伍川芎茶调散（荆芥、防风、细辛、薄荷、川芎、甘草）治疗，效佳。②外感风寒湿，头痛沉重，全身酸痛，腰背尤重，常与羌活胜湿汤（独活、川芎、蔓荆子、藁本、防风、甘草）同用。腰背重者，加葛根（重用）、桂枝，效佳。高热、不恶寒者慎用本药。

R

167. 肉桂 ^(3~6g,可用至10g,或研末冲服,每次1~2g)

为肉桂树之树皮。辛、甘，性大热。具有补火助阳、温经止痛作用。

本药主用于脾肾阳虚，命门火衰，经寒血滞，下焦（元）虚冷，寒湿痹痛，以及寒积（寒疝）等证。忌用于阴虚阳亢、出血及孕妇。

附：桂枝 ^(3~9g,可用至30g)

为肉桂树之嫩枝。辛、甘，性温，具有温经通脉（络）、温阳化气和解肌发汗作用，用于感冒风寒、阳气不振、中焦虚寒等证。

本药常与炙甘草配伍应用，用以温通（补）心阳。加石菖蒲、茯苓用于心力衰竭治疗有效。治疗风寒湿痹，关节痛，可用较大剂量（15~30g）。桂枝配白芍常用于调和营卫。

官桂

为肉桂幼树（生长6~7年）之树皮，功用同肉桂，但药力较逊。

肉桂大热，气厚，善下行，长于引火归原，补命门真火，又能温里（经）通脉，散寒止痛；桂枝微温，气薄，性善上行，长于发汗解肌散（表）寒，又能温经通脉，助阳化气。

168. 肉豆蔻

辛、涩，性温。具有温中行气、涩肠止泻作用。适用于脾胃虚寒，脘腹冷痛，常与木香、高良姜、厚朴、枳壳同用。用于脾肾阳虚，五更（久）泄泻，常配伍补骨脂、五味子、吴茱萸同用（四神丸）。

169. 肉苁蓉

甘、咸，性温。补肾益精，润肠通便，具有补阳而不燥，补阴而不腻特点。①肾阳不足，滑精早泄，神疲，多配伍仙灵脾、菟丝子、山萸肉同用。②年老体衰，大肠干燥，便结，多与当归、火麻仁、生地黄和小剂大黄等同用。本药不适于实热便结。

170. 人参^(5~10g,可30g)

甘、微苦，性微温。具有益气健脾、补气救脱、生津止渴、宁心益智作用。本药功能大补元气，广为应用于脾肺气虚，伤津口渴，神志不宁等症。

（1）益气健脾：①脾（胃）气虚，脘腹胀满，精神倦怠，乏力，便溏等症，常与白术、茯苓、炙草同用。②脾胃虚寒，便溏，脘腹胀满，舌淡苔白，脉沉细等症，常与干姜、白术、炙草同用。③脾虚湿滞，脘腹胀满，便溏，舌淡齿痕，苔白腻等，常与茯苓、清夏、砂仁、白术、陈皮、藿香等同用。④中气不足，气虚下陷，脘腹胀满，脏器下垂症，多与升麻、黄芪、柴胡、枳壳等同用。兼胃阴虚者，人参配黄芪，补中生津。人参配生地黄、葛根，滋阴降糖，效佳。

（2）生津止渴：用于热性病气阴两伤，身热汗多，或阴虚内热，口干气短，脉大数无力等症，多与石膏、知母、甘草、粳米、麦冬、五味子等同服。

此外，参蛤散（人参50g，蛤蚧1对，共为细末）对慢性阻塞性肺气肿（每次1~2g，每日3次）有一定疗效。

（3）宁心益智：用于心脾两虚，心悸气短，食少纳呆，神疲等症，多与当归、酸枣仁、黄芪、白术、远志、茯神、柏子仁同服。

临床实践表明，本药在抢救阳气暴脱（急性感染性疾病如休克性肺炎、败血症以及心肌梗死等），手足厥逆，出冷汗，呼吸微弱，脉微欲绝，血压下降等，与附子同用（参附汤），加炙甘草、干姜（即四逆汤）等，有独特疗效，能使血压稳步上升。对此类危重患者，中西医结合用药，对提高抢救成功率起到重要作用。

此外，本药还有扶正祛邪作用。予将之与灵芝、黄芪、冬虫夏草、仙灵脾及抗癌药等配合，用于各种癌症治疗，具有提高免疫、强身健体良好作用。

171. 乳香

辛、苦，性温。具有活血祛瘀止痛、消肿生肌作用，为伤科常用药物。本药能宣通脉络，和营消瘀。①跌打损伤，瘀血青紫肿痛，或内伤血瘀胸腹痛，常与没药、红花、血竭、冰片、麝香等同用。②痛经，经血紫暗，有血块，多与益母草、当归、丹参、川芎、红花、牛膝等同用。

予常将之用于风湿痹痛，筋挛拘急，关节痛，活动受限等症，多与羌活、独活、秦艽、桑枝、桂枝、海风藤、川芎等同用。

S

172. 桑叶

苦、甘，性寒。具有疏散风热、清（宣）肺止咳、凉肝明目作用，适用于风热表证，肺燥咳嗽等。①用于风热感冒，常与菊花、连翘、芦根、杏仁、薄荷、桔梗、甘草同用。②用于清肝（火）明目，常配伍菊花、栀子、决明子同用。

对肝肾阴虚内热所致之耳鸣耳聋，重用桑叶六味地黄汤加减，有一定疗效。

附：桑白皮

甘，性寒。具有清泄肺热、止咳平喘作用。①常与地骨皮、甘草配伍，泻肺清热，止咳平喘。②与葶苈子、大枣配伍（葶苈大枣泻肺汤），泻肺利水，治疗肺热水肿，咳痰气喘等症。

桑枝

苦，性平。具有祛风湿、通经络、利关节等作用。

桑椹

甘、酸，微寒。具有补益肝肾、乌须明目、通便及滋阴养血作用。

173. 桑寄生

甘、微苦，性平，为补肝肾、祛风湿、强筋骨、养血安胎常用药物。①用于肝肾亏虚，腰膝酸痛，筋骨痿软，关节不利症，多与杜仲、独活、当归、川芎、川断、桂枝、牛膝同用。②用于痹痛，风邪盛者，多配伍防风、秦艽、羌活、独活、威灵仙应用。

本药长于补肝肾、强筋骨、养血安胎，予将之用于慢性肾病，以六味地黄汤辨证加减，加桑寄生、黄芪、玉米须、葛根。糖尿病肾病用桑寄生，加杜仲、益母草，可改善肾功能，消除尿蛋白。本药配伍杜仲、苏梗、清夏、白术、砂仁、茯神等，用于安胎，可获良好疗效。

174. 桑螵蛸

甘、咸、涩，性平。具有补肾助阳、固精缩尿功效，适用于肾虚不固诸症。本药为补肾固下良药。①肾阳不足，精关不固，阳痿，遗精，早泄，常配伍仙灵脾、菟丝子、莲须、芡实、覆盆子等药。②肾虚尿频症，常配伍益智仁、山萸肉等药。

175. 三七^(2~9g,可1~3g研末冲服)

甘、微苦，性温。活血化瘀而能止血，为活血、止血二者兼备良药，广为应用于呕血、便血、尿血、咯血而兼瘀血者，多与其他止血药小蓟、槐花、地榆等同用。

一般活血化瘀的中、西药物，肠溶阿司匹林、波立维如红花、丹参、水蛭、赤芍等，均有出血问题，本药贵在活血又能止血。

研究表明：①本药能扩张冠状动脉，增加冠脉血流量，为冠心病、心绞痛心血瘀阻治疗之良药；②本药或西红花配伍人参（或西洋参）为良好搭配，有人称之为"弹力素"，既能消除冠脉、颈动脉等血管内动脉粥样硬化斑块，又可避免活血化瘀药伤"气"弊害。

176. 三棱

苦，性平。具有行气破瘀、消积软坚止痛作用，适用于气滞血瘀，腹中结块等症，多与莪术同用，共为破癥瘕积聚之要药。用于瘀血癥块，常与丹参、莪术、鳖甲、山甲、红花、赤芍、桃仁等同用。

本药能行气又入血，攻坚力峻，善破血中瘀结。予将之用于慢性肝病，肝脾肿大。在重用丹参、黄芪（二者合用具有消除肝纤维化作用）配归尾、赤芍、水蛭情况下，加本药与莪术、鳖甲，具有软缩肝脾作用。体虚、脉弱者多配伍党参。宜从小量开始用药。

177. 酸枣仁

甘、酸，性平和。具有养心安神、敛阴止汗作用。①滋养心神，惊悸怔忡，心眠失眠，常配伍五味子、柏子仁、首乌藤、当归等同用。②用于心脾两虚，气血不足，多与当归、人参、白术、黄芪、远志等同用。③予常用于敛阴止汗，对体弱气虚，卫阳不固自汗，多配伍黄芪、白术、防风、牡蛎等同用。对阴虚盗汗，多配伍熟地黄、白芍、浮小麦、五味子、牡蛎等同用。

178. 丝瓜络

甘、性平。具有祛风湿、通脉络、下乳汁作用。予多将之用于气血壅滞，乳汁不下，乳房胀痛等症，常与王不留行、路路通、炮山甲、通草、黄芪、当归等同用。

179. 苏木

辛、性平。具有活血祛瘀、消肿止痛作用。①妇女经产血瘀，产后恶露不下，少腹痛，多与益母草、当归、红花、牛膝等同用。②血滞经闭或痛经，月经色暗，有瘀血块，常与桃仁、红花、赤芍、当归、川芎、牛膝、五灵脂等同用。

此外，本药亦用于跌打损伤，青紫肿痛，多配伍乳香、没药、红花、血竭等同用。

180. 锁阳

甘，性温。具有补肾壮阳、养血强筋、润肠通便作用，适用于肾虚阳痿遗精、筋骨软弱及老人体虚便秘。予常将之与肉苁蓉、当归、党参、火麻仁或加小剂大黄（2~3g）等配伍，用于老年人体弱便秘良效。

T

181. 天冬

甘、苦，性大寒。具有滋阴清热、润肺滋肾作用。①阴虚内热，口干，口渴，五心烦热，常与生地黄、北沙参、百合同用。②用于热性病，常与麦冬、石斛、连翘、芦根等同用。

天冬、麦冬性苦寒，均可养阴清热，生津润燥。但天冬性大寒，清热力胜于麦冬，还有滋养肾阴作用，多用于潮热盗汗症。麦冬微寒，滋阴润燥之力不及天冬，而清心养胃为天冬不及。

182. 天麻

甘，性平。具有平肝阳、息内风、止痉厥作用。本药主入肝经，善于平抑肝阳而止眩晕，为治疗头痛、头晕之要药，适用于肝虚不足，肝阳上亢，风动头晕头痛，心烦耳鸣，舌质红绛，脉弦细数等症，常配伍钩藤、石决明、茯神、首乌藤、山栀、黄芩、杜仲、桑寄生（即天麻钩藤饮）、清夏、白术等同用。

此外，还可用于：①高热引动肝风，惊厥抽搐，多与僵蚕、全蝎、羚羊角、钩藤等同用。②中风，手足不遂，肢麻等，常与杜仲、桑寄生、川芎、地龙、牛膝等同用。

183. 天竺黄^(3~9g,研末冲服0.6~1g)

甘、淡，性寒。具有清热豁痰、凉心定惊作用。本药长于清心凉肝、定惊息风，并能清热豁痰，利气通窍，为治疗痰热惊厥良药。①用于痰热壅肺，咳嗽痰鸣，咯痰黄稠，脉滑数等，常与黄连、黄芩、公英、瓜蒌、桔梗、甘草同用。②用于中风不语，痰壅喉鸣，身热，意识障碍，多配伍胆南星、菖蒲、郁金、竹沥等同用。③用于热痰蒙蔽清窍，热盛引动肝风，神昏抽搐等症，多与牛黄、黄连、胆南星、僵蚕等同用。

184. 天南星^(6~10g,可0.3~1g冲服散剂)

苦、辛，性温，有毒。具有燥湿化痰、祛风解痉作用。本药辛烈开泄，走窜力强，能燥脾湿，祛肺与经络风痰、痰涎。①寒痰阻肺，咳嗽喘急，痰稀薄，苔白腻，脉沉紧症，常与细辛、生姜、桂枝同用。②用于顽痰，痰质黏稠，舌胖嫩，苔白腻症，多与清夏、茯苓、陈皮、桔梗、甘草同用。③用于风痰阻络，经脉不遂，肢体麻木，口眼歪斜症，常与半夏、白附子、天麻、僵蚕、防风、全蝎等同用。

185. 土茯苓^(10~15g,可>30~60g)

甘、淡，性平。具有解毒祛湿作用。本药历来用作治疗梅毒及本病应用轻粉（汞剂）致之慢性汞中毒的有效药。常重用土茯苓（30~60g 或更大剂量），加人参、当归、防风、金银花、白鲜皮等。忌饮茶水。

近年来，予常用之治疗尿酸增高、痛风症。急性期，除饮食控制外，常辨证应用清热解毒、活血止痛、祛湿法，重用土茯苓（一般 30g），配伍当归、赤芍、半枝莲、银花、虎杖、木瓜、白鲜皮、萆薢、车前草、薏苡仁等，多获良效。

186. 太子参^(6~15g)

甘、微苦，为补气药中一味清补药。既能补气亦可益阴，尤长于补中气，润燥生津。具有补气养阴作用。适用于气阴不足，肺燥咳嗽等症。常与黄芪、山药、麦冬、五味子、沙参、杏仁、桔梗、酸枣仁同用。

太子参与人参功效类似，但药力远不及人参，比党参亦差。对气虚而阴虚者宜用太子参。

187. 檀香^(1~3g)

辛，性温。具有理气止痛，温中散寒作用。本药长于宣发气郁，畅膈宽胸，温中祛寒。适用于寒湿困阻中焦，苔白厚或腻。常与丹参、砂仁配伍（丹参饮）治疗气滞血瘀之胃脘痛效佳。对阴虚火旺、血热证慎用。

188. 葶苈子

苦、辛,性寒。具有泻肺平喘、利水消肿作用。本药与大枣同用名葶苈大枣泻肺汤,用以泻(降)肺气而利水,下气平喘。

葶苈子能清上导下,上降肺气不利,下导膀胱以利尿。现多用之于水肿、腹水、胸水,常与桑白皮、茯苓、泽泻、防己、大黄等同用。

近年来将之与桑白皮、桂枝(附子)、黄芪、茯苓、炙甘草同用,治疗肺心病、心力衰竭,有一定疗效。

189. 通草^(3~6g,可30g)

甘、淡,性寒。具有清热利尿、通气下乳作用。适用于热淋。常用于通气下乳,乳房胀痛,乳汁不通,乳汁稀少,多配伍王不留行、甲珠、黄芪、川芎、当归应用。下乳用量较大,为20~30g。

木通与通草均有利水通淋、下乳作用。但木通善于降心火,导热下行而利尿,宣通血脉而下乳;通草善于清肺热,助气下降而通利水道,又能上通胃气而下乳,具有降中兼升特点。

190. 桃仁

苦、甘,性平。具有活血化瘀、润肠通便作用。适用于妇女血瘀经闭,痛经,少腹痛,常与当归、赤芍、延胡索、益母草、香附、红花、川芎等同用。

本药与丹皮同用,具有破瘀生新作用,予多将之用于慢性肝病气滞血瘀证,配伍丹参、黄芪、归尾、赤芍等,有良好作用。用于润肠通便,多配伍火麻仁、生白术、当归、郁李仁同用。

191. 菟丝子

辛、甘,性平。具有补肾益精、养肝明目作用。本药既能补阳亦能补阴,具有补阳而不燥、补阴而不腻特点,为平补肝肾之良药。适用于:①肾虚阳痿、早泄、遗精,腰膝酸软,头晕,耳鸣等症,常与仙灵脾、覆盆子、五味子、枸杞子同用。②肾阳虚遗尿,多与山萸肉、益智仁、补骨脂、五味子等同用。③肝肾虚,视力减退,多与沙苑子、熟地黄、枸杞子、草决明等同用。

W

192. 乌药

辛,性温。具有行气止痛、温肾散寒作用。本药既能疏胸腹寒郁气滞,又能温散肾与膀胱之冷邪。常将之用于:①脘腹寒邪郁滞所致之闷胀冷痛,口吐清水,苔白,脉沉弦等症,常与木香、香附、沉香、干姜同用。②寒滞肝脉所致之寒疝腹痛,阴囊冷痛,常与小茴香、肉桂、青皮、川楝子同用。③下元虚冷,膀胱气化无力,尿频,淋沥不尽,常与益智仁、芡实、桑螵蛸、巴戟天同用。

193. 乌梅

酸、涩,性平。具有敛肺止咳,涩肠止泻,和胃调中,生津止渴,安蛔,止痛作用。

予常将之用于：①蛔厥（胆道蛔虫症），多与细辛、川椒、黄连、桂枝、黄柏、党参、当归等同用（乌梅丸）。②根除幽门螺杆菌（HP）。本药加黄连、公英、桂枝，与西药铋剂或（与）质子泵抑制剂三、四联疗法配合应用，可有增强 HP 根除率疗效良好。

194. 乌贼骨

又名海螵蛸，咸、涩，性温。具有收敛止血、固精止带作用。本药含碳酸钙，有中和胃酸，保护溃疡面作用。予将之主用于消化性溃疡、慢性胃炎烧心、反酸治疗，常与瓦楞子、陈皮、白芍、甘草同用。或与浙贝同用，按 5∶1 比例共为细末，名乌贝散，每次 3~5g，每日 3 次服用。

桑螵蛸、海螵蛸均为收敛固涩药，但桑螵蛸能补肾助阳、固精缩尿，多用于肾虚阳痿、遗精、早泄、尿频等症；海螵蛸则长于收敛止血，有制酸止痛作用。

195. 五味子

酸，性温。具有敛肺止咳、益肾固精、生津止渴、固表止汗作用。五味子入五脏，适用于肺虚咳嗽、肾虚遗精、心神不安，自汗盗汗等多种病证。①用于肺气不足，喘促咳嗽，多与桑白皮、苏子、杏仁同用。②用于肾虚阳痿、滑精、尿频，多与芡实、山萸肉、菟丝子、金樱子、桑螵蛸、益智仁、仙灵脾同用。③用于脾肾阳虚五更泄泻，多与补骨脂、肉豆蔻、吴茱萸合用（四神丸）。④用于心气不足，心悸失眠，心脏病伴糖尿病者，多与人参、生地黄、葛根、酸枣仁、茯神、首乌藤等同用。予使用生脉散（人参、麦冬、五味子）重用五味子辨证配伍桂枝、香橼、干姜、山萸肉、仙灵脾等药，用于气阴不足，脾肾阳虚，口渴自汗，气短懒言乏力，脉细弱（血压偏低）者，收到精神好转、血压复常、益气生津、敛阴止汗良好疗效。

五味子、山萸肉常配伍应用，二者均有益肾固涩作用。但五味子长于敛肺止咳、生津止渴、宁心安神，而山萸肉补肝肾之阴，滋养精血功效尤佳。

196. 五灵脂

咸、苦、甘，性温。具有活血通脉、散瘀止痛作用，为血瘀疼痛诸症之要药。用于气滞血瘀，月经不调，少腹急痛，恶露不下等症，常与蒲黄同用（失笑散），效佳。将之与丹参、瓜蒌、薤白、红花同用，治疗冠心病，获良效。

197. 五倍子^(1.5~6g)

酸、涩，性寒。具有敛肺止咳、涩汤止泻、收敛止血、止汗等作用。常将之用于久泻不止，多配伍黄芪、升麻、白术、五味子同用。此外，可用于痔疮出血、便血等症，常与地榆、槐角同用。

198. 王不留行

苦，性平。具有活血通经、下乳消肿疗效。适用于血瘀经脉阻滞所致之经闭、乳汁不下症。①用于乳汁不下或乳房肿痛，常与山甲、漏芦、通草同用。②对血热瘀滞，乳房红肿胀痛，或发热，多配伍忍冬藤、连翘、黄连、玄参、公英等同用。

本药善通血脉，可上行阳明通行乳脉，下达血海通行经闭，为下乳常用药，予多配伍黄芪、当归、路路通、通草、漏芦、山甲等，辨证应用，具有良效。

199. 吴茱萸^(1~6g)

辛、苦，性大热，有小毒。具有温中散寒止痛、理气止呕作用。①用于肝郁化火犯胃所致之厥逆吐酸，口苦，舌红，脉弦数等症，常与黄连同用（左金丸，二者用量为 6∶1）。②用于脾胃虚寒，脘腹冷痛，口吐清水等症，常与干姜、木香、砂仁等同用。此外，本药与补骨脂、肉豆蔻、五味子同用（四神丸），治疗脾肾阳虚五更泄泻，有良效。

200. 蜈蚣^(1~5g或1~3条)

辛，性温，有毒。具有息风、止痉、攻毒散结作用。本药长于截风止痉，其解痉力较全蝎为大。将暑瘟（乙型脑炎）高热神昏，四肢抽搐，在清热解毒、豁痰开窍原则指导下，应用白虎汤、安宫牛黄丸（或犀角地黄汤）加减，配伍全蝎等量为末（名止痉散），每次 3g，每日 2~3 次，效佳。

201. 威灵仙^(15~30g,可>100g)

辛，性温。具有祛风湿、通经络作用。本药性急善行，能通达十二经脉，长于治疗风湿痹痛，关节游走疼痛，筋挛骨痛，屈伸不利等症，常配伍防风、羌活、独活、川芎、当归、桂枝等同用。

近年研究表明，本药具有软坚作用。本品 60g（可超过 200g）配野菊花 20g，醋少许，加水煎取汁，小口缓缓吞服，治疗食管鱼刺、细小鸡骨鲠喉及食管有效。

202. 瓦楞子

甘、咸，性平。具有制酸止痛、消瘀散结、消痰较坚作用。①用于顽痰、久咳或痰稠咯出不爽，常与南星、半夏、旋覆花、海浮石同用。②用于气滞血瘀，腹中结块，痛胀定处症，常与丹参、三棱、莪术、桃仁、红花同用。③予多将之与乌贼骨、甘草、砂仁等同用，有制酸止痛作用。

X

203. 西洋参

苦、甘，性寒。具有养阴清肺、益胃生津作用。本药补益力较强。适用于：①肺阴虚咳喘，或热性病阴伤燥咳，无痰或少痰，口干，口渴，舌红，脉细数等症，多与沙参、百合、紫菀、杏仁、麦冬等同用。②热邪犯胃，阴虚，口干，口渴，便干，脉细数，多与沙参、麦冬、石斛、芦根、玉竹等同用。

予将之用于血瘀、动脉粥样硬化、血管斑块，配伍三七粉（二者比例 1∶1）冲服，每次 1~3g，每日 1~2 次或西红花 0.1g，泡水饮，效佳。

204. 玄参

苦、甘、咸，性寒。具有滋阴降火、清热解毒利咽及凉血化斑作用，适用于热毒实火或阴虚内热等证。①高热，口渴，舌红，苔黄燥，脉数，与金银花、连翘、黄连、竹叶、知母等同用；咽红肿痛，声嘶者，与山豆根、牛蒡子、葛根同用。②阴虚内热，多与知母、生地黄、麦冬同用。

玄参长于滋阴降火，予常将之用于肺胃阴虚内热，虚火上炎，脘腹痞满，口干口苦，口舌生疮，舌红或黯少苔，脉细数或沉者，配伍黄连（升麻）、连翘、栀子、麦冬、葛根、石斛、芦根、防风、枳壳同用，良效。

205. 小茴香

为茴香之果实。辛、甘，性温，能散中焦寒滞而温胃暖脾止痛。本药行散阴寒之力较强，善散厥阴、少阴寒邪，并疏肝暖肾。主要用于寒疝气痛、少腹冷痛等症。

206. 小蓟

甘，性凉。具有凉血止血、祛瘀消肿功效，尤长于治疗吐血、咯血、尿血。适用于血热而又夹有瘀滞的多种出血病证。常与大蓟、侧柏叶、茜草根、丹皮、栀子、大黄等同用。本药尚有利尿、降血压作用，常与其他利水渗湿、平肝药配伍，治疗肾炎、高血压病。

小蓟与大蓟均甘凉，均有凉血止血散瘀作用，都可治疗血热妄行而伴瘀滞的出血诸证。但止血散瘀消肿，治疗疮痈肿毒，大蓟优于小蓟，而治疗血淋小蓟又长于大蓟。

207. 夏枯草

辛、苦，性寒。具有清肝胆实火，明目，散肝气郁结，消瘰疬（淋巴结结核）作用，适用于高血压肝火、痰热、目痛诸症。予将之用于肝火上炎之头痛、头晕、口苦、眼肿、高血压症。对血压中重度升高，单纯西药控制不住患者，常在辨证给予天麻、钩藤、石决明、黄芩、栀子、菊花等药情况下重用夏枯草（30~60g，可100g），有良好治疗或辅助治疗作用。

208. 犀角（用代用品）

苦、咸，性大寒。具有凉血、泻肝、清胃中大热作用。本药能清阳明气分实热，又入营血，长于清解血分热毒。适用于一切热病邪入心营（血），见高热、神昏、惊厥抽搐、热毒发斑等证。

据予治疗100余例暑瘟（流行性乙型脑炎）经验，生石膏（白虎汤主药）是本病热在气分主药。对热入营血，高热昏迷，发斑严重患者，非犀角或（与）羚羊角（粉）、犀角地黄汤加减治疗莫属，对抢救患者起到重要作用。

水牛角与犀角功效相似，为其代用药，但药力较逊。用量宜10倍于犀角。研究表明，水牛角提取物具有降低白细胞，提升血小板作用。

209. 香附

辛、甘，微苦，性平。具有疏肝解郁、调经止痛作用。本药善于疏肝理气，调畅经血。常用于：①情志不舒，两胁间胀痛窜痛，脘腹胀痛不适，常与柴胡、青皮、白芍、木香等药同用。用于寒凝气滞胃脘痛，口泛清水，与高良姜同用（良附丸）。②肝气疏泄失常，月经不调、痛经等症，常与柴胡、当归、白芍、川芎、杜仲等同用。

210. 薤白

辛、苦，性温。具有散结、下气、行滞作用。予将本药主用于阴邪痰浊滞留胸中、阳气宣通不畅之胸痹证（冠心病），多配伍瓜蒌、半夏同用（瓜蒌薤白白酒汤与瓜蒌薤白半夏汤）。但对胸痹气虚无明显气滞血瘀者，多不用薤白，而用丹参、桂枝、黄芪、川芎、红花、赤芍、延胡索等药物为佳。

211. 血竭^(0.3~1g,散剂冲服)

甘、咸，性平。具有活血化瘀止痛、生肌敛疮作用。内服能活血化瘀、缓急止痛，外用可生肌敛疮，为外科常用药。

予用本药0.5~1.5g，配伍桂枝、桃仁、西洋参，煎汤饮服，缓解心肌梗死、心绞痛，有效。此外，本药与地榆、黄连、葛根配伍，用于慢性胃炎糜烂性出血，效佳。

212. 细辛^(1~3g)

辛、温。具有散寒解表（散寒邪）、疏风止痛、通血脉及温肺化饮作用。①用于外感风寒发热，身痛无汗，头痛鼻塞等症，常与防风、羌活、苍术、白芷、川芎、甘草同用。②用于风寒饮邪犯肺，肺失宣降，咳嗽喘息，吐清稀白痰，畏寒，常配伍麻黄、桂枝、甘草、生姜同用。

本药辛烈，通达表里，宣散力强，能外散风寒，内化痰饮。①常用当归四逆汤加减（当归、细辛、桂枝、白芍、甘草）温经散寒，养血通脉，治疗肝血虚手足厥逆证。②用于头风头痛或（与）眉棱骨痛，经久不愈，常与防风、白芷、葛根、川芎、羌活同用，有良好疗效。③用于风寒湿痹，关节疼痛、拘挛，屈伸不利，多与羌活、独活、防风、秦艽、威灵仙同用。

本药温散力强，易耗气伤正。宜用于脉细弱者，对气血虚头痛、咳嗽宜慎用。

213. 豨莶草

苦，性寒。具有祛风湿、利筋骨作用。本药为治风湿痹痛常用药。长于化湿泄热，善通血脉舒筋络。①湿热偏盛的痹病，关节痛，局部红肿，苔黄燥，脉滑数症，常与防己、秦艽、苍术、黄柏、牛膝等同用。②中风，半身不遂，口眼歪斜，常配伍黄芪、红花、地龙、桃仁、川芎等同用。亦可用制豨莶草一味研末服用。

本药善除湿热风疹瘙痒，予常将之与白鲜皮、防风、当归、白蒺藜、薄荷等同用，有较好疗效。

214. 旋覆花

辛、苦、咸，性微温。具有下气除痰、降逆止噫作用。主要用于痰湿阻胃，气逆噫气，及痰多咳喘等症。

本药能宣肺下气而消痰滞，降逆气而止呕止呃。呃逆常见，欲得良效，应辨证用药。①对脾胃虚寒，胃失和降者，加公丁香一味，或用丁香柿蒂散加减。②对脾胃气滞，肾虚气逆者，加沉香粉冲服。③肝郁气逆，痰湿阻胃，胃失和降者，宜旋覆代赭汤加减。

215. 仙鹤草^(10~15g,可30~60g)

苦、涩，性平。长于收敛止血，临床广为应用于机体内外出血，寒热虚实均可应用。①用于热入血分，迫血妄行，可与生地黄、丹皮、水牛角、大小蓟等同用。②对虚寒性出血（多见于慢性出血病），头晕心悸者，多与党参、黄芪、熟地黄、当归、炮姜炭同用。

近年研究表明，本药能使外周血管收缩，促进血液凝固，缩短凝血时间，并可使血小板数增加，为一种良好止血药。与黄芪同用，可增加白细胞。

216.（川）续断

苦、甘，性温。具有补肝肾、强筋骨、祛风湿、活血脉作用，兼有安胎止血功效。多与狗脊、杜仲、牛膝、熟地黄同用，治疗腰膝酸痛、下肢乏力、步履不健等症。

Y

217. 郁金

辛、苦，性寒。具有活血化瘀、行气解郁、清心凉血、化痰开窍作用。本药长于行气开郁宽胸，入营（血）分能凉血行血祛瘀，为血中之气药。①气血郁滞痛经，经血紫暗，有血块，尤其偏于热象者，多与当归、白芍、丹皮、柴胡、香附、黄芩、甘草等同用。②气血瘀滞的胸痹，多配伍丹参、红花、赤芍、桂枝同用。③血热妄行，呕血、便血、尿血，常与仙鹤草、小蓟、生地黄、栀子、丹皮等同用。④研究表明：广郁金化痰开窍，含姜黄素，可改善阿尔兹海默病患者的认知能力。⑤用于湿温浊邪蒙蔽清窍，意识障碍，苔黄垢腻，多配伍石菖蒲、丹皮、栀子、竹叶、滑石、连翘、牛黄、地龙、黄连等同用。

予多将之用于慢性肝病，肝郁气滞血瘀，胸胁疼痛，肝脾肿大，与丹参、黄芪、归尾、赤芍、丹皮、延胡索等同用，均获良效。此外，本药还可与茵陈、栀子、大黄等配伍，用于利胆退黄。

郁金、姜黄来源相同，均为活血化瘀、行气止痛药，但姜黄性温，善治寒邪气滞血瘀；郁金性寒，长于血热瘀滞证治疗。

218. 郁李仁

辛、甘、苦，性平。具有润肠通便、利水消肿作用。本药长于导行大肠之结气，润滑大肠之燥涩。予多将之用于大肠气滞、燥结便秘，常与火麻仁、当归、杏仁、桃仁及小剂大黄（3~6g）同用。

219. 玉竹（又名葳蕤）

甘，性微寒。具有养阴润燥、生津止渴功效，适用于肺胃阴伤咳嗽、口干、口渴等症。①用于肺燥咳嗽，干咳少痰，舌红少苔，常与沙参、麦冬、杏仁、川贝、甘草同用。②用于胃火炽盛，龈肿，溃烂出血，口臭，苔黄腻，常与黄连、升麻、防风、生地黄、丹皮同用。发热、口渴、多汗、脉实数大者，加生石膏。

本药养阴生津，善补阴而不腻，且无恋邪之虑。长于养肺胃阴。予常将之用于慢性胃炎（病）之胃热阴虚证（胃脘灼痛、嘈杂、口干、口苦，舌红少津，脉弦数），多配伍沙参、生地黄、麦冬、石斛、葛根、甘草、黄连等同用，效佳。

220. 玉米须

甘、淡，性平。具有利水消肿、平肝降压和利胆退黄作用。适用于高血压肝阳上亢者，多配伍天麻、钩藤、桑寄生、泽泻等同用。

研究表明，本药长期（超过 0.5~2 年）每天 60g 煎水饮用，可消除尿蛋白肌酐。用于慢性肾炎（病），有良好恢复肾功能作用。

221. 益母草（10~30g，可60g）

辛，微苦，性凉。具有活血通经、利水、消肿作用。本药善于清血热凉血，又长于活血化瘀而调经，为妇科经产之良药。有"益母"之称。予常将之用于妇女月经不调、痛经、闭经、下腹痛等多种血瘀证，多配伍当归、赤芍、红花、川芎、木香、牛膝、桃仁等同用。用于慢性肾病水肿，多与茯苓、车前子、玉米须等同用。

附：茺蔚子

为益母草的成熟种子，功效与之相似，但长于清肝明目。近期研究：①对高血压水肿者，在重用茯苓（30~60g 或以上）配泽泻情况下加茺蔚子，肝火旺型重用夏枯草（30~60g 或以上）配黄芩、钩藤、益母草，具有良好降血压作用。②本药配黄芪、杜仲、桑寄生、玉米须，有良好尿蛋白治疗作用。

222. 益智仁

辛，性温。具有固精缩尿、摄唾清涎作用。①用于肾阳虚，精关不固，遗精早泄，常配伍金樱子、莲须、芡实、山萸肉等同用。②用于非泌尿系感染等病之下元虚冷，膀胱气化失司所致之尿频，常与桑螵蛸同用。

益智仁宜于尺脉虚者，有良好补肾阳作用，能温脾暖胃，对脾胃虚寒，脘腹冷痛，胀满不适，频吐口水，清涎自流，具有佳效，常配伍党参、白术、干姜、桂枝、茯苓、半夏应用。

223. 银杏仁（又名白果仁）

甘、苦、涩，性平，有小毒。具有敛肺、止咳喘、祛痰作用。善治痰热壅肺喘息，咳嗽，痰多，色黄黏稠等症，常与款冬花、桑白皮、苏子、黄芩、杏仁、麻黄（即定喘丸）等同用。银杏叶提取物具有扩张冠状动脉、降胆固醇作用，用之治疗胸痹（心绞痛）有一定疗效。

224. 淫羊藿（又名仙灵脾）

辛、甘，性温。具有补肾壮阳、强筋健骨、祛风除湿作用。①将之用于散风（寒）湿，通痹止痛，肢麻筋挛，多与桂枝、独活、川芎、桑寄生、川续断、威灵仙、当归、牛膝等同用。②本药善补阴虚而助阳，予常配伍补骨脂、山萸肉、菟丝子、肉苁蓉、蛤蚧等用于阳痿、滑精、尿频、脉沉细之肾阳虚或兼寒湿者，多有良效。

225. 银柴胡

甘，微寒。为清虚热、除骨蒸良药。用于阴虚发热，常与胡连、知母、骨皮、青蒿同用。

银柴胡、柴胡系两种不同药物，柴胡善透表里之热，且疏肝郁，升阳举陷；银柴胡善凉血，退虚热，无升散作用。

226. 鱼腥草

辛，微寒，气腥臭。具有清热解毒、消痈排脓作用。长于清肺经热毒，善治肺炎、肺脓肿。常配伍银花、黄芩、芦根、连翘、公英、瓜蒌、百部、桔梗、甘草等同用。

治疗肺痈验方：鱼腥草、苇茎、冬瓜仁、桃仁、薏苡仁、黄连、银花、川贝、杏仁。

227. 薏苡仁

甘、淡，性微寒。本药能入中焦，健脾渗（祛）湿，又能上泻肺火，泄下焦湿热，药性缓和，是一味清补淡渗要药。予常将之用于脾胃湿热阻滞，脘腹胀满不适，大便黏腻不爽，口苦，口黏，苔黄白而腻，脉滑数者，常用本药 30～40g，生炒各半，配炒白术 30～40g 及小量（3g）大黄或加黄连（升麻），效佳。生用清热祛湿，炒用健脾。

228. 延胡索（又名元胡）

辛、苦，性温。具有行气活血止痛作用，能行气分、走血分，适于气滞血瘀心腹刺痛诸症。①用于肝郁气滞胸胁痛，常与金铃子、丹参、郁金、佛手、柴胡等同用。②用于胸胁闷痛，常与丹参、桂枝、炙草、郁金、川芎、降香等同用。③用于跌打损伤，瘀滞肿痛，常与乳香、没药、红花、当归、血竭等同用。④用于妇女脐腹疼痛，常与当归、白芍、木香、益母草等同用。

229. 茵陈^(9~30g)

苦，微寒。善清热利湿而退黄疸，为治疗黄疸的要药。适用于黄疸病。①对阳黄，多配伍大黄、栀子、柴胡、郁金同用。②对阴黄，常与附子、干姜、白术、茯苓配伍。③茵陈能清热利胆，予常将之与金钱草、大黄、栀子、木香、枳壳、海金沙、郁金等配伍，治疗胆石症，有良好疗效。

230. 月季花

甘，微温。具有活血通经、消肿作用。本药善于疏肝解郁，通行血脉，常用于肝郁经脉阻滞、月经不调、脘腹胀痛等症，多配伍丹参、当归、香附、柴胡、川芎、泽兰、牛膝等同用。

附：玫瑰花

能疏肝理气、调经和血，常用于肝郁胁痛，胸脘满闷，配伍柴胡、香附、青皮、薄荷同用。

231. 夜交藤^(15~30g)（又名首乌藤）

甘，性平。具有养心安神、疏风通络作用。本药善走窜，有滋补作用。常将之用于阴血不足，失眠多梦，常配伍当归、白芍、桃仁、柏子仁同用。对风湿痹痛兼血虚者，常与当归、鸡血藤同用。

232. 远志

辛、苦，性温。具有安神定志、祛痰开窍作用。本药主用于痰涎壅闭心窍，神志障碍，多与菖蒲、郁金、半夏、桔梗、茯苓同用。亦可用于心肾不交，心悸失眠，心神不安症，多配伍菖蒲、五味子、柏子仁、杏仁、茯神等同用。

Z

233. 紫菀

苦，性温，为治咳良药。能润肺下气，化痰止咳，对肺寒、肺热或肺虚久咳均可应用。①用于久咳不愈，干咳少痰，常与款冬花、百部同用。②对阴虚火旺或实热燥咳不宜单用，宜与款冬花、川贝同用。③内伤咳嗽宜炙用，以加强润肺疗效，外感咳嗽宜生用。

紫菀、款冬花均性温，功能相似，但紫菀重在祛痰，款冬花重在止咳，常配伍应用，可增强疗效，治疗喘咳痰多症。

234. 紫苏

辛、温。具有发散风寒、芳香宣肺、理气宽中、和胃化湿作用。是治疗风寒感冒，胸脘胀闷，咳逆呕恶良药。①发散风寒，多配伍生姜、麻黄、桂枝、半夏。②治疗鱼蟹中毒，可用紫苏 30~60g 或配生姜水煎服。③安胎用苏梗，常配黄连、桑寄生、砂仁、陈皮，增加止呕、行气、安胎疗效。气虚、表虚自汗者慎用。

附：紫苏子

辛、温。长于下气消痰、止咳平喘，常与白芥子、莱菔子同用。

235. 泽泻

甘、淡，性寒。具有渗湿泄热，泻肾（相）火作用。本药专走下焦，善利水湿，能解膀胱湿热，泄肾经虚火，具有良好利尿功效。予常用于肝硬化腹水、湿热内蕴水湿停滞证，多配伍茯苓、猪苓、车前子、白术、丹参、木香、厚朴、姜黄等同用。

此外，本药用于肾阴不足，相火亢盛，头晕或伴水肿者，多与熟地黄、茯苓、丹皮、山药、山萸肉、知母、黄柏同用（知柏地黄丸）。

236. 泽兰

苦、辛，微温。具有活血化瘀、通经利水作用，善通肝脾血脉，活血而不伤正。本药善理肝经郁滞。予常将之用于肝硬化腹水，多配伍丹参、白术、茯苓等同用。妇科调经，多用于气滞血瘀经闭、痛经、经血紫暗或有血块等症，多配伍当归、白芍、川芎、牛膝、丹皮等同用。

泽兰与益母草功用相似，但益母草偏凉，适用于血热瘀血，泽兰偏温，利水作用较强，凡血脉瘀滞水肿均可应用。

237. 皂角刺

辛，性温。具有通利血脉、攻散瘀滞、消肿托毒排脓之功。其性锐利，走窜力强，适用于痈疽肿毒、疮疡瘰疬症，为外科常用药，多与当归、桃仁、银花、连翘、公英、地丁、赤芍、黄芩、山甲等同用。本药一般不用于痈疽破溃者。

CH

238. 川芎^(3~9g,可30g)

辛，性温，气香走窜，升散宣通，引药上行。具有行气活血、祛风止痛疗效。适用于寒凝气血郁滞所致之经血不调、经闭、胸胁刺痛、胸痹、癥瘕（肝脾肿大）、瘀血肿痛以及风寒风热头痛、痹痛等多种病证。①川芎为妇科常用药，用于气滞血瘀经闭、痛经，常与当归、白芍、红花、赤芍、香附、蒲黄、五灵脂、地黄同用。②难产、胞衣不下小腹痛，多与益母草、红花、当归、牛膝等同用。③跌打损伤，青紫肿痛，瘀血内阻，多与红花、血竭、延胡索、乳香、没药等同用。④疮痈肿痛，多配伍银花、连翘、公英、地丁、玄参、丹皮、黄连等同用。⑤风湿痹痛有瘀血者，常配伍桃仁、红花、威灵仙、羌活、独活、杜仲、桑寄生、牛膝等同用。⑥本药为治疗头痛要药，善治风邪头痛，主治风寒头痛，常与羌活、白芍、细辛、荆芥、防风、薄荷、甘草同用。

本药善行走、窜散、宣通，走五脏，通血脉，能行血中气滞，可上达颠顶，下达血海，旁及四肢，外彻皮毛，为活血化瘀的要药。予将之用于肝郁气滞，血行障碍，胸胁胀痛，慢性肝炎（病），肝硬化，重用丹参、黄芪，配伍归尾、赤芍、丹皮等同用。心血（脉）瘀阻冠心病，配伍丹参、桂枝、丹皮、赤芍、红花、延胡索等同用，可获得良好疗效。对风寒湿痹，腰背酸痛，恶寒者，重用川芎、葛根，加羌活、细辛、防风、威灵仙，有较好疗效。

本药适用于舌淡紫、脉细症。对脉大，苔厚腻，有气机上逆、痰湿上窜以及阴虚火旺者慎用；用量较大、久用者，宜与健脾补气药同用。

239. 穿山甲

咸，微寒。具有通经活络、活血化瘀、通经下乳、消肿排脓作用，可直达病所。

本药善于走窜，予常将之配伍丹参、黄芪、鳖甲及一组活血化瘀药（归尾、赤芍、桃仁、红花等）治疗慢性肝病脾大。用于瘀血，经脉不通，乳汁不下，多配伍王不留行、漏芦、通草、路路通、当归、赤芍、川芎等同用。对乳腺炎（脓肿），多配伍银花、连翘、公英、红藤、败酱草、当归、甘草等同用。

240. 穿山龙

甘、苦，性平。具有祛风除湿、舒筋活血作用。本药善走窜，能通血脉、舒筋骨，长于治疗气血瘀滞，腰膝关节疼痛，手足活动困难等症，常与伸筋草、川芎、秦艽、羌活、独活、木瓜等同用。

241. 穿心莲^(9~15g，可20g)

苦，性寒。具有清热、解毒、燥湿作用。长于清肺胃热毒，又能燥泄胃肠、膀胱之湿热。适用于肺热咳喘，热毒肺痈，及湿热泄泻、痢疾、热淋等症。①用于热邪犯肺，气逆咳喘，吐痰黏稠色黄，多与黄芩、杏仁、桑白皮、紫菀同用。咳吐脓痰，多配伍鱼腥草、冬瓜仁、芦根、桔梗同用。②咽喉肿痛，多与山豆根、射干、玄参、薄荷同用。③尿短赤，尿道涩痛，常与生地黄、石韦、滑石同用。

242. 车前子^(15~30g，可60g)

甘，性微寒。具有利尿通淋、清热明目作用。①热结膀胱，尿短赤，淋沥涩痛，灼热，小腹拘急疼痛，常与瞿麦、公英、滑石同用。②肝经风热，两眼红肿，多与菊花、栀子、草决明等同用。

予多将之用于肝硬化腹水脾虚或（与）肾阳虚者，配伍桂枝、黄芪、菟丝子、党参、白术、丹参、茯苓、猪苓同用。

附：车前草

为车前的全草，长于清热解毒，且能凉血止血，常与瞿麦、土茯苓、公英、石韦、栀子、滑石等同用。用于痢疾剂量为 15~60g。

243. 蝉蜕$^{(3~10g,可15~30g)}$

甘，性寒。具有疏散风热、透疹止痒、凉肝明目及祛风止痒作用。①用于外感风热，咳嗽音哑，脉浮数，常与银花、玄参、牛蒡子、薄荷、山豆根同用。②对麻疹，疹出不畅，发热咳嗽，咽痛，常与葛根、芦根、荆芥、薄荷、银花同用。③对风疹、湿疹、荨麻疹、皮肤瘙痒症，多与荆芥、防风、地肤子、白鲜皮、当归同用。④对肝经风热，目赤肿痛，目生翳障，多配伍白蒺藜、木贼、菊花同用。

244. 赤石脂

甘、酸、涩，性温。为固下涩肠止血药，适用于气虚不固，久（滑）泄、便血、脱肛，脾胃（肾）虚寒，多配伍党参、黄芪、芡实、白术、干姜、肉桂等应用。

245. 柴胡$^{(6~12g,可15~25g)}$

微辛、苦，性微寒。具有疏肝解郁、和解少阳、利胆功效。①用于口苦、口干、往来寒热等少阳经证，多与黄芩、半夏、人参、生姜、甘草、大枣同用（小柴胡汤）。②柴胡善于疏散少阳半里半表之邪。用作退热，剂量可加大 15~25g。柴胡注射液每次 2~4mL。

柴胡长于疏泄，能调畅肝气而解郁，予常用之配伍枳壳、香附、郁金、乌药等治疗肝脾（胃）郁滞，胸胁胀痛，或与枳实、白芍、甘草相配（四逆散）治疗阳郁，身热，手足厥冷（热厥）等少阳经病。本药善于升发，对肝火上炎及阴虚内热证宜慎用。

246. 沉香$^{(1~3g研末冲服)}$

辛、苦，性温。具有行气止痛、降逆平喘功能，适用于脾胃气滞、肾虚寒性气逆诸证。本药芳香辛散，温经散寒，暖肾纳气，长于温中止呕。予常将之用于脾胃虚寒气滞、肾虚气逆证。慢性胃炎（病），脘腹痞满，呃逆，常与党参、白术、半夏、乌药、内金、木香、枳壳、干姜等同用。

SH

247. 山楂$^{(6~15g,可30~60g)}$

酸、甘，性微温。具有消食开胃、活血化瘀功能。适用于消化肉食及油腻积滞与瘀血腹痛证。①常用于消食开胃，尤其肉腻食物积滞，多与鸡内金、木香、莱菔子、神曲、麦芽等同用。②用于舌淡红或紫，有瘀斑（点），苔黄腻，多与丹参、川芎、红花、益母草、三棱、牛膝同用。

近年来研究表明，本药具有治疗高血压、祛脂和扩张冠状动脉作用。①治疗高血压多与夏枯草、杜仲、桑寄生、牛膝等同用。②治疗冠心病，多与丹参、赤芍、桂枝、川芎等同用。③降脂，多与白菊花、何首乌、荷叶同用。

248. 山药^(10~30g,可大于60g)

甘，性平。具有补益脾胃、益肺滋肾作用。①脾（胃）虚弱，便溏，多与党参、白术、白扁豆、莲子、薏苡仁、茯苓、芡实等同用。②脾肾两虚，气短乏力，自汗恶风，咳嗽，可与沙参、百合、五味子、山萸肉、人参等同用。此外，本药还有补气养（脾）阴止渴作用，多与天花粉、黄芪、葛根、五味子同用。

249. 山豆根

苦，性寒。具有解热毒、利咽喉、消肿止痛作用。本药善清肺胃火邪，常将之用于咽喉肿痛，多配伍玄参、黄芩、桔梗、牛蒡子、射干、甘草等同用。

研究表明，本药配伍半枝莲、白花蛇舌草、山慈菇、鱼腥草等，用于喉癌、早期肺癌治疗，有一定疗效。本药与公英、黄连水煎去渣含漱，用于急性咽炎、扁桃腺炎治疗，有效。

250. 山茱萸

甘、酸，性温。具有补益肝肾、收敛固涩作用。本药既补肾阳又补肝肾之阴，为平补肝肾常用良药。①肾虚精关不固所致之阳痿、早泄、遗精，多配伍巴戟天、鹿茸、金樱子等同用。尿频，余沥不净，多与益智仁、菟丝子同用。②肝肾不足，虚阳上亢，出现头晕、目眩、耳鸣、耳聋症，常配伍白芍、当归、磁石、石菖蒲、白蒺藜等同用。阴虚盗汗，常与浮小麦、生地黄、银柴胡、地骨皮、五味子、黄芪、麻黄根等同用。气阴两伤，汗出淋漓，多与人参、龙骨、牡蛎、白芍等同用。阳虚，阳不敛阴，出汗不止，多与巴戟天、肉苁蓉、枸杞子、五味子同用，可获良效。

251. 生地黄^(9~30g)

甘、苦，性寒。具有清热凉血、滋阴生津作用。适用于温热病热入营血所致之发热、口干及阴虚内热、骨蒸潮热等。①用于热入营血，高热，烦渴，舌红，脉数，常与金银花、水牛角（或羚羊角）、玄参、黄连等同用。②用于阴虚内热，盗汗潮热，口干，舌红少苔或无苔，脉细数，常配伍沙参、麦冬、玉竹（即益胃散）、玄参、知母、龟甲、地骨皮等同用。③予常将之用于脏腑燥热、阴虚火旺消渴证（糖尿病），配伍葛根、黄芪、山萸肉等，具有良好消除症状和一定降低血糖作用。

现代研究表明，地黄含紫醇，能提高记忆力。本药味厚滋腻易伤胃气，对脾胃虚寒者慎用。

252. 熟地黄

甘，性微温。具有滋阴补肾、养血调经功效，为滋补肝肾、培补下元常用药物，适用于心肝血虚及肾阴不足证。①治疗心血不足，头晕，心悸，面色苍白，失眠多梦，脉细弱，多与当归、白芍、党参、茯苓、枣仁等同用。②妇女血虚，经血色淡，量少质稀，多配伍党参、当归、白芍、川芎、益母草等同用。

253. 生姜

辛，微温。具有温中散寒、祛湿降逆止呕作用，其性发（宣）散，长于治疗风寒表证。咳嗽、止呕（呕家圣药），多与桂枝、麻黄、半夏、杏仁、紫菀、良姜、黄连、大枣等同用。

重用生姜，与半夏、黄连、黄芩、人参、甘草配伍（生姜泻心汤）能和胃降逆，宣散水气，消痞满，治疗干噫食臭，肠鸣下利，良效。

生姜有解毒功效。常用之炮制半夏（姜半夏）、南星等，以解其毒性。对鱼蟹中毒，可用生姜捣汁（或配紫苏 30~60g 煎汤）服用。

附：生姜皮

辛，性凉。能和中利水，消除浮肿。常与茯苓皮、桑白皮、大腹皮、陈皮、冬瓜皮等同用。

煨姜

温胃止呕作用较生姜为强。

254. 沙苑子

甘、涩，性温。具有补肾固精、养肝明目作用。本药作用与菟丝子相似，能补益肝肾而疗目疾，也是一味平补肝肾的常用药，适用于肝肾不足，下元不固，尿频，遗精，腰痛，视力减退等症。

255. 沙参

甘，性微寒。具有养肺、胃阴作用。能润肺止咳，养胃生津。①养肺阴，润肺燥，治疗肺燥或肺热燥咳。②养胃阴，生津液，治疗胃阴虚咽干、口渴等。

胃热阴虚证或肝郁胃热证，胃脘灼痛隐隐，嘈杂不适，纳呆，口燥而苦，咽干，舌红无苔或薄黄少津，脉弦细或细数，多与生地黄、麦冬、玉竹、石斛、葛根、芦根、丹皮、栀子、白芍、青皮同用，疗效显著。

南沙参养阴润肺功效不及北沙参。

256. 砂仁

辛，性温。具有行气化湿、温中止泻作用。本药长于和胃，适用于脾胃气滞，寒湿便溏证。用于脾（胃）虚气滞，脘腹胀满，口黏便溏，常配伍党参、白术、茯苓、薏苡仁、藿香、蔻仁、厚朴、木香、枳壳等同用。

257. 石斛 (6~15g,可20g)

甘、淡，性微寒。具有滋养胃阴、清热生津疗效，能补五脏虚劳，善"平胃气而补肾虚"。长于滋养胃阴，清阳明虚热。①用于胃阴虚内热，虚火壅逆证，见纳呆，食入即吐，胃痛干呕，舌质红绛或黯红，光剥无苔，舌裂，常与北沙参、麦冬、生地黄同用。②对胃火上炎，口臭，口舌生疮，齿龈肿胀、糜烂症，多辨证配伍生地黄、黄连（升麻）、栀子、连翘、芦根、防风、人参、白术等，并重用石斛（15~20g）。

石斛品种多，疗效有别。铁皮石斛较之金石斛、川石斛清热生津作用佳。

258. 石菖蒲

辛，性温。具有化湿开胃、开窍醒神作用。本药能振奋清阳，化湿开胃，善开心窍、宽中，为开窍化湿要药。①湿浊阻滞脾胃，脘腹胀满，舌淡苔腻（浊），多与藿香、蔻仁、滑石、茯苓、枳壳等同用。②痰浊阻塞，清气不升，耳目不灵，神志障碍，苔黄厚腻，脉滑数者，常与远志、清夏、郁金、胆南星、黄连同用。予多将本药与磁石、五味子、六味地黄丸、葛根（肝火者加黄连，相火加黄柏等）同用，治疗肝肾阴虚耳鸣、耳聋，有良效。

259. 石膏^(10~45g,可用至240g)

甘、辛，性大寒。具有清热泻火、除烦止渴作用。石膏大寒，善清气分实热，长于泻肺胃火邪，为胃火牙痛之要药。①脾（胃）火邪炽盛，口干唇燥，口疮口臭，牙龈肿痛，多辨证配合栀子、大青叶、黄连、黄芩、生地黄、丹皮、银花、甘草等同用。②湿遏热伏之郁火（热），多用黄连（升麻），对郁火重者常用少量生石膏或栀子并加防风、藿香、甘草、芦根等疏散脾（胃）热，即"火郁发之"，并防单用大量寒凉，脾阳被抑，或邪热冰伏不解弊害。

此外，予在20世纪60年代末治疗乙型脑炎（暑瘟）重症100余例，对高热、口渴（大渴）、多汗（大汗）、脉洪大（大脉）之实热炽盛，热侵气分证，用白虎汤加减治疗，重用生石膏（180~240g）。对高热、皮现红色斑疹、神昏、舌绛之热入营血者，用犀角地黄汤加减治疗，获良效。

260. 石韦^(6~9g,可30~60g)

苦、甘，性微寒。善排沙石，有清热利尿、通淋、凉血止血作用。本药清热能上行下达。上行清肺，通利水道，分辨清浊，下行膀胱，泄湿热而利尿，适用于热淋、血淋等证。①下焦湿热，尿黄赤，淋沥不尽，尿道热痛，少腹痛，常与赤苓、车前草、瞿麦、地榆、滑石、甘草同用。②予重用石韦、车前草（30~60g），加栀子、甘草、金钱草，对泌尿系结石有效。③对下焦热结，尿血、尿痛，可与旱莲草、白茅根、栀子、生地黄、丹皮、大小蓟配伍应用。

261. 石决明

咸，微寒。平肝潜阳，凉肝明目。主要用于肝阳上亢头晕、头痛或眩晕、脉弦数有力等症。①肝火上炎，常与黄连、栀子、菊花、薄荷、夏枯草同用。②肝肾阴虚，两目干涩，心烦少寐，多与山萸肉、枸杞子、熟地黄、首乌藤同用。脾胃虚寒，无实热者慎用。

本药与草决明均寒凉，用于肝热（火）证，但石决明善治肝阳上亢及肝阴不足证，草决明能泄热通便，治疗热结便秘症。

262. 石榴皮

酸、涩，性温。具有涩肠止泻、驱虫作用。予将之用于慢性腹泻。①脾虚久泻，多与党参、白术、茯苓、白扁豆、陈皮、怀山药、莲子、砂仁、薏苡仁、诃子等同用。②慢性肠炎、久痢，可配伍黄连、木香、桂枝、赤芍同用。

263. 石上柏^(15~30g)

苦，性寒。具有清热解毒作用，适用于痈肿疮毒，咽喉肿痛等症。近年研究表明，本药对小鼠肉瘤 180、白血病 L16 等瘤株有抑制作用，并可增强网状内皮系统作用。配伍半枝莲、白花蛇舌草、龙葵，用于绒癌、肺癌、消化道癌，有一定疗效。

264. 神曲

辛、甘，性温。具有健脾养胃、助消化作用，善消化饮食，增进食欲，适用于饮食停滞。常与麦芽、山楂、莱菔子、茯苓同用。

265. 升麻^(6~12g，可20g)

甘、辛，性微寒。可清热解毒，升举阳气，为治疗中气下陷、透发疹毒常用药物。

本药长于升脾胃清阳之气而举陷。予常将之与黄连同用于胃寒伤冷，郁遏阳气于脾（土）之证。用黄连泻火，用升麻透（散）发火郁，则黄连泻火而无凉遏之弊，升麻散火而无升焰之虑。二药清上彻下，升清（阳）降浊，宣达抑遏伏火而散之，效佳。本药用于清胃火剂量宜大（10~20g）。忌用于肝阳上升头痛气逆证。

266. 芍药^(9~15g，可30~60g)

分白芍、赤芍两种。

（1）白芍：苦、酸，性微寒。具有平抑肝阳、养血敛阴、柔肝止痛作用，临床广为应用，适于肝阳上亢头痛、头晕，血虚，脘腹痉挛疼痛，及泻痢等症。①肝肾阴虚，肝阳上亢，常与天麻、钩藤、石决明、菊花、薄荷、当归同用。阴虚潮热，五心烦热，盗汗，舌绛少苔，脉细数，多配伍生地黄、沙参、山萸肉、浮小麦、龙骨、牡蛎等同用。②肝郁气滞，胸胁胀痛，常与柴胡、香附、枳壳、佛手、薄荷、当归、郁金同用。③营卫不和，表虚自汗、多汗，恶风，配伍桂枝。④肝胃失和，胃脘及腹部痉挛性疼痛，配伍甘草、木香、延胡索，收到良效。

白芍剂量与疗效相关。宜据脉象、脉强程度决定用量。对脉弦实有力者，可加大剂量（30~60g 以上）。对阳衰、虚寒者不宜单用本药或较大剂量。

（2）赤芍^(6~15g，可30g或大于60g)：苦，性微寒。具有清热凉血、活血化瘀、止痛作用，为治疗热毒疮痈、血热泻痢及活血化瘀药物。用于外感热病热入血分，发热、舌绛干等，常与水牛角、生地黄、丹皮等同用（犀角地黄汤）。

予重用丹参、黄芪及归尾、赤芍与丹皮、郁金（姜黄）一组活血化瘀药（"益肝康"国家发明专利）辨证加减治疗慢性肝炎（病）、肝纤维化，有良效。重用赤芍（60~80g）加西红花，可防治肝炎肝细胞坏死，作用良好。本药配伍丹参、桂枝、川芎、红花、枳壳、延胡索等，对气滞血瘀胸痹（冠心病心绞痛）有良效。

白芍、赤芍作用不同，白补而赤泻，白收而赤散。白芍长于养血敛阴，柔肝止痛；赤芍善于凉血活血而散瘀。

267. 射干

苦，性寒。具有清泄热毒、消痰散结、利咽喉作用。适用于咽喉肿痛，肺热咳嗽，痰热壅盛证，常配伍玄参、牛蒡子、连翘、薄荷、贝母、杏仁、前胡等同用。予常将之用于咽喉红肿疼痛、声音嘶哑，配伍诃子肉、玄参、麦冬、黄芩、甘草，有良效。

268. 麝香^(0.1~0.2g,入丸散剂)

辛，性温，香气强烈而特异。辛开温通，善于走窜，能开窍通闭，醒神，辟秽化浊，为治神昏窍闭之要药。本药配伍清热药即成"凉开剂"治疗热闭证，与祛寒药配伍即成"温开剂"治疗寒闭证。突然昏倒，中风痰厥，身热气粗，痰鸣，苔黄，脉数有力，以及热入心包，高热神昏，常与水牛角、牛黄、羚羊角、冰片、栀子、黄连、珍珠、郁金等清热开窍药同用。安宫牛黄丸、至宝丹、苏合香丸等中成药中均有麝香配伍。

269. 使君子

甘，性温，有小毒。具有驱杀蛔虫作用，予常用之驱杀蛔虫。应用炒熟者嚼食，每服10~20粒（儿童每次1.5粒/岁），每日1次，连服3天。忌用茶水送服。

270. 柿蒂

苦、涩，性微温，具有散胃寒、降逆气作用，为止呕逆专药。①中焦虚寒呃逆，常配伍公丁香、人参、生姜等同用（丁香柿蒂汤）。②脾胃虚弱，痰浊内阻，胃气上逆，噫气反胃，心下痞满，可与旋覆花、代赭石、半夏、生姜、甘草等同用（旋覆代赭汤）。③胃热呃逆，口臭，苔黄，可与黄连、旋覆花同用。

271. 水蛭^(3~6g,可0.3~1.5g散剂冲服)

咸、苦，性平，有小毒，具有破血行瘀（含肝素）、消癥通经作用，主要用于血瘀阻滞、癥瘕积聚、经闭等证，常配伍虻虫、桃仁、二棱、当归、黄芪等同用。

本药破血通瘀力强，但不伤正。善于活血攻坚，通畅血管，治疗血瘀证。①脑血栓后遗症，半身不遂，辨证为气虚血滞、脉络瘀阻者，使用补阳还五汤加减；如为肝阳上亢，经络瘀阻者，使用天麻钩藤饮加减，方剂中加水蛭。②慢性肝炎（病）、肝硬化，ALT正常，无急性活动性病变，病毒被控制者，使用"益肝康"，方中加三棱、鳖甲、莪术消积软坚，配伍水蛭粉剂，每次0.5~1g，每日1~2次，对肝脾软缩、病变好转有良好作用。③予将之用于颈动脉斑块（血脂增高者配合祛脂药）治疗，初见成效，未见不良反应。

272. 伸筋草

苦、辛、性温，具有祛风湿、通经络作用。本药为治筋骨拘挛常用药，多用于风寒湿痹，关节痛，活动不利，多与威灵仙、木瓜、川芎、牛膝、当归、桑寄生同用。

273. 蛇床子

辛、苦，性温而燥，为温肾壮阳、燥湿杀虫常用药。主治肾虚阳痿，妇女宫寒不孕。予常配伍苦参、花椒、黄柏、白鲜皮，剧痒者，加地肤子煎汤去渣熏洗局部，用于阴部湿痒、皮肤瘙痒症，佳效。

274. 蛇莓^(9~30g)

苦、甘，性寒，有毒，具有清热解毒、消肿散结作用。适用于毒疮痈肿、疔毒、瘰疬结核、蛇虫咬伤等症。

实验研究表明，本药对艾氏腹水癌及小鼠肉瘤 180 有抑制作用。现多配伍龙葵、白英、半枝莲用于胃癌、肝癌、肺癌等多种癌肿治疗，有一定疗效。用于毒蛇、毒虫咬伤，常用鲜蛇莓捣烂敷患处。

ZH

275. 竹叶

甘、淡，性寒。具有清热除烦、渗利水湿作用。适用于上焦风热，热病心烦，口舌生疮，小便黄赤等证。用于胃经实火上炎，口舌生疮，烦热，舌绛，苔黄而干，多配伍生石膏、银花、连翘、玄参、黄连、水牛角（或羚羊角粉）同用。本药具有清上达下、能升能降特点。能清心胃实热，并下行小肠、膀胱，导湿热下降，渗利小便。予常将之用于心经有热，口舌生疮，舌尖红，多配伍黄连、莲子心；对心热下注，移行小肠，小便失利，淋沥赤涩，尿道痛者，多配伍生地黄、木通、甘草（即导赤散）、滑石等同用。

276. 竹茹^(5~9g)

甘、淡，微寒，具有清热化痰、清胃止呕作用。用于热邪犯肺，肺热咳嗽，咳吐黄痰，常与桑白皮、黄芩、桔梗、瓜蒌同用。予将本药姜炒后用于邪热犯胃，气逆呕哕证，多配伍黄连、生姜、芦根同用。用于胃虚呕逆，配伍人参、生姜、陈皮等同用，有良效。

附：竹沥^(30~60g)

甘，性寒，清热化痰作用较竹茹为佳，多用于肺热痰多黏稠，咯出不爽症。

277. 栀子

苦，性寒。具有清热利湿、清肝明目作用。能清肝胆湿热，既入气分亦行血分，既清心肺肝胆实热，又长于泻三焦实火。适用于热性病，湿热黄疸，热淋，肝火等证。①用于外感热病（急性感染性疾病），三焦大热，高热，口渴，便结，舌红苔黄（干），或有芒刺，脉数，常与黄连、黄芩、大黄、黄柏（即黄连解毒汤）等同用。②用于阳黄（急性传染性肝炎），常与茵陈、大黄、板蓝根、柴胡、黄芩、白术等同用。

栀子善泻肝、脾（胃）、心、肺郁热。予常在益气健脾、疏散（发）郁热情况下，辨证将栀子分别与柴胡、黄连、黄芩、菊花、薄荷、芦根、莲心、生地黄等同用，治疗各种郁热证，效佳。脾胃虚寒、便溏及无湿热者慎用。

278. 知母^(6~12g)

甘、苦，性寒，具有清热除烦、滋阴润燥、生津止渴作用。①温热病，肺胃气分热盛，壮热不退，烦躁口渴，小便黄赤，苔黄或燥，脉洪大有力等，常配伍石膏、甘草、粳米同用（白虎汤）。②热邪犯肺，气逆咳嗽，痰黄黏稠，脉数，常与黄芩、石膏、桑白皮、桔梗、栀子、贝母等同用。③肺阴不足，肺燥咳嗽，咳痰黏稠，或干咳无痰，脉虚数，常与沙参、贝母、麦冬、杏仁同用。

本药为治疗肺、胃、肾三经燥热阴伤及阴虚火旺等证的常用药，予多将之用于：①肾阴不足，相火有余，潮热骨蒸，盗汗，舌红少津等症，多配伍黄柏、生地黄、丹皮、山萸肉、茯苓、泽泻同用。②肾阴不足，胃火上炎，牙龈肿痛，口臭或口舌糜烂等，多与石膏、麦冬、玄参、甘草同用。③热性病后，热伏阴分，夜热早凉，热退无汗，舌红苔少，脉细数等，多配伍青蒿、鳖甲、地骨皮同用。

279. 珍珠(0.3~1g研细末冲服)

甘、咸，性寒，具有镇惊安神、明目清翳、解毒敛疮作用。①温热病，热闭（陷）心包，高热烦躁，神昏谵语，或小儿惊风、抽搐等症，多与牛黄、钩藤、地龙、天竺黄、胆南星等同用。②目赤翳膜，视力障碍，多配伍硼砂、冰片、熊胆等。③予将之用于糜烂性胃炎，具有一定胃黏膜保护作用。

附：珍珠母

味咸，性寒，具有平肝潜阳、清肝明目、镇静安神作用。适用于肝阳上亢，头痛、头晕、耳鸣目眩等症。

280. 枳实(3~9g,可30g)

辛、苦，性微寒。具有强力行气、苦降下行、消痞除满作用。长于破气除胀，消积导滞，有祛痰湿、消痞满功能。予常将之用于食积气滞，脘腹痞满，便结，脉实等症，多配伍大黄、木香、厚朴、枳壳等同用。体实脉壮者可重用（20~30g），对促进肠蠕动、调节胃肠功能有良好作用，予常配伍木香、厚朴同用。

附：枳壳

功能与枳实相似，但效力较之和缓。长于理气宽中，消胀除满。

281. 赭石(6~30g)

苦，性寒。具有平肝潜阳、重镇降逆作用。予多将之用于胃虚气逆，胸腹痞满，噫气呃逆等症。常与旋覆花、半夏、人参、生姜、大枣、甘草等同用（旋覆代赭石汤）。予常将之30~40g，黄连8g，干姜2g，水煎，用于消化性溃疡幽门梗阻，有解痉、消水肿作用。

282. 猪苓(9~15g)

甘、淡，性平。具有较强渗湿利水作用，其强度优于茯苓，但无补益效力。对水肿、腹水属热证者尤为适宜。常与白术、泽泻、茯苓等同用。此外，本药性平偏凉，常用于湿热淋浊，尿道涩痛，配伍萹蓄、萆薢、栀子、甘草等同用。

茯苓、猪苓均为利尿渗湿药。茯苓多用于水湿停滞偏寒者，兼有健脾益胃作用，猪苓用于水湿停滞偏热者，二者常配伍应用。

283. 䗪虫(3~6g,散剂每次1~1.5g冲服) （又名土鳖虫）

咸，性寒，有小毒，具有破血逐瘀、散癥结、续筋骨作用。长于破血瘀，消癥块，通血脉。适用于血滞经闭、包块、跌打损伤等症，为妇科、伤科常用药。①瘀血经闭，多与大黄、桃仁、水蛭同用。②跌打损伤，瘀血肿痛，多与血竭、乳香、没药、麝香、儿茶、龙骨、虎骨同用，能促使骨痂生长，增强抗折力。③予将之用于慢性肝炎、肝纤维化，配伍丹参、黄芪、姜黄、赤芍、川芎、三棱等同用，对肝脾软缩有良效。

第三节　临床常用对药、串药经验择粹

（拼音为序）

B

1. 白芍、甘草：和里缓急。
2. 白术、茯苓：健脾燥湿。
3. 半夏、生姜：和胃降逆，散寒开结消痞。
4. 半夏、苏子：降逆化痰定喘。
5. 萹蓄、瞿麦：清热利湿，合用通淋力加强。
6. 百合、麦冬：滋阴润肺，清虚热。
7. 半枝莲、石上柏：清热解毒，活血化瘀。多用于肝癌、胃癌治疗。

C

8. 苍术、白术：健脾燥湿，二者刚柔互济，加强除湿祛痹作用。
9. 苍术、黄柏：合用名二妙散。清热燥湿，用以治疗湿热下注所致之痿痹、湿毒疮疡。

D

10. 当归、白芍：养血补阴，柔（调）肝通络。
11. 当归、黄芪：益气补血活血。
12. 丹参、黄芪：活血化瘀，益气除烦。可治疗肝纤维化。
13. 丹参、葛根：活血化瘀，生津止渴。可扩张心脑血管。
14. 丹参、三七：活血化瘀力强，并可止血。
15. 丹参、山楂：活血化瘀，降脂，消食开胃。
16. 丹参、檀香、砂仁：名丹参饮。善治气滞血瘀胃脘痛。
17. 丹参、人参、姜黄：益气健脾，活血化瘀，通络散结。
18. 丹皮、栀子：泻肝经郁热。
19. 丹皮、赤芍：清热凉血，活血化瘀。
20. 丹皮、栀子、柴胡：清泻肝（胆）火。多用于血虚肝郁化热。
21. 大黄、芒硝：为大承气汤主药。泻下热结，用于胃肠实热积滞。
22. 大黄、虎杖：祛风湿，活血化瘀，泄热通便。
23. 杜仲、桑寄生：强筋骨，补肝肾，祛风湿。
24. 代赭石、生牡蛎：镇敛浮阳。

F

25. 附子、干姜：附子壮肾阳，干姜温阳祛寒，合用回阳救逆力加强。

26. 附子、肉桂：温补肾（元）阳。

27. 防风、防己：防风善于祛风，防己长于化湿，合用则祛风化湿。

28. 防风、藿香：藿香助防风疏散脾之郁火，并可振奋脾胃功能。

29. 防己、黄芪：益气祛风利水。利湿而不伤表，固表止汗而不留邪。

G

30. 桂枝、甘草：温阳益气，温补心阳。

31. 桂枝、白芍：调和营卫。

32. 桂枝、甘草、石菖蒲：温补心阳。三药合用于心功能不全，能使阳蒸于上，疗效愈佳。

33. 葛根、石斛：养胃阴，疏通微循环，扩张血管，保护胃黏膜。

H

34. 黄连、栀子：清热泻火。多用于心、肝、胃火治疗。

35. 黄连、升麻：清胃火泄热。清火而无凉遏之弊，散火而无升焰之虑。用于升阳，升麻之用量较大，一般为 10~20g。

36. 黄连、肉桂：二药配伍名交泰丸。用于心肾不交证，以引火归原。通常亦用于矫治黄连寒性而助肾阳。

37. 黄连、吴茱萸：合用名左金丸。清泻肝火，降逆止呕。合用比例为 6：1，既防黄连寒性，又防吴茱萸助热。

38. 黄连、竹叶：清心泻火。

39. 黄连、冰片：散郁热，通诸窍。多以黄连 8g 配冰片 0.3~1g 冲服。

40. 黄连、干姜、公丁香：三药并用，清热解毒，温中止呃。

41. 黄连、黄芩、黄柏：三药配伍名三黄汤。分别清上、中、下三焦火，多用于泻火解毒，化湿泄热。

42. 黄连、竹叶、莲子心：清心泻火。

43. 黄芪、五味子：益气固精敛汗。多用于脉细弱、自汗证治疗。

44. 黄芪、升麻：升阳益气，与健脾或清热解毒药配伍用于中气下陷久泻证治疗。

45. 黄芪、仙鹤草：活血补血，又能止血。对升提白细胞有作用。

46. 黄芪、白及：托疮生肌，保护胃黏膜。

47. 黄芪、葛根：益气升阳，生津止渴，解肌，扩冠，降糖，常配伍应用于糖尿病、冠心病治疗。

48. 黄芪、防风、白术：名玉屏风散。益气固表止汗。

49. 黄芪、防风：解表而不留邪，祛邪而不伤正。

50. 荷梗、枳实：升清降浊，消痞除满，下气化滞。

J

51. 荆芥、防风：祛风宣郁解表。常用于风寒、风热感冒。

52. 桔梗、甘草：清热润肺，止咳化痰。合用则祛痰止咳力强。

53. 橘皮、枳实、生姜：三药配伍名橘枳姜汤。行气和胃降逆，疏解少阳。

54. 菊花、白蒺藜：疏风止痛止痒。

55. 决明子、姜黄、山楂：清肝明目，活血化瘀，降浊（脂）。

56. 僵蚕、蝉蜕：疏散风热，透表通络散结。多用于火郁证，疏散风热（郁热）之治疗。

57. 金银花、忍冬藤：金银花重在清热解毒；忍冬藤长于清解经络之风湿热邪，合用于风湿毒热、关节肿痛。

58. 金钱草、海金沙：利尿通淋，利胆排石。

59. 金樱子、桑螵蛸、益智仁：固精缩尿。

60. 金银花、连翘：清热解毒，轻宣透表。

L

61. 莲须、玉米须：益肾固精，利水消肿，消蛋白尿。

62. 莲子、芡实：用于肾虚遗精及脾虚久泻。

M

63. 木瓜、薏苡仁：健脾和胃化湿。

64. 木瓜、乌梅：和胃祛湿调中。

65. 木香、厚朴：行气宽中祛满，调节胃肠功能。

66. 麻黄、桂枝：温通心阳，发汗解肌，配伍应用发汗力大增。

67. 麻黄、石膏：宣泄肺热，治疗喘证。

68. 麻黄、白果：宣肺定喘。二者一散一敛，宣达肺气郁闭。

N

69. 女贞子、旱莲草：名二至丸。补肝肾，凉血止血。多用于肝肾阴虚、血热出血。

P

70. 蒲英、五灵脂：名失笑散。活血化瘀，散瘀止痛。多用于妇科病痛经、月经不调、产后瘀血停滞等证。

Q

71. 青风藤、络石藤：长于通经活络，活血消肿，配伍应用加强消肿止痛作用。

72. 羌活、独活：散寒解表，祛风止痛，上下兼顾，治疗一身上下之风寒湿痹。

73. 全蝎、蜈蚣：二者等量共为细末，名止痉散，善治热厥抽搐。用量为每次 1～3g，每日 3 次。

R

74. 乳香、没药：二药功能类似，但乳香长于行血中之气，兼舒筋通络，而没药善于行血散瘀，对气血瘀滞疼痛诸证，常相须为用。

75. 肉桂、干姜：健胃温经散寒。

76. 肉桂、橘皮、香橼：善治精神萎靡不振、乏力、多寐等症。

77. 人参、黄芪：益气健脾，补中生津。具有滋润而不寒凉、温和而不刚燥特点。

78. 人参、麦冬、五味子：名生脉散。益气生津，敛阴止汗。用于抢救休克及心肌梗死等严重病证。

79. 人参、麦冬、西红花：益气养阴，活血化瘀，有保护心脑血管作用。

80. 人参、麦冬：益气生津。

S

81. 三七、西洋参：有将二药配伍应用称之为"弹力素"者。活血化瘀，益气养胃，保护心脑血管，而无"伤气"之弊。

82. 三七、川芎、葛根：活血化瘀通络，扩张冠状动脉，增加冠脉血流量，减少心肌耗氧量。多用于心脑血管病治疗。

83. 桑白皮、葶苈子：清热泻肺，下气止咳平喘。

84. 桑白皮、黄芩：清泻肺热。

85. 桑叶、菊花：清泄肺，肝经火。

86. 土茯苓、白鲜皮：清热燥湿，解毒止痒，具有免疫调节作用。为治疗痛风症主药。

87. 土茯苓、萆薢：祛风湿热，通淋化浊，为治疗痛风、乳糜尿主药。

88. 桃仁、红花：活血化瘀。

89. 天麻、钩藤：平肝息风，善治头晕目眩症。

90. 天麻、地龙：散风通络，定晕除眩。

91. 天麻、钩藤、石决明：平肝潜阳息风。用于高血压、头晕目眩治疗。

W

92. 五味子、天花粉、瓜蒌皮：清化虚热痰阻，宽中散结，止渴止汗。

X

93. 杏仁、薏苡仁：开肺健脾祛湿，合用祛湿力增强。

94. 杏仁、蔻仁、薏苡仁：为"三仁汤"主药。杏仁开上焦，宣通肺气，白蔻仁健脾醒胃宣中，薏苡仁渗泄湿热于下，共成宣畅三焦、清热利湿之功。

95. 仙鹤草、旱莲草：清热利湿解毒，抗脂质过氧化，治疗尿血、便血与蛋白尿。

96. 细辛、藁本：散寒解表，祛风止痛。

97. 细辛、冰片：散风寒解表，消肿止痛，开窍醒神，能抑制血管平滑肌，解除血管痉挛，多用于冠心病治疗。冰片不入煎，多配伍用作喷雾剂，或以0.5~1g冲服。

98. 旋覆花、代赭石：降逆消痰散结，益气和胃止呕。

99. 西洋参、西红花：活血化瘀，益气养阴，解毒，对心血管有保护作用。

100. 香附、郁金、青皮：三药串用，活血化瘀、行气止痛力增强。

101. 小茴香、肉桂、干姜：小茴香行散阴寒力强，善散厥阴、少阴寒邪。三药配伍串用，能疏肝暖肾，治疗脘腹疼痛。

102. 西洋参、葛根、山楂：活血化瘀，益气养阴。可调节血压，保护心血管。

Y

103. 延胡索、川楝子：名金铃子散。治疗肝郁胁痛证。

104. 郁金、佛手：强化行气疏肝和胃作用。

105. 益母草、香附：理气活血通经，用于妇女病治疗。

Z

106. 枣仁、首乌藤、五味子：治疗阴虚心烦失眠症。

107. 紫菀、款冬花：紫菀重在祛痰，款冬花长于止咳。二者相须合用，治疗肺热或肺虚久咳痰多症。

CH

108. 菖蒲、郁金：开郁宁心，清热化痰，通窍安神，治疗胸闷、心悸等症。

109. 菖蒲、远志：醒神开窍，言语不利。

110. 菖蒲、远志、郁金：化痰，通窍，安神。

111. 菖蒲、远志、茯神：安神开窍，用于失眠治疗。

112. 柴胡、栀子：去肝火（热）。

113. 柴胡、黄芩：清肺泻肝（胆）火。

114. 柴胡、郁金：疏肝解郁，行气止痛。

115. 川断、狗脊：强筋骨，补肝肾，祛风湿。

116. 沉香、琥珀：降气宁心。

117. 蝉蜕、白蒺藜：疏散风热，疏肝解郁。

SH

118. 山萸肉、仙灵脾：调节阴阳，平补肾阳。

119. 山萸肉、益智仁：固精缩尿。

120. 山萸肉、莲子心：平补肝肾，去心火。

121. 山楂、姜黄：活血降浊，降脂祛斑块。

122. 石膏、麻黄：宣泄肺热而止喘。

123. 石膏、黄连：清心胃火。

124. 石膏、栀子：清脾胃伏火。

125. 石膏、黄芩：清肺胃火。

126. 石斛、百合：益胃养阴，润肺止咳，清心安神。

127. 石斛、仙鹤草：补气养阴，固脱止血。

128. 生地黄、麦冬：滋阴清热，生津止渴。

129. 生地黄、麦冬、百合：滋阴清热，润肺止咳。

130. 神曲、麦芽、山楂：名"三仙"，善消饮食积滞。三药分别对陈腐、米面、肉食具有消化作用。

ZH

131. 知母、黄柏：滋阴降火，用于阴虚火旺证治疗。

132. 知母、黄柏、肉桂：善治肾阴阳两虚，可引火归原。

133. 栀子、黄芩：清泻肝（胆）肺火而除烦。

134. 栀子、大黄：清热泻火，导热下行。

135. 竹叶、莲子心：清心（胃）热，除烦。

136. 竹叶、薄荷：疏散风热而解表。

主要参考书目

1. 姚希贤主编．临床消化病学．天津：天津科学技术出版社，1999.

2. 姚希贤编著．衷中笃西消化病治疗学．北京：中国中医药出版社，2016.

3. 姚希贤编著．病毒性肝炎．石家庄：河北科学技术出版社，1995.

4. 姚希贤主编．疾病诊治大典．石家庄：河北科学技术出版社，1996.

5. 路志正编著．路志正医学丛书．北京：人民卫生出版社，2018.

6. 王永炎．中医内科学．6版．上海：上海科学技术出版社，2000.

7. 肖培根．新编中药志．5版．北京：化学工业出版社，2007.

8. 姚希贤，徐克成编著．肝纤维化的基础与临床．上海：上海科技教育出版社，2003.

9. 林兆耆，戴自英主编．实用内科学．北京：人民卫生出版社，1983.

10. 高濯风，李仁俊，宋殿坤主编（姚希贤副主编）．临床药物实用大全．北京：中国医药科技出版社，1996.

11. 姚希贤，李彬之主编．最新内科诊疗手册．天津：天津科学技术出版社，1995.

12. 姚希贤主编．急性消化病学．石家庄：河北科学技术出版社，1989.

13. 吴咸中主编．吴咸中院士集．北京：人民军医出版社，2014.